国家卫生健康委员会"十三五"规划教材

科研人员核心能力提升导引丛书

供研究生及科研人员用

分子毒理学

Molecular Toxicology

第 **2** 版

主　编　蒋义国　尹立红

副主编　骆文静　张正东　夏大静　姚　平

U0285234

人民卫生出版社

·北京·

图书在版编目（CIP）数据

分子毒理学 / 蒋义国，尹立红主编. —2 版. —北京：人民卫生出版社，2021.7

ISBN 978-7-117-31764-1

Ⅰ. ①分… Ⅱ. ①蒋…②尹… Ⅲ. ①毒理学－分子生物学－医学院校－教材 Ⅳ. ①R994.2

中国版本图书馆 CIP 数据核字（2021）第 118838 号

| 人卫智网 | www.ipmph.com | 医学教育、学术、考试、健康，购书智慧智能综合服务平台 |
| 人卫官网 | www.pmph.com | 人卫官方资讯发布平台 |

分子毒理学
Fenzi Dulixue
第 2 版

主　　编：蒋义国　尹立红
出版发行：人民卫生出版社（中继线 010-59780011）
地　　址：北京市朝阳区潘家园南里 19 号
邮　　编：100021
E - mail：pmph @ pmph.com
购书热线：010-59787592　010-59787584　010-65264830
印　　刷：三河市潮河印业有限公司
经　　销：新华书店
开　　本：850×1168　1/16　印张：33　插页：4
字　　数：931 千字
版　　次：2017 年 1 月第 1 版　2021 年 7 月第 2 版
印　　次：2021 年 9 月第 1 次印刷
标准书号：ISBN 978-7-117-31764-1
定　　价：148.00 元

打击盗版举报电话：010-59787491　E-mail: WQ @ pmph.com
质量问题联系电话：010-59787234　E-mail: zhiliang @ pmph.com

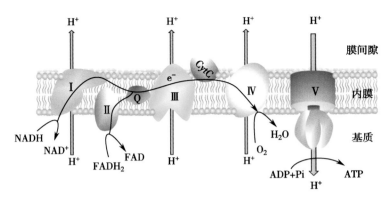

图 5-1　线粒体呼吸链

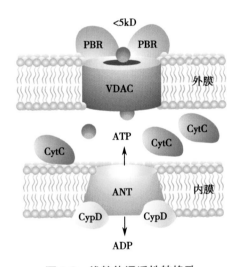

图 5-2　线粒体通透性转换孔

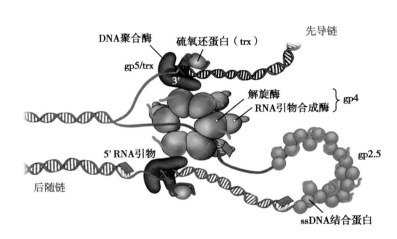

图 7-5　噬菌体 T7 复制体的模型

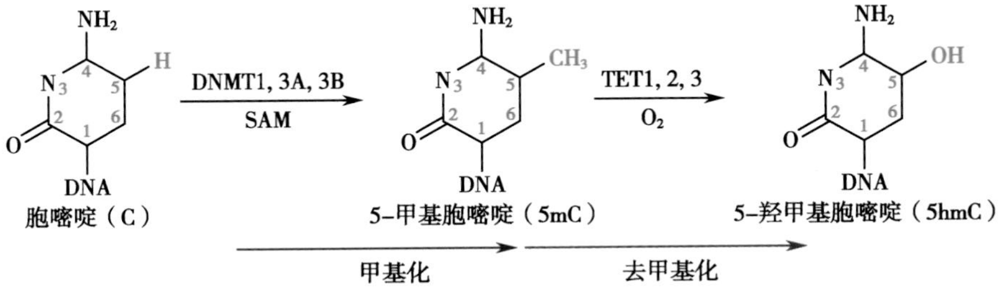

图 8-1　胞嘧啶甲基化与去甲基化反应

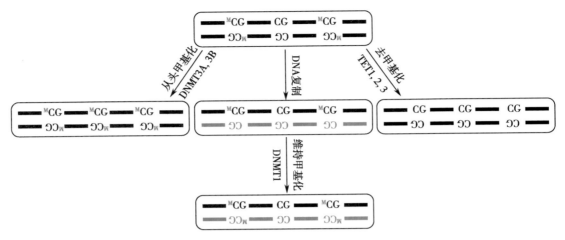

图 8-2 维持甲基化、从头合成甲基化和去甲基化

5-甲基胞嘧啶（5mC）　5-羟甲基胞嘧啶（5hmC）　5-醛基胞嘧啶（5fC）　5-羧基胞嘧啶（5caC）　胞嘧啶（C）

图 8-3 TET 介导的去甲基化反应过程

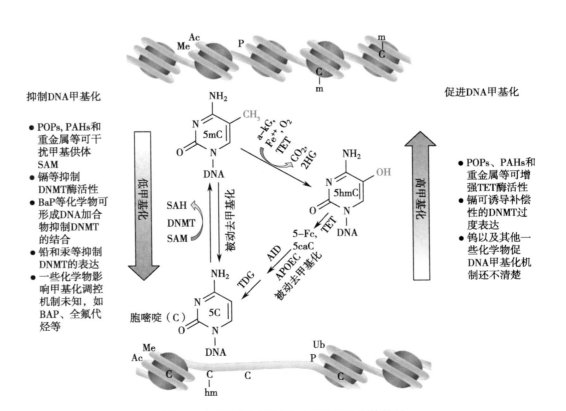

抑制DNA甲基化

● POPs，PAHs和重金属等可干扰甲基供体SAM
● 镉等抑制DNMT酶活性
● BaP等化学物可形成DNA加合物抑制DNMT的结合
● 铅和汞等抑制DNMT的表达
● 一些化学物影响甲基化调控机制未知，如BAP、全氟代烃等

促进DNA甲基化

● POPs、PAHs和重金属等可增强TET酶活性
● 镉可诱导补偿性的DNMT过度表达
● 钨以及其他一些化学物促DNA甲基化机制还不清楚

胞嘧啶（C）

图 8-4 环境因素所致 DNA 甲基化改变的机制

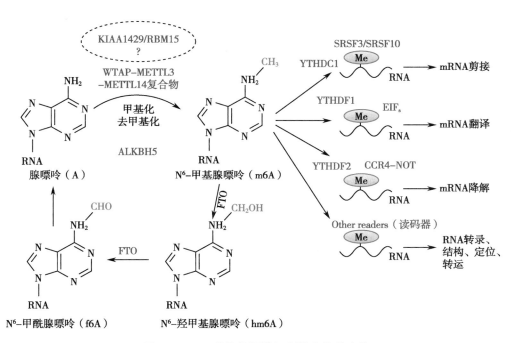

图 8-5　m6A 修饰的调控机制及生物学功能

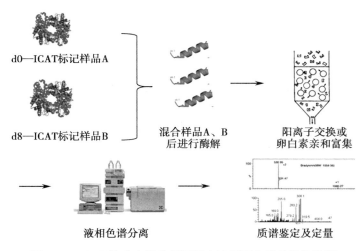

图 11-1　ICAT 技术定量分析不同表达量蛋白质的操作流程

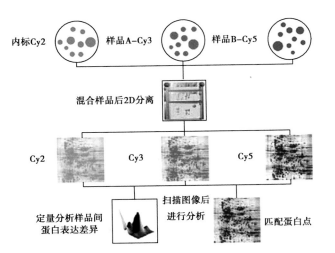

图 11-2 差异凝胶电泳（DIGE）操作流程

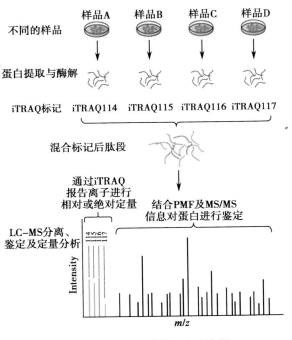

图 11-3 iTRAQ 简单的实验流程

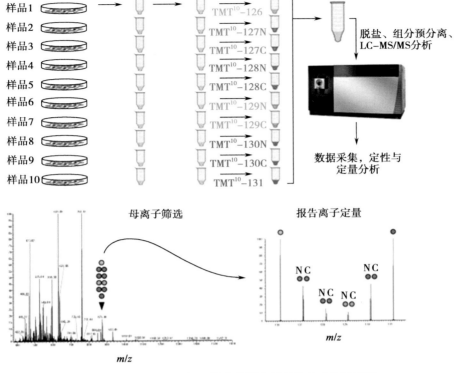

图 11-4　基于 TMT 标记的定量蛋白质组学技术实验流程

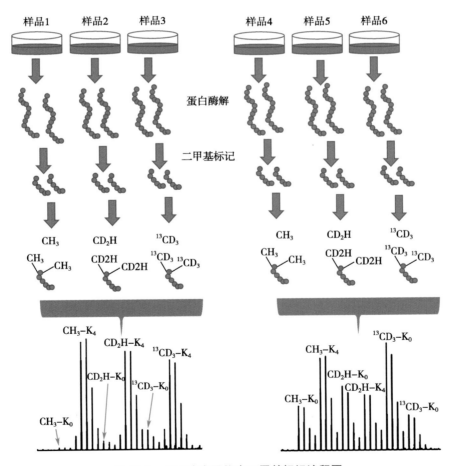

图 11-6　多重稳定同位素二甲基标记流程图

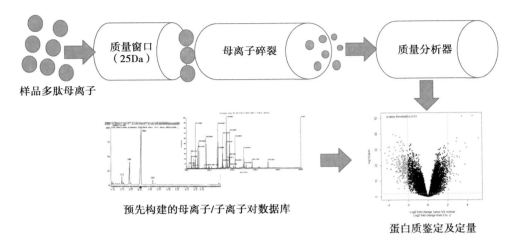

图 11-7　SWATH 技术原理及流程图

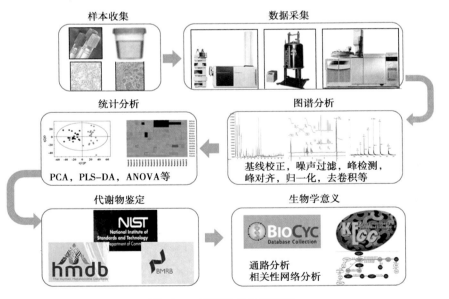

图 11-8　代谢组学分析流程

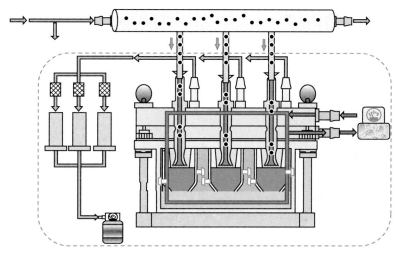

图 13-1　气 - 液界面气溶胶染毒系统结构示意图
MFC：质量流量控制器；HEPA：高效空气过滤器。

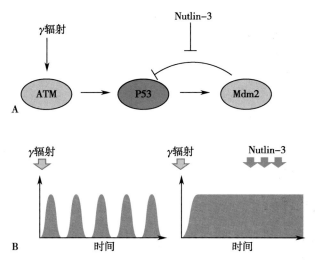

图 20-2　DNA 损伤反应的数学模型
A. Nutlin-3 调控 P53 网络的关系模式图；B. 有或无 Nutlin-3 作用时 P53 网络的动力学行为（Purvis JE 等，2012）。

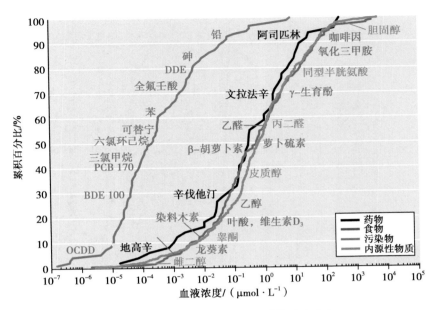

图 20-3　外周血暴露组各类化学物浓度分布

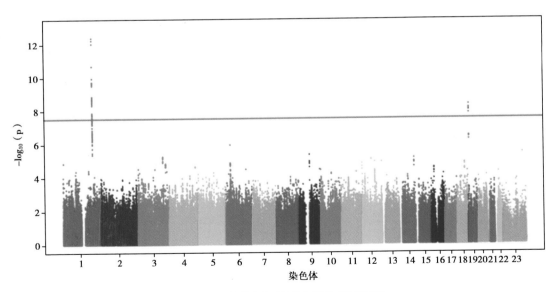

图 20-4　全基因组关联分析的曼哈顿图

编　者 （按姓氏笔画排序）

马文哲　澳门科技大学

王　庆　中山大学公共卫生学院

王美林　南京医科大学公共卫生学院

尹立红　东南大学公共卫生学院

邓芙蓉　北京大学公共卫生学院

刘　冉　东南大学公共卫生学院

刘建军　深圳市疾病预防控制中心

刘起展　南京医科大学公共卫生学院

刘晋祎　陆军军医大学军事预防医学系

李百祥　哈尔滨医科大学公共卫生学院

李煌元　福建医科大学公共卫生学院

杨巧媛　广州医科大学公共卫生学院

杨细飞　深圳市疾病预防控制中心

杨晓波　广西医科大学公共卫生学院

杨雪锋　华中科技大学同济医学院

吴建军　广州医科大学公共卫生学院

何　云　中山大学公共卫生学院

余沛霖　浙江大学公共卫生学院

汪　晖　武汉大学基础医学院

汪春红　武汉大学公共卫生学院

张　荣　河北医科大学公共卫生学院

张正东　南京医科大学公共卫生学院

张晓峰　哈尔滨医科大学公共卫生学院

张慧东　中山大学附属第八医院

陈　瑞　首都医科大学公共卫生学院

范广勤　南昌大学公共卫生学院

林忠宁　厦门大学公共卫生学院

周　舟　浙江大学公共卫生学院

周　雪　华中科技大学同济医学院

周　辉　北京大学公共卫生学院

郑　刚　空军军医大学军事预防医学系

赵秀兰　山东大学公共卫生学院

郝丽萍　华中科技大学同济医学院

胡　宇　杭州师范大学公共卫生学院

胡建安　中南大学湘雅公共卫生学院

段军超　首都医科大学公共卫生学院

施昌宏　广州医科大学公共卫生学院

姚　平　华中科技大学同济医学院

骆文静　空军军医大学军事预防医学系

夏大静　浙江大学公共卫生学院

凌艺辉　广州医科大学公共卫生学院

黄丽华　包头医学院公共卫生学院

寇　皓　武汉大学中南医院

逯晓波　中国医科大学公共卫生学院

蒋义国　广州医科大学公共卫生学院

曾　明　中南大学湘雅公共卫生学院

谢　莹　澳门科技大学

靳洪涛　中国医学科学院药物研究所

蔡同建　陆军军医大学军事预防医学系

魏雪涛　北京大学公共卫生学院

主 编 简 介

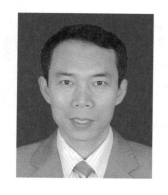

蒋义国 二级教授、博士生导师，现任广州医科大学学术委员会主任委员、公共卫生学院院长，广东省高校环境致癌重点实验室负责人。国家"百千万人才工程"入选专家，国家有突出贡献中青年专家，享受国务院政府特殊津贴。亚洲毒理学会理事，中国毒理学会理事兼工业毒理专业委员会副主任委员，中国环境诱变剂学会常务理事兼致癌专业委员会副主任委员。国际毒理学权威杂志 *Toxicological Sciences* 副主编。荣获"中国毒理学杰出贡献奖"。

承担了博士生、硕士生及本科生的毒理学、环境卫生学、预防医学及高级分子生物学等多门课程的教学，培养博士后、博士及硕士 55 名。任全国高等学校医学研究生"国家级"规划教材《分子毒理学》第 1 版、第 2 版主编（人民卫生出版社）、全国高等医药院校规划教材《毒理学基础》第 2 版主编（科学出版社）。主要从事环境化学致癌、化学物毒作用机制和标志物等方面的研究。作为课题负责人获得国家自然科学基金重大研究计划项目、面上项目以及省市地方重点重大项目等 30 余项。以第一完成人获省部级科研成果 3 项。近年来在环境化学物致癌的非编码 RNA 机制和标志物研究上进行了许多创新性研究，在 *Advanced Science*、*Molecular Cancer*、*Archives of Toxicology* 及 *Toxicological Sciences* 等国际知名杂志上发表相关 SCI 论文 60 余篇，多次在全国性及国际性毒理学学术会议作口头报告及担任会场主席。

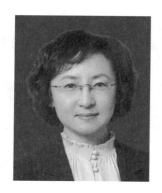

尹立红 教授、博士生导师，现任东南大学公共卫生学院院长，兼任中国环境诱变剂学会常务理事、中国毒理学会理事、江苏省环境诱变剂学会理事长等职。

主要从事环境卫生学、环境毒理学的教学与研究。先后主持、完成国家级和省部级科研项目 17 项。重点研究食管癌、肺癌等高发恶性肿瘤的病因学与防治措施。先后获省部级科技进步奖励 6 项。在国内外学术刊物上发表学术论文 130 余篇。担任江苏省"333 高层次人才培养工程"中青年科学技术带头人。

副主编简介

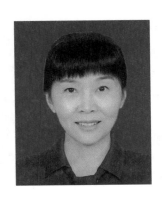

骆文静 教授、博士生导师，空军军医大学军事预防医学系主任。教育部长江学者特聘教授，入选国家"百千万人才工程"，被评为"教育部新世纪优秀人才"，获军队院校育才奖金奖。现任中国毒理学会理事兼神经毒理专业委员会副主任委员。

一直从事环境卫生及职业卫生的教学和科研工作，主编《寒区军事医学》，副主编《神经毒理学》及《分子毒理学》等专著或教材。发表 SCI 论文多篇；主持国家自然基金重点项目、国家"重大新药创制"等课题。获国家科学技术进步奖二等奖 1 项、省部级科学技术进步奖一等奖 2 项。

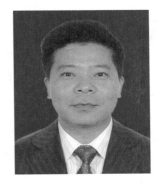

张正东 博士、二级教授、博士生导师，南京医科大学科技处处长，现代毒理学教育部重点实验室主任。主要研究方向为肿瘤环境基因组学。先后主持包括国家自然科学基金项目、科技部"973 计划"项目、重点研发计划等在内的 10 余项国家级项目。以通信作者名义发表 SCI 收录论文 110 余篇，先后获教育部高等学校科学研究优秀成果奖（科学技术）自然科学奖二等奖 2 项、中华医学科技奖三等奖 2 项、中华预防医学会科学技术奖三等奖 1 项、江苏省教育科学研究成果奖一等奖 1 项、高等教育国家级教学成果奖二等奖 1 项等多项奖励。担任住院医师规范化培训规划教材《预防医学》（第 1 版、第 2 版）、全国高等学校医学研究生"国家级"规划教材《分子毒理学》（第 1 版、第 2 版）、全国高等学校医学五年制本科临床医学专业第九轮规划教材《卫生学》（第 9 版）副主编，参编卫生部"十一五"规划教材 8 年制及 7 年制临床医学用《预防医学》（第 2 版）、预防医学类专业用《职业卫生与职业医学》（第 7 版）等。先后入选江苏省有突出贡献中青年专家、江苏省高等学校优秀科技创新团队带头人、江苏省"333 工程"第二层次培养对象。南京医科大学特聘教授、教学名师、"十佳研究生导师"。

副主编简介

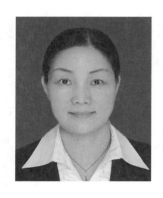

夏大静　教授、博士生导师，现任浙江大学公共卫生学院毒理学系主任，浙江大学营养与食品安全研究所副所长，浙江省免疫学会常务理事，浙江省毒理学会常务理事，浙江省毒理学会食品毒理学专业委员会主任委员，浙江省预防医学会公共卫生教育专业委员会副主任委员，浙江省预防医学会卫生毒理专业委员会副主任委员，中国毒理学会毒理学教育专业委员会委员。

主要从事环境化学致癌、肿瘤免疫治疗等方面的研究工作。作为项目负责人先后主持了"973 计划"项目子课题 1 项、国家自然科学基金 5 项及浙江省杰出青年基金等 20 多项科研项目。近年来共发表论文 100 余篇，其中在 *Blood*、*The Journal of Immunology*、*Molecular Cancer*、*Cell Research*、*Toxicological Sciences*、*Toxicology and Applied Pharmacology* 等国际知名杂志上发表 SCI 论文 60 余篇，主编 / 副主编及参编教材 12 部，培养近 30 名博士及硕士研究生。

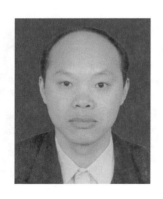

姚　平　华中科技大学同济医学院公共卫生学院营养与食品卫生学系教授、博士生导师，中国营养学会基础营养学分会委员，湖北省营养学会与湖北省食品科学技术学会常务理事、副秘书长，武汉市预防医学会食品卫生专业委员会主任委员。2008 年入选"教育部新世纪优秀人才支持计划"。

从事营养与食品卫生学教学 20 年，主要致力于营养相关性疾病的铁与糖、脂代谢紊乱的分子机制和天然植物化学物营养干预机制研究。作为负责人先后主持了 5 项国家自然科学基金项目研究，以第一作者、通信作者名义在 *Journal of Hepatology*、*Molecular Nutrition Food Research*、*Journal of nutritional biochemistry* 等杂志发表 SCI 论文 40 余篇。先后获教育部高等学校科学研究优秀成果奖（科学技术）自然科学奖二等奖、湖北省科学技术奖励（自然科学奖）二等奖、中华医学科技奖三等奖、湖北省科学技术奖三等奖、武汉市科学技术奖二等奖。

全国高等学校医学研究生"国家级"规划教材
第三轮修订说明

　　进入新世纪,为了推动研究生教育的改革与发展,加强研究型创新人才培养,人民卫生出版社启动了医学研究生规划教材的组织编写工作,在多次大规模调研、论证的基础上,先后于2002年和2008年分两批完成了第一轮50余种医学研究生规划教材的编写与出版工作。

　　2014年,全国高等学校第二轮医学研究生规划教材评审委员会及编写委员会在全面、系统分析第一轮研究生教材的基础上,对这套教材进行了系统规划,进一步确立了以"解决研究生科研和临床中实际遇到的问题"为立足点,以"回顾、现状、展望"为线索,以"培养和启发读者创新思维"为中心的教材编写原则,并成功推出了第二轮(共70种)研究生规划教材。

　　本套教材第三轮修订是在党的十九大精神引领下,对《国家中长期教育改革和发展规划纲要(2010—2020年)》《国务院办公厅关于深化医教协同进一步推进医学教育改革与发展的意见》,以及《教育部办公厅关于进一步规范和加强研究生培养管理的通知》等文件精神的进一步贯彻与落实,也是在总结前两轮教材经验与教训的基础上,再次大规模调研、论证后的继承与发展。修订过程仍坚持以"培养和启发读者创新思维"为中心的编写原则,通过"整合"和"新增"对教材体系做了进一步完善,对编写思路的贯彻与落实采取了进一步的强化措施。

　　全国高等学校第三轮医学研究生"国家级"规划教材包括五个系列。①科研公共学科:主要围绕研究生科研中所需要的基本理论知识,以及从最初的科研设计到最终的论文发表的各个环节可能遇到的问题展开;②常用统计软件与技术:介绍了SAS统计软件、SPSS统计软件、分子生物学实验技术、免疫学实验技术等常用的统计软件以及实验技术;③基础前沿与进展:主要包括了基础学科中进展相对活跃的学科;④临床基础与辅助学科:包括了专业学位研究生所需要进一步加强的相关学科内容;⑤临床学科:通过对疾病诊疗历史变迁的点评、当前诊疗中困惑、局限与不足的剖析,以及研究热点与发展趋势探讨,启发和培养临床诊疗中的创新思维。

　　该套教材中的科研公共学科、常用统计软件与技术学科适用于医学院校各专业的研究生及相应的科研工作者;基础前沿与进展学科主要适用于基础医学和临床医学的研究生及相应的科研工作者;临床基础与辅助学科和临床学科主要适用于专业学位研究生及相应学科的专科医师。

全国高等学校第三轮医学研究生"国家级"规划教材目录

11	SAS 统计软件应用（第 4 版）	主编	贺 佳			
		副主编	尹 平	石武祥		
12	医学分子生物学实验技术（第 4 版）	主审	药立波			
		主编	韩 骅	高国全		
		副主编	李冬民	喻 红		
13	医学免疫学实验技术（第 3 版）	主编	柳忠辉	吴雄文		
		副主编	王全兴	吴玉章	储以微	崔雪玲
14	组织病理技术（第 2 版）	主编	步 宏			
		副主编	吴焕文			
15	组织和细胞培养技术（第 4 版）	主审	章静波			
		主编	刘玉琴			
16	组织化学与细胞化学技术（第 3 版）	主编	李 和	周德山		
		副主编	周国民	肖 岚	刘佳梅	孔 力
17	医学分子生物学（第 3 版）	主审	周春燕	冯作化		
		主编	张晓伟	史岸冰		
		副主编	何凤田	刘 戟		
18	医学免疫学（第 2 版）	主编	曹雪涛			
		副主编	于益芝	熊思东		
19	遗传和基因组医学	主编	张 学			
		副主编	管敏鑫			
20	基础与临床药理学（第 3 版）	主编	杨宝峰			
		副主编	李 俊	董 志	杨宝学	郭秀丽
21	医学微生物学（第 2 版）	主编	徐志凯	郭晓奎		
		副主编	江丽芳	范雄林		
22	病理学（第 2 版）	主编	来茂德	梁智勇		
		副主编	李一雷	田新霞	周 桥	
23	医学细胞生物学（第 4 版）	主审	杨 恬			
		主编	安 威	周天华		
		副主编	李 丰	杨 霞	王杨淦	
24	分子毒理学（第 2 版）	主编	蒋义国	尹立红		
		副主编	骆文静	张正东	夏大静	姚 平
25	医学微生态学（第 2 版）	主编	李兰娟			
26	临床流行病学（第 5 版）	主编	黄悦勤			
		副主编	刘爱忠	孙业桓		
27	循证医学（第 2 版）	主审	李幼平			
		主编	孙 鑫	杨克虎		

28	断层影像解剖学	主　编	刘树伟　张绍祥
		副主编	赵　斌　徐　飞
29	临床应用解剖学（第 2 版）	主　编	王海杰
		副主编	臧卫东　陈　尧
30	临床心理学（第 2 版）	主　审	张亚林
		主　编	李占江
		副主编	王建平　仇剑崟　王　伟　章军建
31	心身医学	主　审	Kurt Fritzsche　吴文源
		主　编	赵旭东
		副主编	孙新宇　林贤浩　魏　镜
32	医患沟通（第 2 版）	主　审	周　晋
		主　编	尹　梅　王锦帆
33	实验诊断学（第 2 版）	主　审	王兰兰
		主　编	尚　红
		副主编	王传新　徐英春　王　琳　郭晓临
34	核医学（第 3 版）	主　审	张永学
		主　编	李　方　兰晓莉
		副主编	李亚明　石洪成　张　宏
35	放射诊断学（第 2 版）	主　审	郭启勇
		主　编	金征宇　王振常
		副主编	王晓明　刘士远　卢光明　宋　彬
			李宏军　梁长虹
36	疾病学基础	主　编	陈国强　宋尔卫
		副主编	董　晨　王　韵　易　静　赵世民
			周天华
37	临床营养学	主　编	于健春
		副主编	李增宁　吴国豪　王新颖　陈　伟
38	临床药物治疗学	主　编	孙国平
		副主编	吴德沛　蔡广研　赵荣生　高　建
			孙秀兰
39	医学 3D 打印原理与技术	主　编	戴尅戎　卢秉恒
		副主编	王成焘　徐　弢　郝永强　范先群
			沈国芳　王金武
40	互联网 + 医疗健康	主　审	张来武
		主　编	范先群
		副主编	李校堃　郑加麟　胡建中　颜　华
41	呼吸病学（第 3 版）	主　编	王　辰　陈荣昌
		副主编	代华平　陈宝元　宋元林

42	消化内科学（第 3 版）	主 审	樊代明	李兆申		
		主 编	钱家鸣	张澍田		
		副主编	田德安	房静远	李延青	杨 丽
43	心血管内科学（第 3 版）	主 审	胡大一			
		主 编	韩雅玲	马长生		
		副主编	王建安	方 全	华 伟	张抒扬
44	血液内科学（第 3 版）	主 编	黄晓军	黄 河	胡 豫	
		副主编	邵宗鸿	吴德沛	周道斌	
45	肾内科学（第 3 版）	主 审	谌贻璞			
		主 编	余学清	赵明辉		
		副主编	陈江华	李雪梅	蔡广研	刘章锁
46	内分泌内科学（第 3 版）	主 编	宁 光	邢小平		
		副主编	王卫庆	童南伟	陈 刚	
47	风湿免疫内科学（第 3 版）	主 审	陈顺乐			
		主 编	曾小峰	邹和建		
		副主编	古洁若	黄慈波		
48	急诊医学（第 3 版）	主 审	黄子通			
		主 编	于学忠	吕传柱		
		副主编	陈玉国	刘 志	曹 钰	
49	神经内科学（第 3 版）	主 编	刘 鸣	崔丽英	谢 鹏	
		副主编	王拥军	张杰文	王玉平	陈晓春
			吴 波			
50	精神病学（第 3 版）	主 编	陆 林	马 辛		
		副主编	施慎逊	许 毅	李 涛	
51	感染病学（第 3 版）	主 编	李兰娟	李 刚		
		副主编	王贵强	宁 琴	李用国	
52	肿瘤学（第 5 版）	主 编	徐瑞华	陈国强		
		副主编	林东昕	吕有勇	龚建平	
53	老年医学（第 3 版）	主 审	张 建	范 利	华 琦	
		主 编	刘晓红	陈 彪		
		副主编	齐海梅	胡亦新	岳冀蓉	
54	临床变态反应学	主 编	尹 佳			
		副主编	洪建国	何韶衡	李 楠	
55	危重症医学（第 3 版）	主 审	王 辰	席修明		
		主 编	杜 斌	隆 云		
		副主编	陈德昌	于凯江	詹庆元	许 媛

56	普通外科学（第 3 版）	主　编	赵玉沛			
		副主编	吴文铭	陈规划	刘颖斌	胡三元
57	骨科学（第 3 版）	主　审	陈安民			
		主　编	田　伟			
		副主编	翁习生	邵增务	郭　卫	贺西京
58	泌尿外科学（第 3 版）	主　审	郭应禄			
		主　编	金　杰	魏　强		
		副主编	王行环	刘继红	王　忠	
59	胸心外科学（第 2 版）	主　编	胡盛寿			
		副主编	王　俊	庄　建	刘伦旭	董念国
60	神经外科学（第 4 版）	主　编	赵继宗			
		副主编	王　硕	张建宁	毛　颖	
61	血管淋巴管外科学（第 3 版）	主　编	汪忠镐			
		副主编	王深明	陈　忠	谷涌泉	辛世杰
62	整形外科学	主　编	李青峰			
63	小儿外科学（第 3 版）	主　审	王　果			
		主　编	冯杰雄	郑　珊		
		副主编	张潍平	夏慧敏		
64	器官移植学（第 2 版）	主　审	陈　实			
		主　编	刘永锋	郑树森		
		副主编	陈忠华	朱继业	郭文治	
65	临床肿瘤学（第 2 版）	主　编	赫　捷			
		副主编	毛友生	沈　铿	马　骏	于金明
			吴一龙			
66	麻醉学（第 2 版）	主　编	刘　进	熊利泽		
		副主编	黄宇光	邓小明	李文志	
67	妇产科学（第 3 版）	主　审	曹泽毅			
		主　编	乔　杰	马　丁		
		副主编	朱　兰	王建六	杨慧霞	漆洪波
			曹云霞			
68	生殖医学	主　编	黄荷凤	陈子江		
		副主编	刘嘉茵	王雁玲	孙　斐	李　蓉
69	儿科学（第 2 版）	主　编	桂永浩	申昆玲		
		副主编	杜立中	罗小平		
70	耳鼻咽喉头颈外科学（第 3 版）	主　审	韩德民			
		主　编	孔维佳	吴　皓		
		副主编	韩东一	倪　鑫	龚树生	李华伟

71	眼科学（第3版）	主　审	崔　浩　黎晓新			
		主　编	王宁利　杨培增			
		副主编	徐国兴　孙兴怀　王雨生　蒋　沁			
			刘　平　马建民			
72	灾难医学（第2版）	主　审	王一镗			
		主　编	刘中民			
		副主编	田军章　周荣斌　王立祥			
73	康复医学（第2版）	主　编	岳寿伟　黄晓琳			
		副主编	毕　胜　杜　青			
74	皮肤性病学（第2版）	主　编	张建中　晋红中			
		副主编	高兴华　陆前进　陶　娟			
75	创伤、烧伤与再生医学（第2版）	主　审	王正国　盛志勇			
		主　编	付小兵			
		副主编	黄跃生　蒋建新　程　飚　陈振兵			
76	运动创伤学	主　编	敖英芳			
		副主编	姜春岩　蒋　青　雷光华　唐康来			
77	全科医学	主　审	祝墡珠			
		主　编	王永晨　方力争			
		副主编	方宁远　王留义			
78	罕见病学	主　编	张抒扬　赵玉沛			
		副主编	黄尚志　崔丽英　陈丽萌			
79	临床医学示范案例分析	主　编	胡翊群　李海潮			
		副主编	沈国芳　罗小平　余保平　吴国豪			

全国高等学校第三轮医学研究生"国家级"规划教材评审委员会名单

顾　问

　　韩启德　桑国卫　陈　竺　曾益新　赵玉沛

主任委员（以姓氏笔画为序）

　　王　辰　刘德培　曹雪涛

副主任委员（以姓氏笔画为序）

　　于金明　马　丁　王正国　卢秉恒　付小兵　宁　光　乔　杰
　　李兰娟　李兆申　杨宝峰　汪忠镐　张　运　张伯礼　张英泽
　　陆　林　陈国强　郑树森　郎景和　赵继宗　胡盛寿　段树民
　　郭应禄　黄荷凤　盛志勇　韩雅玲　韩德民　赫　捷　樊代明
　　戴尅戎　魏于全

常务委员（以姓氏笔画为序）

　　文历阳　田勇泉　冯友梅　冯晓源　吕兆丰　闫剑群　李　和
　　李　虹　李玉林　李立明　来茂德　步　宏　余学清　汪建平
　　张　学　张学军　陈子江　陈安民　尚　红　周学东　赵　群
　　胡志斌　柯　杨　桂永浩　梁万年　瞿　佳

委　员（以姓氏笔画为序）

　　于学忠　于健春　马　辛　马长生　王　彤　王　果　王一镗
　　王兰兰　王宁利　王永晨　王振常　王海杰　王锦帆　方力争
　　尹　佳　尹　梅　尹立红　孔维佳　叶冬青　申昆玲　田　伟
　　史岸冰　冯作化　冯杰雄　兰晓莉　邢小平　吕传柱　华　琦
　　向　荣　刘　民　刘　进　刘　鸣　刘中民　刘玉琴　刘永锋
　　刘树伟　刘晓红　安　威　安胜利　孙　鑫　孙国平　孙振球
　　杜　斌　李　方　李　刚　李占江　李幼平　李青峰　李卓娅
　　李宗芳　李晓松　李海潮　杨　恬　杨克虎　杨培增　吴　皓

17

吴文源　吴忠均　吴雄文　邹和建　宋尔卫　张大庆　张永学
张亚林　张抒扬　张建中　张绍祥　张晓伟　张澍田　陈　实
陈　彪　陈平雁　陈荣昌　陈顺乐　范　利　范先群　岳寿伟
金　杰　金征宇　周　晋　周天华　周春燕　周德山　郑　芳
郑　珊　赵旭东　赵明辉　胡　豫　胡大一　胡翊群　药立波
柳忠辉　祝墡珠　贺　佳　秦　川　敖英芳　晋红中　钱家鸣
徐志凯　徐勇勇　徐瑞华　高国全　郭启勇　郭晓奎　席修明
黄　河　黄子通　黄晓军　黄晓琳　黄悦勤　曹泽毅　龚非力
崔　浩　崔丽英　章静波　梁智勇　谌贻璞　隆　云　蒋义国
韩　骅　曾小峰　谢　鹏　谭　毅　熊利泽　黎晓新　颜　艳
魏　强

前　言

分子毒理学是毒理学的一门分支学科，是伴随着分子生物学理论与技术的发展而形成的、从分子水平探究外源有害因素与生物体相互作用及其机制的一门学科，在预防医学、临床医学及环境科学等领域的基础性研究中得到了广泛的应用。从分子水平研究外源因素对机体的毒作用，对深入了解环境对健康的影响、制定更精准有效的疾病预防和治疗措施、进一步提高人类的健康水平具有重要意义。

我国分子毒理学的研究发展迅速，面对国内人才培养及研究工作的迫切需求，4 年前，在华中科技大学毒理学老前辈夏世钧教授的倡导下，由袁晶教授和蒋义国教授作为主编，联合全国高等医学院校毒理学同仁创编了本书的第 1 版，由人民卫生出版社于 2017 年 1 月出版。结合教育部、国家卫生健康委员会全国高等学校医学研究生"国家级"规划教材第三轮编写工作的安排，我们认真分析了学生反馈意见及专家论证意见，本着既要强调实用性，又要强调思想性的原则，着眼于培养学生提出问题、分析问题、解决问题的能力，启动了本版教材的修订工作。本版教材吸收了新近发展的分子毒理学最新知识，反映了各研究领域的前沿。除了基本理论、新知识与研究方法的介绍外，本版每章特别增加了研究展望一节，希望能对学生创新能力培养和科研选题起到引导作用。

全书共二十章，第一章为绪论，介绍了分子毒理学的概念与发展历程、研究内容及研究展望，第二章至第二十章分别介绍了外源化学物的生物转化、受体毒理、氧化应激与毒作用、细胞器损伤、细胞和组织损伤、遗传损伤与修复、表观遗传调控与外源化学物毒作用、外源化学物的致癌作用、毒作用生物标志、毒理组学、纳米材料分子毒理、呼吸系统分子毒理、消化系统分子毒理、免疫系统分子毒理、心血管系统分子毒理、生殖系统分子毒理、发育分子毒理、神经系统分子毒理、毒作用生物信息学的基本理论、前沿知识、研究方法及研究展望。

本书可作为高等医学院校相关专业研究生的课程教材和医学高年级本科生的选修教材，也是从事分子毒理学相关领域教学和科研人员的重要参考书。

本书编写团队汇集了全国 26 家高等医学院校或研究单位在分子毒理学教学和科研第一线的 50 名学科带头人及骨干人员。专家们结合自身的教学和科研经验，同心协力，不辞劳苦，以认真、严谨的著书态度编写修订了此书。在本书即将付梓之际，我们向为此书付出辛勤劳动的全体编者致以诚挚的谢意！此外，我们得到了人民卫生出版社有限公司领导及编辑们的大力支持和指导，在此一并表示感谢！本书秘书吴建军教授在编写人员的联络、书稿的修订和编排等方面做了大量细致的工作，付出了辛勤劳动，在此表示由衷的感谢！

　　本书的编写修订过程由于时间紧、涉及学科知识点多，参编作者较多，其写作风格难以完全一致，不足之处在所难免，恳请读者批评指正。

蒋义国　尹立红

2021 年 4 月

目　　录

第一章 绪 论

第一节 分子毒理学的概念与发展历程

一、分子毒理学概念

分子毒理学（molecular toxicology）是在分子水平上研究外源性和内源性有害因素与生物体相互作用的一门科学。分子毒理学是研究各种因素对机体大分子的作用，在分子水平上阐明其毒效应及其机制，探索有害因素所致毒效应的分子生物标志，为评价外源性因素的环境安全性与人群健康风险，以及预防和诊治疾病、评估疾病的预后提供重要的理论基础。

二、分子毒理学发展历程

（一）初级阶段

分子毒理学是从毒理学分化出来的一门分支学科。毒理学的起源可追溯至中国古代《神农本草经》以及古埃及、古希腊、古罗马和古印度有关药用植物、毒物、药物和毒物解毒剂的文字记载。在人们对毒物的分类、中毒因果关系以及毒物致生物体毒效应的认知基础上，16世纪瑞士医学家 Paracelsus 提出了所有物质都是毒物，非毒物是不存在的，化学物剂量决定其毒性的学术观点。后续研究发现潜在毒物和低毒性化合物达到一定浓度时方可致靶器官的毒效应，而且此效应有时间依赖的毒作用特征等，剂量-反应关系和化学-生物学相互作用等毒理学重要概念的逐渐形成催生了毒理学科。不过在相当长时期内，毒理学是在整体和器官水平研究外源化学物对生物体的损害作用及其机制。

追随分子毒理学的发展轨迹，我们不难发现多学科的交叉与渗透带动毒理学研究向分子水平发展。在16世纪，解剖学和生理学的建立奠定了人们全面研究生命现象的基础。在19世纪前后，实验胚胎学、细胞学和遗传学等学科发展促进了人类解读生物的生长发育及遗传现象。1953年美国科学家 J. D. Watson 和英国科学家 F. H. C. Crick 发现脱氧核糖核酸（deoxyribonucleic acid，DNA）的双螺旋结构，开启了分子生物学的新时代。分子生物学基于生物遗传规律和遗传现象形成了以基因结构、基因表达和遗传控制为核心的研究思想及研究方法，从分子水平揭示生命现象。自20世纪50年代以来，分析化学的微量分析技术、细胞生物学和分子生物学理论及技术等推进了整体和器官水平的传统毒理学研究向细胞和分子水平的分子毒理学研究的跨越发展，毒理学重要出版物如 *Casarett & Doull's Toxicology: The Basic Science of Poisons*（1975）、*Principles and Methods of Toxicology*（1982）和 *Comprehensive Toxicology*（1997）等成为学科创新的经典之作，分子毒理学显现雏形。

（二）建立和发展阶段

现代生命科学拓展了毒理学研究的广度和深度，促进了毒理学研究的创新与变革。"分子"成为流行词而置于传统学科名称之前。伴随20世纪现代毒理学的诞生，传统毒理学的研究对象由单一性（外源化学物）向多元性（包括物理、化学和生物学因素）发展。自20世纪50年代以来，分子克隆、聚合酶链反应（polymerase chain reaction，PCR）、转基因小鼠模型、芯片技术和生物信息学等用于毒理学研究中，尤其是20世纪80年代遗传学、分子细胞生物学、分子神经生物学、分子生理学和分子分类学等学科的新理论及新技术渗透到毒理学研究中，促进人们能在分子水平解析各种因素对生命活动的影响，分子毒理学的发展进程也因此加快。1981年《中国医学百科全书：毒理学》纳入了"分子毒理学"词条，1986年美国 Vanderbilt 大学医学院的环境毒理学中心（Center in Environmental Toxicology）更名为分子毒理学中心（Center in Molecular Toxicology），1987 年 Molecular Toxicology 期刊正式问世，1989年美国毒理学会（US Society of Toxicology）设立了分子毒理学部，1993 年 Science 刊载了美国著名的科学专栏评论家 Matshall 撰写的"Toxicology Goes Molecular"一文，1997 年加拿大的 Josephy 出版了 Molecular Toxicology 教科书。20 世纪 90年代初启动的人类基因组计划（Human Genome Project，HGP）通过测序人类约 10 万个基因破译了人类的遗传信息，使人类第一次在分子水平上全面认识自我，分子毒理学作为毒理学的新兴分支学科应运而生，并进入了重要的发展时期。分子毒理学在工、农、林、牧、渔、医药、食品、环境保护等领域的广泛应用不仅促进了工农业生产的发展，而且在保护环境及人类健康中发挥了重要的作用。

第二节　分子毒理学的研究内容

　　生物大分子通常指单个分子通过聚合作用而形成的高分子量的化合物，包括核酸、蛋白质、脂质和糖类等，参与生物体内遗传信息传递、细胞内和细胞间信号传递及物质与能量代谢等过程，在生物体的遗传、生殖、生长和发育等生命活动中具有十分重要的作用。外源性有害因素与生物大分子发生作用时，可产生毒性反应。随着生物物理学、结构生物学、细胞生物学、生物化学与分子生物学、肿瘤学、遗传学、免疫学、基因组学、蛋白组学、代谢组学、生物信息学等学科的新理论和新技术的发展，分子毒理学的研究内容也得到极大丰富，为破译复杂环境因素和遗传因素所致的生物学效应及其分子机制提供了新视角。分子毒理学的研究内容是多方面的。

一、探索有害因素对体内生物大分子的作用及其机制

　　毒效应（toxic effect）也称毒性作用或毒作用。它是指毒物或药物引起的机体有害的生物学变化。分子毒理学效应（molecular toxicological effect）即外源性和内源性因素与生物大分子和/或生物小分子相互作用，影响生物的正常生理功能，造成生物体的损伤。分子生物学变化或分子毒效应，包括癌基因激活和抑癌基因失活、基因不稳定（genomic instability）、基因表达及其调控异常，以及与生物大分子的结构、功能和生物合成等相关分子事件的改变。外源性因素对生物体的毒效应取决于生物体的暴露途径（吸入、食入和皮肤接触）和暴露剂量（暴露的浓度和时间间隔）等因素，并受种属、年龄、健康、环境、个体特征等因素的影响。内源性毒物（endotoxicant）主要指生物体内形成的有害代谢产物。部分外源化学物的 I 相代谢物［如氧化还原酶（oxidoreductase）作用下生成的亲电子、自由基、亲核物、氧化还原性反应物］和 II 相代谢物［如亲脂性基团或加合物形成的代谢物（adduct-forming metabolites）］与体内生物大分子相互作用，可干扰生物体的生理功能。这些代谢反应的功能基团是毒性反应的生化终点，称为毒性基团（toxic group）。

（一）研究生物大分子结构和生物功能的毒性影响因素及分子机制

　　外源化学物或其代谢物以及内源性分子与生物大分子作用，可改变生物大分子的结构和/或功能。分子生物学变化是多样的，包括 DNA 损伤、酶活性改变等，从而影响生物体的正常生理功能。

　　1. 研究影响 DNA 结构和生物学功能的因素及其分子机制　　DNA 存储生物体赖以生存和繁衍的遗传信息，其完整性对细胞至关重要。DNA有 A-DNA、B-DNA 和 Z-DNA 三种不同构型，由于不同构型 DNA 的双螺旋表面的大沟和小沟的大小及深浅有差别，故同一化合物与之结合方式也不同。通常认为，B-DNA 构型是生物体内绝大部分有活性 DNA 的存在形式。小分子物质主要以非共价结合、共价结合和剪切作用三种方式与 DNA 特异性结合，致 DNA 链断裂，诱发基因突变。小分子物质也可以沟槽式和嵌插结合形式与 DNA 相互作用，在氢键、离子键、疏水键或范德华力的作用下诱发生物学效应。

　　DNA 损伤（DNA damage）是 DNA 复制过程中发生的 DNA 核苷酸序列永久性改变，并导致遗传特征改变的现象，主要有自发性损伤和理化因素引起的 DNA 损伤两种形式。一种外源性因

素可同时致生物体 DNA 分子发生点突变、替换、缺失、插入和转位等损伤类型，而且 DNA 损伤效应的强弱和损伤类型与剂量和细胞周期状态有关。例如，有机物不完全燃烧过程中产生的多环芳烃（polycyclic aromatic hydrocarbon，PAH）在体内经细胞色素 P450 1A1（cytochrome P450 1A1，CYP1A1）代谢活化生成强致癌活性的亲电子环氧化物，后者与 DNA 共价结合形成 PAH-DNA 加合物，引起 DNA 损伤和染色体畸变，甚至肿瘤的发生。

许多因素还可致 DNA 氧化性损伤。外源性因素引起生物体产生的活性自由基主要攻击细胞核和线粒体 DNA，导致 DNA 氧化性损伤，包括 DNA 单 / 双链断裂、姐妹染色单体互换、DNA 交联（DNA 链内、链间或与蛋白质交联）、碱基插入、碱基置换、碱基脱落、碱基修饰（如氧化、烷基化、甲基化、乙酰化）以及基因突变等多种形式。例如，DNA 四种碱基中鸟嘌呤氧化电位最低，最易被氧化，在已确认的 15 种鸟嘌呤氧化产物中，以 8- 羟基鸟嘌呤（8-oxoG）数量最多。因 8-oxoG 具有遗传毒性并稳定存在于体内且易检出，故视其为 DNA 氧化损伤的生物标志。甲基氨基偶氮苯等芳香胺致癌物导致生物体个别核苷酸对增加或减少，使 DNA 序列发生移码突变。低剂量电离辐射的预刺激能减轻高剂量辐射引起的细胞 DNA 损伤及其功能障碍，诱导细胞 DNA 双链断裂修复及基因突变的适应性反应（adaptive response），即低剂量辐射兴奋效应（radiation hormesis）。DNA 发生氧化损伤时，同时激活其自身 DNA 损伤修复机制，目前已发现参与 DNA 氧化损伤修复的酶多达 100 余种。

金属离子与 DNA 的相互作用模式通常是通过配位作用，引起聚核苷酸结构的变化，如钠、镁等金属离子与 DNA 碱基上亲核位点配位结合，而一些过渡金属离子（Cd^{2+}、Pb^{2+}）与 DNA 磷酸基团的氧原子配位结合，配合物呈现离子性而非共价性的特性；有毒重金属如汞、镉、铬、锌、铜、钴和镍等含有的 d 轨道常直接键合 DNA 碱基（鸟嘌呤的 N7 和腺嘌呤的 N3 最易受攻击），进而扰乱 DNA 的双链结构。外源化学物较少直接与核酸共价结合，通常是其活性代谢产物与核酸碱基共价结合后致其碱基受损，导致基因突变、畸变和引发癌变。

DNA 损伤修复（repair of DNA damage）是细胞对 DNA 损伤后的一种反应。该种反应可使 DNA 结构恢复原样并重新执行其功能，也可能无法完全消除 DNA 的损伤而使细胞耐受 DNA 损伤并继续生存，并在适合条件下致细胞癌变等。目前已知 DNA 聚合酶（原核生物有 3 种，真核生物有 5 种）各司其职，通过生物体通过碱基切除修复、核苷酸切除修复、错配修复、直接修复等方式，维持 DNA 分子结构的稳定性。

2. 研究影响蛋白质结构稳定性和生物学功能的毒性因素及分子机制 蛋白质是生命活动的物质基础，并参与生物体内的物质转运、代谢过程、免疫作用和信息传递等生命活动。蛋白质种类繁多，化学结构极其复杂，能与许多内源性和外源性小分子物质结合形成超分子复合物。蛋白质分子中氨基、羟基和巯基等功能基因是酶的催化部位或对维持蛋白质构型有重要作用。外源化学物或其活性代谢物常与这些活性基团共价结合，一旦活性基团受损将抑制蛋白质的功能，引起机体的病理变化或疾病。例如，在多种重金属污染暴露中的生物体内的 Cu^{2+}、Hg^{2+}、Cd^{2+}、Pb^{2+}，可取代含锌酶——牛胰羧肽酶 A 活性中心的 Zn^{2+}，从而使其活性完全丧失，引起生物体中毒。高温、极端 pH 变化和有机溶剂等因素可致蛋白质变性，影响其稳定性。另外，外源性小分子药物进入生物体后，可转运至靶位点，诱导生物活性而发挥其生物学效应。

活细胞产生的酶大多数由蛋白质组成。由蛋白质组成的多种代谢酶的生物专一性影响外源化学物的体内代谢水平。体内一般酶反应都是可逆的，酶的功能具有同构异功作用。外源化学物等通过诱导酶构象发生变化彼此适于结合，从而诱导催化特定的化学反应。外源性代谢酶参与外源化学物的生物转化，在外源性物质致生物效应中扮演关键角色。外源化学物所致的毒效应是组织的受体与细胞外专一信号分子（配体）相互作用而产生的特征性生物学效应。受体 - 配体的相互作用通常是立体特异性的，故化学结构的微小变化即可急剧减少甚至消除毒物的生物效应。生物大分子参与生物体的各种修复和清除机制可以降低生物体的毒性风险。但是，外源化学物诱导生物体产生的自由基超过体内防御系统的清除能力时，则可发生膜脂质过氧化损害，进而导致不饱和性和膜流动性改变以及脆性增加。例如，脂质自由基与蛋白质相互作用引起交联，阻挡受体蛋白质恢复到原来的分布状态，生物膜的功能和结构由此严重受损。外源化学物也可引起质膜Ca^{2+}转位酶和细胞内钙池系统共同操纵机制紊乱，致使细胞内钙稳态失控，线粒体功能紊乱和细胞骨架结构发生改变，最终导致细胞死亡。血清白蛋白是血清含量最丰富的载体蛋白，外源化学物以及脂肪酸等内源性化合物或无机离子，与血清白蛋白结合后可被存储和转运。

3. **研究影响分子毒性的调控机制** 基因表达（gene expression）是细胞在生命过程中将DNA的遗传信息经转录（包括mRNA加工修饰、mRNA运输）和翻译（肽链的加工修饰、蛋白质的分拣和转运）转变成有生物活性的蛋白质分子。通常，用基因转录mRNA的量来衡量基因的表达水平。基因表达调控（regulation of gene expression）是指生物体通过特定蛋白质与DNA、蛋白质与蛋白质之间的相互作用，来控制基因表达或调节其表达水平，以满足生物体自身需求以及适应环境变化的过程。因此，研究基因表达（基因转录、翻译、决定基因产物）的调控，对了解细胞分化、适应与生长发育规律、形态结构特征及生物学功能有重要意义。基因表达的调控有以下特点：①时空特异性；②诱导表达（induction expression）和阻遏表达（repression expression）是普遍方式；③顺式作用元件和反式作用因子参与共同调节；④蛋白质-DNA、蛋白质-蛋白质之间相互作用；⑤激活染色质、转录起始、转录后修饰、转录产物的胞内转移、翻译起始和翻译后修饰等多层次调节。

外源性因素引起的mRNA转录和加工异常导致生物毒效应。不同种属生物体的基因表达调控系统有差异。真核生物的基因表达调控受生物体内激素水平和发育阶段的生理变化影响较大，其最明显的特征是在特定时间和特定细胞中激活特定的基因。基因表达调控分为瞬时调控和发育调节，前者包括调节某种代谢底物浓度或激素水平升降及细胞周期不同阶段中酶活性和浓度；后者决定细胞的分化、生长和发育的全过程。生物体存在表观遗传（epigenetic）现象，即遗传信息不蕴藏在DNA序列中，而是通过非编码RNA、

DNA甲基化-去甲基化、组蛋白的乙酰化-去乙酰化、染色质蛋白1α（HP1α）磷酸化-去磷酸化以及CpG岛低甲基化等，实现对基因表达的调控。也可以通过顺式作用元件与反式作用因子的相互作用，实现对基因表达关键环节——转录起始的调控，直接影响基因表达。

转录因子通过多种机制影响基因的转录活性。真核生物基因表达的mRNA经过加帽、加尾、剪接和编辑等修饰后影响基因的表达。与mRNA互补结合的小RNA可致mRNA的降解或翻译抑制，即转录后基因沉默。mRNA的3′和5′非翻译区对翻译起始过程也有影响。外显子跳跃、内含子保留、互斥外显子、剪接位点选择、反式剪接机制则对mRNA进行选择性剪接调控，而蛋白质的磷酸化（激酶催化）和去磷酸化（磷酸酶催化）通过对翻译起始因子调控来影响翻译的起始过程是控制细胞周期的关键。

（二）研究影响生物信息传递的因素及分子机制

信息物质和遗传信息的传递是生物体起源、生长发育、健康或疾病的关键。信息物质即细胞外或细胞间以及细胞内负责传递信息的物质，分为第一信使（first messenger）、第二信使（second messenger）和第三信使（third messenger）。信息物质根据其理化性质分为蛋白质肽类、氨基酸衍生物、脂类化合物、核苷酸衍生物和无机盐离子等。不同信息物质通过不同的途径传递信息到达靶细胞内发挥生物效应。亲水性信息物质与细胞膜上受体结合引发生物学效应，亲脂性信息物质则穿透细胞膜直接与细胞内受体结合引发生物学效应。

细胞间信息分子是细胞分泌的能通过细胞间的直接和间接信息传递调节靶细胞生命活动的化学物质的统称。直接信息传递是指信息物质经过相邻细胞之间的连接通道，由一个细胞进入另一细胞所进行的通信联系方式。细胞间的此种结构称为缝隙连接。两个细胞质膜上的连接小体是蛋白质分子，它们构成连接通道，并且主要受Ca^{2+}调节，细胞内Ca^{2+}浓度提高，通道关闭。间接信息传递（indirect communication）指细胞产生的信息物质如激素、细胞因子等分泌至胞外，经扩散或血液运送至靶细胞后与其受体结合，结合的信

息通过一定机制传递到细胞内特定部位后引起代谢或功能特异性改变，从而产生相应生理效应。受体通过多种途径介导信息传递，包括：①与离子通道偶联的信息传递途径；②与 G 蛋白偶联的信息传递途径；③与鸟苷酸环化酶偶联的信息传递途径；④与酪氨酸蛋白激酶偶联的信息传递途径；⑤与细胞内受体偶联的信息传递途径等。激素不具备酶的活性，也不直接参与细胞的物质和能量代谢。但是，细胞膜、细胞质和细胞核中的受体可以与激素结合，这种脂溶性激素和蛋白质类激素的作用形式启动了细胞内一系列化学反应，影响细胞的命运。

不同种类生物体的信息传递是不同的，如动物皮肤表皮细胞、血管上皮细胞和肌肉细胞以紧密连接的通信方式发挥封闭和支持作用；植物细胞通过胞间连丝的通信方式完成物质运输和信息传导。不同类型生物的遗传信息传递过程有所不同，生物体通过信息传递的彼此协调、相互配合来调节和控制物质与能量的代谢过程，并维持正常的生命活动。外源或内源有害因素影响信息传递的任何一个环节或过程，均会影响细胞功能，严重的可导致疾病。

二、拓展细胞毒效应分子机制研究的新技术

外源性物质与细胞大分子物质结合后可能影响正常的生命活动。各种因素引起的高等真核生物的复杂表型及其基因调控机制需借助现代生物新技术破解，包括基因工程、基因分析与基因干预技术、蛋白质工程与蛋白质分析技术、细胞工程与细胞分析技术、单分子显微成像技术、纳米蛋白质组免疫测定、活细胞内 RNA 成像新技术和现代微分离新技术等。例如，1997 年美国国家环境卫生科学研究所（National Institute of Environmental Health Sciences，NIEHS）启动了环境基因组计划（Environmental Genome Project，EGP），并在 1999 年研发出毒理芯片（toxchip）技术。2003 年 4 月人类基因组计划（Human Genome Project，HGP）顺利完成后，DNA 微阵列（DNA microarray）和高通量测序技术（high-throughput sequencing technologies）等相继建立，为分子毒理学发展注入了新活力。因此，分子毒理学可研究

生物体响应环境胁迫的分子水平变化，确定生物标志，进行更精细和准确的外源性因素的健康风险评估。2011 年，美国国立卫生研究院（National Institutes of Health，NIH）启动资助了一个转化型研究项目——人类毒性计划组（Human Toxome，NIH Transformative Research grant），该项目是针对毒理学实验的创新性研究，用以增进人类健康，减少动物使用，为分子毒理学的发展和应用开辟了新路径。

分子毒理学在解析外源性物质对生物大分子的结构和功能影响、对细胞内和细胞间信号转导影响的分子机制，以及在疾病的预防、诊断和治疗研究领域的重要性日益凸显。表观遗传学、基因组学、转录组学、蛋白质组学、代谢组学、表观基因组学等生物新技术推动了分子毒理学相关领域的蓬勃发展。如今的基因组学研究已由结构基因组学阶段发展到功能基因组学阶段。人类基因组中 95% 以上曾被认为是不能编码蛋白质的"垃圾"RNA（即非编码 RNA）已被发现含有丰富的信息，是生命体中待探索的"暗物质"。人们正不断认知核糖体 RNA（ribosome RNA，rRNA）、转运 RNA（transfer RNA，tRNA）、核仁小 RNA（small nucleolar RNA，snoRNA）、小核 RNA（small nuclear RNA，snRNA）和微小 RNA（microRNA，miRNA）和未知功能 RNA 等非编码 RNA（noncoding RNA，ncRNA）的生物学意义。例如，已发现 miRNA 和长链非编码 RNA（long noncoding RNA，lncRNA）能在表观遗传、转录及转录后水平上调控基因的表达，参与胚胎发育、细胞分化与增殖、细胞死亡以及肿瘤发生与发展等多种生命活动，与环境有害暴露有关疾病的发生、发展有密切联系。

在基因 - 环境作用的种群研究中，毒理芯片既能确切解释某一亚种群对环境化学物质的易感程度、寻找化合物毒性的敏感基因和确定化合物的健康风险，又能用于临床试验中生物标志的选择。用毒理芯片技术对比正常人的标准基因图谱和患者的病变基因图谱可获得病变 DNA 信息及监测人群药物毒理相关基因的差异表达，这有助于疾病的预防、早期诊断、新药的筛选和毒理安全性评价，以及提出合适用药剂量的建议。因此，毒理芯片技术已用于鉴定特定毒性

终点，筛选和预测未知化合物的毒性，确定混合物中各化合物的毒效应类型，优选目标化合物等。此外，DNA 微阵列技术已用于测定过氧化物酶增生剂、环境雌激素等新化学物质对基因谱改变的信息，并基于获得的大数据评价化合物的生态和健康风险；用指数富集的配基系统进化技术（systematic evolution of ligands by exponential enrichment，SELEX），体外化学合成建立大容量寡核苷酸文库，构建对靶分子的高亲和力和高特异性核酸配基 - 适配体来进行基因诊断、治疗及毒素检测等。通过代谢组学技术确定代谢物的毒性模式变化，提示生物体内代谢发生特异性的异常，预测生物体受损的风险。运用 RNA 测序（RNA sequencing，RNA-seq）高通量模式可以全面快速地检测细胞或组织的整体转录水平；表型指纹（phenomic fingerprint）分析技术可以通过高灵敏的蛋白表达和抗体特异性的筛选进行疾病的筛查、治疗和预后评价等。

伴随科学新技术的快速发展，分子毒理学研究的深度和广度得以拓展。例如，X 射线晶体衍射技术、电子晶体学技术、冷冻电镜技术和电镜三维重构技术等促进了生物大分子从晶体状态和溶液状态的结构研究向大分子体系、超分子体系（如核糖体、病毒、溶酶体）和线粒体研究的发展，以及外源性因素对生物大分子结构域功能影响的研究。转录组研究也由微阵列技术、基因表达序列分析（serial analysis of gene expression，SAGE）及大规模平行信号测序（massively parallel signature sequencing，MPSS）技术切换至 RNA-seq 的高通量模式。研究发现，外源性物质引起生物的氧化损伤、遗传毒性和蛋白改变等具有复杂性和个体差异性。同类型细胞的基因表达水平常显示异质性，转录组的随机变异性可能决定了单个细胞的最终命运，不同细胞具有不同的转录组表型。

蛋白质是生命活动的主要承担者，它们具有运输、催化以及信息传递功能。一种基因表达出的多种蛋白质发挥不同功能与效应。蛋白质的修饰加工、结构变化、转运定位、代谢转化以及与生物大分子之间的相互作用都影响其功能。因此，运用蛋白质分析技术可确证外源性物质对生物体的分子毒性，确定其作用位点和作用方式、

毒效应及其机制，寻找相关的生物标记。例如，用双向凝胶电泳和二维或多维色谱技术、液相色谱 - 毛细管电泳等技术分离蛋白质；用蛋白质微阵列测序、氨基酸组成分析和质谱技术等鉴定蛋白质；用蛋白微阵列研究蛋白质间相互作用，确定蛋白激酶底物和分析蛋白质与其他小分子物质的相互作用。膜蛋白在核基因组编码的蛋白质中占 30%，高通量分析差异表达的膜蛋白可评价外源性物质的毒性和建立毒理评估模型。近年，高通量蛋白质组研究方法为解析膜蛋白受体介导的毒性机制研究和筛选分子标志物等提供了新的研究策略，如用差异凝胶电泳（differential in gel electrophoresis，DIGE）分离和定量蛋白质，用表面增强激光解吸电离飞行时间质谱法（surface-enhanced laser desorption/ionization time-of-flight mass spectroscopy，SELDI-TOF-MS）高通量分析蛋白质及筛选未知蛋白质，用多维蛋白质鉴定技术（multi-dimensional protein identification technology，MudPIT）分离和鉴定蛋白质，用同位素标记相对和绝对定量（isobaric tags for relative and absolute quantitation，iTRAQ）与串联质谱法（mass spectrometry/ mass spectrometry，MS/MS）和多维液相色谱法联用对蛋白质进行定性和定量等。

代谢组学是自上而下的系统生物学方法，代谢组学新技术可用于生物体受刺激或扰动后（某个特定的基因变异或环境变化），对代谢产物（相对分子质量 1 000 以下的内源性小分子）进行定性和定量分析。例如，基于衍生化反应和气相色谱 - 质谱法（gas chromatography-mass spectrography，GC-MS），可以测定生物样本（如血液和尿液等）中内源性代谢物的轮廓谱。此外，差异显示技术和用 2D 胶电泳结合液质联用等技术，已用于开发新的内源性活性物质，研究药物诱导或抑制的特定基因或蛋白质；以生物工程技术和肽库技术以及酵母双杂交技术等，开发以内源性活性物质为基础的肽类药物，已成为目前较为流行的有效手段。免疫荧光显微镜技术用于研究生物体受生理学刺激后其蛋白质的再分布。

三、在分子水平上预测外源性物质的毒性风险

现代生命科学的交叉与融合、多学科集群创

新,极大地促进了在分子水平上预测外源化学物的暴露量、代谢水平、毒效应及其作用机制以及健康风险的可能性。经典毒性实验存在局限性,新的分子毒理学技术可以在分子水平上获得生物体的暴露和危害信息(如基因转录和表达等分子数据库),并用反向风险评估(reverse risk assessment)方法进行风险预测,还可用决策树(decision-tree)方法进行化学品危险性评估的指标分析。

(一)化学复合物的分子毒性预测

生物体常暴露于多种外源化学物,而化学复合物的联合效应不同于单个组分的作用规律。因此,评价化学复合物的风险需考虑其综合毒效应及暴露水平,但是由于常缺乏化学复合物的基础毒理学数据支撑和受到传统毒性作用评价方法的局限,毒性风险评价结果的准确性往往会受到影响。因此,可结合研究化合物结构(包括电荷、拓扑、几何结构)和理化性质、剂量加和(dose addition)、效应加和(response addition)、交互作用(interaction)等毒作用方式模型,以及用支持向量学习机(support vector machine,SVM)、人工神经网络(artificial neural networks,ANN)和γ-邻近方法(γ-NN),建立评价模型来进行化学复合物的风险评估。还可以用转基因肝细胞、共培养技术、3D培养法、高通量代谢装置以及代谢灌流模型等方法,在分子水平对代谢物的毒性进行预测。已有学者探索建立了化学混合物毒性评估与预测(assessment and prediction on toxicity of chemical mixtures,APTox)的方法体系,开发了化合物致癌毒性预测系统(prediction system of carcinogenic toxicity,PSCT),用于化合物的致癌毒性预测和新药及新农药的设计。近年来,混合物联合毒性的预测模型主要以统计学为基础,将定量构效关系(quantitative structure-activity relationship,QSAR)方法与非经典的数学方法如模糊数学方法相结合来建模。

(二)多元化毒性预测方法的应用

化合物毒性预测方法分为统计数值法和分子机制法两大类。前者以化合物本身为基础,主要研究化合物结构与毒性的定量关系,无需获知化合物毒性作用的机制,仅需知道化合物的二维结构,用线性多元回归分析、偏最小二乘回归分析、主成分分析、神经网络、支持向量回归分析等

统计方法建立参数与毒性之间的数学模型。后者以毒性靶分子结构为基础,利用靶分子的三维模型在分子水平上评价小分子与大分子的相互作用,阐明其毒性作用机制,进行生物转化和受体调节的毒性预测。外源性物质的毒性预测方法还可分为专家知识系统、统计模型和分子模拟三类。目前Derek是应用最广的一种毒性预测软件。QSAR模型和定量结构毒性关系模型等已广泛用于分子水平的化合物安全评价。例如,三维定量构效关系(3D-quantitative structure-activity relationship,3D-QSAR)可间接地反映药物分子与大分子之间的非键相互作用特征,其中比较分子场方法(comparative molecular field analysis,CoMFA)和比较分子相似性指数分析(comparative molecular similarity indices analysis,CoMSIA)应用最广泛,另有距离几何学三维定量构效关系(distance geometry 3D-quantitative structure-activity relationship,DG3D-QSAR)、分子性状分析(molecular shape analysis,MSA)和基于原子水平的遗传进化受体模型(genetic evolved receptor model,GERM)算法等。定量构效关系已从经典的二维定量构效关系发展到直观性三维定量构效关系,可模拟化合物分子全部构象的四维定量构效关系,以及可模拟诱导契合的五维定量构效关系。此外,信息时代和网络技术的发展,为便捷应用多种毒性预测系统提供了支撑平台,如有机化合物致突变毒性在线预测系统(CISOC-WEBPMTV1.0)、有机化合物致癌毒性在线预测系统(CISOC-WEBPCT)、有机化合物急性毒性在线预测系统(CISOC-WEBPAT)、农药先导信息管理系统(CISOC-PLIMS)、受体信息检索系统(CISOC-WEBPESTRMS)、有机化合物急性毒性预测系统(CISOC-PSAT)、化合物致突变毒性预测系统(prediction system of mutagenic toxicity)、化合物致癌毒性预测系统(prediction system of carcinogenic toxicity)等均可从网络获得。

第三节 分子毒理学的研究展望

现代生命科学的发展、多学科的交叉与渗透以及大数据时代的到来,强有力地推动了分子毒理学在环境检测、生物医药、工农林业生产、食品

安全和卫生检验检疫等领域的应用，并在外源性物质的安全性评价、健康风险评估以及疾病的防治方面，已展现出广阔的应用前景。

一、从多角度研究外源物质的分子毒效应及其机制

外源性因素种类繁多，性质各异。生物体暴露环境有害因素呈现低剂量、长期和复合暴露的特点，目前尤其缺乏用于新型和复杂环境污染物的环境安全性评价和健康风险评估的分子毒性数据库。

（一）加强研究低水平暴露有害反应的分子效应及其机制

研究低浓度外源性因素所致生物分子毒效应及机制，可以弥补传统毒理学研究的不足，对环境污染和生物体损害的早期预警具有重要的意义。分子毒理学研究将体内试验（整体动物性试验）、体外试验（游离器官、培养细胞或细胞器）、人体观察（不影响人体健康的受控试验）和流行病学的研究方法有机结合，在分子水平上阐明内源性和外源性因素引起生物体的毒效应及其机制。由于各种因素引起生物体损伤既可以是单一靶点毒性所致，也可以是多靶点毒性所致，因此低暴露水平发生的生物体的早期损伤不易被察觉。而分子毒理学是在分子水平上来研究生物体的亚细胞组分（细胞膜、微粒体和线粒体）、生物大分子（DNA 分子的结构、遗传信息传递等）和生物小分子（一氧化氮、二氧化硫等）的异常生物学变化或生物学效应终点，如微干扰机体内稳态，诱导抗氧化酶活性和伴侣蛋白、生长因子和免疫因子等的表达，生物体的脂质过氧化、蛋白质结构和功能异常等。分子水平的研究可以检测到低水平暴露时传统毒理学实验不能检测到的早期损害。

（二）加强研究毒效应中生物分子多样性的作用

生物分子的结构和功能是多样的，它们协同维持生物体的正常生命活动。生物体内核酸、蛋白质、糖类和脂质以及生物小分子的理化性质各不相同，各司其职。在无内外因素的作用下，DNA 的异常表达并不一定致病，不能将生物学的任何一种异常现象简单归结于病因。分子毒效应

是多样而复杂的。原癌基因存在于生物体内，只有当某因素致其发生结构改变或过度表达时才可能引起细胞的癌变；细胞外信号分子（也称为第一信使，包括神经递质、生长因子、激素等）如未与细胞表面受体作用，将阻碍细胞信号的转导、DNA 复制以及蛋白质的合成。另外，胞质 Ca^{2+}、胞内钙库或胞外 Ca^{2+} 之间存在浓度梯度，某种刺激致胞质 Ca^{2+} 大幅度升高可引起传递信号作用。即使基因已经表达和转录后，所产生的 mRNA 却发生多种不依赖于 DNA 的后加工，致使同一基因表达得到不同的肽链。在各类生物分子中，DNA 的结构变化相对最少，脂质结构类型最多，糖类的微观结构变化最多，蛋白质和 RNA 的宏观结构和功能变化范围最广。因此，可以通过多学科的交叉与渗透，运用基因组学、宏基因组测序、单细胞基因组学、功能基因组学和蛋白质组学等现代生物技术研究基因组多样性（genome diversity）、糖蛋白的不均一性、RNA、脂质的结构和功能类型、蛋白质结构和功能的多样性等，阐明生物体对环境状况的适应和在有害环境暴露下生物体的分子毒效应及其发生机制，客观地认识生命现象，揭开生命的奥秘。

（三）研究外源性因素所致的分子生物学效应的特点

剂量 - 反应关系是各种环境因素毒性预测和外推的重要理论依据，也是进行有害因素的危险度评价、制定管理法规和控制措施的基础。但是，研究发现阈值模型和线性非阈值模型并不适用于所有环境有害因素的生态风险和健康危险度评价。在环境有害暴露下（毒物、辐射、热刺激等），生物体对有害因素的响应不仅存在剂量 - 效应（反应）关系，而且存在毒物兴奋效应（hormesis），分子毒理学研究应考虑这些特点，找出这些效应的分子生物学基础。

二、高通量方法和多技术联用是分子毒理学研究的重要手段

生命现象的复杂性对分子毒理学研究方法提出了更高的要求。既往单一常用生物技术已不足以客观反映生命过程中复杂的分子生物学效应全貌，现代生物新技术和多技术联用是分子毒理学研究的有力工具。

（一）高通量测序技术拓宽了分子毒理学研究的视角

现代生物新技术的应用，大大推动了分子毒理学研究的发展。例如，运用代表性差异分析（representational difference analysis，RDA）、抑制消减杂交（suppression subtractive hybridization，SSH）和 DNA 微阵列等技术，确定外源性物质的体内作用靶点和分子机制；用 DNA 微阵列可实时、灵敏和准确地解析遗传信息；用高通量测序（high-throughput sequencing）技术在基因组水平上发现个体差异，包括大规模平行测序、聚合酶链反应克隆、焦磷酸测序（pyrosequencing）、Solexa 测序、SOLID 测序等；用全转录组测序（whole transcriptome resequencing）发现新的 microRNA 分子等。单细胞 RNA 测序技术（single-cell RNA-sequencing method）是对细胞的动态转录组进行高通量、高分辨分析的有力工具。全基因组关联分析（genome-wide association study，GWAS）已用于发现并鉴定了许多与复杂疾病、性状相关联的易感基因和遗传变异。全基因组外显子测序是利用目标序列捕获测序（targeted resequencing）技术，捕捉和富集全基因组外显子区域 DNA，然后进行高通量测序。高通量测序技术已推动了分子毒理学研究的迅速发展。

（二）多技术联用是分子毒理学研究的必要手段

多种技术的联用能深化对外源性物质的混合毒性及其复杂分子机制的理解。例如，用气质联用技术检测蔬菜中多种有机磷类农药残留量，用高效液相色谱 - 质谱法（high performance liquid chromatography mass spectrometry，HPLC-MS）可以鉴别和测定蛋白质酶解后的肽段，对环境样、食品样和生物样进行痕量分析。双向凝胶电泳（two-dimensional gel electrophoresis，2-DE）和二维色谱技术可以分析大肠癌肿瘤与癌旁组织蛋白质的差异，从而早期诊断大肠癌，寻找生物学治疗的新靶点等。在转录组水平研究上，将染色质免疫沉淀（chromatin immunoprecipitation，ChIP）与甲基化 DNA 免疫共沉淀（methylated DNA immunoprecipitation，MeDIP）技术相结合，检出与特定转录因子结合的 DNA 区域和基因组上的甲基化位点。GWAS 与全基因组测序和全基因组外显子测序技术结合，可以克服假阳性、假阴性、检测到的单核苷酸多态性很少位于功能区以及对稀有变异和结构变异不敏感等问题。可以用生物信息学从高通量的蛋白质和核酸序列中发现和鉴定新基因、预测蛋白质的结构和功能、快速筛选分子靶标。在未来的分子毒理学研究中，现代生物新技术以及多技术联用将成为研究复杂生物学效应及其分子机制的重要手段，尤其在筛选生物标志、毒性预警和健康危险性评价等方面有着广阔的应用前景。当然，许多联用新技术还有待发展和完善。

三、多学科交叉与渗透促进分子毒理学研究的多元化

分子毒理学在工农业和医药卫生等领域研究中的重要作用日益凸显。现代生命科学和生命技术的发展推动分子毒理学研究趋于多元化，多学科与分子毒理学的交叉与渗透，不仅拓宽了分子毒理学的思路，而且推进了分子毒理学研究方法的创新。

（一）紧随前沿学科，丰富更新研究视角

生命科学是新世纪科学体系中的主力军之一。生命组学（基因组学、宏基因组学、蛋白质组学、转录组学、糖组学和脂类组学等）促进生命科学研究进入新时代。伴随前沿学科的快速发展，在未来分子毒理学研究中，人们在分子水平上观察、分析和解释各种现象复杂性的研究视角将不断丰富和更新，从局部研究向整体研究发展、简单的线性思维向复杂性思维转变、注重分析向分析与综合相结合的发展的研究思想日趋成熟和发展。转基因动物是一种集整体水平、细胞水平和分子水平于一体的实验动物，转基因动物模型将经典的与现代的毒理学研究方法相结合，更能体现生命整体研究的效果，并作为部分传统毒理学方法的替代试验。CRISPR/Cas9 基因敲除技术是转基因和基因打靶技术的重要补充，该技术可在分子水平上快速解析基因功能及基因间的相互作用，可用于快速建立疾病模型以及基因治疗和新药开发等。基于系统生物学的毒性通路（pathway of toxicity，PoT）研究成为确认外源化学物毒性的关键研究手段，国外已实施的人类毒性计划组，运用多组学研究方法绘制人细胞的毒性通路。动

物实验替代方法、模式生物如秀丽线虫等也广泛应用于衰老与寿命、遗传性疾病、病原体与生物机体的相互作用、药物筛选、环境生物学和信号传导等领域。基于分子毒理学研究所构建的以生物学为基础的剂量 - 反应（biologically based dose-response，BBDR）模型可用于评价和解释毒性机制。

（二）引入创新方法，推进研究的广度与深度

研究方法既是学科发展的基础，也是学科发展的动力。分子毒理学形成和发展是多学科快速发展的结果。未来相关学科的新技术和新方法将不断引入分子毒理学研究中，推进其研究的深度。如检测微小异常分子生物学变化或生物分子结构变化，从不同层面研究生物大分子的结构、功能和生物合成等；用基因芯片与计算机技术相结合研究糖蛋白结构等，寻找和发现基因治疗的分子靶标。用 Cytoscape 软件整合生物分子交互网络与高通量基因表达数据和其他的分子状态信息，分析大规模的蛋白质 - 蛋白质相互作用、蛋白质 -DNA 和遗传交互作用；用串联质谱和数据库搜索相结合的生物质谱技术鉴定蛋白质，并基于整合的多数据库、分布搜索策略，结合高通量测序方法发现和鉴定新蛋白质；用基因捕获技术寻找、鉴定和研究大量未知和已知功能的活化基因。用转录组测序技术在单核苷酸水平检测任意物种的整体转录活性，精确识别可变剪切位点以及编码序列单核苷酸多态性；用全转录本表达谱芯片获得与选择性剪接相关信息，进行选择性剪接调控的分子机制的分析，发现药物靶基因的新型选择性剪接异构体，获得相应组织特异性表达图谱，加深理解选择性剪接方式同生物表型变化的联系，从而揭示特定生物学过程的分子机制。用生物力能学研究生物膜能量的转换；用宏基因组学发现新基因，开发新的微生物活性物质，研究微生物群落结构及其功能，以及用生物信息学推论毒性通路等。在未来，细胞质量的标准化体系以及组学和生物信息学的相关技术有待发展和不断完善，重点探索和发展用于推论、确认和共享 PoT 的概念或方法及其与不良结局的联系。

（三）探索多元化途径，优化危险度评价方法

分子毒理学的发展是基于多学科理论与技术的创新和集成，其研究内容包括外源性物质的微观结构、物质的代谢、生物大分子的代谢及调控、外界因素引起受试生物代谢物组的变化及其特点、分子改变或终点生物学效应以及内源性物质的分子生物效应等。然而，任何单一研究方法都有一定的局限性。例如，基因组学研究技术虽可获得外源性因素引起生物体的基因表达谱改变，但却无法确认生物靶点；由于生物体的蛋白质可以相互作用，获得的蛋白质信息无法动态和实时反映整体状况，生物靶点也难以确定。因此，在分子毒理学研究及危险度评价中，应从整体角度研究分子生物学效应及其机制。在制定分子毒理学研究和危险度评价策略时，应根据研究或评价的目的、分析技术与方法的特点、数据资源等因素综合考虑，在分子水平上将宏观研究与微观研究有机结合、采取局部研究与整体研究相结合的研究策略，逐步推进单一个体实验室研究模式向多中心合作的集约型研究模式发展，同时借助生物信息学的开发驱动分子毒理学的大数据研究，并将多种动物模型（包括自发性动物模型、诱发性动物模型、转基因和基因敲除动物模型等）用于研究人类疾病的病因、发病机制、新药研发中，这些研究结果，最终为毒理学危险度评价提供重要的理论依据。

在多学科发展推动下，分子毒理学的未来研究将更加深入地与相关学科交叉与渗透，必将在环境污染物的生物检测与监测、环境污染物治理效果的评价、环境生物修复中微生物的筛选与改造、分子水平的疾病早期预警、疾病防治和健康危险度评价等多个领域凸显出其更广阔的应用前景。

（蒋义国 尹立红）

参 考 文 献

[1] 袁晶，蒋义国. 分子毒理学 [M]. 北京：人民卫生出版社，2017.

[2] 夏世均，吴中亮. 分子毒理学基础 [M]. 武汉：湖北科学技术出版社，2001.

[3] Nan A，Chen L，Zhang N，et al. A novel regulatory network among LncRpa，CircRar1，MiR-671 and apoptotic genes promotes lead-induced neuronal cell apoptosis. Arch Toxicol，2017，91（4）: 1671-1684.

[4] Schroeder AL，Ankley GT，Houck KA，et al. Environmental surveillance and monitoring-The next frontiers for high-throughput toxicology[J].Environ Toxicol Chem，2016，35（3）: 513-525.

[5] Dumache R，Ciocan V，Muresan C，et al. Circulating microRNAs as promising biomarkers in forensic body fluids identification[J]. Clin Lab，2015，61（9）: 1129-1135.

[6] Liu Z，Liu A，Nan A，et al. The linc00152 controls cell cycle progression by regulating CCND1 in 16HBE cells malignantly transformed by cigarette smoke extract[J]. Toxicol Sci，2019，167（2）: 496-508.

[7] Andersen ME，McMullen PD，Krewski D. Developing tools for defining and establishing pathways of toxicity[J]. Arch Toxicol，2015，89（5）: 809-812.

第二章　外源化学物的生物转化

机体暴露的外源化学物在体内经历吸收、分布、代谢和排泄过程。此过程中各环节在时相上交叉存在并相互联系和影响，而代谢（又称生物转化）则是该过程中唯一发生化学变化的环节。生物转化是外源化学物在生物体经多种生物转化酶的催化发生了一系列化学结构的改变并形成代谢产物的过程，也包括自发的非酶促生物化学反应。这种生物转化涉及两大类反应：Ⅰ相反应（phase Ⅰ reaction）和Ⅱ相反应（phase Ⅱ reaction）。多数外源化学物经人或动物代谢后，一些脂溶性物质常因此获得水溶性而利于其经尿液或胆汁排泄。但是，有些外源化学物（如苯并[a]芘、黄曲霉毒素 B_1 和苯等）则被代谢活化，即代谢致其毒性增加或从无到有。

肝脏是机体外源化学物的主要代谢器官。肺、小肠黏膜、肾脏皮质、皮肤、睾丸和肾上腺等肝外组织也参与外源化学物的代谢。

本章将从生物转化反应的类型、生物转化酶及酶活性的影响因素、外源化学物代谢的毒理学意义和外源化学物代谢物的分析方法等方面作介绍。

第一节　外源化学物的Ⅰ相代谢

外源化学物（xenobiotics）进入机体后可不经代谢直接以原型排出体外，或经历Ⅰ相反应（phase Ⅰ reaction）生成代谢物直接排出体外，或再经历Ⅱ相反应（phase Ⅱreaction）后排出体外。

一、Ⅰ相反应

Ⅰ相反应包括氧化反应（oxidation）、还原反应（reduction）和水解反应（hydrolysis）。

（一）氧化反应

毒理学中的氧化反应（oxidation）是指内源性物质或外源化学物在体内生物氧化酶的催化下加氧或脱氢等，从而改变或增加新的功能基团，其过程可增加化合物的水溶性，或使其成为Ⅱ相反应的底物，其代谢产物和终产物的毒性可能会增强或减弱。

1. **细胞色素 P450（ cytochrome P450，CYP）酶系催化的氧化反应**　在Ⅰ相生物转化中，从催化的多样性以及使外源化学物解毒或激活转变为中间物的绝对数量来说，细胞色素 P450 酶系参与的反应排列在首位。单加氧氧化反应（monooxygenation）是细胞色素 P450 酶系催化的基本反应。即氧分子中的一个氧原子被加入到作为底物的外源化学物中，另一个被还原为水。总反应如下（其中 RH 代表底物，ROH 代表羟化反应产物）：

$$RH + O_2 + NADPH + H^+ \longrightarrow ROH + H_2O + NADP^+$$

细胞色素 P450 酶系催化的单加氧反应类型有：

（1）羟化反应：羟化反应（hydroxylation）可以发生在脂肪族和芳香族的碳 - 氢键。能发生羟化反应的化合物有脂肪族如睾酮、烷烃类如月桂酸、芳香烃类如香豆素等，这类化合物在 CYP 的催化下，碳 - 氢键加氧，反应形成羟基化合物。羟化反应也可以是氮、硫和磷等原子上的氢与氧的结合反应，如 N- 羟化反应，是在氨基上加入一个氧原子。某些化学物经过羟化反应产生的代谢物毒性比其原型的毒性增大。

（2）环氧化反应：环氧化反应（epoxidation）多发生于含有不饱和碳原子的化合物，含有碳 - 碳双键的外源化学物都能被环氧化，如乙烯等烯烃类和苯并[a]芘等芳香烃类。乙烯在 CYP 催化下形成环氧乙烷。有些化合物发生环氧化反应生成的环氧化物是重要而稳定的活性产物，但有的中间产物则可被进一步水解（见本节水解反应部分）。

（3）脱烷基反应：环烷烃、烷基苯、烷基萘等均可进行脱烷基反应（dealkylation）。化合物的氧、硫和氮原子（O-、S- 和 N-）上带有甲基时首先在碳-氢（C-H）键加氧羟化，生成不稳定的中间产物，再继续分解脱去甲基（脱烷基）。N-脱烷基反应是药物和杀虫剂等N-烷基类化合物代谢的共同反应，S-脱烷基反应主要见于一些硫醚类化合物。

（4）氧合反应：含硫、氮和碘等原子的外源化学物在还原型烟酰胺腺嘌呤二核苷酸磷酸（reduced nicotinamide adenine dinucleotide phosphate，NADPH）和氧存在的情况下，能被催化进行氧合反应（oxygenation），如S或SO转化为SO_2。一些药物如氯丙嗪、西咪替丁、奥美拉唑和兰索拉唑都能发生硫的氧合反应。

（5）氧化脱氨、脱硫和脱卤素反应：氧化脱氨反应（oxidative deamination）主要指邻近氮原子的碳原子氧化脱去氨基后形成酮类化学物，如苯丙胺经氧化先形成中间代谢产物苯丙甲醇胺，再脱去氨基形成苯丙酮。氧化脱硫反应（oxidative desulfuration）是硫原子被氧化脱离原化合物，如对硫磷经脱硫反应后生产对氧磷，急性毒性增加3倍。氧化脱卤素反应（oxidative dehalogenation）是碳原子上的卤族元素和氢被氧取代。

除以上反应外，CYP催化的氧化反应类型还包括酯裂解和脱氢反应。

2. 微粒体黄素加单氧酶催化的氧化反应　黄素加单氧酶（flavin-containing monooxygenase，FMO）主要催化某些外源化学物分子中亲电性的氮、硫和磷等原子的氧化。如FMO催化的含氮化合物的胺氧合（N-oxygenation），含硫化合物的硫氧合，膦化物的磷氧合。

FMO催化的多种反应也可由CYP催化，两者催化反应的底物有交叉和重叠，因此，在某些反应中此两种酶有底物竞争性。CYP催化的外源化学物N-氧合常导致N-脱烷基，而FMO催化的反应常形成N-氧化物（N-oxide）。但是，FMO不能催化N-、O-和S-的脱烷基。

人类的FMO在某些药物等外源化学物和内源化合物的代谢中起着重要作用，如FMO代谢苄达明、西咪替丁、氯氮平、胍乙啶、甲巯咪唑、奥氮平、雷尼替丁、舒林酸硫化物、他莫昔芬、肼类如丙卡巴肼和各种二甲基氨基类如氯丙嗪，吩噻嗪衍生物和丙米嗪等药物，以及涕灭威、可卡因、乙拌磷、倍硫磷、甲基苯丙胺、尼古丁、酪胺等其他外源化学物。FMO也可代谢三甲胺、巯乙胺和硫辛酸等内源性物质。

3. 钼羟化酶催化的氧化反应　钼羟化酶（molybdenum hydroxylase）包括醛氧化酶（aldehyde oxidase）和黄嘌呤氧化还原酶（xanthine oxidoreductase）以及亚硫酸氧化酶（sulfite oxidase）。这三种钼酶均是黄嘌呤蛋白酶，由两个相同的150kDa亚基组成，每个亚基都含有黄素腺嘌呤二核苷酸（flavin adenine dinucleotide，FAD）和钼离子，以一个蝶呤钼辅因子和两个铁硫中心的形式存在。

钼羟化酶催化的反应与单加氧氧化反应不同，插入外源化学物的氧是来自水分子而不是氧分子。钼羟化酶主要催化缺电子sp2杂化碳原子（如嘌呤、嘧啶、蝶啶和亚铵离子）的氧化。与此相反，CYP通常催化具有高电子密度碳原子的氧化。一般认为，钼羟化酶的最适底物并非CYP的底物。

4. 胺氧化酶催化的氧化脱氨反应　参与该类反应的酶主要有单胺氧化酶（monoamine oxidase，MAO）、双胺氧化酶（diamine oxidase，DAO）和多胺氧化酶（polyamine oxidase，PAO）。MAO是黄素蛋白酶，位于线粒体，DAO和PAO为可溶性酶，位于胞质。氧化反应主要是以氧为电子受体，引起氢过氧化物的产生，将胺类氧化脱氨形成醛和氨，终产物中的氧由水分子提供而不是由氧分子提供。

5. 醇、醛、酮氧化脱氢反应　该类反应主要在胞质和线粒体中进行。化合物由醇脱氢酶（alcohol dehydrogenase，ADH）和醛脱氢酶（aldehyde dehydrogenase，ALDH）催化脱氢，生成醛和酸。醇脱氢酶还可以催化醛还原为醇。

6. 过氧化物酶依赖的共氧化反应（peroxidase-dependent co-oxidation）　过氧化物酶催化的氧化反应有别于CYP酶和FMO催化的氧化反应，这类反应是不需要还原型NADPH和NADH为辅助因子的，而是需要通过过氧化氢（或脂质氢过氧化物）的还原，催化外源化学物的氧化。

（二）还原反应

毒理学中的还原反应（reduction）是指内源和外源化学物的功能基团在体内生物转化酶的催化下以加氢等形式被还原。反应类型主要有以下几种：

1. 硝基还原反应　硝基还原（nitro-reduction）

反应需要厌氧条件，加氧可抑制还原反应。

肝肠循环在药物和外源化学物的还原代谢及毒性中有重要作用。如 2,6- 二硝基甲苯的生物转化在肝脏启动，经 CYP 酶催化氧化，通过Ⅱ相结合酶作用形成 2,6- 二硝基苯甲醇葡糖醛酸苷，随胆汁排出进入肠道；在肠道菌群的还原作用下，硝基被还原，葡糖醛酸苷被 β 葡糖醛酸酶水解，形成未结合型化合物 2- 氨基 -6- 硝基苯甲醇，后者被再吸收至肝，再由 CYP 催化，最后产生易于和蛋白质及 DNA 共价结合的反应产物。

2. 偶氮还原反应 偶氮还原（azo-reduction）反应时，氮 - 氮双键被还原打开。

3. 羰基还原反应 羰基还原（carbonyl reduction）是指将化合物的反应性醛基或酮基部分还原成羟基。酮基可由羰基还原酶还原成相应的次级羟基代谢产物；醛基既可以还原至伯醇又可以氧化至相应的羧酸。

4. 醌还原反应 醌还原（quinone reduction）是指醌在不同酶的催化下，由单电子还原转化生成有毒的半醌自由基，或通过双电子还原成对苯二酚。

醌的单电子还原途径是在微粒体 NADPH- 细胞色素 450 还原酶或微粒体 NADH- 细胞色素 b5 还原酶的催化下进行，形成的半醌易和氧分子反应形成超氧阴离子自由基，并重新生成母体醌，后者再次还原，从而经历多个重复的氧化还原循环。这种氧化还原循环的最终结果是产生活性氧和氧化应激。诱导氧化应激是一些含醌或可经生物转化成醌的外源化学物的重要毒性机制之一，如多柔比星和柔红霉素的心肌毒性、百草枯和呋喃妥因的肺毒性以及 6- 羟多巴胺的神经毒性。

醌的双电子还原途径是由胞质 NADPH 醌氧化还原酶（NADPH-quinone oxidoreductase，NQO）催化。人类的羰基还原酶也能催化醌的双电子还原。醌的双电子还原产物是氢醌，不消耗氧，可与葡糖醛酸基或硫酸基结合后排泄到胆汁，形成一个解毒的途径。但氢醌也可能被单电子氧化或歧化形成具有生物反应性的半醌。

5. 二硫化物、硫氧化物和 N- 氧化物的还原反应 二硫化物（disulfide）可以通过还原反应形成含巯基（sulfhydryl）化合物，硫氧化物（许多是 CYP 酶或 FMO 催化形成的氧化代谢产物）可通过还原反应产生成硫化物，N- 氧化物可还原脱氧。这些反应在药物代谢过程中可增加药物体内半衰期或延长药物作用持续时间，或在外源化学物代谢中改变其毒性。

6. 脱卤反应 脂肪族化合物脱卤可氧化脱卤，即卤原子和氢被氧取代；也可还原脱卤，即卤原子被氢取代；或脱氢脱卤，即脱去相邻 2 个碳原子上的卤原子形成碳 - 碳双键。氧化脱卤和还原脱卤均由 CYP 催化。脱卤形成双键的反应由 CYP 和谷胱甘肽转移酶催化。这些反应在一些卤代烷烃化合物的生物转化和代谢活化中有重要作用。

（三）水解反应

毒理学中的水解反应（hydrolysis）是指内源和外源化学物的功能基团在体内水解酶的作用下与水分子发生反应，主要类型如下：

1. 酯类水解 酯类包括羧酸酯、酰胺、磷酸酯、酸酐、硫酯和内酯等，这类化合物在酯酶的作用下能水解产生酸、醇、胺以及其他产物，继而直接或通过Ⅱ相反应结合去除，也可成为下步反应的底物。

酯酶不是唯一裂解酯的酶类，醛脱氢酶也有酯酶活性，CYP 也可裂解含有羧酸酯的外源化学物。研究发现，酰胺类比相应的酯类水解速率更慢，故可利用这些特性研发靶向药物，如羧酸酯普鲁卡因由于可被迅速水解而用于局部麻醉，普鲁卡因相应的酰胺类化合物普鲁卡因胺因水解慢可抵达全身而用于治疗心律失常。

2. 环氧化物水解 某些烯烃和芳烃化合物的环氧化物在环氧化物水解酶（epoxide hydrolase，EH）的催化下，能与水形成反式加成物。由于环氧化物的环张力和 CO 键的极性常表现为亲电子反应，从而可能诱导遗传毒性。该类化合物易与生物大分子 DNA 和蛋白质结合，引起基因突变及细胞损伤。水解后的醇类化学物反应性差，易于排泄。因此，环氧化物水解酶被认为是解毒酶。不过水解产物可作为底物被进一步氧化或环氧化，所产生的环氧化衍生物可能不再是环氧化物水解酶的底物。

二、Ⅰ相反应酶系

外源化学物代谢酶可分为微粒体酶系和非微粒体酶系两大类。前者主要存在于肝脏中，后者除肝脏外也存在于血浆、胃肠道、脑和皮肤等其他组织中。

（一）微粒体酶系

微粒体酶系（microsomal enzyme system）是肝脏、肺、肾、小肠、胎盘和皮肤处细胞内质网上的一个酶系统。外源化学物Ⅰ相代谢中最重要的酶系统是细胞色素 P450 酶系，以及黄素加单氧酶等。

1. 细胞色素 P450（cytochrome P450，CYP）酶系 又称混合功能氧化酶（mixed-functional oxidase，MFO），MFO 催化 O_2 分子中的一个原子加到底物分子上使之羟化，另一个氧原子被 $NADPH + H^+$ 提供的氢还原生成水，但此氧化过程无高能磷酸化合物生成，又称细胞色素单加氧酶（monooxygenase）或羟化酶（hydroxylase）。此酶系另有详细介绍。

2. 黄素加单氧酶 黄素加单氧酶（flavin-containing monooxygenase，FMO）是一组分布在肝、肾、小肠、脑和肺等组织依赖黄素腺嘌呤二核苷酸（FAD）辅酶、还原型烟酰胺腺嘌呤二核苷酸磷酸（NADPH）和 O_2 的微粒体酶。FMO 催化亲电子的胺、伯胺分别氧化成 N- 氧化物，以及羟胺和肟。含硫外源化学物和磷化氢可分别氧化生成 S- 和 P- 氧化物。

3. 环氧合酶 环氧合酶（cyclooxygenase，COX）又称为前列腺素 H 合成酶（prostaglandin H synthase）或前列腺素内过氧化物合成酶（prostaglandin endoperoxide synthase）。它是花生四烯酸转化为前列腺素类物质的限速酶。COX 有三种异构体：① COX-1 是一种结构酶，参与保护胃肠黏膜、调节肾血流和促进血小板聚集等正常生理作用。该酶在人体多种组织持续表达，对外界刺激不敏感，但参与炎症过程。② COX-2 既是诱导酶也是结构酶。生理状态下，多数组织无法检出该酶，但组织损伤和炎症等因素则诱导其表达。肿瘤的发生、发展和转移与 COX-2 有密切关系。③ COX-3 是 COX-1 的一种变异型，主要存在于大脑皮质、心脏和主动脉中。该酶不参与炎症过程，其生理和病理学意义尚不很清楚。

4. 乙醇氧化系统 肝微粒体内有少量的乙醇氧化系统（microsomal ethanol oxidizing system，MEOS），它催化乙醇氧化生成乙醛。

5. 偶氮还原酶和硝基还原酶 它们均为黄素蛋白酶类。偶氮还原酶（azoreductase）存在于肝细胞微粒体和肝细胞胞质中或源于人类小肠产气荚膜梭菌（*Clostridium perfringens*），由 NADPH 供氢，在有氧条件下进行反应。硝基还原酶（nitroreductase）存在于肝、肾、肺等细胞微粒体中，是 FAD 型还原酶，由 NADH 供氢，在厌氧条件下进行反应。它们分别催化偶氮苯和硝基苯还原成胺。

6. 酯酶和酰胺酶 酯酶（esterase）在体内分布广泛，肝脏中最丰富。酯酶分三类：①水解有机磷酸酯的 A 类酯酶；②被有机磷酸酯抑制的 B 类酯酶；③既不降解有机磷酸酯，也不被有机磷酸酯抑制，但优先与醋酸酯作用的 C 类酯酶。酯酶水解酯类物质生成醇和酸。酰胺酶（amidase）主要分布于肝微粒体，可水解酰胺类物质生成酸和胺。

7. 微粒体环氧化物水解酶 微粒体环氧化物水解酶（microsomal epoxide hydrolase，mEH）是典型的生物转化酶，它主要在肝、小肠、肾和肺表达，并将外源化学物水解为更易溶于水的二氢二醇衍生物。mEH 对环氧化物的细胞毒性和基因毒性的保护效应有底物依赖的选择性。

8. 其他微粒体酶 包括催化内源性和外源性醛糖还原的醛糖还原酶（aldose reductase）、对外源性酮具有底物专一性的酮还原酶（ketoreductase）和羰基还原酶（carbonyl reductase）。NADPH 醌氧化还原酶 1（NQO1）是一种可诱导的还原酶，主要存在于细胞的胞质中，但在微粒体、线粒体和高尔基体中可检出。NQO1 在哺乳类各器官均有表达，以肝脏含量最丰富，并呈现组织依赖性。还原性脱卤素酶（reductive dehalogenase）是依赖于钴胺素的酶，催化环境中许多有机卤化物（如多氯联苯）的生物脱卤。

（二）非微粒体酶系

非微粒体酶系又称Ⅱ型酶，包括细胞质酶系（醇脱氢酶、醛脱氢酶、黄嘌呤氧化酶、硫氧化物和氮氧化物的还原酶等）、线粒体酶（单胺氧化酶、脂环族芳香化酶等）、血浆酶系（酰胺酶等）和肠道菌丛酶系等，其所催化的反应可在肝脏、肠道、肾脏、胎盘和血浆等处进行。非微粒体酶系可催化除葡糖醛酸结合反应外的其他所有结合反应及某些化合物的氧化、还原、水解等代谢反应。

I 相反应相关的非微粒体酶有：

1. 醇脱氢酶和醛脱氢酶 醇脱氢酶（alcohol dehydrogenase，ADH）是一种含锌酶，分布于肝脏、肾、肺和胃黏膜细胞的胞质。醇脱氢酶在催化醇类氧化成醛反应中需辅酶 I（nicotinamide adenine dinucleotide，NAD）和辅酶 II（nicotinamide adenine dinucleotide phosphate，NADP）。ADH 根据不同分子分为四类：I 型 ADH 同工酶（ADH1、ADH2 和 ADH3），主要氧化乙醇及其他小脂肪醇，可被吡唑及其 4- 烷基衍生物强烈抑制；II 型 ADH（ADH4）主要表达于肝脏，氧化大脂肪醇和芳香醇，对甲醇和乙醇无作用，不被吡唑抑制；III 型 ADH（ADH5）主要氧化长链醇和芳香醇，也不被吡唑抑制。但是，ADH5 不同于 ADH4，它存在于大部分组织，在解毒甲醛中起重要作用。事实上，ADH5 和甲醛脱氢酶是相同的酶。IV 型 ADH（ADH7）为一种低亲和力高催化能酶，主要表达在人类的胃和其他肠道部位，但在成人的肝脏不表达。该酶在氧化视黄醇中具有高活性。醛脱氢酶（aldehyde dehydrogenase，ALDH）分布于肝、胃、肺和肾等组织中细胞的胞质、线粒体和微粒体组分，以 NAD$^+$ 为辅酶催化醛类氧化生成相应的酸类。例如，摄入的乙醇经 ADH 催化形成的乙醛主要由线粒体中 ALDH 继续催化形成酸。目前已鉴定了 19 种 ALDH，它们的一级氨基酸序列及其四级结构均不同。

2. 醛氧化酶 醛氧化酶（aldehyde oxidase，AOX）是一类高度保守的钼 - 黄素蛋白，该酶主要存在于哺乳动物细胞质中，肝脏表达量最高，肺、胃肠道、肾等器官也可检出。但是，醛氧化酶的种类及体内不同部位表达量存在种属及个体差异性。该酶催化醛类及含氮、含氧杂环类化合物的氧化反应。

3. 黄嘌呤氧化酶 黄嘌呤氧化酶（xanthine oxidase，XOD）是一种胞质酶，主要存在于哺乳动物的乳汁及肝脾中。它是黄嘌呤氧化还原酶（xanthine oxidase reductase，XOR）的一种存在形式。这种含铁 - 钼的黄素蛋白的底物专一性较弱，能催化醛类的氧化反应，在嘌呤分解代谢过程中起重要作用。在哺乳动物，黄嘌呤氧化酶和黄嘌呤脱氢酶（xanthine dehydrogenase，XDH）以互相转化形式存在。

4. 单胺氧化酶与双胺氧化酶 单胺氧化酶（monoamine oxidase，MAO）也称为含黄素胺氧化酶，主要存在于肝、肾、肠和神经组织细胞的线粒体中，可催化胺类氧化脱氨基生成芳香基和烷基醛，并被其他酶进一步氧化成羧酸。MAO 分为两类：①肝、肾等组织线粒体中 MAO 以 FAD 为辅酶，对伯、仲、叔胺均能氧化，参与儿茶酚胺的分解代谢；②结缔组织 MAO 是一种细胞外酶，无 FAD 但含有磷酸吡哆醛，仅对伯胺起作用。血清 MAO 性质类似结缔组织 MAO。人体内单胺氧化酶 A 和单胺氧化酶 B 可使单胺类神经递质失活。双胺氧化酶（diamine oxidase）存在于肝、肾、肠和神经组织的胞质中，主要催化涉及体内生物胺类形成的氧化反应。

5. 肽酶 肽酶（peptidase）是一种肽链水解酶，俗称蛋白水解酶（protease，proteasome，proteinase）。该酶广泛分布于动植物和细菌中，且种类繁多。动物消化道和体内各种细胞溶酶体的肽酶含量尤为丰富。肽酶分为丝氨酸型、苏氨酸型、半胱氨酸型、天冬氨酸型、谷氨酸型和金属离子型等不同催化类型。

6. 其他酶 有些 I 相代谢相关的微粒体酶在非微粒体部位也可检出。例如，肠道菌丛和胞质中的偶氮还原酶（azo reductase）或硝基还原酶（nitroreductase）、胞质和血液中的羰基还原酶（carbonyl reductase）、胞质中的醌还原酶（quinone reductase）和可溶性环氧化物水解酶（soluble epoxide hydrolase）。酯酶和酰胺酶在微粒体、胞质、溶酶体和血液中均可检出。

三、I 相代谢酶的调节

（一）酶的诱导

生物代谢酶的活性既可被诱导，也可被抑制。酶可以通过接触外源化学物而诱导，或在生理过程中被内源性化合物所诱导，反应过程中产生的代谢产物也可能是酶的诱导剂。

1. 受体介导的诱导酶 此类诱导机制包括增加相关酶基因的转录、增加蛋白合成、改变酶的修饰、抑制酶的降解、形成反应所需要的适合环境条件等。以 CYP 酶为代表的生物转化酶的基因表达增加常常是由受体介导的。可介导 CYP 和其他外源化学物生物代谢酶的诱导的受体有：

（1）芳烃受体：芳烃受体（aryl hydrocarbon receptor，AhR）的诱导剂有多环芳烃类、二噁英类、β- 萘黄酮、靛、色氨酸代谢产物、奥美拉唑以及兰索拉唑等。AhR 调节的 I 相酶基因有 CYP 酶家族基因 CYP1A1、1A2、1B1 和 2S1 等。

（2）组成型雄甾烷受体：组成型雄甾烷受体（constitutive androstane receptor，CAR）的诱导剂有苯巴比妥、苯妥英钠、卡马西平和克霉唑。许多孕烷 X 受体激动剂也是 CAR 激动剂，反之亦然。CAR 调节的 I 相酶基因有 CYP2A6、2B6、2C8、2C9、2C19 和 3A4。

（3）孕烷 X 受体：孕烷 X 受体（pregnane X receptor，PXR）又名类固醇 X 受体（steroid X receptor，SXR）。诱导剂有安普那韦、阿伐麦布、波生坦、胆汁酸、卡马西平、克林霉素、克霉唑、皮质醇、醋酸环丙孕酮、双氯西林、依法韦仑、依托泊苷、地塞米松、灰黄霉素、茚地那韦、洛伐他汀、米非司酮、萘夫西林、奈非那韦、硝苯地平、奥美拉唑、紫杉醇、多氯联苯、苯巴比妥、邻苯二甲酸单酯、利福布汀、利福平、利托那韦、沙奎那韦、辛伐他汀、螺内酯、四环素、拓扑替康、曲格列酮、维拉帕米、维生素 E 和维生素 K_2 等。PXR 调节的 I 相酶基因有 CYP2B6、2C8、2C9、2C19、3A4 和 3A7 等。

CAR 和 PXR 有相似但不完全相同的配体结合区（ligand binding domain，LBD），使得配体既激活 CAR 也激活了 PXR，反之亦然。一旦被激活，CAR 和 PXR 结合到相同的调节序列，因此诱导同样的酶。人们曾认为 CYP2B 的诱导仅通过 CAR 介导，而 CYP3A 的诱导只通过 PXR 介导。然而，PXR 诱导剂塞米松能最大限度地在野生型和 CAR 基因敲除小鼠诱导 CYP2B10 和 CYP3A11 的表达。同样，CAR 的诱导剂苯巴比妥可以最大限度地在野生型和 PXR 基因敲除小鼠诱导 CYP2B10 并诱导 CYP3A11。这些结果提示了这两个受体有某些共同的诱导剂。

（4）过氧化物酶体增殖剂激活受体：过氧化物酶体增殖剂激活受体 α（peroxisome proliferator-activated receptor α，PPARα）的诱导剂有贝特类和全氟癸酸等。调节的 I 相酶基因有 CYP4A 和可溶性环氧化物水解酶 sEH 的基因。

（5）核因子 E2 相关因子 2：核因子 E2 相关因子 2［nuclear factor erythroid 2（NF-E2）-related factor 2，Nrf2］的诱导剂有 β- 萘黄酮、奥替普拉和酚类抗氧化剂。Nrf2 调节的 I 相酶基因有 NQO1、mEH 和 AKR7A 等。它几乎不调节细胞色素 P450 酶基因。

（6）谷胱甘肽还原酶：谷胱甘肽还原酶（glutathione reductase，GR）的诱导剂为糖皮质激素。GR 调节的 I 相酶基因有 CYP2C9、2B6、3A4 和 3A5，还能影响 CAR 和 PXR 的表达。

2. 其他诱导机制 除了配体通过受体介导激活酶基因转录，增加酶基因的表达外，外源性因素对酶的诱导也有影响，如暴露于乙醇、丙酮和异烟肼（抗结核药）可以稳定 CYP2E1 的翻译后蛋白。炎症、感染和应激影响酶的表达。环境温度和 pH 可影响酶的活性，如 FMO 催化反应的最适 pH 为 8.0～10.0，而 CYP 催化反应的最适 pH 为 7.0～8.0。

（二）酶的抑制

在毒理学意义上，酶抑制相对于酶诱导产生的毒效应可能更快显现，因为酶的诱导涉及酶的合成等过程，需要一定的时间。但在药物代谢过程中，酶的抑制可能会导致血液中药物浓度快速升高，从而产生过多药理或毒理作用。酶的抑制作用可反映在酶对底物代谢的催化反应效率降低。酶的抑制可以通过直接抑制和代谢依赖性抑制进行。

1. 直接抑制 在直接抑制中，一种化学物作为酶的底物，代谢竞争影响酶对另一种化学物的代谢。如奥美拉唑和地西泮均可由 CYP2C19 代谢，当两种药物联用时，奥美拉唑可降低地西泮的血浆清除率，致其血浆半衰期延长。在直接抑制中，也有可能一种化合物不是某酶的底物，但却可以通过与该酶的结合，抑制它对另一种化合物的代谢。如右美沙芬由 CYP2D6 代谢，奎尼丁虽然与 CYP2D6 有很高的亲和性，却不被 CYP2D6 生物转化。当镇咳药右美沙芬与奎尼丁同服时，右美沙芬的清除率下降，并因竞争性结合抑制了酶的活性。CYP1A2 的最有效直接抑制剂是小平面的多环化合物，如类黄酮（高良姜素等）；CYP2A6 的直接抑制剂包括一些小分子化合物，如 2-（对甲苯基）乙胺和 4- 甲基苯甲醛以及某些唑类（如克霉唑、来曲唑、咪康唑）；CYP2B6

可以通过唑类（如硫康唑、噻康唑）和多环含氮化合物（如雷洛昔芬、帕罗西汀、氨氯地平等）被直接抑制。CYP2C8 最有效的直接抑制剂是一些酸性药物，如孟鲁司特、扎鲁司特、坎地沙坦、皮质类固醇和莫米松等；CYP2C9 的最有效抑制剂是唑类（氟康唑、硫康唑、磺胺苯吡唑）、酸性药物、磺胺苯吡唑和磺胺嘧啶等。一些唑类也是 CYP2C19 最有效的直接抑制剂，如氟伏沙明等。CYP2D6 一般由含有碱性氮的化合物所抑制，如奎尼丁、特比萘芬和普罗帕酮等。CYP2E1 的直接抑制剂一般都是小分子化合物，如 4- 甲基吡唑、吡啶、反苯环丙胺等。

2. 代谢依赖性抑制 代谢依赖性抑制（metabolism-dependent inhibition）是指酶催化形成的代谢产物对该酶有抑制作用。这些代谢物可能是可逆抑制剂，也可能是不可逆的抑制剂，如果反应过程中形成的代谢产物和酶的活性中心紧密结合而不能脱落，整个反应将被阻断。例如，CYP3A4 抑制剂醋竹桃霉素含有叔胺基 $[R-N(CH_3)_2]$，它通过几个连续氧化 N- 去甲基化反应形成亚硝基代谢物（$R-N=O$），这个代谢物能结合酶的血红素基中的亚铁离子。这种相互作用类似于一氧化碳与血红蛋白中血红素的亚铁离子紧密结合。

3. 遗传多态性与酶活性 遗传变异可以影响酶的活性。例如，琥珀酰胆碱是骨骼肌松弛药，假性胆碱酯酶中的丁酰胆碱酯酶（BChE）可水解琥珀酰胆碱；在某些人群中假性胆碱酯酶发生遗传变异 $Asp_{70} \rightarrow Gly_{70}$，水解琥珀酰胆碱的活性降低，因此在这些人群中，琥珀酰胆碱可致其肌肉松弛延长和呼吸暂停。又如，醇脱氢酶的 *ADH2*2* 基因型主要存在于亚洲人群中，它能使乙醇迅速生成乙醛。醛脱氢酶 ALDH2 功能是催化醛类如乙醛的氧化，亚洲人群中有部分人由于发生点突变（$Glu_{487} \rightarrow Lys_{487}$）而缺乏 ALDH2 活性，因此含有突变子的人群不能将迅速由乙醇转化来的乙醛快速转变成乙酸，出现饮酒后脸红（主要是由于乙醛的迅速堆积，触发儿茶酚胺释放而致面部血管扩张）。

四、细胞色素 P450 酶系

细胞色素 P450（cytochrome P450，CYP）酶系主要存在于哺乳动物的微粒体和线粒体中，并作为 I 相代谢酶参与大量的外源性物质（如药物、毒物等）和内源性物质（如类固醇激素、维生素 D、胆酸等）的代谢。该酶存在广泛的基因多态性和表型多态性，体现在个体对外源化学物代谢的差异性，从而直接影响药物间相互作用、机体的中毒反应和外源化学物的致癌性。

（一）细胞色素 P450 酶系结构及催化反应

1. 细胞色素 P450 酶系结构 细胞色素 P450 酶系广泛存在于生物体内。在原核生物，细胞色素 P450 酶系游离于细胞质中，但在真核生物，该酶作为一种膜结合蛋白多分布在线粒体和内质网膜上。

细胞色素 P450 酶系由血红蛋白类（细胞色素 P450 和细胞色素 b_5）、黄素蛋白（NADPH- 细胞色素 P450 还原酶）和磷脂组成。其中，细胞色素 P450 最为重要，是催化反应的活性中心。黄素蛋白和细胞色素 b_5 是从 NADPH 或 NADH 向细胞色素 P450 酶系传递电子的转运体。细胞色素 b_5 可增加细胞色素 P450 酶系与底物的亲和力。磷脂的作用是使酶系的各种蛋白成分固定，促进细胞色素 P450 酶系与 NADPH- 细胞色素 P450 还原酶之间的偶联反应。细胞色素 P450 酶系成员之间的一级结构差异很大，但它们的二级结构元素相同，空间结构相似。通常有 13 个 α 螺旋（字母 A～L）、2～5 个 β 折叠结构（数字 1～5）构成三棱柱结构。尽管细胞色素 P450 酶系的折叠结构高度保守，但仍有足够的结构差异，特别是在活性部位，如人类细胞色素 P450 酶系活性部位的体积的变化高达 7 倍以上，以利于大小不同的底物与不同种类细胞色素 P450 酶系结合。

细胞色素 P450 酶系由一群基因超家族（superfamily）编码的酶蛋白所组成，现基于细胞色素 P450 酶系基因编码的氨基酸序列同源性划分 CYP 酶超家族为家族（family）、亚家族（subfamily）的统一命名法已广为接受：以"CYP"为词首来命名所有物种的细胞色素 P450 同工酶（小鼠和果蝇用"Cyp"），CYP（Cyp）斜体表示相应的基因，CYP（Cyp）正体表示蛋白和 mRNA。根据酶蛋白一级结构中氨基酸的同源程度区分：同源度大于 40% 者则归入同一家族，并以阿拉伯数字表示，如 CYP1（Cyp1）；每一家族被进一步区分为亚家族，氨基酸同源性大于 55% 者为同一亚族，在家族的表达后面加一大写字母，如 CYP1A（Cyp1a）；最后在同一亚家族内根据酶被鉴定的先后顺序，用阿拉伯数字编序来区分不同的酶个体，如 CYP1A1（Cyp1a1）。

2. 细胞色素 P450 酶系催化的反应 细胞色素 P450 酶系催化的反应主要有三类：①单加氧反应，如脂肪族或芳香族的羟基化、N- 羟基化、S- 氧化、N（O）- 脱烷基、环氧化、胺氧化反应等；②非单加氧型氧化反应，如 C-C 和 C＝C 裂解、脱氢、脱氧、偶联反应等；③非氧化反应，如脱水反应、异构化和还原反应等。其中，单加氧反应是最基本的反应，在其催化的氧化反应中，分子氧被分开：一个氧原子被加到底物中，使底物氧化；另一个氧原子与氢原子结合形成水而释放。

细胞色素 P450 酶系催化的反应由七步组成一个循环：

（1）底物药物首先与氧化型细胞色素 P450 酶 Fe^{3+} 结合成复合物：这一过程血红素中心的铁原子的自旋态发生改变，由六配位的低自旋态变为五配位的高自旋态。

（2）细胞色素 P450 酶 Fe^{3+}- 底物接受 NADPH 提供第一个电子，还原成细胞色素 P450 酶 Fe^{2+}- 底物：这一电子的传递依赖细胞色素 P450 酶在细胞中的位置不同而有两种情况：位于内质网上的细胞色素 P450 酶，电子从辅酶 NADPH 经 NADPH-P450 还原酶传递，再到细胞色素 P450 酶的铁；位于线粒体上的细胞色素 P450 酶，电子从辅酶 NADPH 经黄素蛋白还原酶传递给铁氧还蛋白，再到细胞色素 P450 酶的铁。

（3）1 个氧分子与还原态细胞色素 P450 酶 Fe^{2+}- 底物复合物结合形成三元复合物 $Fe-O_2^-$。

（4）通过电子传递系统提供第 2 个电子，激活分子氧成两个离子氧，形成 $Fe^{2+}-O_2^-$ 复合物。这个电子一般来自 NADPH-P450 还原酶，也有的来自细胞色素 b5。

（5）体系得到 2 个质子，与 $Fe-O_2^-$ 复合物的一个氧原子结合，形成水而释放。

（6）$(FeO)^{3+}$ 复合物将氧原子转移到底物，形成氧化的 ROH 产物。

（7）释放 ROH 产物，细胞色素 P450 酶从还原态恢复为氧化态，又可与底物结合，开始新一轮的循环。

细胞色素 P450 酶系多样的催化机制是其对多种底物表现出催化活性的基础，但由于细胞色素 P450 酶蛋白结构和功能的多样性，有些催化机制还未确定。目前认为主要是 CYP1、CYP2 和 CYP3 基因家族与外源化学物代谢有关。

（二）细胞色素 P450 酶系的分布

1. 在组织器官中的分布 细胞色素 P450 酶系广泛分布于肝、肾、脑、皮肤、肺、胃肠道及胎盘等组织器官。

肝脏是哺乳动物体内细胞色素 P450 酶系含量最丰富的器官。CYP1、CYP2 和 CYP3 家族约占肝细胞色素 P450 酶总含量的 70%，负责大多数药物的代谢。肝脏各细胞色素 P450 酶的表达量占 CYP 酶总量的比例依次为：CYP3A（约占 30%）、CYP2（约占 20%）、CYP1A2（13%）、CYP2E1（7%）、CYP2A6（4%）和 CYP2D6（2%）。

整个肠道黏膜内存在不同数量的细胞色素 P450 酶系。CYP3A4 存在于小肠黏膜，含量约为肝脏的 50%，CYP1A1 存在于十二指肠，十二指肠及空肠也有少量的 CYP2D6 和 CYP2C8、CYP2C9 和 CYP2C10。

脑内细胞色素 P450 酶含量约为肝脏的 3%～10%。整个脑内均发现有细胞色素 P450 酶系，且脑干及小脑的浓度很高，认为对于调节皮质酮和孕酮的浓度非常重要。

此外，近端肾小管腔内的微绒毛状缘及肾髓质、肺泡Ⅱ型细胞及人类白色脂肪细胞内也发现有细胞色素 P450 酶系，表达通常较低。

2. 在细胞内的分布 在细胞内，细胞色素 P450 酶分布于不同的亚细胞成分上，含量不等，功能亦不同。一般认为微粒体的细胞色素 P450 酶系含量高于线粒体，因而代谢外源化学物的能力强于线粒体。

肝细胞含有的细胞色素 P450 酶系最丰富，主要分布在滑面内质网，粗面内质网含量相对较少。

线粒体细胞色素 P450 酶系含量丰富的组织为肾上腺、睾丸等类固醇生成组织，主要参与类固醇、激素和胆酸的生物合成及维生素 D 的代谢。肝脏、肺和脑组织的线粒体也含有细胞色素 P450 酶系。

细胞核内亦含有细胞色素 P450 酶系，其性质与微粒体中的相同，活性依赖于 NADPH 浓度。

核膜也含有细胞色素 P450 酶系,溶酶体和高尔基体内亦有痕量的细胞色素 P450 酶系检出。

(三)细胞色素 P450 酶系的特性

1. 细胞色素 P450 酶系的膜结合特性 在动物细胞中,细胞色素 P450 酶系位于内质网(微粒体)和线粒体中,微粒体细胞色素 P450 酶系的组成部分都是膜结合性的,而线粒体细胞色素 P450 酶系由膜结合性细胞色素 P450 酶和可溶性的还原系统组成。

(1)微粒体细胞色素 P450 酶系的膜结合性:微粒体细胞色素 P450 酶系普遍存在于所有真核生物,由细胞色素 P450 酶和 NADPH-P450 还原酶组成。细胞色素 P450 酶和还原酶由细胞中膜结合性的核糖体合成,然后通过氨基末端疏水性的信号锚定序列紧密地绑定到细胞质内质网的膜上。从纯化的细胞色素 P450 酶和 NADPH -P450 还原酶重建单氧酶时发现它们要并入磷脂脂质体才具有活性,因此膜结合对于它们的相互作用是至关重要的。

在一些动物组织如肝脏和肾脏,多种细胞色素 P450 酶共存于内质网膜上,表达水平分别受不同的内、外刺激后发生变化。有些细胞色素 P450 酶专职于外源化学物的代谢,如肝脏 CYP1A1 的表达受到外源化学物诱导后快速增加,然而 NAPDH-P450 还原酶和细胞色素 b_5 以及微粒体细胞色素 P450 酶系的其他组成成分一般不受影响。因此,微粒体细胞色素 P450 酶系只需通过改变 P450 部分的表达就能适应新的代谢活性的需要。

(2)线粒体细胞色素 P450 酶系的膜结合性:动物组织细胞的线粒体细胞色素 P450 酶系相对于微粒体细胞色素 P450 酶系数量很少,它们通常代谢内源性类固醇物质,且每一种细胞色素 P450 酶催化特定底物的选择性反应。这与微粒体中细胞色素 P450 酶系的代谢底物的广泛性不同。

线粒体细胞色素 P450 酶系绑定到线粒体内膜表面的基质侧,并由皮质铁氧还蛋白和 NADPH- 皮质铁氧还蛋白还原酶组成的还原系统溶于基质中。1965 年,首次从肾上腺皮质线粒体分离得到皮质铁氧还蛋白。NADPH- 皮质铁氧还蛋白还原酶是一种含 FAD 黄素蛋白。线粒体细胞色素 P450 酶系的组件由核基因编码,在细胞质核糖体翻译产生前体肽。前体肽的氨基末端具有可裂解的线粒体定位信号序列,介导前体肽进入线粒体,然后在基质中加工为成熟肽,并入线粒体内膜。

2. 细胞色素 P450 酶系的可诱导性和可抑制性

(1)细胞色素 P450 酶系的可诱导性:CYP 催化特定底物的能力受到复杂机制影响,如调节血红素蛋白的合成,干扰血红素结合到酶蛋白形成全酶或转录后调控。此外,CYP 的催化活性很大程度上取决于它们在不同组织的基本表达(组成型表达)和诱导表达水平。一些 CYP 主要是组成型的,如 CYP2C8 和 CYP2J2,而其他 CYP 如 CYP1A1、CYP2B1、CYP2E1、CYP3A4、CYP4A1 等可被诱导。诱导细胞色素 P450 酶表达的机制也有多种。

多数情况下,细胞色素 P450 酶表达是通过受体介导机制使其基因转录增加,但细胞色素 P450 酶表达调节还涉及非基因转录机制,如减少细胞色素 P450 酶降解及增加细胞色素 P450 酶蛋白稳定性。抗生素醋竹桃霉素(troleandomycin)使大鼠 CYP3A 蛋白表达量增多是通过减少蛋白质降解来实现的。乙醇、丙酮或异烟肼则通过增加 CYP2E1 蛋白质翻译后的稳定性使其表达量增高。

1)细胞色素 P450 的芳烃受体(AhR)诱导。AhR 可调控 CYP1A 和 CYP1B 亚家族的转录,AhR 是配体激活的转录因子。不同的多环芳烃配体诱导 CYP1A1 表达差异很大。如苯并[a]芘对 CPY1A1 的诱导是一过性的,而除草剂中一种剧毒的杂质——四氯二苯并 - 对 - 二噁英(tetrachlorodibenzo-p-dioxin,TCDD)与 AhR 具有高亲和力,不易被 CYP1A1 代谢。因此,细胞内二噁英因其长半衰期可发挥长时间的诱导效应。另外,内源性 AhR 配体胆红素和胆绿素可激活 AhR,使其与 CYP1A1 和 CYP1B1 基因增强子结合后诱导 CYP1A1 和 CYP1B1 的表达,发挥其生理功能。

2)细胞色素 P450 酶的苯巴比妥(phenobarbital,PB)诱导。PB 可诱导哺乳动物 CYP2B、CYP2C、CYP2H 和 CYP3A 亚家族及细菌 CYP102 表达。

3)膳食成分可直接调节 CYP 酶基因表达和功能,影响外源化学物的消除及疾病发生。葡萄柚汁中的香豆素衍生物二羟薄荷素可抑制小肠CYP3A4 表达，从而抑制药物前系统代谢，增加多种口服药如环孢素、特非那定和非洛地平的血药浓度。十字花科蔬菜如甘蓝、卷心菜和花椰菜能增加大鼠肝脏及小肠 CYP1A 的活性，某些膳食中的吲哚和黄酮类能激活 CYP1A 表达。

4）有些细胞色素 P450 酶表达呈现性别特异性，并受到复杂的发育调控和内分泌控制。一些 CYP 酶基因可直接受雄激素和雌激素调控。如雄激素对鼠肾脏 Cyp2j5 调节可能由雄激素受体通过配体依赖性结合到位于 Cyp2j5 基因启动子区域雄激素应答元件来实现。

5）细胞、组织或生物体体内的平衡受多种刺激因素而发生改变，如受伤或感染可能改变细胞色素 P450 酶表达和 / 或催化活性从而影响药物的代谢。

（2）细胞色素 P450 酶系的可抑制性：很多外源化学物对细胞色素 P450 酶系有抑制作用，从机制上来看是细胞色素 P450 酶催化循环过程中某一或某些步骤的损害。根据酶与抑制剂结合情况，细胞色素 P450 酶系抑制可分为三类，即可逆性抑制、不可逆性抑制和拟不可逆性抑制。

1）可逆性抑制（reversible inhibition）：可逆性抑制剂以非共价键与酶或酶 - 底物复合物形成复合物，阻碍酶与底物之间酶促反应的正常进行。但这种复合物在相同条件下又可以重新分解出酶或酶 - 底物复合物，使酶促反应得以正常进行。在可逆性抑制中，抑制剂对酶的抑制效应在除去抑制剂后不会即刻消失，而是呈现出时间依赖的特性，此现象称为时间依赖性抑制（time dependent inhibition，TDI）。可逆性抑制又分为三种：①竞争性抑制：最常发生在两种以上药物竞争酶的同一活性部位，从而干扰了酶与底物的结合，使酶的催化活性降低。竞争强度主要由药物的相对浓度和其他特异性因素决定。②非竞争性抑制：某一物质本身可能无抑制作用，但代谢中间产物与酶的亲和力较高，使细胞色素 P450 酶处于一种非活性状态，从而抑制原物质的进一步代谢。随着代谢中间产物的消除，这种抑制作用也随之消除。③反竞争性抑制：反竞争性抑制剂不能与游离酶结合，但可与酶 - 底物复合物结合（底物和抑制剂分别独立地与酶的不同部位相结合），并阻止产物生成，使酶的催化活性降低。

2）不可逆性抑制（irreversible inhibition）：不可逆性抑制剂被酶催化为代谢物后以共价键的形式和酶形成结合紧密的复合物，这种复合物不可逆地使酶失去活性。如果细胞色素 P450 酶结构被破坏或蛋白质修饰会造成永久性失活，只有通过细胞色素 P450 酶的再生才能恢复酶的代谢活性。

3）拟不可逆性抑制（quasi-irreversible inhibition）：拟不可逆性抑制指抑制剂对细胞色素 P450 酶活性的抑制作用只能在体外的某一特定的理化条件下才是可逆的，而在体内则是不可逆的。在这种抑制形式中，抑制剂被酶催化为代谢物后与辅基血红素的铁原子形成稳定的代谢中间物复合物，在复合物中细胞色素 P450 酶组分处于功能失活状态，但结构未被破坏。

（四）细胞色素 P450 酶系在外源化学物代谢中的作用

1. 外源化学物代谢的细胞色素 P450 酶表型　外源化学物进入人体后，绝大多数需经细胞色素 P450 酶代谢转化。在已发现的细胞色素 P450 同工酶中，CYP1、CYP2、CYP3 家族与外源化学物的代谢密切相关。

（1）CYP1 家族：包括 CYP1A1、CYP1A2 和 CYP1B1，三者氨基酸序列具有高度的同源性。

1）CYP1A1：是最早分离并测序的细胞色素氧化酶，组织中以诱导性表达为主。由于 CYP1A1 参与烃类致癌物（包括多环芳烃）和某些类固醇激素的代谢，人们一直在探讨 CYP1A1 与环境因素所致肿瘤间的相关性。如多环芳烃（polycyclic aromatic hydrocarbon，PAH）是主要的环境污染物，经呼吸或饮食进入体内后可被 CYP1A1 代谢为活性中间物质而致癌。

2）CYP1A2：主要分布于肝脏，占人肝脏 P450 酶总量的 13%。不同个体的 CYP1A2 活性有较大差异，CYP1A2 含量甚至相差 60 倍，且有明显的种族差异。CYP1A2 参与许多药物（如非那西丁、维拉帕米和华法林等）和类固醇激素的代谢，并在十几种前致癌物的激活或灭活中发挥重要作用。

3）CYP1B1：主要参与前致癌物（如二噁英）和体内类固醇激素的氧化代谢，是催化雌二醇 4

位碳原子羟化代谢的主要酶。CYP1B1 在乳腺癌、肺癌和直肠癌等多种恶性肿瘤细胞中均有表达，直肠癌患者携带 *CYP1BAVa1432* 等位基因的频率显著高于健康人群，提示 CYP1B1 和肿瘤的发病有关，其机制尚待进一步研究。

（2）CYP2 家族：是细胞色素 P450 同工酶中最大且最复杂的家族，包含 CYP2A、CYP2B、CYP2C、CYP2D、CYP2E、CYP2F 等众多亚家族，其中前五种亚家族研究得最多。

1）CYP2A：该酶是 CYP2 家族的主要酶，约占肝脏 CYP 酶总量的 4%。它是主要的尼古丁 C2 氧化酶，可催化香豆素的羟化反应，主要参与尼古丁、氟烷等药物的代谢。由于尼古丁的清除依赖 CYP2A6 的活性，有学者认为 CYP2A6 抑制剂可用于烟草依赖者戒烟。CYP2A6 还可激活许多结构上非相似的前致癌物，如黄曲霉素 B$_1$ 和一些亚硝胺。

2）CYP2B：该酶受遗传、环境、种族和病理状况等影响，在基因及蛋白水平表达上显示出较大的个体差异，导致机体对许多临床药物（环磷酰胺、青蒿素、丙泊酚等）的代谢发生较大改变。随着遗传药理学的不断发展，CYP2B 在药物和毒物代谢中的作用越来越受到人们的关注。

3）CYP2C：CYP2C 至少由 5 个同工酶组成，是最大的亚家族，约占肝脏 CYP 酶总量的 20%，它能代谢许多不同性质的药物（苯妥英钠、华法林、布洛芬等）。其在前致癌物、前毒物和致突变剂的活化中发挥一定作用。

4）CYP2D：该酶占肝脏 CYP 酶总量的 2%，但其代谢药物约为 CYP 酶代谢药物总量的 30%。阿米替林、氯米帕明、氟哌啶醇、苯乙双胍、可待因、丙米嗪、异喹胍等 80 余种药物均为其代谢底物。CYP2D6 还参与某些环境中毒性化合物的代谢。由于 CYP2D6 基因的遗传多态性，存在 20 多种等位基因，其在体内活性有极大的个体和种族差异，从而影响了 CYP2D6 的稳定性和表达。

5）CYP2E：该酶占肝脏 CYP 酶总量的 7%，是许多低分子有机化合物及药物在体内的主要代谢酶，如乙醇、四氯化碳、氯唑沙宗、氟烷、对乙酰氨基酚、甲氧氟烷、异氟烷及烟草中的许多成分均通过 CYP2E1 在体内进行生物转化。此外，CYP2E1 还催化许多前致癌物和前毒物的活化。

（3）CYP3 家族：CYP3A 是人体肝脏中含量最丰富的 CYP 酶形式，主要有 CYP3A4、CYP3A5 和 CYP3A7 三种同工酶，其底物覆盖面极广，参与某些致癌物及大多数临床口服用药的生物转化，也是参与口服药物首过效应的主要酶系和造成药物间相互作用的重要原因。CYP3A4 是成人肝 P450 酶中最重要的成分，约占肝脏 CYP 酶总量的 30%～40%，居第一位。该酶在许多外源化学物的代谢中起着重要作用，参与红霉素、尼莫地平、利多卡因、环孢素、可的松、雌二醇等 38 个类别共 150 多种药物的体内代谢，还参与部分前致癌物的活化。

2. 细胞色素 P450 酶基因多态性 代谢酶基因的多态性是指一个或多个等位基因发生突变而产生的遗传变异，在人群中呈不连续多峰曲线分布，从而引起代谢酶活性或高或低，甚至全部消失。细胞色素 P450 酶系也有多态性，已证实 CYP1A1、CYP1A2、CYP1B1、CYP2A6、CYP2C9、CYP2C19、CYP2D6、CYP2E1 和 CYP3A4 等存在基因多态性。人类不同个体间存在 CYP 酶差异，预计人类 50 个 CYP 酶中有 30 个存在多态位点，影响 CYP 酶的蛋白序列。除个体差异外，CYP 酶的基因多态性还具有明显的种族和地域差异性，如 5%～10% 的高加索人缺乏 CYP2D6，而中国人与日本人的比例仅为 1%，非洲人则更低。CYP 酶等位基因分布差异不仅影响到机体对外源化学物的代谢，还可能与癌症的发生有关。

（五）细胞色素 P450 酶的研究方法

1. 细胞色素 P450 酶活性的检测方法

（1）细胞色素 P450 酶活性体外检测：细胞色素 P450 酶体外试验研究主要包括动物或人肝微粒体体外孵育体系，肝细胞体外孵育，肝脏切片、肝脏灌流技术以及基因重组肝细胞色素 P450 酶系等。目前，肝微粒体孵育技术更常用。

细胞色素 P450 酶体外活性的测定主要采用探针药物法。探针药物的检测方法常用高效液相色谱法（high performance liquid chromatography，HPLC）、液相色谱 - 质谱法（liquid chromatography-mass spectrometry，LC-MS）或 ^{14}C 标记等。常用的人细胞色素 P450 酶体外探针药物有非那西丁（CYP1A2）、甲苯磺丁脲 / 双氯芬酸（CYP2C9）、奥美拉唑 / 氟西汀（CYP2C19）、右美沙芬（CYP2D6）、氯唑沙宗（CYP2E1）和硝苯地平（CYP3A4）。

体外试验难以完全真实地模拟体内复杂的代谢环境。因此，最好能结合一定的体内试验，结果才更可信。

（2）细胞色素 P450 酶体内活性测定：体内试验可分为动物体内试验和人体探针药物试验。前者通过动物多次给药后收集肝微粒体或血液，应用化学比色法或 HPLC 探针药物法测定药物对细胞色素 P450 酶活性的影响。后者由于受试者的限制难以广泛开展，最常见的方法是观察健康志愿者用药前后探针药物的药动学参数或代谢分型比有无显著性差异，通过测定单个时间点血样或单个时间段尿样的代谢分型比来评价所研究的药物对细胞色素 P450 酶活性的影响程度。

体内试验的优势是在动物或人体整体用药的基础上进行的试验，可直观、准确地反映生命机体在生理状态下的药物代谢状况。其局限性主要是易受个体功能状态、个体差异、用药耐受量、合并用药有无干扰等因素的影响及伦理道德的限制，试验规模往往较小，重复性差。

2. 细胞色素 P450 酶诱导和抑制的研究方法　多种内源和外源化学物对 P450 酶有诱导或抑制作用，导致酶的数量和活性改变，并引起自身或其他药物的药代动力学的改变，使药物活性物质累积导致毒性增强或降低其血药浓度和治疗效果。研究细胞色素 P450 酶的诱导或抑制机制对临床合理用药、提高药物疗效和减轻毒副作用具有重要意义。外源化学物对细胞色素 P450 酶的诱导或抑制作用及其后续效应也是肝脏毒理学研究的重要组成部分。

（1）细胞色素 P450 酶的诱导：某些化学物可使细胞色素 P450 酶活力增强或使细胞色素 P450 酶的含量增加，因而促进自身或其他化学物的代谢过程，此种现象称为细胞色素 P450 酶的诱导效应。凡具有这种作用的化学物称为诱导剂。已知的诱导剂既有外源化学物如某些药物、杀虫剂、致癌剂等，也包括一些内源化学物如内源性甾体、激素等。

由于细胞色素 P450 酶系有多种同工酶，不同诱导剂可对其中一种或几种同工酶有诱导效应，因此诱导产生的代谢酶对各种外源化学物的代谢活力并不一致。一般来说，诱导作用对机体

有保护作用，但在某些条件下则增强毒性，甚至导致肿瘤发生。

细胞色素 P450 酶诱导的体外研究可用人或大鼠肝细胞加入受试物或阳性诱导剂后培养一定时间（诱导期），再加入细胞色素 P450 酶探针底物孵育，通过测定探针底物的清除率或代谢产物的生成率计算细胞色素 P450 酶的活性，比较细胞色素 P450 酶活性的增强（百分比或倍数）；也可用逆转录酶聚合酶链反应（reverse transcription-polymerase chain reaction，RT-PCR）测定 mRNA 的水平或用蛋白质印迹法（Western blotting）测定蛋白质的表达量来评估细胞色素 P450 酶的诱导效应。美国食品药品管理局（Food and Drug Administration，FDA）推荐的阳性诱导剂见表 2-1。

表 2-1　体外试验细胞色素 P450 同工酶的诱导剂
（美国 FDA，2011 年）

CYP 同工酶	阳性诱导剂	推荐浓度 / $(\mu mol \cdot L^{-1})$	酶活性诱导倍数
1A2	奥美拉唑	25～100	14～24
	兰索拉唑	10	10
2B6	苯巴比妥	500～1 000	5～10
2C8	利福平	10	2～4
2C9	利福平	10	3.7
2C19	利福平	10	20
3A4	利福平	10～50	4～31

（2）细胞色素 P450 酶诱导的机制：最主要的作用机制是提高基因的转录水平以及其他非转录机制涉及的 mRNA 或酶蛋白稳定性。

外源化学物激活细胞色素 P450 酶基因的转录是诱导细胞色素 P450 酶的基本机制。如果一个化学物能激活相关的细胞核受体，使靶基因的表达量增加，则认为该化学物是细胞色素 P450 酶的诱导剂。通过检测核受体（PXR、AhR 和 CAR）的激活程度来判断靶基因的表达量，进而推测细胞色素 P450 酶的含量。已开发的高通量 AhR 和 PXR 结合测定法和细胞受体基因测定法可用于筛选能诱导 CYP1A 和 CYP3A 的化学物。

由于在不同动物种属的许多核受体的配体结合区（ligand binding domain，LBD）存在差异，特别是实验动物与人之间的差异，因此，从动物体外或体内酶诱导模型的试验有可能得到相反的结

果,通常不能直接用于研究或预测人体可能的诱导结果。

细胞色素 P450 酶的催化活性取决于酶含量。一些外源化学物包括药物、化学毒物等既是细胞色素 P450 酶的底物又是其诱导剂,可通过不同的诱导机制提高体内细胞色素 P450 酶的水平。不同诱导剂对细胞色素 P450 同工酶的诱导机制见表 2-2。

表 2-2 细胞色素 P450 同工酶的诱导机制

CYP 同工酶	典型诱导物	诱导机制
1A1	二噁英	转录活化
1A2	3-甲基胆蒽	转录活化、增加 mRNA 稳定作用
2B1	苯巴比妥	转录活化
2E1	乙醇、丙酮、异烟肼	蛋白质稳定作用、mRNA 稳定作用
3A	地塞米松	转录活化、蛋白质稳定作用

(3)细胞色素 P450 酶的抑制:细胞色素 P450 酶的抑制指用某种抑制剂能减弱酶的活性或减少其蛋白合成量。在抑制剂的作用下,细胞色素 P450 酶的代谢活性降低,使得底物代谢速率减慢,血药浓度上升,并开始在体内蓄积。大多数情况下,会导致药效增强、药物作用时间延长,甚至发生毒副作用。

细胞色素 P450 酶抑制的体外研究可进行混合的人肝微粒体或人源 cDNA 重组细胞色素 P450 同工酶试验,用 LC-MS 测定单一特异性探针底物及代谢产物的变化,也可用液相色谱-串联质谱法(LC-MS/MS)测定一组底物及代谢产物的变化。常用体外试验的化学抑制剂见表 2-3。

(4)细胞色素 P450 酶的抑制机制:抑制机制的评价常用体外方法来检测受试物对 CYP 酶探针底物与人肝微粒体或人源 cDNA 重组细胞色素 P450 同工酶孵育生成代谢产物的影响。大多数 CYP 酶介导的代谢反应遵从简单的米氏动力学,通过实验可获得其代谢动力学参数 K_m 和 V_{max}。竞争性抑制较常见,引起 K_m 升高,不影响 V_{max};非竞争性较少见,导致 K_m 减小,不影响 V_{max};而反竞争性抑制,使 K_m 和 V_{max} 都变小。机制性抑制的典型特征为时间依赖的酶活性丧失。

由于细胞色素 P450 酶抑制剂的存在,酶活性被抑制,底物的反应速度下降,故拟合出适宜的动力学模型用来获得可逆性抑制的 K_i(或 IC_{50})值,或不可逆抑制的 K_i 和 k_{inact} 值以反映受试物对细胞色素 P450 酶的抑制能力。

人肝微粒体和 cDNA 重组酶无法模拟真实的生理环境,体外试验结果可能与体内不完全相符。基于体外细胞色素 P450 抑制数据对体内药物相互作用(drug-drug interaction,DDI)进行预测有一定难度,但对选择合适的探针底物和抑制剂,指导 DDI 体内研究方案的设计具有重要意义。美国 FDA 推荐的体内试验人细胞色素 P450 同工酶抑制剂及诱导剂见表 2-4。在临床试验中,应首先研究具有最小 K_i 值或 IC_{50} 值的细胞色素 P450 同工酶。

3. 细胞色素 P450 酶转基因动物模型 以实验动物为对象的研究结果由于细胞色素 P450 酶系存在种属间差异,故无法直接外推至人。近年来,通过基因技术建立的细胞色素 P450 酶基因敲除以及人源化小鼠模型为解决上述问题提供了极大的便利。

现已建立多种细胞色素 P450 酶的亚型敲除(knockout)小鼠模型。但是,这些敲除模型针对的是同源性较小的细胞色素 P450 酶的亚型,同源性较大的亚型则较难敲除。此外,对于小鼠 CYP 酶基因的调控、底物特异性以及小鼠 CYP 酶基因的种属差别等方面尚缺乏较全面的认知。NADPH-细胞色素 P450 还原酶(NADPH-cytochrome P450 reductase,CPR 或 NADPH-cytochrome P450 oxidoreductase,POR)是所有微粒体细胞色素 P450 酶的氧化还原搭档,它提供细胞色素 P450 酶氧化还原反应所需的第一个电子。基于这个原理,建立了条件敲除细胞色素 P450 还原酶(Cpr)基因的小鼠模型,其表达的缺失将抑制所有微粒体细胞色素 P450 酶的活性。细胞色素 P450 酶基因条件敲除小鼠为在哺乳动物组织中研究表达方式与催化活性高度保守的、无显著种属差异的 CYP 酶(如 CYP1A 和 CYP2E1)提供较理想的整体模型。但不适于研究某些人类特异表达的细胞色素 P450 酶(如 CYP2D6 和 CYP3A4)。采用基因打靶技术(gene-targeted),还可在敲除小鼠内源性基因的基础上,将人细胞色素 P450 酶相关基因或人

表 2-3 体外试验人细胞色素 P450 同工酶的化学抑制剂(美国 FDA, 2006 年[①])

CYP 同工酶	首选抑制剂	Ki/(μmol·L^{-1})	可用抑制剂	Ki/(μmol·L^{-1})
1A2	呋拉茶碱[②]	0.6～0.73	α-萘黄酮	0.01
2A6	反苯环丙胺	0.02～0.2	毛果芸香碱	4
	甲氧沙林[②]	0.01～0.2	色胺	1.7
2B6			3-异丙烯基-3-甲基-金刚铝	2.2
			2-异丙烯基-2-甲基-金刚铝	5.3
			舍曲林	3.2
			苯环利定	10
			塞替派	4.8
			氯吡格雷	0.5
			噻氯匹定	0.2
2C8	孟鲁司特	1.1	甲氧苄啶	32
	槲皮素		吉非贝齐	69～75
			罗格列酮	5.6
			吡格列酮	1.7
2C9	磺胺苯吡唑	0.3	氟康唑	7
			氟伏沙明	6.4～19
			氟西汀	18～41
			噻氯匹定	1.2
			努特卡酮	0.5
2D6	奎尼丁	0.027～0.4		
2E1			二乙基二硫代氨基甲酸盐	9.8～34
			氯美噻唑	12
			二烯丙基二硫化物	150
3A4/5	酮康唑	0.003 7～0.18	阿扎莫林[③]	
	伊曲康唑	0.27,2.3	醋竹桃霉素	17
			维拉帕米	10.24

注:[①]来自链接 http://www.fda.gov/cder/drug/drug Interactions/default.htm。
[②]呋拉茶碱和甲氧沙林是机制性抑制剂,所以在加入底物前应先与酶预孵育。
[③]特异时间依赖性抑制剂。

表 2-4 临床试验细胞色素 P450 同工酶的底物、抑制剂及诱导剂(美国 FDA, 2006 年)

CYP 同工酶	底物	抑制剂	诱导剂
1A2	茶碱、咖啡因	氟伏沙明	吸烟
2B6	依法韦仑		利福平
2C8	瑞格列奈、罗格列酮	吉非罗齐	利福平
2C9	华法林、甲苯磺丁脲	氟康唑、胺碘酮	利福平
2C19	奥美拉唑、艾索拉唑、兰索拉唑、泮托拉唑	奥美拉唑、氟伏沙明、吗氯贝胺	利福平
2D6	地昔帕明、右美沙芬、阿托西汀	帕罗西丁、奎尼丁、氟西汀	无
2E1	氯唑沙宗	双硫仑	乙醇
3A4/3A5	咪达唑仑、丁螺环酮、非洛地平、洛伐他丁、依来曲普坦、昔多芬、辛伐他汀、三唑仑	阿扎那韦、克拉霉素、茚地那韦、伊曲康唑、酮康唑、奈法唑酮、那非那韦、利托那韦、沙奎那韦、泰利霉素	利福平、卡马西平

外源性激活的核受体如孕烷X受体（PXR）直接导入或替代小鼠相关等位基因，制备细胞色素P450酶人源化小鼠模型。将特异性启动子与目的基因组成融合基因而制备的转基因小鼠，还可调控细胞色素P450酶的时间或组织细胞特异性表达。

对细胞色素P450酶人源化小鼠的研究可直观了解人类细胞色素P450酶的表达情况和催化活性，探明细胞色素P450酶在氧化代谢过程中的关键作用。细胞色素P450酶人源化小鼠模型的研究主要集中在构建CYP1、CYP2、CYP3家族基因的人源化小鼠，对研究外源化学物的体内代谢和毒性有重要的科学意义。

细胞色素P450酶转基因小鼠系的建立为研究人类细胞色素P450酶基因的调控提供了理想的动物模型，是探索细胞色素P450酶与化学毒物致病机制和致癌发生之间关系的有用工具，条件基因敲除和转基因动物为药理学、毒理学研究提供了可靠的动物模型。

（郝丽萍）

第二节　外源化学物的Ⅱ相代谢

外源化学物在机体内的代谢尤其是蓄积与毒性与其生物转化密切相关。大量亲脂性外源化学物，须经Ⅰ相反应的氧化、还原或水解，引入、产生或暴露出极性基团如—OH、—SH、—NH$_2$、—COOH等，再在Ⅱ相酶的催化下与内源极性分子结合，进一步增加极性和水溶性，以促进肾脏、胆汁排泄。

Ⅱ相代谢（phase Ⅱ metabolism）或Ⅱ相反应（phase Ⅱ reaction）是一种结合反应，即暴露出极性基团的外源化学物，与极性的内源化合物或代谢物即结合剂（conjugating agent）结合形成结合物（conjugate）。结合剂主要有尿苷二磷酸葡糖醛酸、腺嘌呤二核苷酰硫酸、谷胱甘肽、氨基酸、乙酰基、甲基等。

Ⅰ相反应形成的活性中间体，除非迅速进入Ⅱ相反应，更易与生物大分子发生亲核取代、加成

反应而展现出致癌性、诱变性。因此，速度更快的Ⅱ相极基团结合反应才被视为"真正"的解毒代谢。甲基化与乙酰化尽管降低了水溶性和极性，但也抑制了外源化学物的反应活性。当然，也有少数外源化学物经Ⅱ相反应而活化而毒性增强。

一、Ⅱ相反应

外源化学物与内源性结合剂结合前需要高能活化：结合剂经ATP供能活化再与外源化学物结合，如葡糖醛酸化、硫酸化、乙酰化、甲基化反应；或外源化学物先活化再与结合剂如氨基酸、谷胱甘肽结合。

（一）葡糖醛酸基结合反应

葡萄糖食物来源广泛，体内浓度高、波动小，以其为基础的糖基化代谢容量大，是生物界最为常见和重要的Ⅱ相结合反应。植物、昆虫以葡萄糖作为直接供体，但脊椎动物主要以葡糖醛酸作为供体（猫科除外），偶见有甘露糖等。人体约40%～70%的外源化学物和内源性代谢物（胆红素、类固醇激素等）经葡糖醛酸基结合（glucuronosyl conjugation）途径代谢消除。

1. 反应性质与类型　葡糖醛酸化的底物非常广泛，各组织、器官都有发生，但肝脏是葡糖醛酸化的主要场所，其次是小肠黏膜和肾脏。

（1）反应性质：葡糖醛酸化首先需要葡糖醛酸的高能活化生成尿苷二磷酸葡糖醛酸（uridine diphosphate glucuronic acid，UDPGA）。该反应是糖代谢（糖原分解）中间产物葡萄糖-1-磷酸（glucose-1-phosphate，G-1-P）在尿苷二磷酸葡萄糖焦磷酸化酶的催化下，与尿苷三磷酸（uridine triphosphate，UTP）反应生成尿苷二磷酸葡萄糖（uridine diphosphate glucose，UDPG），再在UDPG脱氢酶的作用下被NAD$^+$氧化生成。具有高能反应活性的UDPGA然后在UDP-葡糖醛酸基转移酶（UDP-glucuronyl transferase，UGT）的作用下与各种外源或内源性物质结合，生成β-构型磷酰-葡糖醛酸结合物，基本反应式如下：

$$\text{G-1-P} + \text{UTP} \xrightarrow{\text{UDPG 焦磷酸化酶}} \text{UDPG} + \text{PPi}$$

$$\text{UDPG} + 2\text{NAD}^+ \xrightarrow{\text{UDPG 脱氢酶}} \alpha\text{-d-UDPGA} + 2\text{NADH}$$

$$\text{R-OH} + \text{UDPGA} \xrightarrow{\text{UGT}} \text{R-O-}\beta\text{-d-UDPGA} + \text{UDP} + \text{H}_2\text{O}$$

（2）反应类型：外源化学物的葡糖醛酸化位点主要是富电子的 O、N、S 亲核杂原子，生成相应的 O-、N- 或 S- 葡糖醛酸醚 / 酯。葡糖醛酸化底物极为广泛，包括大量的外源化学物和类固醇激素、甲状腺素、胆红素等内源性物质，如脂肪醇与酚（对乙酰氨基酚、吗啡、睾酮、甲状腺素等）、羧酸（双氯酚酸、依托度酸、酮洛芬等）、芳香族或脂肪族伯胺与仲胺（阿米替林、联苯胺、磺胺噻唑等）和含游离巯基化学物（二乙基硫代氨基甲酸酯、苯硫酚）等，以酚羟基和胺基的 O-UDPGA、N-UDPGA 多见。保泰松、磺吡酮、非普拉宗的杂环 C，也可 C-UDPGA 化；香豆素类羰基化合物 UDPGA 化形成芳香烯醇 - 葡糖醛酸化物。

2. 毒理学意义　作为代谢消除和解毒的主要途径，外源化学物葡糖醛酸化后，一般反应活性与毒性下降，极性和水溶性增加，产物随尿和胆汁排出体外（胆汁排泄时可能会因肠道菌群 β 葡糖醛酸酶作用下再次释放出底物而延缓清除）。外源化学物的具体排泄途径与其分子量及生物种属有关。暴露于大鼠、分子量低于 250 的外源化学物，主要随尿排泄；超过 350 时主要随胆汁排泄。

药物葡糖醛酸化可能带来药效的改变。用于可卡因成瘾替代治疗的苯并吗啡烷类衍生物环唑辛，其苯环 8- 酚羟基经葡糖醛酸化后药效下降，但若 8- 酚羟基先甲酰氨化后则难以结合 UDPGA，药效得以延长。吗啡 3- 位和 6- 位醇羟基均可葡糖醛酸化（比例约为 7:1），但前者使药效丧失，而后者的阿片受体激动活性突增百倍，止痛效应明显加强。

葡糖醛酸化也可使少数外源化学物毒性增强。例如，非甾体抗炎药双氯芬酸、二氟尼柳、依托度酸等与 UDPGA 结合生成酰基葡糖醛酸化产物，可酰化蛋白产生新抗原，引起罕见的免疫性肝炎。N- 羟基 -2- 乙酰氨基芴本无诱变活性，葡糖醛酸化后诱变活性与经典诱变剂 2- 乙酰氨基芴相当。此外，肠道菌群 β 葡糖醛酸酶降低了外源化学物经胆汁排泄时的清除效率。更为特别的是，葡糖醛酸化还可能"协助"毒素的转运。如 2- 氨基萘和 4- 氨基联苯在肝脏羟化和 N- 葡糖醛酸化后，运送、累积于膀胱，可因 pH 下降而释放出致癌性 N- 羟基芳胺。

（二）硫酸基结合反应

硫酸基结合反应（sulfo-conjugation）主要在肝及肾、肺、肠中进行，尤以肝脏为主，是外源化学物另一重要结合反应和防御性解毒机制。

1. 反应性质与类型　硫酸基结合反应是外源性或内源性底物在硫酸基转移酶（sulfotransferase，SULT，EC 2.8.2.1）的催化下，与硫酸基供体 3′- 磷酸腺苷 -5′- 磷酰硫酸盐（3′-phosphoadenosine-5′-phosphosultate，PAPS）的硫酰基发生的结合反应。

（1）反应性质：高能 PAPS 是硫酸基结合反应硫酸基（SO_3^-）的供体，PAPS 活化过程中，内源性硫酸根和 ATP 先在 ATP- 硫酸化酶（ATP-sulfurylase）的催化下生成腺苷 5′- 磷酸硫酸酐或腺苷酰硫酸（APS），再在 APS 激酶催化作用下与 ATP 反应生成 PAPS。在此过程中消耗两分子 ATP，PAPS 脱除硫酰基生成 3′- 磷酸腺苷 -5′- 磷酸（3′-phosphoadenosine-5′-phosphate，PAP），细胞能量消耗代价巨大，具体反应如下：

$$SO_4^{2-} + ATP \xrightarrow{\text{ATP-硫酸化酶}} APS$$

$$APS + ATP \xrightarrow{\text{APS 激酶}} PAPS + ADP$$

$$R\text{-}OH + PAPS \xrightarrow{\text{SULT}} R\text{-}O\text{-}SO_3^- + PAP$$

（2）反应类型：硫酸化最常见的是酚和脂肪醇类（多为 I 相反应产物）的 O- 硫酸化，如对乙酰氨基酚、雌醇、萘酚、胆汁酸、胆固醇、脱氢表雄酮（dehydroepiandrosterone，DHEA）等硫酸化生成 O- 硫酸酯。其次为芳胺（$Ar\text{-}NH_2$）的 N- 硫酸化，如儿茶酚胺、多巴胺、芳香胺、芳香羟胺和芳香羟基酰胺等硫酸化生成 N- 硫酸酯。硫醇或巯基（R-SH）的 S- 硫酸化少见，产物为烷基硫代硫酸酯。羧酸可葡糖醛酸化，但不是 SULT 底物，甚至一些羧酸如苯甲酸、萘甲酸、萘乙酸、水杨酸等是 SULT 的竞争性抑制剂。

2. 毒理学意义　由于内源性硫酸根实际上来源于含硫氨基酸（多为必需或半必需氨基酸）的代谢产物，来源与数量有限，细胞内 PAPS 浓度仅约 75μmol/L，远低于 UDPGA（约 350μmol/L）和谷胱甘肽（约 10mmol/L），导致机体硫酸化代谢容量不足。由于硫酸化与葡糖醛酸化底物有较多重叠，后者代谢容量更大、底物更广泛，导致前者处于代谢弱势，尤其是底物浓度较高时。但 SULT

的组织分布更广,底物亲和力更高(K_m更低)。当底物浓度较低时,或在婴幼儿尤其是胎儿 UGT 解毒机制尚未建立或健全时,硫酸化为主导,并成为内源性类固醇激素、胆酸等多羟基底物的代谢消除(包括肝内及肝外多组织局域性消除)的重要补充途径。肝脏病变、胆汁淤积(胆管闭锁、结石、癌变)时,胆汁酸的 α- 羟基硫酸化促进肾脏排泄,是胆汁酸的后备解毒途径。

外源化学物与硫酸基结合后,一些物质生物活性与毒性下降,肾排泄增加。也有一些物质硫酸化生成反应活性更高的亲电性中间体,导致药效、毒性改变。米诺地尔本身没有降压活性,但其 N-O- 硫酸化产物具有血管舒张效应。然而,芳香羟胺硫酸化后,产物 N-O 键异裂产生带正电的芳香胺离子,攻击 DNA 鸟嘌呤形成 dG-C^8 加合物,导致芳香羟胺活化致癌。黄樟素经 CYP 羟化和 SULT 硫酸化后,产物也具有 DNA 结合活性,可诱发啮齿动物肝癌。

(三)酰基化反应

酰基化(acylation)反应是芳香伯胺($Ar-NH_2$)、肼类($R-NH-NH_2$)物质代谢转化生成芳香酰胺和酰肼的主要途径。

1. 反应性质与类型　最常见的酰基供体和底物分别是乙酰辅酶 A(acetyl-CoA)和芳香伯胺、肼类物质,因此,酰基化主要是 N- 乙酰化(N-acetylation),相应的 Ⅱ 相酶是 N- 乙酰基转移酶(N-acetyltransferase,NAT,EC 2.3.1.5)。NAT 还可催化酰肼、磺胺甚至脂肪族伯胺的 N- 乙酰化,以及芳香羟胺的 O- 乙酰化。

NAT 催化的 N- 乙酰化,首先是乙酰辅酶 A 的乙酰基与 NAT 半胱氨酸活性中心结合并释放出辅酶 A,形成乙酰基 NAT 复合物后再与芳胺、肼类底物结合,通过 NAT 的重排使胺基与乙酰基结合形成酰胺键,完成乙酰化及 NAT 的再生。其基本反应如下:

$$CH_3C(O)\sim S\text{-}CoA + Ar\text{-}NH_2 \xrightarrow{\text{NAT}} Ar\text{-}NH\text{-}(O)\text{-}CCH_3 + CoASH$$

2. 毒理学意义　外源化学物酰基化后水溶性下降,但其原有氨基的反应活性与毒性也随之减弱,尽管反应涉及的底物种类与数量明显偏少。若 NAT 突变活性下降,芳胺经 CYP 先 N- 羟化形成芳香羟胺,再经 NAT 催化 O- 乙酰化生成芳香羟胺乙酸酯,后者释放出乙酰基后生成具有 DNA 反应活性的氮镓离子,反而是芳胺经 NAT 增毒致癌的重要机制。

(四)谷胱甘肽结合反应

早在 19 世纪初即已发现硫醇尿酸代谢物,但其详细代谢过程直到半世纪后才因关键代谢酶谷胱甘肽硫转移酶(glutathione S-transferase,GST,EC 2.5.1.18)的发现才被揭示。

1. 反应性质与类型　谷胱甘肽结合反应是外源化学物在一系列酶的催化作用下与还原型谷胱甘肽(glutathione,GSH)结合生成硫醚氨酸或硫醇尿酸的解毒反应。环氧化物、卤化物、硝基化合物、甾醇等含有亲电基团的外源化学物和代谢物,与 GSH 结合后水溶性明显增加并可随胆汁直接排泄,或生成硫醇尿酸随尿排泄。

2. 毒理学意义　细胞内 GSH 水平高于 UDPGA 等 Ⅱ 相结合剂。GSH 与亲电基团的快速酶促结合,是机体抵御外源有害亲电子化合物、活性氧或自由基攻击,保护 DNA、蛋白质、脂质等生物大分子的亲核基团,维持细胞正常生理功能的重要机制。但细胞内 GSH 合成与储备潜力有限,外源亲电性物质大量进入或 GSH 快速耗竭,可带来严重的细胞损伤。此外,乙基二溴化物、亚甲基二卤化物结合 GSH 后,反应活性与毒性反而增加。

(五)甲基化反应

甲基化反应(methylation)广泛存在于生物界,从原核到真核生物,许多重要生化环节都涉及甲基化反应及甲基转移酶的调控,如基因表达与调控、DNA 修饰及损伤修复、生物体内物质的合成与降解及外源化学物的代谢等。目前,针对蛋白质尤其是遗传物质等生物大分子的甲基化修饰是当前表观遗传学的研究热点。本部分仅关注外源化学物的甲基化。

1. 反应类型与性质　外源化学物甲基化的供体有 S- 腺苷甲硫氨酸(S-adenosylmethionine,SAM)和 N^5- 甲基四氢叶酸(N^5-methyltetrahydrofolic acid），以 SAM 为主。SAM 由 S- 腺苷甲硫氨酸合成酶（S-adenosylmethionine synthetase）催化 ATP 对 L- 甲硫氨酸的活化生成，参与甲基转移酶（methyltransferase，MT）对底物的甲基化。MT 的底物多样，根据其甲基化位点可分为如下类型：N- 甲基化、O- 甲基化、S- 甲基化和元素生物（如重金属或类金属汞、砷等）甲基化。

2. 毒理学意义　由于甲基的引入，产物的极性或亲水性反而有所减弱（尼古丁等吡啶类化合物 N- 甲基化后生成季铵，水溶性反而增加，利于排泄），不利于外源化学物的排泄清除，因此不是外源化学物代谢转化的主要途径，但甲基化降低了底物相应基团的反应活性，参与肾上腺素、褪黑素的代谢。

（六）氨基酸结合反应

氨基酸结合反应是羧酸或胺类药物、代谢中间产物与体内游离氨基酸间的结合反应。因底物的不同，氨基酸结合反应可分为两种方式：

1. 羧酸的结合反应　含有羧基的外源化学物、药物（多为芳香羧酸如芳基乙酸、苯甲酸、水杨酸等）与 α- 氨基酸（主要为甘氨酸、谷氨酸或牛磺酸）间结合时，芳香羧酸首先在 ATP 供能和乙酰辅酶 A 合成酶（acetyl-CoA synthase，ACS）的催化下，与辅酶 A 反应生成高能活化的酰基辅酶 A 硫酯，后者再在 NAT 的催化下与甘氨酸的氨基反应形成酰胺键，因此被视为特殊的 N- 乙酰化反应。苯甲酸（Ph-COOH）主要与甘氨酸（Gly）结合形成马尿酸（苯甲酰氨基乙酸）随尿排泄，是 1842 年首先被发现的 II 相解毒反应。除芳香羧酸外，肉桂酸、杂环羧酸、胆汁酸等也常发生氨基酸结合反应。

$$Ph\text{-}COOH \xrightarrow{(CoA\text{-}SH+ATP)/ACS} Ph\text{-}CO\text{-}S\text{-}CoA \xrightarrow{Gly/NAT} Ph\text{-}CO\text{-}NH\text{-}CH_2\text{-}COOH$$

2. 胺类的结合反应　底物多为芳香羟胺类外源化学物，与丝氨酸、脯氨酸等的羧基反应形成的结合反应。底物的高能乙酰化同样由 ATP 供能，但由氨酰 -tRNA 合成酶催化，再与供体氨基酸的羧基缩合。

芳香羧酸的氨基酸结合解毒，主要在肝脏完成，因此马尿酸排泄试验一定程度上反映着肝脏的功能。体内可利用的氨基酸有限，加上 UDPGA 及其他 II 相反应等的竞争，外源化学物的氨基酸结合潜力有限。此外，芳香羟胺与氨基酸结合生成的 N- 酯，易分解出强亲电性氮鎓离子，反而活化增毒。

二、II相反应酶系

外源化学物及内源性代谢物的 II 相反应，均是在特定酶的催化下完成。II 相代谢酶系在机体的表达、分布及活性，直接影响着上述物质的生物转化、消除及相应的生物学效应。

1. 尿苷二磷酸葡糖醛酸基转移酶（UGT）　人 UGT（EC 2.4.1.17）超家族包含 UGT1（9 种）、UGT2（10 种）、UGT3 和 UGT8 四个家族，其中 UGT1 和 UGT2 是主要类型。不同 UGT，对底物选择既有较强的特异性，也有一定的交叉。

（1）UGT1A 亚家族：人 UGT1A 基因定位于染色体 2q37.1，含 13 个特异外显子 1（编码特异的 N 末端底物结合区，但有 4 个为假基因）和 4 个共同外显子 2～5（编码 C 末端 UDPGA 结合区）。UGT1A1 是内源性胆红素（诊断性底物）和外源性肿瘤化疗药物伊立替康生物转化的 II 相代谢关键酶，还参与雌二醇、甲状腺素等内源性物质及亚麻酸、花生四烯酸及二十烷类衍生物、对乙酰氨基酚、简单黄酮类化合物的葡糖醛酸化，但对复杂酚类和香豆素类化合物的催化作用较弱。UGT1A1 突变可引起 Gilbert 综合征、I 型和 II 型 Crigler-Najjar 综合征。UGT1A3 同样底物广泛，包括类固醇激素、胆酸、赛庚啶、吗啡、黄酮、苯并 [a] 芘、2- 乙酰氨基芴等。UGT1A4 的底物有内源性胺类物质、雄激素和黄体酮，以及三氟拉嗪（诊断性底物）、尼古丁、丙米嗪、丙戊酸、拉莫三嗪、氯氮平、他莫昔芬等。

（2）UGT2 亚家族：人 UGT2 基因家族位于 4q13，UGT2A 的 3 成员与嗅觉形成有关，UGT2B 的 12 成员主要参与肝脏的激素代谢。UGT2B7 是主要类型，底物广泛，包括药物如齐多夫定、卡马西平、吗啡、丙戊酸盐、氯霉素、法尼醇等和内源性类固醇激素、胆酸、维 A 酸类等（前三者可作为诊断性底物)。UGT2B15 和 UGT2B17 是雄激素 UDPGA 的主要代谢酶,前者还参与奥沙西泮、4- 羟基 - 他莫昔芬、5- 羟基 - 罗非考昔、丁香酚、酚酞、羟基苯妥英和诺龙等药物的代谢。

(3)组织分布:UGT 组织分布不一,且种属差异明显。人 UGT1 和 UGT2 高表达于肝脏(UGT1A5、1A7、1A8、1A10 和 2A1 除外),尤以 UGT1A1、1A4、1A9 和 2B4、2B7 和 2B19 表达丰富。肾脏中主要为 UGT1A9、2B7、1A6,其次是 1A5、1A7、2B4、2B17 等,对药物的肾排泄具有重要意义。胃肠道中主要的 UGT 为 2B7、2B15、1A1 和 1A4,其次为 1A10、1A3、1A7~9、2B4 和 2B7 等,对药物的首过代谢和肝外转化具有重要意义。

2. 硫酸基转移酶(SULT) SULT 对酚、醇及芳胺的专属性并不强,可催化范围较广的药物和外源化学物,但对甾体专属性较强。依次可将 SULT 超家族分为 SULT1、SULT2、SULT4、SULT6 共 4 个家族 13 个亚家族,前两者为主体。

(1)SULT1 家族:根据底物的不同,人 SULT1 可再细分为 1A、1B、1C 和 1E 四个亚家族。

1)SULT1A 酚型亚家族:人 *SULT1A* 基因定位于 16p11.2,*SULT1A1*、*1A2*、*1A3/4* 三成员高度同源,高表达于小肠,其次为胃、肝、结肠、直肠和阑尾。SULT1A1 是主要成员,催化对硝基酚、米诺地尔、对乙酰氨基酚及苯酚、1- 萘酚的硫酸化,其中对硝基酚是诊断性底物。SULT1A1*2 突变后酶活性下降,消化道、乳腺、膀胱、肺部肿瘤风险增加。SULT1A3/4 为单胺亚型,催化单胺类神经递质多巴胺、儿茶酚胺、多巴酚丁胺的硫酸化;95% 的多巴胺经其硫酸化,是 SULT1A3/4 的诊断性底物。

2)SULT1B 甲状腺素型:人 *SULT1B1* 基因定位于 4q13.3,主要表达于肠道及阑尾,肝脏不表达,特异催化 3,3′,5- 三碘甲腺原氨酸(T_3)、3,3′-二碘甲腺原氨酸等甲状腺激素、药物的硫酸化,对 1- 萘酚、对硝基酚、多巴胺也有一定的催化活性。

3)SULT1C 亚家族:人 *SULT1C* 基因定位于 2q12.3,含 3 个成员。SULT1C2 高表达于胃、肾小管和甲状腺,催化对硝基酚和 N- 羟基 -2- 乙酰氨基芴的硫酸化。SULT1C3 主要表达于心肌、骨骼肌、乳腺、卵巢和脑,催化苄醇活化形成致突变物。SULT1C4 在胆囊、大脑及子宫、卵巢、胎盘

等表达较高,底物包括内源性儿茶酚类雌激素和大量黄酮类雌激素样物质。

4)SULT1E 雌激素型:*SULT1E1* 基因定位于 4q13.3,高表达于十二指肠、小肠和肝脏,对雌激素和 17β- 雌二醇高度亲和,还可催化碘甲状腺素、孕烯醇酮、1- 萘酚、柚皮素、染料木素和 4- 羟基他莫昔芬等物质的硫酸化。

(2)SULT2 家族:人 *SULT2* 基因定位于 19q13.33。SULT2A1 为 DHEA 型,肝、肾上腺高表达(肝 SULT2A1 水平仅次于 SULT1A1),其次是胃、肠,参与肝、肾类固醇类激素(DHEA、睾酮、二氢睾酮、雄甾酮、孕烯醇酮)及 7- 甲异炔诺酮、布地奈德和胆汁酸的硫酸化。*SULT2A1* 突变,表现为男性早熟性肾上腺功能初现和女性肾上腺雄激素过剩、多囊卵巢综合征。*SULT2B1* 因转录起始位点的不同形成两个不同的功能蛋白 SULT2B1a 和 SULT2B1b,催化 DHEA、孕烯醇酮、表雄甾酮、雄甾烯二醇等 3β- 羟基固醇类激素的硫酸化,但 SULT2B1a 对 3α- 羟基固醇类和酚类无活性,SULT2B1b 对胆固醇和氧甾醇亲和性更高(胆固醇型)。

3. N- 乙酰基转移酶(NAT) NAT 活性中心半胱氨酸残基上的活性巯基对催化活性至关重要,该半胱氨酸残基的点突变则导致酶活性的丧失。

(1)NAT 家族:人 *NAT* 基因定位于 8p22,包括两高度同源的功能基因 *NAT1*、*NAT2* 和假基因 *NAT P*。*NAT1* 在消化道、泌尿道、呼吸系统、男性生殖腺及甲状腺、肾上腺等肝外组织表达较高,催化对氨基水杨酸、对氨基苯甲酸、磺胺和磺胺甲噁唑的乙酰化。*NAT2* 在肝、肾、肺、肠、前列腺、乳腺表达丰富,优先乙酰化异烟肼、肼屈嗪、普鲁卡因胺、氨苯砜、磺胺二甲嘧啶等。两者对致癌物芳香羟胺、2- 氨基芴的乙酰化效率相当。

(2)NAT 多态性:*NAT1* 和 *NAT2* 突变位点多,频率高,通常导致蛋白表达、稳定性或酶活性的下降,但少数突变使酶活性升高。依酶活性可将 NAT 分为快速型和慢速型。快速型个体先催化芳胺生成无毒的芳香酰胺;慢速型个体,芳胺先经 CYP 氧化成芳香羟胺,再经 NAT 的 O- 乙酰化释放出氮𬬭离子。鉴于 NAT 的组织分布和底物选择性差异,NAT1 活性低,膀胱和结直肠癌风险

增加但肺癌风险下降；NAT2 活性低，膀胱、乳腺、肝、肺部癌肿的风险升高，但结、直肠癌风险下降。长期服用异烟肼，慢乙酰化者较易引起血液系统、内分泌系统和神经精神系统的反应；快乙酰化者则较易引起肝脏损害。

4. 谷胱甘肽硫转移酶（GST） GST 在几乎所有的需氧生物中都有发现，哺乳类动物中分布广泛，表达丰富。在人和大鼠肝脏，GST 分别占匀浆总蛋白的 5% 和 10%。根据细胞内定位的不同，GST 超家族分为胞质型、线粒体型和微粒体型三大类，前两者研究较多。

（1）胞质型 cGST：包括 α、μ、π、ω、θ、δ、σ、ζ 共 8 个亚家族。*GSTα* 基因定位于 6p12.2，包含 *GSTA1*、*A2*、*A3*、*A4*、*A5* 共 5 个功能基因和 7 个假基因，对亲脂小分子的亲和性更高。*GSTμ* 基因定位于 1p13.3，含 GSTM1、M2、M3、M4、M5 共 5 个亚型。GSTμ 缺乏 α9 螺旋，反而具有更大、更开放的底物结合位点，对亲电性大分子外源化学物如黄曲霉毒素 B_1、苯并[a]芘及其活化代谢产物有更高的亲和性，是两者关键的解毒酶。

（2）线粒体 GSTκ：基因定位于 7q34，人体多数组织表达丰富，并特异性定位于线粒体。GSTκ 的首选底物是 1- 氯 -2,4- 二硝基苯（GSH 结合），但对依他尼酸、对硝基氯苄、醋酸对硝基酚等表现出 GSH- 过氧化物酶样活性。

5. 甲基转移酶（MT） MT 在肝、肺、肾上腺等多种组织均有表达，其种类较多，相应的底物多样。根据底物的甲基化作用位点不同，MT 分为：① N- 甲基化酶：如催化组胺咪唑环甲基化的组胺 N-MT，催化去甲肾上腺素和苯乙醇胺类物质甲基化的苯乙醇胺 N-MT 及催化吡啶类物质如烟酰胺、尼古丁等甲基化的烟酰胺 N-MT。② O- 甲基化酶：如催化肾上腺素、去甲肾上腺素、多巴胺等儿茶酚类神经递质和 L- 多巴、甲基多巴甲基化的儿茶酚 -O- 甲基转移酶（COMT），以及催化酚类甲基化并与褪黑素合成密切相关的微粒体酚 -O- 甲基转移酶（POMT）。③ S- 甲基化酶：如硫嘌呤甲基转移酶（TPMT）、巯基甲基转移酶（TMT）等。④元素甲基化酶：催化重金属、类金属和非金属元素如铅、锡、铊、金、铂、砷、硒、碲、硫等的甲基化。

三、Ⅱ相代谢酶的调节

除遗传和病理生理因素外，Ⅱ相代谢酶的表达与活性还受到各种外源化学物（包括天然植物成分、化学药物和环境化学物）及内源性代谢物的影响。相对于Ⅰ相代谢酶，Ⅱ相酶的调控研究滞后，但近年来进展迅速，包括表遗传学领域如 DNA 甲基化和组蛋白修饰。

（一）Ⅱ相代谢酶的转录调控

Ⅱ相代谢酶基因表达不仅有种属和组织特异性，还受各种内源性、外源性底物及各种转录因子的调控，其中配体依赖性核受体对Ⅱ相代谢酶转录调控作为中心环节，介导着外源性配体对Ⅱ相代谢酶的诱导，受到特别的关注。

1. 芳烃受体介导 芳烃受体（aryl hydrocarbon receptor，AhR）与热休克蛋白 90（HSP90）等结合于胞质中处于静息状态。AhR 经配体激活后入核，与靶基因启动子二噁英应答元件（核心序列 5'-GCGTG-3'）结合，启动 CYP、UGT、GST 等靶基因的转录（SULT、NAT 无结合位点）。多环芳烃、多氯联苯、卤代二噁英等与 AhR 亲和性最高，是 AhR 的经典配体和激动剂。AhR 对花生四烯酸代谢物（脂氧素 A4、前列腺素类）、血红素代谢物（胆红素、胆绿素）、色氨酸代谢物（色胺、吲哚乙酸）有弱到中等的亲和性。食物与植物药可能是 AhR 配体的最大来源，黄酮（如儿茶素）、类胡萝卜素、小檗碱等均可激活 AhR，尽管其配体活性较弱。这些成分在低浓度时展现出一定的 AhR 配体活性，但在高浓度时竞争、拮抗其他配体，表现出双向调节效应。

2. 孕烷 X 受体介导 孕烷 X 受体（pregnane X receptor，PXR）一般与转录辅阻遏子结合滞留于胞质；配体直接活化或激酶间接活化的 PXR，入核与类视黄醇 X 受体（retinoid X receptor，RXR）形成异源二聚体并结合于靶基因启动子区，启动 *UGT*、*GST* 和 *SULT* 等Ⅱ相酶靶基因的转录，参与胆汁酸、雌激素、甲状腺素、外源化学物和致癌物的代谢脱毒。利福平、克霉唑、地塞米松、洛伐他汀、他莫昔芬、伊立替康等药物，二氯二苯三氯乙烷、邻苯二甲酸二丁酯、硫丹等环境污染物或农药，以及中草药成分如五味子甲素、柳叶木兰碱、甘草皂苷、黄芩素等，均是 PXR 的活化配体或激活剂。但氟西汀、藤黄酸、香豆雌酚等药物则可阻断 PXR、CAR 的活化。

3. 组成型雄甾烷受体介导 组成型雄甾烷受体（constitutive androstane receptor，CAR）与雄激素、雌激素、甲状腺素、苯巴比妥类配体结合直接活化，或在外源化学物作用下经表皮生长因子受体介导及丝裂原激活蛋白激酶/蛋白激酶 C 通路磷酸化实现间接活化。活化的 CAR 与 PXR 类似，与 RXR 异源聚合启动 GST、SULT 等 Ⅱ 相酶基因的转录。

4. 其他介导途径 胆红素、胆酸、花生四烯酸类及各种药物成分还通过过氧化物酶体增殖剂激活受体（peroxisome proliferator-activated receptor，PPAR）、类固醇和外源化学物受体（steroid and xenobiotic receptor，SXR）、法尼酯 X 受体（farnesoid X receptor，FXR）等途径，诱导 UGT、SULT、GST 等 Ⅱ 相酶基因的表达。活化蛋白-1（activator protein-1，AP-1）、核因子-κB（nuclear factor kappa B，NF-κB）、p53 及肝细胞核因子（HNF）、叉头框（FOX）等组织特异性转录因子也参与 Ⅱ 相酶的转录调控。酚类抗氧化剂、二巯基硫酮化合物、芳香族异硫氰酸盐和硫代氨基甲酸酯等，则通过与抗氧化应答元件（antioxidant responsive element，ARE）或亲电应答元件（electrophile responsive element，EpRE）结合，诱导 GST 等的转录。

（二）Ⅱ相代谢酶的诱导剂和抑制剂

外源化学物对 Ⅱ 相代谢酶的影响，更多表现为酶活性抑制，且以广谱、非特异性抑制为主，对外源化学物的代谢消除及药物疗效带来显著影响。

1. UGT UGT 成员众多，鉴定出的特异选择性抑制剂尤其是诱导剂并不多。2-乙酰氨基芴、3-甲基胆蒽、L-丁硫醚-S，R-亚砜胺等可非特异性诱导 UGT 等 Ⅱ 相代谢酶，而穗花双黄酮则对 UGT 等有广谱的抑制作用。特异性抑制剂有 UGT1A1：阿扎那韦、埃罗替尼；UGT1A4：番麻皂素；UGT1A9：尼氟酸；UGT2B10：S-尼古丁。UGT2B7 是机体内重要亚型，可被氟康唑、阿米替林中度竞争性选择抑制；服用氟康唑，可显著影响 UGT2B7 特征性底物齐多夫定的代谢清除。双氯芬酸也可抑制 UGT1A1、1A9、2B7 活性。此外，表没食子儿茶素没食子酸酯（绿茶组分）、奶蓟草提取物、锯叶棕果提取物和蔓越莓压榨汁，

对人肝脏 UGT1A4、UGT1A6 和 UGT1A9 的活性也都有较强的抑制作用。

2. SULT 葡萄酒，尤其是富含黄酮类物质的红葡萄酒或非酒精提取物可抑制 SULT 活性。这些食物及其提取物中的花色素苷、儿茶素、表儿茶素、没食子酸、槲皮素、山奈酚以及某些人工合成的色素（酸性红、赤藓红和苋菜红）等，是 SULT1A1、1A3、2A1 的非选择性抑制剂。非甾体抗炎药甲芬那酸和水杨酸，以及 17α-乙炔基雌二醇、17β-雌二醇、4-硝基酚和 2-萘酚等，对 SULT1A1 有较强的抑制作用，但对 SULT1A3 作用微弱或无作用。迷幻药 3,4-亚甲二氧基甲基苯丙胺代谢物 3,4-二羟甲基苯丙胺和 4-羟基-3-甲氧基甲基苯丙胺，则选择性抑制 SULT1A3 活性。羟基多氯联苯（OH-PCB）类，特别是 3,5-二氯-4-羟基以及两个苯环连接键邻位 C-H 键被氯取代的多氯联苯（polychlorinated biphenyl，PCB）强烈抑制 SULT2A1。克罗米酚、达那唑、螺内酯、环丙氯地孕酮及氯丙嗪等，对 SULT2A1 也有较强的抑制作用。

3. NAT 大蒜活性成分烯丙基硫醚和二烯丙基二硫醚对 NAT1 和 NAT2 均有明显抑制作用。多酚类化合物如咖啡酸、秦皮乙素、染料木黄酮，以及一些药物如罗丹宁及其类似物、他莫昔芬和顺铂等可抑制 NAT1，其中以（Z）-5-（20-羟基亚苄基）-2-硫代噻唑烷-4-酮的抑制作用最强。而东莨菪素和香豆素抑制 NAT2 活性。亲电试剂如醋酸碘、溴乙酰苯胺也可不可逆地抑制 NAT2 酶活性。

4. GST GST 抑制剂主要有 GSH 类似物、苯氧乙酸、利尿剂如依他尼酸（EA）及其类似物、吲哚美辛、TLK199 及其类似物、黄酮类化合物、双功能基化合物，还有其他一些抗疟药物如乙嘧啶和奎尼丁等。抗生素类如苯唑西林，特别是先锋霉素 I 能非竞争性抑制 GSTπ，胆红素则表现为非竞争性抑制效应。

5. MT S-腺苷-L-同型半胱氨酸（SAH）及其类似物可广谱地抑制各类小分子和生物大分子 MT 的活性。西奈芬净是烟酰胺 N-MT 非特异性抑制剂，儿茶酚类似物如连苯三酚、黄酮类、吡喃酮、环庚三烯酚酮及吡啶类物质则不可逆地抑制儿茶酚-O-甲基转移酶（COMT）的活性，临

床上已开发出托卡朋、硝苄卡朋和恩他卡朋作为 COMT 抑制剂,用于帕金森病的辅助治疗。

(姚　平)

第三节　外源化学物代谢的毒理学意义

一、外源化学物代谢产物的溶解性变化

(一)与外源化学物水溶性增强相关的代谢反应

在 I 相反应中,由于 CYP 催化的环氧化、羟化、脱烷基作用,以及各种水解酶催化的水解作用,在底物分子中引入了亲水性的氧原子或羟基,使得代谢产物水溶性增加。但水溶性增加程度则因外源化学物的分子大小而异。脂肪链越长或芳香环越多,单个氧原子或羟基介入引起的水溶性变化就越不明显。例如,多氯联苯化合物羟化产物就仅有痕量水溶性增高。反之,化合物的分子越小,经上述代谢反应后水溶性增加就越明显,比如氯乙烯环氧化反应后得到的产物水溶性增强,进一步氧化或与氨基酸(半胱氨酸)结合后则成为完全水溶性代谢物经尿液排出体外。

II 相反应中,葡糖醛酸基、氨基酸、谷胱甘肽以及硫酸基结合作用可明显增加代谢产物的水溶性,因为这些结合反应带给其产物多个极性基团。这些结合反应是机体经胆道和泌尿道尽可能快消除有机毒物的必要机制。乙酰化反应主要发生在苯胺或脂肪胺等含氨基且不能氧化代谢的药物,磺胺类药物的乙酰化就是这类的结合反应,导致水溶性降低,并可能引发尿结晶一类的并发症。甲基化通常会导致极性降低而使水溶性下降,但也有例外,例如由烟酰胺形成的 N- 甲基烟酰胺就是一种水溶性的季铵盐,使之能够主动排泄出体外。

(二)与外源化学物脂溶性增强有关的代谢反应

II 相反应中与甲基、乙酰基的结合可增加代谢产物的脂溶性;并且反应物分子越小,其结合产物脂溶性增高越明显。许多有毒金属元素在生态环境中的微生物作用下发生甲基结合,如汞和铅可转化为甲基汞和甲基铅,后者经食物链进入人体后则因其有脂溶性可透过血脑屏障进入中枢神经系统而产生神经毒作用(图 2-1)。甲基化反应通常降低外源化学物的水溶性,很多 N- 乙酰化的代谢产物的水溶性也比母体化合物降低很多。

(三)外源化学物代谢物溶解性变化的毒理学意义

外源化学物经过生物转化增加分子极性和水溶性,有利于从泌尿系统或胆道系统排泄出体外,体现出机体生物转化作用的积极生理意义。如外源性和内源性葡糖醛酸结合物可以通过尿液或胆汁从体内排出。当然,肝细胞中代谢产物的排除和分泌通常是建立在构成毛细胆管的肝细胞膜存在单向特异性转运体的基础上,一些外源化学物经 II 相代谢转化为带电荷的产物,无法以简单扩散的方式跨过生物膜进入毛细胆管。此现象体现了肝细胞膜上存在丰富的有机阴离子和有机阳离子转运蛋白的生理意义。一些有机物的代谢产物水溶性虽有一定增加,但在细胞膜缺乏特异转运体的情况下仍无法排出细胞及体外。如多氯联苯化合物的羟化代谢物在肝脏的浓度明显高于其在血液或脂肪组织中的浓度,可能是羟基多氯联苯的水溶性相对原型有所增加,导致透过细胞膜的速率下降,受困于肝细胞内。这种现象可能与毒物对特定组织的选择性毒作用有关。另外,

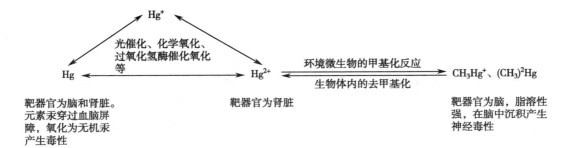

图 2-1　汞甲基化变化所引起的溶解性和毒性的改变

某些羟基多氯联苯及其硫酸基结合物具有很强的抑制碘与甲状腺碘转运蛋白结合的作用，作用特别强的代谢物半数抑制浓度低至 1nmol/L 以下，提示这些代谢物若因脂溶性不足而受困于甲状腺腺泡细胞则可能影响甲状腺激素的合成。

二、生物转化反应对外源化学物毒性的影响

（一）外源化学物代谢减毒的概念与普遍性

外源化学物生物转化反应的积极生理意义在于毒物的减毒（灭活）和消除，从而达到降低损害、保护机体的目的。例如，多数药物和环境化学物经机体肝脏代谢后，形成毒性减弱或无毒、水溶性增高的代谢产物，从而利于其经泌尿系统或消化道系统排出体外。绝大多数治疗性药物本身是具有一定药理或毒理作用的活性化合物，因此治疗药物在体内的代谢大多数是一个失去药理活性的过程，环境化合物分子本身带有活泼官能团者可在体内细胞中通过葡糖醛酸基结合、谷胱甘肽结合等Ⅱ相反应，生成毒性减弱、水溶性强、易于消除的代谢物。例如，苯酚、1-羟基萘、2-萘胺、丙醇、苯硫酚等就是经过一定的Ⅱ相代谢解毒并排出体外。外源化学物经过生物转化成为低毒或无毒代谢物的过程，称为代谢减毒（metabolic detoxication）或代谢灭活（metabolic inactivation）。但也不排除药物经过代谢转化出现活性增强现象，如对乙酰氨基酚是非那西丁的 O-去乙基代谢物，与非那西丁相比其解热镇痛作用更强，且不引发高铁血红蛋白血症和溶血性贫血。

代谢减毒作为许多生物转化作用的结果与被代谢的外源化学物（底物）化学结构和性质有关，也与所涉及的生物转化酶类型和/或其催化的反应类型有关。迄今为止，大量的实例显示葡糖醛酸基转移酶和谷胱甘肽-S 转移酶所催化的外源化学物结合反应一般不会导致外源物活性增强，但也不排除个别情况下葡糖醛酸基结合物作为新抗原，或作为毒物被转移到靶器官的过渡形式。

（二）外源化学物代谢活化（增毒）的概念与主要酶类

与药物及农药不同，环境有机污染物本身并不具有明显的化学活泼性或生物反应性（与其不同程度的环境持久性有关），有的甚至是不含化学官能团的碳氢化合物或其卤代物（如苯、多环芳烃、多氯联苯、二噁英和氯乙烯等）。因为它们本身不含活泼化学基团，所以不具有与生物体内靶分子发生共价结合的能力。这些化合物的原型在体内的毒作用不涉及与靶分子的共价结合，只能通过非共价结合作用影响体内生物靶标。例如，苯、多氯联苯和多环芳烃因其高度脂溶性而影响神经系统发育及功能，二噁英和具有共平面构型的多环芳烃或多氯联苯则作为芳烃受体的配体与其发生非共价结合，从而启动多个下游蛋白信号系统并引起相应毒效应。即使亚硝胺类是可以在人体消化道菌群作用下形成吸收入血的含有化学官能团（亚硝基）的物质，其原型也不具有亲电子性，只能在肝脏 CYP 的作用下才能转变为具有亲电性、致突变性和致癌性的活性代谢产物。这种外源化学物原型无毒或低毒，经过生物转化反应后成为有毒或毒性增强的代谢物的现象称为代谢增毒或代谢活化（metabolic activation）。

对代谢活化现象的最早报道可追溯到 20 世纪 40—50 年代。当时，J. Miller 和 E. Miller 鉴定出了肝脏致癌剂 N，N-二甲基-4-氨基偶氮苯的活性代谢物，后者可与蛋白质和核酸共价结合。他们还注意到这种化合物与生物分子的共价结合是化学致癌过程的重要环节。代谢活化的概念就是由这两位 Miller 博士首先提出并得到学术界广泛认知和接受。当然，形成的生物活性代谢物一方面可与内源性生物分子共价结合并导致毒性作用，另一方面也可经历代谢灭活，如亲电子剂与谷胱甘肽结合或环氧化物发生水解，形成低毒或无毒代谢物。因此，代谢活化与代谢灭活可能发生在同一外源化学物代谢的不同阶段。一般而言，形成的活性代谢物主要是亲电子剂，即含有缺电子中心的分子或离子；若缺乏减毒机制，它将与细胞内的亲核性分子反应。其他种类的活性代谢物为自由基或活性氧（reactive oxygen species，ROS）代谢物。自由基和活性氧都可导致细胞膜、DNA 和其他大分子的损伤。

外源化学物代谢活化的发生与特定化合物、特定代谢酶以及代谢途径有关。其酶促反应的底物可以是原本缺乏生物反应性的化合物，经特定代谢途径引起活化，也可以是含有化学官能团但生物反应性有限的化合物，如Ⅰ相代谢的中间代

谢物,进一步代谢产生生物活性和毒性增强的代谢物。例如,苯的原型发挥毒作用的条件主要是短期大剂量暴露所致中枢神经的抑制作用。苯的其他许多毒作用如骨髓抑制、诱发白血病等则依赖于代谢活化。苯的代谢涉及Ⅰ相代谢和Ⅱ相代谢:CYP2E1催化的两步羟化反应生成对苯二酚以及进一步氧化为苯醌的过程是主要的代谢活化途径,而羟化代谢物的葡糖醛酸基及硫酸基结合反应为主要的灭活途径。但以苯的羟化产物苯酚对动物经消化道染毒,则未观察到骨髓抑制及遗传毒作用,这是因为肝脏组织中肝小叶上不同位置的肝细胞生物转化酶表达水平不对称,从汇管区到中央静脉CYP的表达水平逐渐增高,而Ⅱ相代谢酶的水平则相反,从中央静脉到汇管区逐渐增高。随着血液从汇管区流向中央静脉,苯酚可在结合反应容量很大的靠近汇管区的肝细胞中得到充分的葡糖醛酸基及硫酸基结合,从而失去进一步活化的机会。这就是为什么苯是致癌物,苯酚却不是致癌物的主要原因(图2-2)。

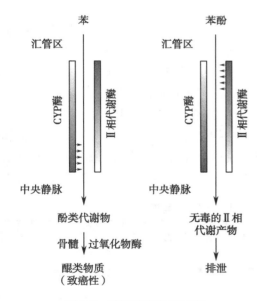

图2-2 苯和苯酚代谢过程

外源化学物经过生物转化所产生代谢物的生物反应性强度可能决定其毒作用性质与强弱,如高度亲电子性代谢物往往诱发基因突变以及与之相关的肿瘤。此外,活性代谢物的类型以及由之决定的相对稳定性和生物反应性又可决定其毒作用靶器官。例如,四氯化碳经肝细胞中CYP2E1活化为三氯甲烷自由基,不过,自由基不可能经

血液循环对远处器官产生毒作用,因为血液中存在的大量内源性还原剂和抗氧化酶可及时"截获"自由基并使之失活。四氯化碳的代谢活化发生于CYP所在的肝细胞滑面内质网,其毒作用最明显的亚细胞靶部位也是肝细胞滑面内质网。

外源化学物的代谢途径有数十种类型,但仅有少数几个家族或类型的生物转化酶催化某些外源化学物的生物转化反应导致代谢活化。

1. CYP催化的羟化、环氧化、脱卤素及脱氢反应 迄今发现的外源化学物代谢活化反应中70%以上由CYP催化。例如,常用解热镇痛药对乙酰氨基酚可由肝细胞中的CYP2E1氧化为N-乙酰苯基醌亚胺,该活性代谢物可介导严重的肝毒效应,而且多发生于药物过量使用、CYP2E1诱导或肝脏本身存在炎性病变时。

2. 醇脱氢酶和醛脱氢酶催化的反应 醇脱氢酶和醛脱氢酶催化多种脂肪醇化合物脱氢形成具有生物反应性的醛类,参与甲醇、乙醇、异丙醇等常见醇类的中毒机制。例如,甲醇引起视力损害主要与其终毒物甲酸有关,并可导致代谢性酸中毒。因为醇脱氢酶催化甲醛的产生,后者在醛脱氢酶作用下形成甲酸,所以两者联合参与甲醇的代谢活化。乙醇的肝脏毒性主要由其代谢产物乙醛所介导,进一步的氧化产物乙酸并无特定毒作用靶,并且易被体液和细胞内存在酸碱缓冲系统所平衡。因此,对乙醇而言醇脱氢酶仍是一个活化酶,而醛脱氢酶则发挥代谢减毒作用。

3. 硫酸基转移酶催化的反应 直到20世纪80年代SULT作为一种Ⅱ相代谢酶仍被普遍认为仅涉及代谢减毒。但是从1990年至今多个研究团队已发现有100余种环境毒物的代谢活化作用是由SULT介导的。SULT与尿苷二磷酸葡糖醛酸转移酶(UGT)不同,其催化的硫酸基结合物能形成毒性增高的代谢物,原因是硫酸基作为一个斥电子基团容易发生异裂反应,从而形成一个亲电子性的正离子。形成的正离子因具有强亲电子性,可与细胞内生物大分子发生共价结合并导致氧化损伤、致突变及致癌等毒效应。

4. 其他酶类催化的反应 某些代谢酶对外源化学物的代谢作用仅在个别情况下产生活性代谢物。环氧化物水解酶催化环氧化物与水分子结合形成二氢二醇化合物,后者一般无生物反应

性；然而对于苯并[a]芘的代谢活化形成终毒物7,8-二氢二醇-9,10-环氧化苯并[a]芘而言，环氧化物水解酶催化的中间代谢物7,8-环氧结构向7,8-二氢二醇结构的转化构成了终毒物形成的一个环节，此处该酶的作用为代谢活化。

（三）重要致癌物的代谢活化过程举例

某些重要环境毒物在环境中普遍存在，人类有不同程度的暴露，而其活性代谢物则有极高的致突变与致癌性，故被认为直接影响常见恶性肿瘤的发病率。

1. 苯并[a]芘 该化合物源于工业和生活燃料以及香烟等不完全燃烧。国际癌症研究机构（International Agency of Research on Cancer，IARC）已将该化合物确认为第一类致癌物。CYP1A1、CYP1B1、CYP1A2对苯并[a]芘具有代谢活化作用，其中作用最强的CYP1A1是人类所有CYP亚型中唯一在肺组织的表达水平高于肝脏表达者。苯并[a]芘在CYP和环氧化物水解酶的催化下形成有致癌作用的终产物，苯并[a]芘主要引起肺癌。

2. 黄曲霉毒素 B_1 它是由黄曲霉菌产生的多个结构略有不同的系列毒素中毒性和致癌性最强的一个化合物，且已被IARC确认为人类致癌物。一般认为黄曲霉毒素 B_1 形成2,3-环氧化物或者8,9-环氧化物而具有致突变和致癌活性。

此外，还有许多重要致癌物的作用依赖于代谢活化，如氯乙烯、乙酰氨基芴和1-甲基芘等。常见重要毒物的代谢活化反应见表2-5。

2-乙酰氨基芴的致癌作用呈现动物种属和性别的差异，这些差异主要归因于有关代谢酶表达水平的差异。乙酰氨基芴的代谢活化需要两步反应：CYP催化的N-羟化和SULT催化的硫酸基结合，此后硫酸基结合物发生异裂，形成正离子的活性代谢物。只有按顺序发生这两步酶促代谢反应才能最终产生具有致癌性的代谢物。豚鼠体内缺乏N-羟基化酶，乙酰氨基芴在其体内不会产生N-羟化代谢物，无法进行下一步的磺基化和后续反应，不会产生具有致癌性的代谢物，所以其对豚鼠无致癌作用。乙酰氨基芴会诱导大鼠出现肝肿瘤，且有雌雄差异，原因是雌雄大鼠体内均能产生N-羟化代谢物，但催化进一步活化的SULT1C1在雄性大鼠表达量更高，产生的致癌性代谢物更多。

（靳洪涛）

第四节 外源化学物代谢物的分析方法

在外源化学物代谢及其对毒性影响的研究中，一个很重要的环节是对相关代谢物的鉴定和定量分析，这包括毒物的吸收、分布、代谢、排泄的全过程，本节侧重于代谢环节的分析。目前已有一系列检测方法用于代谢物的分析，包括各种化学或生物化学的方法，以及与同位素标记和免疫学手段相结合以提高检测灵敏度及特异性的方法。在选择一种或两种方法用于分析代谢物之

表2-5 重要毒物的代谢活化反应类型、活性代谢物及其毒性

底物	代谢酶	反应类型	活性代谢物	毒作用
乙酰氨基酚	CYP2E1	氧化	N-乙酰苯基醌亚胺	肝损害
黄曲霉毒素 B_1	CYP1A2、3A4	环氧化	2,3-环氧化物	肝损害、肝肿瘤
乙酰氨基芴	CYP	N-羟化	N-羟基-2-乙酰氨基芴	诱发肝肿瘤
N-羟基乙酰氨基芴	SULT1C1	硫酸基结合	硫酸基结合物	
苯并[a]芘（B[a]P）	CYP1、1A2、1B1	环氧化	B[a]P-7,8-环氧化物	
B[a]P-7,8-环氧化物	环氧化物水解酶	水解	B[a]P-7,8-二氢二醇	致（肺）癌作用
B[a]P-7,8-二氢二醇	CYP1、1A2、1B1	环氧化	B[a]P-7,8-二氢二醇-9,10-环氧化物	
四氯化碳	CYP2E1	氧化脱氯	三氯甲烷自由基	肝损害
毒死蜱	CYP3A4	氧化脱硫	毒死蜱氧	多种毒性增强
氯乙烯	CYP2E1	环氧化	环氧化物	肝血管肉瘤等
苏铁素	β-葡萄糖苷酶（肠道）	水解	甲基氧化偶氮甲醇	神经毒性、多器官肿瘤

前，我们需要全面地认识化学物原型和可能的代谢物的结构、稳定性、生物材料中可能的干扰检测的因素以及方法本身的灵敏度、检测线、效益 / 成本比等，综合考虑多种有关因素后再制订实验方案。

一、代谢物的分析策略

选择何种实验模型和程序进行外源化学物的代谢物分析是开展相关研究首先面对的问题。在外源化学物的代谢途径和代谢产物谱尚不明确或暂无定论的情况下，一般从体外试验着手。这是因为体外试验条件相对易于控制，干扰测试的因素较少，并且消耗的材料和时间成本相对较低。常见的体外代谢模型包括肝微粒体酶代谢系统以及非微粒体酶代谢系统。

（一）肝微粒体酶代谢系统

通常是受试物原型与微粒体酶代谢活化系统共培养，然后分析反应所产生的代谢物。这种体外代谢活化系统一般由两部分组成：经过从 Arochlor 1254（一组多氯联苯混合物）或者苯巴比妥、3- 甲基胆蒽诱导的大鼠肝脏分离的微粒体酶组分，以及由 6- 磷酸葡萄糖和 6- 磷酸葡萄糖脱氢酶等构成的还原型烟酰胺腺嘌呤二核苷酸磷酸（NADPH）再生系统。不同诱导剂的作用增加 CYP 表达所涉及的酶亚型有所不同。但是上述诱导剂对 CYP2E1 无明显作用，CYP2E1 的诱导剂是乙醇等小分子化合物。

（二）非微粒体酶代谢系统

许多毒物通过Ⅱ相代谢酶如葡糖醛酸转移酶、硫酸基转移酶（SULT）或谷胱甘肽硫转移酶等非微粒体酶代谢。非微粒体酶主要存在于细胞质，故可采用超速离心法从组织或细胞匀浆取得其胞质溶胶（cytosol），加上反应所需辅酶，组成一个代谢系统与受试物共培养，再用化学方法检测产生的代谢物。下面以致癌物 1- 甲基芘为例来说明非微粒体酶代谢系统的应用价值。

1- 羟甲基芘是 1- 甲基芘的中间代谢物，不具备亲电子性，需进一步活化才能形成终致癌物。其发现过程是首先在重组表达大鼠 SULT1A1、SULT1C1、SULT2A3 的中国地鼠 V79 细胞发现 1- 羟甲基芘的暴露可导致 DNA 加合物形成，而不表达这些酶的 V79 细胞呈阴性反应；采用重组表达上述 SULT 的鼠伤寒沙门菌进一步发现 1- 羟甲基芘诱发基因回复突变。这说明 SULT 是 1- 羟甲基芘的代谢活化酶。此后，用纯化重组表达的 SULT 测出其硫酸基结合反应；这里并非直接测定了硫酸基结合物，而是其反应所需辅酶 3′- 磷酸腺苷 -5′- 磷酰硫酸盐（PAPS）脱去硫酸基后的产物 3′- 磷酸腺苷 -5′- 磷酸（PAP），由于辅酶的转化与底物结合反应呈 1：1 对应关系，且产物 PAP 相对稳定，可以通过高效液相色谱法分析底物依赖性 PAP 生成的水平，以反映 1- 硫酸基氧甲基芘的形成。

此外，采用重组表达的人类生物转化酶或相应转基因小鼠来研究外源化学物的代谢物，与一般动物实验或利用动物细胞系的研究相比，能够直接反映人类生物转化酶的活性和相应代谢物，以克服从动物代谢酶外推人类代谢酶作用的不确定性。

（三）转运体

代谢酶和转运体是影响药物体内过程的两大生物体系。药物转运体是一类介导药物跨膜转运的膜蛋白，与大多数药物（包括核苷及寡肽类药物）的吸收、分布及肝肾消除等过程密切相关。某些外排转运体亦是引起药物生物利用度低及肿瘤多药耐药的原因，是药物吸收、分布、代谢、消除（ADME）的核心机制之一，具有重要临床意义的外排和摄入转运体主要包括 P-gp、BCRP、OATP1B1、OATP1B3、OAT1、OAT3 和 OCT2 等。尽管目前关于毒物毒性与转运体相关性的研究较少，但是在解毒、毒物代谢行为方面的研究值得关注。

（四）人和动物生物样品中代谢物分析

在体外试验及动物实验的过程中明确了外源化学物代谢途径和代谢物后，更重要的研究是外源化学物暴露人群生物样品中生物标志的分析。这个阶段往往选择有关代谢物谱中相对稳定的代谢物作为检测指标，这样检测的灵敏性和可重复性才可能实现。例如，人体多环芳烃暴露标志（1-羟基芘、3- 羟基苯并 [a] 芘、1- 羟基萘、2- 羟基萘）均可从尿液中检出。

另一种情况是首先从生物样品中鉴定出可能的毒物代谢物，以此为依据提出可能的代谢途径并逐步证实。例如，关于苯的代谢，早在 19 世纪就已从苯作业工人尿液中检出苯酚、儿茶酚、氢醌及其葡糖醛酸基和硫酸基结合物，直到 20 世纪 50 年代采用 ^{14}C 标记的苯在动物实验中才证实了上述物质以及三羟基苯和黏糠醛等来自苯的代谢。此后，90 年代用人肝微粒体酶代谢活化系统（或 cDNA 表达的人 CYP2E1）和同位素标记的苯证实这些代谢物可由人类 CYP2E1 催化产生，并以 *CYP2E1* 敲除的转基因小鼠证实了 CYP2E1 对苯的活化与其毒作用的相关性。对催化苯的硫酸基结合代谢酶的鉴定，则是采用纯化的由 cDNA 表达的 SULT1A1 发现苯酚、氢醌和儿茶酚均为其底物，并取得其酶促反应动力学参数。

二、化学分析方法

用于代谢物分析的样品可以是体外化合物 - 代谢酶系统孵育后终止反应的混合物，也可以是暴露人群或受试动物的生物样品，包括尿液、血清、头发、乳汁和特定组织等。由于体外代谢试验系统体积小、反应成分相对简单，一般不需要特别的样品前处理，只有在代谢物脂溶性较强时以有机溶剂萃取后，再上样分析代谢物。但是，人类生物检测样品或动物实验样品形式多样，成分复杂及样品中代谢物浓度低，因此需要适当的前处理以去除有形成分，还原代谢物的非结合形式以及浓缩代谢物，以利于代谢物检测。

生物样品的前处理方式有多种，应根据生物样品种类和检测指标制定具体方案。例如，测定暴露多环芳烃（PAH）职业人群尿中羟基多环芳烃（hydroxylated polycyclic aromatic hydrocarbon，OH-PAH）代谢物水平，其前处理首先是将 OH-PAH 的葡糖醛酸基结合物和硫酸基结合物水解为非结合型（游离态）OH-PAH。水解的方法有酶水解法（采用 β 葡糖醛酸糖苷酶及芳基硫酸酯酶）、碱水解法和酸水解法，进一步还需纯化和浓缩样品。

（一）气相色谱法

气相色谱法（gas chromatography，GC）法适于一些沸点低且具有热稳定性的有机化合物的分离和定量分析。气相色谱法的色谱柱可以是内壁涂有固定液的毛细管柱（称为气 - 液色谱），或者是填装有固体吸附剂的填充柱（气 - 固色谱）。其流动相是流经色谱柱的惰性气体（氦气或氮气）。当样品注入时，根据气化后组分在气 - 固吸附剂表面吸附能力的不同，其在色谱柱中停留时间出现差异；或由于各组分经过固定相时的溶解度和气化速率不同而显示不同的保留时间，由此得以分离混合物中的各组分。然后经过检测器产生电信号并被放大、收集和定量。通过与标准混合物各分析物保留时间和峰面积对比，可以确定样品相应组分的峰位置及浓度。

有一些气相色谱仪与质谱仪相连接而以质谱仪作为它的检测器，这种组合的仪器可用于气相色谱 - 质谱法（GC-MS），有一些气质联用仪还与磁共振波谱仪相连接，后者作为辅助的检测器，这种仪器可用于气相色谱 - 质谱法 - 磁共振波谱（GC-MS-MRS）。

（二）高效液相色谱法

高效液相色谱法（high performance liquid chromatography，HPLC）是常用的分析方法。色谱柱是色谱仪最重要的部件，检测器有示差折光化学检测器、紫外吸收检测器、紫外 - 可见分光光度检测器、二极管阵列紫外检测器、荧光检测器和电化学检测器等。

高效液相色谱法有"四高一广"的特点：即高压、高速、高效、高灵敏度（紫外检测器可达 0.01ng，进样量在 μl 数量级）和应用范围广（70% 以上的有机化合物可用 HPLC 分析），特别是高沸点、大分子、强极性、热稳定性差化合物的分离分析，HPLC 显示出优势。

HPLC 还有色谱柱可反复使用和样品不被破坏、易回收等优点。但 HPLC 也有缺点，主要是"柱外效应"。HPLC 从进样到检测器之间，除了柱子以外的任何死空间（进样器、柱接头、连接管和检测池等）中，如果流动相的流型有变化，被分离物质的任何扩散和滞留都会显著地导致色谱峰的加宽，柱效率降低。此外，HPLC 检测器的灵敏度不及气相色谱。

（三）毛细管电泳

毛细管电泳（capillary electrophoresis，CE）是一类以毛细管为分离通道、以高压直流电场为驱动力的新型液相分离技术。毛细管电泳包含电泳、色谱及其交叉内容，它使分析化学得以从微升（μl）水平进入纳升（nl）水平，并使单细胞分析，乃至单分子分析成为可能。毛细管电泳通常使用内径为 25～100μm 的弹性（聚酰亚胺）涂层熔融石英管。标准毛细管的外径为 375μm，有些管的外径为 160μm。

毛细管电泳具有多种分离模式，具有多种功能，因此其应用十分广泛。其弱点和不足主要有：有的物质用毛细管电泳分析精确度还不够高；有的灵敏度很高，但专属性界定尺度又不易掌握；仪器昂贵，很难普遍推广等。

（四）质谱法

质谱结果是化合物鉴定的"金标准"。在毒物及其代谢物分析中，质谱法（mass spectrometry，MS）已得到广泛的应用，并且通过与气相色谱法、高效液相色谱法及毛细管电泳的联用，达到准确、灵敏的定量与结构定性分析的目的。质谱法是用电场和磁场将运动的离子按它们的质荷比分离后进行检测的方法。测出离子准确质量即可确定离子的化合物组成。

质谱法的仪器种类较多，根据使用范围可分为无机质谱仪和有机质谱仪。常用的有机质谱仪有单聚焦质谱仪、双聚焦质谱仪和四极矩质谱仪。目前后两种广泛应用在有机化学、生化、药物代谢、临床、毒物学、农药测定、环境保护等领域。既可以用于定性分析，也可用于定量分析。质谱根据离子化途径不同分为电子轰击 - 质谱法（EI-MS）、场解吸附 - 质谱法（FD-MS）、快原子轰击 - 质谱法（FAB-MS）、基质辅助激光解吸电离 - 飞行时间质谱法（matrix-assisted laser desorption/ionization time-of-flight mass spectrometry，MALDI-TOF-MS）、电喷雾电离 - 质谱法（electrospray ionization mass spectrometry，ESI-MS）等，不过能测大分子量的是 MALDI-TOF-MS 和 ESI-MS，其中 MALDI-TOF-MS 可以测量的分子量达 100 000。

（五）同位素标记法

同位素标记法（isotope-labeling method）是一种通过放射性同位素的测定追踪物质运行变化规律的方法，适合用于化合物代谢产物的分析。用示踪元素标记的化合物，其化学性质不变。通过追踪示踪元素标记的代谢产物，可以弄清楚受试物经过代谢反应的详细情况。通常将受试化合物先进行同位素标记，然后用于一定的代谢实验系统。后者可以是动物（体内）模型，或者利用具有代谢能力的培养细胞模型，还可以采用含有代谢

酶、辅酶的试管孵育系统进行实验。同位素标记法具有灵敏度高（$10^{-18}\sim10^{-14}$g 水平），测量方法简便易行，能准确地定量、定位及符合所研究对象的生理条件等特点。

（六）质谱成像

质谱成像（mass spectrometry imaging，MSI）是将成像处理软件与质谱的离子扫描技术相结合的一种新型成像方法，常用于代谢组学的研究。质谱成像按照质谱分析所用的离子化方法可分为二次离子质谱（SIMS）和基质辅助激光解吸电离 - 质谱法（MALDI-MS），两者都为解吸型离子化谱。SIMS 的原理：在高真空环境中，利用高能初级离子束轰击样品表面，使得样品表面的一部分物质被解吸下来并离子化，产生的次级离子再进入质量分析器，进而被检测分析。SIMS 主要用于小分子化合物的检测，MADI-MS 可用于小分子和生物大分子的检测。新型的常压敞开式离子化质谱成像技术可以弥补上述两者无法进行实时原位成像的缺点。质谱成像的优点是不需要复杂样品前处理、丰富的分析物空间分布信息、具有免疫荧光标记、与磁共振等相比具有更高的空间分辨率等。

（七）磁共振波谱

磁共振波谱（magnetic resonance spectroscopy，MRS）是一种基于具有自旋性质的原子核在核外磁场作用下，吸收射频辐射而产生能级跃迁的谱学技术，常用于代谢组学的研究。通过对 MRS 谱图进行分析，获得生物体内小分子代谢物信息，分析外源化学物在体内的生物转化过程。魔角旋转核磁共振（MAS-NMR）技术的发展，使得该技术可以应用于固体，对生物体组织器官样品可以直接进行 MRS 分析，获得完整的组织样品的高分辨率 MRS 图，甚至可以进行活体、原位的动态监测，对代谢产物的分布和对靶器官、靶细胞的毒性研究很有实际意义。MRS 技术能够实时检测多种代谢产物，拥有灵敏度高、样品通量高、样品准备相对简单以及无创性等优点。同时，核磁共振技术也可以对含有特殊核的小分子药物代谢途径进行检测，例如，用于治疗 I 型酪氨酸血症的药物 NTBC [2-（2- 硝基 -4- 三氟甲基苯甲酰基）-1,3- 环己二酮] 中含有氟（F），而人体中 F 的含量相对较少，采用 ^{19}F-MRS 检测，结果

显示尿液中 NTBC 以少量原型药和部分降解为 NTBC-OH 形式存在。

（靳洪涛）

第五节　外源化学物生物转化的研究展望

经各种暴露途径进入人体的外源化学物，尤其是亲脂性成分，在体内的转运、分布、蓄积和毒性表现，与其在体内的生物转化密切相关。肝脏是外源化学物代谢与生物转化的主要场所，大多数Ⅰ相、Ⅱ相代谢酶（系）在肝脏均有最为丰富的表达。Ⅰ相、Ⅱ相代谢酶（系）在肝外如胃肠道、肺、肾脏、膀胱等几乎所有组织器官都有一定的表达与活性，有些甚至特异或主要表达于肝外组织，对于外源化学物肝外代谢（包括首过代谢）和肝外代谢的消除与毒性表现可能具有重要影响。因此，探讨外源化学物在体内的生物转化途径、组织特异性及其潜在影响因素，需要整体与器官局部兼顾，以揭示外源化学物在机体的代谢全貌。

Ⅰ相、Ⅱ相代谢酶的功能并非想象中那样单一，且其表达与活性不仅有着明显的遗传多态和个体差异性，还受年龄、性别、营养与健康状况等多种生理病理因素尤其是相关药物、外源化学物暴露的影响。代谢底物既有特异性，也有一定的交叉重叠和竞争。人体接触的外源化学物种类众多，暴露途径与剂量各自不同（多呈联合低剂量暴露），外源化学物在机体的代谢转化有着复杂的网络式调控，各方面影响因素交织并存。人体是一个复杂的有机整体，采用传统研究手段针对单一或少数靶点分析，揭示单一外源化学物在机体内各组织器官复杂的代谢命运和毒作用机制，正变得越来越困难和低效。

生物转化酶的表达与活性，还具有明显的种属差异。利用原代细胞尤其是细胞株培养研究外源化学物的生物转化时生物转化酶的退化，导致动物试验特别是体外细胞实验结果外推时需慎重。近年来，细胞微模共培养（micropattern cell co-culture）、三维球培养（3D spheroids culture）、微流系统（microflow systems）等新技术的应用可更好地体外模拟外源化学物在体内的初级与次级代谢。在此基础上，借助基因转染、基因敲除（包括条件性敲除和干扰）、人源化生物转化酶基因动物与细胞模型克服种属差异，有利于外源化学物代谢转化及毒理学机制的深入揭示。

现代高通量精密分析技术的大量涌现，暴露组学、基因组学、转录组学、蛋白质组学、代谢组学技术日新月异，多组学数据系统、深入的复杂多维度生物信息学分析已日渐普及，正推动毒理组学和精准毒理学不断发展与完善。可以预期，在不久的将来，多组学数据的联合分析和深度挖掘，有助于从生命活动的整体水平动态、多维度观察外源化学物暴露或扰动下机体的分子应答与毒理学反应，从海量多组学数据中敏锐识别联动效应因子，深入揭示其在外源化学物体内代谢转化的毒理学机制，精细描绘外源化学物的体内代谢调控网络，为精准干预提供重要的基础依据。

人体肠道中种类与数量庞大的微生物，构成了人体内复杂的微生态系统。肠道菌群不仅影响着宿主的健康，还可能直接参与外源化学物在肠道的首过代谢甚至是肝肠循环时的重吸收，而外源化学物也可能对肠道部分甚至全部微生物有直接的抑制、拮抗或杀灭的作用。受实验条件的限制，相关研究以前开展较少。近年来，随着 16S rRNA 尤其是宏基因组学分析技术的成熟与应用，以及宏转录组学、宏蛋白组学、宏代谢组学等肠道微生物多组学技术的日趋普及，整合宿主多组学数据开展关联分析和深度挖掘，结合菌群移植与功能验证，可望更全面地揭示外源化学物-肠道菌群-生物体间复杂的相互关系，从整体角度更系统地分析外源化学物在机体的代谢及其对健康的影响，探讨相关分子机制。

此外，本章重点介绍了外源化学物在机体的代谢转化（Ⅰ相、Ⅱ相）及其毒理学意义，但对其转运即Ⅲ相代谢叙述很少。外源化学物在体内的吸收、分布、代谢和排泄，也是各组织器官跨膜转运如被动扩散、膜动转运及转运体介导的主动转运等综合作用的结果。利用成熟的外源化学物转运体体外筛选、评价体系，探讨外源化学的跨膜转运及其调控与影响因素，也是外源化学物分子毒理学特征与机制研究的重要领域之一。

（姚　平　郝丽萍　靳洪涛）

参 考 文 献

[1] 庄志雄, 曹佳, 张文昌. 现代毒理学 [M]. 北京: 人民卫生出版社, 2018.

[2] 霍奇森. 现代毒理学 [M]. 3 版. 江桂斌, 汪海林, 戴家银, 等译. 北京: 科学出版社, 2010.

[3] 王心如, 孙志伟, 陈雯. 毒理学基础 [M]. 6 版. 北京: 人民卫生出版社, 2012.

[4] 沈明浩, 易有金, 王雅玲. 食品毒理学 [M]. 北京: 科学出版社, 2014.

[5] 夏世钧, 吴中亮. 分子毒理学基础 [M]. 武汉: 湖北科学技术出版社, 2001.

[6] Smart RC, Hodgson E. Molecular and Biochemical Toxicology[M]. 4th ed. New Jersey: John Wiley & Sons, Inc., 2008.

[7] Luch A. Molecular, Clinical and Environmental Toxicology. Volume 1: Molecular Toxicology[M]. Basel·Boson·Berlin: Birkhäuser Verlag, 2009.

[8] Hodgson E, Rose RL. A Textbook of Modern Toxicology[M]. 4th ed. New Jersey: John Wiley & Sons, Inc., 2010.

[9] Sawant-Basak A, Obach RS. Emerging Models of Drug Metabolism, Transporters and Toxicity[J]. Drug Metab Dispos, 2018, 46(11): 1556-1561.

[10] Bissig KD, Han W, Barzi M, et al. P450-Humanized and Human Liver Chimeric Mouse Models for Studying Xenobiotic Metabolism and Toxicity[J]. Drug Metab Dispos, 2018, 46(11): 1734-1744.

第三章 受体毒理

分子毒理学探讨外源化学物对生物机体组织的各种分子的作用机制,尤其是生物大分子,从而在分子水平上研究化学物与毒效应间的相互作用及关系。生物大分子指生物体内主要活性成分的各种分子量达到上万或更多的有机分子,比如核酸和蛋白质等;其中受体是位于细胞膜或细胞内的一种生物大分子。外源化学物进入体内可在不同组织吸收、代谢和分布,并与细胞发生相互作用,包括直接损伤细胞膜、与细胞膜受体结合等,影响细胞内信号转导,发挥毒性作用,以及入胞后影响细胞内分子生化事件,其中一部分外源化学物可与细胞的相应受体结合影响其正常功能。本章主要介绍外源化学物与细胞膜受体、细胞内受体和核受体的结合及其毒效应与机制,以及受体毒理学相关研究技术与方法,包括放射性配体与受体结合分析、X射线晶体衍射、磁共振波谱、表面等离子共振、光谱分析法、基于原子力显微镜的单分子力谱技术和计算机模拟分子对接技术等。

第一节 受体及其配体的生物学特性

一、受体与配体及其特性

受体(receptor)是指存在于靶细胞膜上或细胞内的一类特殊蛋白质分子,能通过识别特异性的配体并与之结合,将识别和接收的信号准确无误地放大并传递到细胞内部,进而引起相应的生物学效应。通常受体有两种功能:一是识别特异的信息物质——配体,识别的表现在于两者结合;二是把识别和接收的信号准确无误地放大并传递到细胞内部,启动一系列胞内生化反应,最后导致特定的细胞反应。

不同学科对受体的定义不同。药理学上,受体指糖蛋白或脂蛋白构成的生物大分子,存在于细胞膜、细胞质或细胞核内。细胞生物学中,受体是指任何能够同激素、神经递质、药物或细胞内的信号分子结合并能引起细胞功能变化的生物大分子。在细胞通信中,受体通常是指位于细胞膜表面或细胞内与信号分子结合的蛋白质。而尚未发现内源性配体的受体,被称之为孤儿受体(orphan receptor)。

对受体具有识别能力并能与之结合的物质称为配体(ligand)。配体可以是一种肽或其他的小分子,如神经递质、激素、药物、毒物及某些病毒或微生物等。对于特定受体的内源性识别分子被称为内源性配体。不是所有配体与受体结合后都会激活受体,能激活受体的配体称为受体的激动剂(agonist),这种配体对相应的受体有较强的亲和力和内在活性;能阻断受体活性的配体称为受体的拮抗剂(antagonist),这种配体有较强的亲和力而无内在活性;兼有激动和拮抗作用的配体称为部分激动剂(partial agonist)。外源化学物既可模拟内源性配体产生激动效应,也可阻断内源性配体与受体的结合。此外,外源化学物还可作为别构剂,作用于配体结合位点以外的受体大分子部位,调节配体与受体的相互作用。

二、受体分类及结构

受体的分类方式有多种,目前最常用的分类方法是根据受体的亚细胞定位和分子结构分类。

(一)根据受体的亚细胞定位分类

1. **细胞膜受体** 这类受体是细胞膜上的结构成分,一般是糖蛋白、脂蛋白或糖脂蛋白。多肽及蛋白质类激素、儿茶酚胺类激素、前列腺素以及细胞因子通过这类受体进行跨膜信号传递。

2. **细胞内受体** 这类受体位于细胞质或细胞核内,通常为单纯蛋白质。此型受体主要包括类固醇激素受体、维生素 D_3 受体和甲状腺激素受体等。

（二）根据受体的分子结构分类

1. 配体门控离子通道型受体 此型受体位于细胞膜上的离子通道，是由多条肽链组成的跨膜蛋白。其共同结构特点是由均一性的或非均一性的亚基构成寡聚体，而每个亚基则含有多个跨膜区。此型受体包括烟碱样乙酰胆碱受体（acetylcholine receptor，AChR）、A 型 γ- 氨基丁酸受体（γ-aminobutyric acid receptor，GABA 受体）和谷氨酸受体（glutamate receptors，GluR）等。当配体与其结合后，跨膜蛋白构象改变并开放离子通道，诱导膜通透性增加，从而改变胞膜两侧特定离子的浓度，介导相应的生物学效应。

2. G 蛋白偶联型受体 此型受体通常由单一的多肽链或均一的亚基组成，其肽链分为细胞外区、跨膜区、细胞内区三个区，在第五及第六跨膜 α 螺旋结构之间的细胞内环部分（第三内环区）是与 G 蛋白偶联的区域。大多数常见的神经递质受体和激素受体属于 G 蛋白偶联型受体，需要借助鸟嘌呤核苷酸结合蛋白（G 蛋白）的偶联作用，从而激活或抑制特定的酶，并通过改变细胞内第二信使系统调节受体效应器的生物学效应。

3. 单跨膜 α 螺旋型受体 此型受体只有一段 α 螺旋跨膜，受体本身具有酪氨酸蛋白激酶活性；或当受体与配体结合后，再与具有酪氨酸蛋白激酶活性的酶分子相结合，进一步催化效应酶或蛋白质的酪氨酸残基磷酸化，也可以发生自身蛋白酪氨酸残基的磷酸化，由此产生生理效应。此型受体主要有表皮生长因子受体（epidermal growth factor receptor，EGFR）、胰岛素受体（insulin receptor，IR）和血小板衍生生长因子受体（platelet derived growth factor receptor，PDGFR）等。此型受体的主要功能与细胞生长及有丝分裂的调控有关。

4. 核受体 核受体分布于细胞质或细胞核内，其配体通常具有亲脂性。结合配体的受体被活化后，进入细胞核作用于染色体，调控基因的转录表达。核受体的分子结构有共同特征性结构域，分别是高度可变区、DNA 结合区及铰链区、配体结合区（图 3-1）。①高度可变区：不同激素的受体，此区的一级结构变化较大，其功能主要是与调节基因转录表达有关；② DNA 结合区（DNA-binding domain，DBD）及铰链区（flexible hinge domain）：此区的功能是与受体被活化后向细胞核内转移（核转位）并与特异的 DNA 顺序结合有关；③配体结合区（ligand binding domain，LBD）：一般情况下，此区与热休克蛋白 90（heat shock protein 90，HSP90）结合而使受体处于失活状态，一旦与配体结合后，即发生核内转移从而调控基因表达。

三、受体与配体相互作用的特点

配体与受体的结合是一个动态平衡的过程，两者间的结合遵循质量作用定律：

$$[配体]\cdot[受体] \xrightleftharpoons{k_d} [配体-受体复合物]$$

k_d 即解离常数，表示配体与受体的亲和力，单位为摩尔／升（mol/L）。各种配体与受体的亲和力不同，k_d 越大时亲和力越小，二者成反比。

受体与配体的相互作用具有一些共同特点，这些特点也是判断一个生物大分子是不是受体的依据。

（一）特异性

受体最基本的特点是受体与配体结合的特异性，通常依赖于氢键、离子键与范德华力促使两者结合，以确保信号传导的正确性。受体只存在于某些特殊的细胞中，如激素作用的靶细胞和神经末梢递质作用的效应器细胞。黄体生成素可作用于睾丸的间质细胞是因为间质细胞有其受体；而卵泡刺激素只能作用于生精小管的支持细胞。受体能识别配体，并只能与特定的配体相结合，这是由配体和受体的分子结构决定的，如子宫细胞中的雌激素受体只能与 17-β 羟雌二醇结合，而

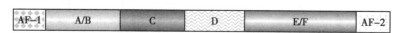

图 3-1　核受体结构及功能区模式图
A/B：受体调节区；C：DNA 结合区；D：铰链区；E/F：配体结合区；AF-1、AF-2：激活功能区。

不能与 17-α 羟雌二醇结合，更不能与睾酮和孕酮结合。并且，同一配体可能有两种或以上的受体，不同的结合方式可能产生不同的细胞效应，如乙酰胆碱有烟碱型和毒蕈型两种受体。

（二）亲和性

受体与其相应的配体有高度的亲和性，即两者之间的结合程度较高。亲和力较高的配体只需较小的剂量即可产生较强的生理效应。例如，一般血液中激素的浓度很低，但仍足以同其受体结合，发挥正常的生理作用，这说明受体对激素的亲和力很强。

（三）饱和性

受体与配体结合达到最大程度后，其结合量不再随配体浓度升高而增加，即受体可以被配体饱和。特别是胞质受体，少量配体就可以达到饱和结合。例如，在对甾体激素敏感的细胞中胞质受体的数目最高每个细胞 10 万个；单个细胞含雌激素受体的数量仅为 1 000～50 000 个。

（四）有效性

受体与配体结合后一定要引起某种效应。激素、神经递质与受体结合都可以引起生理效应。例如，肝细胞上的结合蛋白能与肾上腺素或胰高血糖素结合，从而激活磷酸化酶，引起糖原分解。

（五）可逆性

激素或递质与受体结合形成的复合物可以随时解离，也可被亲和力更高的配体置换，从而丧失活性，而后受体又可以恢复，称为受体的可逆性。正是由于这种可逆性才得以维持正常的生理功能，也避免受体长期处于激活状态。

（六）阻断性

某些外源化学物、药物、代谢产物、抗体可以与受体结合，占据内源性活性物质与受体结合的部位，阻断其生物效应，这就是受体的阻断性。例如，阿托品可以同 M 型乙酰胆碱受体结合，占据了乙酰胆碱与 M 型受体结合的位点，从而阻断了乙酰胆碱的效应，这就是阿托品药理作用的理论基础。

四、受体活性的调节

受体虽是遗传获得的固有蛋白，但并非固定不变的，而是经常代谢转换，处于动态平衡状态，其数量、亲和力及效应力经常受到各种生理及外源化学物等因素的影响。受体调节是维持机体内环境稳态的一个重要因素，其调节方式有脱敏和增敏两种类型。受体脱敏（receptor desensitization）是指在长期使用一种激动剂后，组织或细胞对激动剂的敏感性和反应性下降的现象。受体增敏（receptor hypersensitization）是与受体脱敏相反的一种现象，可因受体激动剂水平降低或长期应用拮抗剂造成。受体活性的调节通常通过磷酸化和脱磷酸化作用、膜磷脂代谢的影响、酶促水解作用、G 蛋白的调节作用来实现。

（林忠宁）

第二节 受体与外源化学物的毒作用

一、芳烃受体及其配体

芳烃受体（aryl hydrocarbon receptor，AhR）是碱性螺旋 - 环 - 螺旋（basic helix-loop-helix，bHLH）转录因子家族中的一个成员。此受体的生理学配体未知，但它会结合一些人造的多环芳烃以及二噁英类物质（dioxin-like substances）、天然植物黄酮类化合物、多酚类与吲哚类等外源性配体。通常情况下，AhR 是一种无活性的与共分子伴侣结合的转录因子。一旦配体如四氯二苯并 - 对 - 二噁英（tetrachlorodibenzo-p-dioxin，TCDD）等化学物质结合到受体上时，分子伴侣解离，导致 AhR 转移到细胞核中，并与芳烃受体核转运体（aryl hydrocarbon receptor nuclear translocator，ARNT）二聚化，调控下游基因转录。

（一）芳烃受体的结构和功能

AhR 的蛋白含有多个重要的功能域，在芳烃受体的氨基端含有 bHLH 蛋白结构，这是许多可以发生二聚化并能与 DNA 结合的转录因子所共有的结构特征。bHLH 结构超家族成员有两个功能独特的和高度保守的结构域（图 3-2）。第一个是 b 区域，该区域参与转录因子与 DNA 的结合。第二个是螺旋 - 环 - 螺旋（HLH）区域，这一区域有利于蛋白质与蛋白质相互作用。人 AhR 包含两种 PAS（period[Per]-arylhydro-[ARNT]-single minded[Sim]）结构域，即 PAS-A 和 PAS-B，它们由约 250 个氨基酸组成，并表现出较高的序列同源性。AhR 的配体结合位点被包含在 PAS-B 结

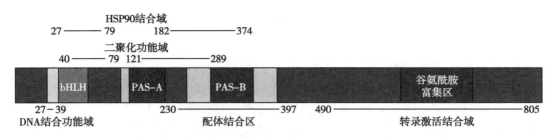

图 3-2 人芳烃受体的功能结构域

构内，几个保守的残基为配体结合关键点。蛋白的 C 末端区存在一个谷氨酰胺富集区（Q 富域），该区域涉及基因的共活化招募和反式激活。芳烃受体复合物还含两分子 HSP90，HSP90 是体内重要的一种伴侣蛋白（chaperone），它能使 AhR 蛋白保持特定的折叠状态，以适应与配体的结合。研究表明 HSP90 的减少或与 AhR 发生分离均可导致 AhR 的活性降低或缺乏。因此，HSP90 是 AhR 发挥正常生理功能所必需的。AhR 不仅可调节外源化学物代谢酶细胞色素 P450 酶系家族 1（CYP1）的成员，还参与许多重要的生理过程，如细胞周期、增殖、调控免疫应答反应、肿瘤诱发、脂类代谢等相关基因的表达等。

（二）芳烃受体的配体及其激活机制

1. 芳烃受体的配体 AhR 生理学配体尚未发现，外源性配体大致分为两大类，即天然配体及合成配体。已知 AhR 的合成配体几乎都是疏水性的芳香类化合物，包括多环芳烃（polycyclic aromatic hydrocarbon，PAH）、卤代芳烃及芳香胺类等。对于天然配体，目前的研究主要集中于天然化合物，希望依据天然化合物结构寻找 AhR 内源性配体。已被确定为 AhR 配体的天然化合物包括色氨酸衍生物如靛蓝染料和靛玉红，四吡咯如胆红素，花生四烯酸代谢产物脂氧素 A4 和前列腺素 G，低密度脂蛋白及几种膳食类胡萝卜素。

2. 芳烃受体的转录激活 在没有配体的情况下，AhR 无活性，与 2 分子 HSP90、1 分子亲免蛋白 X 相关蛋白 2（X-associated protein 2，XAP2）及 1 分子前列腺素 E 合成酶 3（Ptges3，p23）构成四聚体存在于细胞质中。HSP90 和 XAP2 对于维持 AhR 的空间构象及细胞质内定位起重要作用。外源性配体进入细胞后，AhR 以一种配体依赖性的方式由细胞质转位入核。AhR 的入核主要依靠其氨基末端的一段 13～39 位氨基酸构成

的较小序列，通常将其称为核定位信号（nuclear localization signal，NLS）。NLS 不仅具有介导 AhR 入核的功能，还具有介导 AhR 出核的功能，是一段双向信号序列。AhR 与配体结合并激活，进入细胞核，在核内与 ARNT 形成异二聚体；然后 AhR/ARNT 复合物结合靶基因启动子的应答元件，启动靶基因表达（图 3-3）。负反馈调节时，AhR 被转运出细胞核，在胞质中通过泛素 - 蛋白酶体系统降解。

（三）芳烃受体介导的毒效应

卤代芳烃是广泛存在的环境污染物，包括多氯二苯并二噁英类、多氯二苯并呋喃类和多氯联苯类等，它们在环境中难以降解而持久地存在，且在生物体内因其脂溶性极高而产生蓄积和生物放大。其导致的健康危害包括酶活性诱导、影响细胞生长和分化、免疫毒性、皮肤毒性、内分泌干扰作用，以及促癌作用和致畸作用等。哺乳动物暴露于芳烃类化学物介导的众多毒性机制中，研究最为清楚的是对外源化学物代谢酶（xenobiotic metabolizing enzyme，XME）基因家族表达水平的影响。

通常研究以剧毒除草剂 TCDD 为代表。TCDD 通过被动扩散方式进入细胞质，与细胞质中的 AhR 结合并使之激活，发生构象变化，暴露出被 HSP90 掩蔽的位于 AhR 氨基末端的 NLS，在 NLS 诱导下 TCDD-AhR-2HSP90 复合物转位入细胞核，与核内的联合作用分子 ARNT 通过氨基末端的 bHLH 区相互作用，发生异二聚化反应，同时释放 HSP90，形成成熟的 AhR-ARNT 异二聚体，作为转录因子复合物能够识别并结合位于 AhR 反应性基因启动子上游的外源化学物应答元件（xenobiotic responsive element，XRE）。通过 AhR 羧基末端（包括几个转录激活区）与邻近的启动子传递信息，引发其下游的目的基因转录

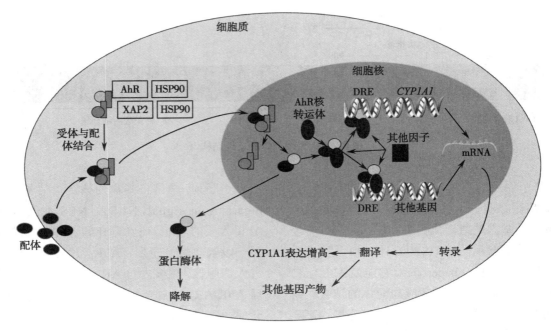

图 3-3 外源性配体激活 AhR 的转录调控机制
AhR：芳烃受体；HSP90：热休克蛋白 90；XAP2：亲免蛋白 X 相关蛋白 2；DRE：二噁英应答元件。

及表达，产生相应的生物学效应。如细胞内代谢酶 CYP1A1 水平的适应性增高，机体对外源化学物的氧化代谢作用增强。一方面对生物体起到一定的保护作用，另一方面 XME 参与的氧化代谢过程，可能导致某些有较高致癌性的代谢物产生（如芳烃羟化酶，可将前致癌物转化为致癌物），从而促进机体的肿瘤发生。TCDD 除了诱导 XME 表达水平上调外，其生殖毒性表现为抗雌激素效应，即使哺乳类雌性动物的受孕或坐窝数减少、子宫重量减轻、卵巢卵泡发育和排卵障碍。哺乳动物实验、体外细胞培养和流行病学研究均表明，二噁英类化学物的慢性暴露导致子宫内膜异位症的发病率上升，发生机制可能与二噁英类化学物激活诱导 CYP1A1 高表达后干扰体内雌激素正常代谢、使机体免疫系统功能受损以及子宫内膜间质组织基质金属蛋白酶表达增强有关。啮齿类动物毒性实验证实孕鼠和幼鼠对二噁英类化学物发育毒性高度敏感，如对小鼠母体无毒效应的二噁英类化学物低剂量暴露可以导致胎鼠发生腭裂和肾盂积水。斑马鱼胚胎细胞体外培养暴露实验也证实二噁英类化学物可以通过 AhR 途径促进细胞 CYP1A1 表达，干扰水生脊椎生物的胚胎发育过程。研究发现大部分 TCDD 毒效应的发挥都涉及 AhR，但是由于二噁英毒效应的多

样性及 AhR 分布的广泛性，AhR 介导 TCDD 各种不同毒效应的确切机制还不甚清楚，仍有待进一步研究。

环境中的苯并[a]芘（benzo[a]pyrene，B[a]P）是 AhR 的典型配体之一。B[a]P 是一种具有强致癌性的含有 5 环的多环芳烃。B[a]P 进入机体后，除少部分以原型随粪便排出外，一部分经肝、肺细胞微粒体中混合功能氧化酶激活而转化为数十种代谢产物，其中转化为羟基化合物或醌类者是一种解毒反应；转化为环氧化物，特别是转化成 7,8- 环氧化物则是一种活化反应，7,8- 环氧化物再代谢产生终致癌物 7,8- 二氢二羟基 -9,10- 环氧化苯并[a]芘。其与 AhR 结合后，从细胞质中转运入细胞核中，与 ARNT 结合形成异二聚体，结合在下游靶基因上，激活相应基因表达，如 CYP1A1/1B1 等的异常表达，最终引起细胞损伤。研究表明 B[a]P 对多种动物有确定的致癌性。小鼠一次灌胃 0.2mg/kg 的 B[a]P 可诱发前胃肿瘤；小鼠长期喂饲含 B[a]P 的饲料不仅可诱发前胃肿瘤，还可诱发肺肿瘤及白血病。大鼠每天经口给予 2.5mg 的 B[a]P，可诱发食管及前胃乳头瘤；一次经口给予 100mg 的 B[a]P，9 只动物中有 8 只发生乳腺瘤。此外，B[a]P 还可致地鼠、原鼠、兔、鸭及猴等动物的多种肿瘤，并可经胎盘

使子代发生肿瘤，可致胚胎死亡，或导致仔鼠免疫功能下降。

二、雌激素受体

（一）雌激素受体的种类、结构与功能

雌激素受体（estrogen receptor，ER）属于固醇类激素受体（steroid hormone receptor，SHR）超家族，其功能是受配体激活后作为转录因子调控雌激素效应，参与调节组织细胞分化与个体发育等。至今已发现的雌激素受体有 ERα、ERβ、ERγ 和 GPR30 等，目前研究多集中于 ERα 和 ERβ 两个亚型。这些受体大致可分为核受体类 ER 与膜性受体类 ER 两大类。

1. 核受体类 ER 两种核受体 ERα 和 ERβ 的亚型结构是类似的，它们都是调节与雌激素有关的基因转录的转录因子，通过与靶基因上特异性效应元件结合或通过与其他转录因子（如 AP-1 和 SP1）相互作用从而调节靶基因的表达。其作用的发挥需要共调节因子（coregulator）的参与。目前，已经发现很多 ERα 的共调节因子，包括共激活因子和共抑制因子。

人 ERα 蛋白为 140kD，人 ERβ 蛋白为 59.2kD，它们与其他核受体结构类似。ER 由 A、B、C、D、E、F 等 6 个功能域构成。其中 A、B 区为非配体依赖性转录激活功能区 1（AF-1），该区域功能的激活依赖于细胞环境与下游启动子，而与配体结合与否无关。比较两个雌激素受体亚型的 AF-1 可以发现：在 ERα 中 AF-1 含有两个不同的部位，分别调节雌激素激动剂和雌激素部分激动剂，如他莫昔芬（tamoxifen）；而在 ERβ 的 AF-1 中则缺少这样的双重功能，这可能是造成两种雌激素受体亚型不同功能的一个原因。这两种不同受体对于配体会产生不同的应答反应，ERα 的 AF-1 功能区对于雌激素应答元件（estrogen responsive element，ERE）的刺激反应活跃，可以诱导应答基因的表达，而 ERβ 的 AF-1 的这种反应几乎不存在。C 区是 DNA 结合区，由 CⅠ、CⅡ两个亚区和其他一些氨基酸构成，CⅠ与 CⅡ两个区各含有一个锌指结构，这些特点都有利于增加 ERα 与 ERE 的结合。D 区为铰链区，与受体曲折或构象改变有关；D 区可与 HSP 结合，而 HSP 有助于雌激素受体进行适当折叠，以保护疏水的 LBD 并使之处于非活性状态；D 区还含有核定位信号，故与 ERα 核内定位有关。E 区为配体依赖的激活功能区 2（AF-2），该区域能与配体结合，与协同激活因子形成复合物等。F 区在雌激素或抗雌激素发挥转录或转录抑制功能中起重要作用。现已证实 ERα 和 ERβ 既可共同表达，也可以单独表达。研究表明个体中 ERα 和 ERβ 的表达分布有明显的差别。在雌雄动物生殖器官中，ERα 和 ERβ 均有广泛而不均匀的表达。

2. 膜性受体类 ER 膜性受体类 ER 包括 G 蛋白偶联受体家族的 G 蛋白偶联雌激素受体 1（G protein-coupled estrogen receptor 1，GPER1）、Gαq-ER 和 ER-X，还包括核受体中的膜性成分。它们可以通过与雌激素及其干扰物结合后启动第二信使系统，间接地发挥对靶基因的调控作用。

GPER1 又称为 GPR30，发现于 20 世纪末期，主要定位于细胞内膜结构上，因此较为恰当的说法是 GPR30 为细胞膜性受体。GPR30 广泛分布于卵巢、子宫、胎盘、脑、心脏、肝脏、前列腺、血管内皮、肠、淋巴和乳腺等组织中。

ERα36 是近年新发现的一个受体亚型，它与传统的 ERα66 和 ERβ 既有相同之处，也有其独特之处。它与传统的 ERα66 不同之处在于缺少两个转录激活功能区 AF-1 和 AF-2，不过它仍保留了 DNA 结合区和部分配体结合区。ERα36 作为膜受体可以激活膜介导的雌激素信号通路，其不同的结构决定了它与传统雌激素受体不同的生物学特性。

（二）雌激素受体的配体及其激活机制

1. 雌激素受体的配体 雌激素受体的配体主要有类雌激素和抗雌激素两种。雌激素主要为雌二醇及其衍生物，它们是 ER 的激动剂。当雌激素与受体结合后可使受体处于一种易与 ERE 结合的构象。抗雌激素分为两类：一类是通过阻断 AF-2 的转录活性，称之为部分拮抗剂，如他莫昔芬；另一类对 AF-1 和 AF-2 都有阻断作用，称之为完全拮抗剂，如 ICI164384。

2. 配体依赖性激活机制 ERα 和 ERβ 两种雌激素受体的作用机制基本相同，二者均以同源二聚体或异源二聚体的形式与 ERE 结合，故此两种受体可能有某些相同的作用，并且彼此间可以相互影响。两种雌激素受体的天然配体均为雌二

醇,雌激素受体与雌激素结合前一般与 HSP90 结合在一起,当与雌激素结合后即被激活,从而导致其三维结构或化学性质发生变化,解离出 HSP90,随后雌激素受体再转移至细胞核内以高亲和力与靶 DNA 结合,以二聚体的形式诱发或抑制基本转录机制的装配,从而调控靶基因的表达。

3. 非配体依赖性激活机制

(1)雌激素受体磷酸化:已确认的人 ERα 磷酸化位点有 5 个,分别为 Tyr537、Scr104、Scr118、Scr167 和 Scr106。ERβ 的磷酸化位点尚无明确论,但有研究表明人 ERβ 的 264 位和 469 位 Ser 位点的磷酸化可能不是 ERβ 调节下游基因转录所必需的,活性升高可能是由 ERβ 构象的变化所致。雌激素受体磷酸化对 ER 功能产生多方面的影响,其磷酸化可改变蛋白某些区域的负电荷和酸度,进而改变雌激素受体与其他蛋白质和 DNA 的相互作用。同一时间内,不同区域的雌激素受体的磷酸化程度不同,这就可以解释其对靶基因转录活性调节的某些差异,由此说明磷酸化是雌激素受体发挥功能的一个重要机制。

(2)雌激素受体与多肽生长因子:表皮生长因子(epidermal growth factor,EGF)有类似雌激素作用,EGF 信号传导通路与雌激素受体的转录激活有关。EGF 通过其 EGFR 与雌激素受体相互作用,其他生长因子也可以刺激雌激素受体依赖性基因的表达。肿瘤坏死因子 α(tumor necrosis factor α,TNF-α)可与雌激素受体结合并激活雌激素受体,也可以同样方式激活 ER 靶基因的表达。

(3)雌激素受体与共激活因子:类固醇受体共激活因子(steroid receptor coactivator,SRC)包括 TIF2/GRIP1、AIG1/ACTR/RAC3/POIP 和 TRAM1 等家族成员。人 ER 配体结合区的 AF-2 中的疏水性氨基酸朝向配体结合腔的内面,酸性氨基酸是功能性共调节因子的靶点。类固醇受体共激活因子 1(steroid receptor coactivator 1,SRC1)与 ER 的结合力以及对 ER 转录功能的调节均不同,配体与 ER 及 SRC1 结合,还可以促进 AF-1 和 AF-2 的协同作用。

(三)雌激素受体介导的毒效应

1. 植物雌激素 植物雌激素是植物中具有弱雌激素作用的化合物。植物雌激素的分子结构与哺乳动物雌激素结构相似,是一类具有类似动物雌激素生物活性的植物成分。其通过与甾体雌激素受体以低亲和度结合而发挥弱的雌激素样效应。它们对激素相关疾病有广泛作用,尤其对乳腺癌、前列腺癌、围绝经期综合征、心血管病和骨质疏松有一定的预防作用。尽管被人们称之为植物性雌激素,其本身却不是激素。含植物雌激素的植物主要有大豆、葛根和亚麻籽等。

异黄酮是典型的植物雌激素,异黄酮活性成分,包括大豆苷(daidzin)、大豆苷元(daidzein)、染料木苷(genistin)、染料木素(genistein)、黄豆黄素(glycitin)、黄豆黄素苷元(glycitein)等,其结构与女性体内的雌激素相似,可以起到模拟、干扰、双向调节内分泌水平的作用。大豆异黄酮既能代替雌激素与 ER 结合发挥雌激素样作用,又能干扰雌激素与 ER 结合,表现为抗雌激素样作用。大豆异黄酮显示雌激素活性或抗雌激素活性主要取决于受试对象本身的激素代谢状态。

2. 雌激素类药物 包括:①天然雌激素类:基本上是体内分泌的天然雌激素,包括雌二醇(estradiol,E2)、雌酮(estrone,E0)、雌三醇(estriol,E3)。它们与体内代谢过程及第二性征的发育与维持有密切关系。②半合成雌激素类:是在甾体激素的基本结构上经过人工方法减少或增加某些基团而合成的具有雌激素活性的药物,如炔雌醇、尼尔雌醇等。③合成雌激素类:也称为非甾体雌激素。此类药物的基本结构并非甾体的框架结构,但它们具有雌激素活性,如己烯雌酚等。

3. 内分泌干扰物 基于雌激素受体信号通路引起毒效应的原因有很多,它们对机体的影响包括内源激素分泌、受体作用机制的改变,以及相应器官损害等。其中有很大一类可通过干扰雌激素受体而引起。因为与雌激素结构相似或以其他方式与雌激素受体结合,引起下游基因表达的改变,进而影响内分泌功能的化学物,称为内分泌干扰化学物(endocrine disrupting chemical,EDC)。已证实或被疑为环境 EDC 的化学物质有上百种,包括邻苯二甲酸酯类、多氯联苯类、有机氯杀虫剂类、烷基酚类、双酚化合物类、金属类以及植物真菌激素等。EDC 对雌激素受体的作用机制包括抑制受体与配体相互作用,通过受体激活靶基因或抑制靶基因,占据受体但不产生作用以及改变 ER 的表达水平等。

EDC 影响多种激素,如雌激素、睾酮、甲状腺素和儿茶酚胺等。EDC 及其代谢物无论是否与内源性雌激素相似,只要与体内相应受体结合就能发挥类似雌激素的作用,从而导致受体激活并引发相应的生物效应。这种作用模式可因受体参与的信号途径不同而有不同,也可以因引起下丘脑、垂体、性腺或中枢神经系统的神经递质等改变而不同。此外,遗传因素、药物理化性质、暴露时间与途径、剂量效应、种间差异和协同作用等,也影响 EDC 对雌激素受体的作用。另外,有些不与雌激素受体相互作用的物质,也能产生类雌激素作用效应,如三氮杂苯杀虫剂"莠去津"。研究表明 EDC 能够干扰性激素的代谢活动,并可能最终影响鱼类配子的发生过程。雌激素和抗雄激素氟他胺均可通过上调黑呆头鱼雌激素受体的表达,促进雌激素与受体的结合,导致雄性个体出现雌性化现象。

雌性激素类 EDC 对雌性激素受体的毒作用表现多样,其中对女性生殖系统的影响尤为严重。女性生殖系统的发育和功能依赖于一系列复杂、协调的生物学过程。证据表明女性在出生前如暴露 EDC 会引起其成年后的多种持久性的生殖系统损害,如不孕、生殖道畸形、多囊卵巢综合征、卵巢早衰、子宫肌瘤、乳腺癌等。多种类雌性激素如双对氯苯基三氯乙烷/DDE[1,1-双(对氯苯基)-2,2-二氯乙烯]、多氯联苯(polychlorinated biphenyl, PCB)、双酚 A(bisphenol A, BPA)、PAE 等会引起女童乳房提前发育和性早熟。此外,男性的性分化、生殖器官发育及功能发挥除依赖雄性激素外,也与雄激素和雌激素的协调密切相关。在男性生命过程的任何阶段,尤其是出生前至出生后早期,即胚胎性分化及生殖器官发育过程中,暴露某些有雌激素样或抗雄性作用的EDC,将对男性生殖系统发育和功能造成持久性的损害。己烯雌酚又称女性素、人造求偶素等,属于雌激素类物质,与天然雌二醇有相同药理与治疗作用,可用于治疗妇科疾病、促进动物生长,但不恰当的使用会产生副作用,可能引起人体内遗传物质的改变,发生基因突变而诱发癌症。少儿食用残留己烯雌酚的食物会导致女童性早熟,男性长期摄入含己烯雌酚的食品可产生男性女性化等一系列副作用。

三、雄激素受体

(一)雄激素受体的种类、结构与功能

雄激素受体(androgen receptor, AR)属于核受体超家族中的类固醇受体。人 AR 基因定位于 X 染色体(Xq11.2-12),包含有 8 个外显子和 7 个内含子,全长约 186 588bp,编码 920 个氨基酸。AR 与一般核受体一样,由四个结构域组成:N 端转录激活区(N-teminus domain, NTD)、DNA 结合区(DBD)、铰链区和配体结合区(LBD)。

(二)雄激素受体的配体及其激活机制

1. 雄激素受体的配体 天然雄激素是睾酮及其代谢活性产物,如 5α-双氢睾酮、5β-双氢睾酮、雄烷二醇、雄烯二醇、脱氢表雄酮和雄酮等。它们主要来源于睾丸间质细胞、卵巢黄体和肾上腺,起到刺激生精过程、刺激附睾和副性器官生长发育、促进胚胎血红蛋白形成、诱导某些肝微粒体酶等作用。此外,很多人工合成的雄激素,如 17-羟基酯化衍生物(如丙酸睾酮、十一酸睾酮等)、17α-烷基取代物(甲睾酮、氟甲睾酮等),都可以与 AR 结合并激活受体起到类似雄激素的作用。

2. 雄激素受体的配体依赖型激活 通常情况下,AR 需与雄激素结合才能被激活,即配体依赖性活化(ligand-dependent activation)。AR 在胞质中能与 HSP90 结合,AR 与雄激素结合后,AR 与热休克蛋白解离。激素-受体复合物进入核内,通过雄激素应答元件(ARE)的顺式作用,与特异的 DNA 序列相互作用,来调节靶细胞的雄激素特异反应基因表达。

3. 雄激素受体的非配体依赖型激活

(1)雄激素受体磷酸化:蛋白激酶(protein kinase, PK)A 与蛋白激酶 C(PKC)均可在无配体存在时激活 AR。在蛋白激酶的作用下 AR 被磷酸化,进而改变蛋白某些区域的电荷和酸度,此改变可促进雄性受体与其他蛋白质和 DNA 的相互作用,直接促进雄激素相关基因的转录。

(2)多肽生长因子作用:某些蛋白可以通过与 AR 之间的相互作用增强 AR 的活性或减轻对 AR 活性的抑制。角化细胞生长因子(keratinocyte growth factor, KGF)、胰岛素样生长因子-1(insulin-like growth factor-1, IGF-1)和 EGF 等多肽生长因

子，都可以在无配体存在的情况下激活 AR。而且不同的生长因子通路之间存在着生理性的交叉。

（3）增强因子与共激活因子：细胞内的一些 AR 增强因子及共激活因子，如 ARA70、ARA54 和 BAG-L 等，可通过与 AR 发生相互作用，从而降低 AR 活化对配体浓度的要求，甚至在缺乏配体的情况下也能维持 AR 的激活状态。

（三）雄激素受体介导的毒效应

抗雄激素（antiandrogen）是指在靶器官受体水平拮抗雄激素的药物，主要为 AR 拮抗剂。实际上，常将抑制雄激素生物合成和代谢，抑制促性腺激素，即只要能减少雄激素的产生和功能的化学物质通称为抗雄激素。根据化学结构，分为甾体抗雄激素和非甾体抗雄激素。环境中某些化学物能干扰正常内分泌功能，具有类似或抗激素的作用，从而影响人类或其他生物的生殖发育和健康，如男性性功能低下、青春期发育迟缓、晚期乳腺癌、围产期和绝经期功能失调性子宫出血及子宫肌瘤等。

环境抗雄激素可通过多种机制对机体产生损伤，其主要机制包括：①直接与 AR 结合，干扰雄激素发挥功能。如烯菌酮（vinclozolin）及其代谢产物、双对氯苯基三氯乙烷（dichlorodiphenyltrichloroethane，DDT）的代谢产物 p, p'-2DDE、甲氧滴滴涕（methoxychlor）、腐霉利（procymidone）和合成除虫菊酯类（pyrethroids）等，可与 AR 竞争性结合，阻止体内雄激素与 AR 的结合，从而抑制雄激素活性，发挥抗雄激素作用。②抑制体内雄激素与 AR 的正常结合，如 DDE、DDT 等。它们除了能抑制雄激素与 AR 结合，还能抑制雄激素依赖性基因的表达。还有一些抗雄激素能影响体内天然雄激素与血浆雄激素结合球蛋白的结合，如六氯环己烷的 γ 和 δ 异构体、DDT 及其衍生物、迪厄耳丁、莠去津、五氯酚等。③抑制靶基因转录激活。AR 二聚体化是受体活化的重要基础，以往研究认为一旦 AR 与配体结合形成二聚体，就能与靶基因上的受体结合区结合，启动靶基因转录。而某些共抑制因子是在组蛋白去乙酰化酶的作用下使染色质组蛋白去乙酰化来发挥作用的。比如 SRC1 是一种孕酮受体的共调节因子，它能够抑制 AR 介导的转录激活功能。

环境抗雄激素能通过不同的分子机制干扰雄激素的作用，影响生殖和发育。AR 与诱导性分化、形成雄性第二性征、维持精子发生等过程密切相关，在男性生殖系统中起至关重要的作用。抗雄激素作用是引起雄性生殖毒性的重要机制，其最终效应是导致生物体生殖障碍，包括精子数量、质量的下降，隐睾、雄性性征丧失等。

四、过氧化物酶体增殖剂激活受体

过氧化物酶体增殖剂激活受体（peroxisome proliferator-activated receptor，PPAR）属Ⅱ型核受体超家族成员，因其能被一类脂肪酸样化合物过氧化物酶体增殖剂激活而得名。PPAR 参与脂类代谢、糖代谢、细胞分化和凋亡等多种生理反应的调节。

（一）PPAR 的分类、结构和功能

PPAR 是一组核受体蛋白质，能够作为转录因子调控基因的表达。人 PPAR 包括 PPARα、PPARβ/δ 和 PPARγ 几种异构体。PPARα 多在肝、肾、心脏、肌肉和脂肪组织中表达。PPARβ/δ 在脑、脂肪组织和皮肤中表达量较高。PPARγ 又分为 γ1、γ2 和 γ3 三种亚型，在几乎所有组织（包括心脏、肌肉、结肠、肾、胰腺和脾等）中均可检出 γ1 的表达；γ2 主要表达在脂肪组织；γ3 主要表达于巨噬细胞、大肠和白色脂肪组织。

PPAR 结构包括 6 个结构域和 4 个功能区，N 末端的 A/B 区是调节区，具有不依赖配体的转录激活功能。丝裂原激活蛋白激酶（mitogen-activated protein kinase，MAPK）介导的 A/B 区丝氨酸残基磷酸化可提高 PPARα 受体 - 配体的亲和力，却降低 PPARγ 的活性；位于中部的 C 区是 DNA 结合区（DBD），由 66 个氨基酸组成，含有两个锌指结构，能与目的基因上的 PPAR 应答元件（PPAR response element，PPRE）结合，PPRE 由相隔一个或两个核苷酸的重复序列 AGGTCA 组成。羧基端的 E/F 区是配体结合区，由于该区氨基酸链顺序的不同使各 PPAR 亚型分别对不同配体产生亲和力。除了与配体结合外，PPAR 还可与类视黄醇 X 受体（retinoid X receptor，RXR）形成异二聚体。D 区又称铰链区，其主要是将 DBD 与 LBD 相连。

（二）PPAR 配体及其激活机制

目前已知 PPAR 存在多种配体，主要分为天

然配体和合成配体两大类。天然配体主要以多不饱和脂肪酸及其衍生物为代表，如脱氧前列腺素以及白三烯，主要来源于饮食及机体的代谢产物。合成配体主要有噻唑烷酮类化合物，包括罗格列酮、曲格列酮、吡格列酮等。PPARα 能被大多数的脂肪酸激活，与花生四烯酸、亚油酸的亲和力极高。氯贝丁酯、苯扎贝特等贝特类药物是最先发现的 PPARα 合成配体，现已证实当它们在体内代谢后成为苯氧芳酸类衍生物，可同时激活 PPARα 和 PPARγ，且对前者亲和力强 10 多倍。多不饱和脂肪酸及其衍生物与 PPARβ 结合力较弱，但前列腺素 A$_1$ 和前列腺素 D$_2$ 对 PPARβ 有一定的选择性。前列腺素 D$_2$ 的代谢产物是第一个被发现的强效 PPARγ 天然配体，亚油酸的代谢物 9- 羟十八碳二烯酸、低密度脂蛋白的氧化物、十六烷基壬二酸基卵磷脂也是极强的天然 PPARγ 激动剂。

PPAR 与配体结合激活后，与 RXR 形成异二聚体，形成的 PPAR/RXR 异二聚体与靶基因启动子上游的 PPRE 结合，最终调节靶基因转录（图 3-4）。PPAR 配体多为脂溶性分子，受体与配体结合后，主要通过调节靶基因表达产生生物效应。PPAR 与各自配体结合后引起本身构象变化，促进或抑制靶基因的表达。

（三）PPAR 介导的毒效应

1. PPAR 介导邻苯二甲酸二（2- 乙基）己酯毒性 邻苯二甲酸二（2- 乙基）己酯（di-2-ethylhexyl phthalate，DEHP）属于过氧化物酶体增殖剂（peroxisome proliferator，PP），可以活化 PPAR 调控基因的转录活性，参与多种信号通路的调节，从而介导多种毒效应。DEHP 在卵巢颗粒细胞内可以模拟脂肪酸与脂肪酸结合蛋白（fatty acid-binding protein，FABP）结合，致使脂肪酸释放出来作为内源性 PP，进而活化 PPAR 导致芳香化酶的转录水平下降，最终导致雌二醇分泌下降。体外试验证实 DEHP 可双重激活 PPARα 和 PPARγ，抑制卵泡颗粒细胞分泌雌二醇。

2. PPAR 对脂质代谢的调节 迄今发现的 PPAR 调节的基因绝大部分与脂代谢相关。目前已确认 PPAR 靶基因编码某些酶 / 蛋白来调节脂肪的分解代谢，或者以脂肪 / 蛋白复合体的形式储存脂质而降低游离脂肪酸水平。脂肪酸激活 PPAR 调节相关基因表达，基因表达产物反馈调节脂肪酸代谢，该信号通路组成一个脂肪酸平衡的反馈循环，具有重要的生理意义。在脂质代谢过程中，体内未见脂肪酸或其代谢产物的累积归于脂肪酸衍生物是 PPAR 的激活剂。在生理条件下，脂肪酸参与 PPAR 活性的调节。但内源性脂

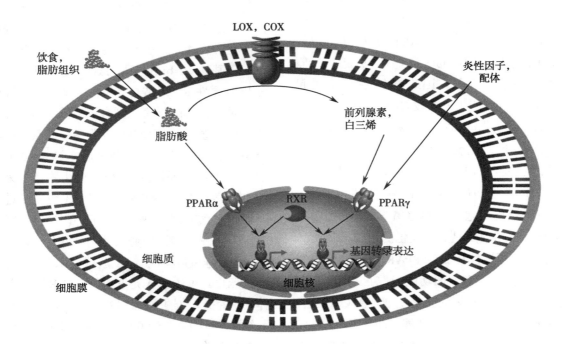

图 3-4 配体激活 PPAR 的转录调控机制
LOX：脂氧合酶（lipoxygenase）；COX：环氧合酶；RXR：类视黄醇 X 受体。

肪酸及相关化合物浓度达到一定水平时，便激活 PPAR 以进一步诱导靶基因，主要包括 β- 氧化酶或细胞色素 P450 依赖的 ω- 羟化酶类的基因，其产物脂肪酸代谢相关的酶类 / 蛋白质促进脂肪酸代谢，从而使它们维持相对恒定的水平。

3. PPAR 与心脑血管疾病 研究表明 PPAR 激动剂与心脑血管疾病的发病机制密切相关。PPAR 被激活后能改善胰岛素抵抗（insulin resistance，IR），纠正脂质代谢紊乱，逆转心肌肥厚，抑制血管平滑肌细胞（vascular smooth muscle cell，VSMC）和内皮细胞的增殖与迁移，从而改善心脑血管的病理性重构，具有降压效应。因此，PPAR 激动剂研究在心脑血管疾病防治中具有重要意义和临床应用价值。目前 PPAR 激动剂在临床上主要用来治疗高脂血症、糖尿病和代谢综合征，并取得了满意的疗效。研发更多高效的 PPAR 激动剂应用于临床，将为心脑血管疾病患者带来福音。

4. PPAR 与肿瘤 配体通过 PPAR 改变基因表达而引起某些酶（如与脂肪酸 β- 氧化、ω- 羟化相关的酶）活性的改变、细胞通信改变和细胞损伤，并最终导致细胞增殖和癌症的发生。"活性氧"假说认为，配体刺激过氧化物酶体的 β- 氧化，使其增强 15～20 倍，脂肪酸的 β- 氧化又产生过量的过氧化氢。正常情况下，过氧化物酶体中的过氧化氢可被过氧化氢酶（catalase，CAT）分解；虽然配体激活受体后可同时致 CAT 活性升高，但其活性仅升高 2～3 倍。因此，配体激活会引起过量过氧化氢的产生，无法被 CAT 及时分解的过氧化氢从过氧化物酶体扩散出来产生毒作用。在体外试验中，过氧化氢产生的原子氧可引起脂质过氧化、生物膜损伤和脂褐质的积累以及 DNA 损伤，而 DNA 损伤最终可导致癌变发生。此外，PPAR 还能影响细胞分化和增殖等细胞"程序"，细胞分化和增殖改变是癌症发生的重要机制。

总之，外源性配体激活 PPAR 后在机体的生理和病理过程中有多方面功能，研究 PPAR 将有助于阐明 PPAR 在机体的正常生理现象（如衰老）和外源化学物所致的病理过程（如癌症）中介导的毒效应和机制，为相关疾病的防治提供策略和靶点。

五、其他核受体

（一）维 A 酸受体和类视黄醇 X 受体及其介导的毒效应

维 A 酸又称视黄酸，是天然或人工合成的维生素 A 衍生物。该类化合物是动物体内维生素 A 的代谢中间产物，有着广泛的生理学和药理学活性，特别是对动物胚胎发育、器官形成和生殖等有重要作用。维 A 酸生理学活性是通过胞内的相关核受体介导的，该类维 A 酸受体属于核激素受体超家族。自 1987 年以来，已相继克隆了两个维 A 酸核受体家族的基因：维 A 酸受体（retinoic acid receptor，RAR）和类视黄醇 X 受体（retinoid X receptor，RXR）。作为一种配体调节的转录因子，RXR 在核受体超家族中是独一无二的，因为它可以与核受体超家族中约 1/3 的成员形成异源二聚体，激活下游基因，参与细胞发育和代谢调节等多种生理过程，在调节复杂的肝脏功能方面，包括胆汁形成、中间代谢和肝脏解毒中发挥重要的生理作用。

在细胞内，RAR 和 RXR 形成异源二聚体，RXR 也可形成同源二聚体，在配体的作用下，对脊椎动物的发育和分化产生影响，并诱导许多肿瘤细胞系分化。任何一个受体异常，均可以导致内分泌紊乱、肿瘤或畸形的发生。多种环境污染物可以通过模拟维 A 酸或抑制生物体合成维 A 酸而发挥作用，如三苯基锡（triphenyl tin，TPT）和三丁基锡（tributyl tin，TBT）等有机锡化合物可与内源性 RXR 结合，产生毒效应；有机锡化合物对生物体的损害主要包括脑白质水肿、胸腺和淋巴系统的抑制作用、细胞免疫性障碍、激素分泌抑制引起糖尿病和高脂血症等。RXR 抑制剂 UVI3003 可通过抑制 RXR 的生物活性来抑制其生物学功能。TPT 和 UVI3003 均可通过模拟 9- 顺视黄酸对雌性热带爪蟾胚胎产生致畸作用，表现为鳍变窄和泄殖腔突出等；在人体可刺激皮肤、呼吸道和角膜，引起皮肤或脑水肿、全身中毒甚至死亡。维生素 A 是 RAR 和 RXR 最主要的配体，过量摄入维生素 A（膳食和营养素补充剂摄入维生素 A 超过 50 000IU）也会引起人体中毒，多数患者有颅内高压、假性脑瘤、头痛和皮肤病症等。对于孕妇，维生素 A 的过量和缺乏均可致胚胎吸收、流产和出生缺陷等生殖毒性。此外，高剂量维生素 A 影响骨骼的生长发育，在中老年人可致骨质疏松、骨折和软骨硬化等。

（二）孕烷 X 受体和组成型雄甾烷受体及其介导的毒效应

孕烷 X 受体（pregnane X receptor，PXR）与组成型雄甾烷受体（constitutive androstane receptor，CAR）称为"外源物感受器"，是核受体超家族 NR1I 的成员。其中 PXR 在 1998 年由 Kliewer 等首次克隆，由 NR1I2 基因编码，鉴于此受体可被一系列天然化合物或人工合成孕烷所激活，故命名为孕烷 X 受体。CAR 是 1994 年发现的一种孤儿核受体，由 NR1I3 基因编码，在外源化学物和类固醇类化合物代谢中有非常重要的作用。两种核受体主要在肝中表达，介导 I 相代谢酶、II 相代谢酶和 III 相转运体蛋白表达，在外源化学物及类固醇类化合物的代谢与清除过程中发挥重要作用。因此，CAR 和 PXR 既是肝异物代谢、能量代谢两大功能的重要偶联因子，又是连接外源化学物与机体炎症的桥梁。

PXR 作为细胞内配体依赖性转录因子核受体，在生物中普遍存在，由于其对许多重要基因具有调控作用而引起极大的关注。PXR 是一个广泛特异性的外源物传感器核受体，可被外源性因素（环境污染物、药物、膳食因素等）和内源性因素（如内源复合物等）激活，进而参与外源性和内源性化学物的代谢、解毒和生物学效应。值得提出的是，PXR 经外源化学物诱导活化后，从细胞质转位进入细胞核结合成异源性二聚体，再结合到靶定基因的 5′ 调控区（5′ regulatory region，RR）中特定的转录元件 PXR 应答元件（PXR responsive element，PXRE）序列上，并作为潜在调节子在转录水平上调控该靶基因的转录。因此，PXR 主要参与内源性和外源化学物的 I 相、II 相代谢酶和 III 相转运蛋白基因等的诱导转录及表达，帮助清除这些化学物，调控细胞内一系列生物学过程，在细胞周期和有丝分裂进程、细胞增殖或凋亡中发挥重要作用。

PXR 通过外源化学物配体介导活化的核转录因子调控模式与代谢酶等受控靶基因的转录密切相关。多种药物和环境污染物能作用于 PXR，调控 CYP3A 家族基因表达，如利福平、有机氯杀虫剂和多溴联苯醚阻燃剂等。另外，许多 EDC 可以激活 PXR，如壬基酚、B[a]P 和多氯联苯类物质。研究发现 PXR 作为关键的转录调控因子参与 CYP3A 家族基因诱导表达，且其很多生物作用均是通过激活 CYP3A 表达实现的。例如，激活 CYP3A 可减少外源化学物在体内蓄积，此外，被代谢活化的化合物则表现为毒性增加。PXR 通过调节其下游的脂肪代谢相关基因，如 PPAR 家族、CD36 转运蛋白、CYP7A1 代谢酶基因而引起脂质代谢异常等。另外，研究表明 PXR 参与黄曲霉毒素 B_1（aflatoxin B_1，AFB_1）诱导人肝细胞 DNA 损伤介导的坏死性凋亡（necroptosis），该过程同样与 PXR 促进 AFB_1 诱导 CYP3A4 基因上调有关。CAR 可被多种药物和污染物激活，包括苯巴比妥和苯巴比妥样诱导剂 TCPOBOP｛1,4- 双 [2-（3,5- 二氯吡啶氧）]｝、苯妥英、扑米酮及氧氮杂磷类药物，从而诱导 CYP2B6 基因的转录增加。

研究表明，很多 PXR 激动剂也是 CAR 激动剂，如 DEHP 和苯巴比妥等。此外，PXR 与 CAR 激活的代谢酶和转运体中存在很多交叉重叠，PXR 和 CAR 在某些外源化学物代谢和解毒方面起着一定的协同作用。

（三）甲状腺激素受体及其介导的毒效应

甲状腺激素（thyroid hormone，TH）几乎对机体的所有器官、组织都具有广泛的生物学作用。早在 1966 年，TaTa 等首先提出了甲状腺激素的核机制学说。此后 20 年中，又有多位研究者对此进行研究，并于 1986 年由美国、法国两个研究小组分别发现了甲状腺激素受体（thyroid hormone receptor，TR），并对其分布和定位有了初步了解。TR 的生理作用非常广泛，它通过与甲状腺激素结合而影响机体的生长发育、组织分化、物质代谢，并涉及心脏、神经系统等多系统的功能。

除 TH 外，TR 也可与许多 TH 类似物相结合，这些 TH 类似物中，有的作为激动剂模拟 TH 作用；有的与 TH 结合但并不能激活 TR，而是作为 TH 的拮抗剂，如 PCB 和 DDE 等。动物研究表明，大鼠暴露于 PCB 可使甲状腺发生病理学改变，循环中的 TH 特别是甲状腺素（T_4）明显降低。流行病学研究表明，暴露于电子垃圾拆解环境增加了人体的 PCB 负荷，造成体内 TH 水平异常，血液和肾损伤标志物（如白细胞、中性粒细胞、单核细胞、淋巴细胞和血清肌酐等)明显增加;母体在妊娠期暴露于 PCB,可能会影响 8 岁儿童血清中的生长激素、TH、甲状腺素结合球蛋白(TBG)和胰岛素样生长因子结合蛋白 3(IGFBP-3)水平,对新生儿的生长发育尤其是神经发育水平产生影响。

(林忠宁)

第三节 受体与配体相互作用的研究方法

一、等温滴定量热技术

(一)等温滴定量热技术

等温滴定量热技术(isothermal titration calorimetry,ITC)是近年来迅速发展并广泛应用于分子生物学及其相关领域的研究分子相互作用的生物物理技术。ITC 是唯一能够直接监测由结合成分的添加而起始的任何化学反应的热力学技术,目前已成为鉴定生物分子间相互作用的首选方法,也被视为测量分子相互作用的"金标准"。

生物大分子(如蛋白质)有序空间结构或复合物的形成都是可逆的热驱动过程,无论是分子内还是分子间的生化反应,在反应前后都会有一定程度的热量改变。受体 - 配体复合物的形成同样伴随着能量的释放或吸收。与其他的研究方法相比,ITC 不需要对蛋白质进行任何的固定化和 / 或修饰,可以直接定量检测结合反应过程中的热量变化,确定反应的结合常数(K_a)、解离常数(K_d)、结合位点数(n)、结合焓(ΔH)、熵(ΔS)、恒压热容(ΔCp)等热力学参数,表征生物分子间的相互作用。目前成为测量配体与可溶性蛋白相互作用的常用工具。

(二)ITC 的原理及其在毒理学研究中的应用

目前商业等温滴定量热仪能够对反应过程量热曲线进行连续、准确的监测,从而对受体 - 配体结合反应实现自动化检测。该仪器主要由样品池(反应池)、参比池、注射器和电脑组成。样品池和参比池彼此通过绝热装置隔开,注射器同时具有搅拌作用,电脑控制温度控制装置和信息反馈系统。通常,将直接提取或质粒表达、分离纯化的蛋白质受体配制成一定浓度的溶液置于温控反应池中,将等体积溶剂置于参比池,配体小分子溶液置于注射器中。恒定温度下,注射器以一定速度向样品池中滴加配体。配体与蛋白质相互作用触发结合反应,形成大分子 - 配体复合物。复合物的形成伴随着能量的释放或吸收,导致样品池温度的变化,参比池始终保持在实验温度,反馈系统提供热或降低热量来补偿样品池的温度变化,每注射一次系统恢复至平衡状态后再进行下一次滴定。结果以峰的形式表示平衡温度偏移所需要的能量,峰的面积相当于反应释放或吸收的热量。当样品池中的蛋白溶液被配体饱和,热量信号逐渐减弱,直至只观察到滴定的背景溶液热量。两者相互作用的滴定曲线由仪器自带分析软件拟合得到相应曲线,并直接得出反应的热力学参数。

ITC 检测过程样品用量小,能提供完全无标记且液相的分析环境、操作简单,反应过程不干扰蛋白质的生理功能,使检测结果更加准确。ITC 在毒理学领域具有广泛的应用范围。蛋白质与金属离子结合有利于其催化活性、结构稳定性和功能调节,ITC 可为二者结合的潜在的分子机制提供大量的基础信息。蛋白质与糖类的相互作用是很多细胞识别过程的基础。细胞表面的糖基和蛋白质是细胞识别外来分子的主要途径,这种相互作用在很多生理和病理过程中扮演重要角色,如细胞黏附、病原体感染、细胞凋亡、受精过程、癌细胞异常增生及转移和免疫反应等。研究生物分子和纳米材料的相互作用有利于纳米材料的应用和理解其毒理学机制。ITC 在膜蛋白受体中可用来研究膜蛋白与底物的结合及底物特异性,也可以用于研究脂类对膜蛋白的影响,对于理解配基门控离子通道和受体结合导致跨膜结构域的改变有着特殊意义。同时,ITC 还能用于酶促反应动力学、酶 - 抑制剂相互作用、药物 -DNA/RNA 相互作用、RNA 折叠、蛋白质 - 核酸相互作用、核酸 - 小分子相互作用、核酸 - 核酸相互作用、生物分子 - 细胞相互作用等方面。

二、蛋白热迁移实验

蛋白热迁移实验(protein thermal shift)是测定小分子与蛋白相互作用方便可靠的实验方法之一。检测原理是特定的荧光染料可以与蛋白疏水基团结合，根据蛋白质热稳定性和荧光信号值的变化可以判定蛋白质是否与小分子物质发生结合。

在较低温度下，蛋白质保持三级折叠状态，疏水基团完全处于蛋白质内部，不与荧光染料发生结合反应。当给予实验体系加温，蛋白结构随温度上升逐渐发生改变，疏水基团会从内部逐渐暴露在外，荧光染料可与暴露的疏水基团发生结合反应，产生荧光。随温度升高、疏水基团暴露增多，二者结合程度增加，荧光信号逐渐增强，当疏水基团全部暴露在外后，荧光信号达到最高。此时继续升高温度，蛋白质可出现聚集或染料的脱离，信号值不仅不再增加，反而会逐渐猝灭导致荧光信号下降。根据荧光信号的变化可拟合信号曲线、求出 T_m 值，俗称熔解温度（melting temperature），即为蛋白的半数解链温度。如果小分子物质与蛋白质结合，理论上会使蛋白的稳定性增加，即对应 T_m 值升高，与对照组相比，溶解曲线会向右迁移。

蛋白热迁移实验可通过实时定量 PCR 仪的熔解曲线法实现。在反应体系中将提取或表达纯化后蛋白质与蛋白质热迁移荧光染料、配体及缓冲溶液混合，在实时定量 PCR 仪运行熔解曲线。将实验结果采用热迁移软件进行分析，根据熔解曲线计算 T_m，通过比较反应体系 T_m 和对照组的变化，判断小分子与蛋白是否有结合。通常，在实验开始阶段，需要确定蛋白与染料的浓度，以确定实验的窗口值可以达到 3 倍以上，即荧光最高值 / 初始荧光值大于 3。蛋白热迁移实验与 ITC 同样可广泛用于毒理学领域。

三、表面等离子共振技术

表面等离子共振（surface plasma resonance，SPR）技术是一种利用物理光学原理分析生物分子间相互作用的新型生物传感分析技术，分别经光激励 - 分子识别 - 光输出 - 电输出的途径，完成分子相互作用的信息传递与检测。

（一）SPR 技术的原理和方法

金属或半导体表面的自由电子在无光照条件下做无规则运动，而当光波在一定条件下入射到金属与介质的交界面时，会打破金属膜层内电子的平衡状态，在金属与介质的交界面产生表面等离子波。

在两种不同折射率的透明介质交界面上，当一束光线从高折射率介质入射到低折射率介质，光线将发生折射和反射。如果入射角超过临界角，入射光线不会进入另一介质，而全部被反射回入射介质中，发生全内反射。但一种叫渐逝波的电磁场会穿过界面渗透到低折射率介质中，且能量呈指数衰减。在两种介质的界面之间镀上一层金属膜（通常为金膜或银膜），一定条件下渐逝波激发金属膜表面自由电子使之成为等离子体，由于电子吸收了光能量，从而使光在一定角度内大大减弱，由此导致反射光的能量急剧下降，反射光谱上出现共振峰。使反射光在一定角度内完全消失的入射角称为共振角。由于表面等离子共振对金属膜表面电介质的折射率非常敏感，共振角会随金属膜表面通过的液相折射率的变化而改变，且折射率的变化与金属膜表面结合的分子质量成正比。因此通过分析共振角，就可以得到分子间特异性相互作用的信息。

SPR 技术的基本方法是将配体分子预先固定于传感器芯片的金膜表面，将待测样品溶液沿样品通道流经固定有配体的传感片表面。若样品中有能与芯片表面配体相互作用的分子，则致金膜表面折射率发生改变，使共振峰的位置发生位移，从而导致共振角变化。测定共振角的变化获得 SPR 波谱，采用表面等离子共振专用软件可对波谱进行数据处理即可获得被分析物的浓度、亲和力、动力学常数等特异性信息。

（二）SPR 技术在毒理学研究中的应用

目前高灵敏度的商业表面等离子共振仪使 SPR 技术在毒理学领域广泛应用。该技术无需标记、特异性强、灵敏度高、样品用量小，可实现在线连续实时检测。除了在药物筛选、免疫学以及抗原表位的筛选中得到广泛应用外，基于 SPR 技术基础建立的配体垂钓（ligand fishing）也是筛选和确定细胞内一些孤儿受体的未知配体较为理想的技术。将已知受体固定在传感器芯片表面，当细胞裂解液流经芯片表面时，配体与受体结合，被垂钓在芯片表面，洗脱回收结合的蛋白质，通过质谱法等方法进一步分析可以确定其结构。SPR 技术也常用于评价外源化学物对核受体的影响、信号通路中不同分子之间相互作用的研究等。近年来在食品安全方面，SPR 技术被广泛用于食品过敏原、农药和抗生素残留的检测，进行环境污染物筛检的高通量技术方法也已建立。例如，Asana K 等通过亲和反应将生物素化带有雌激素应答元件（estrogen response element，ERE）的 DNA 片段，固定偶联了链霉亲和素的传感器芯片表面。然后将含有不同浓度 17-β 雌二醇的溶液以 20μl/min 的恒流速度流经芯片，结果表明 17-β 雌二醇与 ERE 的结合呈现明显的剂量-效应关系。将 17-β 雌二醇溶液流经未结合 ERE 的芯片未检测到结合反应信号，采用小牛血清白蛋白溶液流经结合了 ERE 的芯片也未观察到结合信号，因此验证了结合反应的特异性。采用该方法分别对 30 种外源化学物雌激素活性进行检测，实验结果显示这种基于 SPR 技术的检测方法可以用于环境内分泌干扰物的快速筛检。

四、基于原子力显微镜的单分子力谱技术

纳米表征技术的更新和显微技术的发展使得直接测量分子间的作用力成为现实。1986 年 Bining 等人发明了原子力显微镜（atomic force microscopy，AFM）。AFM 包括力传感器、光学检测系统和位置控制系统，主要由装有细微针尖的弹性微悬臂、压电陶瓷扫描管、检测系统和反馈控制系统等组成。AFM 具有以下特点：①针尖顶端的尺寸很小（20～50nm），能捕捉较少的样品分子，甚至是单个分子；② AFM 针尖微悬臂的灵敏度很高，具有非常高的力分辨率，可达皮克牛顿（pN）级（10^{-12} 牛顿），使得传统热力学研究方法无法实现的单分子水平上分子间相互作用力的测定成为可能；③ AFM 的位移控制系统非常精确，可以在纳米的尺度范围内调节针尖与基底之间的距离。AFM 有成像和力扫描两种操作方式。因此 AFM 除了能对样品成像外，在力扫描方式下，还可以采用基于 AFM 的单分子力谱（single-molecule force spectroscopy）技术将偶联了配体的弹性微悬臂的针尖，对固定有受体的基底或活体细胞表面受体进行受体-配体间相互作用力的测量。

（一）原子力显微镜成像的原理和方法

当 AFM 的探针与样品表面原子相互作用时，通常有几种力同时作用于探针，其中最主要的是范德华力。当两个原子相互靠近时，它们将互相吸引，随着原子间距继续减小，两个原子的电子排斥力将开始抵消引力，直到原子的间距为几个埃时，两个力达到平衡。间距更小时，范德华力由负变正（排斥力）。利用力的性质，可以让针尖与样品处于不同的间距，使微悬臂与针尖的工作模式有所不同。AFM 的操作模式主要可以划分为接触模式（contact mode）、非接触模式（noncontact mode）和轻敲模式（tapping mode）三种。

接触模式下，针尖与样品间的范德华力处在排斥力区时，两者的间距小于 0.03nm，针尖基本上始终同样品紧密接触并简单地在表面移动，这种模式可产生稳定、高分辨的图像，可达原子级水平。AFM 的横向分辨率可达 0.1～0.2nm，纵向分辨率可达 0.01nm。但针尖在表面的移动及针尖样品表面间的剪切力有可能会损伤样品的表面结构和针尖。非接触模式下，探针在样品表面上方 5～20nm 处扫描，针尖与样品间的范德华力在吸引力区，针尖不与样品接触，因此不会对样品造成污染或损伤，但分辨率相对不高。轻敲模式是介于接触模式和非接触模式之间的成像技术。扫描过程中微悬臂也是振荡的，并具有比非接触模式更大的振幅（大于 20nm），针尖通过振动与样品间断地接触，轻敲模式的分辨率几乎等同接触模式。轻敲模式避免了针尖黏附到样品上以及在扫描过程中对样品的损坏，可对柔软、易碎、黏附性强的样品成像。

AFM 成像技术的基本方法是控制微悬臂顶端的微小针尖，使其与待测样品表面有某种形式的力接触，然后通过压电陶瓷三维扫描器驱动针尖或样品做相对扫描。当针尖在样品上进行扫描时，针尖与样品间微弱的相互作用力可引起微悬臂发生形变，从而获得其微悬臂对应于扫描各点的位置变化而得到样品表面原子水平分辨率的三维图像。

（二）基于 AFM 的单分子力谱技术的原理和方法

进行受体-配体之间相互作用力研究时，将 AFM 微悬臂顶端的针尖功能基化（即配体分子连接到 AFM 针尖表面），使其能够与基底上的受体发生相互作用。受体需固定于 AFM 的基底表面。在力扫描方式下，将针尖相对样品在竖直方

向来回运动，使针尖与样品接近、接触，然后分开，在此过程中，系统自动记录在针尖逼近基底和从基底回退提拉过程中微悬臂弯曲方向和程度变化，并将这些相对位置变化转化为力值，即可得到力谱测量过程中的力-距离曲线，即力谱线。实际上，单分子力谱测定的是生物分子形成复合物中结合键的断键力。当固定有配体的AFM针尖逐渐向细胞表面接近时，在没有发生受体-配体结合前，微悬臂无偏折，无明显的力峰出现；当针尖与细胞无限接近时，受分子间排斥力的作用针尖发生向上的偏折，力谱曲线中的接近曲线随之表现出高于水平线的上升支；当两者接触，受体-配体发生结合，将微悬臂回撤，此时受体-配体复合物被弹性拉伸，微悬臂发生向下的偏折，力谱曲线中的回撤曲线出现向下的黏附力突变峰；当施予微悬臂的力增加到一定限值，受体-配体的结合断开，微悬臂完成了一次测量回位，这时回撤曲线回到基线。通过对特异的黏附力突变峰峰值、频次及峰间距等综合分析，即可算出受体-配体间的结合力。由于活细胞表面受体符合和接近生理状态，近几年多直接采用体外培养细胞进行受体-配体相互作用的研究。

AFM单分子力谱技术在研究受体-配体间相互作用力时的基本过程是：①AFM微悬臂针尖的功能基化：将配体通过吸附技术或连接体固定于针尖表面。②受体在AFM基底的固定：将待测受体通过吸附、共价连接或通过某种介质固定在支持材料上，可用的支持材料包括云母、石墨、盖玻片、琼脂糖珠，其中琼脂糖珠是常用材料。③受体-配体作用力的测量：在AFM力扫描方式下，将已功能基化的探针相对于固定有待测受体的基底反复接近和离开，即获得受体-配体结合的力谱曲线。若直接对活体细胞上的受体进行测量，首先需要在AFM接触模式对活体细胞进行成像定位，获得清晰的细胞图像后，选择单个细胞作为扫描中心。然后在力扫描方式下，同样将探针相对于细胞的垂直方向反复接近和离开细胞表面，记录所需要的力谱曲线。④受体-配体结合的特异性识别：由于实验中可能受到非特异性结合的干扰，根据受体-配体间的结合具有可逆性，而非特异性结合多为不可逆，在同一位置反复测量多次，若力谱曲线中的黏附力突变峰

稳定出现，即可判断此突变峰代表的是受体-配体的结合。若采用活体细胞进行观测，也可选用特异的待测受体-配体阻断剂处理细胞后做同样的测定，若力谱曲线中的黏附力突变峰消失，可确定黏附力突变峰的特异性。最后将测量数据进行适当数学运算和统计学处理，即可获得受体-配体间的结合力。

（三）基于AFM的单分子力谱技术在毒理学领域的应用

由于AFM具有原子级分辨率，可在单分子水平上进行研究，极大减少了非特异性因素的干扰。该法灵敏度高，制样方法简单，无同位素污染，研究过程中对样品的原始形态影响很小，当采用活体细胞研究能使其表面的受体保持天然活性，省去了受体提纯的复杂过程，便于进行实时动态观察。因此，AFM单分子力谱技术已成为受体-配体间作用力观察的常用技术。用不同外源化学物处理细胞株，可分析其对受试细胞受体-配体结合力的影响，故该技术目前已被广泛用于毒理学领域。如胰岛素样生长因子-1（IGF-1）信号通路具有促进肿瘤发生的作用，当IGF-1与IGF-1受体（IGF-1 receptor，IGF-1R）相互作用后，IGF-1R发生二聚化，随后磷酸化胰岛素受体底物（insulin receptor substrate，IRS）。IRS作为多种蛋白的停泊点，可以结合并激活具有SH2结构域的蛋白，启动细胞内的信号通路。为研究植物中抗癌活性物质黄酮类化合物木樨草素（luteolin）的作用机制，Yang等将IGF-1偶联于AFM的针尖，检测比较了经木樨草素处理和未经木樨草素处理的MCF7乳腺癌细胞中IGF-1与IGF-1R的结合力，并采用IGF-1R胞外区域（IGF-1R extracellular domain，IGF-1R-ECD）阻断IGF-1与IGF-1R的结合确认IGF-1与IGF-1R结合的特异性。研究发现，未经木樨草素处理的MCF7乳腺癌细胞IGF-1与IGF-1R的结合力为（70.2±3.1）pN，经木樨草素处理后两者的结合力仅为（49.6±2.9）pN。由此推测木樨草素的抗癌活性与干扰了IGF-1与IGF-1R的结合相关。

五、计算机模拟分子对接技术

目前，计算机模拟技术已被用于受体-配体相互作用的研究，其中分子对接（molecular docking）

是应用最广泛的方法之一。随着 X 射线晶体衍射和多维磁共振波谱技术的发展，越来越多蛋白质的三维结构已被解析，为分子对接技术提供了基础资料。计算机科学的发展也对受体 - 配体相互作用进行高精度的理论计算提供了平台。

（一）分子对接的原理和方法

分子对接的过程实际上是配体进入受体的活性中心寻找合适的结合构象，以合适的姿势与受体进行结合，是一个受体 - 配体相互识别的过程。这一识别过程涉及范德华力、静电作用、氢键作用、疏水作用等各种相互作用。分子对接的基本原理之一是"锁和钥匙模型"，根据此模型，配体和受体的识别关系主要依赖两者的几何匹配。该模型的主要观点是配体与受体蛋白质的结合是刚性的结构匹配过程。随着受体学说的发展，对生理活性分子与生物分子之间的相互作用有了进一步认识，发现受体蛋白质与其配体之间的识别需要彼此之间有很强的互补性，这种互补既包括空间结构上的互补，又包括能量上的互补，因此分子对接的另一重要原理即"诱导契合学说"。

分子对接包含两个主要过程：一是配体在对接过程中对受体活性中心适当空间位置的识别，二是配体和受体间能量的识别。前者是后者发生的基础，而后者是前者存在的保障。根据受体 - 配体相互作用的认识，分子对接从基于空间匹配的刚性模型逐渐发展为基于空间匹配和能量匹配的柔性模型，因此分子对接有刚性分子对接、半柔性分子对接及柔性分子对接之分。这三种方法的难易程度及精确性是递增的。①刚性分子对接：参与对接计算的受体和配体的结构及分子构象不发生变化，改变的仅是分子的空间位置与取向。计算难度较小，计算量也最低，适合处理大分子和大分子之间的对接。②半柔性分子对接：分子对接过程中只允许配体小分子构象发生一定程度的变化，而对接受体则保持构象固定不变。相对于刚性分子对接更接近于体内真实的受体 - 配体识别对接过程，适用于处理外源小分子配体与蛋白质受体大分子之间的对接，是现在普遍应用的对接手段。③柔性分子对接：是计算最精确，最接近于实际的分子对接方法。柔性分子对接过程中允许对接的两个分子都是柔性的，即允许参与对接的分子构象发生自由变化，但是柔

性分子对接的计算量大大增加，耗时长。这种方法一般适合于全面、准确地考察分子之间的相互作用情况。

研究配体和受体进行分子对接的基本方法是首先确定受体和配体，然后将配体放置于已知三维结构的蛋白质分子的活性位点处，用某个搜索算法考察它们之间是否可以结合，并预测复合物的结合模式，即获取蛋白质受体与其配体结合的一系列具有合理取向和构象的复合物。热力学上一般认为生物分子稳定构象是自由能最低的构象。所以分子对接过程实际上就是寻找配体结合在受体活性位点处的低能构象。配体与受体间有海量的结合模式，从中寻找低能构象必须借助于优化算法，对于求出复杂体系全局中的最小，可采用系统搜索方法、随机搜索方法、快速傅里叶变换（fast Fourier transform，FFT）等。由于 FFT 算法的高效性，现被广泛使用。

此后，还需要一个合理敏感的打分函数用于从中筛选出接近天然构象的以及受体亲和力最佳的受体 - 配体结合模式。结合较好的受体与配体需要满足几何形状互补匹配外，还需要静电相互作用互补匹配，复合物界面包含尽可能多的氢键、盐桥和疏水相互作用等。

自从计算化学软件 Affinity 在 1995 年上市后，商业化和免费的分子对接软件层出不穷。现在应用中的分子对接软件涵盖了刚性分子对接、半柔性分子对接、柔性分子对接等各种对接方法。常用的有 DOCK、AutoDock、SYBYL、eHiTS、FlexX、Surflex、Affinity、LigandFit、GOLD、GLIDE、Hyperchem 和 MOE 等。根据不同的受体、外源化学物以及不同的目的，可选择不同的对接程序进行分子对接。

（二）分子对接在毒理学领域中的应用

分子对接在药物研究领域发挥了重要作用，为先导化合物的发现和优化提供了有效的工具。通过分别建立蛋白质和药物分子模型，并对它们的相互作用进行研究，可以确认小分子在生物体内的作用靶点，尤其是这种高通量虚拟筛选技术筛选量大，相对经验筛选有更高的效率。

近年来，基于分子模拟技术的受体 - 配体相互作用研究，在预测外源化学物的毒性及解释其作用机制中已得到很好的发展。同时，对于结构

类似、毒效应不同的外源化学物，也可通过分子对接技术分析其目标化合物和生物效应分子间作用的差异，用于外源化学物的风险评估。雪卡毒素（ciguatoxin，CTX）是一种引起人类中毒的珊瑚鱼毒素，毒性极强。郑杰等由 PDB 数据库获取 5 型钠通道 α- 亚基的三维结构数据，采用 Surflex-Dock 分子对接程序和分子动力学模拟，通过研究 CTX 与其毒作用靶点钠通道的结合方式，预测 CTX 的毒作用模式。研究发现 CTX 因其分子体积大，未能进入到通道内，CTX 在钠通道外侧与 SER1782、GLU1784、LEU1786 以及 GLU1788 各形成一个持续存在的氢键，从而激活钠通道产生毒作用。

六、受体 - 配体相互作用研究的其他方法

除上述方法外，X 射线晶体衍射、磁共振波谱、冷冻电子显微镜、常规的分子生物学技术和免疫组织化学技术也常用于受体结构和受体 - 配体相互作用的研究。

X 射线晶体衍射和磁共振波谱是研究蛋白质三维结构的主要方法。但磁共振波谱对大分子量蛋白质分析受限。X 射线晶体衍射对蛋白质三维结构的分析，一方面，需要晶体样品，但并非所有样品都能培养成晶体；另一方面，X 射线晶体衍射只能对分子基态结构的蛋白质进行分析，难以实现对过渡态和活化态蛋白质的分析。

近年，采用冷冻电子显微镜技术研究受体蛋白质的三维结构获得较快进展。相对于以上技术，冷冻电子显微镜技术研究蛋白质结构对分子大小没有限制，并可将蛋白质分子冻结在过渡态或活化态，能保持受体分子的天然状态，因此冷冻电子显微镜技术将成为受体结构分析的重要方法。

对已有提纯受体，或已知受体蛋白的氨基酸序列经人工合成受体的多肽片段，制备针对受体的抗体，得到不同受体及其亚型的特异性抗体之后，采用荧光素和酶等标记物标记抗体，在制备的组织或细胞上进行抗原 - 抗体反应，然后经免疫荧光或免疫化学染色，即可准确显示和定位受体及其亚型所在的部位。但是用抗体观察到的是受体分子的免疫学活性，而不是受体的生物活性。

（赵秀兰）

第四节　受体毒理的研究展望

1989 年，Charles A. Janeway Jr 首次提出先天免疫细胞配备种系编码的模式识别受体（pattern recognition receptor，PRR）可识别"非自身"的病原体相关组分，即病原体相关分子模式（pathogen-associated molecular pattern，PAMP）。活化的先天免疫细胞将抗原的相关信息传递给适应性免疫细胞，以激活适应性免疫应答，对适应性免疫系统激活的理解产生了一个重大飞跃。随着研究的深入，学者将 PRR 定义为一类主要表达于先天免疫细胞表面，可识别一种或多种 PAMP 和损伤相关分子模式（damaged-associated molecular pattern，DAMP）的受体分子。

PRR 是先天免疫中免疫受体的代表，由有限数量的胚系基因编码，进化上十分保守，对生物体的生存极为重要。到目前为止，研究已经确定了 6 类不同的 PRR，包括 Toll 样受体（Toll-like receptor，TLR）、C 型凝集素受体（C-type lectin receptor，CLR）、视黄酸诱导基因 - I 样受体（RIG-I -like receptor，RLR）、NOD 样受体（NOD-like receptor，NLR）、黑色素瘤 2 样受体（AIM2-like receptor，ALR）和相对较新的寡腺苷酸合成酶样受体（OAS-like receptor，OLR）。其中，TLR 和 CLR 是膜结合受体，其余受体为细胞质受体。在 6 种已提出的 PRR 中，关于 TLR、RLR 和 NLR 的配体及其激活机制的研究最为广泛。

在感染或细胞应激期间，脊椎动物的免疫系统通过检测表达的应激诱导剂赋予宿主保护性机制。其中，由 PRR 对 PAMP 或 DAMP 等诱导剂的先天性免疫感应构成宿主的第一道防线，可识别多种内外源性危险信号，引发下游的适应性免疫反应，介导机体适当的反应以清除感染和组织损伤，具有组成性表达和快速应答等特性。比如，肝脏作为机体代谢外源化学物暴露的靶器官，具备独特的肝脏局部免疫系统，包括肝血窦组织结构和丰富的免疫细胞亚群。DAMP 种类多样，可分为核酸、蛋白质或肽类分子、脂质等；典型的 DAMP 包括 HMGB1、线粒体 DNA 和 ATP 等。PAMP 或 DAMP 激活组织驻留巨噬细胞（库普弗细胞）、树突状细胞和自然杀伤细胞等

先天免疫细胞，介导肝脏局部免疫微环境，并进一步募集和激活先天和适应性免疫细胞以放大肝脏炎性反应。

炎症是对感染或无菌损伤的反应，主要募集免疫系统的细胞和一些分子至受损组织，以修复机体的稳态。PRR 参与介导免疫级联效应，PAMP 或 DAMP 激活免疫细胞表面或胞质的 PRR 是炎症的开始，涉及一系列胞内的信号传导以及免疫级联效应，对清除内外源性危险信号或诱导机体炎性损伤等至关重要。具有免疫原性的调节性细胞死亡（regulatory cell death，RCD）指内、外源因素诱导的由特定基因和标志蛋白介导的细胞死亡形式，具有质膜破裂和 DAMP 释放的特性，可产生内源性危险信号，激活先天免疫细胞中 PRR，介导炎性反应并引发炎症，包括细胞凋亡（apoptosis）、坏死性凋亡（necroptosis）和细胞焦亡（pyroptosis）。不同外源化学物诱导 PAMP 或 DAMP 的激活，以及介导不同细胞 RCD 转归和区域微环境中不同细胞间通信的调控机制，成为受体毒理学研究的热点。

（林忠宁　赵秀兰）

参 考 文 献

[1] 夏世钧，吴中亮. 分子毒理学基础 [M]. 武汉：湖北科学技术出版社，2001.

[2] 郑杰，赵斌，闫鸿鹏，等. 雪卡毒素毒性机理的分子对接及分子动力学研究 [J]. 化学学报，2011，69（17）：2026-2030.

[3] Smart RC，Hodgson E. Molecular and Biochemical Toxicology[M]. 4th ed. New Jersey：John Wiley & Sons, Inc., 2008.

[4] Michael P，Conn PM. Receptor-Receptor Interactions[M]. Amsterdam：Elsevier，2013.

[5] Kruse AC，Hu J，Pan AC，et al. Structure and dynamics of the M3 muscarinic acetylcholine receptor[J]. Nature，2012，482（7386）：552-556.

[6] Asano K，Ono A，Hashimoto S，et al. Screening of endocrine disrupting chemicals using a surface plasmon resonance sensor[J]. Anal Sci，2004，20（4）：611-616.

[7] Yang Y，Shen J，Yu X，et al. Identification of an inhibitory mechanism of luteolin on the insulin-like growth factor-1 ligand-receptor interaction[J]. Chembiochem，2013，14（8）：929-933.

[8] Venereau E，Ceriotti C，Bianchi M E. DAMPs from Cell Death to New Life[J]. Front Immunol，2015，6：422.

[9] Zhang Y，Chen X，Gueydan C，et al. Plasma membrane changes during programmed cell deaths[J]. Cell Res，2018，28（1）：9-21.

[10] Chandrashekaran V，Seth RK，Dattaroy D，et al. HMGB1-RAGE pathway drives peroxynitrite signaling-induced IBD-like inflammation in murine nonalcoholic fatty liver disease[J]. Redox Biol，2017，13：8-19.

[11] Mridha AR，Wree A，Robertson AAB，et al. NLRP3 inflammasome blockade reduces liver inflammation and fibrosis in experimental NASH in mice[J]. J Hepatol，2017，66（5）：1037-1046.

[12] Janeway CA. Approaching the Asymptote-Evolution and Revolution in Immunology[J]. Cold Spring Harb Sym. 1989，54：1-13.

[13] 齐心洁，王玥，王彦晟，等. 等温滴定量热法在蛋白质-配体相互作用中的应用 [J]. 生物技术通报，2017，33（5）：40-49.

第四章 氧化应激与毒作用

氧化应激（oxidative stress）是指机体和细胞中自由基、活性氧或活性氮产生过多和／或抗氧化能力减弱，致使氧自由基的产生与清除失衡，活性氧或活性氮在组织和细胞内蓄积而引起氧化损伤的病理过程。接触某些外源物理、化学和生物因素均能导致机体和细胞发生氧化应激。

氧化应激具有应激反应的抗损伤与损伤双重性：一方面，氧化应激是真核细胞的一种保护性应激反应，即在氧化应激的早期，通过启动细胞内抗氧化防御系统，清除过量的自由基，使细胞免于氧化损伤；另一方面，随着氧化应激反应的持续，在清除过量自由基和活性氧的同时，细胞自身，特别是蛋白质、脂质和 DNA 等细胞内生物大分子有可能产生损伤，甚至引起细胞死亡。

第一节 氧化应激与抗氧化应激

一、活性氧种类与双重功能

（一）活性氧的种类

活性氧（reactive oxygen species，ROS）是一类由氧形成的、化学性质较基态氧活泼的含氧代谢物质。ROS 属于自由基（free radical），约占自由基总量的 95%，ROS 中不成对的电子使其具有不稳定性和高反应性。

机体内自由基主要分为氧自由基和脂质自由基。氧自由基主要包括：①超氧阴离子自由基（$O_2^{-\cdot}$）：$O_2^{-\cdot}$ 由 O_2 被一个电子还原生成，是造成氧毒性的主要 ROS。$O_2^{-\cdot}$ 可以以 HO_2 形式存在，HO_2 的 pKa 为 8.4，故生理 pH 条件下，大部分以 $O_2^{-\cdot}$ 形式存在。②过氧化氢（H_2O_2）：H_2O_2 在体内可由 $O_2^{-\cdot}$ 经超氧化物歧化酶（superoxide dismutase，SOD）歧化生成。在 D- 氨基酸氧化酶、L-氨基酸氧化酶、葡萄糖氧化酶及亚硫酸盐氧化酶等作用下，O_2 作为电子受体，经两个电子还原可生成 H_2O_2。线粒体中也能直接生成 H_2O_2。③羟自由基（$OH^{\cdot}$）：体内 $OH^{\cdot}$ 从 O_2 直接生成的反应尚不清楚。机体内 SOD 可将 $O_2^{-\cdot}$ 歧化生成 H_2O_2，H_2O_2 可与铁离子经 Fenton 反应及 Haber-Weiss 反应生成 $OH^{\cdot}$。H_2O 经放射线照射后的一级反应产物即是 $OH^{\cdot}$。$OH^{\cdot}$ 氧化能力很强，对机体毒性很大。④单线态分子氧（$^1O_2$）：$^1O_2$ 是一种较强的亲电子性氧化剂，可用化学方法生成，也可由 H_2O_2 与次氯酸经氧化生成。

脂质自由基来自体内的脂质过氧化。机体中的多不饱和脂肪酸主要以磷脂形式存在于生物膜中。这些不饱和脂肪酸可直接受 $^1O_2$、$OH^{\cdot}$、$O_2^{-\cdot}$ 作用生成过氧化脂质烷氧自由基（$RO^{\cdot}$）和烷过氧自由基（$ROO^{\cdot}$）。不饱和脂肪酸也可经放射线照射生成烷自由基（$R^{\cdot}$），$R^{\cdot}$ 在 O_2 参与下进一步发生链式氧化反应，生成 $RO^{\cdot}$、$ROO^{\cdot}$。过氧化脂质化学性质活泼，可与另一脂质作用生成类羟基化合物（$ROOH$），然后自动分解为醛类化合物。

（二）活性氧的双重作用

机体内 ROS 有两方面作用：过多的 ROS 可引起机体氧化抗氧化失衡，导致氧化应激损伤，引起机体组织损伤和疾病的发生。此外，正常生理情况下，细胞内 ROS 可作为细胞的"生存信号（life signal）"，广泛参与正常的生理生化过程。例如，ROS 能激活可溶性鸟苷酸环化酶、酪氨酸激酶、蛋白激酶 C，并能调控 Ca^{2+} 相关信号通路和 NF-κB、AP-1 等转录因子，被认为是一种新的第二信使，参与细胞增殖、分化、凋亡的调控和胚胎的正常发育以及机体稳态的调节。ROS 也参与凝血酶原、胶原蛋白的合成，花生四烯酸转变为前列腺素 G_2（prostaglandins G_2，PGG_2）和前列腺素 H_2（PGH_2）的过程同样需要 ROS。ROS 在机体免疫过程中也起重要作用。中性粒细胞吞入病原微生物后，可激发细胞内氧化酶，并摄取大量氧，产生大量 H_2O_2，导致 $O_2^{-\cdot}$、$OH^\cdot$、$^1O_2$ 急剧增加，这些升高的 ROS 可有效杀灭机体内细菌、真菌、病毒、支原体、衣原体等病原体。此外，ROS 也参与了肝脏细胞色素 P45 酶催化的外源化学物羟化作用。

二、活性氧代谢系统

生物体 ROS 来源主要包括以下几条途径：

（一）电离辐射

电离辐射通常分为两类，一类为电磁辐射，包括 X 射线和 γ 射线；另一类为粒子辐射，包括带正电荷的 α 粒子、带负电荷的 β 粒子和不带电的中子流。生物体 70%～80% 的成分为水，电离辐射在含氧的内环境中作用于人体组织中的水分子，能产生 $O_2^{-\cdot}$、$OH^\cdot$ 等 ROS，启动组织和细胞的氧化损伤。

（二）细胞正常生理生化代谢过程

正常生理生化反应过程中，细胞可通过多种途径产生 ROS。①线粒体呼吸链途径。线粒体是多数真核生物产生 ROS 的主要部位，线粒体在电子传递过程中产生的 ROS 占细胞内 ROS 的 80% 以上。有氧呼吸过程中约有 2%～3% 的电子由呼吸链酶复合体 I 和 III 处漏出，生成 $O_2^{-\cdot}$，进而生成 $OH^\cdot$ 和 H_2O_2。②NADPH 氧化酶。结合在细胞质膜上的 NADPH 氧化酶是产生 $O_2^{-\cdot}$ 的另一个重要来源。NADPH 氧化酶主要由胞质中 P47^{phox}、P67^{phox} 和 Rac1/2 及胞膜上 gp91^{phox} 和 P21^{phox} 组成。该酶复合体存在于吞噬细胞中，可在细菌脂多糖、TNF-α、白细胞介素 -1（interleukin-1，IL-1）、γ 干扰素（interferon-γ，IFN-γ）等因素作用下迅速活化，产生大量 ROS，形成呼吸爆发，协助清除入侵的病原微生物。许多非吞噬细胞也有 NADPH 氧化酶的存在，由于该酶具有激活快、失活也快的特点，非吞噬细胞产生的 ROS 被认为主要作为信使分子，参与细胞增殖、分化和凋亡等相关信号转导过程的调节。③黄嘌呤氧化酶。组织细胞中含有黄嘌呤氧化酶及其前体黄嘌呤脱氢酶，正常组织中黄嘌呤脱氢酶占 90%。黄嘌呤脱氢酶催化次黄嘌呤和黄嘌呤氧化生成尿酸。机体缺血、缺氧可导致大量的黄嘌呤脱氢酶转变为黄嘌呤氧化酶，使组织中黄嘌呤氧化酶含量增多，该酶在催化次黄嘌呤或黄嘌呤氧化生成尿酸的同时产生 $O_2^{-\cdot}$ 或 H_2O_2。同时，缺血时组织内部缺氧，黄嘌呤氧化酶活性较低，当再次灌注时，由于得到大量 O_2 供应，该酶活性增强，引起 $O_2^{-\cdot}$ 或 H_2O_2 大量产生，导致缺血再灌注组织的氧化损伤。④微粒体电子传递系统。内质网也是产生 ROS 的细胞器。当微粒体中加单氧酶氧化相对惰性的底物时，需由 NADPH 提供电子以产生部分还原的氧中间体，同线粒体一样，电子传递过程中可产生渗漏。尽管内质网损伤并不是正常情况下 ROS 的主要来源，但当正常生理生化过程受到损伤或有外源化学物存在时，可大大提高这一途径 ROS 的来源。细胞色素还原酶参与细胞色素 P450 和细胞色素 b5 的氧化还原反应，当它们催化外源化学物还原，然后发生自氧化时，也可产生 $O_2^{-\cdot}$ 和 H_2O_2。

此外，一些生物分子在有氧存在时的自氧化反应也可产生 ROS，如甘油醛、还原性核黄素及其衍生物——黄素单核苷酸（flavin mononucleotide，FMN）和黄素腺嘌呤二核苷酸（flavin adenine dinucleotide，FAD）、前列腺素、四氢蝶啶、儿茶酚胺的自氧化均可形成 ROS。

（三）外源化学物的体内代谢

许多外源化学物进入机体后，可通过不同途径产生 ROS，其中最主要的途径为氧化还原反应。这些化学物可通过加入一个单电子而还原为不稳定的中间产物，随后这个电子转移给分子氧而形成 $O_2^{-\cdot}$，中间产物则再生成为还原化学物。单电子还原通常由黄素蛋白，如 NADPH- 细胞色素 P450 还原酶催化，其他一些还原酶也参与这一反应过程。常见能产生 ROS 的物质有：①醌类化学物，是数量最多的一类可发生氧化还原循环的化学物，如丝裂霉素、多柔比星、博来霉素等；②硝基化合物，如硝基苯、二硝基苯、三硝基甲苯、硝基杂环化学物等；③双嘧啶化学物，如百草枯和杀草快等。此外，一些能干扰线粒体功能的化学毒物，如甲基汞、氰化物、3- 硝基丙酸等，也使 ROS 生成增加。

三、抗氧化应激系统

正常生理状态下，细胞内存在的抗氧化防御系统可清除 ROS，使体内 ROS 形成和清除处于动态平衡。多种原因可导致抗氧化防御系统功能减弱，使细胞对 ROS 的清除能力降低，导致疾病的发生。抗氧化系统主要由抗氧化酶系统、非酶类抗氧化系统和巯基还原体系组成。

（一）抗氧化酶系统

生物体内抗氧化酶主要有超氧化物歧化酶（SOD）、过氧化氢酶（catalase，CAT）、谷胱甘肽过氧化物酶（glutathione peroxidase，GSH-Px）及谷胱甘肽还原酶（glutathione reductase，GR）。① SOD 在哺乳类动物有两种形式，一种为分布于细胞质中的 Cu/Zn-SOD，另一种为分布于线粒体中的 Mn-SOD。SOD 是机体内唯一能清除 $O_2^{-\cdot}$ 的酶，可使 $O_2^{-\cdot}$ 歧化成 H_2O_2 和 O_2。② CAT 主要存在于细胞的过氧化物酶体内，可催化 H_2O_2 生成 H_2O 和 O_2。③ GSH-Px 主要存在于真核细胞的胞质中，线粒体中也含有 GSH-Px。此酶含有 4 个具有催化活性的硒原子，在肝脏和红细胞中活性高，心脏和肾脏中活性居中，肌肉中活性最低。GSH-Px 可催化 H_2O_2 和有机氢过氧化物还原，此过程以 GSH 为辅基。④ GR 是一种胞质酶，组织分布与 GSH-Px 相同，该酶利用 NADPH 将氧化型谷胱甘肽（GSSG）还原为 GSH。

（二）非酶类抗氧化系统

许多小分子抗氧化物质能通过非酶反应清除 ROS，这些小分子抗氧化物质主要为维生素类和微量元素。此外，来源于植物中的一些天然化学物也具有很强的抗氧化活性。

具有抗氧化作用的维生素主要有以下几种：①维生素 E，又名生育酚，天然生育酚有 7 种，其中以 α- 生育酚分布最广泛。维生素 E 能猝灭 $^1O_2$，是 $^1O_2$ 良好的清除剂。维生素 E 具有脂溶性，该性质使其既能附着在膜上，又能透过膜进入细胞，故对细胞膜的氧化损伤有很好的拮抗作用。维生素 E 经过一个自由基中间体氧化成醌，同时可将 $ROO^\cdot$ 转变成性质不活泼的 ROOH，中断脂类过氧化链式反应。②维生素 C：维生素 C 是多羟基五元环，每一个羟基都有接受 ROS 的能力。维生素 C 有亲电子性，能直接与 $O_2^{-\cdot}$、$OH^\cdot$ 和 $^1O_2$ 作用。水溶性的维生素 C 主要作用于胞质中的自由基和活化白细胞释放的 ROS。作为供氢体，维生素 C 可使被氧化的维生素 E 和氧化的巯基恢复为还原型。③β- 胡萝卜素：β- 胡萝卜素是维生素 A 的前体物质，为多不饱和烃，能通过提供电子抑制 ROS 生成。β- 胡萝卜素是目前自然界中已知的最有效的 $^1O_2$ 清除剂，也能清除 $O_2^{-\cdot}$ 和 $OH^\cdot$。此外，β- 胡萝卜素和维生素 E 具有协同抗氧化作用。

许多微量元素也有抗氧化作用，不同微量元素抗氧化机制不同。硒是人体必需的微量元素，能直接清除自由基，也是 GSH-Px 的重要组成成分。硒可通过增加 GSH-Px 活性，促进脂质过氧化物分解。锗的抗氧化性与其结构特性有关，其外层 4 个电子是负电荷载体，当其与外来基团或离子相遇时，其中一个电子可跃出轨道，而其余 3 个电子可从中捕捉自由电子以维持其稳定。锌是多种酶的组成成分，参与有机体的代谢调节，如参与 SOD 和 CAT 合成，从而起抗氧化作用。

研究显示，一些植物化学物质，如黄酮类化学物、多酚类物质、植酸等，具有很高的抗氧化活性。①黄酮类化学物可通过酚羟基与自由基进行抽氢反应生成稳定的半醌自由基，从而中断链式反应，也可与铁、铜等金属离子络合降低其催化的反应。②一些多酚类单宁物质可通过还原反应降低环境中的氧含量，或作为供氢体释放出氢与环境中的自由基结合，终止自由基引发的连锁反应，从而阻止氧化过程的继续进行。③植酸具有很强的螯合能力，可减少金属离子对氧化的催化作用，与其他抗氧化剂有协同增效作用。此外，尿酸、牛磺酸、次硫磺酸也对自由基所致的损伤具有保护作用。

（三）巯基还原体系

巯基还原体系主要包括谷胱甘肽（GSH）、谷氧还蛋白（glutaredoxin，Grx）和硫氧还蛋白（thioredoxin，Trx）。

GSH 是哺乳动物组织细胞中最主要的含巯基低分子肽，占非蛋白巯基总量 90% 以上。一般组织中 GSH 浓度介于 0.5～10mmol，其中肝脏 GSH 含量最高，约为 4～8mmol。细胞内 90% 的 GSH 分布于胞质中，10% 分布于线粒体，极少分布于内质网等部位中。GSH 对自由基有直接清除作用，GSH 能将一些脂类自由基、脂过氧自由基直接还原，阻断脂质过氧化的链式反应，其作用与维生素 C 类似。此外，GSH 可在 GSH-Px 作用下，从 H_2O_2 处接受电子发生自身氧化，从而抑制脂质过氧化的启动或终止脂质过氧化的发展，此为对 ROS 产生间接清除作用。

Grx 又称巯基转移酶，由 106～107 个氨基酸组成，是巯基 - 二硫键氧化还原酶家族的重要成分。生理状态下，Grx、GSH、GR 和 NADPH 构成一套 Grx 酶体系，参与催化二硫键与巯基之间的氧化还原反应。Trx 是由 104 个氨基酸组成、对热稳定的酸性蛋白质。氧化型 Trx 含有二硫键，还原型 Trx 含有巯基。Trx 抗氧化活性主要依赖于巯基 - 二硫化物间的转换反应，Trx 与硫氧还蛋白还原酶和 NADPH 组成 Trx 系统，具有清除 ROS 及还原二硫键的功能，从而维持细胞氧化还原稳态。

（赵秀兰）

第二节　氧化应激的损伤作用

当机体抗氧化酶活性降低或生成 ROS 过多，以及某些外源因素（如电离辐射、化学毒物及药物等）作用机体和细胞，或超出机体抗氧化能力时，可引起 ROS 蓄积，导致氧化应激的发生。氧化应激过程产生的自由基具有较高的反应活性，易迅速与细胞内分子作用，启动自由基的连锁反应，破坏核酸、蛋白质、糖类和脂类等生物大分子的结构和功能，如膜脂质过氧化、蛋白质和核酸等氧化损伤，从而导致机体产生暂时或持久性损害。这种损伤作用既可是 ROS 直接引发的蛋白质和 DNA 的氧化损伤，也可通过脂质过氧化或糖基氧化而导致蛋白质和 DNA 的间接损伤作用。

一、脂质过氧化损伤

脂质过氧化（lipid peroxidation）是多不饱和脂肪酸和脂质的氧化变质。脂质过氧化作用在机体的新陈代谢过程中发挥重要作用，其在正常情况下处于协调与动态平衡状态，维持体内许多生理生化反应和免疫反应。一旦这种协调与动态平衡发生紊乱与失调，将引起一系列的新陈代谢失常和免疫功能降低，形成自由基连锁反应，对细胞膜、脂蛋白及其他含脂质结构产生严重的损害，从而改变细胞膜流动性及渗透性、损伤 DNA 和蛋白质，进而影响细胞功能，最终造成组织和器官的损伤。人类的肿瘤、血管硬化及衰老等过程都涉及脂质过氧化损伤。

（一）脂质过氧化损伤过程

1. **脂质过氧化的化学过程**　脂质过氧化是一个自由基链式反应过程，即脂质分子脱去一个氢原子形成 $L \cdot$，$L \cdot$ 与氧反应形成 $LOO \cdot$，$LOO \cdot$ 再进攻其他脂质分子获得氢原子，生成新的自由基和 $LOOH$，而 $LOOH$ 在铁离子催化下生成 $LO \cdot$ 和 $LOO \cdot$。这一反应过程反复进行，从而导致脂质分子的不断消耗和脂质过氧化物的大量生成。

2. **脂质过氧化的产物**　脂质过氧化过程中产生了一系列中间产物，这些中间产物降解后最终生成小分子的醛、酮、羧酸以及烷烃和烯烃产物。$LOOH$ 能自发地或在过渡金属离子催化下发生均裂，产生 $LO \cdot$、$LOO \cdot$ 和 $OH \cdot$ 等自由基，引发新的自由基反应。

（二）脂质过氧化损伤后果

1. **脂质过氧化损伤对生物膜的影响**　脂质过氧化损伤最常见的后果是引起细胞膜和细胞器膜结构的改变和功能障碍。膜脂质过氧化使其不饱和性改变，随之膜的流动性改变而使其脆性增加；$L \cdot$ 又可与其他脂质和生物大分子相互作用而引起交联，进一步改变膜的结构和功能，从而增加细胞和细胞器膜性结构的通透性。

2. **脂质过氧化产物对蛋白质和 DNA 的影响**　脂质过氧化作用对蛋白质的损伤，不但是其产物丙二醛（malondialdehyde，MDA）和 4- 羟基壬烯醛（4-hydroxynonenal，4-HNE）对蛋白质的损伤，而且 $LOOH$ 均裂产生的 $LO \cdot$ 和 $LOO \cdot$ 非常活泼，如同 $OH \cdot$ 一样能引发蛋白质氧化损伤。脂质过氧化产物如 MDA 还可与蛋白和 DNA 发生共价结合，导致 DNA 链断裂和交联，DNA 的交联也能损伤蛋白质，导致脂褐质沉聚物的形成。

二、蛋白质氧化损伤

蛋白质是一类重要的生物大分子，是机体一切细胞的基本构成物质。由于蛋白质种类多，且广泛分布于细胞内外，故极易受到自由基的攻击，其中具有催化活性的酶或有信号传导作用的蛋白质受到的氧化损伤效应可被放大。自由基可直接作用于蛋白质，也可通过 MDA 和 4-HNE 等脂质过氧化产物作用于蛋白质，引起蛋白质多肽链断裂、氨基酸化学变化、蛋白质交联聚合作用，最终导致蛋白质氧化损伤。蛋白质氧化损伤主要包括主链氧化损伤、侧链氨基酸残基氧化损伤和肽链断裂。

（一）蛋白质氧化损伤过程

1. 蛋白质主链氧化损伤　自由基如 $OH^·$ 攻击蛋白质多肽主链，抽提氨基酸残基上的 α 氢原子而形成蛋白质自由基（protein radical, $Pr^·$）。$Pr^·$ 有三种命运：一是与另一个自由基反应，这种情况较少见，因为生物体内自由基寿命极短，碰撞概率小；二是两个 $Pr^·$ 相互加成反应形成蛋白质-蛋白质交联物，此种情况受蛋白质立体结构的影响；第三种情况是 $Pr^·$ 与氧反应形成蛋白质过氧基（protein peroxy radical, $PrOO^·$）。$PrOO^·$ 主要的反应是通过去除 $HO_2^·$ 生成亚胺，继而水解为肽片段。$PrOO^·$ 也能生成蛋白质氢过氧化物（protein hydro-peroxide, PrOOH），通过 $LO^·$ 介导形成不同的肽片段。此过程中形成的 $Pr^·$、$PrOO^·$ 和 $LO^·$ 都能与同一蛋白质或不同蛋白质的氨基酸残基发生提氢反应而生成新的 $Pr^·$，从而继发链式反应。

2. 蛋白质侧链氨基酸残基氧化损伤　不同种类自由基对氨基酸损伤作用的选择性存在较大的差异。一般来说，反应活性最大的自由基选择性往往最小，如 $OH^·$ 能引起广泛的损伤作用，即蛋白质几乎所有的氨基酸残基对 $OH^·$ 都是敏感的；相反，活性低的自由基如 $CCl_3OO^·$ 介导的损伤作用选择性较强。氨基酸是构成多肽和蛋白质的基本单位，自由基引起的氨基酸结构改变必将影响其所构成的多肽和蛋白质的功能。容易受到自由基攻击的氨基酸残基包括精氨酸、赖氨酸、脯氨酸、组氨酸、半胱氨酸、甲硫氨酸和色氨酸等，表 4-1 列出了这几种氨基酸氧化产物。

3. 肽链断裂　根据 ROS 和蛋白质的类型、浓度和二者之间的反应速率情况，ROS 所致蛋白质肽链断裂有两种方式。一种是肽链水解，常发生在脯氨酸处，其机制为 ROS 攻击脯氨酸使之引入羰基而生成 α-吡咯烷酮，经水解与其相邻的氨基酸断开，α-吡咯烷酮成为新的 N 末端，可进一步水解成为谷氨酰胺。另一种是从 α-碳原子处直接断裂，ROS 攻击 α-碳原子生成 α-碳过氧基，后者转化为亚氨基肽，经过酸水解为氨基酸和羰基化合物。

（二）蛋白质氧化损伤后果

蛋白质氧化损伤后果主要表现为酶活性改变、生物膜和细胞功能异常。蛋白质氧化损伤使它们对酶促和非酶促的蛋白水解反应更敏感，从

表 4-1　自由基攻击氨基酸后形成的氧化产物

氨基酸 + 自由基	氧化产物
酪氨酸 + $OH^·$ 或 ONOOH	二羟基苯丙氨酸（DOPA、多巴）
酪氨酸 + HOCl	3-氯酪氨酸
酪氨酸 + ONOOH	3-硝基酪氨酸
酪氨酸 + $OH^·$ 或 HOCl，单电子氧化再聚合	双酪氨酸
苯丙氨酸 + $OH^·$ 或 ONOOH，单电子氧化再聚合	邻或间羟基-酪氨酸
苯丙氨酸 + $OH^·$（聚合）	羟化芳香族氨基酸二聚体
色氨酸 + $OH^·$ 或单电子氧化	N-甲酰犬尿氨酸、犬尿氨酸、5-羟色氨酸和 7-羟色氨酸
组氨酸 + $OH^·$ 或单电子氧化	2-氧组氨酸、天冬酰胺，天冬氨酸
谷氨酸 + $OH^·$（有氧）	谷氨酸氢过氧化物
亮氨酸 + $OH^·$（有氧）	亮氨酸氢过氧化物、羟基亮氨酸、α-酮异己酸、异龙脑香酸、亮氨酸、异龙脑香醛、异龙脑香醛肟、羰基化合物
缬氨酸 + $OH^·$（有氧）	缬氨酸氢过氧化物、羟基缬氨酸、羰基化合物
赖氨酸 + $OH^·$（有氧）	赖氨酸氢过氧化物、羟基赖氨酸、羰基化合物
脯氨酸 + $OH^·$（有氧）	脯氨酸氢过氧化物、羟基脯氨酸、5-羟-2-氨基戊酸、羰基化合物
精氨酸 + $OH^·$（有氧）	5-羟-2-氨基戊酸
异亮氨酸 + $OH^·$（有氧）	异亮氨酸氢过氧化物、羟基异亮氨酸、羰基化合物
甲硫氨酸 + $OH^·$ 或单电子氧化	甲硫氨酸亚砜、甲硫氨酸砜
半胱氨酸 + $OH^·$ 或氢的抽提物	二硫化物、胱氨酸

而加速自身水解，导致蛋白质破坏和病理性组织降解。所以，自由基引起的蛋白质氧化损伤与衰老、肿瘤、糖尿病及许多神经退行性疾病的发生相关。某些蛋白质半衰期长，容易造成氧化损伤的积累，因此，蛋白质氧化损伤的形成可能是哺乳动物氧化损伤的高度敏感指标。蛋白质羰基及其衍生物是目前应用最多的蛋白质氧化损伤标志物，如体内羰基水平可反映蛋白质氧化损伤的程度。

三、DNA 氧化损伤

DNA 是自由基攻击的重要靶分子之一。自由基可攻击染色质上的蛋白质和核苷酸及碱基，从而引起 DNA 氧化损伤，导致链断裂、位点突变、染色体畸变等；而 DNA 损伤又可进一步增加细胞内 ROS 水平，从而加重细胞的氧化应激作用。

（一）DNA 氧化损伤过程

1. 碱基氧化损伤 ROS 攻击 DNA 的靶位点通常是腺嘌呤与鸟嘌呤的 C8 及胞嘧啶与胸腺嘧啶的 C5 和 C6 双键。自由基直接作用于碱基，使双键部位发生加成反应或甲基脱氢反应，或者使脱氧核苷脱嘌呤或脱嘧啶。自由基中极为活泼的单电子容易与亲核性的 DNA 分子结合，导致 DNA 碱基的修饰改变，ROS 与 DNA 反应最终可形成 20 余种不同类型的碱基修饰产物，其中 8- 羟基脱氧鸟苷（8-hydroxydeoxyguanosine，8-OHdG）形成数量最多，也最常见。DNA 链中存在 8-OHdG 则可引起 DNA 复制时碱基的错误配对和移码，从而导致基因突变。因此，通常以 8-OHdG 作为 DNA 氧化损伤的重要指标。

2. DNA 链断裂 各种途径产生的 OH˙ 对 DNA 的攻击最为迅速和强烈，即 OH˙ 攻击 DNA 分子中核糖的 3′ 和 4′ 碳位可导致 DNA 链断裂。由自由基攻击胸腺嘧啶碱基所造成的损害经修复酶切除后也产生类似的单链断裂。氧化损伤启动一系列代谢过程，激活核酸酶，导致 DNA 链的断裂。

3. 线粒体 DNA 氧化损伤 线粒体 DNA（mitochondrial DNA，mtDNA）编码与线粒体呼吸链有关的氧化磷酸化酶亚单位。与核 DNA（nuclear DNA，nDNA）相比，mtDNA 更易遭受氧化损害。ROS 可使 mtDNA 的碱基转换（如胸腺嘧啶转变为胞嘧啶，鸟嘌呤转变为腺嘌呤）、碱基

破坏和脱落、脱氧核糖分解、磷酸二酯键断裂以及核苷酸链的单链和双链断裂、同一条链内或相邻两条链间核苷酸发生链内交联或链间交链。

（二）DNA 氧化损伤后果

DNA 氧化损伤的生物学后果很大程度上决定于 DNA 损伤的量、损伤的复杂程度、细胞 DNA 修复功能及其环境条件等。如 ROS 引起 DNA 双链断裂未被修复，则可导致染色体断裂，从而形成微核；错误的重接导致染色体异位、重排和基因缺失。DNA 错误修复直接后果是基因重排和基因突变，甚至癌变。生殖细胞的 DNA 氧化损伤将产生遗传效应。

（刘起展）

第三节 氧化应激调控的分子机制

外源化学物所致氧化应激可引起机体多种细胞和分子通路的变化，包括信号通路和转录因子活性异常、细胞周期和细胞凋亡紊乱、抗氧化物酶活性改变及机体自身抗氧化防御系统功能降低等。

一、氧化应激相关信号通路

氧化应激破坏细胞内氧化还原平衡，激活或抑制多种信号通路和信号分子，使细胞内信号通路和 / 或某些重要信号分子发生改变，从而损害细胞结构和功能。ROS 不仅是一类损伤细胞的毒性物质，而且还作为信使分子通过调控细胞的氧化还原状态直接或间接调节生长因子等胞外信号分子与细胞表面受体的相互作用、细胞内信号通路及基因表达等过程，从而参与对细胞增殖、分化和凋亡的信号通路的调控作用。

（一）ROS 调控的主要信号通路

对氧化应激敏感的信号通路包括第一信使（配体）、受体、第二信使、蛋白激酶 / 磷酸酶等。ROS 调控信号通路具有细胞种类和作用因子的特异性。

1. ROS 调控的配体 / 受体相关信号通路 细胞信号通路的第一信使包括激素、神经递质、生长因子等。第一信使（配体）作用于相关受体而将信号从细胞外转导到细胞内，再引起下游信号通路的改变，最终改变细胞功能。Toll 样受体

(toll-like receptor，TLR)信号通路被认为是先天免疫和缺血诱导性炎症的主要信号通路之一，是组织损害的关键传感通路。在氧化应激状态下，TLR可被激活，从而启动炎症级联反应，最终导致细胞和组织的损伤。ROS既可以参与活化TLR，又参与了TLR活化后的信号过程，如TLR4活化后与NADPH氧化酶相互作用而引起一系列ROS信号通路的传递。

2. ROS调控第二信使　在许多细胞中，ROS本身发挥第二信使作用，也可与其他第二信使如Ca^{2+}和环磷酸鸟苷(cGMP)相互作用。

(1) ROS调控Ca^{2+}信号：ROS不仅调控细胞膜上Ca^{2+}泵、Ca^{2+}通道活性或开放程度，而且还调控内质网等细胞器膜上Ca^{2+}转运系统的激活和细胞质内Ca^{2+}结合蛋白活性。在ROS信号刺激下，细胞内Ca^{2+}浓度迅速上升，进而激活下游信号通路；反之，细胞内升高的Ca^{2+}浓度也能激活产生ROS的各种氧化酶(如NADPH氧化酶)，并通过线粒体途径促进细胞内ROS生成。因此，细胞内ROS水平与Ca^{2+}浓度可以形成相互促进的正循环。细胞内Ca^{2+}又会激活各种抗氧化酶来抵抗ROS所致的氧化应激。ROS与Ca^{2+}信号之间形成一个复杂的交互作用调控环，从而使ROS信号得以精确地传递。

(2) ROS调控cGMP信号：鸟苷酸环化酶(guanylate cyclase，GC)催化三磷酸鸟苷(guanosine triphosphate，GTP)转化成第二信使cGMP。多种自由基如一氧化氮(NO)、H_2O_2和$O_2^{-\cdot}$均参与GC活性的调控，如NO可激活可溶性鸟苷酸环化酶(soluble guanylate cyclase，sGC)血红素辅基上的铁，形成亚硝酰复合物而激活该酶，使细胞内cGMP水平升高。$O_2^{-\cdot}$则抑制sGC活性，从而引起cGMP水平降低。H_2O_2则通过诱导RNA结合蛋白HuR从细胞核中转入细胞质，并与sGC mRNA非翻译区结合，从而阻滞其mRNA降解，促进sGC蛋白表达而启动cGMP相关信号通路。

3. ROS调控蛋白磷酸化　蛋白质磷酸化由蛋白激酶和蛋白磷酸酶两组酶调节，而且多种激酶和磷酸酶都有其特异性的氨基酸作用位点。外源化学物产生的ROS通过影响这些蛋白激酶或磷酸酶的活性而影响蛋白质磷酸化过程，从而进一步调控其所致的损害过程。

(1) ROS调控蛋白激酶C：蛋白激酶C(protein kinase C，PKC)的激活可引发一系列蛋白磷酸化相关的级联信号通路。由于PKC蛋白N-末端调控区域内含有多个半胱氨酸残基，其容易被ROS激活。促氧化剂或一些外源化学物通过引起PKC的异常激活而导致诸如癌症和糖尿病等疾病。PKC被激活后又进一步促进细胞内ROS水平升高，因此，ROS与PKC之间的相互促进作用，将导致氧化应激相关疾病的进一步恶化。

(2) ROS调控丝裂原激活蛋白激酶：丝裂原激活蛋白激酶(mitogen-activated protein kinase，MAPK)是一类调控细胞生长、凋亡、分化和应激反应的丝氨酸/苏氨酸激酶，其处于蛋白磷酸化级联信号的下游，是许多信号通路相互交联节点，ROS对MAPK的调控相当复杂。MAPK信号通路主要有胞外信号调节激酶1/2(extracellular signal-regulated kinase 1/2，ERK1/2)、c-Jun氨基末端激酶(c-Jun N-terminal kinase，JNK，又称为应激活化蛋白激酶，stress-activated protein kinase，SAPK)和p38三条亚信号通路。一般情况下，ROS激活p38和JNK信号通路参与其诱导的细胞凋亡，而ROS激活ERK1/2信号通路则参与其促进细胞增殖。

(二) ROS在调控细胞稳态信号转导中的作用

细胞稳态的维持取决于器官组织特定细胞增殖、分化和凋亡平衡的调控。多种自由基，如H_2O_2、$O_2^{-\cdot}$和NO等在细胞增殖、分化和凋亡调控过程中发挥重要的信号转导作用。

1. ROS在细胞增殖调节中的信号转导作用　ROS是许多分裂刺激因子的第二信使。细胞在应答细胞生长因子作用时产生ROS可作为分裂转导信号，如上皮生长因子作用于PC12细胞时产生$O_2^{-\cdot}$作为分裂转导信号；血小板衍生生长因子(PDGF)诱导平滑肌细胞增殖的信号转导过程需要H_2O_2。ROS对细胞增殖调节中的信号转导作用还表现为对细胞增殖的直接刺激或抑制作用，如$O_2^{-\cdot}$或H_2O_2刺激仓鼠和大鼠成纤维细胞的增殖；NO具有抑制血管平滑肌和肿瘤细胞增殖的作用。此外，ROS在细胞增殖调控中的信号转导作用，还表现在使处于活跃增殖状态的培养细胞具有自分泌H_2O_2或$O_2^{-\cdot}$的作用，如癌基因*ras*转化的成纤维细胞可自分泌$O_2^{-\cdot}$。

2. ROS 在细胞分化调节中的信号转导作用

细胞的分化程度与细胞的增殖速度密切相关,当细胞进行分化时,在 G_1 期脱离细胞增殖周期进入 G_0 期。细胞分化程度越高,它回到 G_1 期进入细胞增殖周期的可能性越小。

3. ROS 在细胞凋亡调节中的信号转导作用

多种自由基如 H_2O_2、$O_2^{-\cdot}$ 和 NO 在多种因素诱导的细胞凋亡过程中发挥信号转导作用,其主要表现在以下几方面:①许多因素诱导细胞凋亡时产生 ROS;②直接加入外源 $OH^\cdot$ 或 / 和 $O_2^{-\cdot}$ 可诱导细胞凋亡;③抗氧化剂可抑制多种因素诱导的细胞凋亡;④某些凋亡抑制因素还可通过抑制 ROS 产生而发挥作用。

包括外源化学物在内的外界各种刺激可使细胞产生 ROS,ROS 又可通过多种信号通路引起细胞增殖、分化和凋亡等生物学效应。具体见表 4-2 和图 4-1。

ROS 对多个细胞信号通路(包括第一信使、受体、第二信使、蛋白激酶 / 磷酸酶)都有广泛的交互调控作用,它们既作为信号分子参与其中,又与其他的信号通路相互影响,形成一个复杂的信号关系网,从而调控下游的损害作用。因此,氧化应激是一个涉及多条信号通路及相关蛋白的复杂病理过程,此过程并不是由某条信号通路单独作用,而是多条信号通路共同作用。因此,对氧化应激的研究不能仅着眼于一条信号通路或一种基因,应综合考虑各种因素间的相互作用。

表 4-2　ROS 产生部位、有关信号通路及相应的生物学效应

刺激信号	受体类型	ROS 产生部位	信号通路	生物学效应
PDGF、EGF、神经生长因子等	RTK	NADPH 氧化酶	ERK1/2	促进细胞增殖、分化
TNF-α、IL-1、IFN-γ 等	细胞因子受体	线粒体呼吸链,少量由 NADPH 氧化酶产生	p38、JNK	产生炎性介质细胞凋亡
转化生长因子 -β1	RSTK	NADH 氧化酶	Smad	抑制细胞增殖、促进凋亡
血管紧张素Ⅱ、5-羟色胺等	GPCR	NADH 氧化酶	p38、ERK1/2	细胞肥大、增殖
紫外线、离子辐射、热、渗透压和机械刺激等	/	细胞内外 H_2O 分子	MAPK 或直接损伤 DNA	细胞增殖或死亡

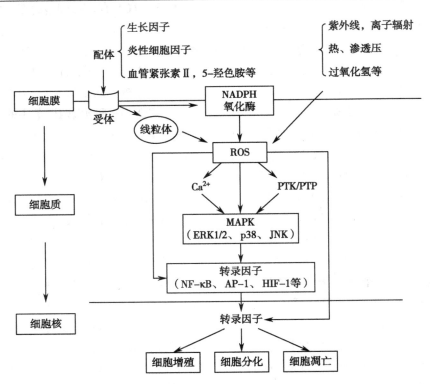

图 4-1　ROS 作为信使分子调控细胞的增殖、分化和凋亡

二、氧化应激相关基因表达调控

外源化学物产生的 ROS 调控对氧化还原敏感的信号通路，最终引起基因表达的改变，如诱导适应性基因的表达，以抵御外源化学物对细胞的损伤作用，或者诱导凋亡相关基因的表达而导致细胞凋亡。在外源化学物所致机体和细胞损伤中，ROS 在多级水平上参与了对转录因子和抗氧化酶等基因及蛋白的表达调控过程。

（一）ROS 对转录因子表达调控的影响

ROS 既可以影响转录因子（transcription factor）的激活入核过程，又可影响转录因子与靶基因启动子区的结合（包括 ROS 对顺式作用元件的影响），从而调控基因的转录水平。ROS 通过调控 Nrf2、NF-κB、AP-1 和缺氧诱导因子（hypoxia-inducible factor，HIF）等转录因子的表达水平和活性而引起相应的生物学效应。

1. ROS 对 NF-E2 相关因子表达调控的影响 NF-E2 相关因子（nuclear factor erythroid 2-related factor，Nrf2）是外源化学物和氧化应激的感受器，是细胞抗氧化反应的中枢调解者，在参与细胞抗氧化应激和外源化学物诱导的主要防御机制中发挥重要作用，其激活下游抗氧化酶基因及Ⅱ相解毒酶转录，从而保护细胞免受亲电子剂、活性氧、活性氮等环境应激物的损害作用。在生理条件下，Nrf2 与 Kelch 样环氧氯丙烷相关蛋白1（Kelch-like ECH2 associated protein 1，Keap1）的结合和解离处于动态过程。Nrf2 调控的酶包括血红素加氧酶 -1（heme oxygenase-1，HO-1）、谷胱甘肽硫转移酶（glutathione S-transferase，GST）、谷氨酸半胱氨酸连接酶（glutamate-cysteine ligase，GCL）、SOD 和 NADPH 醌氧化还原酶 1（NADPH-quinine oxidoreductase 1，NQO1）等（图 4-2）。

2. ROS 对核因子 -κB 表达调控的影响 核因子 -κB（nuclear factor kappa B，NF-κB）家族成员包括 NF-κB1（p50）、NF-κB2（p52）、RelA（p65）、RelB 和 cRel，它们以同源或异源二聚体的形式组成蛋白。异源二聚体 p50/p65 的分布和作用最广泛，也是我们通常所说的 NF-κB。静息状态时，NF-κB 与其抑制因子 IκB 结合以失活的形式存在于细胞中。在外源化学物引发的 ROS 作用下，IκB 激酶（IκB kinase，IKK）通过磷酸化或形成分子内二硫键而被激活，进一步使 IκB 发生磷酸化并从 NF-κB/IκB 复合物中脱落下来，NF-κB 被激活并进入细胞核结合到靶基因的启动子区，启动靶基因表达。ROS 也可以通过氧化 IKK 的 C179 残基而阻滞 IKK 被激活；ROS 还可以通过非 IKK 途径促进 IκB 磷酸化，进而活化 NF-κB（图 4-3）。另外，ROS 还可能直接氧化 NF-κB，并抑制其与 DNA 结合的能力。需要强调的是，NF-κB 活化过程中 ROS 不仅具有种类特异性，而且有细胞特异性。

NF-κB 调控的基因包括一些抗氧化或保护基因，如 Mn-SOD、Cu/Zn-SOD、CAT、金属硫蛋白（metallothionein，MT）、HO-1 和 GPX1 等；也包括一些促氧化基因，如黄嘌呤氧化还原酶（xanthine oxidoreductase，XOR）、诱导型一氧化氮合酶（iNOS）、神经元型一氧化氮合酶（nNOS）、花生四烯酸 5- 脂氧合酶（5-lipoxygenase，LOX-5）、LOX-12、细胞色素 P450 酶 2E1（Cyp2E1）和 Cyp2C11 等。这些基因产物反过来又可以对细胞内的 ROS 进行负反馈或正反馈调控。因此，ROS 与 NF-κB 之间形成一个复杂的交互作用调控网络。

3. ROS 对活化蛋白 -1 表达调控的影响 活化蛋白 -1（activator protein-1，AP-1）是由基因 *Jun*

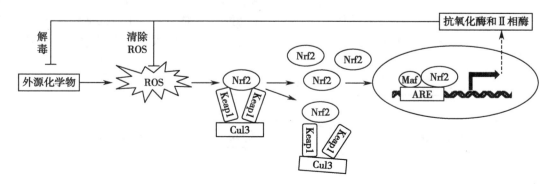

图 4-2 外源化学物诱发的 ROS 调控 Nrf2/Keap1 信号通路

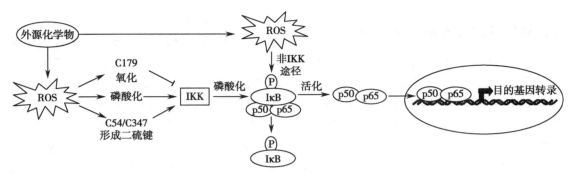

图 4-3 外源化学物诱发的 ROS 调控 NF-κB 相关信号通路

（*c-Jun*、*JunB*、*JunD*）和 *Fos*（*c-Fos*、*FosB*、*Fra-1*、*Fra-2*）家族成员组成的同源或异源二聚体复合物。AP-1 的主要形式是 *c-Jun* 和 *c-Fos* 形成的异源二聚体。静息状态下，AP-1 浓度和活性极低；在外源化学物引发 ROS 的作用下，JNK 的上游信号发生改变，其上游激酶凋亡信号调节激酶 -1（apoptosis-signal regulating kinase-1，ASK1）被激活，而其上游 MAPK 磷酸酶（MAPK phosphatase，MKP）又被抑制，二者均可导致 JNK 被激活，从而使转录因子 AP-1 发生磷酸化而被激活，并导致靶基因的持续高表达（图 4-4）。另外，氧化应激、紫外线照射、重金属处理细胞，则可引起 ROS 水平升高，还可以诱导细胞内 *c-Jun* 和 *c-Fos* 迅速合成，从而激活 AP-1，使 AP-1 的被激活也具有细胞特异性。

4. ROS 对缺氧诱导因子表达调控的影响　缺氧诱导因子（hypoxia-inducible factor，HIF）是哺乳动物和人在缺氧条件下维持氧稳态的关键因子，其对 ROS 和 NO 也敏感。HIF 包括 HIF-1、HIF-2 和 HIF-3，其均由 HIFα 和 HIFβ 两个亚单位构成的异源二聚体复合物。HIFα 既是调节亚基，又是活性亚基，其蛋白质稳定性和活性均受细胞内氧浓度的调节；HIFβ 是许多转录因子的共同亚基，其不受氧浓度的调节，可存在于任何氧浓度下。由于 ROS 可以阻滞 HIF 激活，而且 HIFα 对缺氧具有特异性感受，当周围环境氧浓度降低则引起细胞内 ROS 水平下降时可导致 HIFα 激活，使其从细胞质转移到细胞核内，与细胞核内 HIFβ 形成二聚体，活化后的 HIF 与靶基因启动子区的缺氧应答元件（hypoxia response element，HRE）结合，启动靶基因的转录。由于缺氧时电子在电子传递链的最后一步无法与氧气发生反应，从而导致电子渗漏产生 ROS，细胞内的低氧环境又可导致线粒体内 ROS 增加。因而低氧条件下，尽管细胞内 ROS 的总体水平可能由于一些氧化酶产生的量减少而下降，但线粒体内产生的 ROS 则会增加，故缺氧也会导致氧化应激的增加。HIF 靶基因的蛋白产物作用相当广泛，涉及细胞的能量代谢、增殖和生存、凋亡、血管生成、浸润与转移等多种细胞生物学效应。

（二）ROS 对抗氧化酶基因表达调控的影响

由于多种抗氧化酶基因，如 HO-1、γ-GCS、SOD 和 NQO1 的基因启动子区均含有 ARE，ROS 可以通过调控转录因子 Nrf2 调控这些抗氧化酶基因的表达水平，从而影响其催化自由基转化为无毒物质和增加水溶性，以利于自由基清除。

1. ROS 对血红素加氧酶 -1 表达调控的影响　HO-1 是血红素降解的限速酶。HO-1 的抗氧化功能一方面与其阻止游离血红素参与氧化反应有关；另一方面，HO-1 及其酶解产物（胆红素、CO）

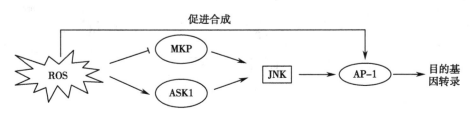

图 4-4 ROS 调控转录因子 AP-1 相关信号通路

共同发挥抗氧化、抗炎、抑制细胞凋亡和扩血管、改善组织微循环等作用，广泛参与细胞的抗氧化应激损伤，是机体重要的内源性保护体系之一。1% 的特丁基对苯二酚（tBHQ）添加饲料喂养 1 型糖尿病小鼠可以减轻糖尿病小鼠肾脏的氧化应激损伤，伴随着 Nrf2 蛋白的激活和入核，受其调控的抗氧化蛋白 HO-1 表达水平明显升高；七氟烷通过激活 Nrf2 而诱导大鼠海马神经元 HO-1 mRNA 表达水平升高，所以，氧化应激所致 HO-1 表达升高主要是通过 Nrf2 激活介导的。

2. ROS 对 γ- 谷氨酰半胱氨酸合成酶表达调控的影响 γ- 谷氨酰半胱氨酸合成酶（γ-glutamylcysteinesynthethase，γ-GCS）是由重链亚单位（γ-GCSh）和轻链亚单位（γ-GCSl）组成的二聚体，是体内 GSH 合成的限速酶。增加 γ-GCS 表达水平和活性，可促进 GSH 合成，增强组织细胞抗氧化应激的能力。外源化学物产生的 ROS 通过激活 Nrf2 而上调 γ-GCS 的表达。胰岛素可通过激活 PI3K/Akt 信号通路，促进 Nrf2 激活而发生核转位，引起 γ-GCS 蛋白表达水平升高，降低高糖对内皮细胞的氧化应激损伤作用。

3. ROS 对超氧化物歧化酶表达调控的影响 SOD 是生物体内清除自由基的主要催化酶类之一。其包括 Cu/Zn-SOD、Mn-SOD 和 Fe-SOD。有研究发现白藜芦醇可通过激活 Nrf2，促进 SOD 表达水平，阻滞 H_2O_2 所致的细胞氧化损伤。莱菔硫烷通过激活 Nrf2 上调其下游的抗氧化蛋白表达水平，从而发挥对心脏缺血再灌注损伤的保护作用。

4. ROS 对 NQO1 表达调控的影响 NQO1 是一种调节细胞氧化还原状态的黄素酶，以 NADPH 为受体，催化醌类及其衍生物，使其失去 2 个电子发生还原反应，其催化特性在于无单电子还原产物半醌及自由基等氧化产物形成，对各种代谢引起的氧化应激反应具有保护作用。Nrf2 结合于 NQO1 基因启动子区的 ARE 序列，从而上调 NQO1 蛋白表达水平。

三、氧化应激相关表观遗传

表观遗传（epigenetic）是指 DNA 序列不发生变化，但基因表达却发生了可遗传的改变，其包括：DNA 甲基化（DNA methylation）、组蛋白修饰（histone modification）和非编码 RNA（noncoding RNA，ncRNA），其中 ncRNA 又包括微小 RNA（microRNA，miRNA）、长链非编码 RNA（long noncoding RNA，lncRNA）和环状 RNA（circular RNA，circRNA）等。这些表观遗传都与外源化学物所致氧化应激损害过程及调控有关，如外源化学物可改变与 ROS 产生和清除相关分子的表观遗传，从而影响机体氧化系统和抗氧化系统的平衡，进而引起核酸、蛋白质及脂质等生物大分子的损伤及信号通路的紊乱，导致细胞死亡、组织损伤及相关疾病的发生。

（一）氧化应激对 DNA 甲基化的影响

DNA 甲基化状态对胚胎发育、正常细胞功能的维持，乃至疾病的发生十分重要。DNA 甲基化状态改变可以导致基因不正常重组和一些基因的转录失调。因此，外源化学物所致 DNA 甲基化改变在其所致机体和细胞损害及肿瘤的发生与发展中发挥重要作用。例如，砷在体内代谢的甲基化过程和 DNA 甲基化需要同样的甲基化供体——S- 腺苷甲硫氨酸（S-adenosylmethionine，SAM），因此砷在体内被甲基化代谢时会争夺甲基供体，从而影响基因组的 DNA 甲基化水平，可能与砷的致癌机制有关。多种外源化学物还可以直接与 DNA 甲基转移酶（DNA methyltransferase，DNMT）相互作用而抑制其激活，如 DNMT 包括 DNMT1、DNMT3A 和 DNMT3B 的 mRNA 水平和激活与砷暴露呈剂量 - 反应关系。

氧化应激引起的 DNA 损伤不仅干涉 DNA 作为 DNMT 的底物，而且也降低 DNA 碱基对甲基的接受能力，如 $OH^·$ 引起的 DNA 损伤如 8-OHdG 和 O^6- 甲基鸟嘌呤（O^6-methylguanine）能影响 DNA 作为甲基转移酶的底物，使基因组整体甲基化水平降低。CpG 二核苷酸序列中，8-OHdG 的存在则抑制邻近胞嘧啶残基的甲基化，并干扰核酸内切酶对 DNA 的切割能力。O^6- 甲基鸟嘌呤可自发地与胸腺嘧啶配对，促使 DNA 低甲基化。ROS 可使肿瘤抑制基因 p15、NK4B、p161NK4A、CDKN2A、RB、VHL、BRAC1 及 E- 钙黏着蛋白等启动子区域 CpG 位点均发生高甲基化，从而使基因表达沉默。特定基因甲基化的改变对癌症的发生发展有两方面的作用，即对抑癌基因，高甲基化状态会抑制其表达，促进肿瘤事件的发生；对原癌基因，低甲基化状态会解除对其的抑制，从而促进肿瘤事件的发生。

（二）氧化应激对组蛋白修饰的影响

核小体（nucleosome）由 DNA 和组蛋白（histone）构成，是染色质（染色体）的基本结构单位。组蛋白是细胞内染色质的基本结构，不同基团修饰的组蛋白可以通过改变基因所处的环境、染色质的结构或凝集状态及作为信号影响下游蛋白表达的方式来调控基因的表达。外源化学物所致机体和细胞损伤机制有关的组蛋白修饰，主要包括其所致组蛋白乙酰化、甲基化和磷酸化等改变。

1. 氧化应激所致组蛋白乙酰化修饰改变 组蛋白乙酰化（histone acetylation）是一个动态的可逆过程，乙酰化和去乙酰化的动态平衡影响染色质的结构和基因表达，其失衡会导致基因表达的异常而产生损害效应，甚至肿瘤的产生。例如，三价无机砷（As^{3+}）和三价一甲基砷酸（MMA^{3+}）联合诱导膀胱上皮细胞恶性转化时，发现随着暴露时间和剂量的增加而引起组蛋白 H4 第 16 位（H4K16）基因的乙酰化水平逐渐降低，敲除组蛋白乙酰转移酶（histone acetyltransferase）基因后，H4K16 基因的乙酰化受阻，并增强砷对人膀胱上皮细胞的毒作用，从而提示 H4K16 基因的乙酰化作用可以减弱砷的毒作用。

2. 氧化应激所致组蛋白甲基化修饰改变 组蛋白甲基化（histone methylation）是可逆的。组蛋白甲基化由组蛋白转移酶和组蛋白去甲基化酶催化，通常发生在 H3 和 H4 组蛋白 N 端精氨酸或赖氨酸残基上，组蛋白甲基化修饰可调节相应位点的基因表达及维持染色质结构。组蛋白甲基化和 DNA 甲基化可联合作用，共同参与外源化学物所致基因沉默而产生损害作用，甚至诱发肿瘤。三价无机砷处理引起不同的 H3 赖氨酸残基甲基化水平改变，包括增加 H3K9- 二甲基和 H3K4- 三甲基及减少 H3K27- 三甲基。此外，B[a]P 染毒后三甲基化 H3K9、三甲基化 H3K27 和三甲基化 H3K4 亦有不同程度的改变。

3. 氧化应激所致组蛋白磷酸化修饰改变 组蛋白磷酸化（histone phosphorylation）在细胞有丝分裂、细胞死亡、DNA 损伤修复、DNA 复制和重组过程中发挥重要的作用。无机砷诱导肿瘤细胞凋亡是通过上调磷酸化的组蛋白 2A 变异体（histone family 2A variant，H2AX）进行的，这可能是无机砷作为抗白血病、肝癌等肿瘤药物的一个重要机制。无机砷在有丝分裂期诱导 H3 磷酸化，改变染色质的紧缩和分离影响基因转录的起始；但在细胞分裂间期诱导组蛋白 H3 磷酸化则可引起染色质松弛和使基因再表达，如三价砷在细胞分裂间期，使组蛋白 H3 的第 10 位丝氨酸发生磷酸化改变，从而诱导原癌基因如 *c-Jun* 和 *c-Fos* 表达。B[a]P 染毒不同种类的细胞均显示，细胞中磷酸化 H2AX 的含量随着 B[a]P 染毒时间的延长而逐渐增加，从而通过与特异的蛋白质复合物结合来调控基因表达。

（三）氧化应激对微小 RNA 功能的影响

miRNA 是近年发现的一类长度约 22 个核苷酸的非编码小分子 RNA，在哺乳动物中估计约 30% 的蛋白编码基因受 miRNA 的调控。ROS 对 miRNA 的调控是其对基因转录后调控的重要形式。氧化应激诱导剂叔丁基过氧化氢（tert-butyl hydroperoxide，t-BHP）在诱导细胞内 ROS 生成过程中，上调了 35 种 miRNA，下调了 40 种 miRNA，同时上调了 2 076 种 mRNA 和下调了 580 种 mRNA，提示 miRNA 在 ROS 调控相关基因中的重要性。硫酸亚铁、硫酸铝处理人神经（HN）细胞，可以产生大量 ROS 而上调 miR-9、miR-125b 和 miR-128 等 miRNA 表达水平。

外源化学物所致 miRNA 表达的改变不是稳定不变的，当除去外源化学物后，它有可能恢复到原来的水平，由此说明慢性暴露外源化学物可能对永久改变 miRNA 的表达具有重要作用。研究发现，miR-141 和 miR-200a 可能会通过氧化应激反应参与肿瘤生成；miR-29 家族通过调节 DNA 甲基化水平而参与肺间质纤维化过程，且所有这些 miRNA 都是由氧化应激作用加以调节的。

miRNA 还可以调控细胞内的氧化还原状态，如 miR-210 可以抑制线粒体电子传递链上的重要因子铁硫簇支架蛋白（iron-sulfur cluster scaffold homolog，ISCU）和细胞色素 C 氧化酶组装蛋白 10（cytochrome C oxidase assembly protein 10，COX10）的表达，从而促进细胞内 ROS 的产生。miR-433 靶向下调合成 GSH 的限速酶 γ-GCS 的活性使 GSH 水平降低，从而导致细胞氧化还原状态变化。

（四）氧化应激对长链非编码 RNA 的影响

lncRNA 是长度大于 200 个核苷酸的非编码 RNA，其可以通过修饰染色质、激活或者抑制 DNA 转录、转录后调控 mRNA 表达以及作为 miRNA 的诱导分子来干扰基因的表达，进而在各种疾病发生发展中发挥重要的调控作用。迄今为止，越来越多的研究表明，lncRNA 与氧化 - 抗氧化系统密切相关，多种 lncRNA 参与调节 Nrf2/Keap1/ARE 途径，或直接与 miRNA 作用发挥调控作用，例如有研究报道，lncRNA 和 miRNA 调控细胞发生上皮 - 间质转化（epithelial-mesenchymal transition，EMT）及其在促进细胞纤维化及恶性转化中发挥重要作用。根据目前在氧化应激领域对 lncRNA 的研究，表 4-3 中列出了与氧化应激有关的 lncRNA。

（五）氧化应激对环状 RNA 的影响

环状 RNA（circular RNA，circRNA）是一种非编码 RNA（ncRNA），与线性 RNA 不同，其具有封闭的环状结构，其序列高度保守，大多数位于细胞质中，并且不能被核酸外切酶所降解和消化。circRNA 具有以下几种潜在功能：①通过作为竞争性内源 RNA 与 miRNA 结合，称为"吸附 miRNA"或"miRNA 海绵"；②调控亲本基因转录；③与蛋白质相互作用。

氧化应激被认为是造成组织细胞缺血再灌注损伤的重要原因之一。有研究发现巨核细胞白血病 1（megakaryocytic leukemia 1，MKL1）是巨噬细胞中表观遗传调控氧化应激的重要环节，在巨噬细胞氧化应激过程中 MKL-MOF-NOX 轴在心脏缺血再灌注损伤模型中发挥重要的调控作用，从而认为 MKL1 作为潜在的防治心脏的缺血再灌注损伤靶标。最近有研究报道，circRNA_100284 调控 miR-217 在砷暴露所致皮肤 HaCaT 细胞和肝 L-02 细胞周期紊乱和恶性转化中发挥重要调控作用。

氧化应激对 DNA 甲基化、组蛋白修饰、miRNA、lncRNA 和 circRNA 等功能有不同程度的影响，从而影响其调控的基因 mRNA 和蛋白表达水平及功能。外源化学物通过对产生 ROS 的关键基因、抗氧化酶基因及氧化还原平衡调控信号通路中关键分子的表观遗传调控，从多个角度影响机体氧化 - 抗氧化平衡。因此，氧化应激的表观遗传调控研究，为阐明外源化学物长期暴露诱导氧化应激相关疾病的发病机制提供了可靠的线

表 4-3　参与调控氧化应激的 lncRNA

lncRNA	功能	机制
MALAT1	（1）下调 Keap1	Nrf2/Keap1/ARE
	（2）结合 Nrf2 从而抑制 *Nrf2* 靶基因的表达	Nrf2/Keap1/ARE
	（3）与 SP1 结合	p38MAPK
	（4）以 miRNA-145 为靶点，增强 VEGF-A 和 ANGPT2 的表达	—
H19	（1）抗卵巢早衰	—
	（2）减轻糖尿病小鼠模型的氧化应激和炎症	—
	（3）作为竞争性内源性分子影响胆管癌细胞的侵袭迁移能力	—
SCAL1	保护气道上皮细胞免受氧化应激	Nrf2/Keap1/ARE
NEAT1	（1）降低脂多糖诱导大鼠系膜细胞中的超氧化物	—
	（2）在氧化应激所致神经损伤中作为神经保护因子	—
gadd7	被活性氧诱导，低表达 gadd7 能显著降低活性氧水平	—
MACC1-AS1	促进胃癌细胞增殖，抑制凋亡，调节代谢	AMPK/Lin28
ODRUL	增强 AgNPs 对红细胞的毒性	Nrf2/Keap1/ARE；PI4K-AKT/JNK
LINC01619	miRNA-27A 的"海绵"作用	—
LINC00963	减轻慢性肾纤维化和氧化应激	—
FOXD3-AS1	miRNA-150 的"海绵"作用	—
BDNF-AS	降低氧化应激引起的细胞活力和细胞凋亡	—

索,并为寻找氧化应激相关疾病发生的生物标志物及预防和治疗提供了一个深入探索的切入点。

(刘起展)

第四节 氧化应激指标的检测方法

通过检测氧化应激相关指标反映毒物致机体的氧化应激作用,本节介绍氧化应激指标的检测方法,重点介绍原理和特点。

一、自由基检测方法

1. 分光光度法 分光光度法(spectrophotometry)检测原理是利用自由基能使显色剂变色,根据吸光度的变化值间接反映自由基含量。该法操作简便、灵敏度高,复杂组分无须分离即可检测,但易受化学反应和有色背景干扰,且由于自由基寿命短,使该法精确度较差。

2. 化学发光法 化学发光法(chemiluminescence)原理是化学发光剂与自由基反应生成激发态产物,产物中电子经非辐射性跃迁回到基态时会释放能量,从而对化学发光起放大作用,根据发光值大小反映自由基水平。常用的化学发光剂有鲁米诺、光泽精、甲壳动物荧光素等。该法操作简便、经济、灵敏度高,可动态检测,无有色背景干扰,但由于发光体系选择性差,不能很好地定性复杂样品中的待测组分。

3. 电子自旋共振法 电子自旋共振法(electron spin resonance,ESR)基本原理是利用自旋电子捕获剂与自由基反应生成稳定的自旋加合物,通过电子自旋共振波谱法检测自旋加合物的数量,计算自由基含量。ESR 技术灵敏度高,对化学反应无干扰,但仪器昂贵、操作复杂,样品需低温保存和检测。ESR 是目前检测自由基最有效的方法。

4. 荧光分析法 荧光分析法(fluorescence analysis)原理是无荧光或有微弱荧光的探针或捕获剂进入细胞或细胞器内,能被自由基氧化后发出较强的荧光。常用的荧光探针或捕获剂有 2,7-二氯荧光素、罗丹明、二氢乙锭等。任何可检测荧光的仪器,如荧光显微镜、流式细胞仪、荧光分光光度计等都适用于该方法。

5. 高效液相色谱法 高效液相色谱法(high performance liquid chromatography,HPLC)是利用捕获剂与自由基反应生成的稳定结合物易于分离与检测的原理,主要用于检测 OH·。该法灵敏度高,检测限可达 $10^{-11} \sim 10^{-9}$ g/ml,但仪器贵、反应过程复杂,生成的中间产物有时干扰对自由基的准确定量。

6. 自动电位滴定法 自动电位滴定法(automatic potentiometric titration)是以滴定过程中指示电极的电位或电动势变化为基础的原理建立的。自动电位滴定法误差小、操作简单、经济,结果准确、稳定性好,是一种简便易行的测定 ROS 含量的方法。

二、脂质过氧化检测方法

脂质过氧化过程生成大量的过氧化物,各过氧化物分子结构的差异致其生物学特性不同,使不同的脂质过氧化检测方法的理论基础相差较远,目前尚未有一种方法可用于全面评价机体内脂质过氧化水平。

(一)脂质过氧化底物检测

1. 氧耗 不饱和脂肪酸的脂质过氧化过程伴随氧消耗,因此氧耗可作为脂质过氧化的检测指标之一。氧耗测定有氧电极法和 Wills 测压法。氧电极法较为常用,只需用氧电极测量溶液中氧浓度,间接反映体系中氧消耗,操作简单,且可连续监测,但其只适用于体外试验。最近又发展了一种自旋探针测氧法检测氧耗,其原理是利用自旋探针 ESR 波谱超精细结构随氧浓度变化来测量体系中氧浓度,但该法测量氧消耗的时间不能太长,也不能有氧化还原反应发生。

2. 多不饱和脂肪酸 脂质过氧化选择性地发生于长链多不饱和脂肪酸,因此多不饱和脂肪酸的减少可作为脂质过氧化的检测指标之一,并能确定哪些不饱和脂肪酸易发生脂质过氧化,也是测定脂质过氧化绝对量的唯一有效方法,该法适用于体外试验,须使用纯化的细胞膜进行检测,操作烦琐、灵敏度较差。

(二)脂质过氧化产物检测

1. 电子自旋共振及自旋捕集法 其原理同自由基检测方法中 ERS。自旋捕集技术是利用 N- 叔丁基 -α-(4- 吡啶基 -1- 氧)硝酮等作为捕获剂加入反应体系,生成寿命较长的自旋加合物,用 ESR 检测脂质过氧化产物,包括脂质自由基。

2. 化学发光法　原理同自由基检测方法中的化学发光法。HPLC 与化学发光法联用可使检测限达到皮摩尔级。

3. 比色法　脂质过氧化过程产生许多初级、次级和终级产物，这些不同性质的产物，可与不同的底物反应生成相应的衍生物。

（1）硫代巴比妥酸法：硫代巴比妥酸（thiobarbituric acid，TBA）法是根据不饱和脂肪酸可被自由基氧化成 MDA，MDA 与 TBA 反应生成的粉红色化学物在 532nm 处有最大吸收峰或在 553nm 处有最强荧光强度（以 515nm 为激发光），因此可用分光光度仪或荧光分光光度仪进行定量测定。TBA 法灵敏、简单，需样品量少，可批量检测，实用性好，但 TBA 与 MDA 反应不具有专一性，因此 TBA 法检测到的 MDA 结果不能完全反映脂质过氧化程度。

（2）碘量法：利用碘化物的氧化反应，实验条件下只有脂质过氧化物可与 I^- 反应生成 I_2，I_2 再与硫代硫酸钠反应。该法简便易行，但特异性较差，易受氧及氧化剂干扰。

（3）Fe^{3+}- 二甲苯酚橙法：酸性环境和含 Fe^{3+} 染料在二甲苯酚橙存在的条件下，Fe^{2+} 可被 LOOH 氧化形成 Fe^{3+}- 二甲苯酚橙复合物，于 560～580nm 处测定吸光度值反映 LOOH 含量。本法比 TBA 法灵敏，适于测定多种组织样品，但由于还原剂能将 Fe^{3+}- 二甲苯酚橙还原，因此不适于测定含还原剂浓度较高的样品。

（4）氧化还原比色法：以 Fe^{2+} 为触酶，4- 氨基安替比林和 N- 乙烯 -N-（β- 羟乙基）-3- 甲苯胺被 LOOH 缩合成红色化学物，于 560nm 处测吸光度值，反映样品中 LOOH 含量。此法不适于测定还原剂含量较高的样品。

4. 荧光分析法　酸性条件下，脂质过氧化产生的醛基化学物可与蛋白质的氨基基团反应生成一种能产生荧光的希夫（Schriff）碱。该比 TBA 法灵敏近百倍，微量的 Schriff 碱产物就能被检出。

5. 二硝基苯肼法　其原理是依据醛和二硝基苯肼（2,4-dinitrophenylhydrazine，DNPH）反应生成稳定的黄色二硝基苯腙，借助 HPLC、GC-MS 等仪器检测后者来反映脂质过氧化产生的醛类产物的量。该法仪器昂贵、技术性强，不适用于一般实验室推广。

6. 增重法　脂质过氧化过程吸收氧，底物吸氧后形成的过氧化物会增重，通对过氧化物做磁共振波谱分析，根据乙烯基质子峰面积反映脂质过氧化产物含量。此法适用于常温反应，且底物体系中无易挥发的物质。

7. 其他　实验动物呼气中乙烷和戊烷可作为衡量生物体内脂质过氧化的监测指标，因此可利用气相色谱仪分析动物、灌流肝脏、肝细胞等中戊烷、乙烷和乙烯等含量。

三、DNA 氧化损伤检测方法

自由基攻击 DNA 的后果是致 DNA 损伤，表现为 DNA 碱基修饰、DNA 链断裂和 DNA 表观遗传学改变等。

（一）DNA 碱基修饰检测

1. 8-OHdG 检测　8-OHdG 是自由基攻击 DNA 中鸟嘌呤形成的代谢产物，其含量可反映机体氧化损伤程度。8-OHdG 是目前国际公认的评价 DNA 氧化损伤和机体氧化应激状态的一种敏感指标和生物标志，因此，测定 8-OHdG 含量具有重要的毒理学意义。

（1）^{32}P 后标记法：DNA 链能降解为 3′ 单核苷酸，然后去磷酸化，而带有加合物的 3′ 单磷酸核苷对去磷酸化作用具有抗性，在特异多核苷酸激酶作用下，[γ-^{32}P]ATP 的磷酸根基团能转移到具有加合物的单磷酸核苷 5′ 末端，形成 3′, 5′ 二磷酸核苷，通过检测 [γ-^{32}P]ATP 含量即可定量加合物。此法灵敏度高、重现性好，但 ^{32}P 为放射性元素，对人体不安全，对环境也有污染，目前已很少使用。

（2）高效液相色谱 - 电化学检测器法：高效液相色谱 - 电化学检测器（high performance liquid chromatography-electrochemical detector，HPLC-ECD）法是用酶将 DNA 中 8-OHdG 水解下来，微滤法除去酶和其他大分子，用 HPLC 分离后再用 ECD 测定。该法灵敏度高、需样品量小、选择性好，但仪器昂贵，使常规检测推广受到限制。

（3）酶联免疫吸附测定：酶联免疫吸附测定（enzyme linked immunosorbent assay，ELISA）是利用抗原与抗体特异性结合，通过化学反应使标记抗体的显色剂显色来确定样品中抗原的技术。该法灵敏度高、重复性好、特异性强，不需处理

DNA，使用仪器简单，检测时间短，实用性较好，但其结果只在一定范围内才有良好的线性关系。

（4）高效毛细管电泳：高效毛细管电泳（high performance capillary electrophoresis，HPCE）是利用 8-OHdG 与其他脱氧鸟苷在电场中泳动方向和速率不同而进行分离测定的原理，用保留时间进行定性，外标法进行定量。此法进样量小、分离效率高、保留时间短，比 HPLC 分离速度快。

（5）吡啰红 Y 共振光散射法：吡啰红 Y 阳离子染料与 8-OHdG 阴离子在 pH 9.0 缓冲液中形成离子聚合物，使体系共振光散射增强，其增强程度与 8-OHdG 的量在 339nm 处呈线性相关。该法是一种比较新的技术，快速简便，已成功用于分析加标样品，但还需成熟完善。

2. 甲酰胺嘧啶检测 甲酰胺嘧啶包括 4,6- 二氨基 -5- 甲酰胺嘧啶（FapyAde）和 2,6- 二氨基 -4- 羟基 - 甲酰胺嘧啶（FapyGua），FapyAde 是腺嘌呤氧化损伤产物，而 FapyGua 是由 C^8-OH 鸟嘌呤加合物自由基的一个电子还原产生，与 8-OHdG 有共同的前体物，二者均可作为 DNA 氧化损伤的生物标志。建立的气相色谱 - 质谱法（GC-MS）分析甲酰胺胞嘧啶的方法是利用甲酸酸性水解和大肠埃希菌（大肠杆菌）修复酶水解 DNA，释放 FapyAde 和 FapyGua 碱基，通过三甲硅烷基化作用转化为衍生物，采用气相色谱法分离，用稳定同位素标记类似物作内标，再采用质谱法识别和定量。该法灵敏度高、选择性好，但成本高，推广受限。

3. 5- 羟基胞嘧啶检测 5- 羟基胞嘧啶（5-hydroxy-2'-deoxycytosine，5-OHdC）是一类重要的 DNA 氧化损伤产物。DNA 水解为核苷酸碱基后，用反相 HPLC-ECD 检测或用三甲硅烷基化，衍生化后用 GC-MS 检测。

（二）DNA 链断裂检测

1. 单细胞凝胶电泳法 单细胞凝胶电泳（single cell gel electrophoresis，SCGE）法亦称为彗星实验（comet assay），可定性和定量评价 DNA 链断裂程度。DNA 链断裂时，DNA 超螺旋结构破坏，在细胞裂解液作用下，细胞内蛋白质、RNA 及其他成分进入凝胶而扩散到裂解液中，而核 DNA 分子量大，不能进入凝胶，留在原位。碱性电泳液作用下，DNA 断链及断片从超螺旋结构中释放出来，它们分子量较小且经碱变性为单链，电泳过程中带负电荷的 DNA 离开核 DNA 向阳极移动形成"彗星"状图像，而未受损伤的 DNA 呈球形。DNA 损伤愈严重，断链和断片就愈多、长度愈小，相同电泳条件下迁移的 DNA 量就愈多，迁移距离就愈长，通过图像分析软件测定"彗星"头和尾的相对荧光强度或迁移长度可定量反映 DNA 损伤程度。SCGE 法简单、快速、经济，灵敏度高，能检出低水平 DNA 链断裂，只需少量细胞，但该法有待进一步标准化。

2. 荧光分光光度法 DNA 断裂形成的小片段在低渗溶液中游离出来，而完好的 DNA 保留在细胞核中，采用高速离心法将两者分开，荧光染料标记 DNA 后用荧光分光光度仪分别定量这两部分 DNA，计算 DNA 断裂百分比。该法操作简单，但离心力与离心时间对实验结果的准确性有很大影响。

3. 凝胶电泳法 定性分析 DNA 断裂的一种方法，原理是 DNA 断裂可形成 200bp 左右 DNA 片段，琼脂糖凝胶电泳后呈典型的"梯状"条带（DNA ladder）。

4. 流式细胞术或图像细胞术法 外源性末端转脱氧核苷酰酶催化的反应中，DNA 双链断裂的 3'OH 端能与 5- 溴 -2- 脱氧尿嘧啶 -5- 三磷酸（5-bromo-2-deoxyuridine-5-triphosphate，BrdUTP）结合而被标记。结合的 BrdUTP 通过与荧光染料缀合的 BrdUTP 抗体发生免疫化学反应，使用流式细胞仪或图像分析仪（如激光扫描细胞仪）检测荧光强度。该法简单、敏感、经济，适用于培养的细胞和组织标本。

（三）表观遗传改变检测

氧化损伤导致的遗传学改变不仅涉及 DNA 损伤，还涉及 DNA 表观遗传学改变，如 DNA 甲基化、组蛋白修饰、染色体重塑及非编码 RNA 表达异常等，这些表观遗传学改变的研究方法详见本书相关章节。

四、蛋白质氧化损伤检测方法

蛋白质氧化损伤检测指标包括蛋白质羰基化、酪氨酸硝基化和巯基氧化性修饰。

（一）蛋白质羰基化检测

蛋白质羰基化被广泛用作蛋白质氧化损伤的

生物标志,但蛋白质羰基含量并不真正代表氧化损伤程度,而只是总体的粗略衡量。

1. 氢硼化物还原法 蛋白质侧链氨基受自由基攻击后变为羰基衍生物,羰基可与氢硼化物反应,使氢硼化物中的氢掺入到蛋白质中。^3H 标记的氢硼化钠与蛋白质羰基衍生物反应后,通过测定反应产物的放射强度即可反映羰基衍生物含量。此法灵敏度高,可测定每毫克蛋白质中羰基的皮摩尔含量,但对组织样品测定的本底值较高,且氢硼化物可能会与样品中某些成分反应,影响结果准确性。

2. 二硝基苯肼法 二硝基苯肼(DNPH)能与糖基化的蛋白质反应生成稳定的腙类化学物,于 370nm 处测定吸光度值可反映蛋白质中羰基含量,这是测定蛋白质羰基含量的经典方法。此法仪器简单、操作简便、易推广,但其灵敏度不及氢硼化物还原法。基于上述原理,还可采用 HPLC、MS、免疫印迹法及 ELISA 法检测蛋白质羰基化产物。HPLC 和 MS 法虽可同时检测多种氧化损伤产物,但样品预处理过程中易因人为因素引起氧化损伤,且对仪器要求较高,不适于一般实验室开展。ELISA 法利用酶标记的抗体检测羰基化蛋白与 DNPH 反应后的生成物,可检测到微克级蛋白中的羰基,灵敏度高,适于开展批量检测。

3. 荧光素肼法 羰基与荧光素肼反应生成腙类化学物,荧光素标记的蛋白质用聚丙烯酰胺凝胶电泳分离,可清晰地观察到氧化的蛋白质区带。

4. 荧光胺法 羰基与荧光胺反应生成 Schriff 碱,硼氢化钠将 Schriff 碱还原成仲胺,用分光光度仪测定其含量。

5. 二维凝胶电泳检测法 生物素-酰肼可特异性地与蛋白质羰基反应,利用生物素-酰肼探针结合链霉亲和素使蛋白质羰基发生生物素化反应,生物素化的蛋白质羰基可用二维凝胶电泳和蛋白质印迹法(Western Blotting)技术检测,也可用链霉亲和素珠或柱进行纯化。如有需要,还可通过质谱肽测序进一步鉴定羰基化的蛋白质或对其进行功能分析。该法适用于非肌肉组织中线粒体和非线粒体蛋白羰基的检测。

(二)蛋白质酪氨酸硝基化检测

酪氨酸残基氧化产物是目前研究较多的蛋白质氧化损伤指标。

1. 3-硝基酪氨酸 活性氮能将蛋白质酪氨酸残基硝基化成稳定的 3-硝基酪氨酸(3-nitrotyrosine,3-NT),其可作为蛋白质氧化损伤的一种特异性生物标志。

(1)免疫法:利用抗原-抗体免疫反应可定性和定量检测细胞及组织中的 3-NT。蛋白质硝基化 ELISA 试剂盒使 3-NT 的检测变得简单、方便、快速。

(2)分光光度法:酸性条件(pH<3.5)下,3-NT 在 280nm 和 365nm 处有吸收峰;碱性条件(pH>9.5)下,3-NT 在 430nm 有最大吸收峰,因此可根据吸收光谱来计算 3-NT 浓度。分光光度法是定量检测 3-NT 的简单方法,但由于灵敏度较低而限制其推广。

(3)高效液相色谱法:HPLC 可测定游离的 3-NT,有较高的灵敏度和较低的检测限,但无法直接检测蛋白质或肽段中的 3-NT。3-NT 本身不发荧光,但通过结构修饰可成为荧光化学物,采用 HPLC-荧光检测器可检测出痕量组分,但线性范围较窄,不能使用可猝灭、抑制或吸收荧光的溶剂作流动相。

(4)双向凝胶电泳-质谱法:双向凝胶电泳-质谱法(two-dimensional gel electrophoresis and mass spectrometry,2D-MS)是先采用双向凝胶电泳分离蛋白样品,再采用蛋白质印迹法鉴定发生硝基化的蛋白质,然后酶切提取肽混合物,进行质谱分析获得肽质量指纹谱信息。

(5)其他:HPCE、GC-MS 和 LC-MS 也可用于检测 3-NT。3-NT 是一种电化学活性物质,也可用电化学检测器检测,其中最常用的是安培检测器,其灵敏度高,能痕量检测,应用范围广,但电化学检测需在高电势条件下才能测定,背景噪声高,检测灵敏度低。

2. 晚期氧化蛋白产物 单核吞噬细胞髓过氧化物酶产生的次氯酸能将血浆白蛋白的酪氨酸残基氧化形成蛋白交联产物,即晚期氧化蛋白产物(advanced oxidation protein products,AOPP)。AOPP 是氧化应激的重要介质,可作为蛋白质氧化损伤程度的敏感指标。AOPP 检测主要有分光光度法、ELISA 试剂盒法等。

3. 晚期糖基化终末产物 晚期糖基化终末

产物（advanced glycation endproduct，AGE）是葡萄糖与蛋白质、氨基酸等游离氨基端通过一系列复杂的非酶促反应形成的结构多样的不可逆聚合物，包括具有反应活性可产生交联的氧化产物（如 1,3- 脱氧葡糖醛酮、乙二醛、糖毒素等）。AGE 的检测方法有 ELISA 法、免疫组织化学法、放射免疫法、荧光光谱法等。

（三）蛋白质巯基氧化性修饰检测

蛋白质的巯基氧化性修饰不具有光谱学特性，因而无法直接测量，而一般的检测手段需要破坏细胞后采用化学方法检测，无法得到巯基修饰在细胞内的分布信息。

1. 蛋白质巯基检测 巯基及其氧化形式的检测方法可分为间接法和直接法两类。间接法是先用巯基特异性试剂封闭还原态的巯基，再用还原剂将氧化态的巯基还原，用巯基特异性试剂检测。间接法适用于细胞裂解液和纯化蛋白的分析，但细胞裂解和蛋白纯化过程中，蛋白质巯基易被氧化，导致巯基修饰中的假阳性。直接法是利用巯基特异性试剂等作为受体制成小分子探针或荧光探针，基于 Michael 加成原理，特异性小分子与巯基反应，而蛋白质上其他基团在相同条件下不发生反应，达到对蛋白巯基特异性检测的目的。

2. 蛋白质次磺酸检测 次磺酸是蛋白质巯基被自由基等氧化后形成的氧化中间态，极不稳定，很难被检测到。目前常采用的间接法是利用次磺酸形成的可逆性，先将未氧化的巯基用 N- 乙基马来酰亚胺封闭，然后用亚砷酸将次磺酸还原为巯基，再用巯基特异性试剂检测，其只适用于体外检测。学者们相继研发出小分子探针作为次磺酸特异性受体，可直接检测蛋白质上的次磺酸。

3. 蛋白质巯基亚硝基化检测 用于检测蛋白质巯基亚硝基化的间接检测方法与蛋白质次磺酸的检测方法类似。先将蛋白质上巯基用特异性试剂封闭，然后用抗坏血酸将亚硝基化的巯基还原为稳定的巯基，再利用巯基特异性试剂通过对巯基的间接检测得到巯基的亚硝基化水平。此法在活细胞内操作烦琐，对实验技能要求较高。有学者将三苯基磷及其类似物作为特异性试剂用于巯基亚硝基化的直接检测，并基于此受体研发了一类直接检测亚硝基化巯基的探针。

除上述几种蛋白质氧化损伤指标外，目前还研发出一些相对特异、敏感的抗体，如 4- 羟基壬烯醛 - 蛋白质加合物、MDA- 蛋白质加合物、4- 羟基 -2- 己烯醛 - 蛋白质加合物和丙烯醛 - 蛋白质加合物，用于观察组织蛋白的氧化修饰情况。

五、抗氧化系统检测

检测机体内抗氧化酶活性和抗氧化物含量可反映机体的氧化损伤程度。

（一）抗氧化酶检测

1. 超氧化物歧化酶

（1）直接法：根据 $O_2 \cdot$ 或产生 $O_2 \cdot$ 的化学物本身性质测定 $O_2 \cdot$ 的歧化量反映 SOD 活力。分光光度法、电子顺磁共振波谱法、磁共振法等可直接检测 $O_2 \cdot$。

（2）一般化学法：部分 $O_2 \cdot$ 被 SOD 歧化，使 $O_2 \cdot$ 还原或氧化体系的反应受到抑制。根据该原理开发出了多种检测 SOD 活性的试剂盒，效果很好。

（3）其他方法：如光氧化增强法、电化学法、极谱氧电极法、免疫学方法等。

2. 谷胱甘肽过氧化物酶 谷胱甘肽过氧化物酶（GSH-Px）有硒谷胱甘肽过氧化物酶（SeGSH-Px）与非硒谷胱甘肽过氧化物酶（non-SeGSH-Px）两种。non-SeGSH-Px 只能催化除 H_2O_2 外的过氧化物生成无毒产物，而 SeGSH-Px 可催化包括 H_2O_2 在内的过氧化物转变为无毒产物。目前检测的生物样品 GSH-Px 大部分为 SeGSH-Px。GSH-Px 活性的测定方法以 GSH 为底物，以测定 GSH 消耗为出发点。

（1）酶偶联法：GSH-Px 催化 GSH 成氧化型谷胱甘肽（GSSG），后者在 NADPH 及谷胱甘肽还原酶（GR）作用下还原为 GSH，同时 NADPH 氧化为 $NADP^+$，于 340nm 处测定 NADPH 吸光度反映 GSH-Px 活性。该法特异性强、灵敏度高，适于酶含量较低的生物样品检测。

（2）荧光测定法：GSH-Px 催化 H_2O_2 还原反应时消耗 GSH，反应终止后剩余的 GSH 在一定 pH 条件下能与邻苯二甲醛反应生成荧光产物，通过测定荧光强度可反映 GSH-Px 活性。

（3）non-SeGSH-Px 活性测定：利用 non-SeGSH-Px 不能还原 H_2O_2 的特性，用其他过氧化物作为底物测得总 GSH-Px 活性，其与用 H_2O_2 为底物测得的 SeGSH-Px 活性之差即为 non-SeGSH-Px 活性。

3. 过氧化氢酶

（1）比色法：过氧化氢酶（CAT）使 H_2O_2 分解成 H_2O，而残留的 H_2O_2 能与某些化学物反应生成相应的复合物，测定该复合物在相应波长处的吸光度值反映 H_2O_2 的量，而 CAT 分解 H_2O_2 的过程遵循一级反应规律，可通过计算 K 值确定 CAT 活性。该法简单、稳定、重现性好，不需特殊试剂和仪器，适合于一般实验室应用。

（2）化学发光法：鲁米诺与 H_2O_2 及 Co^{2+} 等金属离子共存时能发出强烈蓝光，CAT 分解 H_2O_2 使发光强度减弱，由此计算 CAT 活性。

（3）碘量法：钼酸铵催化 H_2O_2 与碘化钾（KI）反应生成 I_2，用硫代硫酸钠滴定 I_2，以淀粉指示剂为滴定终点，根据空白值和测定值之差计算出分解的 H_2O_2 量，由此反映 CAT 活性。

（4）荧光分析法：酸性条件下，H_2O_2 和 Fe^{2+} 反应产生 OH·，OH·再与喹啉发生羟基化反应产生强荧光物质羟基喹啉，荧光强度与 CAT 活性呈负相关。该法操作简便、灵敏度高，适用于酶量或底物量极低时的快速检测。

4. 谷胱甘肽硫转移酶

（1）比色法：谷胱甘肽硫转移酶（GST）催化 NBD-Cl（4- 氯 -7- 硝基 -2,1,3- 苯并氧杂噁二唑）与 GSH 反应生成黄色的 NBD-SG（7- 谷胱甘肽 -4- 硝基苯并 -2- 氧杂 -1,3- 二唑），后者在 419nm 处有吸收峰，并能发出 520nm 波长的荧光，适用于 GST 含量低的样品检测。

（2）荧光分析法：GST 存在时，mBrB（单溴二胺）或 BPO（4,5- 二氢环氧苯并 [a] 芘）与 GSH 巯基反应生成荧光产物，通过测定荧光强度反映样品中 GST 活性。

（3）动力学法：GST 催化 GSH 与 1- 氯 -2,4- 二硝基苯（1-chloro-2,4-dinitrobenzene，CDNB）的反应产物在 340nm 处有吸收峰，通过测定 340nm 处吸光度上升速率，计算 GST 活性。

（二）抗氧化物检测

1. 谷胱甘肽

（1）酶循环法：GSSG 在 GR 和 NADPH 参与下还原成 GSH，而 GSH 能和 5,5′- 二巯基 -2- 硝基苯酸（DTNB）反应生成 GSSG 和黄色的 5- 巯基 -2- 硝基苯酸（TNB）。总 GSH 相当于颜色产生的限速因素，总 GSH 含量决定了 TNB 的生成量，根据 TNB 在 412nm 波长处吸光度值可计算总 GSH 含量。此法快速、灵敏，可测定含量仅 $0.1\mu mol/L$ 的样品，但因 DTNB 能与含活性巯基基团的化学物反应，使其特异性较低。

（2）高效液相色谱法：HPLC 优点是可区分开 GSH、GSSG 及二十余种含巯基的氨基酸衍生物，缺点是灵敏度不高，样本前处理过程烦琐，且样本中 GSH 含量需大于 $50\mu mol/L$。

（3）其他：如比色法、HPCE 和四氧嘧啶法等。

2. 其他常见的抗氧化物

维生素、微量元素、植物化学物等也具有抗氧化活性，可采用分光光度法、荧光分析法、HPLC、双波电压分析法、示波极谱分析法等检测。

（张晓峰）

第五节　氧化应激与毒作用的研究展望

氧化 - 抗氧化的平衡调节是人体维持内环境稳定和正常生理功能的一个基本调节体系，亦是人体自我保护、抵御疾病和外源有害因素所致机体损害的重要机制之一。如何科学和全面地认识氧化应激与毒作用，并维护氧化 - 抗氧化平衡，对于预防疾病和环境有害因素所致机体损害具有重要的意义。

虽然氧化应激与毒作用的研究已取得了较大的进展，人们对环境有害因素所致机体损害了解也越来越多，然而，氧化应激与毒作用尚有许多需要探索的科学问题，如机体实现氧化 - 抗氧化平衡状态的具体机制是什么？不同疾病状态下和不同外源有害因素所致机体损害是否具有其个性化特点或特异性作用？氧化应激损害的通路除了目前发现的通路外，是否还有其他通路和标志物或靶标？等等。

一、从多角度研究氧化应激与毒作用

环境有害因素种类繁多，性质各异，而生物体暴露环境有害因素呈现低剂量、长期和复合暴露的特点；而且一些新型环境污染物所致氧化应激与毒作用也需要系统研究。

1. **加强研究低水平环境有害因素暴露所致氧化应激与毒作用** 可以弥补传统毒理学研究的不足，对早期预警环境有害因素所致氧化应激与毒作用具有重要意义。因为不同水平环境有害因素所致机体和细胞的氧化应激及其功能不同，如正常生理情况下，细胞内适量 ROS 可作为细胞的"生存信号"而发挥第二信使功能，而过多 ROS 可引起机体氧化 - 抗氧化失衡，导致氧化应激损伤，引起机体组织损伤和疾病发生。

2. **加强研究氧化应激与毒作用中生物分子多样性的作用** 机体内存在众多的氧化与抗氧化系统和分子，其功能不同，各司其职，机体和细胞在实现氧化 - 抗氧化平衡状态时，才能实现细胞的正常功能，否则将会引起氧化应激损害。而且氧化应激是一个涉及多条通路及相关蛋白的复杂病理过程，此过程并不是由某条通路单独引起，而是多条通路共同作用。故对氧化应激分子机制研究不能仅着眼于一条通路或一种基因，应综合考虑各种因素之间的相互作用。

3. **加强研究新型环境污染物所致氧化应激与毒作用** 随着化学工业的快速发展，新型环境污染物持续增多，而其所致氧化应激及毒作用与经典环境污染物可能具有显著的不同。如随着纳米材料的大批量生产，生产环境、生活环境以及生态环境都有更多的机会接触到纳米材料，正确识别纳米材料的特殊理化性质与产生自由基能力，以及生物学效应之间的关系，将有利于避害趋利，让纳米材料成为绿色技术，为人类谋福利。

二、多技术联用研究氧化应激与毒作用

既往单一常用的生物技术已不足以研究氧化应激与毒作用过程中复杂的分子机制和生物效应。现代生物新技术和多技术联用在分子水平上研究氧化应激与毒作用正逐渐在广泛应用。

1. **高通量分析技术促进氧化应激与毒作用研究的深度** 运用代表性差异分析（representational difference analysis，RDA）、抑制消减杂交（suppression subtractive hybridization，SSH）技术和 DNA 微阵列（DNA microarray）等确定外源有害因素所致氧化应激与毒作用的靶点和分子机制，如用高通量全基因组重测序技术在基因组水平上，发现不同个体的氧化 - 抗氧化功能差异等，从而寻找对环境有害因素所致氧化应激损害的易感人群。

2. **多技术联用是定性和定量研究氧化应激与毒作用复杂组分体系的有力手段** 多种技术的联用能系统地而深化地探讨环境有害因素所致混合氧化应激与毒作用及其复杂分子机制。

三、多学科交叉促进研究氧化应激与毒作用

现代生命科学和生命技术的发展，推动氧化应激与毒作用研究趋于多元化，多学科的交叉与渗透，从而拓展了氧化应激与毒作用的研究思路，也推进了其研究方法的创新。

1. **紧随研究前沿，丰富更新氧化应激与毒作用研究视角** 随着分子生物学、基因组学、代谢组学、蛋白组学等多组学技术、表观遗传和表观基因组学的发展，人们在分子水平上观察、分析和解释氧化应激与毒作用将不断丰富和更新，将从局部研究向整体研究发展，简单的线性通路向复杂的网络通路转变。

2. **引入创新研究方法，推进氧化应激与毒作用研究的广度及深度** 新技术和新方法不断引入氧化应激与毒作用研究中，将推进氧化应激与毒作用研究的深度，如检测微小异常分子生物学变化或生物分子结构变化，从不同层面和不同水平系统地研究氧化 - 抗氧化生物大分子的结构和功能等；以寻找和发现氧化应激与毒作用的分子靶标等。

总之，随着现代生命科学和生命技术的发展，新技术和多技术联用在分子水平上研究氧化应激与毒作用正逐渐应用，氧化应激与毒作用研究趋于多元化，从而逐渐从多角度、多技术联用和多学科交叉促进低剂量、长期和复合环境有害因素及新型环境污染物暴露所致氧化应激与毒作用的研究，为环境有害因素所致氧化应激与毒作用的早期预警、防治和健康危险度评价等多方面提供更多科学依据。

（刘起展）

参 考 文 献

[1] Hayes AW. Principles and Methods of Toxicology[M]. 5th ed. New York: Raven Press, 2007.

[2] Smart RC, Hodgson E. Molecular and Biochemical Toxicology[M]. 4th ed. New Jersey: John Wiley & Sons, Inc., 2008.

[3] Wang X, Shen C, Zhu J, et al. Long noncoding RNAs in the regulation of oxidative stress. Oxid Med Cell Longev, 2019, 2019: 1318795.

[4] Alomari E, Bruno S, Ronda L, et al. Protein carbonylation detection methods: A comparison. Data Brief, 2018, 19: 2215-2220.

[5] 孙志伟. 毒理学基础[M]. 7版. 北京: 人民卫生出版社, 2017.

[6] 王心如. 中华医学百科全书: 毒理学[M]. 北京: 中国协和医科大学出版社, 2019.

[7] 庄志雄, 曹佳, 张文昌. 现代毒理学[M]. 北京: 人民卫生出版社, 2018.

[8] 柯跃斌, 郑荣梁. 自由基毒理学[M]. 北京: 人民卫生出版社, 2012.

[9] 海春旭. 自由基医学[M]. 2版. 西安: 第四军医大学出版社, 2006.

[10] 陈瑗, 周玫. 自由基与衰老[M]. 北京: 人民卫生出版社, 2004.

第五章　细胞器损伤

细胞器（organelle）是细胞内有一定形态和功能的微结构或微器官。已知细胞内的细胞器包括线粒体、叶绿体、内质网、高尔基体、核糖体、中心体、液泡和溶酶体。它们维持细胞的正常形态和功能。细胞器也是众多外源化学物作用的靶点，它们参与外源化学物在细胞内的代谢、转化和解毒等过程，并可介导多条细胞信号通路调节外源化学物对细胞命运的影响。本章主要介绍了外源化学物致细胞器损伤（如线粒体功能紊乱、内质网应激以及溶酶体损伤）和相关疾病，并介绍了研究细胞器损伤的技术和方法。

第一节　线粒体的损伤与修复

一、线粒体的结构与功能

（一）线粒体形态与结构

线粒体（mitochondrion）是存在于大多数真核细胞中的细胞器，直径在 0.5～10μm，一般呈短棒状或圆球状。线粒体既是细胞内的产能场所，也是细胞进行有氧呼吸的主要场所。不同组织细胞中线粒体数量差异巨大，从几个到几千个不等。一般来说，细胞中线粒体数量取决于该细胞的代谢水平，代谢活动越旺盛，线粒体数量越多。

线粒体由两层特殊的膜结构组成，在内膜（inner membrane）内侧是线粒体基质（matrix），内膜和外膜（outer membrane）之间的空间称为线粒体膜间隙（intermembrane space）。线粒体外膜分布着大量"孔道蛋白"，这些孔道蛋白组成线粒体通透性转换孔（mitochondrial permeability transition pore，MPTP），允许分子量小于 5kD 的小分子自由穿梭，如能量产生过程中的代谢产物 ATP、ADP、脂肪酸及丙酮酸等。线粒体内膜向内皱褶形成线粒体嵴，是众多生化反应发生的场

所。内膜由于含有大量的心磷脂，通透性较低，阻碍了离子的自由扩散。但是内膜含有转运蛋白，可以将代谢产物主动转运到基质，或将 ATP 转运到内膜外为细胞内的需能反应提供能量。而细胞内能量代谢的有关过程，如产能的氧化反应、三羧酸循环、脂肪酸氧化及呼吸作用都发生在线粒体基质中。

（二）线粒体基因

线粒体是细胞内除细胞核以外唯一含有 DNA 的细胞器，每个线粒体中有一个或数个线粒体 DNA（mitochondrial DNA，mtDNA）。线粒体 DNA 是线粒体中的遗传物质，呈双链环状，并与多种蛋白质结合成高度紧密的线粒体拟核。人类线粒体的 DNA 长 16 569bp，有 37 个基因，编码两个 rRNA（12S rRNA 和 16S rRNA）、22 个 tRNA 以及 13 个多肽（每个多肽约含 50 个氨基酸残基，参与呼吸链复合体 I、III、IV、V 的装配）。线粒体 DNA 利用率极高，各基因之间排列十分紧凑，一般没有内含子，部分区域还可能出现重叠，几乎所有阅读框都缺少非翻译区域。线粒体 DNA 的两条 DNA 单链均有编码功能，其中重链编码 2 个 rRNA、12 个 mRNA 和 14 个 tRNA；轻链编码一个 mRNA 和 8 个 tRNA。线粒体 DNA 只能编码 13 个多肽，组成线粒体的 1 000 多种蛋白质，绝大多数都是由细胞核 DNA 编码并在细胞质核糖体上合成后再转运到线粒体。因此，线粒体的功能仍然受控于细胞核的调控，是半自主性细胞器。另外，线粒体 DNA 缺乏有效的基因修复系统，不像细胞核 DNA 那样受到组蛋白的保护，加上线粒体自身的特点使之极易受到有毒化学物的影响而产生损伤。

（三）电子传递与线粒体呼吸链

糖类、脂肪及其他营养物质通过分解代谢，形成丙酮酸及脂肪酸。这些代谢中间产物由特定

的转运蛋白转运至线粒体基质中，氧化生成乙酰辅酶A，然后进入三羧酸循环（tricarboxylic acid cycle，TCA cycle），将高能电子存储到烟酰胺腺嘌呤二核苷酸（Nicotinamide adenine dinucleotide，NADH）及还原型黄素腺嘌呤二核苷酸（reduced flavin adenine dinucleotide，FADH$_2$）中。NADH及FADH$_2$中的能量转移到位于线粒体内膜上的呼吸链中（图5-1，见文末彩图），而内膜的低通透性对这一过程至关重要。呼吸链中进行的反应十分简单，$H_2 + 1/2O_2 \rightarrow H_2O$，本质是一个氢氧化合为水的放热反应。整个过程通过多步精细的环节将释放的自由能储存起来，避免能量以热的形式释放掉，这些被储存起来的自由能进一步被用来将质子从基质泵到线粒体膜间隙，推动ATP的合成。整个过程可以分为如下的四步。

第一步：复合体Ⅰ，即NADH：辅酶Q还原酶复合体，由NADH脱氢酶（一种以FMN为辅基的黄素蛋白）和一系列铁硫蛋白（铁-硫中心）组成。它从NADH得到两个电子，经铁硫蛋白传递给辅酶Q，并将四个质子从基质泵出到线粒体膜间隙。

$$NADH + Q + 5H^+_{基质} \longrightarrow NAD^+ + QH_2 + 4H^+_{膜间隙}$$

辅酶Q（也称泛醌）是呼吸链中唯一的非蛋白电子载体，疏水特性使其可在线粒体内膜中自由移动。它在电子传递链中处于中心地位，可接受各种黄素酶类脱下的氢。复合体Ⅱ，由琥珀酸脱氢酶（一种以FAD为辅基的黄素蛋白）和一种铁硫蛋白组成。当FADH$_2$作为电子供体时，复合体Ⅱ将电子从FADH$_2$通过铁硫蛋白传递给辅酶Q。这一过程中并没有质子向线粒体膜间隙的泵出。

第二步：复合体Ⅲ，即细胞色素C（cytochrome C，CytC）还原酶复合体，由细胞色素和铁硫蛋白组成。把来自辅酶Q的电子，传递给结合在线粒体内膜外表面的细胞色素C。这一过程将四个质子从基质泵出到线粒体膜间隙。

$$QH_2 + 2CytC_{氧化} + 2H^+_{基质} \longrightarrow Q + 2CytC_{还原} + 4H^+_{膜间隙}$$

细胞色素C是呼吸链中的另一个电子载体，人类细胞色素C由114个氨基酸组成的蛋白质及血红素辅基组成，血红素中的铁原子是电子受体。血红素可以在415nm、520nm及549nm处呈现最大吸收峰，从而呈现红色或褐色。

第三步：复合体Ⅳ，即细胞色素C氧化酶复合体，由13个多肽组成的二聚体，把电子从细胞色素C传递到分子氧。通过此步反应，2个分子的细胞色素C可以把2个质子从基质泵出到线粒体膜间隙内。

$$4CytC_{还原} + 8H^+_{基质} + O_2 \longrightarrow 4CytC_{氧化} + 2H_2O + 4H^+_{膜间隙}$$

第四步：ATP合成酶。呼吸链将质子从基质泵出到线粒体膜间隙内，从而形成了跨膜的pH梯度（膜电位，$\Delta \Psi m$）。ATP合成酶是由多个亚基组成的复合体，在膜电位的驱动下，质子回流到基质时将ADP磷酸化生成ATP。每生成一分子的ATP，3或4个质子会通过ATP合成酶回流到基质。

$$ADP + Pi \longrightarrow ATP$$

另外，需要指出的是，传统观点认为线粒体的各种复合体在内膜中是自由漂浮的，彼此之间并不存在相互作用。但是，最近的证据表明，各种线粒体复合体可在细胞内组合成超级复合体或更复杂的复合体，具有完整的呼吸活性，因此又被称为呼吸体（respirasome）。与传统的流动态模型相比，超级复合体的组织形式在电子传递和能

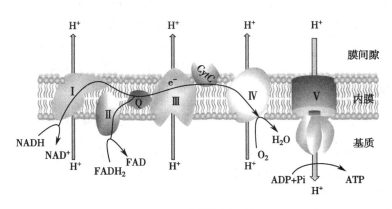

图5-1　线粒体呼吸链

量转换上更加高效。不同物种，甚至同一物种在不同生理条件下，线粒体超级复合体中的复合体单体组成也会不同。而且在细胞内，线粒体复合体单体与各种超级复合体处于动态平衡中，以满足细胞不同生长状态下特定的能量需求。

（四）线粒体通透性转换孔

基质中产生的 ATP 被腺嘌呤核苷酸移位酶（adenine nucleotide translocase，ANT）转运到线粒体膜间隙，进一步进入细胞质，参与细胞内的需能反应。同时，膜间隙中的 ADP 也被转运到基质中。NADH、$FADH_2$、ATP、ADP 及较小的蛋白质（< 5kD）可以通过电压依赖性阴离子通道（voltage-dependent anion channel，VDAC）自由穿梭线粒体外膜。外膜中的 VDAC 与内膜中的 ANT 以及其他与之结合的蛋白，如亲环素 D（cyclophilin D，CypD）和外周苯二氮䓬受体（peripheral benzodiazepine receptor，PBR）形成一个复合体，被称为通透性转换孔道，见图 5-2（见文末彩图）。通透性转换孔道在线粒体中大量存在，正常情况下用来交换线粒体产能过程中的底物与产物。但在异常情况下 MPTP 的打开会造成线粒体的渗漏，与细胞的凋亡和坏死相关。

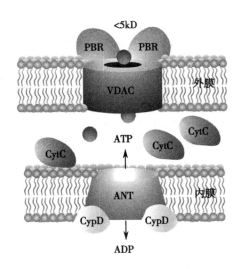

图 5-2　线粒体通透性转换孔

（五）线粒体与钙平衡

细胞质中钙离子作为第二信使能传递各种生物信息，激活多种具有生理活性的酶或蛋白质。线粒体和内质网是细胞内储存钙离子的主要场所，对调节细胞中的钙离子浓度发挥着重要的作用。钙离子通过外膜上的电压依赖性阴离子通道自由进出外膜，因此膜间隙的钙离子浓度与细胞质中相当。钙离子通过线粒体内膜进入基质有三种主要方式，分别为通过线粒体钙离子单向吸收体（mitochondrial calcium uniporter，MCU）的单向钙吸收、快速线粒体钙吸收（rapid mitochondrial calcium uptake，RaM）以及通过线粒体雷诺丁受体（mitochondrial ryanodine receptor，mRyR）的钙吸收。而基质内钙离子的释放则主要通过钠离子依赖的钙离子外排（mitochondrial Na^+-dependent calcium efflux，mNCX）、钠离子非依赖的钙离子外排（Na^+-independent calcium efflux，NICE）、DAG 激活的阳离子通道（DAG-activated cation-selective channel，DCC）以及线粒体通透性转换孔等机制。线粒体内的钙离子浓度可影响 ATP 的合成、线粒体通透性转换孔的开放及胞质内的钙信号和钙平衡，因此钙离子浓度在有毒化学物介导的线粒体损伤中有重要的作用。

（六）线粒体与活性氧

当电子通过呼吸链与 O_2 水合并最终生成 ATP 时，1%～2% 的电子会从电子传递链上渗漏，与氧分子结合形成超氧阴离子（$O_2^-\cdot$）并衍生出 $HO_2\cdot$、H_2O_2、$OH\cdot$ 和单线态氧 $^1O_2$ 等。这些氧气的单电子还原产物被统称为活性氧（reactive oxygen species，ROS），对氧化应激、细胞凋亡、基因表达等细胞内重要生物过程都具有重要的调控作用。呼吸链中的复合体Ⅰ和复合体Ⅲ是 $O_2^-\cdot$ 产生的主要位点，其中复合体Ⅰ约产生 20% 的 $O_2^-\cdot$，复合体Ⅲ约产生 80% 的 $O_2^-\cdot$。另外，线粒体外膜中的细胞色素 b5 还原酶（cytochrome b5 reductase）、单胺氧化酶（monoamine oxidase）以及二氢乳清酸脱氢酶（dihydroorotate dehydrogenase）等酶系也催化 ROS 的生成。虽然细胞膜及胞质中的一些酶系也可以催化 ROS 的生成，但线粒体是 ROS 的主要产生场所，正常细胞中超过 95% 的 ROS 是由线粒体产生的。

二、外源化学物致线粒体损伤的机制

（一）电子传递抑制剂

呼吸链是能量产生的保守机制，对细胞的生存非常重要，许多杀虫剂和除草剂作用于呼吸链。另外，有毒化学物及环境压力（如低氧）也会影响呼吸链。鱼藤酮（rotenone）抑制复合体Ⅰ，被广泛用作杀虫剂和鱼毒素。抗霉素（antimycin）抑制复合体Ⅲ，一氧化碳、叠氮化物及氰化物与复合体Ⅳ上亚铁血红素 a3（heme a3）有极强的亲和力，因此可以抑制细胞色素氧化酶的活性。局部缺血及低氧造成电子受体分子氧的缺乏，同样可以抑制电子的传递。临床上也有药物由于对线粒体电子传递的抑制，引起了严重毒副作用而退市，如 2 型糖尿病药物曲格列酮和降血脂药物西立伐他汀等。抑制呼吸链将减少 ATP 生成，使得依赖 ATP 的细胞凋亡难以为继，但这种代谢应激（ATP 缺乏）会诱导自噬的发生。因此，呼吸链抑制剂更多地会诱导细胞坏死和自噬，而不是诱导细胞凋亡。

（二）解偶联剂

解偶联（uncoupling）指的是线粒体由于跨膜 pH 梯度被破坏而致 ATP 合成被抑制的一种状态，引起解偶联的化合物有 2,4- 二硝基苯酚（dinitrophenol，DNP）及五氯苯酚（pentachlorophenol，PCP）等。DNP 是脂溶性的小分子化合物，能够携带质子穿越线粒体内膜，导致质子在基质中累积，从而破坏了膜电位和 ATP 的合成。解偶联剂降低了 ATP 的产生，造成了细胞的代谢应激，进一步诱导自噬和其他应激反应，比如 p38 和 c-Jun 氨基末端激酶（c-Jun N-terminal kinase，JNK）的活化。这些信号通路导致了细胞凋亡、坏死和自噬的产生。

（三）ATP 合成抑制剂

抑制 ATP 合成酶将减少质子从膜间隙回流到基质，同样会抑制呼吸链中电子的传递。大环内酯类抗生素寡霉素（oligomycin）阻止 ATP 合成酶磷酰基团的转移，二环己基碳二亚胺（dicyclohexyl-carbodimide，DCCD）与 ATP 合成酶结合并抑制其活性。与呼吸链抑制剂一样，ATP 合成酶抑制剂也将造成活性电子的积累和 ROS 的产生。

（四）线粒体通透性转换孔开放剂

如前所述，线粒体通透性转换孔由 VDAC、ANT 及与之结合的 CypD 和 PBR 等组成，正常情况下用来在线粒体内外膜交换代谢产物，应激情况下则可触发细胞死亡。Ca^{2+} 是其重要的调节剂，胞质中 Ca^{2+} 浓度的增加促使了 ANT 的构象改变，导致了孔道的开启。膜电位的去极化、ROS 的生成、某些鞘糖脂、无机磷化合物和砷化合物也可以开启线粒体通透性转换孔，导致细胞的死亡。

（五）线粒体基因毒剂

线粒体 DNA 编码呼吸链中的 13 个蛋白，由于缺少结合蛋白的保护，极易受基因毒剂或 ROS 的影响，发生损伤导致基因突变。这些呼吸链中的重要蛋白质的突变，抑制电子的传递，造成还原性的泛醌及细胞色素 C 的累积。还原性泛醌、复合体Ⅰ和复合体Ⅲ将电子直接交给分子氧，产生超氧阴离子 $O_2^- \cdot$。ROS 开启线粒体通透性转换孔及活化 BH3-only 蛋白，进而导致胱天蛋白酶的激活，导致细胞凋亡的发生。

三、线粒体损伤的修复机制

细胞拥有复杂而精细的调节系统，以对抗有毒化学物的"攻击"，保持线粒体的完整性。线粒体损伤或其他应激反应首先会刺激线粒体新生（mitochondrial biogenesis）系统，以合成全新的线粒体。此外，线粒体内存在一个高度保守的蛋白水解系统，这个系统对线粒体内未折叠或错误折叠的蛋白实时监控，并选择性地从线粒体去除多余及受损的蛋白质。另外，已损伤线粒体与邻近的、完整的线粒体融合（fusion）可恢复其功能。但是，严重损伤的线粒体将丧失其融合作用，并导致线粒体的碎片化，最终这些碎片化的线粒体会发生自噬过程，称为线粒体自噬（mitophagy）。线粒体可以通过自噬被选择性地清除，以防止受损线粒体中促凋亡蛋白的释放。因此，线粒体自噬会抑制细胞凋亡，反之亦然。

（一）线粒体新生

线粒体新生是个复杂过程，绝大部分线粒体蛋白受核基因表达的调控，只有 13 个蛋白直接由线粒体基因组编码。转录共激活因子 PGC-1α（过氧化物酶体增殖物激活受体 γ 辅激活因子 1α）是调控线粒体生物合成的主要因子，在能量需求高或者富含线粒体的组织中表达。上游信号 AMPK 使之磷酸化，SIRT1 使之去乙酰化，都可激活 PGC-1α。在 PGC-1α 和其他共激活因子（PGC-1β 和 SRC1 等）及共抑制因子（NCOR1、RIP140 和 Rb 等）的联合作用下，核受体基因（PPAR、RXR 和 ERR 等）及核呼吸因子（Nrf1 和 Nrf2）的表达受到严格的调控。PPAR 的活化将在转录水平增加脂肪酸氧化相关基因的表达，ERR 的活化同样会促进线粒体相关基因的表达。Nrf1 和 Nrf2 将促进呼吸链中的蛋白以及线粒体转录因子 A（mitochondrial transcription factor A，TFAM）的表达，后者对线粒体编码基因的表达调控至关重要。

（二）线粒体融合与分裂

线粒体是高度动态变化的细胞器，在细胞中以网管状的结构存在，并且不断进行融合 - 分裂（fusion-fission）。线粒体的融合与分裂协同进行，过程高度保守，融合 - 分裂的平衡对维持线粒体正常的形态、分布和功能十分重要。一方面，融合使得完整的线粒体与损伤的线粒体之间内容物混合，替换已经损伤的物质（如突变的线粒体 DNA），促进同一细胞内线粒体群体的完整性和同质性；另一方面，线粒体分裂可以隔离线粒体中不可逆转的损伤。

调控线粒体融合的蛋白目前已知的主要有线粒体融合蛋白（mitofusin，MFN）及视神经萎缩蛋白 1（optic atrophy protein 1，OPA1）。哺乳动物 MFN 有 2 个同源物，即 MFN1 和 MFN2，均两次跨越线粒体外膜，均匀分布。N 端的 GTP 酶结构域与 C 端的卷曲螺旋结构域（coiled-coil）都面向胞质，两个跨膜区中间的部分位于膜间隙，介导内外膜的连接。线粒体融合时，MFN1 和 MFN2 聚集到融合位点，两个线粒体的 MFN1 和 MFN2 通过卷曲螺旋结构域相互结合成同源或异源多聚体。OPA1 定位于线粒体内膜，参与了线粒体内膜融合。

调节线粒体分裂的因子主要有动力相关蛋白 1（dynamin-related protein 1，DRP1）及线粒体分裂蛋白 1（fission protein 1，FIS1）等。FIS1 通过 C 端的跨膜区均匀定位于线粒体外膜，其 N 端的三角四肽重复区结构游离于细胞质，并通过该结构招募胞质中的 DRP1 分子，聚集于线粒体潜在的分裂位点。在此处，多个 DRP1 分子围绕线粒体形成指环结构，通过 GTP 分解改变分子间的距离或角度，逐渐压缩直至线粒体断裂，产生两个独立的线粒体。线粒体分裂后，DRP1 重新回到细胞质，如此循环往复调节线粒体的分裂。另外，近些年也发现了一些新的蛋白分子参与线粒体的分裂，如线粒体分裂因子（mitochondrial fission factor，MFF）、RAB32 及 MTP18 等。

（三）线粒体未折叠蛋白反应

线粒体中过高的活性氧及有毒化学物可以直接影响线粒体蛋白的折叠，线粒体 DNA 容易发生突变，也造成了大量的突变蛋白未能正确折叠，若这种错误折叠失去控制，将导致线粒体损伤及细胞死亡。线粒体未折叠蛋白反应（mitochondrial unfolded protein response，UPRmt）就是线粒体内针对未折叠和 / 或错误折叠蛋白的应激保护机制。UPRmt 可以通过三条途径来维持线粒体内的蛋白稳态：①提高线粒体分子伴侣的生成，以帮助线粒体内蛋白质正确地折叠；②提高线粒体蛋白酶的生成，以降解错误折叠的蛋白；③控制蛋白质进入线粒体的数量，以减轻线粒体分子伴侣和蛋白酶的负担。需要指出的是，以上途径都是线粒体将损伤信息逆向传递到细胞核（retrograde signaling），并由核编码基因调控的。

线粒体热休克蛋白 HSP60 位于线粒体基质内，与 HSP10 一起形成一个桶状复合体，主要协助一些分子量较小的单体蛋白的折叠。线粒体热休克蛋白 HSP70 也位于基质内，具有多种功能：①在内膜孔道的移位酶处，驱动待折叠蛋白进入基质；②在基质内促进蛋白的折叠并阻止其聚集；③协助基质内铁 - 硫中心的合成。线粒体中也含有与胞质中热休克蛋白 HSP90 类似的分子伴侣，被称为 TRAP-1（TNF 受体相关蛋白 1），促进线粒体内蛋白的折叠。

哺乳动物线粒体内的蛋白酶系统主要由与多种细胞活性相关的 ATP 酶（ATPase associated with diverse cellular activities，AAA）组成。ClpXP 和 Lon 位于基质中，降解基质中错误折叠的蛋白，其中 Lon 更倾向于降解氧化损伤的蛋白。Paraplegin 和 YME1L 位于内膜上，活性位点分别面向基质和膜间隙，它们主要降解错误折叠 / 装配的呼吸链蛋白。在膜间隙，有不属于 AAA 的 OMI/Htra2 等。

控制蛋白质进入线粒体的数量是最近发现的 UPRmt 机制。Tim17A 是线粒体内膜上转运酶 TIM23 的核心亚基，在细胞受到亚砷酸盐的刺激而诱发 UPRmt 时，Tim17A 生成减少，降解加速，导致进入线粒体的新生蛋白的数量下降，以维持线粒体蛋白质稳态。

（四）线粒体自噬

自噬（autophagy）是一种依赖溶酶体的胞内物质降解过程，目前发现其降解对象囊括了从可溶蛋白到完整细胞器在内的所有胞内物质，其中也包括线粒体。线粒体自噬在线粒体质量控制中发挥重要的作用，当细胞面对外界刺激时，线粒体自噬等适应性途径便被激活，保护细胞免于死亡。当刺激超出一定程度，通常通过凋亡途径诱导细胞的死亡。然而当凋亡途径因某种原因无法激活时，自噬途径被激活。

在哺乳动物细胞内，PINK1/Parkin 是线粒体自噬的主要调控机制。Parkin 是一种 E3 泛素蛋白连接酶，可由 PINK1 激酶活化，活化的 Parkin 能够使受损线粒体的电压依赖性阴离子通道蛋白 VDAC1 泛素化，并被信号接头蛋白 p62 识别，后者再与吞噬膜（phagophore）表面的 Atg8 家族同源蛋白（如 LC3A-C、GATE-16 等）连接，进而启动线粒体的降解。

另外，哺乳动物细胞内还存在着不依赖泛素的线粒体自噬途径，NIX/BNIP3L 及 BNIP3 都具有接头蛋白的作用，可以通过保守的 LC3 相互作用结构域直接与自噬小体上的 LC3 连接。单独敲除 Nix 或 Bnip3 都不能完全抑制线粒体自噬的发生，表明二者在功能上具有互补性。

（五）线粒体与细胞死亡

除了生产能量外，线粒体另一个重要的功能是介导细胞凋亡，对机体安全地清除功能失常的细胞至关重要。关于细胞凋亡的形态学变化、过程机制、相关调控因子及在毒理学中的作用详见第六章相关内容。此处主要强调线粒体膜通透性转换对细胞凋亡的影响。事实上，任何刺激诱导的凋亡都伴随着线粒体膜通透性转换，线粒体膜通透性转换分为两种，一种是外膜通透性的增加，导致线粒体膜间隙内的细胞色素 C、Diablo（也称为 Smac）、Omi、凋亡诱导因子（apoptosis inducing factor，AIF）及核酸内切酶 G（EndoG）等促凋亡因子，通过由 Bax/Bak 组成的通道渗漏到胞质中。另一种是内膜通透性的增加，导致 H_2O 及无机离子渗漏到线粒体基质中，进而造成膜电位的下降、线粒体的膨胀和 ATP 的丢失。目前普遍接受的观点是外膜通透性增加主要诱导细胞凋亡，而内膜通透性增加则主要与细胞坏死有关。

Bcl-2 蛋白家族是调控线粒体外膜通透性的主要蛋白。根据结构及功能，Bcl-2 蛋白家族又可分为 Bcl-2、Bax/Bak 及 BH3-only 三个亚家族，其中 Bax/Bak 亚家族在线粒体外膜形成通透性的通道，允许分子量大于 5kD 的蛋白质（如细胞色素 C）从线粒体膜间隙释放出来，启动细胞凋亡。Bcl-2 亚家族位于细胞质中及线粒体外膜面向胞质的一面，通过与 Bax/Bak 的直接联合，而将后者封闭起来，发挥抑制凋亡的作用；而 BH3-only 亚家族蛋白，通过抑制 Bcl-2 亚家族或激活 Bax/Bak 发挥促凋亡的作用。

如前所述，线粒体通透性转换孔是一个跨越线粒体内外膜的复合体，它的开启破坏了线粒体内膜的非通透性。正常情况下，线粒体内膜的非通透性保证了基质内相对较高的渗透压，孔道的打开引起溶质及水内流到基质，导致线粒体的膨胀。线粒体的膨胀又进一步造成了外膜的破裂，线粒体内的促凋亡蛋白便被释放出来。同时，内膜通透性的增加造成膜电势的丢失，呼吸链功能的紊乱，并最终导致 ATP 合成的减少。细胞色素 C 的释放激活了胱天蛋白酶依赖的细胞凋亡途径，但 ATP 的丢失却阻止了凋亡的进行，转而诱导细胞坏死和自噬。普遍认为，强烈的 MPTP 调控剂引起不可逆的线粒体损伤和 ATP 的耗竭，从而导致细胞坏死；而温和的 MPTP 调控剂仅引起部分线粒体损伤，仍可生成足够的 ATP，导致细胞凋亡。

正在死亡的细胞通常同时具有凋亡和坏死两种特征，这是因为 Bax/Bak 和 MPTP 的开启在不同阶段都存在相互作用。比如，线粒体膜电势的丢失是细胞凋亡的主要特征之一，但也与 ATP 合成的减少及细胞坏死密切相关。活化的胱天蛋白酶可以裂解很多底物，其中就包括呼吸链复合体 I 中的 p75 亚基，导致呼吸功能的减弱及膜电势的丢失。活性氧是呼吸过程的副产物，多种机制可调控其代谢从而稳定其在细胞内的水平。若呼吸链被抑制，电子则堆积在高度活化的电子载体中，造成过量活性氧的产生，激活 BH3-only 蛋白而开启 MPTP。

（马文哲）

第二节 内质网应激

一、内质网的结构与功能

（一）内质网的结构

内质网（endoplasmic reticulum，ER）是细胞质内由膜构成的封闭的片状或网状管道系统，是细胞中的重要细胞器。内质网膜约占细胞总膜面积的一半，是真核细胞中具有最多膜结构的细胞器，外与细胞膜相连，内与核膜的外膜相通。内质网膜中脂类占 50%～60%，蛋白质约占 20%，脂类主要成分为磷脂，磷脂酰胆碱含量较高，鞘磷脂含量较少，没有或很少含胆固醇。

按照结构和功能可分为粗面内质网（rough endoplasmic reticulum，RER）和滑面内质网（smooth endoplasmic reticulum，SER）。粗面内质网表面附着核糖体，主要功能是合成分泌蛋白质。滑面内质网表面光滑，无核糖体附着，主要参与类固醇、脂类的合成与运输，糖代谢及激素的灭活以及钙离子（calcium ion，Ca^{2+}）的储存等。两种内质网的比例与细胞的功能有关，如胰腺细胞中粗面内质网特别发达，这与胰腺细胞合成和分泌大量的胰消化酶蛋白有关，而在睾丸和卵巢中分泌性激素的细胞中，滑面内质网则特别发达，这与合成和分泌性激素有关。细胞中还有一种转运内质网（transitional ER，tER），结构和形态上与上述两种内质网不同，功能主要是参与内质网合成的蛋白质向高尔基体的转运。

细胞内不同内质网的形成处于动态平衡，并与细胞骨架、质膜等结构以及其他细胞器如线粒体、高尔基体和微粒体等形成紧密联结，发挥重要的功能。

（二）内质网的功能

1. 蛋白质的合成、修饰和加工

（1）蛋白质合成：许多蛋白质在 RER 细胞质面附着的核糖体上合成的。这些蛋白质主要包括：①向细胞外分泌的蛋白，如抗体、激素；②跨膜蛋白，并且决定膜蛋白在膜中的排列方式；③需要与其他细胞组分严格分开的酶，如溶酶体的各种水解酶；④需要进行修饰的蛋白，如糖蛋白等。

（2）蛋白质的修饰与加工：一旦肽链在核糖体上合成，氨基末端的信号序列会把它带到一个蛋白质转移的通道——Sec61 转运子（translocon），利于蛋白质通过 ER 膜转位。蛋白质一旦合成，需要进行正确的修饰（modification）和加工（processing）。ER 特异的酶可在翻译时或翻译后催化蛋白质修饰，包括糖基化、羟基化、酰基化、二硫键形成等，其中最主要的是糖基化，80% 以上内质网合成的蛋白质最终被糖基化。糖基化可增加蛋白质的溶解性以及有利于蛋白质的正确折叠，还可赋予某些蛋白质传导信号的功能。

（3）蛋白质的折叠：肽链合成后，需要正确折叠（folding）以形成合适的蛋白质结构。ER 有一系列调节蛋白质正确折叠和组装的伴侣蛋白（chaperone protein），如卵磷脂结合的伴侣系统，可确保糖基化蛋白的正确折叠。此外，ER 含有葡萄糖调节蛋白（glucose regulatory protein，GRP），一种与细胞内的热休克蛋白（heat shock proteins，HSP）同源的蛋白，以及 Peptidyl-prolyl 顺反异构酶（protein disulfide isomerase，PPI）等重要的蛋白在蛋白质的折叠和组装中发挥重要作用。

内质网之所以成为蛋白折叠的重要场所是因为它具有促进巯基氧化的环境以促进双硫键的形成，ER 上的蛋白折叠过程也因此被称为氧化蛋白折叠。氧化反应是由 ER 上 20 多种序列和结构域不同的酶催化的。蛋白质双硫异构酶就是该家族中含量最丰富的成员，催化蛋白折叠和降解过程。

2. 内质网相关的降解作用 尽管有上述质量控制机制来确保蛋白质的折叠过程，但仍有约 30% 的蛋白不能正确折叠。未折叠的或错误折叠的蛋白质对细胞具有毒性，但 ER 有一个严密高效的机制来清除这些错误折叠或未组装的肽链，即内质网相关的降解作用（ER-associated degradation，ERAD）。

新合成的正确蛋白质由 COPⅡ介导的膜泡（coat protein Ⅱ-coated vesicles）由内质网运输至靶部位。未折叠或错误折叠的蛋白质通过 ERAD 机制从内质网输出，转入溶酶体中降解掉。如大约 90% 的新合成的 T 细胞受体亚单位和乙酰胆碱受体都被降解掉，未到达靶细胞膜。如果 ERAD 能力不足，未折叠或错误折叠的蛋白质聚集在 ER 内会导致一种应激反应，即未折叠蛋白反应（unfolded protein response，UPR）。

3. 钙稳态的调节 内质网对于 Ca^{2+} 储存、释放以及维持细胞内 Ca^{2+} 稳态具有重要作用。细胞内的 Ca^{2+} 通过 ER 膜上的 Ca^{2+} 泵主动转运至 ER 腔内，以维持 ER 内较高的 Ca^{2+} 浓度。某些 ER 伴侣蛋白结合了部分 Ca^{2+}，因此 ER 腔内游离的 Ca^{2+} 浓度为 $60\sim400\mu mol$，而总的 Ca^{2+} 大约为 $1\sim3mmol$。ER 内高浓度的 Ca^{2+} 对于参与蛋白质折叠有关的酶和伴侣分子的活性是必需的，Ca^{2+} 稳态的打破会影响折叠过程，启动 UPR。其次，ER 作为 Ca^{2+} 的储存库，一旦受到刺激，就会通过门控的离子通道释放 Ca^{2+} 至细胞质内，调控一系列生理或病理过程。此外，ER 内高浓度的 Ca^{2+} 可模拟细胞外环境，这样使蛋白能在类似的环境中保持稳定的结构。肌肉细胞内 SER 储存了高浓度的 Ca^{2+} 而被称为肌质网，其内含有大量的 Ca^{2+} 结合蛋白。神经递质与肌细胞受体的结合会激发肌质网释放 Ca^{2+} 至胞质，引起肌肉纤维收缩。

4. 解毒作用 肝脏的 SER 是药物和外源化学物解毒的主要场所。解毒作用通常是通过羟化反应使药物或化学物水溶性增加，排出体外。催化这一羟化反应的酶系——细胞色素 P450 酶，主要分布在 SER 中，也存在于质膜、线粒体、高尔基体、过氧化物酶体、核膜等细胞器的膜中。某些药物如退热药对乙酰氨基酚、抗艾滋病药物、抗抑郁药以及治疗糖尿病的药物，某些外源化学物或毒物如乙醇、丙烯醛、砷等，都可通过这种途径解毒。但羟化反应有时也会将某些药物或化学物转化为有毒的代谢物，如某些药物可代谢为致癌物。

5. 合成膜脂和甾体类激素 大多数膜脂是在 SER 上合成的。ER 合成的膜脂以膜泡运输的方式转运至高尔基体、溶酶体和质膜上，或借磷脂转移蛋白（phospholipid transfer protein，PTP）形成水溶性复合物，转至其他膜上。生殖腺和肾上腺的内分泌细胞中，SER、线粒体，还有高尔基体上的一些酶共同参与甾体类激素的合成。

6. 糖类代谢 内质网也参与了糖类的代谢。一种重要的参与肝糖原分解的酶——葡萄糖 -6- 磷酸酶（glucose-6-phosphatase，G6Pase），只存在于内质网膜。糖原在机体需要的时候降解成葡萄糖 -6- 磷酸。但由于磷酸化的葡萄糖不能透过细胞膜，因此需要内质网的 G6Pase 将葡萄糖 -6- 磷酸水解为磷酸和葡萄糖，释放至血液中。

二、内质网应激的机制

内质网有一系列机制来保证其正常的结构和功能。当环境因素发生变化或细胞发生病理生理改变，如缺氧，内质网腔的氧化还原状态以及钙离子稳态的改变，蛋白质糖基化作用的抑制，糖脂代谢失衡，某些药物或外源化学物的毒作用，内质网腔内未折叠蛋白、错误折叠蛋白聚集，导致内质网应激（endoplasmic reticulum stress，ERS）。

内质网应激是指细胞内质网生理功能发生紊乱的一种亚细胞器病理过程，可促进内质网对蓄积在网腔内的错误折叠或未折叠蛋白质的处理，从而有利于维持细胞的正常功能。内质网应激一方面激活未折叠蛋白反应（unfolded protein response，UPR）以抵御应激诱因所造成的有害影响，而当 UPR 不足以重建 ER 稳态，则会导致自噬、细胞凋亡或死亡。

内质网应激所介导的细胞生存或死亡途径在许多疾病，如肠道炎症性疾病、代谢性疾病（肥胖、糖尿病）以及神经系统退行性疾病（帕金森病、阿尔茨海默病）的发生发展过程中都发挥了重要作用。

（一）内质网应激与未折叠蛋白反应

未折叠蛋白反应通过激活内质网跨膜感受器蛋白介导的三条信号通路对内质网应激进行精细的调节。这三种感受器蛋白即跨膜蛋白激酶 1（inositol requiring enzyme 1，IRE-1α，又称核酸内切酶）、激活作用转录因子 6（activating transcription factor 6，ATF6）和双链 RNA 依赖的蛋白激酶样 ER 激酶［double stranded RNA-activated protein kinase（PKR）-like ER kinase，PERK］。生理状态下，ER 上的这些感受器蛋白与伴侣蛋白 BiP/GRP78 结合，阻碍了它们的激活。在内质网应激时，聚集的错误折叠蛋白与感受器蛋白竞争性结合 BiP，解除了 BiP/GRP78 对感受器蛋白的抑制作用，或者直接作用于感受器蛋白。一旦被激活，这三种蛋白介导的信号通路激活下游的转录因子，引起一系列的基因表达的变化。通常，这些变化包括减轻 ER 蛋白负荷，上调蛋白折叠机制，增强错误折叠蛋白通过 ERAD 机制产生的降解。同时也会通过降解编码某些蛋白的 mRNA 导致短暂的翻译水平降低，以应对内质网应激。

1. IRE-1 介导的 XBP1 剪切 IRE-1 是内质网 I 型跨膜蛋白，由 ER 腔内的氨基端、跨膜区域和腔外的羧基端构成，具有丝氨酸/苏氨酸激酶和位点特异的核酸内切酶活性。IRE-1 最早在酵母中发现，后来在哺乳动物中发现 IRE-1α 和 IRE-1β，其中 IRE-1α 可广泛表达，但 IRE-1β 表达局限于胃肠道上皮细胞。内质网应激时，错误折叠蛋白与 GRP78 结合，解离出的 IRE-1，或者错误折叠蛋白直接与 IRE-1 作用，导致 IRE-1 胞质内结构域的自身二聚化和磷酸化而激活。IRE-1α 核酸内切酶活化是细胞处理 UPR 的关键所在。活化的 IRE-1αRNA 酶剪切由 ATF6 诱导表达的转录因子 XBP1（X 盒结合蛋白 1）前体 mRNA 分子内 26bp 的内含子，编码产生一个含 b-ZIP 结构域有活性的转录因子 XBP1。XBP1 诱导一系列 UPR 相关基因的转录，这些基因通常具有调节 ER 蛋白折叠和质量控制、ER/高尔基体生物合成以及内质网相关的降解作用。近来，XBP1 也被发现与调控氧化还原稳态以及氧化应激反应的某些基因有关，这表明 IRE-1α 介导的这条 UPR 通路在减轻氧化应激和抗 ROS 损伤方面具有重要作用。

同时，IRE-1RNA 酶的激活可通过名为调节的 IRE-1 依赖的衰解作用（regulated IRE-1-dependent decay，RIDD），降解某些 ER 结合的 mRNA，减少转录和翻译水平。由此，在长时间的 UPR 诱导后，限制 ER 腔内蛋白质输入和未折叠蛋白的负荷。

2. PERK 介导的蛋白质翻译减少 PERK 与 IRE-1α 同是内质网 I 型跨膜蛋白，但只具有丝/苏蛋白激酶活性，与 GRP78/BiP 解离后 PERK 通过胞内结构域的自身二聚化和磷酸化而激活。激活的 PERK 使真核翻译起始因子 eIF2α 的第 51 位丝氨酸发生磷酸化，阻止 mRNA 翻译，减缓了 ER 腔内蛋白质的合成和折叠蛋白的负荷而防止错误折叠蛋白的聚集，从而使细胞得以生存。同时，PERK 活化后还能特异性地抑制细胞周期蛋白 D1 的翻译表达，导致应激细胞 G_1 期的停顿。

磷酸化的 eIF2α 虽然暂停了多数蛋白质的合成，但少数与应激相关的基因，如 ATF4 等，却表达上调。这种矛盾现象一方面是磷酸化的 eIF2α 会

发生去磷酸化，另一方面是这些应激蛋白 mRNA 基因上的特殊结构起着重要的调控作用，如上游开放阅读框架（upstream open reading frame，uORF）和内部核糖体进入位点（internal ribosome entry site，IRES）可以使这些基因 mRNA 在应激初期逃避蛋白质合成的抑制作用得以优先翻译。

3. ATF6 介导的 ER 伴侣蛋白的表达 ATF6 是真核细胞内质网膜上的 II 型跨膜蛋白，属于 ATF/CREB（ATF/cAMP 反应序列结合蛋白）转录因子家族成员。在生理状态下，ATF6 主要以酶原形式存在于内质网。ATF6 与 BiP 形成稳定的复合物，通过 BiP 对 ATF6 上高尔基体定位信号（Golgi localization signal，GLS）的抑制作用而停留在 ER 膜上。在 ER 应激的细胞中，ER 腔内未折叠蛋白堆积使 ATF6 与 BiP 分离，解除 BiP 对 GLS 的抑制，从而使 ATF6 转移到高尔基体，然后在高尔基体 S1P（位点 1 蛋白酶）和 S2P（位点 2 蛋白酶）作用下水解成只含有 N 端胞质结构域的相对分子质量 50 000 的活性片段。活化的 ATF6 激活一些基因启动子区域的 ER 应激应答元件（ER stress response element，ERSE），促进 ER 伴侣蛋白如 GRP/BiP、GRP94 等的合成。同时诱导 XBP1 转录表达，从而促进蛋白在 ER 腔内的正确折叠。

4. 非编码 RNA 的调节 随着研究的进展，发现某些非编码 RNA，包括微小 RNA（miRNA）和长链非编码 RNA（lncRNA），与上述三条信号通路有关，参与病理和生理状态下的 UPR 调节。这种调节作用是双向的。已经识别出一定数量的 miRNA 可调节 IRE-1，而 IRE-1 则反过来通过转录水平的 XBP1 和降解的 RIDD 活性来调节 miRNA。lncRNA 也被发现具有与 miRNA 类似的调节作用。非编码 RNA 与 UPR 之间的这种相互联系可能有助于形成更复杂的调控网络，同时也揭示了调控内质网应激反应的微调机制及其在细胞稳态中的作用。

（二）内质网应激与细胞凋亡

内质网应激时，细胞一方面积极调动上述的 UPR 途径以降低有害的影响，重建 ER 稳态。但长时间严重的应激反应使 UPR 不足以重建稳态时，以上 3 条 UPR 信号通路同样能够启动凋亡信号通路，诱导细胞凋亡。

内质网应激所诱导的凋亡主要是由转录因子CHOP/GADD153（C/EBP 同源蛋白）途径介导。CHOP 是 PERK、ATF6 以及 IRE-1 通路下游的分子，可诱导一系列促凋亡因子如 GADD34、DR5等的表达。其他促凋亡因子，如 Bcl-2 家族、胱天蛋白酶 12（caspase-12）家族、JNK 途径以及内质网 Ca^{2+} 稳态的破坏在内质网应激介导的凋亡中也发挥了重要作用。

（三）内质网应激与细胞自噬

除了细胞凋亡，内质网应激也可诱导细胞自噬，包括内质网应激介导的自噬（ER stress-mediated autophagy）和内质网噬（ER-phagy）。前者是以形成包括损伤的蛋白质、蛋白质聚合物以及受损细胞器的自噬小体为特征；后者是选择性形成内质网的自噬小体。两者均与内质网应激有关，根据细胞的类型和应激的强度形成不同的自噬类型。内质网应激的经典信号通路以及自噬发生的核心机制均参与了内质网应激介导的自噬，但是内质网噬主要是通过 Atg40/FAM134B 受体介导特异性降解内质网的自噬。内质网应激相关的自噬表明内质网和其他细胞器如溶酶体之间存在重要的关联，以完成细胞对各种应激的精细调节。

（四）内质网 - 线粒体偶联与内质网应激

内质网与多种细胞器存在结构和功能上的连接，尤其是内质网膜和线粒体外膜发现存在特殊的物理连接，被称为线粒体相关膜（mitochondria associated membrane，MAM）。内质网 - 线粒体偶联通过调控磷脂合成和转运，维持细胞内 Ca^{2+} 稳态和信号通路从而影响内质网和线粒体的功能，对内质网应激的机制和细胞结局也有重要影响。

线粒体 - 内质网间物理偶联部位形成高浓度的 Ca^{2+} 微区，并且募集了多种蛋白质分子。在内质网应激的早期，线粒体外膜与内质网膜高度靠近，内质网释放的 Ca^{2+} 在较短的扩散范围内保持较高浓度，能被线粒体所摄取，从而有利于线粒体的呼吸过程和产生较多的 ATP 以帮助细胞适应应激状态。MAM 部位内质网上的某些伴侣蛋白质如 Sig-1R，与 GRP78/BiP 解离，有助于线粒体 Ca^{2+} 信号通路和代谢活性，促进细胞生存。但是，当应激持续存在，会诱导 MAM 部位的某些蛋白的表达，导致 ER 内 Ca^{2+} 耗竭，线粒体 Ca^{2+} 过载，激发线粒体和细胞凋亡。

三、外源化学物与内质网应激

外源化学物可通过内质网应激和未折叠蛋白反应信号途径影响细胞的生存或死亡。外源化学物影响内质网应激的最终结果与外源化学物的作用机制、浓度、暴露时间以及受影响的细胞类型、营养状态、氧化应激状态等多种因素有关。

许多外源化学物可以通过一系列途径引发内质网应激或调控细胞的适应性反应，进而导致细胞凋亡，具有细胞毒作用。比如，它们可通过阻碍 N- 联 - 糖基化，二硫键形成或抑制分子伴侣的表达来干扰蛋白质的折叠；可阻断蛋白质从内质网到高尔基体的运输，导致蛋白质在内质网中积聚，可通过像内质网钙离子通道或钙离子泵这类的靶向因子影响或扰乱蛋白质折叠，或直接作用于特定的 UPR 信号分子来阻碍细胞的适应性反应。另外，外源化学物可抑制未折叠蛋白的降解机制，如内质网相关的降解途径，增强内质网应激和降低细胞生存。这些外源化学物包括一系列经典的工具化学物如衣霉素、毒胡萝卜素、布雷非德菌素 A 以及二巯基苏糖醇（DL-dithiothreitol，DTT），可在多种类型的细胞中引起较强的内质网应激并且激活 UPR 信号通路。其他具有诱导内质网应激活性的外源化学物有 MG-132、白藜芦醇、STF-083010 等。用于治疗各种疾病的市售药品，包括硼替佐米、奈非那韦、阿扎那韦、利托那韦、洛匹那韦、索拉非尼、吲哚美辛、塞来昔布等，可通过内质网应激导致肝脏毒性。

某些外源化学物可通过影响内质网应激发挥细胞保护作用。该作用的机制包括作为化学伴侣增加 ER 蛋白折叠能力，增加蛋白伴侣的表达以及选择性增强保护 UPR 的信号通路。抗氧化剂、钙通道阻滞剂以及自噬诱导剂也可以通过确保适当的 ER 稳态来表现其保护作用。这些化学物包括苯丁酸钠（PBA）、牛磺熊去氧胆酸（TUDCA）、Salubrinal/ 胍那苄、DTTox 和丙戊酸钠等。

对于某些外源化学物，其诱导内质网应激的机制尚未明确，并且可能因浓度的不同而诱发多种机制，比如一些外源化学物只在一个非常高的浓度时才会诱发内质网应激。同时细胞内多种应激反应（ER-UPR、线粒体 -UPR、胞质反应、氧化应激等）集聚在一起可能会加速细胞的凋亡。由于内质网是外源化学物代谢转化的主要场所，外源化学物能观察到的对于内质网应激的影响可能是外源化学物本身、其代谢物或两者共同的作用。

第三节 溶酶体损伤

一、溶酶体的结构与功能

（一）溶酶体的结构和分类

溶酶体（lysosome）是真核细胞中为单层膜所包围的囊状细胞器，内含 60 多种丰富的酸性水解酶，这些酶的最适 pH 为 5.0，具有细胞内的消化功能，是细胞内蛋白质、多糖、脂类以及 DNA 和 RNA 等生物大分子降解的主要场所。

溶酶体膜的成分主要为脂蛋白，含有较多的鞘磷脂成分。构成溶酶体膜的蛋白质是高度糖基化的，以防止溶酶体酶对膜的自身消化。此外，膜上的质子泵，可将 H^+ 泵入溶酶体，使溶酶体中的 H^+ 浓度比细胞质中高，细胞质 pH 7.0～7.3，在此环境中溶酶体酶的活性大为降低。同时溶酶体膜含有较高的胆固醇，这些结构和功能均促进了溶酶体膜结构的稳定。

根据生理功能不同可将溶酶体分成三种类型：①初级溶酶体（一级溶酶体）：呈球形较小，直径 0.2～0.5μm，不含明显的颗粒，是高尔基体分泌形成的，内容物均一。②次级溶酶体（二级溶酶体）：形状不规则较大，达几个微米，含有正在消化的颗粒或碎片膜、细胞器。根据吞入物的性质，可分为异噬溶酶体（phagolysosome）和自噬溶酶体（autophagolysosome），前者消化的物质是外源性的，后者消化的物质来自细胞本身的各种组分。③残余小体（后溶酶体）：是未消化的物质残留在溶酶体中形成的小体。常见的残余小体有形态不规则、内含脂滴、小泡及高电子密度的脂褐质小体，以及内含铁颗粒的含铁小体等。该溶酶体可将内容物通过胞吐方式排出细胞。

（二）溶酶体的功能

1. 消化作用

（1）异噬作用：溶酶体对细胞外源性物质的消化作用称为异噬作用（phagocytosis）。当携带外源性物质的内吞体或吞噬体与初级溶酶体融合后即由水解酶消化水解外源性物质，此时形成的

次级溶酶体也称为消化泡或异体吞噬泡。消化过程中，许多无法被消化的物质陆续以残余颗粒的形式由膜包被从溶酶体上分离，形成残余小体，如脂褐质、含铁小体和髓样结构。有些残余小体能通过胞吐将残余物质排出胞外，有些则长期驻留于细胞中不被排出，如脂褐质。

细胞的异噬作用既可以消化外界物质获取营养，又可以消除异体物质进行机械防御，是细胞利用外源性物质和构成防御屏障的重要方式。

（2）自噬作用：溶酶体能够将细胞内因生理或病理原因而被破坏、损伤或衰老的细胞器通过形成自噬体，并被消化分解，溶酶体的这一功能称为自噬作用（autophagy）。如线粒体、内质网碎片等被初级溶酶体包裹，或者被来自滑面内质网或高尔基体的膜包被，形成自噬体后与初级溶酶体融合形成次级溶酶体进行消化。有时溶酶体本身也可以相互吞噬，.这种现象称为溶噬，用以降解过剩的溶酶体。

细胞通过自噬作用将衰老和变性的细胞结构消化成为可以重新利用的物质，用以构建新的细胞结构，并对细胞内结构的酶进行更新，以恢复细胞结构和功能的平衡，促进细胞内物质的循环利用。溶酶体的溶噬现象对保持溶酶体数量的相对稳定起调节作用。细胞在饥饿状态下通过溶酶体的自噬作用消化部分自身物质，可以维持细胞生存避免整个细胞死亡。在衰老和病理状态下，细胞也会发生自噬作用，这是一种病理反应。

（3）分泌自噬：溶酶体对细胞内分泌颗粒的吞噬作用称为分泌自噬。在分泌细胞中，溶酶体可与一部分分泌颗粒融合，然后将这些分泌颗粒降解。如哺乳动物的母体中断乳时，乳腺细胞内的乳汁颗粒可以通过上述作用而重新利用。

2. 自溶作用

若细胞内溶酶体破裂，消化酶释放到细胞质中将导致细胞本身被消化，这是细胞的自溶作用。正常机体个体发育过程中，组织器官的形态发生通常是通过组织细胞的破坏和新生实现的，由基因的特殊程序控制，溶酶体在这一过程中起重要作用。例如蝌蚪变成青蛙时尾部的消失，即是细胞自溶作用的结果。非正常生理条件下细胞内溶酶体膜破裂十分迅速。例如动物机体死亡后细胞溶酶体膜的破裂导致机体的迅速腐败。病理状态下，溶酶体膜破裂造成的细胞自

溶作用也很常见。

3. 胞外消化溶酶体 不仅在细胞内发挥作用，也可以通过向细胞外释放酶蛋白而消化细胞外物质。例如精子头部有一个被称为顶体的特化溶酶体。受精过程中，精子附着到卵子的外膜，由高尔基体形成的顶体，膜与精子细胞膜融合，释放顶体中的水解酶，消化卵子膜外的颗粒细胞，为精子顺利进入卵子，实现精卵结合，完成受精作用扫清障碍。另外，破骨细胞也是通过将溶酶体中的酶释放到胞外而产生骨质溶解作用的。

4. 溶酶体介导的信号通路 除了消化作用，最近发现在溶酶体膜上的某些蛋白质可感应生长因子和营养信号，调控 mTORC1 信号通路，从而影响合成代谢和分解代谢过程。同时，发现溶酶体 - 核的信号通路由转录因子 MiT/TFE（MITF、TFEB 和 TFE3）介导，溶酶体状态的改变可引起一系列核内基因的转录。溶酶体介导的上述信号通路在癌症、神经退行性疾病的发病机制中具有重要作用。

二、溶酶体损伤的机制

溶酶体在细胞对损伤因素的反应中起着重要作用。各种遗传的或环境中的有害因素，如果造成了溶酶体结构和功能的损伤，将引起细胞代谢紊乱，或造成溶酶体内水解酶对细胞成分的分解，导致细胞死亡。溶酶体损伤与多种疾病如类风湿性关节炎、痛风、硅肺以及癌症、心血管疾病等有关。各种因素所致的溶酶体损伤的机制主要包括以下几个方面。

（一）先天性溶酶体病

先天性溶酶体病是指基因突变等遗传的原因所致溶酶体内的酶（主要是酸性水解酶）、激活蛋白、转运蛋白或溶酶体蛋白加工校正酶的缺乏或功能丧失而引起溶酶体功能缺陷，造成次级溶酶体内相应底物不能被消化，底物积蓄和代谢障碍，故又称贮积性疾病（lysosomal storage disorder，LSD）。先天性溶酶体病会影响整个机体溶酶体的功能，造成细胞代谢紊乱，影响多个组织和器官的功能。其中大约有三分之二的疾病对大脑功能有显著性影响，导致患者反应迟钝、痴呆、精神分裂以及抓狂等症状。目前已知的溶酶体贮积性疾病有 40 多种，大致可分为糖原贮积症、脂质贮积病和黏多糖贮积症等几大类。

（二）溶酶体物理化学特性的改变

1. 膜稳定性的改变 溶酶体膜的稳定性对维持正常的溶酶体功能非常重要。某些化学物，如小分子的葡萄糖或某些药物，可通过渗透作用透过溶酶体膜，造成溶酶体内渗透压的变化，水分子大量进入，溶酶体肿胀破裂。某些化学物还具有直接裂解溶酶体膜的作用。溶酶体膜破裂后释放出水解酶，可能造成细胞损伤。许多因素会影响溶酶体膜对化学物的稳定性，如随着细胞内 pH 降低，溶酶体抗衡等渗葡萄糖产生的渗透压力的能力会增强。

2. 大小和密度的改变 某些通过内吞作用进入溶酶体的化学物，不能被溶酶体内的水解酶降解而在溶酶体内聚集，导致溶酶体大小和密度的改变，影响其结构和功能。典型例子就是 Triton-WR1339，一种非离子洗涤剂。它在体内与血浆中的脂蛋白结合，被肝细胞吞噬进入溶酶体，由于缺乏降解这种化学物的水解酶导致其在溶酶体内聚集，体积变大。同时，这种化学物的密度很低，所以溶酶体的密度也会降低，最终影响其结构和功能。

3. pH 的改变 溶酶体内水解酶发挥活性的最适 pH 一般认为是 5.0。溶酶体基质内的缓冲体系和膜上的离子泵可使溶酶体在消化时维持这一 pH。但是，当某些碱性化学物，如氯喹是一种抗疟疾的药物，在溶酶体内聚集，导致溶酶体内 pH 升高，影响了水解酶的作用和溶酶体的功能。

（三）溶酶体水解酶活性的改变

除了上述溶酶体 pH 改变影响水解酶活性外，某些化学物本身具有抑制水解酶的作用。如亮肽素（leupeptin）是一种丝氨酸和半胱氨酸蛋白酶抑制剂。当给动物注射时，可引起自体吞噬囊泡的增多，蛋白质降解被抑制，引起溶酶体负荷增加，影响了溶酶体的功能。长春碱及秋水仙素，在分离的细胞中也可抑制蛋白降解，导致自噬体积聚。有时这种作用是可逆的，当停止给予药物后，溶酶体会逐渐恢复正常。苦马豆素，一种从苦马豆中分离的生物碱是一种很强的溶酶体甘露糖苷酶抑制剂，它可能改变溶酶体膜稳定性。若长期摄取这种植物可引起其中毒。这种疾病与遗传性甘露糖苷贮积症相似。

三、外源化学物与溶酶体损伤

溶酶体是细胞内重要的消化和降解外源化学物的场所，许多外源化学物如某些药物和毒物可导致溶酶体损伤。细胞经过内吞作用，将一些外源性有害物质（如药物或毒素等）吞入细胞内，这些物质进入溶酶体后，可引起溶酶体膜破裂，因而和溶酶体内的酸性水解酶一起释放入细胞质中，分解细胞内的各种成分，导致细胞损伤。这种损伤如果是暂时性的和可逆的，细胞还可以修复代偿；如果是严重的和不可逆的，将可能导致细胞死亡。除了对溶酶体的直接作用，某些外源化学物可以导致细胞成分如线粒体或染色体损伤，这些成分受损后形成自噬体，经溶酶体消化分解。如果受损伤的细胞器数目太多，使溶酶体超过负载，称为过载（overload），可能造成溶酶体发生继发性损伤，即膜破裂释放出水解酶，引起细胞成分溶解，导致细胞死亡。

（一）洗涤剂

许多洗涤剂（detergent）可以溶解溶酶体，尤其是亲溶酶体的洗涤剂。组成这些化学物的长链脂肪族和胺基在溶酶体 pH 下质子化使这些化学物具有洗涤剂的特性。其胺基赋予它们亲溶酶体的特性并且使它们可以在溶酶体内积聚。比如 N-十二烷基咪唑，这些分子具有很强的细胞毒性，其细胞毒性及本身的亲溶酶体性之间具有很强的关联。实验结果表明，具有亲溶酶体性的洗涤剂通过使溶酶体破裂、将溶酶体水解酶释放到细胞内环境来使细胞凋亡。在水解酶中，半胱氨酸水解酶起的作用是至关重要的，因为细胞对于这些酶类的特异性抑制使它们能够降低此类洗涤剂所造成的毒性反应。

用于 DNA 转染载体的阳离子脂质体被发现其在体外甚至比 Triton X-100（一种被广泛用来破坏溶酶体膜的洗涤剂）具有更强的亲溶酶体性。并且实验发现，鼠肝溶酶体与脂质体共同培养可造成一种溶酶体水解酶——β-半乳糖苷酶活性的丧失。通过这样的方式，进入溶酶体的一些被吞噬的 DNA 可能会在被降解之前逃逸出溶酶体，从而得以表达。

（二）生物性脂溶剂

许多生物和医药用的外源化学物可引起溶酶体的溶解。当多种类固醇、维生素 A、维生素 E、植物固醇和泛醌等在 pH 为 5.0 的环境下与该细胞器一起培养时，可以加速溶酶体的溶解。但是，胆固醇和在相同条件下可以保护溶酶体。某些药物在不同浓度时也具有不同的作用。如己烯雌酚低浓度时可以防止溶酶体产生渗透性应激，在较高浓度时会产生相反的作用，导致溶酶体裂解。

（三）硅粉

硅肺的发生与溶酶体有关。肺吸入了硅尘，硅粉末即被肺泡巨噬细胞吞噬而积聚在溶酶体内，硅酸分子上的羟基可与溶酶体膜上相应受体形成氢键，使膜发生结构变化而破坏了膜的稳定性。溶酶体膜破坏，致使水解酶释放，引起细胞死亡。继而硅尘颗粒又可以从死亡细胞中释放出来，再被正常的巨噬细胞吞噬，此后又得到同样的结局。如此不断反复，巨噬细胞相继死亡，刺激成纤维细胞分泌大量胶原，导致肺部纤维化。临床上使用克矽平类药物（聚 2-乙烯吡啶氮氧化合物）来抑制硅肺病程，就是因为这类药物可进入溶酶体内，其氧原子与硅酸分子上的羟基结合形成氢键，使硅酸不能与溶酶体膜作用，从而对溶酶体膜起保护作用。

（杨雪锋）

第四节　细胞器的研究方法

一、细胞器分离技术

（一）线粒体的制备

1. 组织及细胞中线粒体的制备　首先制备组织匀浆，使细胞膜破坏，线粒体暴露，再采用密度梯度离心分离出线粒体。对于线粒体的制备，匀浆很重要，不同的组织应选择不同的匀浆方法。肝、肾及脑等结缔组织较少的组织选用 Potter 玻璃 -Teflon 匀浆器，其体杆间隙为 0.25～0.5mm。牛心脏，可用电动切碎机将组织破碎；小动物的心脏，可先用酶消化，再进行 Potter 玻璃 -Teflon 匀浆器匀浆。培养的细胞可用超声波破碎细胞膜，但该法不适用于整块组织的线粒体制备。制备好的匀浆可在蔗糖密度梯度缓冲液中，首先在低速下，将结缔组织、未破碎的细胞、细胞碎片及细胞核离心除去。然后高速离心，得到含有线粒体的沉淀，从外观上可分为三个不同区带：①底层为白色或红色，内有残留的细胞碎片和红细胞；②中层为深棕色，是大量完整的线粒体和一些溶酶体；③上层为绒毛状，有光泽，带粉红色，为一些破碎的线粒体和微粒体。小心去除上层沉淀，收集含有线粒体的中层沉淀，加适量的缓冲液，重新悬浮，再高速离心，收集沉淀。加适量缓冲液，即为线粒体制备物。

2. 亚线粒体颗粒的制备　亚线粒体颗粒指经特殊处理，除去线粒体外膜和基质部分后形成的小囊泡。它含有氧化磷酸化过程所有的酶类，是观察呼吸链氧化反应、ATP 酶活性及其他一些特殊反应的模型。亚线粒体颗粒制备的原理是利用超声波作用，破坏线粒体外膜，再经超速离心获得仅有内膜的亚线粒体颗粒。

（二）微粒体的制备

微粒体是细胞被匀浆破碎时，内膜系统（主要是内质网）的膜结构破裂后自己重新封闭起来的小囊泡，它包含内质网膜和核糖体两种基本成分。在体外试验中，具有蛋白质合成、蛋白质糖基化和脂类合成等内质网的基本功能。微粒体还含有细胞色素 P450 氧化酶，与氧化代谢有关。

制备微粒体的方法有超速离心法、钙沉淀法、凝胶过滤及等电点沉淀法。常用的方法是超速离心法，在没有超速离心机的实验室可用钙沉淀法。下面以大鼠肝脏微粒体的制备为例作简介，对于其他种属动物的肝脏和肝外组织，可做相应的修改。

1. 超速离心法　基本设备为低温超速离心机、低温高速离心机、Potter 匀浆器等。组织匀浆后，低速离心去除细胞核及细胞碎片，然后高速离心去除线粒体，最后超速离心得到微粒体。所获微粒体用缓冲液悬浮后，贮存在 $-70 \sim -20^{\circ}\text{C}$ 冰箱中。贮存方式和时间将对微粒体酶的活性或特征有不同程度的影响，应慎重选择。

2. 钙沉淀法　钙沉淀法是在 S9 缓冲液中，加入钙离子。此时，内质网部分产生钙依赖性聚集，在较低速度的离心条件下，20 分钟即可获微粒体。此法不需超速离心机，不足之处是钙离子可能影响某些酶的活性以及造成核糖体的丢失。

3. 其他方法　等电点沉淀法的原理是利用

改变 pH，使微粒体沉淀出来。操作时，弃去线粒体的上清液（即 S9 液），用醋酸缓冲液将溶液调至 pH 5.5。然后，在较低速度的条件下，离心 10 分钟，即可制得微粒体。其不足之处是酸性条件下，将使某些酶失活。凝胶过滤是依赖蛋白质分子量大小将微粒体分离。该法不适于做多个样品。

（三）溶酶体的分离

溶酶体可用分级离心初步分离，再用蔗糖梯度离心纯化。组织匀浆后，首先低速离心去除沉淀（结缔组织、未破碎的细胞、细胞碎片及细胞核）。上清经进一步高速离心后，得到含有溶酶体的沉淀，从外观上可分为三个不同区带：①上层为白色，主要为膜成分混合物；②中层为黄褐色，主要为线粒体；③底层暗褐色，为半纯化的溶酶体。小心吸掉上中层，将半纯化的溶酶体悬于蔗糖密度梯度溶液。经超速离心后，梯度溶液呈 3 条明显的带和较少的沉淀，最下层的暗黄色到褐色的带即为纯化的溶酶体。

另外，也可用 Triton-WR1339 处理大鼠，2～4 小时后杀死，毒性低，比重小的 Triton-WR1339 集中在溶酶体上，使溶酶体比重变轻，易于分离。

二、线粒体损伤的检测方法

（一）线粒体 DNA 异质性的检测

线粒体 DNA 是裸露的环性分子，缺乏组蛋白的保护，所以线粒体具有较高的突变率和序列的多样性。对线粒体异质性的检测手段很多，如 DNA 测序技术、原位 PCR 技术、实时荧光定量 PCR 技术、变性高效液相色谱法、变性梯度凝胶电泳和限制性酶切片段长度多态性分析等技术。

长 PCR 技术可对线粒体 DNA 整体的完整性进行分析，简单易行。一般的 PCR 技术只能用于检测 <5kb 大小的目标片段，而长 PCR 技术在 DNA 聚合酶及 PCR 条件等方面做了优化，可以扩增 5～40kb 的片段。针对线粒体 DNA，设计两对引物，一对引物可以扩增出长片段（如 10kb），另一对引物扩增短片段（如 200bp），并用荧光染料对其分别定量。长片段产物的量将随线粒体 DNA 基因断裂重组的程度而变化，而短片段产物的量几乎不受其影响，因此二者的比值就代表了线粒体 DNA 的完整性。

（二）线粒体膜电位检测

检测线粒体膜电位目前常用荧光染料，如 JC-1、TMRM、TMRE、Rhodamine 123、DiOC6（3）等。这些染料一般是亲脂性阳离子化合物，能在线粒体膜基质空间中积累，与线粒体膜电位成反比。每一种染料都有其优势和劣势，故染料的选用需根据具体实验需求而定。例如，JC-1 在线粒体膜电位较高时，聚集在线粒体的基质中，形成聚合物，可以产生红色荧光；在线粒体膜电位较低时，JC-1 不能聚集在线粒体的基质中，此时 JC-1 为单体，可以产生绿色荧光。这样就可非常方便地通过荧光颜色的转变来检测线粒体膜电位的变化，常用红绿荧光的相对比例来衡量线粒体去极化的程度。JC-1 单体可采用 488nm 或 514nm 激光激发，发出绿色荧光波长为 529nm 左右；JC-1 聚合物的最大激发波长为 585nm，发出红色波长为 590nm。结果可用荧光显微镜、激光扫描共聚焦显微镜及流式细胞仪进行分析。

（三）线粒体呼吸功能的检测

线粒体呼吸功能的检测，一般在密闭反应体系中，通过氧电极对反应体系内溶氧含量进行监测来进行。包括对线粒体结构完整性及氧化磷酸化偶联程度的检测，常用线粒体呼吸控制率（respiratory control ratio，RCR）及 P/O 比值来衡量。呼吸控制率是指在测量线粒体的呼吸速率时，Stage 3（加入 ADP）的呼吸速率与 Stage 4（ADP 耗竭）的呼吸速率之比。P/O 值是指线粒体每消耗 1mol 氧原子的同时，生成 ATP 的摩尔数。在线粒体氧化呼吸链功能受损情况下，RCR、P/O 比值下降。

近年来，检测 O_2 含量的荧光分子探针技术日益成熟，结合荧光分光光度计，使得线粒体呼吸的测定更加便捷。每次实验所能检测的样品数，也由氧电极的几个上升到几十甚至几百个，便于对线粒体毒剂进行中高通量的筛选。另外，也出现了能同时测定细胞线粒体呼吸及糖酵解能力的整合型仪器平台，如 Seahorse 细胞代谢分析仪，进一步将细胞代谢的分析整合化和自动化。

（四）线粒体通透性转换孔的检测

线粒体通透性转换孔是横跨在线粒体内外膜之间非选择性高导电性通道，通常保持关闭状态，对细胞内外多种离子浓度变化非常敏感，可因钙超载或 ROS 生成而被诱发开放，引起膜电位崩解并导致细胞凋亡。线粒体通透性转换孔的检测主要根据膜电位及线粒体内容物的外释来检测。这里介绍一种荧光探针技术（钙黄绿素 -AM）：钙黄绿素 -AM 能够穿透活细胞膜，进入细胞后，被细胞内酯酶切离，产生极性的荧光钙黄绿素。钙黄绿素进入线粒体后，被线粒体俘获。同时胞质内的钙黄绿素被其猝灭剂钴离子猝灭。一旦线粒体膜通道孔瞬时开放，钙黄绿素就会被释放出来，进而被钴离子猝灭。线粒体内钙黄绿素荧光的变化，表明膜通道孔的开放状态。

（五）线粒体活性氧检测

细胞内的活性氧主要来自线粒体呼吸链中电子在复合体 I 和 III 的渗漏，但细胞内其他结构如内质网、溶酶体和质膜等处也可生产活性氧。对细胞内所有的活性氧的检测方法参见第四章，此处介绍检测线粒体内超氧阴离子的特异性的一种方法。

荧光探针二氢乙啶（dihydroethidium，DHE）可自由透过活细胞膜进入细胞内，并被细胞内的超氧阴离子氧化，形成氧化乙啶。氧化乙啶可掺入染色体 DNA 中，产生红色荧光。根据活细胞中产生的红色荧光可以判断细胞内超氧阴离子的含量。其三苯基磷衍生物 mitoSOX 可以定位于线粒体，并与线粒体内的超氧阴离子反应生成 2-羟基 - 乙啶，同样可以与线粒体 DNA 结合产生红色荧光。其荧光可以用荧光显微镜或流式细胞仪检测，也可以用高压液相对其产物直接检测。

（六）线粒体复合体活性检测

线粒体复合体活性的经典检测方法是纯化复合体后进行酶学反应，根据底物或产物吸光度的变化对其活性定量。但此方法对复合体纯化的技术要求较高，且容易破坏超级复合体的组成。蓝色非变性聚丙烯酰胺凝胶电泳（blue native polyacrylamide gel electrophoresis，BN-PAGE）是在变性聚丙烯酰胺凝胶电泳 SDS-PAGE 基础之上发展起来的一种分离蛋白复合体的技术。BN-PAGE 在蛋白制样及电泳缓冲液中不使用变性剂十二烷基磺酸钠（sodium dodecyl sulfate，SDS）和巯基乙醇，代之以温和的自带负电的考马斯亮蓝染料，后者以约 1:1 的比率结合在蛋白质复合体的表面使其带上负电，向阳极泳动。线粒体复合体和超级复合体在电泳过冲中保持天然构象，在接近复合体大小的凝胶孔径处停止。将凝胶浸泡在含有各复合体显色底物的反应液中，复合体活性可以通过相应条带颜色的深浅直观观察或扫描后量化。

（七）线粒体毒性评价的半乳糖替代实验

有毒化学物造成线粒体损伤，降低细胞内ATP水平，理论上应导致细胞死亡或抑制细胞生长，细胞增殖实验应是理想的评价有毒化学物线粒体毒性的方法。但是，细胞培养基中高浓度的葡萄糖抑制了线粒体的呼吸（反巴斯德效应），使得细胞对线粒体毒剂的敏感性降低。从能量代谢的角度，半乳糖是低效的糖酵解底物，通过糖酵解产生ATP的量与葡萄糖相比减少了80%。以半乳糖替代葡萄糖作为细胞生长碳源时，可避免反巴斯德效应（Crabtree effect），迫使细胞依赖线粒体呼吸产生的能量，因此也就对线粒体毒剂更加敏感。

三、内质网应激的检测方法

内质网应激通常会导致错误折叠的蛋白在内质网的累积，并进而促发细胞内的未折叠蛋白反应。未折叠蛋白反应通过上调分子伴侣的表达来加速蛋白的折叠，通过降低翻译的速率来减少进入内质网的待折叠蛋白，并通过增加内质网相关降解及细胞自噬来清除错误折叠的蛋白，以维持细胞稳定。此过程受到IRE-1、PERK和ATF6三条信号通路的调控，当前对内质网应激的检测，也集中在这三条信号通路上。

（一）内质网应激的形态学观察

内质网应激会导致内质网形态学的改变，包括内质网扩张、脱颗粒等变化，可用电镜进行观察。在电镜样品的制备过程中一般需要先将组织做振动切片或冷冻切片，然后免疫染色、脱水和浸透，最后置硅化载玻片平板包埋。

（二）未折叠蛋白反应相关基因的mRNA检测

在未折叠蛋白反应中，许多分子伴侣的表达增强，以加速内质网内蛋白的折叠速率。这些分子伴侣包括BiP/GRP78、GRP94、钙网蛋白（calreticulin）、HERP、EDEM1以及HRD1等，检测这些基因mRNA水平可以定量反映内质网应激程度。实时定量PCR方法是检测mRNA的常用方法，具体内容可参考相关工具书。

（三）未折叠蛋白反应相关蛋白的检测

在内质网应激时，IRE-1和PERK被磷酸化而激活，活化的PERK进一步磷酸化eIF2α从而降低细胞的转录水平以减少进入内质网的待折叠蛋白。运用蛋白免疫印迹和免疫组织化学等技术检测磷酸化的IRE-1、PERK和eIF2α蛋白，以及内质网应激相关蛋白（BiP/GRP78、HERP、ERP72、WARS、EDEM1、CHOP、ATF4及sXBP1等），便可以对内质网应激进行检测。

（四）XBP1的剪切

内质网应激时，IRE-1自磷酸化激活其RNA酶活性，进而将编码XBP1一段26个核苷酸的序列从其mRNA切除生成sXBP1。sXBP1的表达产物是一个高活性的转录因子，可以转录激活内质网相关降解因子和内质网分子伴侣。因此，XBP1的剪切状态，可以特异性地表征IRE-1的活性。对其检测可以采用分别针对XBP1和sXBP1的两对特异性引物，进行半定量的实时定量PCR检测，其对应PCR产物的相对量代表了XBP1的剪切状态。

（五）报告基因检测

未折叠蛋白反应的一个重要特征就是ATF6和sXBP1等转录因子活性的增强。因此，利用这些转录因子的DNA结合序列或其调控基因的启动子序列，与荧光素酶基因序列构建报告基因检测系统，可以方便地对相关转录因子的活性做出评价。相关报告基因检测系统已有商品化的试剂盒，也可根据手册自己构建。

（六）ATF6和sXBP1核转移的检测

将XBP1基因与绿色荧光蛋白基因venus融合，转染细胞。正常情况下，XBP1不发生剪切，融合蛋白的翻译终止于XBP1与venus之间的终止子，细胞不产生荧光。当内质网应激时，XBP1中26个核苷酸的内含子被剪切，读码框改变，表达出sXBP1与venus的融合蛋白，并转移到细胞核中。因此，用荧光显微镜追踪venus的绿色荧光便可观测内质网应激时XBP1剪切的现象。

在内质网应激时，ATF6进入高尔基体被蛋白酶裂解后成为具有活性的转录因子进入细胞核，从而激活XBP1、CHOP和Grb78等的转录而促进细胞生长。同样，ATF6与绿色荧光蛋白

GFP 融合也可通过荧光显微镜观测内质网应激时融合蛋白的核转移。

四、溶酶体损伤的检测方法

溶酶体膜通透性的增加导致溶酶体中的蛋白酶，如组织蛋白酶 B、D 及 L 等释放到胞质中，进而引发细胞死亡。因此，对溶酶体膜完整性及组织蛋白酶释放的检测是溶酶体损伤检测的主要方法。

（一）利用荧光染料评价溶酶体膜的完整性

吖啶橙（acridine orange，AO）是一种亲溶酶体的异染性荧光染料，在溶酶体中聚集，浓度较高，呈红色荧光，但在胞质或细胞核中，浓度较低，呈绿色荧光。因此，当用吖啶橙染色的细胞溶酶体膜通透性增加时，其红色荧光便会减弱而绿色荧光增强。另一种荧光染料 Lyso-Tracker，可在酸性细胞器（溶酶体）中累积，其荧光强度的减弱可以由溶酶体膜通透性增加引起，但也可以由溶酶体内 pH 的增加引起。因此，使用该荧光染料时要注意正确解读。以上两种荧光染料都可以用荧光显微镜或流式细胞仪来进行检测。

（二）组织蛋白酶在细胞内的重分布

利用特异性抗体，结合免疫荧光技术可以追踪溶酶体膜通透性增加后组织蛋白酶在细胞内的重新分布。例如，在正常细胞中，组织蛋白酶 B 或 D 的专一性荧光被溶酶体膜蛋白 Lamp-1 或 Lamp-2 的荧光所包围，表明组织蛋白酶 B 或 D 处在溶酶体内。当溶酶体膜通透性增加时，组织蛋白酶 B 或 D 的专一性荧光便均匀扩散至整个细胞质。利用组织蛋白酶 D 特异性的荧光探针抑肽素 A BODIPY FL，同样可以观察溶酶体膜通透性增加后组织蛋白酶 D 从溶酶体到细胞质的重分布。另外，利用蛋白免疫印迹技术对比组织蛋白酶在细胞质和溶酶体亚细胞组分的含量也可达到同样目的。

组织蛋白酶在细胞内的重分布可以用酶的活性来跟踪。多肽序列 RR 是组织蛋白酶 B 的底物，可用 7- 氨基 -4- 三氟甲基香豆素（7-Amino-4-trifluoromethylcoumarin，AFC）进行标记。当样品中含有组织蛋白酶 B 时，剪切 AFC-RR，释放出游离的 AFC，可以用荧光微量滴定板定量。除了用 AFC，也可以用 MCA、FAM 和 FITC 等荧光染料对多肽 RR 进行标记。同样，应用不同的组织蛋白酶的特异性底物序列，也可以对其他组织蛋白酶如 D 或 L 等进行活性测定，以确定这些组织蛋白酶是否从溶酶体释放出来。

（马文哲）

第五节　细胞器损伤的研究展望

线粒体、内质网和溶酶体等细胞器虽然在细胞内具有各自不同的功能，但它们不是完全独立的。近年来研究发现，细胞器之间存在结构和功能上的偶联，如内质网 - 线粒体偶联，线粒体 - 溶酶体偶联等，使得细胞器之间成为一个整体，在介导细胞器间的物质和信息传递中发挥关键作用，共同应对各种环境的刺激，共同调节生理或病理状况下的细胞生存、应激、自噬、凋亡和死亡等过程。但是，关于不同细胞之间的偶联机制还不完全清楚。如线粒体 - 内质网偶联形成的线粒体相关膜参与 Ca^{2+} 稳态维持以及脂质转运，通过相关的蛋白调控内质网稳态以及线粒体 Ca^{2+} 摄取和凋亡过程，在不同程度的内质网应激中发挥不同的作用，具体机制尚不清楚。除了内质网和线粒体，溶酶体在钙信号的传递和储存中也起着新的作用，线粒体 - 溶酶体接触位点可能成为钙转移的类似平台，提示溶酶体钙可间接调节线粒体功能和活性。关于不同细胞器之间的相互作用及其在健康和疾病发生中的机制将成为新的研究热点。

外源化学物可能通过线粒体损伤、内质网应激或溶酶体损伤发挥毒作用，并且参与了氧化应激和炎症信号通路，在慢性代谢性疾病如糖尿病、非酒精性脂肪肝、肿瘤、神经退行性疾病或衰老的发生发展中起着重要作用，干预细胞器损伤成为临床治疗上述疾病药物的新靶点。如，内质网 Ca^{2+}-ATP 酶 2b 作为内质网上重要的钙调节蛋白，其激动剂可减轻内质网应激，是具有潜力的治疗 2 型糖尿病和非酒精性脂肪肝的药物。但是，目前大多数相关药物的毒理作用和药理作用及它们之间的平衡，尚处于研究和临床前期试验阶段，要大范围进入临床还需要进一步的研究。

线粒体损伤、内质网应激和溶酶体损伤等细胞器损伤的机制除了传统的信号通路，还有一些新的机制如非编码 RNA 参与内质网应激的报道。这些新机制的作用及调控可能成为今后深入研究的方向。另外，目前细胞器损伤仍然缺乏敏感的快速检测的生物标志，因此，发现可用于临床检测的细胞器损伤生物标志是今后的另一个研究重点。

（杨雪锋　马文哲）

参 考 文 献

[1] 袁晶，蒋义国. 分子毒理学 [M]. 北京：人民卫生出版社，2017.

[2] Smart RC，Hodgson E. Molecular and biochemical toxicology[M]. 5th ed. New Jersey: John Wiley & Sons, Inc., 2018.

[3] Rainbolt TK，Atanassova N，Genereux JC. Stress-regulated translational attenuation adapts mitochondrial protein import through Tim17A degradation[J]. Cell metabolism，2013，18（6）：908-919.

[4] Dikalov SI，Harrison DG. Methods for detection of mitochondrial and cellular reactive oxygen species[J]. Antioxid Redox Signal，2014，20（2）：372-382.

[5] Swiss R，Will Y. Assessment of mitochondrial toxicity in HepG2 cells cultured in high-glucose- or galactose-containing media[J]. Curr Protoc Toxicol，2011，Chapter 2：Unit2.20.

[6] Lafleur MA，Stevens JL，Lawrence JW. Xenobiot-icperturbation of ERstress and the unfolded protein response[J]. Toxicol Pathol，2013，41（2）：235-262.

[7] 薛亮，尹长城. 线粒体 - 内质网结构偶联的研究进展[J]. 中国细胞生物学学报，2013，35（12）：1791-1796.

[8] Almanza A，Carlesso A，Chintha C，et al. Endoplasmic reticulum stress signalling- from basic mechanisms to clinical applications[J]. FEBS J，2019，286（2）：241-278.

[9] Song S，Tan J，Miao Y，et al. Crosstalk of ER stress mediated autophagy and ER-phagy：Involvement of UPR and the core autophagy machinery[J]. J Cell Physiol，2018，233（5）：3867-3874.

[10] Barranger JA，Cabrera-Salazar MA. Lysosomal storage disorders[M]. New York：Springer，2007.

第六章 细胞和组织损伤

细胞或组织对有毒物质的反应呈现适应、变性、死亡等多种形式，这既取决于有毒物质的化学性质，又取决于有毒物质的作用剂量和作用时间。在有毒物质的剂量较低或其作用时间较短的条件下，细胞或组织通常通过改变自身的代谢、功能和结构来协调建立新的细胞稳态，维持细胞存活和功能，此过程即为适应。较高剂量的有毒物质或其较长持续作用时间时则致细胞损伤。较轻的细胞损伤是可逆的，当刺激消除后，受损伤细胞可恢复常态，即称为变性。但是，严重的细胞损伤是不可逆的，最终导致细胞死亡。细胞死亡的主要方式包括程序性细胞死亡（凋亡、胀亡、自噬、程序性坏死、有丝分裂灾变及衰老）和非程序性细胞死亡（细胞坏死）。有毒物质对机体的损伤最终都将体现在对细胞的损伤上。

然而，细胞和组织对有毒物质的反应形式尽管多数都表现出形态学上的变化，但在有些情况下，有毒物质的刺激并不一定引起细胞形态的明显变化，但细胞的功能却发生了极大改变。另有些毒性反应仅在血液学上表现出异常，而细胞形态及功能上也未见明显改变。

第一节 细胞和组织的适应性变化

一、细胞和组织的生理性与病理性适应

面对有毒物质的刺激时，细胞通过改变其大小、数量、表型、代谢及功能等来适应新的环境，维持生存，称为适应（adaption）。适应通常是可逆的，在形态上表现为细胞的变化，以及组织的萎缩、肥大、增生、化生和异型增生。适应也可以分为生理性和病理性两种形式。生理性适应（physiological adaptation）通常指细胞对激素和内源化物的反应，如体育锻炼对能量的需求导致的骨骼

肌细胞的增加，怀孕期妇女因激素改变所致的乳腺及子宫上皮细胞数量的增多和体积的增大。病理性适应（pathological adaptation）通常指外源化学物导致的细胞结构和功能的改变，如酗酒引起的正常肝脏细胞被纤维细胞替代，吸烟者气管中纤毛柱状上皮细胞被无纤毛柱状上皮细胞的替代。

（一）萎缩

萎缩（atrophy）是指由于亚细胞组分的丢失，造成已发育成熟的细胞、组织或器官的体积缩小。萎缩细胞胞质内的非必需细胞器经自噬酶解，同时积聚大量未能被溶酶体酶降解、富含磷脂的残体，即脂褐素。萎缩的器官除了整体缩小外，还具有独特的外观。例如，囊腔皱折成波浪形、结缔组织的相对增加以及实质细胞被脂肪细胞取代。去除刺激后，轻度萎缩的细胞有可能恢复正常状态，而持续性萎缩可造成细胞死亡，实质细胞逐步纤维化。

造成萎缩的主要原因是细胞代谢水平降低导致蛋白质合成的减少，以及泛素 - 蛋白酶体系统激活导致的蛋白质降解增加（如营养不良可以激活泛素连接酶，使靶蛋白泛素化而被蛋白酶降解）。萎缩分为生理性和病理性两类。人体的许多组织、器官，如胸腺和生殖系统等随着年龄增长可自然地发生生理性萎缩。造成病理性萎缩的原因包括营养不良、局部血流供应不足、长期工作负荷、神经损伤、内分泌器官功能低下、器官或组织长期受压等。

（二）肥大

细胞、组织和器官体积的增大称为肥大（hypertrophy）。肥大细胞的细胞器（线粒体、内质网等）数量增多，细胞的合成功能提高。在功能活跃的细胞（特别是吞噬中的细胞）中，溶酶体增多和增大。细胞核 DNA 含量也增加，导致核的增大和多倍体化，但是细胞并不分裂。肥大的组织和器

官常伴随细胞数量和亚细胞器数量的增多，以及细胞体积的增大。

肥大可分为生理性肥大与病理性肥大。生理性肥大如妊娠期子宫的肥大、哺乳期乳腺的肥大、运动员肌肉的肥大等。病理性肥大如高血压引起的心肌肥大，一侧肾脏摘除后，另一侧肾脏的代偿性肥大。上述肥大有的是内分泌激素作用所致，有的是代偿所致，故又可将肥大分为内分泌性和代偿性两类。因代偿而肥大的器官超过其代偿限度时便会失代偿，如肥大心肌失代偿引发的心力衰竭。

（三）增生

由于实质细胞数量增多而造成的组织、器官的体积增大称为增生（hyperplasia）。增生是细胞分裂增加的结果，只有特定的分化成熟的组织才可以合成 DNA，进行有丝分裂而增生。虽然增生与肥大是两个不同的病理过程，但由于分享共同的触发机制，经常同时发生。如雌激素导致的子宫增大，既有子宫平滑肌细胞增大，又有细胞数量的增加。但是不能分裂的细胞（如心肌）只发生肥大，却不会增生。受调控的细胞增生与肿瘤细胞的失控性增生不同，前者随诱发因素的去除而停止。但是，过度增生的细胞也有可能演变为肿瘤性增生。

增生可分为生理性增生与病理性增生两类。生理性增生如女性青春期乳腺的增生和妊娠期子宫的增生。雌激素水平升高所致的子宫内膜和乳腺增生则属病理性增生。以上增生均属于内分泌性增生。另外，功能代偿也可引发增生，如低钙血症引发的甲状旁腺代偿性增生。

细胞增生通常为弥漫性，以致增生的组织、器官也呈弥漫性均匀地增大。在激素的过度作用下，前列腺、甲状腺、肾上腺和乳腺等常呈结节性增生。这可能是由于这类器官中某些靶细胞对激素的作用更为敏感，因而在正常或大致正常的组织中形成单个或多发性结节。

（四）化生

一种分化成熟的细胞因受刺激因素的作用转化为另一种分化成熟细胞的过程称为化生（meta-plasia）。在这种可逆的细胞适应过程中，对有毒物质敏感的细胞被另一种相对耐受的细胞所取代后得以在刺激环境下生存。这种转变过程并非由已分化的细胞直接转变为另一种细胞，而是由具有分裂增殖和多向分化能力的未分化细胞或干细胞分化而来，一般只能转变为性质相似的细胞。

化生有多种类型，主要发生于上皮细胞，也见于间叶细胞。例如，柱状上皮（吸烟者的支气管黏膜的腺上皮）、移行上皮等化生为鳞状上皮，称为鳞状上皮化生（squamous metaplasia）。萎缩性胃炎、胃溃疡及胃黏膜糜烂后的黏膜再生，称为肠上皮化生（intestinal metaplasia）。纤维结缔组织化生为骨、软骨或脂肪组织，称为间叶组织化生（mesenchymal metaplasia）。

化生是把双刃剑，同时具有生理和病理作用。以呼吸道黏膜纤毛柱状上皮的鳞状上皮化生为例，化生的鳞状上皮一定程度上强化了局部抵御有毒物质刺激的能力，因此属于适应性变化。但是同时却减弱了黏膜的自净机制，化生的上皮可以恶变，如肺内的支气管黏膜化生可发展为鳞状细胞癌，胃黏膜化生可恶化为肠型腺癌。

（五）异型增生

异型增生（dysplasia）又称为非典型增生，主要指上皮细胞超乎常态的增生，是一种特殊的细胞适应类型，与肿瘤形成有关。恶性肿瘤发生前，几乎都发生异型增生。但是，异型增生又不同于单纯性增生及肿瘤性增生。单纯性增生只有细胞的过度生长，而无细胞结构上明显的异型性表现。肿瘤性增生则为细胞的自主性生长，且伴有细胞结构上明显的异型性。异型增生是介于两者之间的交界性病变，是真正的癌前期病变。常见异型增生如子宫颈部上皮细胞的异型增生，表现为黏膜表面未成熟基底细胞的增多，但尚未穿透基底膜侵入深层软组织。再如骨髓增生综合征，表现为骨髓中未成熟造血细胞增多但血液成熟细胞减少。与化生相比，异型增生时细胞的成熟和分化是延迟的，前者是一种已分化成熟细胞转化为另一种分化成熟细胞。异型增生表现为增生的细胞大小不一，形态多样，核大而浓染，核质比例增大，核分裂增多且多呈正常方式，细胞排列较乱，极向消失。

二、细胞损伤的诱因与形式

（一）细胞损伤的诱因

多种原因可引发细胞的损伤，可归纳为以下几类：

1. **缺氧** 缺氧（hypoxia）是常见且重要的细胞损伤和死亡的原因，也是许多有毒物质引起细胞损伤的一个非常重要的基本环节。引起缺氧的因素有：局部缺血、血管性疾病或血栓导致动脉血流和静脉引流障碍，使血供减少或丧失；心肺功能衰竭导致血的氧合不足；贫血、CO 中毒等导致血液携带氧的能力降低或丧失。缺氧引起细胞损伤主要是其损害了线粒体的呼吸能力。另外，局部缺血不仅能降低氧气供应，还造成由血液供应的一些重要代谢产物（如葡萄糖）的缺乏，因此缺血比起单纯缺氧造成的细胞损伤更迅速、更严重。

2. **物理因素** 细胞和组织损伤的物理因素包括机械性创伤、超高／低温、电击、气压改变、电离辐射、激光、超声波、微波和噪声等。机械损伤可直接破坏细胞、组织的完整性和连续性，引起组织断裂或细胞破裂；高温可使蛋白变性，造成烧伤，严重时可使有机物炭化；低温可使局部组织的血管收缩和受损，血流停滞，导致细胞缺血，甚至死亡；电击可直接烧伤组织，同时刺激组织，引起炎症反应；电离辐射直接或间接引起生物大分子 DNA 损伤，导致细胞损伤和功能障碍；持续低气压可致缺氧并造成组织细胞的损伤。

3. **化学因素** 所有化学品和药物都可以引起细胞的适应、损伤和死亡。化学品浓度过高（如高浓度的葡萄糖或盐类）可造成高渗环境，引起细胞损伤或死亡。体内的某些代谢产物（如尿素及自由基等）亦可成为内源性化学致病因素。腐蚀性试剂可造成化学烧伤或蛋白质变性。化学品的浓度十分重要，一些有毒物质在极低浓度时可抑制重要酶类而造成损伤。例如，氰化物能抑制细胞色素氧化酶，氟乙酸钠抑制顺乌头酸酶活性。许多化学品还能引起活性氧的升高，造成脂类、蛋白质及 DNA 的氧化损伤。化学品并非总是直接损伤其接触部位的组织，有些损伤是由外源化学物的代谢产物所致。因此，解毒部位更容易受到攻击，如四氯化碳经口吞服后造成肝脏细胞的坏死。

4. **生物因素** 生物因素是导致细胞和组织损伤的常见原因，包括病毒、细菌、真菌、螺旋体、立克次体、支原体、衣原体、朊病毒和寄生虫等。每种因素都有其独特的致损伤机制。病毒整合入宿主 DNA，复制、装配后裂解宿主细胞。细菌通过其内、外毒素或分泌的侵袭性酶造成细胞损伤。寄生虫除了其分泌物及代谢产物的毒作用外，还可因虫体的运动造成机械性损伤。此外，微生物还可以激活宿主的免疫反应而造成组织损伤。研究表明，1918 年的流感病毒并非通过直接的病毒效应，而是通过触发肺部破坏性的免疫反应，从而导致健康成年人死亡。

5. **营养因素** 食物中糖、蛋白质、脂肪、维生素及微量元素等因素不足以影响细胞的代谢和功能，造成细胞的损伤。例如，用缺乏胆碱和蛋氨酸的饲料长期喂养动物会造成其发生脂肪肝及肝硬化。同样，营养过度也能引起人类的疾病。例如，过多地摄入维生素 D 可致肾、心、主动脉等出现钙质沉积。食物中动物脂肪过多可致肥胖症和动脉粥样硬化，并且增加对糖尿病等多种疾病的易感性。

6. **其他因素** 不恰当的免疫反应可造成细胞损伤，如免疫缺陷、变态反应和自身免疫病等。遗传缺陷除了能造成细胞代谢、结构和功能的改变，使组织对损伤因素的易感性升高，还可影响细胞对其他损伤因素的应答。另外，年龄和身心因素也是细胞损伤的影响因素。

（二）细胞损伤的形式

细胞和组织发生损伤后将产生一系列形态学变化。细胞变性（cellular degeneration）指细胞质内或间质内出现异常物质或正常物质的蓄积，并伴有不同程度的功能障碍，一般为可逆性损伤。细胞死亡（cell death）是指当细胞受严重损伤而累及胞核时，呈现代谢停止、结构破坏和功能丧失等不可逆性损伤。

1. **细胞水肿** 细胞水肿（cell swelling）也称为水样变性（hydropic degeneration），是由于缺氧、毒性物质损坏线粒体内 ATP 产生，细胞膜钠钾泵功能发生障碍，钠、钙离子和水进入细胞内，导致细胞内水分增多，造成细胞肿胀。多发于心、肝、肾等实质器官。

形态学变化：光镜下，细胞体积增大，胞质透明、淡染，甚至出现空泡，整个细胞膨大如气球。电镜下，胞质基质疏松，胞质内的线粒体、内质网等肿胀呈囊泡状。受累脏器体积增大、颜色变淡。去除病因后，水肿的细胞可恢复正常，但是严重的细胞水肿也可发展为细胞死亡。

2. 脂肪变性 脂肪变性（fatty degeneration）或脂肪变（fatty change）是指由于营养障碍、感染、中毒和缺氧等因素造成的细胞质内中性脂肪的蓄积。多发于心、肝、肾等实质器官。如乙醇的代谢产物乙醛在肝细胞内造成过量脂肪的累积，同时降低了线粒体对脂肪的利用，最终导致酒精性脂肪肝。

形态学变化：脂肪变性时最初形成的脂滴很小，电镜下表现为脂肪小体，进而融合成脂滴。此时常无界膜包绕而游离于胞质中，并可在光镜下观察到。在 HE 染片中，脂滴表现为大小不等的近圆形空泡（因脂肪被制片时的有机溶剂溶解之故）。于冷冻切片中，蓄积于胞质内的脂肪可用脂溶性的苏丹Ⅲ染料染成红色。受累脏器（如肝脏）明显肿大、色淡黄、触之有油腻感，细胞核被胞质内蓄积的脂肪压向一侧，形态类似脂肪细胞。去除病因后，蓄积于胞质内的脂肪可消失，重度脂肪变性的肝细胞可坏死，并可继发肝硬化。

3. 玻璃样变性 玻璃样变性（hyaline degeneration）又称玻璃样变（hyaline change），泛指在细胞内、结缔组织间质中或血管壁，出现均质、半透明的玻璃样蛋白质蓄积。玻璃样变性仅是形态学的描述，不同的组织，发生变性的原因及机制各异。

形态学变化：细胞内玻璃样变性，表现为均质、红染的近圆形小体。结缔组织间质玻璃样变性，在光镜下形态特征为：胶原纤维变粗，融合形成均质、红染的带、片状结构，以及较少纤维细胞和血管。肉眼可见变性的纤维结缔组织呈灰白色、半透明状，质地坚韧。血管壁玻璃样变性，表现为均质、红染的无结构样物质。导致细小动脉壁增厚、变硬、脆性增加，管腔狭窄、甚至闭塞，血流阻力增加、血压升高。

4. 黏液样变性 黏液样变性（mucoid degeneration）是指组织间质内有黏多糖、透明质酸和蛋白质的蓄积。多发于间叶性肿瘤、风湿病的心血管壁及动脉粥样硬化的血管壁、营养不良时的骨髓和脂肪组织。

形态学变化：光镜下表现为间质疏松，充以淡蓝色胶状物。肉眼可见组织肿胀，切面灰白透明，似胶冻状。

5. 淀粉样变性 淀粉样变性（amyloid degeneration）是在细胞外的间质内有淀粉样物质沉着，遇碘液后呈棕褐色，再加硫酸后呈蓝色，与淀粉遇碘时的反应相似。局部淀粉样变发生于皮肤、眼结膜、舌、喉、气管和肺、膀胱、胰岛、心脏、脑组织等处，全身性淀粉样变发生于肝、脾、肾、心等处。

形态学变化：光镜下 HE 切片中呈均质性粉红色至淡红色，被刚果红染成红色，甲基紫染成紫红色。电镜下，淀粉样物质呈无分支的细丝状。受累脏器体积增大，色泽较淡，质地较脆。

6. 病理性色素沉着 病理性色素沉着（pathologic pigmentation）是指有色物质（色素）在细胞内、外的异常蓄积。沉着的色素主要有内源性色素，包括含铁血黄素、脂褐素、黑色素等；外源性色素如随空气吸入肺内的炭尘和文身时注入皮内的着色物质等。

形态学变化：脂褐素（lipofuscin）是细胞内自噬溶酶体中不能被消化的细胞器碎片，是脂质和蛋白质的混合体，呈黄褐色微细颗粒。脂褐素多见于老年人及一些慢性消耗性疾病患者的心、肝和肾细胞内，故又有"消耗性色素"之称。黑色素（melanin）是由黑色素细胞生成的黑褐色微细颗粒。局部性黑色素增加多见于色素痣、恶性黑色素瘤等；含铁血黄素是由铁蛋白微粒集结而成的金黄色或棕黄色颗粒。含铁血黄素的病理性沉着多为局部性，主要见于肝、脾、淋巴结和骨髓等器官。

7. 病理性钙化 病理性钙化（pathological calcification）是指在骨和牙齿以外的其他组织内的固体钙盐沉积。继发于局部变性、坏死的组织或其他异物内的钙化，称为营养不良性钙化。由于钙磷代谢障碍，正常肾小管、肺泡壁、胃黏膜等处可发生多发性钙化，称为转移性钙化。

形态学变化：HE 染色切片中，钙盐呈蓝色颗粒状。起初，钙盐颗粒微细，以后聚集成较大颗粒或团块。沉积的钙盐主要是磷酸钙，其次为碳酸钙。组织内有少量钙盐沉积时，肉眼难以辨认；多量时，则表现为石灰样坚硬颗粒或团块状外观。

三、细胞损伤机制

目前关于细胞损伤的机制尚不清楚，如细胞

在哪个阶段死亡？非可逆损伤与可逆损伤转变临界点的生化基础是什么？等等。这些问题还无明确的答案。因此，很难准确描述每一个有毒物质导致的细胞内的所有生物化学变化。但是，有毒物质对多数细胞损伤有以下共同特点：①细胞对有毒物质的损伤反应取决于损伤类型、持续时间及严重程度。低浓度短时间的刺激引发可逆的细胞损伤，而高浓度长时间刺激则导致非可逆的细胞损伤（细胞死亡）。②损伤造成的后果取决于受损细胞的类型、状态、适应能力及遗传背景。缺氧持续多久才造成非可逆细胞损伤，不仅取决于细胞类型，也受营养状态和激素表达的影响。例如，禁食动物肝细胞缺氧1~2小时即可触发细胞死亡，但正常喂饲的动物肝脏中储有丰富的糖原，其肝细胞比禁食的动物生存能力要强许多。脑神经细胞在缺氧环境中仅能存活3~5分钟。③细胞损伤是由细胞内一个或多个重要成分的功能异常所致。

（一）ATP 的耗竭

ATP 是细胞内的能量单位，主要在电子传递链氧化磷酸化过程及葡萄糖酵解过程中产生。导致 ATP 耗竭的主要原因包括：氧气或营养供应的降低、线粒体的损伤及有毒物质（如氰化物）的刺激等。糖酵解能力强的组织（如肝脏）相对糖酵解能力弱的组织（如脑组织）能更好地适应氧气供应的减少和氧化磷酸化能力的降低。储存在 ATP 中的高能磷酸是细胞内几乎所有合成代谢和分解代谢所必需的，如跨膜转运、蛋白合成、脂质生成及磷脂转换过程中的脱（加）乙酰反应等均需 ATP 提供能量。当细胞内 ATP 含量降至正常水平的 5%~10% 时，细胞内多个重要调控系统的功能将受影响，包括：①细胞膜上能量依赖的钠离子泵的活性会降低，导致细胞内钠离子的蓄积和钾离子的外流，胞内溶质的增加并最终导致细胞水肿和内质网的膨胀；②为维持能量的供应，糖酵解代偿性地增强从而导致细胞内糖原快速消耗，乳酸累积，pH 降低，进而影响多种酶的活性；③钙离子泵的失能会影响大量的细胞组分；④持续或强烈的 ATP 耗竭还导致核糖体从粗面内质网解离，多聚核糖体分解成单体，降低蛋白质的合成，最终导致线粒体膜和溶酶体膜的不可逆损伤，触发细胞坏死。

（二）线粒体损伤

线粒体不仅是 ATP 产生的主要场所，也在细胞损伤与死亡过程中扮演重要的角色。细胞内增加的钙离子浓度、活性氧、各种有毒物质均可致线粒体的损伤，其后果主要包括以下两个方面：①线粒体损伤开启线粒体通透性转换孔，导致膜电位的去极化和 pH 的改变，进而造成氧化磷酸化功能的降低和 ATP 的耗竭，触发细胞坏死；②线粒体中有一些可以激活细胞凋亡的蛋白，如细胞色素 C。线粒体膜通透性的增加将导致细胞色素 C 释放到胞质中，激活细胞凋亡。

（三）钙离子的内流

正常细胞胞质中游离钙的浓度远低于细胞外、内质网和线粒体中的钙浓度。细胞缺氧或中毒时，钙离子首先从细胞内的钙库释放到胞质中，然后通过钙泵将细胞外的钙离子转运至胞质。胞质中钙离子浓度的增加可以激活多个与细胞损伤有关的酶，包括：①磷脂酶，降解细胞膜上的磷脂；②蛋白酶，降解细胞膜和细胞骨架蛋白；③核酸酶，降解 DNA；④ATP 酶，加速 ATP 的耗竭；⑤胱天蛋白酶，增加线粒体膜通透性，直接诱导细胞凋亡。然而，若降低细胞外的钙离子浓度则可减缓缺氧或有毒物质导致的细胞死亡，由此说明钙离子在细胞损伤过程中的重要作用。

（四）活性氧的积累

活性氧是由原子最外层偶数电子失去一个电子后形成的具有强氧化活性基团的化合物（自由基），以及不属于自由基的过氧化氢组成。正常细胞中少量生成的活性氧可被细胞内的抗氧化体系（如超氧化物歧化酶、谷胱甘肽过氧化物酶、过氧化氢酶及维生素 E 等）清除。当有毒物质刺激生成的大量活性氧超出细胞内抗氧化系统的清除能力时，活性氧将在细胞内累积，造成细胞损伤。活性氧极不稳定，与细胞内的 DNA、脂质及蛋白质具有很强的反应活性。因此，活性氧介导细胞损伤主要体现在：①将膜中的脂类过氧化：细胞膜结构中的多不饱和脂肪酸很容易被活性氧攻击，产生的过氧化物本身也非常不稳定，随即触发自催化反应；②促进蛋白质的交联：活性氧促进蛋白质通过巯基交联，导致蛋白质的降解或失活。另外，活性氧也可直接导致肽键断裂；③ DNA 断裂：活性氧可以与细胞核及线粒体 DNA 的胸腺嘧啶反应，产生单链断裂。DNA 的这种损伤在细胞死亡、衰老及恶性转化过程中发挥重要作用。

（五）细胞膜结构的破坏

证据表明，有毒物质对细胞的膜结构（包括线粒体膜、细胞膜和溶酶体膜）的破坏是细胞损伤的核心因素，表现在：①磷脂的丢失：ATP 的耗竭降低了依赖能量的磷脂的合成，造成了细胞膜的损伤，而线粒体膜损伤进一步加剧了 ATP 的丢失。此外，严重的细胞损伤增加了胞内钙离子的浓度，进一步激活了磷脂酶的活性，加剧膜中磷脂的降解。②活性氧：氧自由基使膜中的脂类过氧化，从而破坏膜的结构。③细胞骨架异常：胞质内过高的钙离子浓度激活蛋白酶，降解细胞骨架成分。另外，细胞水肿导致细胞膜与细胞骨架的分离，使细胞膜易受拉力损害。④磷脂降解产物堆积：脂质被降解后，细胞内产生大量游离脂肪酸、酰基肉碱和溶血磷脂等。这些降解产物具有去污剂的作用，它们或者直接插入细胞膜，或者与细胞膜中的正常磷脂交换，增加膜的通透性。

（六）DNA 及蛋白质的破坏

有毒物质可损伤细胞核内的 DNA，诱发基因突变和染色体畸变，影响细胞的命运，表现在：①核分裂受阻，细胞周期阻滞；②功能蛋白质的合成障碍，细胞内正常生物化学反应不能顺利进行；③结构蛋白质合成减少，细胞因缺乏必需蛋白质而死亡；④出现蛋白质的合成异常，促进细胞的恶性转化。但是，细胞也具有修复损伤 DNA 的机制。当 DNA 损伤非常严重而无法被修复时，细胞凋亡程序则被激活。同样，错误折叠的蛋白不能被修复时也会诱发凋亡。

（谢　莹）

第二节　细胞死亡

一、细胞死亡方式

正常情况下，细胞处于增殖、分化和死亡的动态平衡中。当这种平衡被打破时，将导致胚胎发育异常、肿瘤及退行性疾病。细胞在内、外因作用下可激活死亡途径。细胞的死亡分为生理性和病理性两种。生理性细胞死亡又称程序性细胞死亡（programmed cell death，PCD），是细胞主动的死亡过程，主要包括凋亡（apoptosis）、胀亡（oncosis）、焦亡（pyroptosis）、自噬（autophagy）、坏死性凋亡（necroptosis）、有丝分裂灾变（mitotic catastrophe）和衰老（senescence）。细胞坏死是细胞的被动性死亡，即细胞膜破裂，胞内物质外泄，伴随炎症反应，最终导致细胞崩解死亡。坏死属于非程序性死亡，是一种不被调控的，没有规律的随机过程。研究发现，在严重的病理性因素作用下，坏死细胞内活性氧堆积，线粒体膜通透性增高，ATP 合成中断，内膜去极化迫使 ATP 合酶发挥 ATP 酶功能，水解 ATP 从而消耗剩余 ATP，导致 ATP 耗竭，细胞降解，最终导致细胞结构和功能紊乱，细胞崩解。

最新研究发现，受体相互作用蛋白 3（receptor interacting serine/threonine kinase 3，RIP3）可以通过调节能量代谢，将肿瘤坏死因子（tumor necrosis factor，TNF）介导的细胞凋亡转换为细胞坏死。多聚二磷酸腺苷核糖聚合酶 -1（poly ADP ribose polymerase-1，PARP-1）过度激活消耗了胞内的 NAD^+ 和 ATP，导致细胞死亡。PARP-1 也可能导致线粒体功能障碍，诱导凋亡诱导因子（apoptosis inducing factor，AIF）执行非依赖胱天蛋白酶（caspase）的细胞凋亡。另外，受体相互作用蛋白 1（RIP1）也被认为参与了 TNF 介导的非依赖 caspase 的细胞坏死过程。

凋亡是典型的程序性细胞死亡方式。Kerr 等在 1972 年首次提出凋亡的概念，对其形态学进行了描述，命名为"apoptosis"。凋亡细胞形态学上表现为：细胞体积急剧缩小，连接减少甚至消失，细胞质浓缩，线粒体膜电位消失，膜通透性改变，释放细胞色素 C 至胞质，核质固缩，核膜核仁破碎，胞膜有特征性发泡现象，膜内侧磷脂酰丝氨酸外翻到膜表面，胞膜结构仍然完整，细胞器结构仍保留，最终形成凋亡小体，无内容物外溢，周围无炎症反应，凋亡小体可被附近细胞识别、吞噬。

胀亡的概念是 1910 年 von Recklinghausen 在研究骨软化病时所提出的，由于缺血而肿胀坏死的骨细胞被命名为"oncosis"。1995 年 Majno 和 Joris 重新定义了 oncosis 的概念，将具有明显肿胀特点的细胞死亡命名为 oncosis，以区别于细胞凋亡。胀亡细胞一般表现为细胞肿胀，胞质空泡化，内质网、高尔基体等细胞器结构均肿胀，细胞膜完整性被破坏，胞内容物外溢，周围有炎症反应。

焦亡是近年来发现并证实的一种新的程序性细胞死亡方式，表现为细胞不断胀大直至细胞膜破裂，导致细胞内容物的释放进而激活强烈的炎症反应。其特征为依赖于 caspase-1，并伴有大量促炎症因子的释放。细胞焦亡是机体重要天然免疫反应，在拮抗感染和内源危险信号中发挥重要作用。相比于细胞凋亡，细胞焦亡发生得更快，并会伴随大量促炎症因子的释放。

自噬也属于程序性细胞死亡方式，是指从内质网脱落的双层膜包裹待降解物形成自噬体（autophagosome），与溶酶体膜融合成自噬溶酶体，降解包裹物的过程。在细胞的正常活动中，吞噬降解长寿命蛋白和损伤细胞器以维持正常的发育、老化和分化过程。目前有关自噬的机制研究揭示 TOR 复合体 1（TOR complex 1，TORC1）、Ras/PKA 通路和胰岛素 / 生长因子通路均与自噬过程密切相关。

与坏死相比，程序性坏死可受多种通路调控，是有序的死亡方式。与凋亡相比，程序性坏死不形成凋亡小体，无染色质凝聚或疏松的点状分布。程序性坏死可由凋亡诱导因子如 TNF 诱导，由不同的信号通路介导发生。研究发现，TNF-α 与受体 TNFR1 和 TNFR2 结合可激活受体诱导凋亡或程序性坏死的发生。当凋亡途径被抑制时，可通过 RIP1 启动程序性坏死通路。在其他受体途径诱导程序性坏死中，RIP1 也发挥了重要作用，如淋巴毒素 β 受体（lymphotoxin beta receptor，LTβR）诱导通路。RIP1 也可独立启动程序性坏死，在 FADD 缺失的 T 细胞的程序性死亡中发现只有 RIP1 活化。

有丝分裂灾变是最近提出的程序性细胞死亡方式。最早有丝分裂灾变用于描述细胞由于分裂时染色体分离异常而死亡的现象。现在有丝分裂灾变定义为在有丝分裂期由于染色体不能正常分配，细胞不能正常分裂，最终形成无活性包含未浓缩染色质的多核巨细胞。当 DNA 遭受损伤时，细胞不能阻止细胞周期的进行，一些关键蛋白如 ATR、CHK1、p21 等受到抑制或失活，导致染色体分离障碍，DNA 损伤的细胞便因有丝分裂灾变而死亡。有丝分裂灾变与凋亡不同，发生有丝分裂灾变的细胞可能会走向坏死，引起周围炎症反应。

衰老过程一般缓慢，是一种细胞内部结构衰变，功能减退或丧失，细胞逐步死亡的不可逆的过程。形态学上表现为细胞内水分减少，出现色素蓄积，细胞膜流动性降低，细胞器的老化，线粒体数量减少。现在认为引起细胞衰老的原因可能是细胞中各种错误的累积和遗传决定的自然过程。已知的细胞衰老机制有：端粒缩短机制、自由基理论和衰老基因机制等。

二、细胞凋亡的机制

细胞凋亡是指为维持内环境稳定，由基因控制的细胞自主的、有序的死亡。细胞凋亡是一个主动的过程，它涉及一系列基因的激活、表达以及调控等作用，是机体为了更好地适应生存环境而采取的一种主动的程序性死亡过程。凋亡一词是借用古希腊语来表示细胞像秋天的树叶一样凋落的死亡方式。程序性细胞死亡的概念是 1956 年提出的，它是指在一个多细胞生物体中某些细胞死亡是个体发育中的一个预定的，并受到严格程序控制的过程。这些在机体发育过程中出现的细胞死亡有一个共同的特征：即散在的、逐个地从正常组织中死亡和消失，机体不出现炎症反应，而且对机体的发育是有利和必需的。细胞凋亡则是一个形态学的概念，是指具有一整套形态学特征的细胞死亡形式。但在一般情况下，凋亡和程序性死亡这两个概念是通用的，具有同等意义。

细胞凋亡的变化是多阶段的，而且往往涉及单个细胞，即便是一小部分细胞也是非同步发生的。在形态上首先表现为细胞体积缩小，细胞间连接消失，与周围的细胞脱离，然后是细胞质密度增加，线粒体膜电位消失，通透性改变，释放细胞色素 C 到胞质，核质浓缩，核膜核仁破碎，DNA 降解成为约 180～200bp 片段；胞膜有小泡状形成，膜内侧磷脂酰丝氨酸外翻到膜表面，但胞膜结构完整。凋亡细胞最终可将遗骸分割包裹成为几个凋亡小体，无内容物外溢，因此不引起周围的炎症反应，凋亡小体可迅速被周围的吞噬细胞吞噬。生化结构上，细胞凋亡的一个显著特点是细胞染色体 DNA 的降解，这种降解是非常有规律的，所产生的 DNA 片段的长度约为 180～200bp 的整倍数，这正好是缠绕组蛋白寡聚体的长度，提示染色体 DNA 恰好是在核小体与核小体的连接部位被切断从而产生不同长度的寡聚核小体片段。实验证明，这种 DNA 的有控降解是一种内源性核酸内切酶作用的结果，该酶在核小体连接部位切断染色体 DNA，这种降解在琼脂糖凝胶电泳中呈现出特征性的梯状（ladder）图谱。

细胞凋亡常伴有基因的诱导表达和生物大分子的合成，并对其进行调控，如 TFAR-19 是细胞凋亡时高表达的一种分子。在糖皮质激素诱导鼠胸腺细胞凋亡的过程中，加入 RNA 合成抑制剂或蛋白质合成抑制剂即能抑制细胞凋亡的发生。有关细胞凋亡的基因调控过程目前仍不十分清楚。研究表明与细胞增殖有关的原癌基因和抑癌基因均参与对细胞凋亡的调控，其中研究较多的有 c-myc、bcl-2、p53、ICE、Fas/APO-1 等。在许多人类恶性肿瘤细胞中均已发现 c-myc 的过度表达，它能促进细胞增殖和抑制分化。c-myc 还参与细胞凋亡的调节。在凋亡细胞中 c-myc 也是高表达的。c-myc 作为一种转录调控因子，一方面激活那些控制细胞增殖的基因，另一方面也激活促进细胞凋亡的基因，细胞由此发生增殖或凋亡。当生长因子存在，bcl-2 基因表达时，促进细胞增殖；反之则促进细胞凋亡。bcl-2 即细胞凋亡抑制基因，其名称源于 B 细胞淋巴瘤 / 白血病 -2（B-cell lymphoma/leukemia-2，bcl-2）。它位于正常人体 18 号染色体，在该类患者则易位于 14 号染色体。bcl-2 是目前发现的与凋亡关系最密切的原癌基因之一。它编码 bcl-2α（26kD）和 bcl-2β（22kD）两种蛋白质，主要存在于线粒体外膜、核膜及部分内质网中。bcl-2 蛋白在维持正常组织自身稳定方面起着重要作用。bcl-2 多出现在胸腺髓质细胞、记忆 B 淋巴细胞以及寿命长的干细胞群里，如皮肤、结肠、前列腺和子宫内膜中，但很少出现在分化末期的上皮细胞中。bcl-2 家族包括 bcl-2、bax、bad、bcl-x 等。bax 基因是 bcl-2 基因家族的一员，其产物是一种与 bcl-2 同源的相关蛋白，能拮抗后者的生物学活性。bax 的主要作用是加速细胞凋亡，并与 bcl-2 一起调节细胞凋亡。bcl-2 家族的成员通常以二聚体的形式发挥作用，如抑制细胞凋亡的 bcl-2/bcl-2、bcl-2/bax 和 bcl-2/bcl-xL 二聚体，以及促进细胞凋亡的 bax/bax、bax/bad 和 bcl-2/bax-xs 二聚体。Bad 也属于 bcl-2 基因家族，是 bcl-2/bcl-xL 相关死亡促进因子，作为 bcl-2/bcl-xL 异二聚体伴随分子而促进细胞凋亡。bcl-x 通过剪切可形成 bcl-xL 和 bcl-xs 两个产物。bcl-xL 与 bcl-2 同源，抑制细胞凋亡，而 bcl-xs 作用类似 bax，诱导细胞凋亡。Fas 又称作 APO-1，属 TNF 受体和神经生长因子（nerve growth factor，NGF）受体家族。在 1993 年人白细胞分型国际会议上统一命名为 CD95。Fas 基因编码产物为分子量 45kD 的跨膜蛋白，分布于胸腺细胞、T 淋巴细胞、B 淋巴细胞、NK 细胞、内皮细胞、上皮细胞以及皮肤角质形成细胞等。Fas 蛋白与 Fas 配体组成 Fas 系统，二者的结合导致靶细胞凋亡。ICE 蛋白酶，即白细胞介素 -1β 转换酶（interleukin-1β converting enzyme），参与 Fas 和 TNFR1 基因诱导的细胞凋亡，ICE 与线虫细胞凋亡基因 ced-3 同源，目前已发现其 11 个同源基因，这些家族成员统称为 caspase，即胱天蛋白酶，它们的共同点是特异地断开天冬氨酸残基后的肽键。由于这种特异性，使 caspase 能够高度选择性地切割某些蛋白质，这种切割只发生在少数（通常只有 1 个）位点上，主要是在结构域间的位点上，切割的结果或是活化某种蛋白，或是使某种蛋白失活，但并不完全降解一种蛋白质。ced-4 在哺乳动物中的同源体为凋亡相关因子 1（apoptotic protease activating factor-1，Apaf-1），Apaf-1 具有激活 caspase-3 的作用，这一过程需要 Apaf-2 和 Apaf-3 两个蛋白质因子的参与。p53 是重要的抑癌基因，其生物学功能是监视细胞处于 G 期时 DNA 的完整性。如有损伤，则暂停细胞复制和增殖进程，等待修复机制进行修复后再允许细胞进入增殖周期；如果 DNA 不能被修复，则诱导其发生凋亡。当各种原因导致 p53 基因发生突变时，该基因编码蛋白可能丧失对细胞周期 DNA 损伤的监视功能，因而造成细胞增殖调节的紊乱，甚至导致恶性肿瘤的发生。

细胞凋亡的启动是细胞在感受到相应的信号刺激后胞内一系列控制开关的开启或关闭。不同的外界因素启动的凋亡方式不同，所引起的信号转导也不同，对细胞凋亡过程中信号传递系统认识比较清楚的通路主要有：

（1）细胞凋亡的膜受体信号通路：各种外界因素作为细胞凋亡的启动剂可以通过不同信号传递系统传递凋亡信号，引起细胞凋亡。如 Fas 是一种跨膜蛋白，属于肿瘤坏死因子受体超家族成员，它与FasL结合启动凋亡信号的转导引起细胞凋亡。它的活化包括一系列步骤：首先是配体诱导受体三聚体化，并在细胞膜上形成凋亡诱导复合物，此复合物带有死亡结构域的Fas相关蛋白FADD。Fas与配体FasL结合后，通过Fas分子启动致死性信号转导，最终引起细胞一系列的特征性变化，使细胞死亡。Fas是一种普遍表达的受体分子，可出现于多种细胞的表面，但FasL通常只出现于活化的T细胞和NK细胞，因而被活化的杀伤性免疫细胞往往能最有效地通过凋亡途径致靶细胞死亡。Fas分子的胞内段带有特殊的死亡结构域。三聚化的Fas和FasL结合后使三个Fas分子的死亡结构域相聚成簇，吸引胞质中带有相同死亡结构域的蛋白FADD。FADD是死亡信号转录中的一个连接蛋白，它由C端的死亡结构域（death domain，DD）和N端的死亡效应结构域（death effect domain，DED）部分两部分组成。DD结构域和Fas分子胞内段上DD结构域结合，该蛋白再与DED连接另一个带有DED的后续成分，继而引起N段的DED与无活性的胱天蛋白酶-8（caspase-8）酶原发生同嗜性交联，聚合多个caspase-8的分子，caspase-8分子由单链酶原变成有活性的双链蛋白，并引起随后的级联反应，后者作为酶原被激活引起下面的级联反应，使细胞发生凋亡。

（2）细胞色素C释放和caspases激活的信号通路：细胞色素C从线粒体释放是细胞凋亡的关键步骤。线粒体受损后，释放到胞质的细胞色素C在dATP存在的条件下能与Apaf-1结合，使其形成多聚体，并促使caspase-9与其结合形成凋亡小体，caspase-9被激活后能进一步激活其他的caspase，如caspase-3等，从而诱导细胞凋亡。

无论是膜受体信号通路还是细胞色素C相关的信号通路均需要caspase信号分子的参与。然而，抑制caspase后，AIF仍可通过非caspase信号通路诱导细胞凋亡。

在细胞凋亡过程中caspase发挥了重要作用。细胞凋亡实际是caspase不可逆的有限水解底物的级联放大反应过程，已发现至少有14种caspase。caspase分子间的同源性很高，结构相似，都是半胱氨酸家族蛋白酶，根据功能caspase分为两类：一

类参与细胞的加工，如Pro-IL-1β和Pro-IL-1δ，形成有活性的IL-1β和IL-1δ；另一类参与细胞凋亡，包括caspase-2、caspase-3、caspase-6、caspase-7、caspase-8、caspase-9和caspase-10等。caspase家族一般具有以下特征：①C端同源区存在半胱氨酸激活位点，此激活位点结构域为QACR/QG。②以酶原的形式存在，相对分子质量为29~49kD，在受到激活后其内部保守的天冬氨酸残基经水解形成大（P20）、小（P10）两个亚单位，进而形成两两组成的有活性的四聚体。其中，每个P20/P10异二聚体可来源于同一前体分子，也可来源于两个不同的前体分子。③末端具有一个小的或大的原结构域。

三、细胞自噬作用及其机制

自噬是指亚细胞膜结构发生动态的形态学改变，并通过溶酶体介导蛋白质和细胞器降解的过程。自噬现象在真核细胞中广泛存在，是生物体发育、老化过程中存在的净化自身多余或受损细胞器的一种机制。在细胞饥饿、生长因子缺乏、缺氧以及一些病理状态下，自噬对维持细胞的存活具有积极作用。但是，过度的自噬可以导致细胞的死亡，被称为Ⅱ型程序性细胞死亡（一般把凋亡称为Ⅰ型程序性细胞死亡）。自噬性细胞死亡的过程表现为：细胞开始出现自噬作用，胞质中形成大量自噬囊泡，其内存在多种细胞成分（生物大分子和细胞器等），高尔基体、多聚核糖体、内质网的降解早于核解体。在此过程中，线粒体的功能完整，为自噬提供所需的能量，当线粒体绝大部分变性、溶解，染色质断裂、核解体时表示发生了自噬性细胞死亡。在很多情况下，凋亡、自噬性死亡和坏死性死亡可共同存在于同一细胞中。自噬性细胞死亡的机制还有待于进一步研究。

四、细胞胀亡作用及其机制

胀亡是与凋亡不同的一种肿胀样细胞死亡方式。过去一直将这种特殊类型的细胞死亡方式描述为细胞肿胀、变性、气球样变等。1995年，Majno等提出这是一种不同于凋亡的细胞死亡方式，并将坏死样的细胞死亡命名为胀亡。现在已认识到细胞胀亡的意义不亚于细胞凋亡。在某些生理或病理过程中，细胞胀亡可能比凋亡更有临

床意义。在很多情况下这两种死亡方式是并存的，且在一定条件下可以转换。

胀亡细胞的形态学特征主要表现为细胞体积增大、肿胀；胞膜局部向外膨隆，甚至形成泡状，类似凋亡的哑铃样起泡结构，但其内无亚细胞器，胞膜完整性有时被破坏；胞质出现空泡化；胞质内出现一些致密颗粒；内质网肿胀，早期出现颗粒脱落、减少，晚期内质网崩解、颗粒消失；高尔基体肿胀或形成许多的小气球样囊体；核膜起泡，膜下有时聚集有团块状的染色质，染色质多分散或凝集成块，分布在核仁周围或核膜下。最终细胞呈现溶解性坏死样外观，细胞内容物溶解、外溢，并引起周围炎症反应。胀亡细胞形态学改变的主要特点是胞质肿胀、核溶解性死亡；而凋亡细胞主要表现为胞质萎缩、核固缩。形态学方面，两种细胞死亡方式都可有胞膜起泡，胀亡的膜泡中充满细胞质，并无亚细胞器；而凋亡的膜泡中常有亚细胞器的存在。胀亡细胞周围由于胞内容物的外溢而引起炎症反应；凋亡细胞周围多无炎症反应。

细胞胀亡可以是生理性的，也可以是病理性的，有时两者同时存在。例如，胚胎发育过程中，指、趾蹼的消失主要是依靠细胞胀亡来实现的。一般来说，机体依靠细胞凋亡的方式来精确地控制组织内细胞的数量，维持其正常结构和形态；通过细胞胀亡的方式来大规模地清除组织内过多的细胞。组织在缺血、缺氧或者毒物作用的情况下可引起细胞发生胀亡。目前认为，由于生理性或病理性因素的作用，细胞表面的钠钾ATP酶出现功能的障碍，导致细胞外液内流，引起胞质及内容物的肿胀，胞内生理环境失衡形成恶性循环，最终导致胞体的崩解死亡。细胞胀亡与细胞凋亡在代谢方面的差异表现在：①细胞凋亡是由于细胞内的钠被泵到胞外，造成胞外高渗，导致细胞内液外溢而出现胞质减少、胞核固缩；胀亡则是外液内流，导致胞质肿胀；②凋亡细胞的DNA在核小体内通过自身的半胱氨酸天冬氨酸蛋白酶活化DNA酶降解，导致凝胶电泳中出现规律性的多倍长度片段图；但细胞胀亡时的降解是大片段的、长度不等的、无规律性的DNA碎裂；③细胞凋亡可能是一种高耗能的代谢反应，而细胞胀亡则是低耗能或不耗能的。在同种刺激因素作用下，当胞内ATP充足时，细胞发生凋亡；ATP不足时，则发生胀亡，将要发生胀亡的细胞在补充ATP后则发生凋亡。

目前认为细胞胀亡的发生是由于生理性或病理性因素作用于胞膜，从而启动细胞胀亡程序造成的。2001年Ma等克隆了一种能特异地表达于将要发生胀亡的细胞表面的膜蛋白，将其命名为胀亡的膜特异性受体（porimin）。porimin是一种膜损伤的受体蛋白，属跨膜蛋白，当与配体结合后，引起膜通透性增加，从而造成细胞肿胀死亡，但细胞胀亡的具体分子环节、信息转导途径、酶学改变特点、基因表达改变等分子机制还不清楚。caspase及其底物多聚二磷酸腺苷ADP-核糖聚合酶（poly ADP-ribose polymerase，PARP）在细胞凋亡和细胞胀亡中都有重要作用。当DNA受损时，PARP将氧化型烟酰胺腺嘌呤二核苷酸（NAD$^+$）ADP转移给参与DNA修复的关键酶，NAD$^+$的重新合成需要消耗大量ATP。有学者认为，caspase裂解PARP是为了切断NAD$^+$合成时对ATP的消耗，将ATP保留给同样耗能的细胞凋亡过程。亦有认为胞内一定量的ATP和NAD$^+$可能是发生细胞凋亡的前提条件。当PARP基因过度表达时，NAD$^+$和ATP被大量消耗，则细胞发生胀亡。细胞凋亡和胀亡的分子过程是部分重叠的，其共同通路可能就是caspase系统。当自由基等损伤因素破坏DNA而使PARP过度活化时，在胀亡诱导因子（oncosis inducing factor，OIF）作用下，细胞发生胀亡。

细胞胀亡多由缺血、缺氧或毒性因子作用所致。多种因素作用下，不同类型细胞均可出现细胞胀亡，如动脉粥样硬化斑块中的死亡细胞大部分表现为胀亡。细胞胀亡和凋亡也可出现在同一病灶中。例如，在急性病毒性肝炎病变中，一种表现是肝细胞水肿，肝细胞空泡变，气球样变，继而发展为溶解、坏死的形态学改变，即胀亡；另一种表现是肝细胞嗜酸性变，最后核浓缩、消失，形成嗜酸性小体（固缩坏死），即凋亡。出现两种死亡细胞的情形具有一定的分布特征，血供相对充足的部位以肝细胞凋亡为主，而血供相对缺乏的区域则以细胞胀亡形式出现。虽然细胞凋亡和胀亡可由同一种刺激引起，但与刺激强度、作用时间有关，强度较弱，作用时间较短时，以肝细胞凋亡为主；反之，刺激强度大、作用时间长、细胞损伤相对严重时,则细胞以胀亡方式为主。ATP 水平也影响细胞死亡方式,同一刺激下,细胞发生凋亡还是胀亡取决于有无一定量的 ATP 存在,能量不足,凋亡无法完成其程序,细胞转向胀亡,影响胞内 ATP 水平的因素,也决定了细胞死亡方式的选择。研究表明,介导细胞凋亡的死亡受体同样介导胀亡的发生。

五、细胞死亡的其他形式及研究展望

细胞死亡还包括焦亡。细胞焦亡主要通过炎症小体介导包含 caspase-1 在内的多种 caspase 的激活,造成包括 GSDMD 在内的多种消皮素(gasdermin)家族成员发生剪切和多聚化,造成细胞穿孔,进而引起细胞死亡。

caspase-1、4、5 和 caspase-11 是炎症相关的 capases,参与细胞焦亡(pyroptosis)。细胞焦亡信号通路分为依赖 caspase-1 的经典途径和依赖 caspase-4、5、11 的非经典途径。在依赖 caspase-1 的经典途径中,细菌、病毒等信号刺激细胞内的模式识别受体并识别信号,通过接头蛋白 ASC 与 caspase-1 前体结合,使 caspase-1 活化,并切割 gasdermin D,使后者 N、C 两端的结构域分开,进而释放 N 端的片段。GSDMD 蛋白 N 端片段可以识别并结合细胞膜上的磷脂类分子,并进一步在细胞膜形成孔洞,导致细胞渗透压变化,最终使得细胞膜裂解,引起炎症反应;另一方面,活化的 caspase-1 对 IL-1β 和 IL-18 的前体进行切割,形成有活性的 IL-1β 和 IL-18,释放到胞外,募集炎症细胞,扩大炎症反应。另外一条焦亡信号通路是依赖 caspase-4、5、11 的非经典途径,在细菌等信号的刺激下,caspase-4、5、11 被活化并切割 gasdermin D,诱导细胞膜穿孔,细胞破裂,引起炎症反应;另一方面诱导 caspase-1 活化,剪切 IL-1β 和 IL-18 前体,进而扩大炎症反应。

第三节 细胞死亡的研究方法

一、细胞凋亡的研究方法

(一)细胞凋亡的形态学检测

在光学显微镜下,未染色凋亡细胞表现为:细胞体积变小、变形,细胞膜完整但出现发泡现象,细胞凋亡晚期可见凋亡小体。贴壁细胞出现皱缩、变圆、脱落。用吉姆萨染色或瑞氏染色等方法进行细胞染色,凋亡细胞出现染色质浓缩、边缘化、核膜裂解、染色质分割成块状和凋亡小体等典型的凋亡形态。在荧光显微镜和激光扫描共聚焦显微镜下,一般以细胞核染色质的形态学改变为指标来评判细胞凋亡的进展情况。常用的 DNA 特异性染料有:HO 33342(Hoechst 33342),HO 33258(Hoechst 33258)和 DAPI(4′,6- 二脒基 -2- 苯基吲哚)。三种染料与 DNA 的结合是非嵌入式的,主要结合在 DNA 的 A-T 碱基区。紫外线激发时发射明亮的蓝色荧光。Hoechst 是与 DNA 特异结合的活性染料,DAPI 为半通透性,用于常规固定细胞的染色。细胞凋亡过程中细胞核染色质的形态学改变分为三期:Ⅰ期的细胞核呈波纹状或呈折缝样,部分染色质出现浓缩状态;Ⅱa 期细胞核的染色质高度凝聚、边缘化;Ⅱb 期的细胞核裂解为碎块,产生凋亡小体。在透射电子显微镜下可以观察到:凋亡细胞体积变小,细胞质浓缩。凋亡Ⅰ期的细胞核内染色质高度盘绕,出现许多被称为气穴现象(cavitations)的空泡结构;Ⅱa 期细胞核的染色质高度凝聚、边缘化;细胞凋亡晚期,细胞核裂解为碎块,产生凋亡小体。

(二)细胞凋亡检测

除了形态学观察,还有许多方法可检测细胞凋亡。如磷脂酰丝氨酸外翻分析(膜联蛋白 V 法)、线粒体膜势能检测、DNA 片段化检测、末端脱氧核苷酸转移酶介导的缺口末端标记(TUNEL)法、caspase-3 活性的检测等。

1. 磷脂酰丝氨酸外翻分析(膜联蛋白 V 法) 磷脂酰丝氨酸(phosphatidylserine,PS)正常位于细胞膜的内侧,但在细胞凋亡的早期,PS 可从细胞膜的内侧翻转到细胞膜的表面,暴露在细胞外环境中。膜联蛋白 V(annexin V)是一种分子量为 35～36kD 的 Ca^{2+} 依赖性磷脂结合蛋白,能与 PS 高亲和力特异性结合。将膜联蛋白 V 进行荧光素(FITC、PE)或生物素(biotin)标记,以标记的膜联蛋白 V 作为荧光探针,利用流式细胞仪或荧光显微镜可检测细胞凋亡的发生。碘化丙啶(propidium iodide,PI)是一种核酸染料,它不能透过完整的细胞膜,但凋亡中晚期的细胞和死细胞,PI 能够透过细胞膜而使细胞核红染。因此将

膜联蛋白 V 与 PI 匹配使用，就可以将凋亡早晚期的细胞以及死细胞区分开来。

2. 线粒体膜势能的检测　多种细胞凋亡刺激因子均可诱导不同的细胞发生凋亡，而线粒体跨膜电位 DYmt 的下降，被认为是细胞凋亡级联反应过程中最早发生的事件，它发生在细胞核凋亡特征（染色质浓缩、DNA 断裂）出现之前。一旦线粒体 DYmt 崩溃，则细胞凋亡不可逆转。线粒体跨膜电位的存在，使一些亲脂性阳离子荧光染料如罗丹明 123（Rhodamine 123）、3,3′- 二己基含氧碳菁碘代物［3,3′-dihexyloxacarbocyanine iodide, DiOC6（3）］、JC-1 和四甲基罗丹明甲基酯（tetramethyl rhodamine methyl ester, TMRM）等可结合到线粒体基质，其荧光的增强或减弱说明线粒体内膜电负性的增高或降低。

3. DNA 片段化检测　细胞凋亡时主要的生化特征是其染色质发生浓缩，染色质 DNA 在核小体单位之间的连接处断裂，形成 50～300kb 长的 DNA 大片段，或 180～200bp 整数倍的寡核苷酸片段，在凝胶电泳上表现为梯形电泳图谱。细胞经处理后，采用常规方法分离提纯 DNA，进行琼脂糖凝胶和溴化乙锭染色，在凋亡细胞群中可观察到典型的梯状 DNA 条带。如果细胞量很少，还可在分离提纯 DNA 后，用 32P-ATP 和末端脱氧核苷酸转移酶（TdT）使 DNA 标记，然后进行电泳和放射自显影，观察凋亡细胞中梯状 DNA 的形成。

4. TUNEL 法　凋亡细胞中，染色体 DNA 双链断裂或单链断裂而产生大量的黏性 3′-OH 末端，可在末端脱氧核苷酸转移酶（TdT）的作用下，将脱氧核糖核酸和荧光素、过氧化物酶、碱性磷酸酶或生物素形成的衍生物标记到 DNA 的 3′- 末端，从而可进行凋亡细胞的检测，这类方法称为末端脱氧核苷酸转移酶介导的缺口末端标记（terminal-deoxynucleotidyl transferase mediated nick end labeling, TUNEL）。由于正常的或正在增殖的细胞几乎没有 DNA 的断裂，因而没有 3′-OH 形成，很少能够被染色。TUNEL 实际上是分子生物学与形态学相结合的研究方法，对完整的单个凋亡细胞核或凋亡小体进行原位染色，能准确地反映细胞凋亡典型的生物化学和形态特征，可用于石蜡包埋组织切片、冷冻组织切片、培养的细胞和从组织中分离细胞的测定，因而在细胞凋亡的研究中被广泛采用。

5. caspase-3 活性的检测　caspase 家族在介导细胞凋亡的过程中起着非常重要的作用，其中 caspase-3 为关键的执行分子，它在凋亡信号传导的许多途径中发挥功能。caspase-3 正常以酶原（32kD）的形式存在于胞质中。在凋亡的早期阶段，它被激活，活化的 caspase-3 由两个大亚基（17kD）和两个小亚基（12kD）组成，裂解相应的胞质胞核底物，最终导致细胞凋亡。但在细胞凋亡的晚期和死亡细胞，caspase-3 的活性明显下降。

二、细胞死亡其他形式的检测方法

（一）胀亡的检测方法

对胀亡细胞的检测目前仍存有争议，常见方法是通过观察细胞的形态进行判断，其他方法如流式细胞术、细胞内 caspase-3 活性的检测、TUNEL 法、DNA 的琼脂糖凝胶电泳都必须在形态学观测的基础上进行，作为补充和印证。

1. 形态学检测　胀亡细胞可以用光学显微镜、共聚焦荧光显微镜或电镜进行观察。胀亡细胞表现为细胞肿胀，体积增大，内质网肿胀，早期线粒体致密，随着损伤加剧线粒体肿胀，嵴消失，胞质疏松出现致密颗粒。细胞核内染色质分散，凝集在核膜和核仁周围。胞膜起泡，通透性增加，随之胞膜崩解，内容物外溢，最终细胞溶解。胀亡细胞周围常伴随明显的炎症反应。

2. 流式细胞术　一些荧光染料可以经过功能缺陷的细胞膜与细胞结合，通过检测细胞荧光强度可反映细胞膜的完整程度。将荧光素双醋酸酯（fluorescein diacetate, FDA）和碘化丙啶染色细胞，用流式细胞仪检测。FDA 可以进入活细胞内，而 PI 无法进入活细胞内，因此活细胞呈现强绿色 FDA$^+$/PI$^-$；凋亡细胞对 FDA 降解能力减弱，细胞膜完整 PI 无法进入，因此凋亡细胞呈现弱绿色荧光 FDA$^-$/PI$^-$；胀亡细胞不能摄取 FDA，细胞膜破损 PI 可以进入，因此胀亡细胞呈现 FDA$^-$/PI$^+$ 的强红色荧光。同样的，利用荧光标记的膜联蛋白 V（annexin V）与 PI 对细胞进行染色时，活细胞呈现 annexin V$^-$/PI$^-$；凋亡细胞可与 annexin V 结合而不能与 PI 结合，呈现 annexin V$^+$/PI$^-$ 的绿色荧光；胀亡细胞可与 annexin V 和 PI 结合，表现为 annexin V⁺/PI⁺，同时呈现绿色和红色荧光。

3. caspase-3 活性的检测和 TUNEL 法
caspase-3 在细胞凋亡过程中发挥重要作用，但在细胞胀亡中呈现阴性表现，因此检测细胞内 caspase-3 的活性可提示细胞胀亡的发生情况并区分细胞凋亡和胀亡。可以利用蛋白质印迹法（Western Blotting）、免疫组织化学法或流式细胞术检测 caspase-3 的含量。

TUNEL 法原本是检测细胞凋亡的重要方法，与形态学相结合可以观察细胞在凋亡早期细胞核 DNA 的断裂情况。原理是生物素或地高辛标记的核苷酸在末端脱氧核苷酸转移酶的作用下连接到断裂 DNA 的 3′-OH 末端，通过荧光素或辣根过氧化物酶（horse-radish peroxidase，HRP），特异准确地定位正在凋亡细胞，可以通过显微镜进行直接观察。因此，凋亡细胞表现为阳性着色，未着色的细胞结合形态学观察判断是否为胀亡细胞。

4. 其他方法 凋亡细胞染色体 DNA 断裂形成 50～300kb 长的 DNA 大片段，或 180～200bp 整数倍的寡核苷酸片段，在琼脂糖凝胶电泳下可以观察到典型的梯状 DNA 条带。而胀亡细胞在 caspase 激活的脱氧核糖核酸酶（caspase-activated DNase，CAD）作用下，核小体表现为弥漫性的碎片，琼脂糖凝胶电泳表现为随机性电泳条带。可结合形态学观察及其他实验判断细胞是否为胀亡细胞。

（二）自噬的检测方法

自噬和细胞凋亡一样均是程序性死亡方式的一种。随着对自噬的过程和生理学功能的深入理解，自噬检测技术也不断发展。目前直接手段主要有通过透射电子显微镜进行形态学观察、通过染料标记自噬溶酶体结构利用流式细胞仪或荧光显微镜进行观测。也可以通过检测自噬体相关蛋白和降解底物标记自噬的发生。

1. 形态学检测 自噬体属于亚细胞结构，在普通光镜下无法观察到。但在透射电子显微镜下，可以观察到自噬细胞的特征性改变：自噬泡和自噬溶酶体形成。首先细胞器肿胀，在变形的细胞器周围出现双层膜空泡状结构，随之包裹待降解物质形成自噬体，与溶酶体融合形成自噬溶酶体。

2. 吖啶橙、单丹（磺）酰戊二胺染色法 吖啶橙（acridine orange，AO）和单丹（磺）酰戊二胺（monodansylcadaverine，MDC）均属于酸性细胞器指示剂。AO 可以渗入自噬溶酶体，当 pH 较低的时候，AO 发出红色荧光，因此 AO 标记的细胞中，酸性囊泡细胞器结构可以通过流式细胞仪或者在荧光显微镜下观察到。MDC 可以与自噬体形成依赖的第 2 个泛素样结合系统（Atg8）特异性结合，通过荧光染色，在荧光显微镜下可见核周区域点状阳性显色结构。但由于 AO 和 MDC 对所有酸性液泡均进行非特异性染色，难以区别出自噬溶酶体结构，并且有研究发现 MDC 荧光信号主要集中在核周，自噬体主要分布在细胞质。因此，AO 和 MDC 均不是标记自噬溶酶体的特异性方法。

3. 自噬体膜标志性蛋白质的检测 自噬体膜上标志性蛋白质是微管相关蛋白 1 的轻链 3（Atg8/LC3）。LC3 是 Atg8 在哺乳动物中的同源基因，是目前明确的贯穿整个自噬过程自噬相关蛋白。LC3 在细胞内以两种形式存在：LC3-Ⅰ 和 LC3-Ⅱ。LC3 在细胞内合成后，C 末端即被 ATG4 蛋白酶切割加工生成 LC3-Ⅰ，LC3-Ⅰ 分布于胞质内。自噬激活时，自噬体形成，LC3-Ⅰ 在泛素样反应酶的作用下与磷脂酰乙醇胺（phosphatidylethanolamine，PE）偶联生成 LC3-Ⅱ，LC3-Ⅱ 定位于自噬体的内外膜。LC3-Ⅱ 聚集在自噬体膜上直到与溶酶体融合，因此通过检测 LC3-Ⅱ 水平可以反映自噬体的数量。利用细胞免疫荧光的方法观察与绿色荧光蛋白（green fluorescent protein，GFP）结合成 LC3-GFP 的数量，判断细胞自噬的情况。也可以通过免疫印迹法检测其蛋白质表达水平，以反映自噬体的数量。

4. 自噬降解底物检测 细胞自噬对底物有选择性，通过对特异性自噬底物的检测来反映自噬情况。p62/SQSTM1 是哺乳动物自噬的底物和调节蛋白。p62/SQSTM1 可作为将要被自噬作用降解的小泡的受体，也可作为要被清除的泛素化蛋白聚集物的受体。p62/SQSTM1 蛋白可结合泛素，也可与 LC3 偶联，从而靶向自噬体并促进泛素化蛋白的清除，在自噬的中晚期被降解。已有研究发现 p62/SQSTM1 的表达与许多自噬因子相关，因此，检测 p62/SQSTM1 可部分反映细胞自噬情况。

5. 自噬的人工干预检测 由于正常培养的细胞自噬活性较低,通过人工干预诱导或抑制细胞自噬后观察细胞行为及功能的改变是目前研究中常用的手段。常用诱导自噬药物有雷帕霉素(rapamycin)和氯化锂(lithium chloride)等;抑制自噬药物有 3- 甲基腺嘌呤(3-methyladenine,3-MA)、巴弗洛霉素 A1(bafilomycin A1)和氯喹等。除用这些工具药可人工干预自噬外,还可通过 RNAi 干扰自噬相关基因(如 Atg3、Atg5、Atg7等)的表达抑制自噬功能。

第四节 细胞和组织损伤的研究展望

细胞和组织损伤研究,一直是分子毒理学研究的热点之一。随着研究的深入和不断细化,新的概念被不断提出。以自噬为例,在最初被"认为是细胞中处理垃圾的系统",随着研究的不断深入,已不仅仅是细胞生物学研究中的一个重要内容,它开始向遗传学、生理学、病理学、毒理学等多学科领域拓展。关于细胞焦亡研究,同样在不同疾病模型当中开始受到关注。过去对炎症小体信号通路的相关研究,会不断延伸至对细胞焦亡机制的研究,掀起新一轮细胞死亡研究的热潮。铁死亡(ferroptosis)是近年来发现的一种由氧化损伤引起的细胞死亡模式,其表型与凋亡、坏死、自噬不同。这一死亡过程的标志为细胞质和脂质活性氧增多、线粒体变小以及线粒体膜密度较大。关于铁死亡的详尽分子机制研究仍在进行中。人类对于细胞和组织的适应与损伤的不断深入了解,不但让我们对相关疾病发生和发展的毒理学分子机制有更深的认识,也将给我们提供更好的攻克疾病、促进健康的对策。

(陈 瑞)

参 考 文 献

[1] 吴人亮,李娜萍. 细胞凋亡、胀亡和坏死——关于细胞死亡的新认识 [J]. 中华病理学杂志,2002,31(5):455-456

[2] 陈科,陈汉华,周荣家. 自噬与泛素化蛋白降解途径的分子机制及其功能 [J]. 遗传,2012,34(1):5-18

[3] 夏世钧,吴中亮. 分子毒理学基础 [M]. 武汉:湖北科学技术出版社,2001

[4] Gerry Melino,David Vaux. Cell Death[M]. Hoboken:John Wiley & Sons,Inc.,2010

[5] Smart RC,Hodgson E. Molecular and Biochemical Toxicology[M]. 4th ed. New Jersey:John Wiley & Sons,Inc.,2008

第七章　遗传损伤与修复

遗传物质发挥延续生物体生命和控制生物体发育、新陈代谢的作用。脱氧核糖核酸（DNA）是遗传的物质基础，也是环境中有害因子的作用靶点，其序列结构的高保真对维持正常生命活动至关重要。机体细胞无论在内源性因素还是外源性的环境有害因子的攻击下，均会导致 DNA 损伤。DNA 修复（DNA repair）是细胞对 DNA 受损伤后的一种应答，针对 DNA 不同损伤类型机体细胞具有应对损伤的完善修复机制，这样才能够维持基因组稳定。这种应答可能使 DNA 结构恢复原样，重新执行它原来的功能；但有时并不能完全消除 DNA 的损伤，只是使细胞能够耐受这 DNA 的损伤而能继续生存。也许这未能完全修复而存留下来的损伤会在适合的条件下显示出来（如细胞的癌变等）。如果细胞不具备修复功能，就无法对付经常发生的 DNA 损伤事件，就不能生存。所以研究 DNA 损伤修复也是探索生命的一个重要方面，而且与军事医学、肿瘤学等密切相关。遗传毒性的评价方法是药物、食品、农药、化妆品等安全评价的重要组成部分，本章主要阐述外源性因素所致的遗传损伤与修复及其分子机制，以及遗传损伤与修复能力的评价方法。

第一节　遗传毒作用

一、遗传物质的结构与功能

早在 20 世纪 40 年代初就已经发现 DNA 是遗传物质的证据，细胞生物和大部分病毒的遗传物质是 DNA。染色体（chromosome）是遗传物质的载体，是由 DNA 和蛋白质构成，具有储存和传递遗传信息的作用。而染色质（chromatin）和染色体实质上是同一物质在不同细胞周期、执行不同生理功能时不同的存在形式。染色质由多数重复的亚单位构成，这些亚单位由组蛋白和 DNA 片段构成，即 DNA 缠绕组蛋白成为核小体，彼此紧密连接形成串珠结构，进而螺旋盘绕形成管状结构，称为螺线管；螺线管再螺旋化称为超螺线管；超螺线管进一步螺旋化和折叠形成染色体。超螺旋 DNA 更加紧密，体积更小，可将 DNA 分子压缩到近万分之一。这种有效的包装方式使细胞在分裂过程中能将携带遗传信息的 DNA 以染色体形式准确传递给子代细胞。

DNA 分子的基本单位是脱氧核苷酸，是由脱氧核糖和含氮碱基组成，两条脱氧核苷酸链反向平行盘旋呈双螺旋结构，脱氧核糖和磷酸交替连接，排列在外侧，构成基本骨架。四种碱基排列在内侧，通过氢键连接成碱基对，并遵循碱基互补配对原则。由于构成 DNA 四种脱氧核苷酸的差异仅在于碱基，所以储存在一级结构中的重要信息可以用 DNA 中的碱基顺序表示。DNA 双螺旋是核酸二级结构的重要形式。DNA 具有相对稳定、储存巨大遗传信息、在细胞生长与发育过程中精确地自我复制、前后代保持一定连续性、产生可遗传的变异等基本特性。

基因（gene）是具有遗传效应的 DNA 片段，是控制生物性状的基本遗传单位，也是遗传物质的最小功能单位，平均大小约为 1 000bp，包括编码区和调控区两部分。根据基因分子上一定区段的功能差异，基因可分为结构基因、调节基因和操纵基因。结构基因是决定合成某一种蛋白质或 RNA 分子结构相应的一段 DNA。后两者的作用是控制和调节结构基因的表达。基因功能特征包括：①基因决定性状；②每 3 个核苷酸组成一个密码子，若干密码子组成一个基因，许多基因连在一起形成遗传信息；③基因虽很稳定，但也发生突变；④基因可自主复制；⑤在合成多肽过程中，基因转录的起始和终止由独立的一组操纵基因调控。从遗传学角度看，基因是生物的遗传物质，是遗传的基本功能单位、突变单位、重组单位；从分子生物学角度看，基因是载着特定遗传信息的 DNA 分子片段，在一定条件下能够表达遗传信息，产生特定的生理功能。

二、遗传损伤的类型及其诱因

（一）遗传损伤类型

DNA 作为遗传载体，保持其在生物体内稳定性和完整性对于细胞的延续和发挥正常生理功能具有非常重要的意义。众所周知，DNA 时刻面临着来自于生物体内部或外部的侵袭，过氧化物自由基、电离辐射和环境诱变剂等均可以造成 DNA 损伤。此外，参与 DNA 复制和修复的 DNA 聚合酶的突变与遗传性疾病及肿瘤关系密切。同时，细胞也具有 DNA 损伤的修复系统，包括 DNA 修复、损伤耐受、细胞周期检查点和细胞死亡通路，在这些系统的共同作用下，能够最大限度削弱 DNA 损伤的严重后果。细胞对 DNA 损伤的应答反应是通过激活 DNA 损伤反应（DNA damage response，DDR）通路，正常细胞具有复杂的 DNA 损伤应激反应通路，其激活会引起细胞周期停滞、细胞凋亡或者细胞衰老，并抑制细胞癌变的发生。因此，DNA 修复和凋亡是生物体维持基因组完整性的独立但又密切联系的两套系统，细胞通过周期阻滞修复 DNA 或者细胞自杀对 DNA 损伤产生反应。

1901 年荷兰植物生理学和遗传学家雨果·德佛里斯（Hugo de Vries，1848—1935 年）首次提出了突变（mutation）与生物进化理论，人们逐渐认识到环境因素对基因序列异常改变的影响，直至 20 世纪 70 年代才逐渐形成了遗传毒理学，成为毒理学领域发展最快的领域之一。遗传毒理学（genetic toxicology）是研究环境因素对机体遗传物质和遗传过程的作用，阐明其对机体健康的后果及作用机制。遗传毒性（genotoxicity）是指遗传毒物对生物细胞的遗传物质（主要是 DNA）产生影响，在染色体水平、分子水平和碱基水平上对其造成各种损伤，致使其结构改变（如碱基突变、碱基缺失、染色体断裂等）或遗传信息发生变化，造成遗传功能障碍。此种损伤效应常简称为遗传损伤（genetic damage）。狭义的遗传毒性

被认为是损伤 DNA 和改变 DNA 序列的能力，并常与致突变性相混淆。致突变性（mutagenicity）是指环境中化学、物理和生物因素导致生物体遗传物质结构和 / 或数量的改变，这种改变能传递给子代细胞。致突变性与遗传毒性既有联系又有区别：所有致突变性都属于遗传毒性，但遗传毒性并不一定是致突变性，遗传毒性相对致突变性具有更广泛的终点。例如，非程序 DNA 合成（unscheduled DNA synthesis，UDS）、姐妹染色单体交换（sister chromatin exchange，SCE）及 DNA 链断裂均反映了遗传毒性而非致突变性，因为它们本身不是从细胞之间或代与代之间的可传递事件。此外，非整倍体和多倍体这类遗传毒作用并非因损伤 DNA 所致，而是源于染色体移动蛋白或改变基因表达模式的损伤所致的细胞形态转化。当然，遗传毒效应可能转变成固定的突变，也可能因启动机体的修复机制而被修复。

遗传损伤，从机制角度，可分为以 DNA 为靶的损伤和不以 DNA 为靶的损伤，前者包括基因突变（gene mutation）和染色体畸变（structural chromosomal aberration），后者主要指染色体数目畸变。从光学显微镜能否观察到遗传损伤的角度分为细胞水平的损伤和分子水平的损伤。从遗传学角度可分为基因突变、染色体结构改变和染色体数目改变。从遗传毒性角度，可分为 DNA 损伤、基因突变和染色体畸变。

1. **DNA 损伤** DNA 损伤（DNA damage）是指在环境因素作用下，DNA 分子结构和功能发生改变，阻碍了 DNA 的复制与转录或者使其复制与转录的产物发生改变。DNA 分子结构异常包括 DNA 分子一级结构中的碱基、脱氧核糖和磷酸改变，还包括 DNA 分子二、三级结构及其构象动态变化的异常改变。DNA 损伤以碱基的结构改变最为常见，而且对生物体而言也是最严重的，因为碱基对序列决定遗传信息。DNA 损伤类型主要有 5 类。① DNA 单链断裂（single strand break，SSB）：主要是由于环境中化学物、紫外线（ultraviolet，UV）和电离辐射等影响 DNA 单一链上的碱基 - 糖 - 磷酸键稳定性。② DNA 双链断裂（double-strand breaks，DSB）：环境中大量化学物和电离辐射可导致 DNA 双链中一个或多个断裂。③ DNA 链内 / 链间的交联和 DNA- 蛋

白质交联：紫外线（254nm）和一些化学诱变剂引起 DNA 链交联。④ DNA 的氧化性损伤：电离辐射、紫外线、药物（如博来霉素、多柔比星）等可使细胞内产生活性氧，进而生成过氧化氢和羟基自由基攻击 DNA 分子（相关内容详见第四章）。⑤ DNA 加合物：环境诱变剂和与 DNA 碱基共价结合形成 DNA 加合物。

2. 基因突变　基因突变（gene mutation）是指基因在结构上发生了碱基对组成和排列顺序的改变。基因突变根据不同的分类方法可以分为不同的类型，从产生突变的损伤可分为碱基置换突变、移码突变、DNA 重排（插入、缺失、取代、重复、倒位）。亚硝酸类化学物、烷化剂中的芥子气和硫酸二乙酯引起碱基置换突变，原黄素、吖黄素、吖啶橙等吖啶类诱变剂造成移码突变。根据对遗传信息的改变或从突变发生的效应来看分为同义突变、错义突变和无义突变三种。同义突变（synonymous mutation）是因密码子具有简并性，当单个碱基被置换后，密码子所编码的是同一种氨基酸，表型不改变；错义突变（missense mutation）是 DNA 分子中的碱基被置换后形成新的密码子导致所编码的氨基酸种类发生改变；无义突变（nonsense mutation）是由于某个碱基的改变使编码某种氨基酸的密码子变为蛋白合成的终止密码子，从而使肽链合成提前终止。

3. 染色体畸变　染色体畸变（chromosomal aberration）是指生物细胞中染色体在数目和结构上发生的改变。

（1）染色体数目畸变：主要是指染色体数目发生了改变，染色体数目异常是以动物正常细胞的染色体数 2n 为基准命名的。染色体分离异常可导致整倍体和非整倍体改变。整倍体改变也称基因组突变（gene mutations），有单倍体、三倍体和四倍体（tetraploid），超过二倍体的整倍体统称为多倍体（polyploid）。非整倍体改变为二倍体丢失或增加一条或多条染色体。人类常见的非整倍体改变为单体（monosome，某同源染色体只有 1 条）、三体（trisome，某同源染色体为 3 条）和四体（tetrasome，某同源染色体为 4 条）。如果二倍体生物体细胞缺失了某一对同源染色体称为缺体（nullisome），染色体数目异常的细胞或个体部分都称为异倍体。染色体数目异常的原因是由于染色体形态异常或复制异常，其原因包括：①同源染色体或姐妹染色单体在细胞分裂的中期和后期不分离；②染色体遗失；③染色体桥形成；④核内再复制。

（2）染色体结构畸变：染色体或染色单体受损而发生断裂，造成染色体或染色单体缺失，或引起各种重排，从而出现染色体结构异常。染色体断裂的发生和过程即为断裂作用。凡能引起染色体断裂的物质称为断裂剂（clastogen）。断裂剂分为两种：大多数断裂剂如紫外线只能诱发两条染色体中的一条发生断裂，故称拟紫外线断裂剂，造成染色单体型畸变（chromatid-type aberrations）；少数断裂剂如电离辐射诱发两条染色体同时发生断裂，称为拟放射断裂剂，呈现出染色体型畸变（chromosome-type aberrations）。环境中的遗传毒物引起染色单体还是染色体畸变主要取决于两个因素，一是断裂剂的性质，二是接触遗传毒物靶细胞所处的细胞周期。染色单体型畸变都会在下一次细胞分裂时转变为染色体型畸变。根据染色体畸变的方式可分为稳定性染色体畸变（stabilizing chromosome aberration）和非稳定性染色体畸变（non-stabilizing chromosome aberration）。前者仍具有与正常染色体一样的着丝点，能进行有丝分裂，因此细胞的复制不受影响，畸变继续留在细胞内。后者在细胞分裂过程中，容易丢失染色体而导致细胞死亡。

细胞分裂间期，利用染色方法或荧光原位杂交（fluorescence in situ hybridization，FISH）方法可在光学显微镜下观察染色体畸变。因此，相对于基因组上 DNA 碱基序列改变，染色体畸变是一种宏观改变，其范围更大。这种大范围的染色体畸变意味着遗传信息的丢失、紊乱，细胞复制信号通路被干扰，所以染色体畸变可引起细胞死亡。

（二）遗传损伤的原因

引起遗传损伤的因素众多，外源性因素包括物理因素（如紫外线、电离辐射等）、化学因素（如烷化剂、亚硝胺类、多环芳烃类等化学致癌物）和生物因素（如病毒、真菌等）等。机体内部因素如复制错误、机体代谢产生自由基、毒素等对 DNA 的损伤。本节主要介绍外源性因素引起的遗传损伤。

1. 物理性因素

（1）紫外线：紫外辐射引起 DNA 损伤的根本原因在于其能诱发 DNA 同条链内相邻的嘧啶碱基产生嘧啶二聚体，使 DNA 空间结构发生变化，从而阻碍了 DNA 复制、转录进而影响蛋白质的生物功能。紫外线辐射分为三个波长段，分别为 UV-A（320～400nm）、UV-B（290～320nm）和 UV-C（100～290nm）。臭氧层吸收了大部分波长低于 320nm 的光，因此日光的辐射主要为 UV-A 和 UV-B。UV-A 和 UV-B 产生两种主要光产物：嘧啶 6-4 光产物（6-4PPs）和环丁烷嘧啶二聚体（cyclobutane pyrimidine dimer，CPD），这两种光产物都能导致 DNA 中出现以 C→T 或 CC→TT 碱基置换为特征的突变。UV-C 引起 DNA 损伤主要引起两个相邻嘧啶分子之间形成共价连接。UV-A 通过光氧化反应、内源性（卟啉和黄酮类）和外源性（补骨脂素、四环素、丙嗪和亚甲蓝）光敏剂的激发，诱导 DNA 加合物的形成，从而引起 DNA 损伤。在哺乳动物细胞中，不同波长段的紫外线辐射都会引起 DNA 蛋白交联，而 UV-A 辐射则会导致 DNA 链断裂

（2）电离辐射（ionizing radiation）：电离辐射的来源广泛，包括来自太阳的紫外线照射和来自宇宙辐射的电离辐射及利用 X 或 γ 射线的医疗照射。电离辐射可直接或间接引起 DNA 损伤效应。直接效应是 DNA 直接吸收射线能量而受损，间接损伤效应是指 DNA 周围其他分子（主要是水分子）吸收射线能量产生具有很高反应活性的自由基进而损伤 DNA。事实上，由 -OH 自由基引起的间接 DNA 损伤约占辐射引起的 DNA 损伤的 65%。电离辐射作用于机体主要引起 DNA 损伤包括碱基的改变或缺失、DNA 单链断裂和 DNA 双链断裂。种类不同的 DNA 损伤可以单独发生或相互结合发生，导致复杂的 DNA 损伤也就是成簇损害。电离辐射可导致 DNA 分子的多种变化：①主要是由 -OH 自由基引起碱基变化；②脱氧核糖变化；③电离辐射引起的严重损伤即 DNA 链断裂；④ DNA 链交联和 DNA- 蛋白质交联。而其中电离辐射引起 DNA 单链断裂具有明显特征，主要发生 3′磷酸基团末端。

2. 化学性因素

化学物导致 DNA 损伤一直是备受关注的热点之一，最早通过对化学武器杀伤力的研究发现化学因素可引起遗传损伤。外源性化学致突变物引起肿瘤的遗传损伤机制学说是研究化学致癌机制的重要内容。人们把可引起遗传毒性作用的化学物或药物称为遗传毒物（genotoxin）。目前已经证实的遗传毒物种类繁多，包括多环芳烃类化合物、重金属及其化合物、芳香胺类加合物、亚硝基化合物、烷化剂、碱基类似物、生物毒素、抗癌药等。这些外源化学物引起的遗传损伤有碱基修饰、碱基脱落、碱基取代、DNA 氧化损伤、DNA 链断裂、DNA 加合物和 DNA 交联分子形成等。

3. 生物性因素

目前关于生物性因素导致遗传损伤的报道十分匮乏，部分报道证实一部分病毒感染可导致遗传损伤，如 EB 病毒、巨细胞病毒、艾滋病病毒、腮腺炎病毒、风疹病毒和肝炎等病毒都可以引起染色体断裂，造成胎儿染色体畸变。某些病毒和细菌微生物侵入人体，尤其是病毒进入人体细胞里，干扰人体细胞改变遗传信息的转录过程，甚至嵌入到基因密码中去，扰乱了细胞里的新陈代谢过程。

4. 其他环境因素

近期报道体外细胞实验发现高温、寒冷、缺氧和氧化应激等环境因素造成人体细胞 DNA 损伤，这些环境因素主要引起 DNA 三核苷酸的突变重复，并与神经退行性疾病发生密切相关。值得关注的是环境压力诱发突变的途径类似于许多癌细胞的生理基因组不稳定程序。

（三）遗传损伤与表观遗传的关系

表观遗传（epigenetic）是指基因的核苷酸序列不发生改变的情况下，基因表达发生了可遗传的变化。表观遗传在维护基因组稳定性方面发挥重要的调节作用，虽然表观遗传不直接涉及 DNA 序列变异，但可以通过 DNA 甲基化、组蛋白修饰和非编码 RNA 调控影响细胞 DNA 损伤结局。过去人们普遍认为遗传学上的基因突变是肿瘤发病机制中的关键事件，尤其是抑癌基因的体细胞突变与肿瘤的发生有着密切的关系。但是，近年来，随着对肿瘤机制研究的深入，发现 DNA 序列以外的调控机制即表观遗传学异常在肿瘤的发生、发展过程中也起到非常重要的作用。表观遗传按照一定的时空顺序与修复蛋白形成一个复杂的网络调控系统，参与 DNA 损伤修复。表观遗传与经典遗传彼此协调、互相调节，控制细胞的

生物学功能和活性，在人类正常发育、疾病发生过程中起重要的作用。表观遗传学的研究为阐明化学物遗传损伤机制提供新的思路。

三、遗传损伤的毒理学意义

（一）遗传损伤的后果

DNA 存储着遗传信息，因此维护 DNA 分子的完整性显得至关重要。DNA 与 RNA 和蛋白质的合成不同，一般在一个原核细胞中只有一份 DNA，在真核二倍体细胞中相同的 DNA 也只有一对。发生 DNA 损伤后，若损伤不能及时纠正，对于体细胞而言，会影响其细胞功能或导致细胞死亡，对于生殖细胞而言，则可能影响到后代的生殖发育。所以在进化过程中 DNA 损伤的修复就显得十分重要。环境因素对生物细胞造成的遗传损伤对生物可能产生 4 种后果：①致死性；②丧失某些功能；③改变基因型（genotype）而不改变表型（phenotype）；④发生了有利于物种生存的结果，使生物进化。

（二）遗传损伤对人类基因库的影响

人类基因库（gene pool）是指人群生殖细胞内所具有的能传给下一代的所有基因总数，据已经完成的人类基因组计划的估算，人类 23 对染色体上有 30 亿对碱基，2.0 万～2.5 万个基因。人类基因库的组成决定了人类的遗传整体性，但并非完美无缺，里面存在部分致病基因，这类致病基因的频率或水平称为遗传负荷（genetic load）或突变负荷（mutation load），当代人的遗传负荷直接影响下一代人乃至几代人。基因突变的类型不同，对人类基因库的影响也不同，基因突变对基因库的影响可分为三种情况：①显性突变，在其所产生的子一代中立即表达，如果是致死突变，那么它将自行消亡，对基因库影响很小。②如果是可存活的显性突变，那么人们很容易识别，可在一定程度上加以控制，对基因库的影响较小。③隐性突变需从双亲那里各得到一个突变基因，成为纯合体方能表达（X 连锁隐性突变等位基因在男性中表达较快）。因此，隐性突变可能在几代中都不表达，而在基因库中迅速积累，故对人类基因库的影响较大。基因突变在对人类基因库的影响与生物能生存并把它的基因传给下一代的能力，以及后代子女的多少有关。

（三）遗传损伤与致癌风险评估

细胞中基因突变逐渐累积可致肿瘤，肿瘤发生的核心生物学过程是肿瘤相关基因即原癌基因（protooncogene）活化和抑癌基因（antioncogene）失活，从而引起细胞恶性改变，导致肿瘤形成。遗传损伤是肿瘤发病机制中关键事件，因此遗传毒性检测对于外源化学物致癌风险评估具有十分重要的意义。在肿瘤形成过程中，组织细胞具有逃避凋亡、持续性增殖信号、抵抗细胞死亡、激活侵袭转移、获得永生化、持续的血管形成、逃避免疫监视、促进肿瘤炎症、细胞能量异常、基因组不稳定和突变等特征。任何一个特性的获得都或多或少地与基因突变有关。因此，致突变性数据至少在直接评估肿瘤发生的剂量 - 反应关系中可以作为一种有效的替代。这也成为肿瘤风险评估方法的基础。需要注意的是，染色体畸变涉及肿瘤发生时可采用非线性模型预测和评估，对于大多数非 DNA 反应（间接致突变性）化学物低剂量暴露的评价，非线性模型或阈值响应也许能更好地描述肿瘤 - 反应关系。

（黄丽华）

第二节　遗传损伤及其机制

农业、化工业以及汽车尾气可产生大量的有害的化学物质，进而污染大气、水和土壤等环境介质。凡是能引起生物体遗传物质发生改变、导致基因突变或染色体畸变的物质统称为诱变剂（mutagen）。诱变剂主要有外源性环境诱变剂和内源性环境诱变剂两大类。外源性环境诱变剂分为三类：①物理性环境诱变剂，如紫外线、电离辐射、激光、电磁波和离子束等；②化学性环境诱变剂，如烷化剂、羟胺、碱基类似物和吖啶色素等；③生物性环境诱变剂，如真菌的代谢产物、病毒和寄生虫等。内源性环境诱变剂如遗传因素和内分泌紊乱主要是在人体健康异常情况下产生的，环境诱变剂作用人体引起遗传物质发生特定的突变，导致心血管疾病、畸形、衰老或者肿瘤的发生。

环境诱变剂在机体内可以转化为活性的致癌物，一部分活性致癌物可与 DNA 反应形成 DNA 加合物。在细胞内，生物体容易形成 DNA 损伤，人体的每个细胞每天会产生 50 000 多次 DNA 损伤。DNA 损伤会引发 DNA 复制的突变，使 DNA 遗传信息发生改变，从而导致细胞坏死、衰老、出生缺陷或发生癌变。DNA 复制过程中需要 DNA 聚合酶的参与。根据序列和结构的相似性，DNA 聚合酶分为 7 类：A、B、C、D、X、Y 和逆转录酶，每一类 DNA 聚合酶都具有其特定的功能。一般来说，原核生物的 A 类和 C 类 DNA 聚合酶、真核生物的 B 类聚合酶和真核生物线粒体的 A 类聚合酶 γ 都可以快速精确地进行 DNA 复制，通常这些聚合酶被称为复制性 DNA 聚合酶；而 Y 类 DNA 聚合酶主要负责跨损伤 DNA 合成（translesion DNA synthesis，TLS）。一般情况下，复制性 DNA 聚合酶行使正常的 DNA 复制功能，当 DNA 复制过程中遇到 DNA 损伤时，复制被阻断，随后复制性 DNA 聚合酶将被 Y 类 DNA 聚合酶所取代。Y 类聚合酶完成跨损伤 DNA 合成之后，复制性 DNA 聚合酶与其再交换回来，继续高效快速地进行 DNA 复制。

总体而言，DNA 损伤对 DNA 复制及其相关过程具有广泛而深远的影响。DNA 损伤对生命体系的影响远远超过对 DNA 复制、DNA 聚合酶和 DNA 复制体的影响。本节将从单一 DNA 聚合酶和 DNA 复制体两个不同层次上阐述 DNA 损伤如何导致 DNA 复制的突变。

一、DNA 复制的分子机制

（一）DNA 聚合酶及其单晶结构

DNA 聚合酶是 DNA 复制的关键。在 DNA 复制过程中，DNA 聚合酶若出现问题将导致多种疾病的发生。人类 DNA 聚合酶 η 的突变或缺陷可以导致 V 型着色性干皮病（xeroderma pigmentosum type V，XP-V）。人类 DNA 聚合酶 β 的突变与结肠癌相关，人类 DNA 聚合酶 γ 的突变或缺失可以导致渐进性眼外肌麻痹。因此，要理解 DNA 复制的突变，首先要明白 DNA 聚合酶的结构和功能。

目前，对 T7 噬菌体、硫磺矿硫化叶菌、大肠埃希菌、酵母和人类等典型的模式生物的 DNA 聚合酶的研究较多。T7 噬菌体只表达 1 个 A 类 DNA 聚合酶（gp5），gp5 具有较高的复制保真性，可以快速精确地进行 DNA 复制。硫磺矿硫化叶菌表达 3 个 B 类 DNA 聚合酶（Dpo1、Dpo2 和 Dpo3）和 1 个 Y 类 DNA 聚合酶（Dpo4）。大肠埃希菌以及其他类似的原核生物表达 5 个 DNA 聚合酶：A 类 DNA 聚合酶 I（DNA polymerase I，pol I）、A 类 DNA 聚合酶 II（pol II）、C 类 DNA 聚合酶 III（pol III）、Y 类 DNA 聚合酶 IV（pol IV）和 Y 类 DNA 聚合酶 V（pol V）。人类至少有 19 种 DNA 聚合酶参与 DNA 的复制，包括 A 类家族 DNA 聚合酶 ν（polν）、DNA 聚合酶 θ（polθ）和线粒体 DNA 聚合酶 γ（polγ）；B 类家族 DNA 聚合酶 α（polα）、DNA 聚合酶 δ（polδ）、DNA 聚合酶 ε（polε）和 DNA 聚合酶 ζ（DNA polymerase zeta，polζ）；X 类家族 DNA 聚合酶 β（DNA polymerase beta，polβ）、DNA 聚合酶 λ（polλ）和 DNA 聚合酶 μ（polμ）；Y 类家族 DNA 聚合酶 η（polη）、DNA 聚合酶 ι（polι）、DNA 聚合酶 κ（polκ）和 REV1；以及聚合酶 σ1（polσ1）、DNA 聚合酶 σ2（polσ2）、DNA 聚合酶 φ（polφ）、末端脱氧核苷酸转移酶和端粒酶（人类唯一的逆转录酶）。酵母与人类 DNA 聚合酶相似却又不完全相同。

DNA 聚合酶可以选择与模板碱基互补配对的脱氧核糖核苷三磷酸（deoxyribose nucleoside triphosphate，dNTP）来延伸一个碱基；然后再选择与下一个模板碱基配对的 dNTP，直到完成所有 DNA 的复制。DNA 聚合酶选择并插入单个 dNTP 的分子机制基本上可以分为以下几步，见图 7-1。首先，DNA 聚合酶结合 DNA 形成二元复合物，根据标准的"沃森 - 克里克"（Watson-Crick，W-C）碱基配对原则，选择正确的 dNTP，形成 DNA 聚合酶 -DNA-dNTP 三元复合物，诱导聚合酶发生构型改变，此时，DNA 引物末端的 3′ 羟基与 dNTP 的 α- 磷酸基团靠近，活性区域形成磷酸二酯键，完成 DNA 的聚合，然后释放焦磷酸，同时诱导 DNA 聚合酶构型还原，开始下一个 dNTP 的插入过程。在这一过程中，dNTP 的结合、酶的构型改变以及磷酸二酯键的形成是控制 DNA 聚合酶复制保真性的三个关键步骤。对于 A 类 DNA 聚合酶，正确配对的 dNTP 会导致聚合酶的手指结构域呈关闭状态，此时，有利于聚合反应。只有结合了正确配对的 dNTP，DNA 聚合酶的构型才可以呈关闭状态，此状态可以稳定聚合酶 -DNA-dNTP 的三元复合物，然而结合了错误配对的 dNTP 则无法形成稳定的三元复合物。

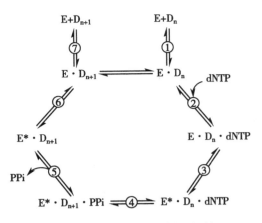

图 7-1 单一的 dNTP 插入机制

要理解 DNA 聚合酶的功能，首先要了解 DNA 聚合酶的结构。目前，已经获得了许多 DNA 聚合酶的单晶结构。DNA 聚合酶的结构通常呈右手形状，包含拇指、手掌和手指三个典型的结构域，以右手模式抓住 DNA，dNTP 通常采用标准的 W-C 碱基配对原则与模板碱基配对，然后进行 DNA 引物的延伸。A 类 DNA 聚合酶，例如 T7 噬菌体的活性区域通常较为紧凑，只有与模板碱基形成标准的 W-C 碱基配对的 dNTP 才能被聚合酶选择并插入到活性区域。因此 A 类 DNA 聚合酶容易被 DNA 损伤所阻断，但错配或突变频率较低。相对而言，Y 类 DNA 聚合酶的活性区域较大且具有一定的弹性，可以容纳非标准配对的碱基对或较大的 DNA 损伤，并且活性区域周围的氨基酸与碱基对之间也没有明显的相互作用。因此 Y 类 DNA 聚合酶容易通过 DNA 损伤，但错配或突变频率较高。Y 类 DNA 聚合酶除了具有拇指、手掌和手指三个典型结构域以外，还有一个额外的"小指"结构域，小指结构域中微小的变化可能对于跨损伤 DNA 合成具有重要的意义。嗜热古菌中，DNA 聚合酶 Dpo4 具有手掌、手指、拇指和小指四个结构域。其中，手掌结构域包含催化活性区域，手指结构域参与 dNTP 的选择，拇指结构域与 DNA 之间的相互作用相关，小指结构域参与跨损伤 DNA 合成以及 DNA 聚合酶的延伸。除了小指结构域之外，Y 类 DNA 聚合酶还会含有其他额外的结构域。例如 DNA 聚合酶 κ 还含有由两个 α- 螺旋组成的"N- 手指"结构域，该结构使得 DNA 聚合酶 κ 可以环绕住 DNA。这些结构上的差异决定了 DNA 聚合酶可以使用各自特异的模式来通过 DNA 损伤。

（二）DNA 复制体

单一 DNA 聚合酶可以有效地复制 DNA 的一条链。然而，在生物体内，DNA 复制是指两条 DNA 链的同时复制，即前导链和后随链 DNA 的协同复制。这一过程不是由单一 DNA 聚合酶完成的，而是由许多蛋白组成的 DNA 复制体完成的。DNA 复制体（DNA replisome）是 DNA 复制过程中一个复杂的多蛋白的复合物，复制体打开 DNA 双链形成两条单链，每条单链合成新的 DNA 互补序列。最终形成与原始双链 DNA 序列完全相同的 2 个双链 DNA。参与 DNA 复制的蛋白包括 DNA 聚合酶、RNA 引物合成酶、解旋酶、单链 DNA 结合蛋白，以及其他一些辅助蛋白或结合蛋白。复制体同时协调多个蛋白之间的相互作用和功能，使前导链和后随链以相同的速度进行 DNA 合成。DNA 复制体中的蛋白相互作用和辅助蛋白的多样性使得复制体具有一定的复杂性。因此，相对于单一 DNA 聚合酶而言，DNA 复制体进行 DNA 复制以及跨损伤 DNA 合成的分子机制会更加复杂。一般认为，复制性 DNA 聚合酶负责正常的 DNA 复制，当遇到 DNA 损伤时，复制性 DNA 聚合酶通常被阻断，然后其将被 Y 类 DNA 聚合酶所取代，跨过 DNA 损伤后，复制性 DNA 聚合酶再交换回复制叉。在复制体内，辅助蛋白、结合蛋白或者蛋白 - 蛋白相互作用参与了跨损伤 DNA 合成。

二、DNA 损伤的类型及结构

外界环境和生物体内部因素均可致 DNA 分子发生损伤或突变。任何与核苷酸标准结构不同的结构都可以被称之为 DNA 损伤。DNA 损伤包括碱基 DNA 损伤和糖环 DNA 损伤。DNA 损伤的类型主要包括点突变、插入、缺失、倒位及双链断裂，其产生的后果主要有细胞丧失某些功能，细胞死亡，改变基因型而不改变表现型，突变为有利于物种生存的结果。环境毒物可通过不同的化学反应途径形成各种 DNA 损伤，进而影响 DNA 复制过程。这些化学反应途径包括烷基化、氧化、脱氨基化、光化学加成和水解反应等。通过烷基化反应可以形成 N^2- 烷基鸟嘌呤（N^2-alkyl-2′-deoxyguanosine，N^2-alkylG）、O^6- 烷基鸟嘌呤

（O^6-alkyl-2′-deoxyguanosine，O^6-alkylG）、多环芳烃 DNA 加合物（polycyclic aromatic hydrocarbon-DNA adducts，PAH-DNA）和亚乙烯基 DNA 加合物。双亲电子试剂可形成 DNA-DNA 和 DNA-蛋白质交联复合物。氧化剂、电离辐射和紫外线照射可形成 8-氧代-7,8-二氢-2′-脱氧鸟苷（8-oxo-7,8-dihydro-2′-deoxyguanosine，8-oxodG）。芳胺的胺化反应可以形成 2-氨基芴（2-aminofluorene，2-AFdG）和 N-[脱氧鸟苷-8-基]-1-氨基芘（N-[deoxyguanosine-8-yl]-1-aminopyrene，APG）加合物。紫外线照射两个相邻的嘧啶碱基可形成环丁烷嘧啶二聚体（cyclobutane pyrimidine dimer，CPD）。同时，糖苷键的自发水解也可形成脱碱基位点（AP 位点）。核苷单磷酸（ribonucleoside monophosphate，rNMP）在糖环的 2′ 碳上有一个额外的 -OH 基团，因此 DNA 模板上的 rNMP 也可以被称为"糖环 DNA 损伤"。在小鼠基因组中，rNMP 的含量明显高于脱碱基位点或 8-oxoG。内源性甲基转移酶也可使基因组 DNA 发生甲基化，形成 N6-甲基腺嘌呤（N6-methyladenine，6mA），

这些甲基化修饰发挥重要的表观遗传学作用，同时也会作为"DNA 损伤"而影响 DNA 复制过程。

（一）烷基化反应

烷基化试剂可形成 N^2-烷基鸟嘌呤和其他烷基化 DNA 加合物。甲醛，是环境中一个最常见的有毒物质，与脱氧鸟嘌呤的环外氨基反应形成 N^2-甲基鸟嘌呤（N^2-methylG，N^2-MeG）。乙醇，俗称酒精，在乙醇酶的氧化作用下形成乙醛，最终形成 N^2-乙基鸟嘌呤（N^2-ethylG，N^2-EtG）。在酒精中毒的患者的肝脏 DNA 和尿液中均发现大量的 N^2-乙基鸟嘌呤。在这两种反应中，需要氧化中间体亚胺并消除 2 个电子以平衡化学计量学。烷基化试剂也可以形成 O^6-烷基鸟嘌呤，见图 7-2。O^6-甲基鸟嘌呤（O^6-methylG，O^6-MeG）是一种常见的 O^6 原子被甲基化所形成的 DNA 损伤。化疗过程中使用了许多烷基化试剂，也会产生 O^6-甲基鸟嘌呤。

多环芳烃（polycyclic aromatic hydrocarbon，PAH）类物质是含碳物质不完全燃烧所产生的具有毒性和诱变性的环境毒物，其在体内代谢成活

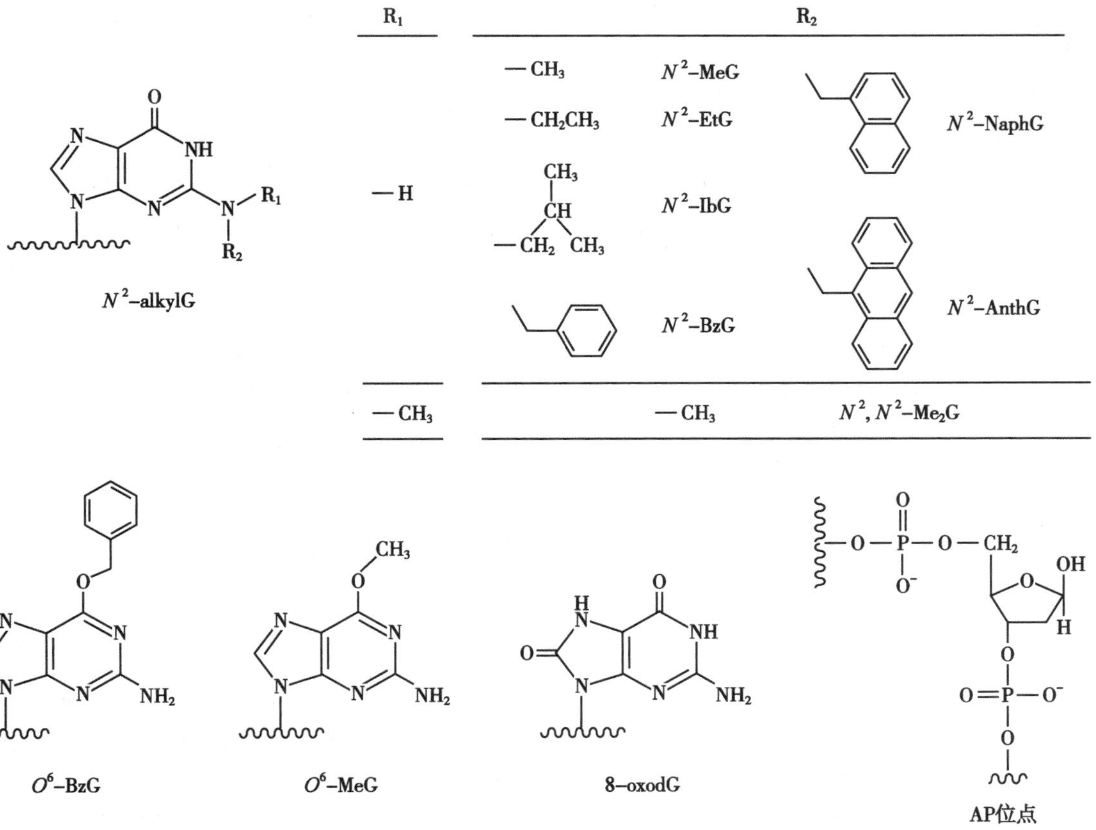

图 7-2 几种典型 DNA 损伤的结构

性中间体后可与 DNA 形成 PAH-DNA 加合物。例如，苯并[a]芘（benzo[a]pyrene，B[a]P）是一种典型的 PAH，被氧化为环氧苯并[a]芘（B[a]P-7,8-epoxide），然后水解成二氢二醇苯并[a]芘（B[a]P-7,8-dihydrodiol），进一步转化为二氢二醇环氧苯并[a]芘（B[a]P-7,8-dihydrodiol-9,10-epoxide，BPDE）。BPDE 可以和鸟嘌呤的环外 N^2 胺基或腺嘌呤的环外 N^6 胺基反应，形成 BPDE-DNA 损伤，N^2-BPDEG 是体内发现的主要的 BPDE-DNA 损伤。

脂质过氧化作用等内源性过程以及暴露在具有活性的诱变剂如氯乙烯和乙酸乙烯酯等乙烯基单体中都可以导致 DNA 形成亚乙烯基损伤。亚乙烯基 DNA 损伤是一系列外环 DNA 加合物的统称，包含 1,N^6-亚乙烯基腺嘌呤（1,N^6-ethenoadenine，1,N^6-εA）、3,N^4-亚乙烯基胞嘧啶（3,N^4-ethenocytidine，3,N^4-εC）、N^2,3-亚乙烯基鸟嘌呤（N^2,3-ethenoguanine，N^2,3-εG）和 1,N^2 亚乙烯基鸟嘌呤（1,N^2-ethenoguanine，1,N^2-εG），见图 7-3。

双亲电子试剂，如丁二烯（1,3-butadiene，BD）存在于汽车尾气或香烟烟雾中，容易形成 DNA-DNA 或 DNA-蛋白质的交联复合物。丁二烯可被氧化成双亲电子致癌代谢物二环氧丁烷（1,2,3,4-diepoxybutane，DEB），然后二环氧丁烷与腺嘌呤、鸟嘌呤反应形成一个包含活性环氧基团的 DNA 加合物（2-hydroxy-3,4-epoxybut-1-yl，HEB），HEB 进一步与同一条链或不同链上相邻的碱基进行反应，形成链内或链间交联产物。同时，3,4-环氧环也可以与相邻蛋白质侧链氨基酸残基反应，形成 DNA-蛋白质交联产物。较为常见的例子是二环氧丁烷与相邻的 O^6-烷基鸟嘌呤的烷基转移酶或三肽谷胱甘肽反应，然后再与 DNA 反应，最终形成蛋白-DNA 的交联物。

（二）氧化反应

细胞在电离辐射、紫外线照射、化学诱变剂、生理代谢、过氧化物酶体、病原体或被激活的炎症细胞等内外环境的刺激下，氧化和抗氧化系统之间的平衡被破坏，从而在细胞中产生和积累活性氧（reactive oxygen species，ROS）。ROS 包括过氧化氢、超氧阴离子、单线态氧和羟自由基等。当 ROS 的产生量大于机体对其清除量时，ROS 可以攻击 DNA、脂质和蛋白质，从而导致生物大分子发生氧化性损伤，即氧化应激（oxidative stress）。机体产生氧化应激可以诱导 DNA 损伤的发生，进而导致 DNA 发生点突变、链畸变和链断裂。8-氧代-7,8-二氢-2'-脱氧鸟苷（8-oxodG）是评价 DNA 氧化损伤的生物标志。8-oxodG 不再与 C 配对，而与 A 配对，经过两次复制后 G:C 配对转换为 A:T 配对，导致基因发生突变。ROS 还可作为信号分子激活或抑制多条信号通路和一些信号介导分子，如调控核因子 E2 相关因子 2-胞质伴侣蛋白（Nrf2/Keap1）信号通道和蛋白激酶 C（protein kinase C，PKC），最终调节基因的表达。

（三）胺化作用

烟草烟雾和化学染料中的芳胺和 N-乙酰芳胺主要在鸟嘌呤的 C8 原子上进行胺化反应，并形成 DNA 加合物，如 2-氨基芴（2-aminofluorene，AF-dG）和 N-乙酰基-2-氨基芴（N-acetyl-2-amino-fluorene，AAF-dG）。尽管 AAF-dG 和 AF-dG 加合物只有一个乙酰基不同，但是两个 DNA 加合物在 DNA 双链中有不同的结构。致癌物 AF-dG 或 AAF-dG 与 DNA 共价结合，导致 DNA 在加合物位点附近发生突变。AF-dG 加合物在通过高度保真性的聚合酶前使其暂停，发生以碱基替换为主的突变。而 AAF-dG 加合物主要是阻断 DNA 的合成，发生移码突变和碱基替换，但以移码突变为主。

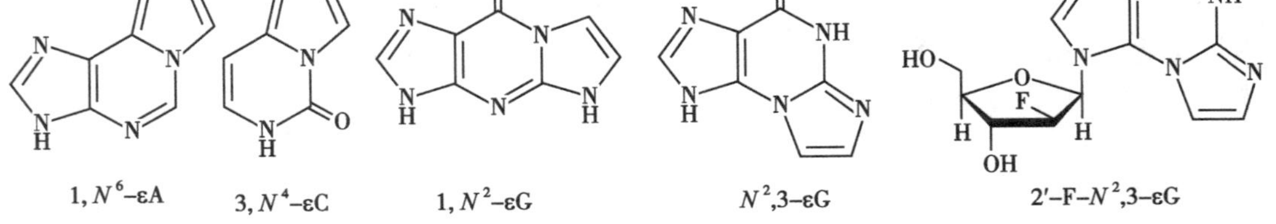

图 7-3　亚乙烯基 DNA 损伤的结构

（四）光加成反应

紫外线辐射直接作用在 DNA 碱基上，造成细胞膜及 DNA 损伤，增加皮肤老化和皮肤癌的发生率，抑制植物生长。紫外线辐射可主要产生两种产物，即环丁烷嘧啶二聚体和嘧啶 - 嘧啶酮[6-4]光产物。DNA 双链受紫外线照射产生的嘧啶二聚体是形成光损伤的主要原因。在紫外线作用下，两个相邻嘧啶碱基间 C5-C6 双键会发生环加成反应形成环丁烷嘧啶二聚体。二聚体的形成破坏了嘧啶与嘌呤的正常配对，使 DNA 空间结构发生变化，易产生基因突变，从而阻碍 DNA 的复制和转录，进而影响蛋白质的生物功能。当二聚体引入 RNA 后将降低蛋白质合成能力，最终导致遗传密码的错乱。由于环丁烷环（cis/trans 立体化学）嘧啶基团的位置不同和 C5-C6 双键（syn/anti 区域化学）的相对取向不同，一共可以形成 6 个非对映体。在双链 DNA 上相邻的胸腺嘧啶因紫外线辐射，生成的二聚体的结构主要为 cis-syn 型，trans-syn 型二聚体结构极少。在单链或变性 DNA 上相邻的胸腺嘧啶因紫外线辐射，生成的二聚体的结构主要为 trans-anti 和 trans-syn 型。

（五）水解作用

脱碱基位点（AP 位点）是指 N- 糖苷键通过自发、化学诱导或酶催化水解而导致嘌呤或嘧啶脱落，仅留下糖环的一种分子结构。脱碱基位点丢失了基因信息，同时也影响了 DNA 的复制。在哺乳动物细胞中，如果没有染色质堆积的保护作用，每增殖一代细胞（20h）大约自发地脱落 200 万个脱碱基位点。脱嘧啶的速率低至脱嘌呤速率的 1/100。一些有害的化学物质，如自由基或甲基化试剂主要通过修饰碱基结构而削弱了 N- 糖苷键的稳定性，进而促进了碱基的脱落。无嘌呤位点诱导 G:C→T:A 的颠换与 SOS 的活化作用相关。酵母缺乏脱碱基位点有效的修复能力时，A:T→C:G 的颠换频率将提高，说明与脱嘌呤损伤配对的位点插入了鸟嘌呤。在猴子肾脏细胞中，腺嘌呤、胞嘧啶和胸腺嘧啶在与脱碱基位点配对的位点出现的频率大致相同。在人类淋巴干细胞中，与脱碱基位点配对的位点出现的最常见的碱基是鸟嘌呤。

（六）糖环 DNA 损伤

DNA 聚合酶根据 Watson-Crick 配对模式选择一个正确的 dNTP 与 DNA 模板碱基进行配对。其他 3 个 dNTP 和 4 个核苷三磷酸（ribonucleoside triphosphate，rNTP）的配对都可称之为错配。rNTP 与 dNTP 结构相似，只是在糖环的 2′ 碳上多一个 -OH 基团。细胞内 rNTP 的浓度远高于 dNTP。细菌、酵母或人类的 DNA 聚合酶都可以将 rNTP 插入到 DNA 中形成 rNMP。人类聚合酶，例如，polδ 和 polε（参与细胞核基因组复制）以及 polγ（参与线粒体基因组复制）都可以将 rNMP 插入到 DNA 链中；polε 在合成先导链时会比 polδ 和 polα 合成后随链插入更多的 rNMP。在 DNA 模板上的 rNMP 会直接影响下一轮的 DNA 复制。评价一个 DNA 聚合酶的保真性，应根据 3 种 dNTP 和 4 种 rNTP 全部的错配率（即广义错配率）来计算，而不应该是基于传统意义上的、仅考虑 3 种 dNTP 错配的狭义错配率来衡量。对于大多数 DNA 聚合酶，广义错配率显著高于狭义错配率。

（七）DNA 表观遗传学修饰

细胞中的甲基化供体（例如，S- 腺苷甲硫氨酸）可以将甲基基团转移到核苷酸的内环 N- 原子上，形成 6mA。在真核生物中，腺嘌呤在 MT-A70 家族甲基化酶的催化下发生甲基化，形成 6mA。6mA 还可由 AlkB 类的酶催化氧化生成 6- 羟甲基腺嘌呤（6-hydroxymethyladenine，6hmA），在甲醛基团释放后转化为腺嘌呤。此外，6mA 还可以被果蝇 Tet 同系物 6mA 去甲基化酶直接去甲基化，还原为腺嘌呤。6mA 脱氨酶可以水解甲胺基团，生成次黄嘌呤（hypoxanthine，Hyp），随后通过 Alka 家族的酶进行碱基切除修复。腺嘌呤也可以在炎症和其他生化反应过程中经过氧化脱胺而转化为次黄嘌呤。

三、DNA 损伤导致 DNA 复制突变的分子机制

对于正常的 DNA 复制，DNA 聚合酶只会根据 W-C 碱基配对原则选择正确的 dNTP 插入并快速延伸，而与模板碱基不能正确配对的 dNTP 被排斥在活性区域之外或是以极低的效率插入。插入正确或错误 dNTP 的效率相差很大，这样维持着 DNA 复制高度的保真性，由于复制性 DNA 聚合酶的活性区域只能容纳标准配对的碱基对，因此复制性 DNA 聚合酶具有较高的复制保真

性。DNA 加合物通过化学修饰改变了碱基结构,导致 W-C 碱基配对出现偏差,进而改变了 dNTP 的结合常数、DNA 聚合酶构型改变的速率以及磷酸二酯键形成的速率。这些改变可能会导致对 dNTP 选择性的改变,即 DNA 复制保真性的改变,甚至也会导致 DNA 复制的终止。在 DNA 复制过程中,DNA 损伤导致 DNA 复制突变的途径主要有:DNA 损伤降低了 DNA 复制的保真性,DNA 损伤阻断了 DNA 复制和 DNA 损伤产生移码突变。

(一)DNA 损伤降低 DNA 复制保真性而导致突变

DNA 复制的保真性取决于正确 dNTP 插入效率和错误 dNTP 插入效率的相对大小。相差越大,则保真性越高;相差越小则保真性越低;若两者的插入效率相当,则意味会形成随机突变。一般来说,大多数 DNA 聚合酶进行 DNA 复制时,正确的 dNTP 的插入效率远高于错误的 dNTP 的插入效率。然而,DNA 加合物的形成改变了 DNA 的分子结构,从而导致正确的 dNTP 的插入效率降低或者错误的 dNTP 的插入效率升高,最终导致 DNA 复制的保真性降低。因此,DNA 复制的保真性降低可以分为正配效率降低和错配效率升高两种情况。

1. 正配效率的降低 大部分 DNA 损伤只影响正确配对效率而不影响错误配对效率,主要表现在仅仅降低了正确的 dNTP 的插入效率而不影响错误的 dNTP 的插入效率。N^2-alkylG、O^6-alkylG 和 rNMP 是正配效率降低的三种典型的 DNA 加合物。

目前,已采用硫磺矿硫化叶菌的 Y 类 DNA 聚合酶 Dpo4 来研究 N^2-alkylG 加合物导致 DNA 复制突变的机制。DNA 聚合酶 Dpo4 在 N^2-alkylG 加合物 G 位点上优先插入 dCTP,但是其插入效率(k_{cat}/K_m)相对于在正常碱基 G 上插入 dCTP 的效率降低到了 1/125～1/3;然而错配的 dNTP,包括 dATP、dTTP 和 dGTP,在 N^2-alkylG 加合物 G 位点上的插入效率与在正常碱基 G 上的插入效率相同。因此,与正常的碱基 G 相比,在 N^2-alkylG 加合物上 DNA 复制的保真性降低到了 1/100。体积较小的 N^2-alkylG 加合物几乎不影响 DNA 聚合酶构型变化的速率;然而体积较大的

N^2-alkylG 加合物,例如 N^2-NaphG 和 N^2-AnthG 可扰乱 DNA 聚合酶构型变化的速率,甚至抑制 DNA 聚合酶的构型改变,说明这些 DNA 加合物严重抑制了 DNA 聚合酶正常的催化过程。DNA 聚合酶 Dpo4 与 DNA 复合物的单晶结构显示,N^2-NaphG 在 DNA 聚合酶 Dpo4 的活性区域上存在两种不同的构型,反式的 N^2-NaphG 将插入的 dCTP 排斥到活性区域之外,是非活性复合物;顺式的 N^2-NaphG 可以和 dCTP 进行非 W-C 标准配对,配对效率虽然降低,但仍可进行 dCTP 的插入和 DNA 聚合反应。这些结构解释了 DNA 聚合酶 Dpo4 只能通过部分 N^2-NaphG 的原因,为理解跨损伤 DNA 合成提供了重要的结构信息。

烷基化试剂可以进一步形成 N^2, N^2-dialkylG。研究发现,在 N^2, N^2-diMeG 上插入 dCTP 的效率(k_{cat}/K_m)显著降低,较在正常碱基 G 上插入 dCTP 的效率下降到 1/16 000,在 N^2, N^2-diMeG 或正常碱基 G 上插入其他 dNTP,如 dATP、dTTP 或 dGTP 的效率是相似的。在 N^2, N^2-diMeG 上错配率为 0.36～2.3,不过在正常的 G 上的错配率为 10^{-5}。因此,在 N^2, N^2-diMeG 上的错配率大约提高了 10^5 倍。由此表明,在 N^2, N^2-Me$_2$G 上完全丧失了 DNA 复制的保真性,形成一种随机错配的紊乱状态。

采用 DNA 聚合酶 Dpo4 研究了具有诱变性能的 O^6-MeG,发现在 O^6-MeG 上 dCTP 插入的效率较在正常碱基 G 上插入的效率降低到了 1/1 000,然而在正常碱基 G 和 O^6-MeG 上其他 dNTP 的插入效率差别不大。通过液相色谱-质谱法分析发现,在 O^6-MeG 上插入大约 70% 的 dCTP,20% 的 dTTP 和 10% 的 dATP。在晶体结构中,O^6-MeG:C 形成了只有两个氢键的不稳定配对模式,偏离了正常三个氢键的 W-C 配对模式,降低了 dCTP 的插入效率。O^6-MeG 抑制了铜绿假单胞菌噬菌体 1(pseudomonas aeruginosa phage 1,PaP1)的 DNA 聚合酶 gp90 exo$^-$ 进行的 DNA 全长延伸,降低了 dNTP 插入效率,并导致 dTTP 错配效率比 dCTP 正配效率高出 67 倍。对于酵母 DNA 聚合酶 h 的核心催化区域(yPolh$_{core}$,残基 1-513),在正常碱基 G 上的错配率为 10^{-4},在 O^6-MeG 上错配率增加到 0.055～0.446。O^6-MeG 显著抑制了引物延伸并导致突变,在 O^6-MeG 上插入 dTTP 的

产物约占 67%，插入 dCTP 的占 31%，插入 dATP 的占 2%。人 DNA 聚合酶 η（hPolη）可以在 O^6-MeG 上插入等量的 dCTP 和 dTTP。晶体结构显示，在插入和延伸阶段，O^6-MeG 和 dT 会形成两个 H- 键，O^6-MeG 与 dC 会形成含有双分叉或单个 H- 键的楔形构型。

在 DNA 链上的 rNMP 可改变 DNA 双螺旋结构，抑制 DNA 复制，增加基因组的不稳定性。DNA 模板中的 rNMP 能够降低酵母 DNA 聚合酶 α、δ 和 ε 的复制效率。模板上连续的 rNMP [例如，rA，r（AC），r（ACC）或 r（ACCA）] 会逐渐抑制 T7 DNA 聚合酶的引物延伸效率，降低了 dNTP 插入效率，削弱了聚合酶与 DNA 的结合亲和力，从而逐渐抑制了引物的延伸。DNA 或 RNA 模板上的 6mA 抑制了 Bst DNA 聚合酶催化的 DNA 复制。6mA 及其中间产物次黄嘌呤（Hyp）抑制了人类 polη 的 DNA 复制。6mA 降低了 dTTP 插入速率和下一位碱基延伸效率。在次黄嘌呤上，优先插入 dCTP。在 6mA 上插入 dTTP 和在 Hyp 上插入 dCTP 均表现出快速动力学相；但与腺嘌呤（A）相比，插入效率降低。聚合酶和 DNA 的结合实验表明，与 A 相比，模板上的 6mA 和 Hyp 降低了 polη 与 DNA 的结合亲和力。在铜绿假单胞菌噬菌体 1（PaP1）的基因组中也发现了 6mA 的存在。6mA 及其次黄嘌呤抑制了 gp90 进行的 DNA 复制。6mA 降低了 dTTP 插入效率和下一位延伸效率。在次黄嘌呤上则优先插入 dCTP。然而，模板上 6mA 或 Hyp 几乎不影响 gp90 exo⁻ 与 DNA 的结合亲和性。

2. 错配效率的提高　有些 DNA 加合物能显著提高 dATP、dGTP、dTTP 的错配效率，影响 dCTP 的正配效率，从而降低了 DNA 复制的保真性。8-oxodG 就是一个典型的例子。

8-oxodG 是由氧化应激引发的一类 DNA 损伤，可用人的 DNA 聚合酶 κ（human DNA polymerase kappa，hPolκ）研究 DNA 聚合酶通过 8-oxodG 的分子机制。dCTP 在 8-oxodG 上正确的插入效率（k_{cat}/K_m）较在正常碱基 G 上正确的插入效率降低到了 1/80，而 dATP 在 8-oxodG 上错配的插入效率比在正常碱基 G 上错配的插入效率提升了 100 倍。因此，在 8-oxodG 上的错配率比在正常碱基 G 上高出 8 000 倍，以至于人

的 DNA 聚合酶 κ 更倾向于在 8-oxodG 上插入 dATP，导致 G∶C 配对向 T∶A 配对转变。在单晶结构中，dATP 和 8-oxodG 形成 Hoogsteen 碱基配对模式，人的 DNA 聚合酶 κ 的小指区域与 Hoogsteen 碱基配对有很好的相互作用，人 DNA 聚合酶 κ 的 N 端延伸区域进一步稳定了这一相互作用，从结构上解释了 dATP 插入到 8-oxodG 上具有较高效率的原因。

除了采用人的 DNA 聚合酶 κ，也采用了硫化叶菌的 DNA 聚合酶 Dpo4 来研究通过 8-oxodG 的动力学过程。dCTP 在正常碱基 G 或 8-oxodG 上的插入速率相近，然而在 8-oxodG 上的插入效率比在正常碱基 G 上的插入效率高出 250 倍。因此，8-oxodG 的复制保真性较正常碱基 G 降低到了 1/200。DNA 聚合酶 Dpo4、8-oxodG 和 dCTP 形成的三元复合物的单晶体结构显示，DNA 聚合酶 Dpo4 小指区域的第 332 位精氨酸（Arg-332）残基与 8-oxodG 的 C8 位置的氧原子可以形成氢键，稳定了 dCTP 和 8-oxodG 的 W-C 碱基配对模式，因此在 8-oxodG 上插入 dCTP 更有优势。然而，人的 DNA 聚合酶 κ 的活性区域并没有对 8-oxodG 和 dCTP 的 W-C 碱基配对模式起到任何稳定作用，相对而言，8-oxodG∶dATP 的胡斯坦碱基配对模式更有优势。因此，DNA 聚合酶 Dpo4 和人的 DNA 聚合酶 κ 活性区域结构的不同导致了 8-oxodG 与 dCTP 或 dATP 配对的模式不同，进而导致不同 dNTP 的插入出现优先性。

PaP1 的 DNA 聚合酶 gp90 exo⁻ 在 8-oxoG 上优先插入 dCTP，与正常的 G 具有相似的错配率。在 8-oxoG 上插入 dCTP 或 dATP 时都表现快速动力学相。dNTP 和 Mg^{2+} 存在时，8-oxoG 削弱了 gp90 exo⁻ 与 DNA 之间的结合亲和性，存在 dATP 错配时，进一步削弱了结合亲和性。人类 polη 主要以无错的方式通过 8-oxoG。晶体结构表明，polη 手指结构域中的精氨酸在避免形成 8-oxoG∶A 碱基对中起着关键作用。酵母 polη_core 在 8-oxoG 上优先插入 dCTP，但缺乏快速动力学相。错配率由正常 G 上的 10^{-4} 增加到 8-oxoG 上的 10^{-3} ~ 10^{-2}。在 8-oxoG 的全长延伸产物中，57% 对应的是 dCTP 的插入，而 43% 是 dATP 的错误插入。

（二）阻断 DNA 复制而导致的突变

DNA 损伤既可以降低 DNA 复制的保真性，

又可以阻断 DNA 复制，从而导致 DNA 发生突变。从化学反应角度来看，磷酸二酯键的形成需要 DNA 引物末端的 3′ 羟基和 dNTP 的 α 位磷酸基团。由于 DNA 发生损伤，dNTP 不能与引物 3′ 端的羟基形成磷酸二酯键，进而阻断了 DNA 复制。阻碍磷酸二酯键形成的原因主要有 3 种：①活性区域可以容纳新插入的 dNTP，但是与模板碱基不能使用标准的 W-C 碱基配对模式，使得 dNTP 的 α 位磷酸基团远离引物末端的 3′ 羟基，导致磷酸二酯键无法形成。例如，对于含有 N^2,3-εG 的 DNA 聚合酶，dCTP 虽然可以插入活性区域，但无法与 N^2,3-εG 形成标准的 W-C 碱基配对，α 位磷酸基团和 3′ 羟基相距较远，无法进行正常的反应以形成磷酸二酯键；② dNTP 被 DNA 加合物排斥到活性区域之外，远离引物 3′ 末端羟基。例如 N^2,N^2-diMeG 将 dCTP 排斥到活性区域以外，无法和引物 3′ 末端羟基反应；③ DNA 加合物本身体积太大而导致活性区域无法容纳，或者 DNA 加合物扭曲了活性区域，从而使 dNTP 与 3′ 末端羟基错位。例如，PAH-DNA 加合物和 DNA- 蛋白交联加合物体积太大而不能被活性区域容纳，导致 DNA 复制的中断。

1. 非标准的 W-C 碱基配对模式阻断了 DNA 复制 环境中乙烯基单体的环氧化或脂质的过氧化均可与 DNA 反应形成 N^2,3-εG 加合物。人的 Y 类 DNA 聚合酶 ι 和 REV1 进行 DNA 复制时，遇到 N^2,3-εG 加合物会插入一个 dNTP，然后复制会被阻断，其中 dCTP 的插入优先于 dTTP。从 DNA 聚合酶 ι 和 N^2,3-εG 加合物的单晶结构中可以看出，DNA 聚合酶 ι 的活性区域可以很好地容纳 N^2,3-εG 加合物和 dCTP，不会导致蛋白或 DNA 构型的显著改变，然而 dCTP 的 α 位磷酸基团和引物的 3′ 羟基却没有很好的排列，无法进行下一个 dNTP 的插入，DNA 合成则中断。N^2,3-εG 和 dCTP 的碱基对之间可形成 2 个氢键而 N^2,3-εG 和 dTTP 的碱基对中只有一个氢键，说明人类 DNA 聚合酶 ι 在 N^2,3-εG 位点更倾向于插入 dCTP。

Polι 可通过 1-MeA，1-MeA 改变了碱基结构却并未改变 Hoogsteen 氢键配对模式。人类 polι 以无错方式通过 1-MeA，模板上的 1-MeA 旋转成顺式构象，1-MeA 与 dTTP 形成稳定的 Hoogsteen 氢键配对模式；而 dCTP 在很大程度上是无序的。

2. dNTP 被排斥到活性区域之外而阻断 DNA 合成 细胞中的甲基化供体（如 S- 腺苷甲硫氨酸）可以将甲基基团转移到核苷酸的内环 N- 原子上，生成 3- 甲基胞嘧啶，3- 甲基胸腺嘧啶（3-methyl-cytosine，3mC），1- 甲基胸腺嘧啶，1- 甲基腺嘌呤和 1- 甲基鸟嘌呤。这些 DNA 损伤干扰了 H 键的形成，阻碍了 E.coli DNA 聚合酶 III 而抑制了 DNA 复制。3mC 抑制了 Dpo4 进行的 DNA 引物延伸，产生约 60% 的突变产物。3mC 也抑制了人类 DNA 聚合酶 δ、β 和 λ 进行的引物延伸反应，但对 Y 类 DNA 聚合酶 κ、ι 和 η 没有影响。聚合酶 κ 和 η 可以有效地延伸通过 3mC，聚合酶 η 起了至关重要的作用。

过量的烷基化试剂可形成 N^2,N^2-dialkylG。N^2,N^2-Me$_2$G 能阻断 T7 DNA 聚合酶、HIV 逆转录酶、DNA 聚合酶 k、DNA 聚合酶 ι、DNA 聚合酶 η 和 DNA 聚合酶 Dpo4 等参与 DNA 复制的蛋白。N^2,N^2-Me$_2$G 可以抑制 dCTP 插入的动力学过程，降低活性三元复合物的比例，并抑制了聚合酶构象的速率，说明 N^2,N^2-Me$_2$G 会严重阻断 DNA 的复制。引物 3′ 端的 C 应该与模板上 N^2,N^2-Me$_2$G 进行配对，但是由于 DNA 加合物中有两个甲基的空间立体效应，C 被排斥到活性区域之外，回折到 DNA 小沟中，这种复合体不具备催化能力，解释了 N^2,N^2-Me$_2$G 阻断 DNA 复制的分子机制。

3. 大体积的 DNA 加合物紊乱聚合酶活性区域 多环芳烃是环境中一类重要的诱变剂，其活性中间体与 DNA 反应形成 N^2-B[a]PG 和 N^6-B[a]PA 加合物，严重地阻断 dNTP 的插入。高保真性的 DNA 聚合酶通过大体积的 BP-dG 时，DNA 复制被阻断，并导致细胞中基因突变。对于 T7 DNA 聚合酶，在损伤位点会插入一个 dNTP，然后阻断 DNA 合成，在四种 dNTP 中，dATP 最容易被插入。研究 DNA 聚合酶 Dpo4 如何通过 N^6-B[a]PA，得到了与 T7 DNA 聚合酶相同的结果，插入一个 dNTP 之后，阻断了 DNA 的合成，其中 dATP 最易被插入。结构显示，DNA 加合物可以与 DNA 形成层叠结构，导致 dNTP 与引物 3′ 端羟基的距离过远，阻碍了 DNA 的延伸。人类 DNA 聚合酶 κ 的活性位点可以容纳大体积的 BaP-dG，可有效地通过该损伤，优先插入正确的

dCTP，使带有损伤的 DNA 与正常的 B 型 DNA 具有相同的构象。

紫外线和离子辐射可致 DNA 链中相邻的两个嘧啶共价交联形成环丁烷嘧啶二聚体。人类 DNA 聚合酶 κ 能够将 dATP 插入到 T-T 二聚体的 5′ 端的 T 上，但不能插入到 3′ 端的 T 上，从而导致 DNA 复制受阻。DNA 聚合酶 κ 的晶体结构表明，DNA 聚合酶 κ 的活性区域仅够容纳 T-T 二聚体中的 5′ 端 T-A 碱基对，而 3′ 端 T 在活性区域易发生错排。活性区域第 135 位蛋氨酸（Met-135）通过较强的范德华力与 T-T 二聚体中的 5′ 端 T 相互作用，进而阻止了 dNTP 与 3′ 端 T 的配对，从结构上解释了 T-T 二聚体只在 5′ 端 T 上插入 dATP 和阻断 DNA 复制的分子机制。DNA- 蛋白质交联（DNA-protein cross-links，DPC）可抑制 DNA 复制、转录和修复，并产生细胞毒性。这类体积庞大的 DNA 损伤抑制了人类 DNA 聚合酶 δ 和 η，导致细胞 DNA 复制停滞。

（三）移码突变

DNA 损伤不仅能够降低 DNA 复制的保真性，阻断 DNA 的复制，而且还能在 DNA 复制过程中造成移码突变。移码突变（frameshift mutation）是一种非常严重的突变，是指在新合成的 DNA 链中增加或缺失碱基，改变了 DNA 序列，紊乱了基因信息、RNA 转录和蛋白翻译。-1 移码突变是指在 DNA 复制之后，子链缺失了一个核苷酸。一般认为有四种机制可以形成 -1 移码突变，见图 7-4。

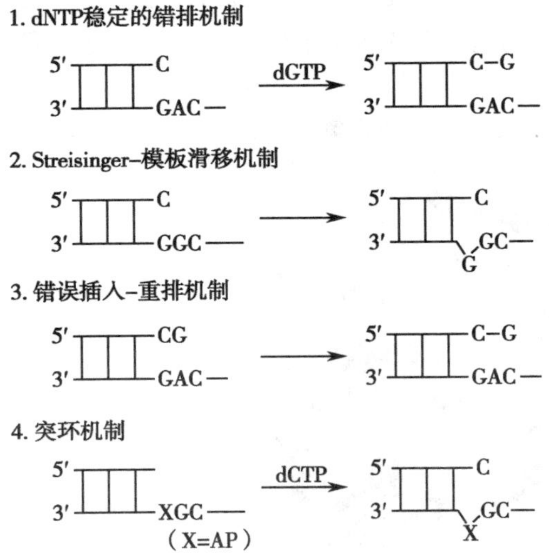

1. dNTP稳定的错排机制

2. Streisinger-模板滑移机制

3. 错误插入-重排机制

4. 突环机制

（X=AP）

图7-4 移码突变的四种机制

1. dNTP 稳定的错排机制 dNTP 稳定的错排机制，又称为"第二类复合物"机制，是一种较为常见的产生 -1 移码突变的机制。DNA 聚合酶 Dpo4 可以产生 -1 移码突变，主要来源于模板碱基之间和新插入 dNTP 之间形成的碱基堆积力。模板碱基平面的大小对 -1 移码突变的形成至关重要。当模板插入位点是嘧啶 C 或 T 时，只会产生 0～2% 的移码突变；当模板插入位点是嘌呤 A 或 G 时，会产生 9%～12% 的移码突变；如果插入位点是大体积的平面环形 DNA 加合物，如 N^2-ε-G，会产生 25%～50% 的移码突变。原因是 N^2-ε-G 会与插入的 dNTP 产生强大的堆积力。DNA 聚合酶 Dpo4 与 N^2-ε-G 的晶体结构显示，新来的 dNTP 与大体积平面环状加合物 N^2-ε-G 形成层叠式碱基堆积作用，同时 dNTP 与下一位模板碱基进行配对，形成"第二类复合体"构型。快速动力学的研究显示，DNA 聚合酶 Dpo4 形成第二类复合体的速度极快，但是随后的磷酸二酯键的形成速度却较慢。因此，在形成这一类移码突变过程中，磷酸二酯键的形成是决定速度的。

2. Streisinger- 模板滑移机制 Streisinger- 模板滑移机制主要是针对 DNA 的重复复制序列发生的移码突变。DNA 引物在 DNA 模板的重复的序列上发生错排，使 DNA 的模板链上形成一个未配对的碱基，导致新合成的 DNA 链比模板链少一个碱基。一个典型的例子是 Y 类 DNA 聚合酶 Dbh，在重复 DNA 序列上产生 -1 移码突变的频率接近 50%，其晶体结构显示，Dbh 的聚合酶结构域与 C 末端结构域之间形成一个较大的裂缝，具有足够的空间容纳双螺旋中突出的模板碱基。C 末端第 249 位酪氨酸（Tyr-249）和第 333 位精氨酸（Arg-333）两个残基可以稳定突出碱基的 -3 位碱基；Dbh 柔性环中的残基可以和突起碱基的 -2 位碱基相互作用。因此，Dbh 不能严格地控制进入活性区域的模板碱基，所以容易产生模板的滑移，发生 -1 移码突变。

3. 错误插入 - 重排机制 在错误插入 - 重排机制中，dNTP 最初被错误插入，如果模板上一个碱基与下一个碱基可以与 dNTP 正确配对并在模板链上进行重排，使 dNTP 与模板上的下一个碱基正确配对，形成 -1 移码突变。一个典型的例子是噬菌体 M13mp2 的 DNA 聚合酶 I 在一个 dNTP

浓度不均衡的体系中催化复制一个含361个核苷酸的单链DNA空隙的M13双链DNA。当模板碱基的5′-相邻碱基与体系中含量最多的dNTP互补时,那么这个dNTP首先被错误地插入到模板碱基上,然后再重排到5′-相邻的互补碱基上,形成-1移码突变。体内研究发现,如果引物末端的核苷酸和模板的5′端下一个核苷酸可以互补,发生-1移码突变的频率比不互补情况下高出58倍。

4. **突环机制** 突环机制是另一个产生-1移码突变机制。一个典型的例子是嗜热古菌DNA聚合酶Dpo4通过脱碱基位点时产生了-1移码突变。在模板上的脱碱基位点不能插入dNTP,不能形成氢键或碱基堆积力,因此脱碱基位点会从双链DNA的双螺旋中突出来,形成突环结构,插入的dNTP只能与模板链的下一个碱基配对。脱碱基位点的晶体结构揭示,突出的脱碱基损伤处于手指结构域和小指结构域之间的凹处。

(四)DNA复制体通过DNA损伤的分子机制

在体内,DNA的复制包括前导链和后随链上DNA的合成,这一过程不是由单一DNA聚合酶完成的,而是由DNA复制体完成的。因此,相对于单一DNA聚合酶进行的DNA复制,DNA损伤对复制体进行的前导链和后随链DNA复制的影响更加复杂、更加精细。

1. **T7 DNA复制体中的蛋白相互作用促进了DNA聚合酶通过DNA损伤** T7噬菌体的DNA复制体由gp5 DNA聚合酶、大肠埃希菌延伸因子硫氧还蛋白(thioredoxin, trx)、gp4解旋酶-RNA引物合成酶和gp2.5单链DNA结合蛋白构成,见图7-5(见文末彩图)。gp5和trx形成gp5/trx增加

DNA合成的延伸性。gp4解旋酶组装成六聚体,将双链DNA解旋形成两条单链DNA模板,用于前导链和后随链DNA合成。Gp4的N端是RNA引物合成酶,合成小片段RNA,用于起始后随链的DNA合成。在后随链合成中,聚合酶与解旋酶结合形成复制环。当后置链DNA聚合酶碰到先前已经合成的冈崎片段时,DNA释放,DNA聚合酶仍然保留在复制叉处,用于合成下一个冈崎片段。Gp2.5去除单链DNA的二级结构;同时,它与gp5/trx复合物有物理相互作用,并协调前导链和后随链上DNA的合成。Gp2.5可促进两条互补的ssDNA的快速杂交;Gp2.5也可以促进DNA的引物延伸和链取代DNA合成。

单个磷酸二酯键的断裂缺口是复制体进行DNA复制中常遇到的障碍。缺口可能来源于核酸内切酶切断DNA、DNA重组过程或者两条相邻的冈崎片段的间隙。T7噬菌体的gp4解旋酶或gp5 DNA聚合酶遇到DNA上的缺口时,DNA复制都会终止。然而,二者相互作用之后形成解旋酶-DNA聚合酶复合体后则能通过该缺口。在双链DNA的解旋过程中,解旋酶与DNA的双链都有相互作用。然而,DNA缺口的结构不允许与解旋酶有相互作用,因此单独的解旋酶不能够打开缺口处的双链DNA。但是,当解旋酶与DNA聚合酶相互作用之后,这种较强的蛋白相互作用将解旋酶结合到模板链上将不会发生解离,使得解旋酶能环绕在DNA缺口处的模板链上而打开双链DNA,完成链取代反应。

T7 DNA复制体中的蛋白相互作用可促进聚合酶通过其他DNA损伤。在先导链上的环丁烷

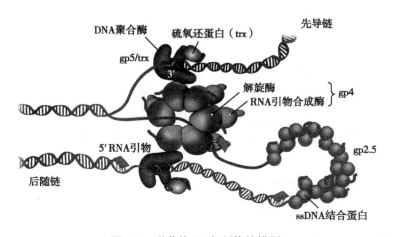

图7-5 噬菌体T7复制体的模型

嘧啶二聚体（cyclobutane pyrimidine dimer，CPD）损伤处，与复制叉上解旋酶相结合的 DNA 聚合酶仍可通过该损伤。相对于正常的 G，8-oxoG 和 O^6-MeG 以及富含 GC 序列的模板会抑制 T7 DNA 复制体催化的链取代 DNA 合成，只产生部分延伸产物。相对于删除 C 端尾巴的解旋酶 gp4，gp4 全酶可促进链取代反应并促进通过 DNA 损伤。Gp2.5 可以进一步促进通过 DNA 损伤。因此，聚合酶、解旋酶和 ssDNA 结合蛋白之间的相互作用可促进通过 DNA 损伤。模板上连续的 rNMP[rA、r（AC）、r（ACC）或 r（ACCA）]削弱了复制叉上聚合酶和解旋酶之间的结合亲和性，降低了酶 -DNA 活性复合物的比例和引物延伸的平均速率，因此也逐步抑制了链取代 DNA 合成。

2. DNA 复制体中的辅助蛋白促进 DNA 聚合酶通过 DNA 损伤　T7 DNA 复制体仅包括 4 种蛋白，然而大肠埃希菌和噬菌体 T4 的 DNA 复制体相对复杂，分别包含 13 种和 8 种蛋白，其中大部分蛋白是辅助蛋白。这些辅助蛋白起着与 T7 DNA 复制体中的蛋白相互作用相似的功能。哺乳动物，包括人类的 DNA 复制体更加复杂。这些复制体中辅助蛋白帮助 DNA 聚合酶以其特殊的方式通过各种 DNA 损伤。

（1）大肠埃希菌 DNA 复制体通过 DNA 损伤：大肠埃希菌的 DNA 复制体由解旋酶 DnaB、RNA 引物合成酶 DnaG、单链 DNA 结合蛋白 SSB、DNA 聚合酶Ⅲ全酶（DNA polymerase Ⅲ holo-enzyme，Pol Ⅲ）和许多辅助蛋白组成。DNA 聚合酶Ⅲ全酶包含三个核心催化亚基：α- 聚合酶、ε- 外切酶和 θ 亚基，一个同源的 β 二聚体和一个 $\delta\delta'\tau3\chi\phi$ 装载复合体。环状的 β 二聚体与 DNA 聚合酶Ⅲ核心酶相结合，可以提高聚合酶合成 DNA 的延伸性。装载复合体是控制 β 二聚体的开关，使其结合 DNA 或从 DNA 上解离，同时复合体中的每一个 τ 亚基可以同时结合解旋酶 DnaB 和 DNA 聚合酶Ⅲ的全酶，起到耦联二者的作用。

当后随链 DNA 聚合酶被 DNA 损伤阻断后，解旋酶和前导链上的 DNA 聚合酶的活性不受影响。两条链上的 DNA 聚合酶仍然结合在一起，但在功能上却完全不同。前导链 DNA 聚合酶仍然进行 DNA 合成，推动 DNA 复制叉的前移；然

而后随链 DNA 聚合酶却被阻滞，最终形成一个巨大的单链 DNA 环，并且这个 DNA 环会不断增长，直到单链 DNA 结合蛋白被完全耗尽为止。此时，裸露的后随链会触发后随链 DNA 聚合酶在 DNA 损伤处解离，然后在新的位点开始下一段冈崎片段的合成。

当 DNA 复制体遇到前导链上的环丁烷嘧啶二聚体 DNA 损伤时，复制体的前进会暂时受阻。RNA 引物合成酶 DnaG 会在损伤的下游新合成一段 RNA 引物，进而重启前导链 DNA 的合成。这一结果表明 DNA 复制体对前导链 DNA 损伤具有一定的耐受性，可以不连续地通过 DNA 损伤，并进行不连续的 DNA 合成。单独的大肠埃希菌 DNA 聚合酶不能通过 DNA 损伤，说明在 DNA 复制体中，辅助蛋白的参与会协助 DNA 聚合酶通过 DNA 损伤，得到与单一 DNA 聚合酶完全不同的结果。除了 RNA 引物合成酶可以协助 DNA 聚合酶通过损伤之外，DNA 聚合酶也可能瞬间地从 DNA 损伤处解离，然后在损伤位点招募各种修复酶或跨损伤 DNA 聚合酶，修复或者跨过 DNA 损伤。在这一过程中，解旋酶 - 引物合成酶复合体仍然和模板 DNA 相结合，保持复制叉的完整性，并接纳新的 DNA 聚合酶组装在合适的位置，延续 DNA 的合成。

大肠埃希菌 DNA 聚合酶Ⅳ（PolⅣ）可通过 N^2-dG DNA 加合物，烷基化碱基，CPD 和四氢呋喃（tetrahydrofuran，THF）。在跨损伤 DNA 合成中，PolⅢ和 PolⅣ在 β 夹上快速交换，当 PolⅣ通过 DNA 损伤后，PolⅢ再交换回来继续进行高效的 DNA 复制。在单分子水平上，在通过 DNA 损伤时也观测到 PolⅢ与 PolⅣ在 β 发夹上的快速交换过程。在活的大肠埃希菌中，只有存在 DNA 损伤的情况下 PolⅣ才会富集在 DNA 复制位点，该富集取决于 DNA 损伤的类型并受多种相互作用的调控。另外，在其他蛋白的协助下，PolⅢ也可以直接通过单个 CPD 或脱碱基位类似物 THF。

（2）T4 DNA 复制体跨过 DNA 损伤：T4DNA 复制体包括解旋酶、DNA 聚合酶、单链 DNA 结合蛋白、三聚体夹子延伸因子、五聚体的夹子结合复合物和六个单体的 RNA 引物合成酶。T4DNA 聚合酶具有聚合酶和核酸外切酶的双重活性，五聚体夹子结合复合物由 4 分子的基因 44

蛋白和 1 分子的基因 62 蛋白组成。DNA 聚合酶是单体,但它结合到 DNA 底物上时会通过二硫键形成二聚体。

目前,已经研究了 T4DNA 复制体如何跨过前导链或后随链模板上的脱碱基位点的分子机制。在后随链上的脱碱基位点会阻滞后随链 DNA 的合成,但不会影响解旋酶、引物合成酶以及前导链的 DNA 聚合酶。当 RNA 引物酶合成了另一个 RNA 引物并且延伸因子夹子在 DNA 上时,被阻断的后随链 DNA 聚合酶会从 DNA 损伤处被招募到新合成的 RNA 处,开始新的冈崎片段的合成。因此,这种损伤并不影响复制叉的前进,但会留下一段空缺的单链 DNA。相反,当脱碱基位点处于前导链上时,前导链 DNA 聚合酶会被阻滞,解旋酶仍然可以与聚合酶相结合,并继续解旋双链 DNA,导致前导链 DNA 模板形成一个环状突出,并被单链 DNA 结合蛋白所覆盖。复制体会继续前进,当越过 DNA 损伤位置约 1kb 碱基后被完全瓦解。在此期间,RNA 引物合成酶和后随链 DNA 聚合酶仍然保持活性,冈崎片段的合成也在继续进行。

线粒体 DNA 复制体包含 DNA 聚合酶的杂三聚体(PolγAB$_2$,其由一个催化亚基 PolγA 与和两个延伸性亚基 PolγB 组成),线粒体 ssDNA 结合蛋白(mtSSB),DNA 解旋酶 Twinkle 和线粒体 RNA 引物合成酶(PolRMT)。人类 Polγ 不能通过脱碱基位,但可以以无错的方式通过 8-oxoG。线粒体跨损伤 DNA 合成酶 PrimPol 含有聚合酶活性,能有效通过 8-oxoG、嘧啶(6-4)二聚体等 DNA 损伤。在正常 dNTP 浓度下,PrimPol 较难通过脱碱基位或 8-oxoG DNA 损伤;在较高 dNTP 浓度下,线粒体复制体可促进 PrimPol 通过 DNA 损伤。

(3)人类 DNA 复制复合物跨过 DNA 损伤:人类 DNA 复制体至少包含 19 种 DNA 聚合酶,因其非常复杂,到目前为止,尚不能在体外构建出来。目前研究的只是单个 DNA 聚合酶或几个相关的蛋白的复合物,属于整个复制体的一部分。采用 DNA 复制复合物研究如何通过脱碱基位点的研究已有报道。DNA 复制体有几种途径通过 DNA 损伤,包括:跨损伤 DNA 合成、同源重组、复制叉逆转等途径。DNA 聚合酶 ε 是真核

生物中的前导链 DNA 聚合酶,而聚合酶 η、λ 和 β 参与了 DNA 修复中 DNA 的再合成步骤。脱碱基位点会阻断 DNA 聚合酶 ε 进行的 DNA 延伸,但是 DNA 聚合酶 λ、β 和 η 在聚合酶 ε 的存在下能够跨过脱碱基位点。对于聚合酶 λ 和 β,跨损伤合成需要在聚合酶 ε 合成产物的下游有一个空隙。在聚合酶 ε 和其他辅助蛋白的存在下,聚合酶 η 能够在脱碱基位点前插入 dNTP,通过增殖细胞核抗原(proliferating cell nuclear antigen,PCNA)增强的机制,而不是通过空隙诱导的机制。

(张慧东)

第三节 遗传损伤修复及其机制

一、DNA 修复的意义

细胞内存在一套非常复杂的 DNA 修复途径。DNA 修复(DNA repair)是细胞对内、外诱变因素造成的 DNA 损伤和复制过程中发生的碱基错配突变所造成的 DNA 结构和序列错误的一种纠正功能。DNA 修复的速率由许多因素决定,如细胞类型、细胞年龄和细胞外环境。一个细胞的 DNA 修复能力对其基因组的完整性以及机体的正常功能至关重要。总的来说,DNA 修复途径在细菌、酵母和人类等不同生物体中基本是保守的。不同的是,参与哺乳动物 DNA 修复途径的蛋白数量和类别要比参与细菌的更多更复杂。一个细胞如果累积了大量的 DNA 损伤或 DNA 不再能有效地修复损伤就可能进入以下三种状态:①不可逆的休眠状态,如衰老;②细胞自杀行为,如细胞凋亡或程序性细胞死亡;③不受监管的细胞分裂可能引起肿瘤的形成。

二、DNA 修复的类型

目前,存在于生物体的 DNA 修复途径主要有直接逆转修复(direct reversal,DR)、切除修复(excision repair,ER)、重组修复(recombinational repair,RER)和非同源末端连接(non-homologous end joining,NHEJ)修复。切除修复包括三种类型:碱基切除修复(base excision repair,BER)、核苷酸切除修复(nucleotide excision repair,NER)和错配修复(mismatch repair,MMR)。

（一）直接逆转修复

直接逆转修复是 DNA 修复类型中最简单、有效的一种，通过酶催化反应在不切除受损核苷酸的情况下使得损伤的碱基恢复到原始状态，从而恢复正常的 DNA 结构。直接逆转修复的优点是只需要一个反应就可以完成修复。直接逆转修复机制简单且仅限于少数 DNA 损伤的修复。细菌和酵母在紫外线照射下发生直接逆转修复，但是人类和其他哺乳动物在紫外线照射下不会出现直接逆转修复。细菌、酵母和人类产生某些烷基化 DNA 损伤时也会发生直接逆转修复。

（二）切除修复

切除修复较为复杂，通过利用酶切除 DNA 分子中有缺陷或错误的碱基或核苷酸。切除修复有三种类型：碱基切除修复、核酸切除修复和错配修复。一般地，切除修复的三种类型在很大程度上是由基因组中损伤碱基片段的长度决定的。通常碱基切除修复是指切除有缺陷的碱基小片段但并不影响 DNA 双螺旋结构。而核苷酸切除修复通常切除的是导致 DNA 双螺旋结构发生扭曲的大片段核苷酸。依据被修复基因的转录状态，核苷酸切除修复又可分为全基因组核苷酸切除修复（global genomic NER，GG-NER）和转录偶联核苷酸切除修复（transcription-coupled NER，TC-NER）。全基因组核苷酸切除修复主要修复非转录链以及转录链上非转录区的 DNA 损伤，这种修复方式不依赖于 DNA 转录，是核苷酸切除修复的基本形式。转录偶联核苷酸切除修复必须依赖转录过程，切除在转录延伸过程中阻碍或影响 RNA 聚合酶的 DNA 损伤。错配修复是指移除 DNA 中错配的碱基，而不移除修饰碱基或 DNA 损伤。错配修复可以修复在 DNA 复制过程中发生的错配。

（三）重组修复和非同源末端连接修复

DNA 双链断裂（double-strand breaks，DSB）即 DNA 双螺旋结构的两条链都发生断裂，导致基因组重排，对细胞造成致命的影响。如果这种断裂不及时修复，则会导致染色体断裂和细胞死亡；如果修复不适当，也会引起染色体易位和肿瘤。负责修复 DSB 的是两种独立的 DNA 修复途径：同源重组修复和非同源末端连接修复。同源重组修复是指 DNA 发生双链断裂或链间交联损伤后，利用同源染色体的同源 DNA 序列作为模板进行再合成。非同源末端连接修复不需要同源序列作模板，可直接将断开的双链末端连接起来。

三、DNA 修复的机制

如果 DNA 损伤破坏基因组的完整性和重要的辅助信息，细胞就会丧失功能；如果不是关键基因的错配或损伤，细胞仍然保持部分功能。由于 DNA 的双螺旋结构，许多修复方法可以恢复丢失的遗传信息。细胞可以利用未变性的 DNA 互补链或姐妹染色体作为模板来恢复原始信息。如果 DNA 损伤改变了双螺旋的空间，细胞可以检测到这种空间结构的改变。一旦确定损伤位点，特定的 DNA 修复途径会结合在损伤位点或其附近，并引导其他分子的结合，最终形成能够进行 DNA 修复的复合物。

（一）直接逆转修复机制

直接逆转修复不需要模板，仅发生在四种碱基之间，针对碱基遭受损伤但没有形成磷酸二酯骨架断裂的情况。紫外线照射导致相邻的嘧啶碱基之间形成环丁烷嘧啶二聚体。光复活作用通过光裂合酶直接逆转修复这种损伤，将嘧啶二聚体逆转为原来的单体状态，此时需要吸收 300～500nm 之间的可见光，而嘧啶二聚体结合光裂合酶的过程不需要吸收光。这个生化反应包括光依赖反应和酶结合环丁烷嘧啶二聚体的暗反应。光裂合酶是存在于细菌、真菌、植物、果蝇和鱼等生物体中的一个古老的酶。人类没有光裂合酶，是通过核苷酸切除修复来修复紫外线照射引起的损伤。

烷化剂引发的 DNA 损伤也是通过直接逆转修复。鸟嘌呤、胞嘧啶和腺嘌呤甲基化作用也可以通过直接逆转修复来去除甲基作用。O^6- 甲基鸟嘌呤中的甲基修饰基团可通过直接逆转切除。在大肠埃希菌中，修复这种损伤主要依赖 O^6- 甲基鸟嘌呤 -DNA 烷基转移酶（O^6-methylguanine-DNA alkyltransferase I，O^6-AGTI）。O^6- 甲基鸟嘌呤在 O^6-AGTI 的作用下将甲基转移到 O^6-AGT 的半胱氨酸残基上，从而将 O^6- 甲基鸟嘌呤还原为 G。O^6-AGTI 也可以切除 O^4- 甲基胸腺嘧啶和磷酸三酯中的甲基基团。此酶也可以切除较大的烷基如乙基、丙基和丁基等。每个酶分子可以从 DNA 损伤处转移两个烷基。

（二）切除修复机制

当 DNA 双螺旋结构中的一条链出现缺陷时，另一条链就会作为模板修复损伤链。切除修复机制是指移除损伤的核苷酸，用正常的核苷酸取代受损的核苷酸，以碱基互补配对的原则修复损伤的 DNA 链。

1. 碱基切除修复（base excision repair, BER） 碱基切除修复途径是指通过脱碱基核酸内切酶识别损伤 DNA 序列，在外切酶的作用下从 5′ 端向 3′ 端切除错误的或有缺陷的碱基，以未损伤的互补链为模板，通过碱基配对原则正确地合成 DNA，替代被切除的碱基。糖苷酶切除碱基或碱基脱落形成脱碱基位点。AP 裂合酶（AP endonuclease, APEI）在脱碱基位点切开 DNA 链。DNA 聚合酶通过 5′→3′ 外切酶活性切除损伤区域，并以互补链作为模板正确地合成新链。碱基切除修复只是切除一个不适当的或有缺陷的碱基，这与核苷酸修复切除含损伤的寡核苷酸片段截然不同。碱基切除修复机制，见图 7-6：DNA 糖苷酶作用或自发碱基缺失形成脱碱基位点。AP 内切酶水解脱碱基位点的 5′ 端磷酸二酯键，形成一个断裂链。DNA 聚合酶填充核苷酸序列到缺口处，脱氧核糖磷酸二酯酶和内切酶也可以修饰 DNA 末端以促进 3′ DNA 的合成和连接。然后 DNA 连接酶连接缺口，形成一条完整的链。在短片段的碱基切除修复途径中，单核苷酸的缺口被修复。在长片段碱基切除修复途径中，DNA 复制形成一段 DNA 片段，然后结构特异性核酸酶 FEN1 切除冈崎片段前端 RNA 引物的最后一个核糖核苷。

糖苷酶在碱基切除修复途径中起重要的作用。糖苷酶有单功能和双功能两种类型。单功能糖苷酶仅能切开糖苷键形成脱碱基位点（AP 位点）。双功能糖苷酶不仅能切开糖苷键，还能利用裂解酶活性切开脱碱基位点的 3′ 磷酸二酯键形成一个 3′- 羟基和 5′- 脱氧核糖磷酸基残端，有利于进一步修复。尿嘧啶 -DNA 糖苷酶（uracil-DNA glycosylase, UDG）切除 DNA 中的尿嘧啶，对单链 DNA 或双链 DNA 上的尿嘧啶都是高度专一的。一旦检测出 DNA 上存在尿嘧啶，尿嘧啶糖苷酶就结合在正常碱基链的磷酸二酯键上，尿嘧啶会快速渗入酶的活性区域，断开 N- 糖苷键，释放出尿嘧啶并形成脱碱基位点（AP 位点）。活性部位口袋的形状和口袋中特定的氨基酸残基阻碍识别其他碱基。在哺乳动物细胞中，尿嘧啶糖苷酶主要功能是切除 DNA 复制过程中错配的尿嘧啶。

在哺乳动物细胞中，碱基切除修复既可以修复包含单个核苷酸损伤的短片段，又可以修复包含几个核苷酸损伤的长片段。两种修复方式主要由参与的酶种类和被清除的核苷酸片段长度决定。在短片段碱基切除修复中，DNA 聚合酶 β 插入单个核苷酸，除去 dRp 残基后，DNA 连接酶 Ⅲ 将 DNA 缺口连接上。长片段碱基切除修复需要修复多个损伤的核苷酸，所以需要多个蛋白参与，通常，在此过程中，DNA 聚合酶 δ 或 DNA 聚

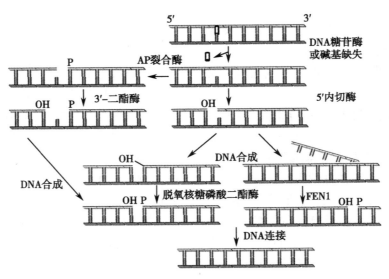

图 7-6 碱基切除修复途径示意图

合酶ε参与核苷酸片段的合成。

　　碱基切除修复的最后一步是合成 DNA 以替换损伤的核苷酸片段。一般情况下，DNA 聚合酶可以从引物末端的 3'-OH 处合成一个核苷酸作为修复补丁。在大肠埃希菌中，DNA 聚合酶 I 负责填补缺口。在哺乳动物细胞中，DNA 聚合酶 β 负责填补缺口。

　　2. 核苷酸切除修复　核苷酸切除修复（nucleotide excision repair，NER）机制主要是指修复由紫外线辐射和 DNA 交联剂等化学药物导致的 DNA 双螺旋结构扭曲的损伤。核苷酸切除修复机制在进化上是高度保守的，在真核细胞和原核细胞中都能发挥作用。在原核生物，Uvr 蛋白介导核苷酸切除修复。在真核生物，许多蛋白参与了核苷酸切除修复。

　　核苷酸切除修复过程：①损伤的识别和验证，识别损伤的 DNA 并招募修复过程所需要的其他因子；②解开受损伤区域 DNA 双螺旋结构，转录因子与解旋酶共同作用下将 DNA 双链的损伤部位分离出来；③复制蛋白稳定已经解旋的 DNA 复合物；④在核酸内切酶的作用下切除受损伤的 DNA 片段；⑤合成新的 DNA 以代替被切除的 DNA；⑥将新合成的 DNA 连接到亲本链上。

　　DNA 损伤的识别和处理是通过 UvrABC 切除修复系统实现的，该系统以 UvrABC 损伤所特有的核酸内切酶参与修复。UvrABC 切除修复系统包含 UvrA、UvrB 和 UvrC 三种蛋白，它们在修复过程中依次发挥作用。UvrA 是依赖 DNA 的 ATP 酶，也是结合 DNA 的蛋白。在 ATP 的作用下，2 个 UvrA 结合形成二聚体，然后与 UvrB 蛋白结合形成 UvrA$_2$B 复合物，进而与 DNA 结合。UvrA$_2$B 复合物可以随着 DNA 的移动而短距离的改变位置，并水解 ATP。UvrA$_2$B 复合物中 UvrB 的裂解酶活性可以识别 DNA 损伤位点。当它检测到损伤的碱基时，DNA 双链在损伤区域发生断裂，同时扭转螺旋。此时，UvrB 会牢固地结合在损伤位点。然后释放 UvrA$_2$，留下一个包含 UvrB 的复合物。损伤的 DNA 结合 UvrB 复合物后被 UvrC 蛋白识别，UvrC 蛋白结合 UvrB 复合物形成 UvrBC 复合物，见图 7-7。UvrBC 复合物在损伤的两端形成切口。第一个切口在损伤的 3' 端第 4 个或 5 个磷酸二酯键处，第二个切口在损伤的 5' 端的第 8 个磷酸二酯键处。在损伤的 DNA 与 UvrC 被取代后，UvrB 蛋白仍然结合在缺口处。DNA 聚合酶 I 取代 UvrB，合成新的 DNA 来填补缺口。然后，DNA 连接酶连接缺口。哺乳动物核苷酸切除修复机制与大肠埃希菌相似，只是需要更多复杂的蛋白参与修复系统。

　　3. 错配修复　核苷酸切除修复主要负责切除修饰的碱基。与核苷酸切除修复不同的是，错配修复（mismatch repair，MMR）主要负责切除错配的碱基。错配修复的过程是：核酸外切酶切除损伤区域，DNA 聚合酶合成新的 DNA，DNA 连接酶连接缺口。错配修复系统至少包含两个蛋

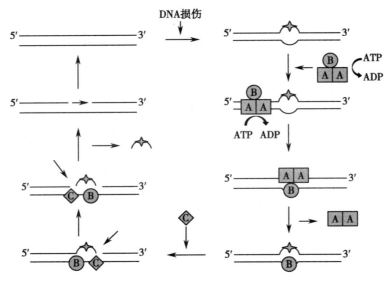

图 7-7　大肠埃希菌中核苷酸切除修复途径识别和修复 DNA 损伤

白。一个蛋白用于检测错配，另一个蛋白招募在损伤附近能够切开 DNA 链的核酸内切酶。这种修复类型最大的问题是确定哪个碱基是新链中错配的碱基。因此，错配修复必须确定 2 个碱基中哪个碱基是不正确的碱基并切除它。错误碱基的确定和切除是通过链识别完成的。

大肠埃希菌含有回文序列——GATC，GATC 中的碱基 A 在 DNA 双链都是甲基化的，碱基 A 在 DAM 甲基酶作用下发生甲基化。GATC 序列的甲基化状态是区别链的基础。GATC 序列在复制后，碱基 A 在新合成的链中没有甲基化。GATC 序列的合成以及被 DAM 甲基酶的甲基化需要一定时间，因此在此期间可以进行链的识别。大肠埃希菌中参与错配修复系统的蛋白主要是 Mut 家族蛋白。其中，MutH、MutS、MutL 蛋白参与不同阶段的错配修复。MutS 蛋白识别并结合单个错配碱基。MutS 蛋白首先与错配的 DNA 结合。MutL 蛋白不会直接与错配的 DNA 结合，而是作为一个二聚体与 MutS- 错配复合物结合。MutH 蛋白识别并结合甲基化 GATC 序列。在 MutS 和 MutL 蛋白作用下，MutH 蛋白立

即从 GATC 序列 5′ 端切割未甲基化的新链。错配修复是双向的，可以在错配序列的 5′ 或 3′ 端进行切割。切割后，解旋酶Ⅱ结合并取代缺口的 DNA 链，将 GATC 序列与错配的 DNA 序列解旋约 1 000 个碱基。然后，核酸酶降解解旋的 DNA 链。DNA 聚合酶Ⅲ合成新的 DNA 以取代含有错配的 DNA，连接酶连接缺口。

哺乳动物细胞具有功能类似却更复杂的 DNA 错配修复系统。哺乳动物和许多原核生物（大肠埃希菌除外）没有 DAM 依赖的甲基化途径，因此需要其他机制来区别新链与旧链。

（三）DNA 双链断裂的修复机制

电离辐射等环境刺激下 DNA 双链会发生断裂。复制过程中，前导链或后随链的模板出现缺口也会导致 DSB。DSB 损伤是通过重组修复机制或非同源末端连接机制修复的。同源重组修复需要存在一个相同或相似的序列作为修复使用的模板。负责这个修复过程的酶与负责减数分裂时期染色体互换的酶几乎是相同的。这个途径以姐妹染色单体或同源染色体作为模板修复损伤的染色体。跨过单链断裂处或复制体瓦解均会导致

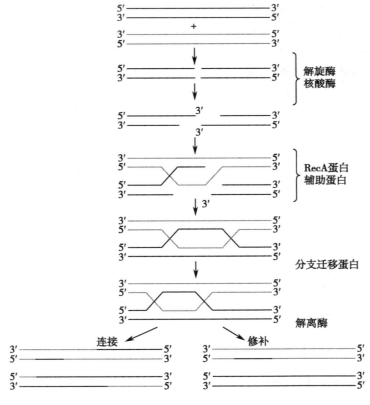

图 7-8 利用同源重组修复 DNA 双链断裂的一般模型

DSB，这种双链断裂可以通过重组修复途径修复。

DSB 同源重组修复需要有相同碱基序列的 DNA 参与。RecA 蛋白是 DSB 修复系统中一个重要蛋白，参与核蛋白纤维的形成。在解旋酶或核酸酶（RecBCD、RecQ、RecJ）作用下 DSB，3′ 端功能区暴露，与未损伤的同源 DNA 形成双链（图 7-8），以未损伤的链为模板在 3′ 端快速插入核苷酸来修复。在 RecA 蛋白和辅助蛋白（SSB、RecF、RecO、RecR）作用下形成 Holliday 结构。然后，分支迁移蛋白（RuvAB 和 RecG）促进 Holliday 结构的分支迁移，在解离酶（RuvC）的作用下延伸出异源双链核酸分子，完成同源重组修复过程。

DNA 连接酶通过催化形成磷酸二酯键而将 DNA 连接起来。在非同源末端连接过程中，DNA 连接酶Ⅳ与辅助因子 XRCC4 形成复合物后连接在 DNA 断裂的两端，指导准确的修复。非同源末端连接依赖于出现在单链 DNA 末端的短的同源序列。如果这些末端是兼容互补的，修复通常是精确的。非同源末端连接也会引起突变，在断裂位点失去受损伤的核苷酸会形成 DNA 序列的缺失，不匹配的末端连接则形成移位。在细胞中 DNA 复制之前，因为没有同源重组修复需要的模板，所以非同源末端连接修复途径尤其重要。

在真核细胞中 DSB 有两条修复途径。一条途径是同源重组，与大肠埃希菌的修复机制相似。在大肠埃希菌，同源重组是修复 DSB 的主要途径。在哺乳动物细胞中，同源重组修复仅限于细胞周期的 S 期和 G_2 期。另一条修复途径是非同源末端连接修复，是哺乳动物细胞修复 DSB 的主要途径。参与这两条修复途径的蛋白不同，修复效果也不同。同源重组修复途径出错少，而非同源末端连接修复途径易出错。

（四）链间交联修复

链间交联（interstrand crosslink，ICL）不能以一条链为模板修复另一条链，因为它们都包含有损伤或修饰的 DNA。链间交联修复途径结合了核苷酸切除修复和重组修复，见图 7-9。UvrABC 复合物切开链间交联链中的一条链。交叉连接的 3′ 端在 DNA 聚合酶Ⅰ或 UvrABC 复合物的 5′ 到 3′ 外切酶活性的作用下形成缺口。RecA 覆盖在单链 DNA 区域，与同源双链配对，进行链间交联，促进 DNA 复制。Holiday 结构分解为 2 个独立的双链分子。然后 UvrABC 系统再次切割另一条链上交联的寡聚核苷酸，最后 DNA 合成并连接恢复成完整的 DNA 分子。

（张慧东）

第四节 遗传损伤与修复的检测方法

外源性环境因素引起遗传毒效应的生物检测在毒理学研究中已占有十分重要的地位，并在环境污染检测及环境保护中发挥了积极的作用。遗传损伤检测方法被用于识别生殖细胞诱变剂、体细胞诱变剂、潜在的致癌剂，以及引起遗传损伤的各种环境因素。根据遗传损伤检测方法所涉及的终端指标范围，可以分为三大类。第一类

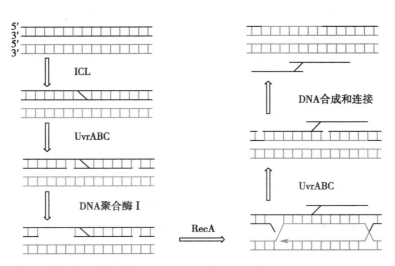

图 7-9 大肠埃希菌中的链间交联修复过程
黑色和灰色双链分别代表姐妹染色体。

基因突变检测；第二类染色体畸变检测，包括染色体结构、数目的异常改变；第三类 DNA 损伤的检测，如 DNA 损伤修复的激发、DNA 加合物的形成、姐妹染色单体交换、体细胞重组及 DNA 链断裂等。目前，人们除了关注遗传损伤的终点效应，同时也关注遗传损伤过程中修复能力的变化，并建立了许多新的 DNA 损伤修复能力检测方法。这些评估 DNA 损伤修复能力的方法不仅可以评价环境因素的遗传毒性，而且有助于阐明遗传毒物作用机制，已经得到广泛的应用。

一、遗传损伤的检测方法

（一）DNA 损伤的检测方法

DNA 直接损伤和间接损伤标志的检测，为遗传毒性的识别提供重要证据。但不作为评价潜在遗传毒性的独立指标，一般需要结合基因突变或染色体畸变分析才可用于遗传毒性评估。DNA 损伤的检测可通过 DNA 链断裂和体细胞重组等试验检测能直接产生基因突变和细胞死亡的遗传损伤和细胞毒效应，也可通过 DNA 加合物、非程序 DNA 合成（unscheduled DNA synthesis, UDS）和姐妹染色单体交换（sister-chromatid exchange, SCE）的测试间接反映 DNA 损伤。

1. DNA 链断裂 DNA 链断裂是一类直接的 DNA 损伤指标。DNA 链断裂的检测目前通常采用碱洗脱（alkaline elution）、单细胞凝胶电泳（single-cell gel electrophoresis, SCGE, 或称 Comet）和脉冲场凝胶电泳（pulsed-field gel electrophoresis, PFEG）等技术，这些方法适用于任何细胞。碱洗脱技术用于检测 DNA 单链断裂，但该技术已逐渐由 Comet 技术所代替。Comet 用于检测单个细胞 DNA 的断裂，原理是在核蛋白被抽提的细胞核中如果存在 DNA 断裂，就会在核外形成一个 DNA 晕轮，由于断裂引起超螺旋松散，电泳时 DNA 断片向阳极伸展，形成彗星状拖尾。拖尾越严重则 DNA 断裂越多。DNA 双链断裂多采用 PFEG 方法。该方法主要是大分子 DNA（一般长度超过 20kb）在电场作用下通过孔径小于分子大小的凝胶时，将会改变无规卷曲的构象，沿电场方向伸直，与电场平行才能通过凝胶。DNA 分子在交替变换方向的电场中作出反应所需的时间显著地依赖于分子大小，DNA 越大，这种构象改变需要的时间越长，重新定向的时间也越长，于是在每个脉冲时间内可用于新方向泳动的时间越少，因而在凝胶中移动越慢。反之，较小的 DNA 移动较快，于是不同大小的分子被成功分离。据此，可以判断 DNA 链的断裂情况。

2. 体细胞重组 体细胞重组效应也是一类检测 DNA 损伤的直接指标。受损的 DNA 在细胞有丝分裂过程中可能出现重排、交换或在 S 期以外的其他细胞周期合成（即 UDS），这些均可通过酵母重组实验、SCE、体外 UDS 实验、细菌 DNA 修复实验进行检测。但目前理想的重组事件分析方法是在酵母（*S. cerevisiae*）D7 菌株中同时检测有丝分裂交换和有丝分裂基因转换。体细胞重组过程使杂合的体细胞产生纯合子，导致在体细胞处于杂合状态（+/−）的隐性基因在子代得以表达，隐性性状的出现证实体细胞重组事件的发生。在细菌、真菌、果蝇、哺乳动物细胞和小鼠中均可以进行体细胞重组效应分析。

3. DNA 加合物 DNA 加合物是外源或内源亲电性化合物或其体内中间代谢产物与亲核性 DNA 发生反应所形成的共价加合物。DNA 加合物既可作为接触（暴露）生物标志物用来反映到达靶位实际接触剂量，也可作为效应指标用于反映 DNA 的损伤效应。目前有多种检测 DNA 加合物的方法，各有优劣，如免疫学方法、荧光测定法、色谱 - 质谱法和同位素法等。详见第十六章第四节。

（二）基因突变的检测方法

基因突变的检测主要分为正向突变检测和回复突变检测两类。正向突变改变野生基因型，使得有关基因失活而表现出可检测的表型变异；回复突变是通过突变使原突变的基因的功能恢复，表现为野生型表型。传统的基因突变检测方法主要有微生物实验、体外哺乳动物细胞突变实验、昆虫突变实验和哺乳动物突变实验（生殖细胞突变实验和体细胞突变实验）。经典的鼠伤寒沙门菌 / 组氨酸回复突变实验（Ames 实验）是评价化学物致突变性的重要依据之一，目前已筛选出更高敏感性和特异性的新菌株，且向自动化和高通量发展。

1. 鼠伤寒沙门菌 / 哺乳动物微粒体酶实验法（Ames 实验） 它是一种利用微生物进行基因突

变的体外致突变实验方法。其基本原理是利用一种突变型微生物菌株与被检化学物质接触,如该化学物具有致突变性,则可使突变性微生物发生回复突变(reverse mutation),重新成为野生型微生物。因为野生型具有合成组氨酸的能力,能在低营养(没有或含微量组氨酸)平皿上生长成可见菌落,据此判定受试物是否具致突变性。

2. **哺乳动物体细胞株突变实验** 基因点突变实验除采用微生物外,还可利用哺乳动物突变细胞株发生回复突变,借助其生化方面的特殊改变,细胞具有了利用嘌呤碱的酶,因此能像正常细胞一样利用具有毒性的嘌呤碱类似物导致中毒不能在培养基上生长,从而确定受试物是否具有致突变性。常用的细胞株有中国地鼠肺细胞V79、中国地鼠卵巢细胞株(CHO细胞株)以及小鼠淋巴瘤或人类细胞。

(三)染色体畸变的检测方法

1. **染色体畸变分析** 染色体畸变分析(chromosome aberration analysis)是利用光学显微镜观察细胞停留在分裂中期相的染色体结构畸变和分离异常,故又称细胞遗传学实验(cytogenetic assay)。染色体畸变分析选用体细胞和生殖细胞中进行。用于检测染色体畸变的体系一般是哺乳动物体内和体外系统。这类实验多以中国地鼠卵巢细胞(CHO细胞)作为检测细胞。主要是由于CHO细胞具有分裂速度快、数目适中、形态清晰特性,是国际上较通用的细胞株。此外,短期体外培养人类外周血,检测人类淋巴细胞也是一种简便可行的方法。

2. **细胞微核实验** 小鼠骨髓嗜多染红细胞微核实验是检测化学物质染色体损伤的基本方法。目前微核实验方法主要有以下改进:

(1)体外微核实验:常用细胞有CHL、中国仓鼠卵巢细胞(CHO)及中国仓鼠成纤维细胞(V79)等,近年开始有用L5178Y小鼠淋巴瘤细胞和人类成淋巴细胞TK6,也有用叙利亚仓鼠胚胎(SHE)细胞和BALB/c3T3细胞。体外试验比体内试验易于操作和控制。缺点是对直接作用的化学物有可能出现假阳性。

(2)外周血微核实验:优点是可重复采样,自身对照,减少实验动物数。国内学者报道刚断乳不久的小鼠(4~6周龄)进行外周血网织红细胞微核实验,比年龄大的更敏感。外周血微核实验可以直接观察化学物对暴露人群的遗传毒性。

(3)胞质分裂阻滞法:胞质分裂阻滞微核实验(cytokinesis-block micronucleus,CB-MNT)利用细胞松弛素抑制胞质分裂但不影响胞核分裂的特点,计数双核细胞中的微核,即只统计细胞加入细胞松弛素后第一次分裂时产生的微核。很好地排除了细胞分裂的影响,结果更加稳定敏感。CB-MNT可同时计数微核、核质桥、核芽、单核/双核/多核细胞比例、细胞坏死/凋亡比例,能直接或间接反映细胞和细胞核功能异常的各个方面。

(4)多色荧光原位杂交法(multiplex fluorescence in situ hybridization,M-FISH):常规微核实验不能区分微核的来源是染色体断裂剂所致的无着丝粒断片还是非整倍体毒剂所致的整条染色体丢失,而利用M-FISH既可观察是否出现微核,又可检测其来源,区分其组成,方便灵敏地检出DNA断裂剂和非整倍体诱变剂。采用全染色体探针与染色体杂交,分析染色体数量和结构异常。它可以同时用不同的颜色描绘并观察人类23对染色体,并将多种不同的基因定位,从而检测多种变异,区分二倍体、三倍体、缺体和未杂交精子,分辨物种的全套核型等。随着分析的高度自动化,其过程更为简便,成为精确分析先天或后天染色体数目和结构异常的重要手段。

(5)引物原位DNA合成法:引物原位DNA合成是利用寡核苷酸引物,通过少数几轮PCR原位扩增目的DNA序列,并掺入地高辛标记的dUTP,使微核内的着丝粒或端粒呈现荧光信号。此法在微核分析试验中灵敏度高,重复性好,且快捷。

(6)流式细胞仪和图像分析系统:流式细胞仪是利用激光束为光源,将待测样品进行荧光染色,然后在液体载体里以单个细胞通过激光束,产生荧光信号并转变为电信号通过仪表显示来达到定量测定的目的。流式细胞仪检测MN有很多优点:①检测速度至少比人工读片快40~100倍;②减少了人为的主观因素;③新型流式细胞仪具有分选功能,对判定为含MN的细胞,可以分类检出并收集在玻片上或试管里,在显微镜下检查验证,以证实其真实性并计算其可置信度。

（四）DNA损伤修复能力检测

DNA损伤修复能力能够间接反映DNA损伤，DNA修复系统的启动可判断是否有DNA损伤发生，因此发展了许多评价细胞DNA损伤修复能力的实验方法。

1. 基于双荧光素酶报告基因的DNA损伤与修复检测 在同一细胞中同时表达萤火虫荧光素酶和海肾荧光素酶的两种荧光素酶，将构建的包含萤火虫荧光素酶报告基因和DNA损伤可诱导基因（GADD153、RNR3、RAD51、RAD53）启动子的质粒，以及包含海肾荧光素酶的质粒（包含了SV40启动子和海肾荧光素酶报告基因的载体）导入至细胞中，通过检测萤火虫荧光素酶和海肾荧光素酶的表达量来分别反映DNA损伤情况和DNA修复情况。该方法同时检测DNA损伤与DNA修复能力，具有简便、快捷的特点。但通过该方法检测得出的阳性结果，仍然需要后续动物实验或人群流行病学研究来补充证明。

2. DNA损伤同源重组修复检测系统 在DNA分子的多种损伤中，DSB是最为严重的损伤形式。DSB主要激活细胞的同源重组（homologous recombination，HR）或非同源末端连接（non-homologous end joining，NHEJ），其中以HR为主。利用"I-SceI-HR系统"，在携带HR-GFP报告基因的DNA损伤同源重组修复检测系统（I-SceI-HR系统）的pcDNA3-HR-GFP中，I-SceI识别序列处发生双链断裂5'-EGFP），因为具有与DSB末端高度同源的序列，它可以作为模板修复pcDNA3-HR-GFP的断裂处，被修复完整的HR-GFP序列具有EGFP的全长编码序列，所以能表达EGFP。如果DSB是通过NHEJ途径修复时就不能表达EGFP。因此，通过检测EGFP的量，可以反映出HR修复DSB的程度。I-Sce-I-HR系统不仅能建立DSB模型，还能检测HR修复DSB的情况。该方法简便快捷，可直接观察EGFP和统计HR效率。但HR效率受到不同细胞株DNA转染效率的影响，且仅适用于细胞基因组受外源化学物作用后所造成的DSB损伤形式。

3. 低密度表达芯片技术 低密度基因芯片（TaqMan low density array，TLDA）本质是384孔的实时PCR，常用于筛查外源化学物诱导的差异表达的基因。TaqMan探针法是高度特异的定量PCR技术，其核心是利用Taq酶的3'→5'外切核酸酶活性，切断探针，产生荧光信号。探针的5'端标记有报告基团（reporter，R），3'端标记有荧光猝灭基团（quencher，Q）。当探针完整时，报告基团所发射的荧光能量被猝灭基团吸收，仪器检测不到信号。随着PCR的进行，Taq酶在链延伸过程中遇到与模板结合的探针，其3'→5'外切核酸酶活性就会将探针切断，报告基团远离猝灭基团，其能量不能被吸收，即产生荧光信号。因此，荧光信号的强度就代表了模板DNA的拷贝数。

4. DNA损伤导致DNA复制突变的动力学研究方法

（1）引物全长延伸反应的测定：通过含有^{32}P标记引物的DNA底物的全长延伸反应确定DNA聚合酶是否可以通过某DNA损伤。逐步变化DNA聚合酶的浓度或反应时间，通过分析延伸产物以确定DNA损伤对DNA复制的阻断能力。

（2）稳态动力学分析方法：采用含有^{32}P标记引物的DNA底物，在饱和浓度下的单一dNTP进行插入反应。引物/模板DNA底物和DNA聚合酶的摩尔之比大于10∶1，调整聚合酶浓度和反应时间使引物转化率低于20%。在不同dNTP浓度下进行反应，通过凝胶电泳分析，分析产物转化速率与dNTP浓度的关系，进行米氏方程拟合，得到k_{cat}和K_m的值。k_{cat}是稳态下最大插入速率，K_m是最大催化速率一半时的dNTP浓度。

（3）稳态前捕捉实验的分析方法：通常采用捕捉实验检测含有DNA损伤的DNA底物是否会在延伸过程中从DNA聚合酶中解离出来。快速混合A样品（DNA聚合酶和^{32}P-引物/模板）和B样品（dCTP、Mg^{2+}、含有或者不含10倍过量的无DNA损伤的相同序列的引物/模板），这两个平行反应经过相同的反应时间，以乙二胺四乙酸（EDTA）猝灭反应，采用变性凝胶电泳分析产物，拟合速率，得到有无捕捉DNA时反应速率的差异。若无差异则说明不含解离，若有明显差异，则说明有明显的解离。

（4）聚合酶构型改变的检测方法：采用荧光探针标记DNA或DNA聚合酶的一些特定位置，当聚合酶和DNA的相对构型发生改变会产生荧光的改变。通过检测荧光的改变而判断DNA聚合酶构型的改变。对于Y类DNA聚合酶Dpo4，

Trp-239 可以作为荧光探针检测聚合酶的构型改变。对于 A 类的 T7DNA 聚合酶，在手指区域标记荧光染料 MDCC 可以探测构象改变。快速混合 A 样品（荧光标记的 DNA 聚合酶和 DNA）和 B 样品（dNTP 和 Mg^{2+}），检测荧光变化，拟合双曲线方程，可以得到构型改变的速率和 dNTP 的解离常数。

（5）复制突变的质谱序列分析方法：目前有效地检测 DNA 修饰位点的方法包括聚丙烯酰胺凝胶电泳（polyacrylamide gel electrophoresis，PAGE）序列分析和质谱法（mass spectrometry，MS）。相对而言，质谱法可以提供更加精细的结构和序列信息。上述两种检测和绘制 DNA 修饰位点的方法都需要 DNA 断裂或水解。在质谱法分析中，小片段 DNA 的碰撞诱导解离（collision-induced dissociation，CID）会形成 w 和 a-B 两个主要的离子。CID 结果取决于 DNA 的序列和 DNA 的修饰。CID 过程会导致碱基的消除，形成带负电荷的离子，这些带负电荷的片段可以被 CID 检测到。通过分析一个组分中所有的 w 或 a-B 离子，可以识别 DNA 片段的序列和 DNA 加合物修饰的位置。这种方法已经用于绘制 DNA 序列中的 5- 甲基胞嘧啶的位置和数量。

（6）DNA 损伤的蛋白单晶结构分析方法：蛋白质结晶化是蛋白质晶体形成的过程，当蛋白质在溶液中变得过饱和时会形成晶体。蛋白晶体被 X 射线照射后出现一个衍射图样，这个衍射图样可用于分析蛋白质的三维结构，精细到化学键的长度。晶体衍射图的质量与温度、pH、离子浓度的敏感性及其他因素都有关系。蛋白晶体结构分析可以精细地观测活性区域的结构、碱基配对情况、碱基对和蛋白活性区域相互作用、DNA 损伤对聚合酶活性区域的改变情况，结合动力学数据可以更全面地揭示出 DNA 损伤对 DNA 复制的影响。

二、现代分子生物学技术在遗传损伤与修复检测中的应用

随着分子生物学的发展和技术的进步，使遗传毒理学领域里产生了许多新的遗传毒性测试方法。这些方法为在细胞和分子水平研究受试物质的遗传毒性和作用机制提供了新的思路和技术手段，并构成了遗传损伤与修复检测中的重要组成部分。

（一）荧光原位杂交

染色体异常一直是毒理学研究的热点，准确地探测细胞内染色体发生的改变并非易事，荧光原位杂交技术的问世成功地解决了上述难题，已成为研究染色体畸变的常用方法之一。目前毒理学已将该技术应用于检测外源物作用后染色体结构和数目的改变、确定微核的组成和来源、诱裂剂和非整倍体剂的鉴别、外源物危险度评定以及职业性暴露人群的生物学监测等方面的研究，并取得了一定的成果。

（二）PCR- 单链构象多态性分析技术

PCR- 单链构象多态性分析（PCR-single strand conformation analysis，PCR-SSCP）是近年来在基因突变方面运用最广泛的方法之一。1989 年 Orita 等首先报道采用 PCR-SSCP 方法检测基因突变，其原理是 PCR 产物经变性后可以产生 2 条互补的单链，不同的单链构象不同，如果存在基因突变，哪怕是只要有一个碱基发生改变，单链的构象也发生变化，通过聚丙烯酰胺凝胶电泳就可以将正常与基因突变的 DNA 单链凝胶上显现出不同的带型，从而确定野生型和突变型。

（三）基因芯片技术

基因芯片又称 DNA 微探针阵列，是生物芯片中最为重要的一类。它利用信息集成和平行处理的原理，将已知特定的寡聚核苷酸序列或 cDNA 片段作为探针，以原位聚合的方法，或者利用微量点样装置滴加在基片上的方法制备而成。通过碱基互补配对，将互补的靶核苷酸序列与其进行杂交，对杂交信号进行检测，进行定量或定性分析。与传统的生物技术相比，利用基因芯片，可以在同一次测试过程中对成千上万个基因进行分析，改变了传统方法只能对某一个基因或某几个基因进行研究的局限性，具有快速、高通量、高集成、多样化和自动化的优点。

（四）转基因动物

外源 DNA 序列转入动物基因组并可通过生殖细胞传递给子代的动物，在整体状态下检测基因突变，比较不同组织（包括生殖腺）的突变率，确定靶器官，对诱发的遗传改变作精确分析。1989 年 Gossen 等报道了 LacZ 转基因小鼠突变测

试系统。随后，国外陆续发展了多种用于突变检测的转基因动物，其中 Muta™ 小鼠、Big-Blue™ 小鼠和 Xenomouse 小鼠已商品化。它们分别采用大肠埃希菌乳糖操纵子的 *LacZ* 和 / 或 *LacI* 作为诱变的靶基因。国内学者在 1997 年成功以穿梭质粒 pESnx 为载体，建立了携带 *xylE* 的转基因小鼠致突变检测模型，并对转基因小鼠进行了繁殖建系。实验证明，*xylE* 转基因小鼠是一个研究体内基因突变的有效模型，在基因突变、染色体畸变等多遗传学终点研究中具有很好的应用前景。转基因动物致突变检测的优点在于：①可选择需要导入的目的基因，即致突变的靶基因；②因选用的外源基因对遗传损伤敏感性高，导入动物体内后仍有高敏感性；③它是一完整生物体系，繁殖多代后仍能带有目的基因，具有四维特征，故结果可靠性高，从根本上优于以前的体外检测系统。各种转基因小鼠和 Knockout 小鼠的应用为阐明致突变和致癌分子机制提供了可能。

（五）变性梯度凝胶电泳

变性梯度凝胶电泳（denaturing gradient gel electrophoresis，DGGE）历经多次改良，已发展成一类极具实用价值的常规突变检测技术。该法也是利用野生型和突变型 DNA 电泳上移动速度的差异来检测 DNA 双链中是否存在错配碱基，分辨率达一个碱基。其基本原理是当 DNA 双链沿变性剂浓度梯度增加的聚丙烯酰胺凝胶迁移时，DNA 分子中解链温度（T_m）低的部分逐渐变性解链。一般总是错配碱基部分的异源双链 T_m 最低，最容易解链，其次是富含 AT 碱基对的部位，富含 GC 碱基对的部位 T_m 值较高所以解链较难。因此，正常 DNA 双链和异源双链在梯度变性胶中电泳时，异源双链总是先解链。将 PCR 产生的双链 DNA 在浓度递增的尿素和甲酰胺变性聚丙烯酰胺凝胶上电泳，当某一 DNA 片段迁移到变性剂浓度与其最低 T_m 相当的位置时，该片段低温解链部分的双链打开，部分解链导致 DNA 迁移速度明显下降，观察样品的迁移率变化即可判断是否存在变异。DGGE 敏感性高，即便异源双链中仅含一个错配碱基，在电泳时也可分辨其迁移率的改变。DGGE 方法的单碱基突变检出率在 DNA 片段长度 600bp 以内可以达到 95%。

目前尚无任何一项测试系统能够可靠地预测化学物的遗传毒作用，因此一般要以一组遗传毒性测试来进行预测和评价。遗传毒理实验方法很多，所使用的生物材料也有多种，虽然都反映了遗传损伤，但反映的遗传终点不同。其次，实验方法的灵敏性和特异性也不一样，因此，对同一种受试物，采用不同的方法会产生不同的结果，有的为阳性，有的则可能是阴性。也就是说，单靠一种实验方法有可能得出假阴性或假阳性的结果。假阴性的结果会把具有致突变性的致癌物漏掉，而假阳性的结果又会扩大致突变物的范围，两者都是需要避免的。

（黄丽华）

第五节　遗传损伤与修复的研究展望

细胞内存在一套非常复杂的跨损伤 DNA 合成和 DNA 损伤修复系统。不同的 DNA 聚合酶可以复制通过某一种 DNA 损伤；同时，不同类型的修复体系也可以修复同一种 DNA 损伤。精妙且多重覆盖的体系可以维持细胞中 DNA 复制的精确性和较低的遗传损伤。在体内，跨损伤 DNA 合成和损伤修复是由复杂的体系完成的，而不仅仅是由单一的 DNA 聚合酶或者修复酶来完成的。蛋白质相互作用以及体系中的一些辅助蛋白可以通过多种途径进行跨损伤 DNA 合成和 DNA 损伤修复，显示出与单个 DNA 聚合酶或者修复酶不同的结果。然而，目前的研究还非常有限，有待于进一步探索更深层次的分子机制。下面列出一些今后可能会着重发展的研究方向。

（1）跨损伤 DNA 合成和 DNA 损伤修复体系中蛋白相互作用以及辅助蛋白会起到非常重要的作用，其蛋白相互作用模式以及相应的调控机制需要进一步研究。

（2）跨损伤 DNA 合成和 DNA 损伤修复都是一个相对较快的过程，应该使用快速动力学分析方法来确定相应的快速动力学机制。目前，本领域的研究基本上给出的是至少 $10^{12} \sim 10^{15}$ 个分子的平均结果。然而，单个 DNA 聚合酶、DNA 复制体或者 DNA 修复体系在单分子水平上表现出的功能并不相同，应采用单分子技术（基于力学操纵或荧光观测），在单分子水平上研究跨损伤 DNA 合成和 DNA 修复的分子机制。

（3）在细胞中将特定的 DNA 聚合酶、修复酶或者辅助蛋白敲除，或者敲低或者干扰以降低其在细胞内的表达水平，在环境有害因素处理细胞之后，详细研究细胞表型的改变以及相应的调控机制，揭示这些特定蛋白在应对环境有害因素中的作用和分子机制。

（张慧东）

参 考 文 献

[1] Luch A. Molecular, Clinical and Environmental Toxicology. Volume 1: Molecular Toxicology[M]. Basel·Boson·Berlin: Birkhäuser Verlag, 2009.

[2] Smart RC, Hodgson E. Molecular and biochemical toxicology[M]. 4th ed. New Jersey: John Wiley & Sons, Inc., 2008.

[3] 威克斯勒. 毒理学百科: 精选卷 [M]. 北京: 科学出版社, 2007.

[4] Liu B, Xue Q, Tang Y, et al. Mechanisms of mutagenesis: DNA replication in the presence of DNA damage[J]. Mutat Res Rv, 2016, 768: 53-67.

[5] 印木泉. 遗传毒理学 [M]. 北京: 科学出版社, 2002.

第八章　表观遗传调控与外源化学物毒作用

表观遗传学（epigenetics）是与遗传学相对应的一个学科概念，其显著的特点是在DNA序列没有发生改变的情况下，基因的表达调控发生改变，并最终导致表型的变化。表观遗传调控主要包括DNA甲基化（DNA methylation）、RNA甲基化（RNA methylation）、非编码RNA（noncoding RNA，ncRNA）、组蛋白修饰（histone modification）和染色体重塑（chromatin remodeling）。外源因素（包括物理因素、化学因素和生物因素）的毒性作用可以通过影响基因突变和缺失、染色体畸变等相关途径导致DNA序列变化或者基因拷贝数变化，引起基因失活、低表达或者过表达，这是经典的遗传学调控模式。同时，外源化学物也可以通过核酸修饰、非编码RNA调控和蛋白修饰等方式影响基因的转录、mRNA降解和翻译等过程来调控基因的表达，这就是表观遗传调控模式。核酸甲基化、非编码RNA、组蛋白修饰和染色体重塑的异常改变可以作为毒物暴露、毒作用乃至疾病的生物标志。因此，在毒物毒作用评价、毒作用机制及毒物的防控方面也应重视表观遗传效应及机制的研究，才可全面评价毒物的毒性作用和疾病发生的机制，为有害因素的危险性评价和管理提供更准确的资料。本章主要讲述表观遗传调控基本内容及其在毒物毒作用中的作用。

第一节　核酸甲基化

一、DNA甲基化

（一）DNA甲基化生物学特征及调控机制

1. DNA甲基化生物学特征　DNA甲基化（DNA methylation）是由DNA甲基化酶介导的一种化学修饰，通过DNA甲基转移酶（DNA methyltransferase，DNMT）将S-腺苷甲硫氨酸（S-adenosylmethionine，SAM）中的甲基转移到DNA分子的碱基上，最常见的是CpG二核苷酸，使其中的胞嘧啶甲基化产生5-甲基胞嘧啶（5-methylcytosine，5mC）（图8-1，见文末彩图）。在哺乳动物细胞中，除CpG双核苷酸序列中的胞嘧啶甲基化外，少数发生在CpNpG以及非对称性的CpA、5CpT序列中。

在原核生物中，基因组DNA甲基化除了发生在胞嘧啶的第5′位碳原子上外，还有N6-甲基腺嘌呤（N6-methyladenine，6mA）和N4-甲基胞嘧啶（4-methylcytosine，4mC）两种甲基化形式。原核生物基因组中CpG双核苷含量高，约为1/16，其甲基化与原核生物细胞内DNA复制、修复、重组等过程相关。原核生物含特殊的甲基转移酶和内切酶系统，一方面，可以将自身的基因组DNA进行甲基化，主要5mC和4mC，阻止限制性核酸内切酶对自身DNA的降解作用；另一方面，可以修饰外源DNA链上的碱基并被特异性的内切酶识别降解，阻止外源DNA的重组作用。在植物中，主要的碱基修饰方式为5mC，但在一些非CpG位点non-CG（CHG或CHH，H代表A、T、C）位点也都有甲基化的发生。高等哺乳动物在进化过程中，基因组内的CpG序列逐渐减少，CpG双核苷频率为1/50，主要以两种形式存在：一种是散在的CpG，广泛分布在大约98%的基因组DNA序列中，每50～100bp出现一次，这部分CpG在正常组织中一般处于高甲基化状态。另一种是CpG岛（CpG island），分布在1%～2%基因组DNA中，长度为1～2kb，为富含CpG（GC含量超过50%）的一段DNA。据计算在人类基因组含有近3万个CpG岛，平均每100万碱基含有5～15个CpG岛，多数CpG岛的GC含量为60%～70%；大约60%的编码基因启动子区含有典型的CpG岛，且与基因启动子相关的这些CpG

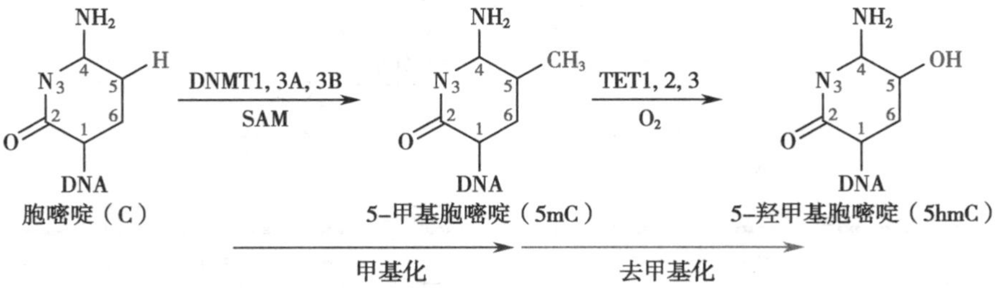

图 8-1　胞嘧啶甲基化与去甲基化反应

岛在人、小鼠等哺乳动物中高度保守，表明 CpG 岛在生命活动中的重要调控作用，如管家基因和组织特异性表达基因，其启动子区多数位于 CpG 岛中，因此在正常情况下，CpG 岛一般处于非甲基化状态。目前研究发现仅有少数 CpG 岛序列处于甲基化状态，如印记基因和失活的 X 染色体上的基因。最新的一些研究表明，DNA 甲基化除了发生在 CpG 岛内具有重要的基因表达调控作用外，在 CpG 岛 2kb 左右的区域 CpG 的甲基化具有重要的作用，这一区域 CpG 的密度比 CpG 岛低，称之为 CpG 岛岸（CpG island shore），具有高度保守的组织特异性甲基化模式多数发生在 CpG 岛岸，因此，在 miRNA 调控、细胞重编程、细胞分化等过程中，CpG 岛岸的甲基化发挥着重要的调控作用。

DNA 去甲基化（DNA demethylation）是指 5-甲基胞嘧啶（5mC）被胞嘧啶代替的过程。DNA 去甲基化包括主动去甲基化（active demethylation）和被动 DNA 去甲基化（replication-coupled demethylation）。被动去甲基化主要与 DNA 复制有关，在 DNA 复制过程中，DNMT1 甲基转移酶靶向结合在复制叉，可以快速依据亲代 DNA 链上 CpG 为甲基化状态，将子链对应的 CpG 二核苷酸甲基化，维持原有的甲基化信息。研究发现，染色质结构状态和转录活性相关的核蛋白复合物可以干扰 DNMT1 维持甲基化酶活性或特异性，或者在 DNA 复制过程中如果维持甲基转移酶失活，均可能导致新合成的 DNA 链未被甲基化，实现 DNA 被动去甲基化。比如当特异性的转录因子结合到甲基化位点时，可以阻止 DNMT1 与相关位点结合，从而导致 DNA 去甲基化。主动去甲基化则在分裂或者不分裂的细胞中均可以发生，是在去甲基化酶的催化作用下，使

5-甲基胞嘧啶转化为未甲基化的胞嘧啶的过程。

哺乳动物基因组的 DNA 甲基化与去甲基化状态受到严格调控，在不同组织或同一类型细胞的不同发育阶段，基因组 DNA 各 CpG 位点甲基化状态的差异构成了基因组的 DNA 甲基化谱。DNA 甲基化状态的变化是由 DNA 维持型甲基化酶（maintenance methyltransferase）、DNA 从头甲基化酶（de novo methyltransferase）和去甲基酶（demethylase）等共同调控（图 8-2，见文末彩图）。在哺乳动物发育生长过程中会经历 2 次较为显著的 DNA 甲基化水平改变，第一次是发生在原始生殖细胞（primordial germ cell，PGC）形成时，在受精卵最初的几次卵裂中，由去甲基化酶清除了基因组 DNA 分子上的甲基化标志，其中精子基因组发生主动去甲基化，而卵子基因组则在卵裂过程中通过 DNA 的复制被动地去甲基化，产生非甲基化的 DNA 链，一直到早期囊胚阶段基因组甲基化水平达到最低。第二次发生在合子到着床前早期胚胎时期的发育过程中，此时从头甲基化酶开始发挥作用，作用于非甲基化的 DNA 链产生半甲基化的双链 DNA，建立新的甲基化模式；然后在维持型甲基化酶作用下，从 S-腺苷甲硫氨酸（SAM）转移一个甲基到未甲基化单链胞嘧啶上形成 5-甲基胞嘧啶（5mC），从而使新合成的半甲基化双链 DNA 完全甲基化。因此维持型 DNA 甲基化酶的主要作用特点就是催化半甲基化的双链 DNA 在对称部位产生甲基化，该特征可以持续地以"维持甲基化"的形式将 DNA 甲基化模式传递给所有子代细胞 DNA 分子，不仅保持了 DNA 复制过程中细胞特有的甲基化信息，而且确保 CpG 甲基化模式在有丝分裂过程中准确遗传到子代细胞，是 DNA 甲基化可遗传性和组织特异性产生的基础。

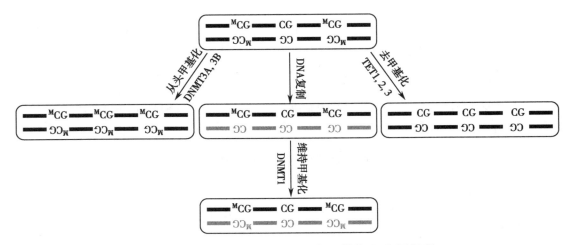

图 8-2　维持甲基化、从头合成甲基化和去甲基化

2. DNA 甲基化的调控机制　在哺乳动物细胞中，目前已经发现了 DNMT1、DNMT2、DNMT3A、DNMT3B 等甲基转移酶。DNMT1 主要起维持型甲基化酶作用，对于半甲基化 DNA 链具有较强的亲和力。在 DNA 复制过程中，DNMT1 结合到 DNA 链后可以识别 CpG 序列及其甲基化状态，如果亲代 DNA 链上 CpG 为甲基化，则对新合成的子链对应的 dC 残基进行甲基化；如果亲代 DNA 链上 CpG 为未甲基化状态，DNMT1 则滑过该位点，从而使非甲基化 dC 保留，通过 DNMT1 的作用，基因组甲基化模式得以保留并传递给下一代，所以 DNMT1 是维持甲基化模式的关键酶。DNMT1 的功能源于其本身的结构域特点，其中 N 端的 DMAP1 蛋白结合域（DMAP1-binding domain）可与多种蛋白质形成复合物，介导基因的转录激活或者抑制；PBD 结构域（PCNA binding domain）可以通过结合 PCNA 将 DNMT1 招募到复制位点；RFTS（replication foci targeting sequence，复制场靶向序列）结构域可以调控 DNMT1 的酶活性；CXXC 结构域主要特异性识别非甲基化的 DNA 序列，保证其对半甲基化底物的专一性；DNMT1 的 C- 端包括 SAM 的催化结构域和 TRD（target recognition domain，目标识别结构域），主要负责识别甲基化的链并将未甲基化的一条链呈送到催化中心，在 SAM 提供甲基和半胱氨酸的作用下完成甲基化修饰。

DNMT3A 和 DNMT3B 是 DNA 从头甲基化酶，它们与 DNMT1 的结构域部分同源，但与未甲基化的 DNA 链亲和性最高，将甲基加到未甲基化的 DNA 双链上，建立新的甲基化模式。在发育过程中 DNMT3A 和 DNMT3B 一般高表达，尤其是在从头甲基化发生阶段，即在胚泡植入的过程中，DNMT3A 和 DNMT3B 通过从头甲基化作用建立新的甲基化模式。而在体细胞中，DNMT3A 和 DNMT3B 表达下调，DNMT1 有较高的表达（图 8-2）。DNMT3 家族的 DNMT3L 与 DNMT3A 和 DNMT3B 高度同源，其本身没有甲基转移酶活性，主要作为辅助因子调节 DNMT3A 和 DNMT3B 的酶活性。从头甲基化虽然有一定的研究，但是其如何起始的机制还很不清楚，一般认为主要有以下机制：一是从头甲基化酶可以识别特异性的组蛋白修饰或者染色质结构，从而启动 DNA 甲基化；二是一些蛋白质因子可以识别特定的 DNA 序列或者染色质结构，并招募从头甲基化酶结合到相应的序列并启动 DNA 甲基化；三是通过 RNA 介导启动 DNA 甲基化，即通过碱基互补配对过程，启动特异性序列的甲基化。

此外，值得一提的是 DNMT2，已有的研究表明它是一种 tRNA 甲基转移酶，虽然不参与 DNA 甲基化的调控，但最新研究表明其在精子 RNA "编码指纹" 及父代获得性表型的跨代传递中不可或缺。

DNA 去甲基化主要包括主动去甲基化（active demethylation）和被动 DNA 去甲基化（replication-coupled demethylation）。被动去甲基化主要与 DNA 复制有关，在 DNA 复制过程中，DNMT1 靶向结合在复制叉，可以快速依据亲代 DNA 链上 CpG 为甲基化状态，将子链对应的 CpG 二核苷酸甲基化，维持原有的甲基化信息。研究发现，染色质结构状态和转录活性相关的核蛋白复合物可以干扰 DNMT1 维持甲基化酶活性或特异性，或者在 DNA 复制过程中如果维持甲基转移酶失活，均可能导致新合成的 DNA 链未被甲基化，实现 DNA 被动去甲基化。主动去甲基化则是在去甲基化酶的催化作用下，使 5- 甲基胞嘧啶转化为未甲基化的胞嘧啶，主动去甲基化在原生殖细胞和早期胚胎发育中非常重要，一般有以下几种模式：①水解去甲基化，主要在一些含有甲基 CpG 结合结构域的蛋白如 MBD2 等酶作用下，通过水解作用由氢原子取代甲基基团同时释放甲醇，将 5mC 转变为胞嘧啶 C。②核苷酸切除修复（nucleoside resection repair，NER）系统介导的 DNA 去甲基化。在 DNA 损伤过程中，XPC（xeroderma pigmentosum group C，C 组着色性干皮病）蛋白识别由碱基损伤而导致的双链扭曲，并进一步招募 DNA 损伤修复相关酶形成切口复合体并在 DNA 链打开一个切口，然后在 DNA 聚合酶和连接酶作用下填补缺口并由胞嘧啶 C 取代 5mC，导致 DNA 甲基化的丢失。另外的一些损伤修复有关的蛋白质如 Gadd45α 也可以通过类似的途径实现 DNA 去甲基化。③由碱基切除修复（base excision repair，BER）通路介导的去甲基化过程。该过程主要将 5mC 先经化学基团修饰，然后通过 BER 通路修复实现 5mC 转化为胞嘧啶 C。一种是 DNA 转葡糖基酶参与的 DNA 去甲基化过程，该途径主要发生在植物体内，首先在葡糖基酶作用下脱氧核糖和 5mC 之间的糖苷键被打断并形成 AP（无嘌呤 / 无嘧啶）位点，然后由 AP 核酸内切酶切掉 AP 位点的脱氧核糖形成缺口，最后由 DNA 聚合酶与 DNA 连接酶填补缺口实现胞嘧啶 C 取代 5mC。另一种是在脱氨酶的作用下，5mC 脱氨变成胸腺嘧啶 T，形成 G/T 错配，然后通过 BER 途径修复实现去甲基化。④ 5mC

氧化去甲基化过程，通过氧化作用首先将 5mC 转变为 5- 羟甲基胞嘧啶（5hmC），然后通过一系列修复途径实现去甲基化。5hmC 除了是去甲基化过程中重要的中间产物，在多种组织细胞中存在，比如在 ESC 中随着其分化 5hmC 逐渐降低，在小鼠衰老过程中，神经系统的 5hmC 逐渐增多，因此 5hmC 被认为是一种表观遗传学修饰类型，也称为"DNA 的第 6 碱基"。5mC 氧化去甲基化过程中，TET 家族蛋白研究最为引人注目（图 8-1，图 8-3，见文末彩图）。

TET 家族蛋白是一种依赖 α- 酮戊二酸（α-ketoglutarate，α-KG）和 Fe^{2+} 而发挥催化活性的双加氧酶。哺乳动物的 TET 家族成员 TET1、TET2 和 TET3 在羧基末端催化域有高度同源性，TET 蛋白都含有一个具催化活性的羧基末端 CD 域（含 Cys-rich 域和 DSBH 域），属于似 Cupin 双加氧酶超家族且显示出对 α-KG 和 Fe^{2+} 依赖的双加氧酶活性。TET1 和 TET3 含有锌指结构（CXXC），介导 TET 蛋白与 DNA 的结合；TET2 虽然不含有 CXXC，但其原先编码的 CXXC 结构域外显子形成了一个新的基因 IDAX，TET2 通过 IDAX 介导与 DNA 的结合。传统上认为，DNA 氧化会导致 DNA 损伤，并能被 DNA 修复途径移除。但是 TET 介导的 5mC 转化为 5hmC 的氧化作用是一种稳定的 DNA 修饰，且 TET 蛋白催化 5mC 去甲基化可能存在多种途径和机制。一是 5hmC 脱氨基 - 碱基切除修复途径：首先 TET 蛋白催化 5mC 形成 5hmC，后者在 AID（activation-induced deaminase，活化诱导的脱氨基酶）催化下生成 5- 羟甲基尿嘧啶（5-hydroxymethyluracil，5hmU），5hmU 可被胸腺嘧啶 -DNA 糖苷酶（thymine DNA glycosylase，TDG）识别并切除，再通过碱基切除修复（base excision repair，BER）途径最终将该位点转化为胞嘧啶 C，从而实现 DNA 去甲基化。二是 TET-TDG-BER 去甲基化途径：该过程主要由

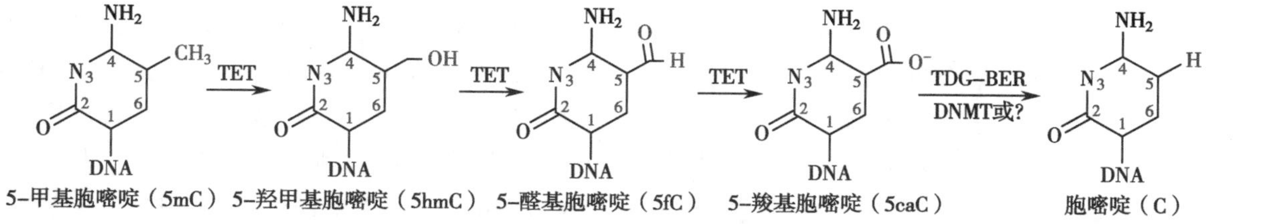

图 8-3　TET 介导的去甲基化反应过程

TET 蛋白顺序催化 5mC 形成 5hmC、5- 醛基嘧啶（5-formylcytosine，5fC）和 5- 羧基胞嘧啶（5-carboxylcytosine，5caC）等中间体，5caC 可被 TDG 识别并切除，在 BER 机制下也可实现该位点胞嘧啶 C 的生成（图 8-3）。此外，5caC 可以在甲基转移酶的作用下，直接脱羧基形成未修饰的胞嘧啶实现去甲基化。最近研究发现，DNMT1 对半羧甲基、半醛基和半羧基化的胞嘧啶无法识别或者无法发挥其维持甲基化酶的活性，从而导致在 DNA 复制过程中，5mC 氧化产物被动去甲基化。总之，TET 蛋白与 DNA 甲基转移酶（DNMT）家族的共同参与，可将 DNA 上同一位点的 3 种碱基类型 C、5mC 和 5hmC 实现动态的平衡，通过 DNA 甲基化的可逆调控影响基因的表达。

（二）DNA 甲基化与基因表达调控

一般而言，表达活跃的基因总是处于低甲基化状态，而当甲基化水平升高后，基因的转录受到抑制，稀疏分布的 CpG 甲基化只能关闭弱启动子所控制的基因，而高密度 CpG 区域尤其是 CpG 岛甲基化后，即使强启动子也无法活化基因表达。典型的例子是正常胚胎发育过程中位于失活的 X 染色体上的基因和印记基因，它们均通过 5′ 端 CpG 岛的甲基化而关闭。在胚胎发育过程中，管家基因由于转录因子的持续存在和 5′ 端转录起始复合物的形成阻碍了 DNA 甲基转移酶的接近而处于非甲基化状态；组织特异性表达的基因则在特异性信号诱导下逐渐甲基化而表达失活，直到相应的特异性组织细胞开始分化时，在活化信号的诱导下，其 CpG 岛去甲基化，使这些关闭的组织特异性表达基因重新开放。DNA 甲基化与转录的机制密切相关，目前有以下几种可能的机制：直接干扰特异转录因子和各种启动子识别位点的结合。DNA 发生甲基化后，5- 甲基胞嘧啶伸入 DNA 双螺旋的大沟，使染色质处于紧密状态，阻止了转录因子如 CTCF、E2F2 等与识别位点结合，影响转录的发生。在原核生物，已经发现 DNA 甲基化可影响特定调控蛋白质与 DNA 的结合，包括 RNA 聚合酶的直接作用；同时，限制性内切酶的识别作用在甲基化区域也受到了严重影响，这都可能与 DNA 甲基化修饰影响了 DNA 自身的三级结构有关。此外，5- 甲基胞嘧啶和鸟嘌呤碱基对的解链温度比未进行过甲基化修饰的胞嘧啶和鸟嘌呤碱基对的解链温度高出许多，因此这种修饰影响了 DNA 的解链，导致转录因子不能与甲基化的识别元件相结合而抑制基因的转录。除此之外，还能使 DNA-Z 形式的形成增加或加快，DNA 的反向螺旋也不利于基因转录表达。

一些序列特异的 DNA 结合蛋白与甲基化的启动子序列结合从而抑制基因转录。甲基化的 CpG 岛可与 mCpG 专一结合蛋白（methyl-CpG-binding protein，MeCP）结合，由于 MeCP 是一类转录抑制因子，可以促使染色质形成紧密包装的结构形式，阻止转录因子结合和转录复合物的形成，从而影响基因的转录。常见的甲基化 CpG 结合蛋白（MeCP1 和 MeCP2）可与甲基化的二核苷酸 CpG 结合，进而改变染色质的结构，发挥类似转录抑制蛋白的作用，能使相应的基因沉默，但其缺乏时，沉默基因则开始表达。MeCP1 可以与至少 12 个对称的甲基化 CpG 结合，而 MeCP2 仅同单个甲基化的 CpG 序列结合。CpG 岛引起基因沉默的最好例证是基因组印记和女性 X 染色体的失活。

DNA 甲基化与其他表观遗传修饰共同调控基因的转录。最近发现，启动子区 DNA 甲基化与组蛋白去乙酰化之间具有协同抑制基因转录的作用。具有转录活性和无转录活性的 DNA 表现出许多不同的特点，包括染色质的紧密程度、启动子甲基化状态和组蛋白去乙酰化状况。组蛋白 N 末端丝氨酸残基上的乙酰基突出于核小体，影响 DNA 间的相互附着，使染色质处于开放状态，有利于基因的表达。启动子区甲基化的 CpG 能与甲基化 CpG 结合蛋白 MeCP 结合，MeCP 募集了转录抑制因子 Sin3 和组蛋白去乙酰化酶后形成一个共同转录抑制因子，组蛋白去乙酰化酶使组蛋白去掉乙酰基，染色质变得更密集，从而抑制基因的表达，相反恢复基因的表达需要依次发生组蛋白乙酰化和 DNA 去甲基化。DNMT1 和 DNMT3B 也可以直接与组蛋白去乙酰化酶（HDAC1）结合，通过去乙酰化作用抑制基因转录。另外，组蛋白修饰也可以调控 DNA 甲基化状态，组蛋白 H3K4 三甲基化可以阻止 DNMT3A、DNMT3B 和 DNMT3L 与 H3 组蛋白尾巴的结合，抑制相关甲基转移酶的活性阻止

DNA 甲基化的发生。近年来一些研究还表明，DNA 甲基化可以调控 miRNA 的表达，这种调控关系与 DNA 甲基化调控蛋白编码基因相似，即 miRNA 基因启动子区 CpG 岛的甲基化状态会显著影响其转录活性，比如在肿瘤发生过程中，miR-23b、miR-34b/c、miR-124 等多个 miRNA 受到 DNA 甲基化的调控。反过来，miRNA 可以调控 DNMT 的表达活性，间接影响下游靶基因启动子的甲基化和转录活性，如 miR-29 可以直接靶向 DNMT3A 和 DNMT3B 的 3′-UTR 区，抑制其表达；同时，miR-29b 还可通过抑制转录因子 Sp1 的活性，抑制 *DNMT1* 的表达，其他的 miRNA 如 miR342、miR126 等均可以直接或者间接调控 *DNMT* 基因的表达，影响 DNA 甲基化水平。

（三）DNA 甲基化与外源化学物毒性作用

近年来大量的研究表明，一些经典的致突变物如多环芳烃、电离辐射、部分重金属除了具有遗传毒性外，还可以通过 DNA 甲基化调控基因表达，参与毒物的多种损伤效应。而一些遗传毒性小或者目前未检测出遗传毒性的化合物如部分环境内分泌干扰物、极低频电磁辐射等，则可以影响 DNA 甲基化等表观遗传过程，产生生物学效应。一些新型材料的毒性评价得到广泛的重视，比如纳米材料也可以通过 DNA 甲基化介导毒性损伤。外源化学物主要通过影响 DNA 甲基化供体、DNA 甲基化与去甲基化酶的活性等过程，进一步导致基因异常甲基化和表达失衡，最终产生毒性作用，常见外源化学物对 DNA 甲基化影响过程及机制见图 8-4（见文末彩图）。

1. 环境内分泌干扰物　环境内分泌干扰物（environmental endocrine disruptor，EED）由于能够模拟内源性雌激素的作用，从而对生物或人体的生殖、神经和免疫系统等的功能产生广泛的影响，主要包括人工合成雌激素，如己烯雌酚、己烷雌酚等；农药，如双对氯苯基三氯乙烷及其降解产物 DDE；工业化合物或副产物，如增塑剂（DEHP）、二噁英等。环境内分泌干扰物最主要的毒作用是可以导致生殖和发育功能异常，部分可以引发恶性肿瘤。近年来研究发现，环境内分泌干扰物可以在生殖过程的多个环节引起 DNA 的异常甲基化，从而导致生殖系统疾病和功能障碍。一方面，可以影响全基因组甲基化异常改变，比如己烯雌酚（DES）就可以导致小鼠精母细胞系 GC2 细胞全基因组低甲基化，并且其甲基化

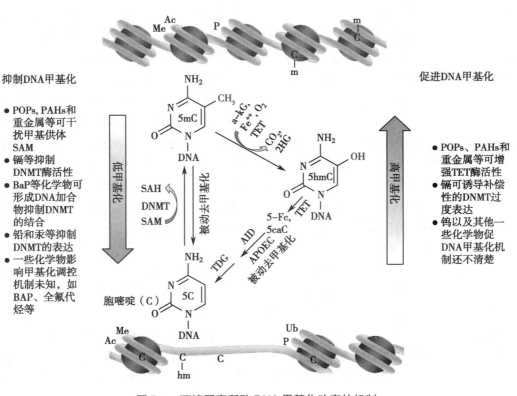

图 8-4　环境因素所致 DNA 甲基化改变的机制

水平的改变与 DNMT1 表达下降有关；另一方面，环境内分泌干扰物可以导致特异性基因甲基化或去甲基化。已有研究发现小鼠宫内暴露于 DES 能够诱发核小体组蛋白 1 基因去甲基化而高表达，并且这种去甲基化可以终生维持；DES 还可以导致小鼠精囊乳铁蛋白基因（lactotransferrin，LTF）去甲基化、精囊分泌蛋白Ⅳ（Svs4）基因高甲基化导致其失活，从而影响精囊的发育和正常生理功能的执行。另外发现一些环境内分泌干扰物可以通过调控印记基因甲基化状态影响胚胎及个体的正常发育。研究发现小鼠母体暴露于 DES 后，可以影响胎鼠生殖细胞中 *Igf2r*、*Peg3* 和 *H19* 基因甲基化，且表达下调；同时 *stra8* 基因和 *dazl* 基因也明显下调，影响生精细胞的减数分裂和精子生成。DES 影响印记基因可能产生长期的生物学效应，已有的研究表明胎鼠暴露于 DES 后，可以影响生殖细胞中 *Igf2* 的甲基化，并使 F2 代胰岛细胞 *Igf2* 高甲基化，子代产生糖耐受不良和 β-cell 功能缺陷。环境内分泌干扰物也可以通过影响 miRNA 调控基因甲基化，影响 miRNA 的表达，比如塑化剂（DEHP）除了可以影响一系列 miRNA 调控基因低甲基化而表达，从而影响精子的发生。很多研究均发现，许多与精子发生相关的调控基因均可能通过甲基化调控表达异常，导致精液质量下降，如 *MTHFR*、*PAX8*、*NTF3*、*SFN*、*HRAS*、*JHM2DA*、*IGF2*、*H19*、*LIT1* 等。总体上说，其他的环境内分泌干扰物，如二噁英、塑化剂（DEHP）等都可以通过甲基化调控产生毒作用（表 8-1）。

2. **多环芳烃** 多环芳烃（polycyclic aromatic hydrocarbon，PAH）指两个以上的六碳苯环稠合而成的化合物及其衍生物。主要来源于有机物不完全燃烧产生的产物，可诱发肺癌、皮肤癌、胃癌等，同时还与哮喘、心血管疾病等密切相关。常见的 PAH 如苯并[a]芘、二苯并[a,h]蒽等，PAH 是具有明显的遗传毒性，可以诱发染色体损伤、DNA 断裂和基因突变，近年来发现 PAH 具有广泛的表观遗传效应，这为全面认识 PAH 的毒性作用机制提供了资料。体内外实验均表明，PAH 能够影响全基因组甲基化水平，在人群流行病学研究中发现暴露于高浓度的 PAH 的非吸烟的焦炉工人外周血 DNA 甲基化水平上调；动物实验

发现小鼠暴露于城市及工业污染源 3 周后，其精子细胞全基因组出现高甲基化；而单独的苯急性暴露可以诱发雄性大鼠血液和肝脏的全基因组 DNA 甲基化水平。3-甲基胆蒽和二乙基亚硝胺诱发肺癌发生过程中，从正常支气管上皮细胞、增生、鳞状化生、不典型增生、原位癌、浸润癌的癌变过程中，全基因组甲基化水平逐渐降低，基因组甲基化水平的改变，可能导致基因组的不稳定性。PAH 诱发特异性的基因甲基化改变报道较多，并参与了其生物效应的发生。比如代表性 PAH 苯并[a]芘（BaP）可以诱导 BALB/3T3 小鼠细胞 12% 基因和斑马鱼 44.8% 基因的低甲基化，一些原癌基因可通过低甲基化激活，如 *c-jun*、*c-myc* 等可能与其致癌效应相关。接触 BaP 的焦炉工人、消防员等血液细胞中 *p53*、*DUSP22* 基因甲基化发生明显变化。空气污染物中的菲（Phe）长期暴露能影响免疫系统，研究发现 Phe 可引起基因 *FOXP3* 启动子区甲基化，抑制其表达，从而使 T 细胞由 Treg 向 Th2 转化，最终导致机体免疫功能异常。研究发现低浓度的苯暴露可使外周血全基因组甲基化水平降低、*p15* 基因高甲基化及 *MAGE-1* 基因低甲基化，其代谢产物对苯二酚（HQ）也具有类似的甲基化调控作用。在 3-甲基胆蒽等化合物诱发的致癌过程中，DNA 甲基化调控基因的协同作用与癌变进程密切相关。在癌变过程中，抑癌基因甲基化数目从正常支气管上皮细胞、增生、鳞状化生、不典型增生、原位癌、浸润癌的癌变过程中逐渐增加；在增生阶段，抑癌基因 *p16* 就发生高甲基化失活；在癌变早期阶段，*p16* 基因、*FHIT* 基因、*SOCS-3* 基因和 *DAPK1* 基因等甲基化失活，使细胞生长抑制减弱、细胞凋亡减少，促进了肿瘤的发生；负调控细胞黏附和转移等相关基因，如 *TSLC1* 和 *TIMP-3* 基因在原位癌和浸润癌阶段甲基化比例显著增加，提示相关基因表达抑制与细胞恶性发展有关。因此，PAH 导致的 DNA 异常甲基化改变，不仅参与了其毒效应，而且可以作为标志物损伤程度的评估（表 8-1）。

3. **重金属及其化合物** 在我国，空气、土壤、水体和食品中重金属比较严重，常见的重金属包括汞、锰、镉、铅、砷（非金属，具有金属特性）和镍等。环境重金属除了部分具有明显的遗传毒性

外,可通过 DNA 甲基化调控影响基因组甲基化水平和基因的甲基化调控。砷是典型的类金属,污染较广,可以导致多种肿瘤、心血管疾病等。环境中的无机砷主要以砷酸盐(As^{5+})和亚砷酸盐(As^{3+})的形式存在,砷酸盐(As^{5+})进入机体后通过代谢转化为亚砷酸盐(As^{3+})分布到机体中,亚砷酸盐(As^{3+})的进一步代谢需要 S- 腺苷甲硫氨酸提供甲基,因此可以消耗细胞内的 SAM,增加 S- 腺苷同型半胱氨酸的量,S- 腺苷同型半胱氨酸

的积累负反馈抑制 DNMT 的活性,导致 DNA 甲基化调控异常。砷暴露引起的全基因组甲基化水平变化与其剂量有关,人群流行病学和动物实验均表明,高剂量砷暴露可以引起全基因组低甲基化,而低剂量砷暴露可以引起全基因组高甲基化。至于部分基因甲基化,已经发现砷暴露可以影响 DNA 修复基因 *MGMT* 基因、抑癌基因 *p16*、*p53* 等基因启动子的高甲基化失活,与其致癌效应一致(表 8-1)。

表 8-1 代表性环境化学物暴露影响基因的甲基化

化学致癌物	实验类型	实验类别	DNA 甲基化改变的主要基因
香烟烟雾	人肺腺癌细胞	体外	*nm23-H1*, *14-3-3σ*
	人支气管上皮细胞	体外	*RASSF1A*, *FHIT*, *LINE-1*, *MGMT*
	人群样本	体内	*F2RL3*, *AHRR*, *GPR15*, *AluYb8*, *AXL*, *PTPRO*, *CYP1A1*, *GFI1*, *IGF2*, *AluYb8*, *RUNX3*, *MYO1G*, *CNTNAP2*
烟草烟雾	人支气管上皮细胞	体外	*Rap2B*, *p16*
	小鼠	体内	*IFN-γ*, *IL-13*
挥发性有机物(苯、二甲苯)	人肾小管上皮细胞	体外	*Bax*, *FAF1*
	人外周血	体内	*DUSP22*, *P16*, *p15*, *MAGE-1*, *RUNX3*, *MSH3*, *Alu*, *LINE-1*, *p53*, *PP2A*
空气污染物(含 PM 和 PAH)	人血样	体内	*p53*, *HIC1*, *p16*, *iNOS*, *LINE-1*, *Alu*, *IFN-γ*, *IL-6*, *F3*, *ICAM-1*, *TLR-2*, *GCR*, *RASSF1A*, *APC*, *NBL2*, *p15*, *MAGE1*, *NOS2A*, *NOS3*, *RASSF1A*
邻苯二甲酸二(2- 乙基己)酯(DEHP)	小鼠	体内	*Piwil2*, *Fkbp1a*, *Smim8*, *Tmem125*
苯并[a]芘	人乳腺癌细胞	体外	*CYP8*, *SHANK2*, *SNAPC4*
	人支气管上皮	体外	*PARP-1*, *K-RAS*, *p53*
	人外周血	体内	*p14*, *p16*
苯二酚	人淋巴母细胞株	体外	*IL-12*, *RUNX1T1*, *MAGEA1*
己烯雌酚	人正常卵巢上皮细胞	体外	*HOXA10*
	小鼠精母细胞	体外	*RXRA*, *MYBPH*, *PRKCD*
双酚基丙烷	小鼠	体内	*Agouti*, *CabpIAP*, , *PDE4D*, *Gck*, *Igf2r*, *Peg3*, *Mest*, *Snrpn*
	人群样本	体内	*TSP50*
	大鼠	体内	*gf2-H19*
3- 甲基胆蒽和二乙基亚硝胺	大鼠	体内	*p16*, *p27*, *p57*, *RASSF1A*, *TSLC1*, *TIMP-3*, *N-cadherin*, *DAPK1*, *FHIT*, *SOCS-3*
三氯乙烯和二氯乙酸	小鼠	体内	*c-jun*, *c-myc*
石棉	非小细胞癌患者	体内	*p16*
	胸膜间皮患者	体内	*MT1A*, *MT2A*
菲	人 T 细胞	体外	*FOXP3*, *p53*, *p16*
镍	小鼠	体内	*p16*
	人支气管上皮细胞	体外	*MSH2*

续表

化学致癌物	实验类型	实验类别	DNA甲基化改变的主要基因
砷	人皮肤角质细胞	体外	*MGMT*
	视网膜母细胞瘤	体外	*P16*
	小鼠	体内	*Ha-ras*
	人外周血	体内	*P53, p16, RHBDF1, DAPK, LINE-1, Alu, MLH1, CTNNA2, KLK7, NPY2R, ZNF132, KCNK17*
铬	人外周血	体内	*p16,*
	肺癌患者	体内	*MLH1, APC, MGMT, pl6, LINE-1*
	人B淋巴母细胞	体外	*TBL1Y, FZD5, IKZF2, KIAA1949*
铅	人群样本	体内	*LINE-1, Alu, p16*
	小鼠肺细胞	体外	*Gpt*
纳米材料			
金纳米粒子	小鼠肺组织	体内	*ATM, CDK, GSR, GPX*
银纳米粒子	海马细胞	体外	*ZAC1*
纳米二氧化钛	人肺腺癌细胞	体外	*PARP1*
纳米氧化铜	人/鼠巨噬细胞	体外	*LINE-1, Alu, ORF1, ORF2, SINE B1, SINE B2*
纳米二氧化硅	人永生化角质细胞、上皮细胞	体外	*CREB3L1, PARP1, BCL2*
碳纳米管	小鼠	体内	*IFNG, TNF, THY1, ATM*
纳米羟基磷灰石	小鼠骨细胞	体外	*ALP, BSP, OSC*
50Hz低剂量电磁辐射	小鼠精母细胞	体外	*Fut11, Olfr969A, Tagln, Olfr969B, Lrrc9*
1 800MHz射频电磁辐射	小鼠精母细胞	体外	*Cycs, Xpnpep3, Nmur2, Mob1a*
低剂量电离辐射	小鼠	体内	*Rad23b, Tdg, Ccndl, Ddit3, Llgll, Rasllla, Tbx2, Slc6al5, pl6, p21*
乙醇	人群、大小鼠	体内	*Peg, APC, p14, p16, hMLH1* 和 *RASSF-1α*

其他重金属如镍，长期接触同样会产生遗传毒作用和表观遗传损伤，镍的体内外暴露同样可以引起 *MGMT*、*p16* 和 *FHTI* 启动子的甲基化，从而与其致癌作用相关。铬暴露可以引起肺癌、胃癌、前列腺癌、淋巴瘤、白血病等多种肿瘤，其毒性主要在于铬可以与 DNA 形成 DNA 加合，导致 DNA 链断裂、DNA 与 DNA 交联、DNA 与蛋白交联，干扰正常的 DNA 复制、修复等过程。铬酸盐引起的肺癌人群中，可以检查出 *p16* 基因、*APC* 基因、*hMLH1* 等基因的启动子甲基化，提示铬暴露能够影响 DNA 甲基化。镉虽然也属于典型的重金属污染物，但其致突变能力较低，已有的研究认为其主要通过 ROS 和表观遗传途径产生毒性作用。短期镉暴露可以通过非竞争抑制 DNMT 的活性使基因组 DNA 甲基化水平降低，慢性镉暴露反而激活 DNMT3B 的表达使基因组整体高甲基化；同时研究也发现，镉暴露可以导

致抑癌基因 *RASSF1A* 和 *p16* 启动子甲基化。此外，铅、锡等重金属也可以通过影响 DNA 甲基化酶的活性，导致基因组甲基化水平的变化和局部基因异常甲基化发挥其毒作用（表8-1）。

4. 辐射　辐射（radiation）包括非电离辐射和电离辐射。非电离辐射一般不能引起物质分子的电离，只能引起分子的震动、转动或电子能级状态改变，包括极低频辐射（extremely low frequency，ELF）、射频辐射（radiofrequency radiation，RF）、红外辐射、紫外线、可见光等。电离辐射能够使物质发生电离现象，包括 X 射线、γ 射线或带电粒子（α 粒子、β 粒子、质子）等。

电离辐射生物效应很强，具有明显的诱发遗传损伤，可以导致细胞凋亡，诱发多器官肿瘤、发育毒性、急性放射病、白内障等疾病。电离辐射对 DNA 甲基化影响研究也开始逐渐深入，已有的报道表明 X 射线和 γ 射线等电离辐射能够明

显导致全基因组低甲基化，且低甲基化的发生有明显的剂量 - 反应关系，还与性别和组织特异性相关。X 射线照射小鼠后，肝脏和脾脏组织细胞中全基因组 DNA 甲基化降低，1 个月后甲基化水平恢复；而肺组织照射后，基因组甲基化水平在 1 个月后显著降低。机制研究发现，电离辐射导致的全基因组低甲基化与 DNMT3A 和 DNMT3B 的表达变化有关。电离辐射也可以导致特异性基因甲基化改变，比如 p16、p21 等基因甲基化。Palmisano 等在职业性接触氡工人的肺腺癌患者痰细胞中检测到 p16 和 MGMT 高度甲基化。在我国某铀矿职业氡暴露人群也发现，随着氡气体暴露剂量的增加，p16 和 MGMT 两个基因的甲基化率也呈逐渐上升的趋势，提示甲基化调控基因在电离辐射生物效应中具有重要研究价值。

非电离辐射同样影响 DNA 甲基化调控。50Hz 工频（日常工业、家庭常暴露电磁场）暴露，虽然没有明显的遗传毒性，但是却可以影响全基因组甲基化，在不同暴露剂量下，精母细胞系 GC2 细胞 DNA 甲基化水平发生明显改变，且与 DNMT 表达变化密切相关。50Hz 工频暴露可以影响 Nod1、Lrrc9、Tagln 等基因启动子区甲基化并负调控其表达，相关基因与免疫应激、组蛋白修饰、氧化应激等有关的信号通路有关。而我们常见的 p16、p53 等参与细胞生长、凋亡调控的基因，未检测出甲基化的改变，与 50Hz 工频暴露在体外短期作用于 GC2 细胞没有明显影响其增殖、生长以及凋亡相关。1 800MHz 射频辐射是日常移动通信中的主要频段之一，研究发现也可以显著影响 DNA 甲基化水平和部分基因启动子区甲基化改变，提示低剂量电磁辐射有明显的 DNA 甲基化效应，在研究其机制和危险性评价中，也要相应参考甲基化相关的资料。

除了上述因素外，日常生活中接触的药物、营养因素等都可能影响 DNA 甲基化。比如叶酸的摄入，人体如果叶酸摄入不足，就会出现基因组 DNA 低甲基化，因为叶酸携带活性甲基基团，是 SAM 合成的甲基提供者之一，同时叶酸缺乏也可以导致 DNMT1 活性的提高。孕期叶酸摄入与子代 IGF2 的甲基化调控有关，叶酸摄入不足可能导致发育异常。有队列研究发现高乙醇的摄入可引起结直肠癌相关基因 APC、p14、p16、

hMLH1 和 RASSF-1α 启动子的甲基化，与结直肠癌发病相关。女性怀孕前后饮酒会对胎儿的发育及神经系统造成不利影响，称为"胎儿酒精综合征"（fetal alcohol syndrome，FAS），利用小鼠受精前后乙醇暴露，发现可导致植入前胚胎 DNA 甲基化模式的建立紊乱，DNA 甲基化水平明显降低，也为 FASD 机制提供了依据。反式脂肪酸摄入可以引起大脑发育中 DNA 的去甲基化，导致神经发育异常。此外，叶酸缺乏人群如果补充高叶酸膳食，DNA 甲基化水平可以得到恢复，提示可以利用合理膳食干预 DNA 甲基化状态。因此，我们不仅要研究 DNA 甲基化在外源化学物中的毒作用过程中的作用以及在疾病发生中的机制，而且要加强 DNA 甲基化标志物的筛选，用于毒作用和疾病的诊断。同时，从 DNA 甲基化的可逆调控入手，研发适宜的药物、功能性营养食品等用于拮抗外源化学物的毒性和疾病的发生，具有重要意义。

二、RNA 甲基化

（一）RNA 甲基化的生物学特征

细胞内的 RNA 作为 DNA 与蛋白质之间的联系桥梁，为了准确执行多种生物学功能，与 DNA 和蛋白质一样，存在多种复杂的修饰方式，以在 RNA 不同层面发挥调节作用。目前发现的 RNA 修饰有 100 多种，广泛存在于信使 RNA（mRNA）、转运 RNA（tRNA）、核糖体 RNA（rRNA）和长链非编码 RNA（lncRNA）中，RNA 甲基化（RNA methylation）是 RNA 修饰的主要形式，约占 RNA 修饰的 60% 以上。RNA 甲基化最常见的是 6-甲基腺嘌呤（m6A），此外还有 5- 甲基胞嘧啶（m5C）、1- 甲基腺嘌呤（m1A）、5- 羟甲基胞嘧啶（hm5C）等。RNA 甲基化最早发现于 20 世纪 70 年代，此后科学家陆续发现了大量参与 RNA 甲基化修饰和识别的相关蛋白，并逐渐阐明了一些 RNA 甲基化修饰的分布、功能及机制，以及 RNA 甲基化修饰在发育、疾病等中的重要作用。本节主要以 m6A 修饰为核心，讲述 m6A 修饰的调控机制和生物学功能。

1. m6A 修饰调控机制　m6A 是真核生物 mRNA 和 lncRNA 最主要的修饰，主要分布于 mRNA 的 3'- 非编码区（3'-UTR）、蛋白质编码区

（CDS）、终止密码附近、剪切位点附近和较长外显子区域，m6A 修饰区域在不同物种中往往具有较高的保守性。与 DNA 甲基化修饰一样，m6A 修饰同样是一个动态可逆的调控过程，m6A 的形成是在甲基转移酶复合体（m6A writer）的作用下，从 S- 腺苷甲硫氨酸（SAM）获得甲基的过程；m6A 去甲基化则是通过去甲基化酶（m6A erasers）介导。在细胞中还存在 m6A 识别蛋白（m6A reader），可识别并特异性结合在含 m6A 修饰的 RNA 序列上，参与 RNA 翻译、剪切等相关功能的调控（图 8-5，见文末彩图）。

（1）甲基化转移酶复合体（m6A writer）：m6A writer 也称为"编码器"，目前发现参与该复合体形成蛋白有 METTL3、METTL14、WTAP、KIAA1429、RBM15、HAKAI 和 ZC3H13 等，其中最常见也是最关键的为 METTL3、METTL14 和 WTAP 三个蛋白。METTL3、METTL14 和 WTAP 形成的甲基转移酶复合物能够以 SAM 为甲基化供体催化 RNA 的 m6A 形成。其中 METTL3 充当催化核心、将甲基从 SAM 转移至受体腺嘌呤，METTL14 则作为 RNA 的结合平台、促进 RNA-底物结合、增强复合物稳定性。METTL3 和 METTL14 形成复合二聚体可以诱导核 RNA 上 m6A 的积蓄。WTAP 不具甲基转移酶活性，其主要通过与 METTL3-14 复合体相互作用从而影响 m6A 甲基转移酶活性及甲基化位点的准确定位。KIAA1429（也称为 VIRMA）则参与特定位点 METTL3-METTL14-WTAP 复合体的募集，RNA 结合基序蛋白 1（RBM15）帮助将复合体募集到相应靶位点，HAKAI 也是甲基转移酶的重要组成部分，锌指 CCCH 型 13（ZC3H13）起着在细胞核中锚定 WTAP 和 HAKAI 等以促进 m6A 甲基化的作用（图 8-5）。

（2）去甲基化酶（m6A erasers）：去甲基化酶也称为"消码器"，目前已知的两种 m6A 去甲基化酶：肥胖相关蛋白（FTO）和 AlkB 同源物 5（ALKBH5），二者属于 AlkB 家族蛋白，依赖辅因子 Fe^{2+} 和 α- 酮戊二酸行使去甲基化功能。FTO 去甲基化酶作用过程较为复杂，首先催化 m6A 形成 hm6A，然后催化 hm6A 形成 fm6A，最后催化 fm6A 形成 A。ALKBH5 可直接催化 m6A 到 A，目前尚未发现中间产物（图 8-5）。

（3）m6A 识别蛋白（m6A reader）：也称为"读码器"或者功能管理者，主要是负责"读取"RNA 甲基化信息、参与下游 RNA 的翻译、降解等调控过程。目前研究发现，Readers 的"读取"方式主要有两种模式：①直接阅读模式，主要由含有 RNA 结合结构域的 YTH 家族介导，包括 YTHDF1、YTHDF2、YTHDF3、YTHDC1 和 YTHDC2，均可直接结合具有 m6A 的 RNA。YTHDF1 可以促进 m6A 甲基化 mRNA 的翻译；YTHDF2 能够加速 m6A 甲基化 mRNA 的降解；而 YTHDF3 能够与 YTHDF1 和 YTHDF2 一起增强细胞质中 m6A 甲基化 mRNA 的代谢；YTHDC1 可以在促进 SRSF3 的同时抑制 SRSF10 影响 mRNA 的剪接；YTHDC2 能够显著提高翻译的效率并降低 mRNA 的丰度。除此之外，RNA 结合蛋白异质核蛋白 A2B1（HNRNPA2B1）和真核转录起始因子 3（EIF3）也能够与 RNA 的 m6A 位点直接结合，其中 HNRNPA2B1 可以结合到细胞核中 miRNA 转录本，并与 DGCR8 蛋白（pri-miRNA 处理器复合物的组成部分）相互作用进而调节剪接和 miRNA 的成熟过程。而 EIF3 通过与 m6A 位点直接结合促进不依赖帽子结构的翻译过程；②间接阅读模式，是指通过 m6A 修饰改变 RNA 二级结构的模式。这些结构的改变能够促进蛋白质异质核核糖核蛋白 C（HNRNPC）和异质核核糖核蛋白 G（HNRNPG）的结合、调控 pre-mRNA 的加工和 mRNA 的成熟过程。此外，最新有研究还发现，胰岛素样生长因子 2 mRNA 结合蛋白（IGF2BPs），包括 IGF2BP1、IGF2BP2 和 IGF2BP3，也能够识别序列 GG（m6A）C 进而靶向 mRNA 转录本以促进其稳定性和翻译过程，是新的"读码器"（图 8-5）。

2. RNA 甲基化的生物学功能　m6A 作为 RNA 修饰的主要方式，在 RNA 各种功能的调控中发挥重要作用，包括影响 RNA 转录、剪切、结构、定位、降解、翻译及核转运等功能。① mRNA 剪切：pre-mRNA 的剪接也是 mRNA 成熟过程中的重要步骤，已有的研究发现，pre-mRNA 比成熟 mRNA 含有更多的 m6A 修饰，这些 m6A 修饰聚集在内含子区域。m6A 结合蛋白 YTHDC1 等可招募 SRSF3 与 pre-mRNA 的结合，SRSF3 保证剪切过程中外显子的保留；同时，YTHDC1 可

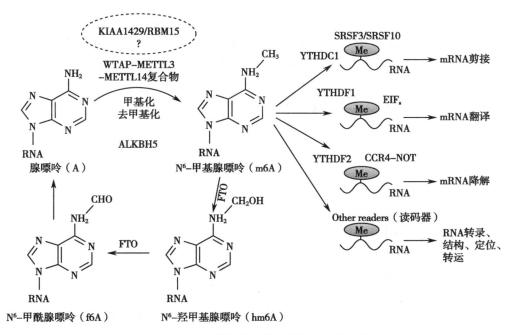

图 8-5 m6A 修饰的调控机制及生物学功能

以阻止 SRSF10 与 pre-mRNA 的结合，从而抑制了 SRSF10 主导的外显子跳读。② mRNA 转运：mRNA 的转运出核是 mRNA 翻译的前提，m6A 修饰参与出核调控。研究发现敲除 m6A 去甲基酶 ALKBH5 可加速了 mRNA 的出核转运，沉默 m6A 甲基转移酶复合物核心 METTL3 则会抑制 mRNA 的出核转运过程。在该过程中，YTHDC1-SRSF3 复合物可以进一步招募出核受体蛋白 NXF1，从而促进 m6A mRNA 的出核转运。另外一些研究发现，m5C 修饰也可以被转运接头蛋白 ALYREF 所识别，促进相关 mRNA 的出核转运。③ mRNA 翻译：翻译过程是 mRNA 功能的核心，m6A 通过对起始、延伸和终止等多个过程的调控影响翻译结果。m6A 结合蛋白 YTHDF1 C- 端的 YTH 结构域主要结合含有 m6A 修饰的 mRNA，而其 N 端可直接结合 eIF3 来招募翻译起始复合物，促进 5′ 帽端结构依赖的翻译过程；METTL3 也可招募 eIF3 促进翻译。此外，eIF3 自身即具备 m6A 结合蛋白的功能，eIF3 可以结合 5′UTR 的 m6A 修饰，并促进了非 5′ 帽端结构依赖的翻译起始过程。此外，在嗜热栖热菌中，编码区的 m6A 会减慢翻译的延伸过程。最新的研究发现 m1A 修饰可以阻碍 A:T 碱基互补配对，导致翻译延伸的抑制。④ mRNA 降解：降解是 mRNA 代谢的最终步骤，也是蛋白水平的重要调控方式，精

确调控 mRNA 的寿命对相关基因执行的生物学功能至关重要。调控 mRNA 降解是 m6A 修饰最早被确认的生物功能。m6A 结合蛋白 YTHDF2、m6A 甲基转移酶 METTL3 和 METTL14 等沉默，均可导致底物 mRNA 的转录本水平上升（图 8-5）。此外，m6A 修饰还可以影响 RNA 的结构、mRNA 多聚腺苷酸化等重要过程。正是由于 RNA 丰富的调控模式和对生命活动重要性，提出了"RNA 表观遗传学"或"表观转录组学"，并成为表观遗传学研究新热点。

（二）RNA 甲基化的毒理学意义

目前，越来越多的证据表明，m6A 甲基化修饰在各种生命活动中发挥了极其重要的作用，如胚胎发育、性别决定、生物钟控制、精子产生、干细胞多能性维持和细胞稳态等。已有的研究发现，胚胎发育过程中，m6A 修饰可能导致相关基因表达异常，从而干扰胚胎的正常发育，乃至诱发严重的畸形甚至死亡。比如 METTL3 敲除后，小鼠的胚胎干细胞会由于无法进行 m6A 修饰导致早期胚胎死亡。去甲基化酶 ALKBH5 敲除雄性小鼠的 mRNA 中 m6A 水平增高，影响减数分裂中期阶段的精母细胞的凋亡进程。一些机制研究发现，METTL3 敲除会导致 m6A 水平下降，引起与精原干细胞维持、分化、细胞周期和减数分裂相关基因的 RNA 可变剪接异常，最终导致

小鼠精原干细胞分化和减数分裂过程异常，提示 m6A 修饰在哺乳动物精子发生过程中具有重要的生物学功能。m6A 修饰作为 mRNA 和 lncRNA 最为普遍的一种修饰方式，同样在肿瘤发生中发挥重要作用。在急性髓系白血病，METTL3 表达量上调，如果沉默 METTL3 的表达，可显著诱导细胞凋亡。在人急性髓系白血病 MOLM-13 细胞中的研究发现，m6A 修饰能够增加 c-MYC、BCL2 和 PTEN mRNA 的表达，敲除 METTL3 可增加磷酸化 AKT 的表达，这与其参与肿瘤发生提供了依据。在乳腺癌细胞中，缺氧可诱导去甲基化酶 ALKBH5 的表达，削弱 m6A 修饰，从而促进乳腺癌的发生。在胎鼠大脑皮层中，m6A 修饰主要富集在与转录因子、神经发生、细胞周期和神经元分化相关的因子上，m6A 修饰可导致相关的 mRNA 降解，影响神经干细胞的自我更新、分化等功能；METTL4 敲除后，胎鼠大脑中放射胶质细胞的细胞周期明显延长。提示 m6A 修饰在神经系统发育和相关疾病中起着调控作用。

目前关于环境因素所致毒性的表观遗传学研究主要集中在 DNA 甲基化、组蛋白修饰和 lncRNA 异常等方面，RNA 甲基化由于可以显著影响基因最终的表达蛋白质的性质和表达量，提示其可能与环境因素产生交互作用，在毒物损伤过程中发挥重要作用，但是目前该领域研究还比较少，主要是源于相关的技术方法和理论实践刚刚开始。镍和镉是人类职业和环境中广泛接触的金属元素，广泛应用于现代工业中。同时，这两种重金属及其化合物又是重要的环境污染物，其对机体的毒性作用及防治已引起世界各国的高度关注。国际癌症研究机构已将其列入人类已确定致癌物。最近的研究表明，重金属致癌物镉、镍及化学致癌物 3-甲基胆蒽可以通过诱导 m6A 的甲基化动态变化导致细胞发生恶性转化，并且证实 m6A 甲基转移酶 METTL3 是镉诱导的细胞恶性转化过程中的关键作用靶点，提示这些外源性致癌物可能通过影响 RNA 甲基化修饰的方式发挥其致癌作用。碳纳米管是用于许多工业领域的纳米管形碳材料，由于其结构与石棉相似，其纤维形状引起人们对其毒性的关注。研究表明，碳纳米管和石棉暴露可以诱导人支气管上皮细胞 RNA 中腺嘌呤甲基化水平显著降低。香烟烟雾中有多达 3 000 余种已被确定为有毒物质，包括多环芳香族化合物、一氧化碳、尼古丁、焦油等，均可通过呼吸道进入体内对人体多系统造成损害。最新的研究表明，与对照组不吸烟者比较，轻度和重度吸烟者精子 RNA 中 m6A 的水平均显著降低，且轻度与重度吸烟者精子 m6A 水平差异无统计学意义，多元线性回归结果也证实 m6A 的变化并不与烟草暴露程度有关，而仅与研究对象是否为烟民有关，提示相较于精子密度及活力这些常规指标而言，吸烟对精子表观遗传学特征的影响可能更加显著，即使是轻度的烟草暴露也可能会导致精子 RNA 甲基化修饰发生异常，而这些异常改变很有可能通过精卵结合过程将其所携带的表观遗传学信息传递给后代。另外一些研究发现，人上皮细胞暴露于亚砷酸钠后，细胞内总 m6A 水平相比于对照组显著升高，同时 m6A 甲基化酶 METTL3、METTL14 和 WTAP 表达水平相应升高，提示 m6A 修饰可能参与了其毒性作用过程。可见，从 RNA 甲基化修饰的角度对一些重要的环境因素如多环芳烃类化合物、空气中细颗粒物等的毒性作用及机制进行深入的研究，有望更为系统地认识环境因素对机体的毒性作用及机制，为相关的危险性评价和防治提供新的资料。

（刘晋祎）

第二节　非编码 RNA

一、非编码 RNA 种类及生物学特征

（一）非编码 RNA 的概念

根据基因转录组表达的最终产物是否为蛋白质，把 RNA 分为编码 RNA 和非编码 RNA。编码 RNA（coding RNA）是能翻译成蛋白质的 RNA，即信使 RNA（messenger RNA，mRNA）。非编码 RNA（noncoding RNA，ncRNA）是指不编码蛋白质的 RNA。以往，非编码 RNA 以及它们所对应的 DNA 被认为是垃圾或暗物质，不为大家所重视。随着人类基因组计划的完成，人们惊奇地发现人类基因组中编码蛋白质的基因不到 3 万个，约仅占整个基因组序列的 2%，其他 98% 的基因组序列不编码蛋白质，非编码 RNA 及其所对应的 DNA 数量远多于编码 RNA 的 mRNA 及其所

对应的 DNA 的数量。根据生物进化遵循的"用进废退"的原则，非编码 RNA 如果是垃圾，应该会随着生物进化而逐渐被淘汰，然而，事实是 mRNA 的比例随着物种进化呈明显下降趋势，而非编码 RNA 的比例则随着物种进化呈上升趋势。这种现象提示，生物进化越高，基因组中非编码 RNA 对应的 DNA 的比例越高。进化上处于金字塔顶的人类，基因组中的非编码 RNA 的比例竟高达 98%。人类基因组计划完成后，人们开始意识到高等生物拓宽其分子水平差异不取决于基因数目，可能主要依靠对基因表达的调控来实现。最近许多内源性非编码 RNA 的发现及对其调控作用的了解，使人们对 RNA 的认识迅速从一个简单信息分子转变到一个具有重要基因表达调控作用的多重功能的分子。RNA 调控功能的发现，补充和完善了传统的遗传中心法则，丰富了人们对蛋白质合成控制的认识，展现了细胞内基因表达调控全方位多层次的网络系统。

研究已证实非编码 RNA 广泛参与生长、分化、发育、免疫等生命现象的各个环节，与癌症、内分泌疾病、感染性疾病、心血管疾病等许多疾病的发生发展有密切关系，参与环境化学物对机体的有害作用。非编码 RNA 的深入研究，有助于我们全面挖掘生命的本质和细胞内部的分子事件，探索对疾病发生发展具有重要功能意义的非编码 RNA，寻找具有疾病治疗作用的新的分子靶点和早期诊断的新的分子标志，揭示环境因素对机体危害的非编码 RNA 机制，探索将非编码 RNA 应用于环境有害暴露的健康风险评估。

（二）非编码 RNA 的种类

非编码 RNA 种类繁多，分类方法多样。根据它们在细胞中的功能，可分为看家非编码 RNA（housekeeping noncoding RNA）和调控非编码 RNA（regulatory noncoding RNA）两大类。看家非编码 RNA 是组成性表达的 RNA，对细胞的生存及其基本功能是必需的，包括转运 RNA（tRNA）、核糖体 RNA（rRNA）、小核 RNA（snRNA）及端粒酶 RNA 等，它们通常稳定表达，受体内外环境变化影响不明显。调控非编码 RNA 一般在组织发育和细胞分化的特定阶段表达，或者经外界环境因素的刺激表达水平有明显改变，它们在转录或翻译水平等层次影响其他基因的表达，调控一系列生物过程或疾病的发生。调控非编码 RNA 包括微小 RNA（microRNA，miRNA）、长链非编码 RNA（long noncoding RNA，lncRNA）、环状 RNA（circular RNA，circRNA）、干扰小 RNA（siRNA）和 Piwi 蛋白相互作用 RNA（piRNA）等。miRNA、lncRNA 和 circRNA 是目前研究最热点的非编码 RNA，它们与疾病的关系最为密切，科学界最为关注，发展十分迅速。

二、miRNA 与外源化学物毒作用

（一）miRNA 的生物学特征

成熟 miRNA 是一类 17~25nt 的内源性单链 RNA。1993 年 Cell 杂志报道了第一个发现的 miRNA，即 lin-4；2000 年 Nature 杂志又报道了第二个 miRNA，即 let-7。直到 2001 年 Science 再次报道了三个实验室从线虫、果蝇和人体克隆的几十个 miRNA 之后，miRNA 的普通性和重要意义才开始被人们关注，Nature 杂志评论认为 miRNA 是分子生物学方面最重大的发现之一。这种短链非编码 RNA 以 miRNA 的系统名字命名，可简写为 miR，再根据其被克隆的先后顺序加上阿拉伯数字，如 miR-16、let-7。动物 miRNA 是一类进化上非常保守的基因，如 55% 的线虫 miRNA 有与人类同源。迄今，生命科学领域已有数千个 miRNA 相继被发现和鉴定，人类基因组编码 miRNA 前体 1 800 多个，成熟体 miRNA 已达 2 500 多个，功能涉及细胞增殖、分化、代谢、凋亡、生殖和发育等重要生物学过程。

1. miRNA 的形成　miRNA 基因约 40% 位于编码蛋白质基因的内含子区域，约 50% 为独立的非编码转录本。绝大多数 miRNA 基因的转录由 RNA 聚合酶Ⅱ介导，少数由 RNA 聚合酶Ⅲ介导。初始转录产物为具有帽子结构和多聚腺苷酸尾巴的初始 miRNA（primary miRNA，pri-miRNA），这些 pri-miRNA 长达数千个碱基，局部含有茎环状结构。pri-miRNA 在核酸内切酶 Drosha 和双链 RNA 结合蛋白等的作用下，形成约 70 个核苷酸（nt）的发夹状前体 miRNA（precursor miRNA，pre-miRNA）。核内形成的 pre-miRNA 在转运蛋白核输出蛋白 -5（exportin-5）介导下，从细胞核进入到细胞质。胞质中的 Dicer 核酸酶Ⅲ在 pre-miRNA 的环状结

构附近进行切割，释放出一个约 22nt 左右的双链 miRNA（引导链和随从链），其中引导链即成熟 miRNA 进入 RNA 介导的沉默复合体（RNA-induced silencing complex，RISC）。

2. miRNA 的作用机制　miRNA 对靶基因的调控作用机制已基本明确。成熟 miRNA 通过其种子序列（5′ 端第 2～8 位核苷酸）识别靶基因 mRNA 3′- 非翻译区（3′-untranslated region，3′-UTR）上的结合位点，由 RISC 介导对靶基因表达的负调控作用。因 miRNA 与靶基因碱基序列匹配程度的不同，调控作用的机制各异。当 miRNA 与靶基因 mRNA 完全互补时，靶基因 mRNA 被 RISC 中的核酸酶剪切而降解；当 miRNA 与靶基因不完全互补时，可通过抑制 80S 核糖体形成或阻止核糖体前进的方式阻止翻译，引发靶基因 mRNA 的降解，从而抑制基因的表达。近年来的研究证明，部分 miRNA 还能结合到靶 mRNA 的 5′-UTR 和编码蛋白序列区（CDS）上发挥功能。结合到 5′-UTR 的 miRNA 往往起转录激活作用，而结合到 CDS 区的 miRNA 与前述经典的负调控方式相同。

（二）外源化学物诱导 miRNA 表达改变

毒理学有关 miRNA 的研究报道始于 2009 年，在过去十年中，发展相当迅速，已遍布毒理学的许多方面。虽然对 miRNA 在外源因素有害作用中的本质还远未阐明，但我们依然可以从大量的毒理学相关的 miRNA 研究中总结一些规律，外源化学物对机体或细胞的作用会引起 miRNA 的表达改变，miRNA 表达的异常变化是其导致有害生物学效应的重要环节。表 8-2 列举了部分外源化学物诱导 miRNA 的表达改变。

1. 化学物诱导 miRNA 表达改变的特点

（1）表达谱改变：环境化学物的作用，往往会引起数个 miRNA 的表达改变，乃至 miRNA 表达谱的变化。毒理学中的非编码 RNA 研究最早出自化学物引起 miRNA 表达谱改变的报道。2009 年国内蒋义国课题组和意大利 De Flora 课题组分别报道了苯并 [a] 芘和香烟烟雾对 miRNA 表达谱的影响。苯并 [a] 芘代谢终致癌物诱导转化的人支气管上皮细胞中，54 个 miRNA 显著异常表达，其中 45 个表达上调，9 个表达下调，表达上调前 5 位 miRNA 分别为 miR-494、miR-320、

miR-498、miR-129 和 miR-106a，表达下调前 3 位 miRNA 分别是 miR-10a、miR-493-5p 和 miR-363。大鼠暴露于香烟烟雾 28 天后，在分析的 484 个 miRNA 中，发现 127 个 miRNA 表达显著异常改变。miRNA 芯片及新近发展的 miRNA 测序技术，为从组学角度研究 miRNA 表达改变，及为具有功能意义的 miRNA 的筛选提供了基础，大大促进了毒理学的 miRNA 研究。

（2）早期改变：许多实验证据显示，环境化学物对细胞或靶组织器官损伤的早期即有 miRNA 的改变。苯并 [a] 芘处理的小鼠原代支气管上皮细胞，24 小时可检测到明显的 miR-494 和 miR-320 表达升高，这段时间的 miR-494 和 miR-320 表达水平变化可影响细胞周期进程，miRNA 表达改变可能是细胞恶变有关的早期分子事件。研究表明，miRNA 的异常改变可能早于基因组中的分子标志，故 miRNA 研究更能有助于对化学因素急慢性毒性作用的理解。

（3）剂量 - 反应关系：化学物暴露诱导的 miRNA 表达水平的改变，具有一定的剂量 - 反应关系。N- 亚硝基化合物 MNNG（甲基硝基亚硝基胍）不同浓度处理人胃上皮细胞 GES-1 细胞株 6 小时，MNNG 浓度从 0.1μmol/L 到 3μmol/L，miR-21 表达水平随浓度上升而依次提高；当在 1μmol/L 浓度下，MNNG 多次处理 GES-1 细胞，随着处理次数增多，miR-21 表达呈现不断增高的趋势。苯并 [a] 芘处理人支气管上皮细胞 24 小时，miR-638 表达呈现剂量依赖性上调。乳腺癌细胞株 MCF7 经肿瘤化疗药氟尿嘧啶处理，其 miRNA 表达水平呈现典型的剂量和时间依赖改变，let-7g、miR-10b、miR-15a、miR-16、miR-21、miR-27a、miR-365、miR-374b、miR-483-5p、miR-574-3p 和 miR-575 等 11 个 miRNA 检测到剂量 - 反应关系，其中 miR-10b、miR-21、miR-483-5p、miR-574-3p 和 miR-575 在 12～72 小时的时间范围内。

化学物引起的 miRNA 表达水平改变的剂量 - 反应关系具有一定的复杂性，如苯并 [a] 芘代谢终致癌物 anti-BPDE 诱导人支气管上皮细胞转化早期，miR-494 和 miR-22 这 2 个 miRNA 表达下调，而在细胞转化典型恶变期，其表达水平却呈现明显上调。

（4）相对特异性：化学物对组织细胞的作用，

表8-2　外源化学物暴露诱导的 miRNA 表达改变

外源化学物	组织或细胞类型	实验类别	表达改变主要的 miRNA （↑上调，↓下调）
香烟烟雾	小鼠肺脏	体内	let-7a/b/f↓, miR-26↓, miR-30b/c↓, miR-34b↓, miR-99b↓, miR-124a↓, miR-125a/b↓, miR-140↓, miR-192↓, let-7↓, miR-30↓, miR-153↑, miR-214↑, miR-297↑, miR-301↑, miR-324↑, miR-34b↓, miR-345↓, miR-421↓, miR-450b↓, miR-466↓, miR-469↓
	大鼠肺脏	体内	let-7a/b/c/f↓, miR10a↓, miR-26↓, miR-30a/c↓, miR-34b/c↓, miR-99b↓, miR-123a↓, miR-124a↓, miR-125a/b↓, miR-140↓, miR-145↓, miR-146↓, miR-191↓, miR-192↓, miR-219↓, miR-222↓, miR-223↓
	人支气管上皮	体内	miR30a↓, miR-125b↓, miR-128↓, miR-146↓, miR-181↑, miR-218↓, miR-223↓, miR-500↓
	胎盘细胞	体内	miR-16↓, miR-21↓, miR-146a↓
烟草致癌物	人支气管上皮细胞	体内	miR-200b↑, miR-200c↑, miR-205↑
4-甲基亚硝胺基-1-3-吡啶基-1-丁酮（NNK）	小鼠肝脏	体内	miR-34c↑
	大鼠肺脏	体内	miR-34↓, miR-101↓, miR-126↓, miR-199↓, miR-206↑, miR-133b↑
挥发性有机物（苯、甲苯）	人脐带血	体内	miR-155↑, miR-223↑
甲醛	人支气管上皮细胞	体外	miR-10b↓, miR-33↓, miR-181a↓, miR-330↓
富含金属的钢铁厂烟雾	人血淋巴细胞	体内	miR-21↑, miR-146↓, miR-222↑
炭黑和煤尘	人血样	体内	let-7g↑, miR-29↑, miR-146↑, miR-421↑
苯并[a]芘	人支气管上皮细胞	体外	miR-10a↓, miR-106a↑, miR-129↑, miR-320↑, miR-363↓, miR-493↓, miR-494↑, miR-498↑, miR-506a↑, miR-106a↑, miR-22↓
	小鼠原代支气管细胞	体外	miR-10a↓, miR-320↑, miR-494↑
	人肝细胞癌	体外	miR-29a↑, miR-99a↓, miR-139-3p↑, miR-197↑, miR-210↑, miR-294↑, miR-574-5p↑, miR-467f↑
石棉	人肺脏	体内	let-7d↑, let-7e↑, miR-24↑, miR-96↑, miR-148b↑, miR-199b↑, miR-202↓, miR-374a↑, miR-331↑, miR-671↓, miR-605↓, miR-939↓, miR-1224↓
	人外周血	体内	miR-103↑
己烯雌酚	人乳腺上皮细胞	体外	miR-9-3↓, miR-15b↓, miR-25↓, miR-92b↓, miR-106a↓, miR-181↑, miR-194↑, miR-320↓, miR-345↑, miR-375↑
呋喃	大鼠肝脏	体内	let-7a↑, let-7e↓, miR-28↑, miR-296↓, miR-489↓, miR-22↑, miR-181c↑, miR-192↑, miR-193↑, miR-194↑, miR-203↑, miR-335↑, miR-448↑, miR-451↑
砷	人支气管上皮细胞	体外	miR-190↑, miR-200↓
	人血液及B细胞淋巴瘤细胞	体外	miR-2909↑
2-乙酰氨基芴	大鼠肝脏	体内	miR-17↑, miR-18↑, miR-20↑, miR-93↑, miR-22↓, miR-29b↓, miR-34↑, miR-200a↑
微囊藻素	人肝胚细胞	体外	miR-21↑, miR-122↓, miR-221↑
他莫昔芬	大鼠肝脏	体内	miR-17-92↑, miR-34↑, miR-106a↑

引起某个或某些特定 miRNA 的表达改变具有相对的特异性，寻找 miRNA 表达的细胞组织特异性对揭示 miRNA 功能具有重要意义。一个能很好反映 miRNA 组织特异性的例子是 miR-195 和 miR-200c，它们在大鼠肺组织中特异表达。但迄今却很少发现仅存在某个特定组织或细胞的 miRNA，或只对每种特定化学物反应敏感的 miRNA。

（5）双重作用：化学物诱导的 miRNA 表达异常会引起机体有害反应的发生和导致疾病，但有些 miRNA 的表达改变反而会起到保护机体和细胞的作用。以诱导恶变的人支气管上皮细胞为模型，发现 miR-494 和 miR-22 高表达可抑制癌变细胞凋亡、提高克隆形成率和细胞移动能力，增加细胞恶性程度，表明 miR-494 和 miR-22 在苯并[a]芘诱导人支气管上皮细胞恶变中的功能意义，证明其类癌基因样作用。天然多酚类物质白藜芦醇处理苯并[a]芘诱导的恶变细胞，引起 miR-622 高表达，miR-622 抑制细胞克隆形成和裸鼠成瘤，miR-622 显示出抗癌功能，证明其抗癌基因样作用。已鉴定的苯并[a]芘致癌相关的类癌 miRNA 有 miR-106a、miR-494、miR-320、miR-22、miR-17-5p 等，已鉴定的抗癌 miRNA 有 miR-622、miR-506、miR-5423p 等。

2. 化学物诱导 miRNA 表达改变的机制 化学物作用细胞可影响许多 miRNA 的表达改变，对其机制的探索，主要来自化学致癌方面的研究。这些机制主要包括：①致癌物致 DNA 损伤直接影响核内 miRNA 编码基因和 / 或合成加工相关基因的表达；②环境致癌物的亲电子代谢产物与 miRNA 前体的亲核位点结合，形成 miRNA 加合物（miRNA adducts），不能进入胞质中 Dicer 酶催化活性部位；③致癌物代谢产物与 Dicer 酶结合，阻碍了 miRNA 前体的成熟过程。

（三）miRNA 对靶基因的调控

miRNA 是通过对其靶基因的调控而发挥作用，miRNA 靶基因的鉴定是理解 miRNA 调控功能的必要环节。最具代表性的研究是 miRNA 对外源化学物代谢酶和核受体的调节。细胞色素 P450（cytochrome P450，CYP）酶是细胞内重要的酶类，它们催化外源化学物的代谢，核受体对细胞色素 P450 酶的转录具有重要调节作用。研究证明 miRNA 在细胞色素 P450 酶和核受体的调节中具有中心角色。CYP1A1/1A2 受 miR-142-3p 和 miR-200a 调控，CYP2C19 受 miR-34a 调控，CYP2D6 受 let-7b 调控，CYP2E1 受 miR-10a 和 let-7g 调控。核受体是配体激活转录因子，通过与靶基因的启动子结合，调节靶基因的表达。孕烷 X 受体（PXR）、芳烃受体（AhR）、组成型雄甾烷受体（CAR）等调节细胞色素 P450 的表达，而这些受体又被一系列 miRNA 所调控，miRNA 是 P450 一个重要的调控方式。肝脏表达丰富的 miR-148a 靶向 PXR。对 AhR mRNA 具有复杂调控作用的 miR-375，部分地介导大气颗粒污染物诱导哮喘的作用。被抗过敏药物曲尼司特（tranilast）激活的 AhR 以 miR-302 依赖的方式促进细胞重编程。miRNA 在调节外源化学物吸收、分布、代谢、排泄相关基因中具有重要作用。

过氧化物酶体增殖剂激活受体（peroxisome proliferator-activated receptor，PPAR）是肝中一类配体激活的核受体，PPAR 在肝中特异性地受 miR-21 和 miR-27b 调节。miR-10b 靶向 PPARα 诱导肝细胞脂肪变性，PPARγ 活性间接受到 miR-132 的控制。反之，miRNA 表达谱分析显示，活化的 PPARα 是肝脏 miRNA 表达的主要调控因子，let-7C 信号通路是 PPARα 激动剂诱导的肝增殖和肿瘤发生的关键。核受体 Esr1 是 miR-206、miR-221、miR-222 和 miR-22 等多个 miRNA 调控的靶点，但是 miRNA 在转录水平或成熟过程中也能被核受体所调节。

三、lncRNA 与外源化学物毒作用

（一）lncRNA 的生物学特征

lncRNA 是一类转录本长度超过 200nt 的 RNA 分子，不编码蛋白，位于细胞核或胞质内。哺乳动物基因组中 80% 转录与 lncRNA 有关。至今，NONCOD 数据库已录入人类 lncRNA 基因 90 000 个，14 万多个 lncRNA 分子，远远超过已知编码蛋白的 mRNA 数量，是已知的 miRNA 数量的数十倍以上。lncRNA 数量多、序列长且结构丰富，蕴含着大量生物学信息，为进一步揭示生命和疾病现象和本质开启一个新的重要领域。

1. lncRNA 的形成 细胞表达 lncRNA 分子种类很多，长度在 200nt 之上，由 DNA 正义链或反义链转录合成。大部分 lncRNA 是由 RNA 聚

合酶Ⅱ催化转录，少部分由 RNA 聚合酶Ⅲ催化转录。根据 lncRNA 基因相对于蛋白编码基因的位置，可分为基因间区 lncRNA（intergenic lncRNA）、外显子区 lncRNA（exonic lncRNA）、内含子区 lncRNA（intronic lncRNA）、增强子区 lncRNA（enhancer lncRNA）、反义编码区 lncRNA（antisense lncRNA）等。lncRNA 基因有自己的启动子、DNA 结合基序以及转录因子，其表达还受 DNA 甲基化、组蛋白乙酰化或甲基化、选择性剪切等调控。lncRNA 通常基于其产物的已知功能来命名，对于未知功能的 lncRNA 可参考雨果基因命名委员会（HGNC）的命名指导标准来命名。

2. lncRNA 的作用机制 lncRNA 的序列长度远远超过 miRNA，可以折叠形成二级和三级空间结构，通过与 DNA、RNA 及蛋白质结合来发挥功能。在基因的转录前、转录中、转录后及翻译等多层面以不同方式来调控基因表达。主要作用机制包括：① lncRNA 在编码蛋白基因的上游启动子区转录，直接影响其下游邻近蛋白质编码基因的表达；② lncRNA 能抑制或促进 RNA 聚合酶Ⅱ、转录因子和/或共转录因子在基因启动子区的募集，介导染色质重构以及组蛋白修饰，影响基因的表达；③与编码蛋白质基因的初始转录本（pre-mRNA）相识别，调控 pre-mRNA 的可变剪接，形成多种转录本，影响基因表达；④与编码蛋白基因的转录本形成互补双链，在 Dicer 酶的作用下产生内源性干扰小 RNA（siRNA），沉默基因表达；⑤与特定蛋白质结合，lncRNA 转录本可调节相应蛋白的活性、细胞定位及亚细胞结构；⑥作为结构组分与蛋白质形成核酸蛋白质复合体，沉默基因表达；⑦与 miRNA 竞争性结合目的 mRNA、吸附或下调 miRNA，从而抑制 miRNA 的功能，上调 miRNA 靶基因的表达；⑧作为小分子 RNA（如 miRNA 和 piRNA）的前体分子。

（二）外源化学物诱导 lncRNA 表达改变

近 5 年来，lncRNA 在毒理学方面的研究报道逐渐增多，但在外源化学物毒作用中 lncRNA 作用机制还未完全阐明。为了理解 lncRNA 在化学物毒效应和解毒过程中的作用，鉴定候选分子靶标，筛查外源化学物对机体或细胞暴露引起 lncRNA 的表达改变是必要环节。表 8-3 列举了部分环境化学物诱导 lncRNA 表达改变。

1. 化学物诱导 lncRNA 表达改变的特点

（1）表达谱改变：在机体组织或细胞应答环境化学物的作用过程中，lncRNA 的表达变化和 miRNA 一样，会在组学层面上出现多个分子的表达改变。早期报道显示药物处理的细胞中 lncRNA 表达改变明显，组蛋白去乙酰化酶抑制剂曲古抑菌素 A 处理肝癌细胞株，导致 5% 的 lncRNA 水平显著变化，几个 lncRNA 水平有 20 倍以上的改变。在吸烟和非吸烟人群的肺组织检测发现，87 个 lncRNA 表达上调，244 个 lncRNA 表达下调。长期地吸入硅尘是引起硅肺的主要病因，近年在硅肺患者外周血检测出有 366 个 lncRNA 表达改变，表达上调有 355 个，下调有 31 个。目前，许多外源化学物毒作用中 lncRNA 的功能和机制研究报道都有阐述 lncRNA 表达谱的改变，为具有毒理学功能意义的 lncRNA 筛选鉴定提供了条件。

（2）早期改变：环境化学物暴露导致毒作用过程中，机体组织细胞会立即启动应激反应以修复损伤，维持细胞正常功能。在环境化学物刺激的损伤应答的研究一直以来都主要集中在亚细胞器损伤、DNA 损失修复、信号通路活化及蛋白分子表达等方面。近年来，在 lncRNA 的毒理学研究中亦发现多个 lncRNA 分子在环境毒物刺激的早期发生快速而显著的表达改变。在人类可诱导多能干细胞的体外试验中，用重金属毒物镉处理细胞，发现 lncRNA GABPB1-AS1 和 LINC00152 表达显著增高，三氧化二砷处理细胞，发现 LINC00152、LINC0541471_v1 和 LINC0541471_v2 表达显著增高，过氧化氢和放线菌酮处理细胞，lncRNA MALAT1 和 LINC00152 表达显著增高。这些 lncRNA 分子表达变化的时间都早于常见细胞应激反应相关基因，如 p53 相关基因，并且表达变化倍数亦显著高于这些应激反应基因。进一步的研究显示，lncRNA MALAT1 和 LINC00152 的表达增高能调节附近基因的表达，是相关化学物毒作用中的早期分子事件。

（3）相对特异性：大多数 lncRNA 在不同物种生物间表现出低同源性。即使在人类各种组织细胞，只有 11%～29% 的 lncRNA 广泛表达，而这个比例在蛋白编码基因达到 65%。在毒理学研究方面，有研究发现各种化学物刺激细胞产生的热休克蛋白应答反应中，lncRNA HSR1 与延伸因子

表 8-3 外源化学物暴露诱导的 lncRNA 表达改变

外源化学物	组织或细胞类型	实验类别	表达改变的 lncRNA（↑上调，↓下调）
香烟烟雾	人支气管上皮	体外	CCAT1（↑），HOTAIR（↑），linc00152（↑）
	癌细胞和人原代支气管上皮	体外	SCAL1（↑）
苯	人体血液	体内	NR_045623（↑），NR_028291（↑）
苯并[a]芘	人支气管上皮	体外	DQ786227（↑）
反式-苯并[a]芘7,8二氢二醇-9,10环氧化物（反式BPDE）	人支气管上皮	体外	LOC728228（↑），AF118081（↑）
炼焦（多环芳烃）	人血淋巴细胞	体内	HOTAIR（↑），MALAT1（↑），TUG1（↑）
呋喃	小鼠肝脏	体内	lincRNA-p21（↑）
p-二氯苯	鼠胚胎干细胞	体外	Snora41（↑），Gm19947（↑），Scarna3a（↑）
镉	人支气管上皮细胞、大鼠肺脏、人血样	体外、体内	ENST00000414355（↑）
	人多能干细胞	体外	GABPB1-AS1（↑），LINC00152（↑）
三氧化二砷	人多能干细胞	体外	LINC00152（↑），LINC0541471 v1（↑），LINC0541471 v2（↑）
镍	大鼠肺脏	体外	NRG1（↑）
	人支气管上皮	体外	MEG3（↓）
邻苯二甲酸盐	人类胎盘	体内	H19（↓）
甲基氯吡磷	妊娠小鼠原生殖细胞、胚胎肝肠	体内	H19（↑）
双酚A	妊娠小鼠	体内	Xist（↓），Tsix（↑）
	新生大鼠	体内	H19（↓）
	乳腺癌细胞、大鼠性腺	体外、体内	HOTAIR（↑）
四氯二苯并-对-二噁英（TCDD）	小鼠早期胚胎	体内	H19（↓）
4-甲基亚硝胺基-1-3-吡啶基-1-丁酮（NNK）	人支气管上皮	体外	NR_026689（↑）
己烯雌酚	乳腺癌细胞、大鼠性腺	体外、体内	HOTAIR（↑）
铅	小鼠、人血液样本、鼠神经细胞	体内、体外	Uc.173^{+}（↓）
	鼠神经细胞	体外	Rpa（↑）

eEF1A 形成复合物，活化热休克转录因子 1（heat shock transcription factor 1，HSF1），从而启动热休克应答相关基因表达。美国国立癌症研究机构的研究报道，DNA 双链断裂化学物所致多种组织细胞 DNA 损伤时，lncRNA DDSR1 表达增高，参与细胞 DNA 损伤修复。当下调 DDSR1 表达，将抑制细胞 DNA 损伤反应信号的活化、降低同源重组的修复效率，细胞出现同源重组缺陷和增殖抑制，这些研究表明在外源化学物暴露所致组织细胞的毒作用应答中涉及特异 lncRNA。

（4）剂量-反应关系：外源化学物诱导组织细胞 lncRNA 的表达变化具有剂量-反应关系。在雌性小鼠暴露于化学致癌物呋喃 3 周的实验中，0mg/kg、1.0mg/kg 和 2.0mg/kg 三个非致癌剂量暴露，未见 lncRNA 差异表达，而 4.0mg/kg 和 8.0mg/kg 两个致癌剂量暴露，分别有 2 个和 83 个 lncRNA 出现差异表达，lncRNA 差异表达数量表现出一个非线性剂量-反应关系。在大鼠镉暴露 14 周的实验中，鼠肺脏中 lncRNA ENST00000414355 表达量和镉暴露剂量呈正相关，血中 ENST00000414355

的表达量与血液及尿液中镉浓度呈正相关。用 0～100μmol/L 四个浓度的放线菌酮处理人类可诱导多能干细胞 24h，发现 lncRNA MIR22HG、GABPB1-AS1、LINC00152 和 LINC0541471_v2 的表达水平随放线菌酮浓度上升而增高。用 100μmol/L 放线菌酮分别处理细胞 2～8h，MIR22HG 和 GABPB1-AS1 随暴露时间延长表达水平越高。

（5）双重作用：有些 lncRNA 的表达改变在外源化学物所致毒效应和疾病的发生和发展中起促进作用。以香烟烟雾处理的人支气管上皮细胞，lncRNA CCAT1 的表达上调抑制 miR-218 的表达，从而使 miR-218 的靶基因多梳蛋白 BMI1 表达增高，导致细胞周期进程变化。在苯并[a]芘诱导恶变的人支气管上皮细胞，DQ786227 的高表达与细胞恶性特征相关，抑制细胞凋亡、促进细胞恶性生长。CCAT1 和 DQ786227 都表现出一些类癌基因特性，具有作为肺癌变生物标志物的潜力。有些 lncRNA 的表达改变在外源化学物毒作用中起到损伤修复和保护组织细胞的作用。如前述的 lncRNA HSR1 和 DDSR1，分别在外源化学物刺激诱导的热休克蛋白应答反应和 DNA 损伤修复反应中发挥重要作用，HSR1 与 eEF1A 和 HSF1 形成复合物，启动热休克基因表达，促进细胞内新合成蛋白的稳定及正确折叠，有利于细胞稳态的恢复；DDSR1 在 DNA 损伤反应中表达升高，通过与 BRCA1 和 hnRNPUL1 直接互作，促进细胞 DNA 损伤的同源重组修复。

2. 化学物诱导 lncRNA 表达改变的机制　在正常组织细胞，lncRNA 的表达受转录因子信号通路、DNA 甲基化、组蛋白甲基化／乙酰化、RNA 可变剪切等调控。外源化学物诱导细胞 lncRNA 表达改变与上述这些调控机制有关。从已有的一些研究探索来看，主要有以下几个机制：①外源化学物通过激活转录因子，如 c-Myc、FoxF2 等，调控 lncRNA 的表达；②环境内分泌干扰物可通过雌激素受体或雄激素受体相关信号通路途径，调节 lncRNA 表达；③环境化学物暴露导致细胞应激反应，如细胞氧化应激和 DNA 损伤反应，激活相关信号通路调控 lncRNA 表达改变；④环境化学物导致 lncRNA 启动子区甲基化水平改变，从而促进或抑制 lncRNA 的表达。

（三）lncRNA 对靶基因的调控

lncRNA 调控基因表达的作用机制复杂，其对靶基因的调控在外源化学物毒作用中发挥重要作用，归纳起来，主要包括以下四个方面：

1. 表观遗传调控　一些 lncRNA 可招募染色质重构和修饰复合体到特定位点，改变 DNA 和／或 RNA 甲基化状态、染色体重塑，从而控制相关基因的表达。最典型的是 lncRNA HOTAIR，多环芳烃和环境内分泌干扰物暴露能诱导其表达改变，HOTAIR 可通过募集染色质修饰复合体 PRC2，并将其定位到 HOXD 基因簇位点，改变该区域的染色质修饰状态，进而抑制 HOXD 基因表达。HOTAIR 在多种癌症中被证明为类癌 lncRNA，与癌症恶性相关。

2. 转录调控　真核细胞中，转录因子控制 RNA 转录、定位和稳定性。一些 lncRNA 会作为配基，与一些转录因子结合，形成复合体，控制基因转录活性。如 lncRNA MEG3 与转录因子 c-Jun 结合，抑制其功能，而镍诱导人支气管上皮细胞恶性转化中，MEG3 表达降低，未结合的 c-Jun 增多，导致细胞 AKT-p70S6K-S6 信号激活及缺氧诱导因子 1a 表达增高，促进细胞的恶性转化。

3. 转录后调控　lncRNA 还会直接参与到 mRNA 转录后调控过程中，包括可变剪切、RNA 编辑、蛋白翻译及转运等过程中。这些过程对于基因功能多态性非常重要。参与 mRNA 转录后调控的主要为反义 lncRNA，在 mRNA 可变剪切调控过程中，反义 lncRNA 会与 mRNA 互补区域结合，影响某些剪切位点募集剪切体，控制 mRNA 剪切过程，同时也会对 RNA 编辑（A-to-I）产生影响。

4. 调控 miRNA　一些 lncRNA 可通过与 miRNA 竞争性结合目的 mRNA、吸附或下调 miRNA 等方式，影响 miRNA 靶基因的表达。在铅致神经毒性研究方面，发现 lncRNA Uc 173 和 Rpa 分别表达下调和上调，Uc 173 可与 miR-291a-3p 交互作用，而 Rpa 与 miR-671 交互作用，在铅致神经细胞凋亡中发挥重要作用。在香烟烟雾提取物诱导人支气管上皮细胞恶变模型中，lncRNA CCAT1 表达增高，CCAT1 通过调控 miR-218 和 let-7c，分别促进这两个 miRNA 靶基因 BMI1 和 c-Myc 表达，从而促进细胞癌变过程。

四、circRNA 与外源化学物毒作用

（一）circRNA 的生物学特征

circRNA 是一类通常由一个以上外显子构成的环形 RNA 分子，呈封闭环状结构，最早于 1980 年在酵母线粒体中被发现。由于 circRNA 的表达量比较低，以前检测技术又较为落后，一直被看作一类由于基因错误剪接而形成的副产物，未能引起重视。近几年来，由于高通量 RNA 测序（RNA sequencing，RNA-seq）技术的快速发展，大规模分析转录组成为可能，使人们对 circRNA 研究有了新的革命性的突破，人和实验动物细胞中成千上万的 circRNA 被发现。

1. circRNA 的形成　circRNA 在人体细胞中广泛表达，多数 circRNA 具有高度保守序列，并且大多数定位于细胞质中。RNA 选择性剪接是成熟 circRNA 形成的关键步骤，在这一过程中调控 circRNA 形成的 RNA 结合蛋白有 RNA 特异性腺苷酸脱氨酶（ADAR）、含有 RNA 结合的 KH 结构域蛋白（quaking，QKI）、FUS RNA 结合蛋白（FUS）、核不均一核糖核蛋白 L（HNRNPL）和 DExH-Box 解旋酶 9（DHX9）等。迄今，研究发现细胞内 circRNA 形成的机制主要有以下三种：①套索驱动的环化；②内含子配对驱动的环化；③内含子自身环化。根据 circRNA 来源的定位，可以分为外显子型、内含子型及外显子内含子型三种。

2. circRNA 的作用机制　已证明的 circRNA 作用机制主要有以下几个方面：①作为 miRNA 海绵（miRNA sponge）调控 miRNA 靶基因表达。如 CDR1as 在神经组织中高表达，包含有 miR-7 的数个结合位点，CDR1as 以竞争性内源 RNA（competing endogenous RNA，ceRNA）角色发挥基因表达调控的作用。circRNA 与 miRNA 结合被认为可能是细胞功能调控中一个普遍现象；②与 RNA 结合蛋白结合，调控其活性。如 RNA 结合蛋白 HuR 可分别同核多聚腺苷酸结合蛋白（PABPN1）基因的转录生成的 mRNA 和 circRNA 结合，当 circPABPN1 与 HuR 大量结合将下调 PABPN1 蛋白表达；③ circRNAs 作为适配体（aptamer）调节蛋白与蛋白交互作用及活力。研究发现 circFOXO3 可作为适配体与周期蛋白依赖激酶 2（CDK2）及 CDK 交互作用蛋白 1（p21）结合，在细胞周期调控中发挥作用；④调控基因转录和剪切。一些表达定位于胞核的 circRNA 通过协同 RNA 聚合酶Ⅱ与 U1 小核核糖体蛋白（snRNP）交互作用，促进亲本基因的转录。一些 circRNA 的表达水平与特定基因转录后剪切效率呈负相关关系，在剪切水平调控基因转录本的线性和环状加工。

除了上述这些作用机制以外，近两年的研究发现一些 circRNA 分子具有编码蛋白质的能力，可通过其编码的蛋白质发挥功能。在应激条件下，线性 mRNA 可通过内部核糖体进入位点（IRES）顺势调控元件从中间启动翻译，极少数 circRNA 同样具有 IRES，被认为能翻译蛋白质。另外，细胞内部分 circRNA 的序列起始位点（AUG）附近存在 N6-甲基腺嘌呤（m6A）修饰基序，可通过 RNA 甲基化调控途径启动翻译过程。

（二）外源化学物诱导 circRNA 表达改变

外源化学物暴露导致组织细胞 circRNA 表达改变的特点与 miRNA 和 lncRNA 类似：①表达谱改变：目前已报道的几种外源化学物暴露导致 circRNA 表达改变都存在谱系的差异表达，如苯并[a]芘诱导的人支气管上皮细胞恶性转化模型中，有 3 431 个 circRNA 表达改变，其中 2 079 个表达上调，1 352 个表达下调。放射性元素氡暴露小鼠肺脏发生炎性反应，芯片分析发现 107 个 circRNA 表达上调，83 个表达下调。农药莠去津是一种环境内分泌干扰物，对实验动物具有生殖毒性。研究表明莠去津暴露的非洲爪蟾睾丸组织中 405 个 circRNA 差异表达，其中 44 个表达升高，361 个表达降低。②早期改变：用 2mmol/L 苯并[a]芘处理人肝癌 HepG2 细胞株，细胞暴露于苯并[a]芘 6、12、18、24、36 和 48 小时，分别有 26、39、18、18、48、46 个 circRNA 表达改变。2μmol/L 亚砷酸盐处理人肝细胞 3 小时，circRNA_100284 表达上调，在 24 小时内，随着处理时间延长表达逐步升高。这些研究都提示 circRNA 在外源化学物暴露的早期即发生改变。③累积效应：在化学致癌剂亚砷酸盐诱导的人角质细胞和人肝细胞恶性转化过程中，circLRP6 和 circRNA_100284 表达随着致癌剂处理次数增加而升高。

（三）circRNA对靶基因的调控

目前，化学物导致组织细胞毒作用中circRNA作用机制主要有两个方面：①表达改变的circRNA作为miRNA海绵，调控miRNA靶基因表达在外源化学物的毒作用中发挥功能。这种作用模式主要见于化学致癌物诱导的细胞癌变模型。在反式苯并[a]芘（anti-BPDE）诱导人支气管上皮细胞恶性转化模型中，发现RNA结合蛋白TNRC6A表达降低，影响circRNA0006916的生成，该circRNA可通过与miR-522-3p结合，调控miR-522-3p的靶基因PHLPP1表达，从而影响细胞周期转换和恶性增殖，circRNA0006916表现出类抑癌基因作用。在亚砷酸盐诱导的人角化细胞恶性转化的细胞模型中，发现亚砷酸盐暴露导致circLRP6的表达上调，通过海绵作用抑制miR-455，上调其靶基因ZEB1表达，从而诱导人角化细胞上皮间质转化发生及恶性转化。②circRNA表达改变影响亲本基因的表达在化学物毒作用中发挥功能。这种作用模式主要见于二氧化硅毒作用的circRNA机制研究。在二氧化硅诱导鼠内皮细胞间质转化模型中，circHECTD1表达增高，不影响HECTD1线性RNA表达水平，但circHECTD1的表达增高抑制了HECTD1的蛋白表达，circHECTD1/HECTD1通路在二氧化硅诱导的内皮间质转化中发挥作用。

五、血液及外泌体非编码RNA

（一）血液非编码RNA

1. 血液非编码RNA特征 2008年研究人员首次在血清中发现了miRNA的存在，而后的十几年间，包括血清在内的各类体液中miRNA、lncRNA和circRNA等非编码RNA被相继发现。科学家们证明了循环血液中部分miRNA或lncRNA的异常表达与包括癌症在内的疾病的相关性，在循环血液中检测到肺、胃和前列腺等其他系统和器官肿瘤来源的miRNA或lncRNA，这些肿瘤特异性miRNA和lncRNA的差异表达可以鉴别肿瘤与非肿瘤患者。越来越多的报道显示血清中的miRNA和lncRNA表达谱改变可能比目前常规肿瘤、代谢性等疾病的早期诊断方法具有更好的敏感性和特异性，大大提升了血液非编码RNA作为肿瘤和其他疾病分子标志的应用意义。

2. 血液非编码RNA存在形式与功能 细胞外非编码RNA包括有单体和载体结合两种方式存在，与载体结合的非编码RNA相对更稳定。已报道携带非编码RNA的载体主要为细胞外囊泡（extracellular vesicle，EV），包括外泌体、膜微粒、微囊泡和凋亡小体等。另外，核糖核蛋白复合体和高密度脂蛋白等也可作为载体携带非编码RNA。体液中非编码RNA的来源，一方面可能是组织细胞损伤坏死释放到其周围微环境的结果，另一方面来自组织细胞释放囊泡等载体携带的非编码RNA，分泌释放到局部组织微环境中或进入循环血中的非编码RNA是机体免疫或应激等生理病理过程的调节分子，具有重要的功能意义。

3. 化学物暴露与血液非编码RNA 血液非编码RNA作为分子标志在毒理学中的研究已有不少报道，但目前主要集中在miRNA和lncRNA这两类。一些报道显示，血液特异miRNA的水平可用以指示和监控化学物或药物诱导的组织损伤的病理学改变的进程。以大鼠和小鼠为实验动物，发现了血浆一些miRNA的表达水平与药物诱导的肝细胞损伤密切相关。血液miR-122是较好的肝脏特异性损伤分子标志，以止痛药对乙酰氨基酚，肝毒物四氯化碳、三氯溴甲烷、烯丙醇等诱导肝损伤，发现血清/血浆中miR-122表达改变具有暴露剂量和时间依赖性，而且这个miRNA指标指示肝损伤比丙氨酸转氨酶（alanine aminotransferase，ALT）指标更敏感。在肾脏疾病中，血浆和尿miRNA检测灵敏性较好，肾缺血再灌注或链脲霉素诱导的糖尿病所致小鼠肾损伤中，血浆和尿miR-10a和miR-30水平与肾损伤程度呈正相关。环境化学因素暴露能影响血浆中的miRNA表达谱。有较多报道显示吸烟与血液miRNA表达改变的联系，血浆miRNA表达谱能明确地将吸烟者和非吸烟者区分开，吸烟人群和吸烟相关肺癌患者血清let-7i-3p和miR-154-5p显著下调，血清let-7i-3p和miR-154-5p水平与吸烟指数呈显著负相关。燃煤型慢性砷中毒患者血浆miRNA表达谱改变，其中miR-21、miR-148a、miR-145和miR-155等8个miRNA表达上调，经通路分析发现miR-21、miR-145和miR-155的表达升高与炎症、氧化应激和DNA损伤修复有关，可作为燃煤型慢性砷中毒的分子标志。职业有害因素接触对血液 miRNA 和 lncRNA 表达影响的研究同样受到重视,已发现多环芳烃职业暴露工人外周淋巴细胞中,miR-638 表达水平与尿 1-羟基芘内暴露呈现剂量依赖性关系,lncRNA HOTAIR 和 MALAT1 表达水平与多环芳烃外暴露及内暴露呈剂量依赖性关系,并且与多环芳烃诱导的 DNA 损伤程度相关。动物化学致癌实验进一步证明了循环血液 miRNA 改变与肿瘤发生发展的密切联系。以香烟特有 N-亚硝胺致癌物 NNK 进行大鼠 95 周肺诱癌实验,发现 NNK 染毒改变了血清 miRNA 表达谱,血清 miR-206、miR-133b 表达呈现动态变化。

(二)外泌体非编码 RNA

1. 外泌体概述

(1)外泌体的特征:外泌体(exosome)是一种直径在 30～100nm 的细胞外囊泡,具有双层脂质结构。在发现早期,外泌体被认为是细胞处理废物的一种手段而被忽略。现已证实外泌体作为细胞外信号分子的载体,介导细胞间通信和细胞间的分子传递,参与生理和病理过程的信号分子传递到受体细胞。

(2)外泌体的生成:大多数含有内膜系统的哺乳动物细胞均可释放外泌体。由细胞膜内陷形成内体,内体限制膜发生多处凹陷,向内出芽形成微囊泡,从而转变为具有动态亚细胞结构的多囊泡体,即晚期内体。细胞内的多囊泡体可以与溶酶体融合,其内容物被降解和再循环;还可以与质膜融合,分泌到细胞外(即外泌体)。外泌体的分泌途径主要有两种:①组成型分泌;②信号刺激释放外泌体。

(3)外泌体作用方式:外泌体主要通过以下三种方式与受体细胞结合来发挥作用:①外泌体将膜蛋白或其内容物转移至受体细胞,被受体细胞膜完全吞噬;②外泌体膜与受体细胞膜直接融合;③外泌体上的跨膜蛋白直接作用于受体细胞膜表面的信号分子。外泌体与受体细胞以何种方式结合取决于外泌体的大小及外泌体携带的物质。

2. 外泌体非编码 RNA

(1)外泌体中的非编码 RNA:外泌体装载着众多信息分子,包括蛋白质、脂质、双链 DNA、mRNA 及非编码 RNA 等。已确认的外泌体非编码 RNA 包括有 miRNA、lncRNA、circRNA、snoRNA 和 piRNA 等。其中,miRNA、lncRNA 和 circRNA 是外泌体非编码 RNA 研究领域中的热点,特别是 miRNA 的研究报道较多。外泌体非编码 RNA 的表达水平通常受供体细胞内的非编码 RNA 表达的影响,可以通过外泌体表面特异性蛋白鉴定其组织或细胞来源。

(2)外泌体非编码 RNA 功能:一方面,外泌体的膜性囊泡结构可以对非编码 RNA 产生保护作用,因此,外泌体非编码 RNA 可稳定地存在于细胞外体液中,具有作为生物标志物的优势。如对肺癌患者血浆外泌体 miRNA 表达谱分析,发现了 miR-17-3p、miR-21、miR-106a、miR-146、miR-155 等 12 个 miRNA 表达改变,可作为肺癌潜在的生物标志物。lncRNA HOTAIR 被证明在多种恶性肿瘤中发现表达改变,外泌体 lncRNA HOTAIR 用于恶性肿瘤诊断的灵敏度和特异度分别是 92.3% 和 57.2%,当外泌体 miR-21 和 HOTAIR 联合应用于诊断时,灵敏度和特异度分别提升到 94.2% 和 73.5%。另一方面,细胞来源的外泌体,通过自分泌、旁分泌和内分泌等方式,通过其携带的信息分子对局部和远处受体细胞的表型进行调控,在组织生理和病理发生中有重要意义。外泌体 miRNA、lncRNA 和 circRNA 等都是功能性分子,可对受体细胞内相应靶基因表达进行调控,影响受体细胞的生物学功能。外泌体非编码 RNA 在肿瘤的放化疗抵抗、侵袭转移、肿瘤组织血管发生、肿瘤细胞免疫逃避及细胞增殖等恶性特征方面都发挥重要作用,影响癌症的进程。

3. 化学物暴露与外泌体非编码 RNA

外泌体是细胞分泌的微小囊泡,携带的非编码 RNA 在毒理学中的作用研究才刚开始。环境大气颗粒物的暴露与人体一些呼吸系统和心血管系统的疾病相关,有研究显示大气可吸入颗粒物(PM$_{10}$)短期暴露,可致机体释放入循环中细胞外囊泡总量增加,细胞外囊泡中 miRNA 表达谱改变,纤维蛋白原水平升高。通过生物信息学分析发现,在 7 个表达下调 miRNA 中,有 5 个可能在 PM$_{10}$ 暴露诱导的纤维蛋白原表达升高中发挥作用。化学致癌物亚砷酸盐诱导的恶性转化肝细胞来源的外泌体中 circRNA_100284 表达上调,在亚砷酸盐暴露的人群血清外泌体中此 circRNA 表达亦升高，恶性转化肝细胞来源的外泌体 circRNA 可加速正常肝细胞的周期进程和增殖，促进恶性转化。放射线照射人支气管上皮细胞诱导释放的外泌体中 miR-1246 表达升高，外泌体 miR-1246 通过靶向正常未照射支气管上皮细胞中的 DNA 连接酶 4（LIG4），诱导细胞的 DNA 损伤增加，下调非同源末端连接修复，抑制未照射支气管上皮细胞的增殖。

六、其他非编码 RNA

（一）核仁小 RNA

核仁小 RNA（small nucleolar RNA，snoRNA）是一类长度在 60～300nt 的非编码 RNA，能与核仁核糖核蛋白结合形成 snoRNP 复合物，参与细胞内 rRNA 的加工处理，RNA 剪接和翻译过程的调控以及应激反应等。按其结构和功能可归为两类：C/D box snoRNA 与 H/ACA box snoRNA。大多数 snoRNA 主要位于由 RNA 聚合酶Ⅱ转录的基因的内含子区域。从内含子上转录脱离后，pre-snoRNA 进一步的被核酸外切酶去除两端的多余序列，形成成熟的 snoRNA。snoRNA 的信号序列指引 snoRNA 与相应蛋白结合形成 snoRNP 复合物来避免被酶切，进而发挥功能。

snoRNA 的主要生物学功能有：①核糖体 RNA 前体加工与折叠，并指导转录后的碱基修饰；②作为 miRNA 前体；③参与 mRNA 的可变剪切；④有助于细胞应对应激反应。其功能兼具看家型和调控型非编码 RNA 的特点，是细胞内"RNA 调控"网络的重要组成部分。近年来，相继有研究表明 snoRNA 表达异常与恶性肿瘤发生相关，提示 snoRNA 有作为癌症诊断、治疗和预后生物标志的潜力。

目前，对外源化学物毒效应中 snoRNA 作用的了解还很缺乏。snoRNA 在正常细胞中表达定位于核仁，而核仁是细胞应对机体内外各种刺激反应的主要参与者。有研究表明，snoRNA 参与组织微环境变化，如缺氧或代谢压力，以及化学药物，如棕榈酸酯，诱导的细胞应激反应过程。在应激反应早期，一些 snoRNA 发生表达改变，涉及细胞生存或死亡的调控。环境化学物的毒作用过程中 snoRNA 的表达如何、是否参与相关疾病的发生发展还亟待探索。

（二）Piwi 蛋白相互作用的 RNA

Piwi 蛋白相互作用 RNA（Piwi-interacting RNA，piRNA）是一类长度为 24～32nt 的单链非编码小 RNA，因其能与 Piwi 蛋白家族成员结合发生相互作用，故命名。piRNA 主要来源于单链 RNA 前体，普遍分布在整个基因组上但具有高度的不连续性，5′ 端多具有尿嘧啶偏向性，多表达于动物生殖细胞和干细胞内，多数位于基因间隔区。

至今，研究人员在实验动物中发现 piRNA 两种可能的生成机制：一种是主合成路径，主要由 RNA 聚合酶Ⅱ转录形成转录本，输送到细胞质中，以 DICER 非依赖模式加工成成熟体，执行这一步骤的蛋白复合体还未完全阐明，成熟的 piRNA 与 Piwi 蛋白形成复合体，然后转位回细胞核内发挥功能；另一种为环路放大机制，在胞质中，成熟 piRNA 协同 AGO3 或 AUB 蛋白识别转座子转录本中成簇的相同序列，在 AGO3/AUB 剪切作用下，从转座子转录本上剪切出 piRNA 配对序列，形成反义 piRNA，然后反义 piRNA 再重复此过程。

piRNA 的生物学功能主要包括维持基因组完整性、抑制转座子转录、调节 mRNA 稳定性、参与异染色质的形成、执行表观遗传调控和生殖细胞发生等。外源化学物生殖毒性中 piRNA 的作用研究才开始起步。在实验母鼠妊娠期和哺乳期，微囊藻素（microcystin-leucine-arginine，MC-LR）的饮水暴露，其子代雄鼠的睾丸重量降低，组织结构破坏，piRNA 表达谱出现显著改变，睾丸细胞增殖抑制，凋亡增加。在雄性小鼠 MC-LR 暴露实验中，发现成精细胞和睾丸组织中 piRNA_003399 表达增高，与周期依赖性激酶 6 的表达呈负相关，诱导细胞 G_1 期阻滞，精子数量和活力下降。这些研究提示 piRNA 在生殖毒性化学物的毒作用中可能发挥重要作用。在癌症研究领域，piRNA 也开始受到关注。研究表明包括非小细胞肺癌、胃癌、结肠癌、肝癌、子宫颈癌等多种肿瘤组织中发现 piRNA 的表达改变，或许能成为癌症新的生物标志。但关于环境化学致癌中的 piRNA 还未见报道，是一个全新的领域。

（蒋义国　凌艺辉）

第三节 组蛋白修饰与染色体重塑

一、组蛋白修饰的生物学特征

（一）组蛋白的结构

组蛋白（histone）是真核生物细胞染色体中与DNA结合的一类小分子碱性蛋白质，根据其一级结构氨基酸序列的特点，组蛋白可分为高富含赖氨酸的组蛋白H1、富含赖氨酸的组蛋白H2A和H2B、富含精氨酸的组蛋白H3和H4。组蛋白由于富含带正电荷的碱性氨基酸，可与带负电荷的双螺旋DNA分子结合形成DNA-组蛋白复合物。在真核生物中，组蛋白与DNA形成染色体的基本组成单位核小体，每个核小体由H2A、H2B、H3和H4各两个拷贝组成核心8聚体以及缠绕在8聚体外长约147bp的DNA分子组成，核小体之间以40~60bp的DNA连接，并结合组蛋白H1。

（二）组蛋白修饰

组蛋白是染色质中重要组成成分，组蛋白中带有折叠基序（motif）的C端结构域与组蛋白分子间发生相互作用，并与DNA的缠绕有关，而N端可与其他调节蛋白和DNA作用，且富含赖氨酸，具有高度精细的可变区，N端尾部的氨基酸残基存在多种共价修饰模式，包括乙酰化与去乙酰化、甲基化与去甲基化、泛素化与去泛素化、磷酸化、ADP核糖基化、赖氨酸的丙酰化等。组蛋白通过共价修饰影响其与DNA双链的结合使染色质处于易于转录的松散状态或者不利于基因的转录的凝集状态，从而调控基因的表达。组蛋白在进化过程中极为保守，而组蛋白修饰（histone modification）又使其具有多样性，不同时间、不同空间以及不同的修饰方式形成表观调控指令，使染色质形成特定的状态并影响基因的表达调控，这种指令被称为"组蛋白密码"。研究表明，组蛋白密码是基因表达调控的基本方式之一，并且在DNA复制过程中可多代遗传，与DNA甲基化、染色体重塑等共同形成系统的表观遗传调控模式。

（三）组蛋白修饰类型

组蛋白修饰类型包括：组蛋白乙酰化与去乙酰化、组蛋白甲基化、组蛋白泛素化与去泛素化、组蛋白磷酸化和组蛋白SUMO（small ubiquitin-mediated protein，小分子泛素相关修饰物蛋白）化。

1. **组蛋白乙酰化与去乙酰化** 组蛋白乙酰化（histone acetylation）与去乙酰化（deacetylation）分别由组蛋白乙酰转移酶（histone acetyltransferase，HAT）和去乙酰化转移酶（histone deacetylase，HDAC）催化，在组蛋白氨基酸残基上添加或者移去一个乙酰基团。组蛋白乙酰化主要发生在组蛋白H3赖氨酸残基9、14、18、23和H4赖氨酸残基的5、8、12、16等位点，少数乙酰化发生于组蛋白H2A和H2B的赖氨酸残基上。组蛋白乙酰化最显著的作用是使组蛋白正电荷量减少，降低其与带负电荷DNA双链的结合能力，导致DNA双链与组蛋白八聚体的解离，使染色质处于松散状态，利于与转录相关的调控蛋白质与DNA结合，激活特定基因的转录；另外，组蛋白乙酰化可以影响核小体周围的环境，增强蛋白质与蛋白质、蛋白质与DNA相互作用能力，增强基因的转录调控。反之，组蛋白去乙酰化则移去组蛋白赖氨酸残基上的乙酰基，恢复组蛋白正电荷量，促进带正电荷的赖氨酸残基与带负电荷的DNA紧密结合，从而抑制基因转录。细胞内组蛋白乙酰化和去乙酰化维持动态平衡关系，是基因转录调控的关键机制之一。

2. **组蛋白甲基化** 组蛋白甲基化（histone methylation）主要发生在组蛋白H3和H4的N端赖氨酸或者精氨酸残基上，该过程通过不同的特异性组蛋白甲基转移酶（histone methyltransferase，HMT）催化将S-腺苷甲硫氨酸上的甲基转移到赖氨酸或者精氨酸残基上。赖氨酸残基能进行单甲基化（me1）、双甲基化（me2，对称或非对称）和三甲基化（me3）修饰，精氨酸残基主要由单甲基化和双甲基化修饰。组蛋白甲基化主要发生在H3的N末端第4、9、27、36位及H4的第20位赖氨酸残基上，精氨酸发生甲基化位点包括H3的第2、8、17、26、128、129等位点和H4的第3位点精氨酸残基上。组蛋白去甲基化则是移去氨基酸残基上的甲基或者抑制甲基转移酶的作用。组蛋白甲基化修饰一方面可以影响局部染色质结构影响转录调控，另一方面可以通过介导DNA甲基化调控基因的转录表达。但是，由于甲基化修饰位点以及类型的多样性，导致不同位点的甲基化修饰对基因的转录调控也有差异，如H3K4或

H3K27 的甲基化修饰一般可以激活相关基因转录。同一位点甲基化修饰如果位于基因不同区可产生不同的作用，比如 H3K9 位于基因启动子区域时其甲基化可抑制基因表达，而位于基因编码区可以激活相关基因的转录。此外，同一位点不同的甲基化修饰数目也可以对基因的表达产生不同的影响。可见，通过组蛋白甲基转移酶和去甲基化酶的相互作用，动态、可逆地调节组蛋白的甲基化状态，进而精确地调控基因转录的激活或抑制。

3. **组蛋白泛素化与去泛素化**　蛋白质泛素化（histone ubiquitination）是在真核细胞中广泛存在的一种蛋白质修饰方式，是在酶促作用下，将泛素分子的羧基末端与蛋白质赖氨酸残基结合的过程。底物蛋白质可以接受一个或者多个泛素分子，不同的修饰方式可能对蛋白质结构、活性、稳定性以及功能产生不同的影响。组蛋白泛素化主要发生在 H2A 和 H2B，H2A 泛素化修饰位点是高度保守的 H2AK119 位点，在真核生物中约 5%～10% 的 H2A 发生泛素化，H2A 泛素化量较少。H2A 泛素化能促进组蛋白 H1 与核小体的结合，也在 X 染色体失活过程中发挥作用。H2B 的泛素化是组蛋白 H3 第 4 位 Lys 和第 79 位 Lys 甲基化的前提，也是转录起始和延伸过程中的重要环节。组蛋白去泛素化则是在去泛素化酶的作用下，通过水解泛素 76 位甘氨酸的肽键而移除。组蛋白去泛素化与染色质的凝集有关，参与有丝分裂过程中染色质解聚 - 凝集动态调控。

4. **组蛋白磷酸化**　组蛋白磷酸化（histone phosphorylation）是指在磷酸激酶的催化作用下对组蛋白氨基酸残基进行磷酸化修饰。一般情况下是磷酸基团与组蛋白 N- 末端的丝氨酸或苏氨酸残基结合。由于磷酸基团一般携带负电荷，可以中和组蛋白上的正电荷，导致组蛋白与 DNA 之间亲和力下降，使核小体解离形成易于基因转录的构象。例如，组蛋白 H3 第 10 位丝氨酸的磷酸化与基因转录和有丝分裂期染色体凝集时形态结构改变相关，从 G_2 期开始到 M 期，组蛋白 H3Ser10 磷酸化程度和广度均逐渐上调并达到高峰，在有丝分裂末期磷酸化水平显著下调。如果其磷酸化调控失衡会导致细胞分裂异常，如在减数分裂过程中，组蛋白 H3 磷酸化（S10、S28、T3

和 T11）的缺乏可导致 X 染色体的着丝粒失活，造成减数分裂期 X 染色体的不分离。组蛋白磷酸化可以改变组蛋白与 DNA 结合的稳定性，在有丝分裂、DNA 损伤修复、DNA 复制、转录等生命活动中发挥着重要的作用。

5. **组蛋白 SUMO 化**　SUMO 化修饰是一种类似泛素化的修饰过程，是在 SUMO 活化酶 E1、结合酶 E2 和连接酶 E3 的作用下，将 SUMO 蛋白质分子共价结合到组蛋白赖氨酸残基上的过程。SUMO 与泛素一样，是一类高度保守的蛋白质家族。组蛋白 SUMO 化修饰主要发生在 H4 氨基酸残基，H4SUMO 化修饰可以招募组蛋白去乙酰化酶和异染色质相关蛋白 1，分别引起组蛋白去乙酰化和染色体重塑，导致基因转录抑制。

二、组蛋白修饰的调控与外源化学物的毒作用

由于组蛋白修饰在基因表达调控中起着重要作用，因此外源化学物能够通过影响组蛋白修饰参与基因的表达调控以及毒物的毒作用和疾病的发生。研究表明，环境有机污染物、重金属、电离辐射等理化因素均可以影响组蛋白的修饰，见表 8-4。

1. **重金属**　研究显示，镍暴露能使组蛋白 H2A、H2B、H3 和 H4 发生去乙酰化，H3K4 的三甲基化、H3K9 的二甲基化明显改变。镍离子可以降低酵母和哺乳动物细胞组蛋白 H4 乙酰化水平。镍通过抑制 G9a 酶活性和降低 G9a 表达，使 H3K9 双甲基化增加。还可以通过抑制组蛋白去甲基化过程来影响组蛋白修饰。研究发现，镍可以诱导蛋白质的次级结构改变，并具有乙酰化类似作用，诱导 α 螺旋构象在非乙酰化的组蛋白中增加，从而降低了组蛋白乙酰化转移、识别与结合组蛋白尾的能力，这可能是镍抑制 H4 的重要机制。进一步研究表明，镍暴露引起的组蛋白高甲基化源于 Ni^{2+} 替代 H3K9 去甲基化酶催化活性中心的 Fe^{2+} 而产生的直接抑制作用。镍暴露还能够引起 H2A 和 H2B 泛素化和 H3S10 磷酸化。其他细胞中也存在这种变化。

铬暴露能引起包括 H3S10 的磷酸化、H3L4 的三甲基化及 H3 和 H4 乙酰化在内的各种组蛋白修饰，并能与组蛋白精氨酸和赖氨酸残基相互

表 8-4　外源化学物与组蛋白修饰

化学物类别	化学物名称	组织或细胞类型	实验类别	组蛋白修饰方式 *
重金属	镍	人肺癌细胞	体外	H3K4me3，H3K9me2
		人外周血单核细胞	体内	H3K4me3，H3K9me2
		人支气管上皮细胞	体外	H3K9me2
		小鼠胚胎干细胞	体外	H3K27me1
		人呼吸道上皮细胞	体外	H2Aub，H2Bub
		中国仓鼠细胞（G12）	体外	H3ac，H4ac，H3K9me2
	铬	人肺癌细胞	体外	H3ac，H3K4me2，H4ac，H3K27me3，H3K9me2
		正常人支气管上皮细胞	体外	H3K27me3
		中国仓鼠细胞（G12）	体外	H3K9me2
	镉	小鼠胚胎干细胞	体外	H3K27me1
		人尿道上皮细胞	体外	H3K4me3，H3K9me3，H3K27me3
	汞	小鼠胚胎干细胞	体外	H3K27me1
		小鼠脑组织	体内	H3K27me3，H3Ac
类金属	砷	人外周血单核细胞	体内	H3K9me2，H3K9ac
		小鼠表皮细胞／人白血病细胞	体外	H3S10p
		小鼠腺癌细胞	体外	H3R17me2a
		人尿道上皮细胞	体外	H3K4me3，H3K9ac
		小鼠心肌细胞	体外	H3K9me2，H3K9me3，H3K9ac
		人肺癌细胞	体外	H3K9me2，H3K4me3，H3K27me3
		小鼠胚胎干细胞	体外	H3K27me1
		小鼠间质肿瘤细胞	体外	H3K9me2，H3K9me3
		大鼠睾丸	体内	H3K9me1，H3K9me2，H3K9me3
有机污染物	多氯联苯	大鼠肝脏	体内	H4K16ac，H3K4me3
		人胚肾 293 细胞	体外	H3K4me3
	苯并[a]芘	人宫颈癌细胞	体外	H3K4me3，H3K9ac
	1, 4- 双[2-（3, 5-二氯吡啶氧)]苯	小鼠肝脏	体外	H3K4me，H3K4me2，H3K4me3，H3K9me3
	己烯雌酚 双酚 A	乳腺癌细胞／乳腺组织	体外／体内	H3L27me3
药物滥用	可卡因	小鼠脑组织	体内	H3K4me1，H3K4me3，H3K36me3
		小鼠脑组织	体内	H3ac，H4ac
	乙醇	大鼠肝星状细胞	体外	H3ac
		大鼠原代肝细胞	体外	H3me2K4，H3me2K9
	雷公藤多聚糖苷	雄性小鼠生殖细胞／小鼠精原干细胞	体内／体外	H3K9me2
	苯甲醇	果蝇脑组织	体内	H4ac
空气污染	颗粒物	人外周血	体内	H3K4me2，H3K9ac
纳米材料	纳米金	胚胎肺纤维母细胞	体外	H3K27me
	纳米材料	正常／癌上皮细胞	体外	H3K9me2，H3K9ac，H3K5ac，H3K9me2

*me: 甲基化；me3: 三甲基化（其余类推）；ub: 泛素化；ac: 乙酰化；p: 磷酸化。

作用。研究显示，铬暴露增加了 H3K9 特异的甲基化酶 G9a 的表达，这种酶正向调控 H3K9me3 及 H3K4me3 的表达引起广泛的 H3K9 甲基化，尤其是在 DNA 错配修复基因 *MLH1* 启动子区域 H3K9 甲基化，进而抑制 *MLH1* 的表达引起细胞错配修复功能缺陷，导致基因组不稳定，细胞更容易发生癌变。详见表 8-4。

2. **类金属砷** 砷暴露极易引起组蛋白 H3S10 发生磷酸化修饰，且这种修饰在肿瘤发生过程中易引起 c-fos、c-jun 等癌基因表达上调，最终引起肿瘤发生。砷暴露还会引起组蛋白 H4R3 和 H3R17 的甲基化修饰，进而引起抗氧化酶基因铁蛋白的表达。关于砷暴露诱导组蛋白修饰机制的研究表明，砷暴露主要影响组蛋白修饰酶的表达和活性，如 H3K9 乙酰化修饰作用主要源于砷暴露引起的 HDAC 活性的抑制，而 H3K9me2 和 H3K9me3 甲基化修饰源于砷暴露引起的 H3K9 甲基化修饰酶 G9A/KMT1C 水平的增加，相应赖氨酸（K）特异性去甲基酶 3A（JHDM2A/KDM3A）的表达水平不改变。

3. **有机污染物** 大量研究表明多种有机污染物引起的表观遗传学改变涉及组蛋白修饰。如苯甲醇能够选择性增加脑内 sol 基因启动子区组蛋白 H4 多个位点的乙酰化水平。慢性苯中毒患者的拓扑异构酶的表达和活力下降，而组蛋白 H3K9 的甲基化程度升高，组蛋白 H4、H3 乙酰化以及组蛋白 H3K4 甲基化程度降低。持久性有机污染物（persistent organic pollutant，POP）毒作用同样涉及组蛋白修饰，如多氯联苯暴露能诱导组蛋白去甲基化酶 Jarid1b 和组蛋白 H4K16 乙酰化酶 SIRT1 激活，使 H3K4me3 甲基化水平和 H4K16 乙酰化显著降低，进而引起雄激素受体转录激活。在动物实验中也发现多氯联苯早期暴露引起大鼠和 H3K4me3 甲基化水平下调。多环芳烃（PAH）暴露引起毒性的机制也涉及组蛋白修饰的改变，PAH 暴露可引起人外周血中 H3K27me3 和 H3K36me3 水平升高，同时 PAH 暴露可致外周血淋巴细胞 DNA 损伤以及组蛋白 p-H3S10 修饰升高，组蛋白 H3Ser10 磷酸化修饰改变可能在调控细胞 DNA 损伤修复中起重要作用。研究发现，组蛋白 H3Ser10 磷酸化修饰（histone H3 phosphorylation at ser10，p-H3Ser10）可以通过直接调控 DNA 错配修复基因的转录表达，从而影响黄曲霉毒素 B₁（aflatoxin B₁，AFB₁）作用，诱导发生 DNA 损伤修复以及细胞恶性转化进程。苯并[a]芘暴露能引起 H4 乙酰化修饰及 H3K4 甲基化修饰，进而引起核受体 NR2E3 从雌激素受体启动子区域的释放，降低雌激素受体的表达。环境内分泌干扰物毒性作用过程中组蛋白修饰也发挥了重要作用，己烯雌酚、双酚 A 与邻苯二甲酸酯类化合物等都能增加组蛋白甲基化转移酶的表达，并伴随着组蛋白 H3L27me3 水平的增加，见表 8-4。

4. **药物滥用** 可卡因及乙醇等药物滥用会引起组蛋白乙酰化及磷酸化水平的改变。给予大鼠可卡因能增加基因 c-fos 启动子区域的组蛋白 H3 磷酸化水平及 H4 乙酰化水平。肝星状细胞暴露于乙醇后，表现出能以时间浓度依赖关系引起组蛋白 H3 乙酰化作用的增强。体内急性乙醇暴露对大鼠多个脏器、组织中组蛋白 H3 产生影响，肝脏、肺和脾脏组蛋白 H3K9 乙酰化水平明显增加。

5. **空气污染** 研究表明钢铁厂工人在长期暴露于富含金属的颗粒物后，其外周血淋巴细胞中的 H3K4me2 和 H3K9ac 水平升高。空气污染中的 PM 可导致组蛋白乙酰转移酶活性上升，从而导致组蛋白乙酰化水平升高，从而导致促炎性细胞因子产生增多。暴露于不同水平的交通空气污染可导致大鼠肺组织蛋白 H3K9 乙酰化水平出现剂量依赖性升高，且乙酰化水平随时间的延长有逐渐上升的趋势。有研究表明 PM₁₀ 可通过氧化应激而导致全基因组组蛋白乙酰化水平升高。PM₂.₅ 可通过下调组蛋白去甲基化酶表达上调 H3K4 和 H3K9 甲基化水平。

6. **纳米材料** 在暴露纳米材料——量子点碲化镉（CdTe QD），人乳腺癌细胞核染色质发生重组并且组蛋白乙酰化呈剂量依赖性的降低。纳米金（AuNP）会造成组蛋白 H3K27me3 水平下降。H3K9ac、H4K5ac 和 H3K9me2 组蛋白修饰可能主要参与纳米材料暴露后正常上皮细胞和癌上皮细胞 45S rRNA 前体表达的差异改变，H3K4me2 和 H3K27me2 可能在不同组蛋白修饰的相互影响中，部分地参与了 45S rRNA 前体的转录调节。

三、染色质重塑的生物学特征

真核生物的遗传物质由组蛋白参与形成了稳定的结构，因此，在基因表达的过程中，除了受到转录元件的调控之外，基因尤其是基因的调控区的染色质的包装状态也会发生改变，表现为染色质位置和结构的变化，主要涉及核小体的置换或重新排列，其改变了核小体在基因启动序列区域的排列增加了基因转录因子和启动序列的可接近性，即发生染色质重塑（chromatin remodeling）。

1. 组蛋白共价修饰　染色质重塑修饰方式主要包括两种：一种是组蛋白共价修饰（covalent histone-modifying complexes），称为组蛋白修饰复合物的特定蛋白质复合物催化在组蛋白上添加或去除各种化学基团。这些修饰可以影响组蛋白和DNA的结合亲和力，从而影响组蛋白周围缠绕的DNA的凝集状态（表 8-5）。例如，赖氨酸 H3K9和 H3K27 的甲基化与转录抑制相关，特别是，H3K9me3 与组成型异染色质高度相关。相反，组蛋白乙酰化使染色质浓缩松弛并使 DNA 暴露，有利于转录因子的结合，导致基因表达增加。

2. ATP 酶依赖型染色体重塑　另一种是 ATP酶依赖型染色体重塑（ATP-dependent chromatin remodeling），这些蛋白复合物具有一个共同的ATP 酶域，ATP 水解产生的能量使这些重构复合物能够沿着 DNA 重新定位（滑动、扭转或循环）核小体，将组蛋白从 DNA 中驱逐出去，或促进组蛋白变体的交换，从而为基因活化创造一个 DNA的无核小体区域。此外，一些重塑复合物具有DNA 转位活性，从而执行特定的重塑任务。由于ATP 酶依赖型重塑复合物都有独特侧翼区域，因此它们主要分为 SWI/SNF、ISWI、CHD、INO80四大家族。

（1）SWI/SNF 家族：SWI/ SNF 家族重塑物由 8 到 14 个亚基组成。大多数真核生物利用两个相关的 SWI/SNF 家族重塑物，构建在两个相关的催化亚基上。催化 ATP 酶包括 HAS（helicase-SANT）、post-HAS 和 C- 末端布罗莫结构域（bromo domain）。这个家族成员具有多种活性，它在许多位点和不同的过程中滑移和驱逐核小体，但在染色质组装中缺少作用。

（2）ISWI 家族：ISWI 家族重塑物包含 2 到4 个亚单元。大多数真核生物利用一个或两个不同的催化亚基，以及专门的伴随蛋白，构建多个ISWI 家族复合物。ISWI 家族 ATP 酶的 C 端存在一组特征域：与 SLIDE 域（SANT-like ISWI）相邻的 SANT 域，共同形成核小体识别模块，与未修饰的组蛋白尾部和 DNA 结合。许多 ISWI 家族复合物（ACF、CHRAC）优化核小体间距，促进染色质组装和转录抑制。然而，某些复合物（NURF）可以随机化间距，这有助于 RNA 聚合酶Ⅱ（RNAPⅡ）的激活，显示出伴随亚单元所具有的多样性。

（3）CHD 家族：CHD（染色质、解旋酶和 DNA结合）家族重塑物特征特点包括催化亚基 N 端两个衔接排列的克罗莫结构域。催化亚基在低等真核生物中为单体，但在脊椎动物中可形成大型复合物。某些 CHD 重塑物通过滑动或驱逐核小体来促进转录。然而，其他 CHD 重塑物具有抑制作用，包括脊椎动物 Mi-2/NuRD（核小体重塑和去乙酰化酶）复合物，它包含组蛋白去乙酰化酶（HDAC1/2）和甲基 CpG 结合域（MBD）蛋白。CHD 家族的变异性可能部分依赖于克罗莫域的多样性。

（4）INO80 家族：INO80 家族重塑物包含超过10 个亚基，其定义特征是一个"分裂"的 ATP 酶域，即在 ATP 酶域的中间，在解旋酶相关（AAA-ATPase）Rvb1/2 蛋白和一个 ARP 蛋白结合的部位

表 8-5　组蛋白修饰类型不同和转录激活 / 抑制的关系

修饰类型	组蛋白						
	H3K4	H3K9	H3K14	H3K27	H3K79	H4K20	H2BK5
单甲基化	激活	激活		激活	激活	激活	激活
二甲基化		抑制		抑制	激活		
三甲基化	激活	抑制		抑制	抑制 / 激活		抑制
乙酰化		激活	激活				

有一个长的插入。

重塑复合体介导的基因表达，目前主要有两种机制：一种是转录因子首先与核小体结合，然后再与重塑复合体结合，引发核小体结构发生稳定性的变化，这种稳定性的结构变化利于其他转录因子和启动所必需的相关蛋白进一步加入，形成转录复合物并启动基因转录；另一种机制是重塑复合体与核小体结合，通过水解 ATP 释放能量导致核小体的滑动，使得核小体处于不停重新分布的动态过程，增加 DNA 的暴露并利于特异性的启动子行使转录功能。此外，最新的研究发现，两种染色质重塑模式有协同作用，组蛋白修饰可以影响重塑复合物的募集和稳定性，比如 H3K9me3 修饰可以促进 ISWI 的募集，而 H3K4me3 可以促进 NURF 的 PHD 结构域的募集。CHD 重塑复合物依赖 ATP 酶的活性可以促进组蛋白去乙酰化。

四、染色质重塑的调控与外源化学物的毒作用

染色质重塑涉及多种环境污染物毒作用，目前有关环境污染物对染色质重塑调节机制的报道多集中在对组蛋白修饰方面。环境污染物通过介导 ATP 依赖的重塑复合物导致染色质结构变异的报道较少。

研究发现，多种环境污染物，包括重金属（汞、镍、铅、镉、铬、砷等）、有机氯杀虫剂等农药、多环芳烃等持久性有机污染物均可以通过组蛋白修饰参与染色质重塑，引起的表观遗传学的改变。例如：围产期暴露于甲基汞导致子代行为和学习能力的持续改变，部分可以解释为海马体中脑源性神经营养因子（brain-derived neurotrophic factor，BDNF）的表达减少。H3K27 的三甲基化导致组蛋白周围缠绕的 DNA 结构进一步浓缩，从而抑制了 BDNF 基因的表达；有研究观察到镍暴露后可以诱导染色体形成异染色质状态，这种致密状态的 DNA 结构可能与染色质重塑酶对染色质结构的重塑相关。另外，有研究表明：镍离子可以降低酵母和哺乳动物细胞组蛋白 H4 乙酰化水平，在细胞核内选择性的诱发异染色质形成；苯并[a]芘可诱导组蛋白修饰（H3K9 乙酰化、H3K14 乙酰化）改变，而组蛋白 H3 的乙酰化会改变染色质重塑复合物（SWI/SNF 复合物、ISW 复合物）的表达继而影响染色质的结构；对大鼠进行的动物实验进一步证明了苯并[a]芘可影响染色质的结构。雌激素受体在被过氧化物酶体增殖剂、二噁英及激素类化合物等配体激活后，易于招募包括 ATP 依赖的核小体重塑酶和组蛋白修饰酶在内的共调解子，引起局部染色质结构的松散，从而调节基因的表达。

近年来，空气中的细颗粒对人体健康的影响引起人们的关注，体外研究发现 PM$_{10}$ 通过氧化应激介导，组蛋白乙酰转移酶的活性增加、组蛋白 4 的乙酰化作用增强，进而引起 IL-8 的释放增加，说明组蛋白乙酰化作用引起的染色质重塑在 PM$_{10}$ 介导的肺部疾病中可能发挥着重要作用。吸烟是明确的致癌因素，可以影响组蛋白乙酰化和去乙酰化的平衡导致肺组织中特异性促炎因子基因的过度转录，研究发现吸烟暴露导致大鼠肺部大量炎症性细胞聚集，并通过组蛋白 H3 的磷酸化和乙酰化以及组蛋白 H4 的乙酰化水平的升高而引起染色质修复，且与 p38 的磷酸化水平呈正相关。研究提示，吸烟暴露诱导的染色质重塑的改变可以促进促炎性细胞因子的转录，进而加重肺部炎症反应，在肺部慢性疾病的发展过程中发挥着重要作用。染色体重塑复合物对于毒物的反应最显著的是参与 DNA 修复。在 UV 等遗传毒物诱发的 DNA 损伤过程中，ISWI 重塑复合体招募到 DNA 损伤位置，影响修复因子与损伤因子结合能力以及 DNA 修复。比如 ISWI 亚基 Acf1 可以招募 Ku70/80 复合物到达损伤位点，WICH 亚单位 WSTF 蛋白可促进 H2AX 磷酸化，这些功能均导致 DNA 启动相应的修复过程，但是相关的机制还需要进一步研究。

DNA 复制、转录、修复和重组均发生在染色质水平，而染色质重塑在这其中起着重要作用，这种作用不仅仅是由于染色质重塑复合物和组蛋白乙酰化的调控，还与 DNA 甲基化、组蛋白的其他共价修饰有关。但是，染色体重塑的调控机制还很不清楚，尤其是 DNA 甲基化、组蛋白修复、重塑复合体如何有机地参与基因的表达调控还需要深入研究。这也提示在分析染色体重塑在毒物毒性中的作用时需要全面考虑其他修饰的作用。

（王　庆）

第四节　表观遗传作用的检测方法

表观遗传调控方式是近年生命科学领域飞速发展并值得广泛深入研究的一种重要调控方式。目前普遍认为通过干扰表观遗传调控而产生毒作用是外源化学物与人体产生交互作用的重要机制。随着表观遗传学研究的不断深入，针对不同研究目的，运用不同的处理方法，涵盖从基因到基因组各层次的有关表观遗传作用的研究方法层出不穷。

一、DNA 甲基化检测方法

DNA 甲基化是最常见的一种表观遗传学修饰。现已发现许多外源化学物能通过改变 DNA 甲基化而诱发基因组范围或特异基因的染色质结构改变，从而改变基因的表达，是表观毒理学研究的重要组成部分。由于基因组和基因启动子及其附近区域内 CpG 甲基化是众多基因实现去表达（沉默）和基因印记的重要途径，基因表达的甲基化水平分析已成为生命科学领域研究的热点问题。为满足不同类型研究的需求，已开发出多种甲基化水平分析检测方法。根据研究目的和研究深度可将现有的研究方法归为四大类，即总体 DNA 甲基化水平检测分析、全基因组（高通量）DNA 甲基化检测分析（又称甲基化组学）、高度复用目标区域的检测分析和特定基因（低通量）甲基化检测分析

（一）总体 DNA 甲基化水平检测分析

总体 DNA 甲基化水平意为 5- 甲基胞嘧啶（5mC）相对于总胞嘧啶（C）的百分比。早期通过高性能分离技术和紫外线光谱检测（UV detection）法对其进行鉴定，随着实验方法的发展，更高灵敏度的检测方法已被人们发现。

1. 质谱法　质谱法通过亚硫酸氢盐处理过后分子量大小差异导致存留时间不同的原理，定量检测计算甲基化胞嘧啶与未甲基化胞嘧啶的含量。其优势在于经过优化实验操作后，仅使用 1μg DNA 就可以快速准确地绝对量化 5mC 相对总体胞嘧啶的水平，且灵敏度高。

2. 免疫荧光法　免疫荧光法广泛应用于细胞生物学中，其基于抗体特异性识别并结合选定靶标的特点常被用于原位杂交检测已被固定细胞中的蛋白质。随着可结合被修饰核苷酸并具有高特异性的抗体被广泛开发，应用此方法就可达到检测细胞、组织等样本中的总体甲基化水平。使用特异性识别 5- 甲基胞嘧啶的一抗与样本进行结合，随后使用与荧光团偶联的二抗进行免疫荧光或免疫细胞化学的其他分子扩增一抗信号，进行检测即可获得样品内 DNA 甲基化状态的空间分布和水平的信息。虽然该方法在基因组学的分辨率仍然很低，但通过先进的显微技术和图像分析依然可以从免疫染色位点获得详细的空间信息内容。

（二）全基因组（高通量）DNA 甲基化检测分析

DNA 甲基化在基因表达调控中起着一个关键的作用，获得全基因组范围内甲基化水平数据，对于阐明细胞中基因调控的表观遗传机制研究具有重要意义。

1. 基于亚硫酸氢盐测序（bisulfite sequencing，BS）的 DNA 甲基化图谱（methylation profiling）绘制技术　随着第二代测序技术的广泛应用，全基因组亚硫酸氢盐测序（whole genome bisulfite sequencing）已经发展成熟，全基因组或缩减的基因组方式已经被用来在各种基因组大小的生物中获得最全面的 DNA 甲基化谱。

该方法的实验原理是前期用亚硫酸盐处理 DNA 样本，将基因组中未发生甲基化的 C 碱基转换成 U，进行 PCR 扩增后变成 T 碱基，与原本具有甲基化修饰的 C 碱基区分开来，再结合高通量测序技术。该法特别适用于绘制单碱基分辨率的全基因组 DNA 甲基化图谱。由于亚硫酸氢盐转化和高通量测序技术结合可以将确定的甲基化图谱分辨率提升到单碱基水平，此外，通过引物设计可以检测特异链的甲基化状态。到目前为止，亚硫酸氢盐转化被视为辨识任何 DNA 序列胞嘧啶甲基化的金标准。因此，全基因组水平的甲基化测序被普遍认为是 DNA 甲基化研究的金标准，具有单碱基的分辨率、覆盖范围广等优势而被广泛应用。但同时因该方法对 DNA 转化的要求严格，并可能出现转化不完全的情况，故可能导致对甲基化程度的计算过高。

全基因组亚硫酸氢盐测序相应的检测费用

较高,为了能用较低的成本得到全面的基因组甲基化状态,有两种性价比较高的测序方法可以选择:简化表观亚硫酸盐测序技术(reduced representation bisulfite sequencing,RRBS)和亚硫酸盐锁式探针(bisulfite padlock probe,BSPP)。RRBS的方法是基于酶切的原理,采用 Msp I 酶切,该酶的酶切位点为 CCGG,可将 CpG 位点富集出来,用较小的数据量获得包含最多 CpG 位点甲基化信息的单碱基精度的甲基化图谱;BSPP 在与处理过后的 DNA 配对时会扩增连接成环形,随后用核酸外切酶筛选成环的探针,对产物进行测序即可得到 DNA 信息。此方法不局限于酶识别的位点,并且比 RRBS 在选择靶点上更具有灵活性。

2. 基于免疫共沉淀(immunoprecipitation,IP)后测序的 DNA 甲基化检测技术——甲基化 DNA 免疫共沉淀测序 甲基化 DNA 免疫共沉淀测序(methylated DNA immunoprecipitation sequencing,MeDIP-seq)是基于抗体富集原理进行测序的全基因组甲基化检测技术,采用甲基化 DNA 免疫共沉淀技术,通过 5′-甲基胞嘧啶抗体特异性富集基因组上发生甲基化的 DNA 片段,然后通过高通量测序在全基因组水平上进行高精度的 CpG 密集的高甲基化区域研究,MeDIP 普遍富集 CpG 低密度的甲基化区域。该方法的优点在于精度高、覆盖面广和性价比较高,而不足之处是不能精确到单碱基的分辨率,只能获得某一段区域的甲基化信息。

亚硫酸氢盐处理的染色质免疫沉淀 DNA 测序(BisChIP-seq)使得能够在链特异性环境中跨给定分子分析每个胞嘧啶残基的甲基化状态,染色质免疫沉淀技术通常用于组蛋白特异性修饰位点或转录因子结合位点的研究,是探索体内 DNA 与蛋白质相互作用的最常用且有力的工具。这种组合的方法能够直接检测染色质修饰的 DNA 或转录因子相关 DNA 与每个靶向等位基因的甲基化状态之间的精确关系。BisChIP-Seq 现在可以广泛应用于全基因组,以进一步了解 DNA 甲基化与其他重要表观遗传调节因子之间的分子关系。

3. 基于芯片的 DNA 甲基化检测技术 微阵列技术最大的优势就是成千上万的感兴趣的甲基化位点可被同时检测分析。基于不同的分辨率和目标区域的各种平台已被用于研究全基因组

DNA 甲基化水平,这些阵列已有市售产品。目前针对全基因组 CpG 岛或启动子内的特定区域的寡核苷酸的高分辨率阵列平台几乎覆盖了全基因组,研究者可根据实验需求进行定制。

使用不同的芯片实验平台,其前期处理操作方法不尽相同,大体可分为两类方法进行样本的前期处理。方法一采用的是亚硫酸盐处理,将甲基化的差异转变成碱基上的差异,然后利用位点特异的探针检测这些化学上差异的位点,一种探针为甲基化位点设计,而另一种为未甲基化位点设计,结合后通过单碱基延伸掺入一个标记的 ddNTP,通过计算甲基化位点和未甲基化位点掺入的荧光信号强度检测样本的甲基化程度;方法二则采用的是甲基化 DNA 免疫共沉淀(MeDIP)的方法,这是一种高效富集甲基化 DNA 的方法。在该方法中,可与 5′-甲基胞嘧啶核苷(5mC)特异性结合的抗体加入到变性的基因组 DNA 片段中,从而使甲基化的基因组片段免疫沉淀形成富集,然后通过与已有 DNA 微芯片技术相结合,从而进行大规模 DNA 甲基化分析。该方法简便,特异性高,适合 DNA 甲基化组学(DNA methylome)的分析。

4. 数字限制酶甲基化分析(DREAM) DREAM 是一种使用新一代测序(NGS)技术定量绘制基因组 DNA 甲基化的方法。该方法基于在 CCCGGG 靶位点用一对限制酶(SmaI 和 XmaI)连续切割基因组 DNA。首先用 SmaI 消化未甲基化的位点。该酶切割 CCC-GGG 中间位点,留下钝端片段。CpG 甲基化完全阻断 SmaI,因此只有未甲基化的位点被切割。剩余的甲基化位点在下一步用 XmaI 消化。该酶不被 CpG 甲基化阻断。它在 C-CCGGG 处侧向切割识别位点,形成 5′-CCGG 突出端。因此,顺序切割在限制性片段的末端产生不同的甲基化特异性特征:未甲基化的 CpG 位点为 5′-GGG,甲基化位点为 5′-CCGGG。将由消化产生的 DNA 片段连接到 NGS 衔接子上,测序读数与基因组比对并映射到独特的 CCCGGG 靶位点。DREAM 不需要使用亚硫酸氢盐转化,背景值非常低,并且对低水平的甲基化具有高度敏感性。该方法简单、成本有效、定量、高度可重复,并且可以应用于任何物种。

5. 核小体占位和甲基化测序(NOMe-seq)

NOMe-seq 通过利用甲基转移酶 M.CviPI 直接测量 DNA 甲基化和核小体占位之间的关系，甲基转移酶将未保护的 GpC 二核苷酸甲基化以产生可占位染色质的印迹。该测定可以使用少至 200 000 个细胞并在 15 分钟内以单 DNA 分子分辨率产生双核小体占据和 DNA 甲基化信息。随后可以通过克隆 PCR 扩增的亚硫酸氢盐 DNA 并对单个克隆进行测序来筛选感兴趣的基因组区域的 DNA 甲基化水平和核小体占位状态。

（三）高度复用目标区域的检测分析

1. 用于高度多重靶向亚硫酸氢盐测序的微滴 PCR（microdroplet PCR） 使用基于微滴 PCR 的亚硫酸氢盐测序可选择感兴趣区域进行定量的单碱基分辨率分析。在基因组 DNA 的亚硫酸氢盐转化之后，用定制引物文库进行靶向微滴 PCR。然后通过高通量测序对样品进行片段化，连接和测序。最新技术仅少至 250ng 亚硫酸氢盐转化的 DNA 即可进行检测。这种方法的主要优点是能够手动选择多达 10 000 个 500～600bp 的扩增子所覆盖的靶区域。此外，微滴 PCR 的性质实际上消除了 PCR 偏差，并可在单个管中同时扩增所有靶标。

2. 利用微流体（fluidigm）对靶区域进行多重 DNA 甲基化分析 使用 fluidigm 建立的微流体系统在 48 个 PCR 扩增子和 48 个样品中以单核苷酸分辨率同时定量测量胞嘧啶甲基化。在 500ng 靶 DNA 的亚硫酸氢盐转化后，使用 48.48 Access Array 进行 PCR 反应，其允许 48 个引物对平行扩增 48 个样品。每个反应的产物用单独的样品特异性标签标记，汇集在单个文库中并使用 MiSeq 测序仪测序。该系统的优点在于速度快，输入材料少，单核苷酸分辨率高，每个位点覆盖率高，同时测定多个 DNA 样品中多个 CpG 位点的成本低，重复性高。

（四）特定基因（低通量）甲基化检测分析

1. 焦磷酸测序（pyrosequencing） 焦磷酸测序是一种通过合成方法进行序列分析的技术，它通过核苷酸和模板结合后释放的焦磷酸引发酶级联反应，促使荧光素发光并进行检测，是一种基于化学发光法测定焦磷酸盐（PPi）的高通量、短片段、全自动、实时 DNA 测序技术。该方法由 4 种酶催化同一反应体系中的酶级联化学发光反应，在每一轮测序反应中，只加入一种 dNTP，若该 dNTP 与模板配对，聚合酶就能将其加入到引物链中并释放出等摩尔数的焦磷酸（PPi）。PPi 可最终转化为可见光信号，并由 Pyrogram™ 转化为一个峰值，其高度与核苷酸数目成正比。焦磷酸测序技术以其准确快速简便的技术特点，在 DNA 甲基化检测领域展现了巨大的优势，其缺点在于所检测 DNA 片段长度较为有限。

2. 甲基化特异性 PCR 甲基化特异性 PCR（methylation-specific PCR，MSP）同样是 DNA 先用亚硫酸氢盐处理，所有未发生甲基化的胞嘧啶被转化为尿嘧啶，而甲基化的胞嘧啶不变，随后设计两对引物，分别针对甲基化和非甲基化序列的引物进行 PCR，即一对针对处理后的甲基化 DNA 链，另一对针对处理后的非甲基化 DNA 链。然后通过电泳检测 MSP 扩增产物，如果用针对处理后甲基化 DNA 链的引物能得到扩增片段，则说明被检测的位点存在甲基化；反之，说明被检测的位点不存在甲基化。MSP 检测 DNA 甲基化的优点为检测快速方便、灵敏度高、应用范围广且所需费用低。该方法对 DNA 的质和量要求较低，能用于微量 DNA 样本或石蜡包埋组织 DNA 样本甲基化分析，是目前应用较为广泛的甲基化 DNA 检测方法。MSP 法的缺点在于只能定性检测而不能定量分析且需设计多对引物，由于甲基化特异引物所包含的 CpG 位点有限，故可能会丢失部分甲基化信息而出现假阴性结果。

3. 甲基化荧光法 甲基化荧光法（methylight）是结合重亚硫酸盐处理待测 DNA 片段，设计一个能与待测位点区互补的探针，探针的 5′ 端连接报告荧光，3′ 端连接猝灭荧光，随后行实时定量 PCR。如果探针能够与 DNA 杂交，则在 PCR 用引物延伸时，TaqDNA 聚合酶 5′ 到 3′ 端的外切酶活性会将探针序列上 5′ 端的报告荧光切下，猝灭荧光不再能对报告荧光进行抑制，这样报告荧光发光，测定每个循环报告荧光的强度即可得到该位点的甲基化情况及水平。本方法高效迅速，具备可重复、所需样本量少、不需要电泳分离的特点。

4. 甲基化特异性多重连接依赖性探针扩增（MS-LPA） 甲基化特异性 MLPA（MS-MLPA）是多重连接依赖性探针扩增（MLPA）的变体，其不需要亚甲基化转化未甲基化的胞嘧啶残基，而是使用甲基化敏感的内切核酸酶 HhaI。设计 MS-MLPA 探针含有 HhaI 识别位点（GCGC），从而靶向 CpG 岛内的一个 CpG 二核苷酸。如果 HhaI 识别位点未甲基化，HhaI 将切割探针样品 DNA 杂交体并且不会形成 PCR 产物。如果靶 DNA 被甲基化，则 HhaI 不能切割，并且该片段将在随后的 PCR 期间扩增。对于数据分析，比较 HhaI 处理和未处理反应的 MS-MLPA 峰模式，从而计算甲基化百分比。通过比较测试样品上获得的探针甲基化百分比与参考样品的百分比来评估测试样品的甲基化谱。

5. 甲基化敏感性高分辨率熔解曲线分析　甲基化敏感性高分辨率熔解（MS-HRM）曲线分析是通过对亚硫酸氢盐处理 DNA 后，PCR 产物序列的差异导致溶解曲线的不同进行分析得出甲基化水平的差异。根据产物的溶解温度以及峰型差异判断为完全甲基化、非完全甲基化与杂合甲基化。此方法可以检测出产物间微小的差异，可以对甲基化程度进行定量分析，但是缺点在于不能获取碱基的甲基化状态信息。

6. 发夹亚硫酸氢盐测序　发夹亚硫酸氢盐测序（hairpin bisulfite sequencing）即单个染色体的互补 DNA 链的同步甲基化分析。亚硫酸氢盐处理后，DNA 链不再互补，使得在随后的 PCR 扩增中仅保留两条 DNA 链中的一条 DNA 的 DNA 甲基化模式信息。发夹亚硫酸氢盐测序作为获得互补 DNA 链的模式信息的方法，需要基因组 DNA 的片段化（通常通过酶促切割），然后通过将短 DNA 发夹寡核苷酸连接到两条链上形成两条共价 DNA 链。然后将 dsDNA 产物进行常规的亚硫酸氢盐处理，在此期间所有未修饰的胞嘧啶都转化为尿嘧啶。在处理过程中，DNA 变性，形成非互补的 ssDNA 环。以这些 DNA 环作为基因座特异性 PCR 的模板扩增感兴趣区域的染色体，得到线性化的产物，其含有两条互补 DNA 链的甲基化信息。

二、RNA 甲基化检测方法

RNA 甲基化是表观遗传学的重要内容之一，常见的甲基化修饰包括 6- 甲基腺嘌呤（m6A）、5- 甲基胞嘧啶（m5C）和 1- 甲基腺嘌呤（m1A）等。目前研究已证实 RNA 甲基化在调控基因表达、

剪接、RNA 稳定性、介导环状 RNA 翻译等方面扮演重要角色，具有重要的研究意义。近年来，随着高通量测序技术（NGS）的发展以及液相色谱灵敏度的提高，RNA 甲基化整体水平的鉴定方法发展迅速。

（一）甲基化 RNA 免疫共沉淀测序

甲基化 RNA 免疫共沉淀测序（methylated RNA immunoprecipitation sequencing，MeRIP-seq）技术是将甲基化 DNA 免疫共沉淀（MeDIP）技术、RNA 结合蛋白免疫共沉淀（RNA immunoprecipitation，RIP）技术和 RNA 测序（RNA-seq）技术合而为一的产物，能够对全基因组（或全转录组）范围内的 RNA 甲基化位点进行高精度地检测。m6A 是真核生物 mRNA 内部序列中最常见的一种甲基化修饰，MeRIP-seq 监测 m6A 甲基化水平的原理是通过 m6A 特异性抗体对具有 m6A 修饰的 RNA 片段进行免疫共沉淀，再以高通量测序的方法检测富集下来的 RNA 片段，将检测结果与生物信息学分析相结合，即可在转录组范围内对 m6A 修饰进行系统研究。MeRIP-seq 技术能够高效精确地检测全转录组中不同的 RNA 甲基化，具有灵活度高、检测范围广、精确度高等优点，是研究 RNA 甲基化的关键技术。

（二）液相色谱 - 串联质谱法

质谱法作为对修饰核苷进行检测和定量的工具，具有显著的灵敏度和准确性。液相色谱 - 串联质谱法（LC-MS/MS）在液相质谱的基础上采用串联质谱，能够获得分子离子峰和碎片离子峰，碱基的定性和定量分析可以同时进行。第一步是使用 TRIzol 提取总 RNA，对 mRNA 进行富集并去除 rRNA；第二步是将 RNA 从单链消化成单个碱基；第三步是将样品稀释并过滤，并将其注入 LC-MS/MS 中，根据出峰的保留时间面积计算各个碱基的含量；第四步进入质谱串联分析，单个核糖核苷酸会被离子化，同时被打断成五碳糖和嘧啶或嘌呤，在 C18 柱上通过反相超高效液相色谱分离核苷，使用三重四极杆 LC 质谱仪以正电喷雾电离模式进行质谱检测，根据出峰的保留时间计算 m6A 的面积。最后根据 m6A 和总腺嘌呤的比例就能算出 m6A 在 mRNA 上整体的甲基化程度。除了保留时间外，核苷分子质量的测定和 / 或其碎裂模式也能用于 RNA 修饰的分析。

对相应的寡核糖核苷酸片段进行 LC-MS /MS 分析，可得到确切的碱基组成和序列信息，通过与基因序列数据比对能确定 RNA 片段上修饰的序列位点。

（三）亚硫酸氢盐测序

DNA 亚硫酸氢盐测序（bisulfite sequencing, BS）已经成为 DNA 中 m5C（5-甲基胞嘧啶）检测不可或缺的工具，也可用来检测 RNA 中的 m5C 修饰。有研究表明，tRNA 中的单个 m5C 位点可以通过引物延伸进行定位，tRNA 修饰模式可以通过 RNA 样品的亚硫酸氢盐处理，然后逆转录成 cDNA，PCR 扩增，再对 PCR 扩增产物进行 DNA 测序来分析。通过亚硫酸氢盐测序对胞嘧啶甲基化修饰的分析需要非常高的胞苷-尿苷转化率，胞嘧啶脱氨基转化成尿嘧啶，因此在基于聚合酶的测序或 PCR 扩增反应中被转化为胸腺嘧啶，而亚硫酸氢钠反应保护 m5C 修饰的胞嘧啶不被转化，PCR 扩增后依然作为胞嘧啶出现。因此，在多个亚硫酸氢盐序列读数的比对中，在特定位置多次出现胞嘧啶信号表明显著的甲基化。保持高脱氨率，同时限制 RNA 分子的降解是 RNA 亚硫酸氢盐测序方案的主要困难。

（四）斑点印迹法

使用斑点印迹法（dot blotting）检测 mRNA 中 m6A 甲基化总体水平的方法相对简单、快速且成本较低。提取总 RNA 的，并分离出 mRNA，在 95℃的高温下将 mRNA 变性，立即冷却，以防止 mRNA 的二级结构重新形成；将 mRNA 直接转移至经核酸优化的尼龙薄膜上，在特定条件下进行自动交联，在 4℃、温和震荡的条件下用抗 m6A 的抗体稀释缓冲液孵育薄膜；用羊抗兔 IgG-HRP 在室温下孵育尼龙薄膜，洗膜；在黑暗室温下，用底物试剂孵育尼龙薄膜，封膜处理后用超薄膜 ECL 进行曝光以获得适当的曝光时间，最后显影观察。

（五）比色法

相对于 MeRIP-seq、LC-MS/MS 等方法较为烦琐的操作，比色法更为简便快速。m6A 定量检测试剂盒（比色法）提供了定量检测总 RNA 中 m6A 修饰所需的试剂。此分析试剂盒采用类似于 ELISA 抑制竞争免疫的方法，样本首先与 m6A 抗体溶液共同孵育，然后转移到包被有 m6A 多核苷酸的孔上，在孵育之后进行洗脱，再添加检测抗体和增强剂，通过微孔板读取仪如酶标仪来检测。当样品中存在 m6A 时，加入的 m6A 抗体会与其结合，抑制了其与孔中的 m6A 多核苷酸相结合，能够被洗脱下来，使用酶标仪检测时会表现为信号较没有 m6A 的样品弱。样品中 m6A 浓度越高，检测结果信号越弱。孔中测得信号或 OD 参数与样本中 m6A 的数量成反比，样本中 m6A 的量可以通过预先设定的 m6A 标准品来实现定量检测。

（六）荧光法

m6A RNA 甲基化定量检测试剂盒（荧光法）提供了所有定量检测总 RNA 中 m6A 所需的试剂。此试剂盒使用高效 RNA 结合液将总 RNA 绑定在孔板上。利用捕获和检测抗体对 m6A 进行检测。随着信号的增强然后使用荧光分光光度计读取 RFU（relative fluorescence unit，相对荧光单位）吸光值。m6A 的量与测量的荧光单位成正比。

三、非编码 RNA 检测方法

随着越来越多非编码 RNA 在毒性研究中的生物学功能的揭示，检测非编码 RNA 表达水平的变化迅速成为毒理学研究的热点，非编码 RNA 的表达检测技术也越来越成熟。目前在非编码 RNA 研究中使用较多的成熟技术分为两大类，一类主要是针对全基因组非编码 RNA 表达分析，包括微阵列芯片检测技术和转录组 RNA 测序；另一类为针对特定的非编码 RNA 分子表达的检测方法，主要包括实时荧光定量 PCR 技术、RNA 印迹法、荧光原位杂交、RNA 结合蛋白免疫沉淀等。微阵列芯片和 RNA 测序技术是高通量检测非编码 RNA 表达情况的有效工具，荧光定量 PCR 方法作为检测非编码 RNA 表达水平的金标准，应用尤其广泛。

（一）全基因组非编码 RNA 表达谱分析

1. 非编码 RNA 微阵列芯片检测技术 微阵列技术是在核酸杂交的基础上发展起来的一项新技术，是人类基因组计划的逐步实施和分子生物学的迅猛发展及运用的产物。该技术的原理是在一块芯片上同时固定多个与非编码 RNA 序列互补的探针，然后加入经过标记的样本 RNA，杂交后进行信号检测，并且可以在短时间内同时鉴定所有已知非编码 RNA 的表达谱。依据标记试剂不同分为：同位素标记检测、荧光标记检测、化学发光标记检测、纳米粒子标记检测和无标记电化学检测。微阵列芯片技术不仅广泛用于 mRNA 的研究，目前也同样广泛用于非编码 RNA 的发现与表达分析。目前对非编码 RNA 表达水平高通量分析的最普遍方法就是采用微阵列芯片技术进行表达谱分析，这也是非编码 RNA 研究中关键的一个环节。非编码 RNA 微阵列芯片技术最突出的特点就是可一次性检测多种样品，获得多种非编码 RNA 的差别表达图谱，由于其实验效能高，可以节约大量的人力、物力和时间，在非编码 RNA 表达谱的绘制、寻找目的基因和功能基因等研究方面已得到广泛应用。但同样存在芯片制作和检测费用高、检测灵敏度低、检测特异性差、重复性不好等缺点。另外，微阵列技术在分析低丰度转录体方面比较有限，对于低丰度非编码 RNA 的样品，如血浆样品的检测，需挑选非常大量的样品进行扩增点样。

2. RNA 测序技术 RNA 测序技术（RNA sequencing, RNA-seq）是近年来在表观遗传学和转录组学研究中应用较多的一种基于二代测序技术（next generation sequencing, NGS）的 RNA 测序技术，是高通量检测非编码 RNA 表达情况的另一有效工具。第一代测序方法（sanger 测序）需要大量的实验样本并且对所测目标的序列长度有所要求，新一代测序技术克服了它的缺点，并且能够轻松检测非编码 RNA。新一代测序技术以 454 测序、Solexa 基因组测序平台为代表，其主要原理是先将样本中的所有 RNA 或部分目的 RNA 逆转录为一端或两端带有接头的 cDNA，然后用 NGS 进行高通量测序，从而得到一群读长在 30～400bp 的短序列，在此基础上对序列进行拼接组装，从而可得到目的转录体的序列。RNA-seq 能够快速鉴定特定条件下表达的已知非编码 RNA 并发现新的非编码 RNA，同时还可以研究不同条件下非编码 RNA 的表达差异。

（二）特定非编码 RNA 表达检测

1. 实时荧光定量逆转录 - 聚合酶链反应 实时荧光定量逆转录 - 聚合酶链反应（real time quantitative reverse transcription-polymerase chain reaction, qRT-PCR）是一种高通量、灵敏的基因表达检测

技术，常用于蛋白编码基因表达检测，目前已广泛用于非编码 RNA 的表达检测，是目前检测低表达水平非编码 RNA 的主要方法之一，也逐渐成为了检测非编码 RNA 的金标准。该技术可定量检测目的基因的表达情况，筛选生物学功能相关的非编码 RNA。qRT-PCR 技术具有灵敏度高、特异性强、简便快速、成本低等突出优点，常用于非编码 RNA 表达谱分析以及 RNA 印迹法（Northern blotting）和微列阵法等其他方法检测结果的进一步验证和确认。

由于 miRNA 序列短，缺少 poly（A）尾，以及在 miRNA 样品制备过程中易夹杂少许 pri-miRNA 或 pre-miRNA 等，导致传统的 qRT-PCR 检测法无法满足 miRNA 定量分析的需求，检测灵敏度低和特异性差，曾是 miRNA 定量研究的主要障碍。为解决这些问题，对传统 qRT-PCR 技术方法进行了多方面的升级改造，如茎环引物 qRT-PCR 技术，与传统的 qRT-PCR 相比使用茎环引物研究成熟 miRNA 的表达，不需要从总 RNA 中分离特定长度的 RNA 片段，可以从同一 RNA 样品中，同时检测 miRNA 前体、成熟 miRNA 和靶基因的表达。相对于只有 20 多个 nt 的 miRNA 来说，lncRNA 的检测较为方便，因为 lncRNA 较长，检测时不需要像 miRNA 那样利用茎环引物来增加其长度；随之，qRT-PCR 又进行了新的改良，不使用易造成引物二聚体污染 SYBR-GreenI 作为荧光检测信号，而是用与靶序列特异杂交的锁核苷酸（locked nucleic acid, LNA）掺杂的 TaqMan 探针进行检测，大大提高了检测的特异性与灵敏度，该技术目前已经被商品化。

2. RNA 印迹法 RNA 印迹法（Northern blotting）是目前非编码 RNA 检测中最常用的方法之一，许多实验将其视为半定量检测方法。RNA 印迹法是经典的基于固相探针杂交技术，它的基本原理为凝胶电泳将总 RNA 样品进行分离，使用电转等方法将非编码 RNA 转移并固定到特殊的膜上，通过靶 RNA 与特异的探针杂交，对其进行检测。RNA 印迹法是检测非编码 RNA 表达最主要的手段，所有克隆和生物信息学分析得来的非编码 RNA 都需要经过 RNA 印迹法来验证和确认。该方法的独特优势在于可以同时显示被检测的 miRNA 的相对分子质量和丰度两个方面的信

息，但是它的缺点也是很明显的：首先，因其步骤烦琐，做一次反应持续的时间特别长，需要耗费大量的精力；其次，为了提高灵敏度，与 RNA 杂交的特异性探针都是放射性元素标记的，这增加了实验的危险性。值得注意的是，miRNA 中包含许多同族序列，它们彼此间非常相似，有些甚至只有单个碱基的差别。基于杂交技术的 RNA 印迹法，无法区别这种碱基相差很小的同族 miRNA 序列。

针对这些缺点，人们对 RNA 印迹法技术不断改进，如用地高辛代替 ^{32}P 进行标记，提高了试验的安全性；使用 LNA 掺杂的探针提高杂交的特异性，采用 LNA 修饰的寡核苷酸探针可使 RNA 印迹法的检测灵敏度提高 10 倍。但是，这些都需要相对较高的样品量，而有些非编码 RNA 在细胞中的表达水平比较低，一些含量较低的非编码 RNA 无法用 RNA 印迹法检测。

3. **荧光原位杂交**　荧光原位杂交（fluorescence in situ hybridization，FISH）分析是用比色或荧光试剂等标记的核酸探针与细胞或组织中的 miRNA 进行杂交，通过荧光成像检测非编码 RNA 的表达，可直观地展现非编码 RNA 的时空表达模式。与 RNA 印迹法（Northern blotting）的原理相似，FISH 也是利用了分子杂交的原理。该技术可检测并定位细胞中特定的非编码 RNA，这正体现了 FISH 技术的最大优点，即可用于细胞定位研究。

由于 miRNA 序列短，传统的检测 mRNA 表达的原位杂交技术需进一步改进，以提高杂交亲和性，避免 miRNA 在杂交及随后的洗脱过程中丢失。锁定核苷酸的原位杂交（LNA-ISH）技术是一种针对性改良技术，锁定核苷酸的原位杂交与一般原位杂交实验原理相同，修饰后的寡核苷酸探针与互补的 RNA 结合后具有很好的双链稳定性，从而避免小 RNA 在杂交洗脱过程中易丢失的情况，LNA 探针具有高灵敏性、高特异性以及其与靶分子结合的高稳定性等特点，可覆盖所有已知的 miRNA，不仅可检测小 RNA，还进一步扩展研究小 RNA 的干扰。

4. **杂交交联连接与测序**　杂交交联连接与测序（crosslinking-ligation and sequencing of hybrid，CLASH）是先对细胞进行交联处理，使 miRNA 与其靶 mRNA 和 RISC 复合物相固定连接，随后通过 Co-IP 富集并纯化 RISC 复合物，产物分子内连接将 miRNA 的 3′-OH 端与 mRNA 的 5′-PO4 端连接在一起，形成一条单链后进行测序，以得到 miRNA 的信息及其与 mRNA 相互作用的信息。

5. **电泳迁移率实验**　电泳迁移率实验（electrophoretic mobility shift assay，EMSA）通常将细胞粗提液、纯化的蛋白和 ^{32}P 同位素标记的 RNA 探针一同保温，并在非变性的聚丙烯凝胶上电泳，分离未结合的探针与复合物，根据复合物泳动的速度慢以达到分离的效果。可以以此方法达到对特定 RNA 序列的半定量检测效果。

6. **RNA 免疫共沉淀**　RNA 免疫共沉淀（RNA-immunoprecipitation，RIP）主要用途是研究细胞中蛋白质与 RNA 间的相互作用，该方法是使用已知目标的蛋白抗体，将相应的蛋白 -RNA 复合物免疫沉淀，分离纯化后对复合物上的 RNA 分离并进行鉴定。该方法与测序技术相结合衍生的 RIP-Seq 可达到对特定目标蛋白上的 RNA 进行定性定量分析。

理想的非编码 RNA 检测方法应具有检测通量高、时效性好、特异性强、检测样品量小、检测灵敏度高且检测范围广等优点。目前已有的多种检测技术都或多或少存在一些不足或待改进及完善之处，如何使具有不同优势、不同通量的检测技术得到有机的结合，形成优势互补，建立理想的非编码 RNA 检测技术成为非编码 RNA 表达检测方法研究的一个新挑战。

四、外泌体提纯和检测方法

外泌体的分离及提纯被认为是外泌体检测分析的首要必要条件。目前较成熟的外泌体分离纯化方法包括超速离心法、尺寸排阻色谱法、场流分馏技术、新型旋转柱法等，并根据其分离机制原则分为三大类：密度、亲和力及大小。

（一）超速离心法

超速离心法（ultracentrifugation，UC）是最常用于外泌体（exosome）分离的常规方法。不同分子物质用不同的离心力分离在低离心力（300g/min）去除细胞碎片，再通过高离心力（10 000g/min）进行沉淀和聚集外泌体。该方法虽然是应用最广泛的金标准，但也存在许多缺点，如仪器体积大，费用高，加工时间长，费力，对聚集的蛋白质和核蛋白颗粒有污染，需要大量的样品等。梯度超速离心法是一种更精致的超离心形式，它有助于进一步分离不同密度的外泌体，离心过程中不同的分子以不同的速率通过梯度沉积。由于其更高密度的分离效率，该方法被认为可以产生高纯度的外泌体。

（二）尺寸排阻色谱法

尺寸排阻色谱法（size exclusion chromatography，SEC）基于外泌体的大小，通过凝胶过滤分离囊泡和其他分子。凝胶由球形的微珠组成，微珠中含有特定尺寸分布的孔隙。当样品进入凝胶时，小分子扩散到孔隙中，而大分子则直接洗脱。因此大分子比小分子更早离开色谱柱，这使得将分子的驻留时间与其大小联系起来成为可能实现的目标。近年来该分离方法已被应用于复杂生物体复合物细胞外泌体的分离与纯化，商业化试剂盒也被开发出来用于细胞外泌体的分离。尺寸排阻可以将细胞外泌体与可溶性蛋白质分开，为了提高分离的效率和分辨率应考虑若干因素，如介质类型、孔隙度、细胞外泌体与介质之间的相互作用、柱尺寸、柱填充以及流速等。

（三）场流分馏技术

在场流分馏技术（field flow fractionation，FFF）中，力场垂直于样品流，以实现基于不同大小和分子量的分离。近年来非对称流场流分馏技术（AF4）被应用于细胞外泌体的分离。AF4在通道边界处包含一个可渗透板。当样本在通道中流动时，由于层流剖面的速度不同而产生一条抛物线，流体在边界处的速度比在流体中心处的速度慢。当施加垂直力场时，样品中的分析物被推向边界。布朗运动产生了一种抵消运动，使得更小的粒子趋向于在远离边界的地方达到平衡状态。这种分离的范围很广，可以应用于各种洗脱液。

（四）新型旋转柱法

新型旋转柱法（novel spin column-based method）是一种基于离心柱开发的外泌体分离纯化法。通过分离血浆或血清从全血中分离外泌体RNA，预过滤样品以排除细胞污染，并在膜亲和柱上结合，然后进行短暂洗涤。结合的外泌体用QIAzol裂解并洗脱，进行RNA提取。整个实验流程包括纯化外泌体和分离RNA两步，从血清/血浆样本到RNA产物，只需要1小时，大大提高了外泌体分析进展。与超速离心法相比，该方法能够分离出相同或更高量的高纯度RNA，同时排除了蛋白质相关的循环RNA，对于外泌体RNA具有高水平的特异性，适应各种样品量且能够检测低丰度转录本，并提供适用于常规实验室的简单、快速的实验流程。

即使已经开发出大量的外泌体分离纯化技术，这些技术依然存在各自的缺点。所以，继续开发新的、简单、快捷的外泌体分离纯化技术是十分必要的。

五、组蛋白修饰与染色体重塑检测方法

组蛋白修饰是表观遗传调控的重要内容，组蛋白的翻译后修饰与染色体的重塑和功能状态紧密相关。目前组蛋白修饰研究方法相对较少，而且研究重点主要集中在组蛋白甲基化和乙酰化上，主要采用染色质免疫沉淀结合芯片的方法和结合短序列测序技术。

染色质免疫沉淀（chromatin immunoprecipitation，ChIP）技术是研究体内蛋白质与DNA相互作用的一种技术，它的基本原理是在活细胞状态下固定蛋白质-DNA复合物，然后通过超声或酶处理将染色质切断为一定长度范围内的染色质小片段，然后通过免疫学方法沉淀此复合体，特异性地富集与目的蛋白结合的DNA片段，通过对目的片段的纯化与检测，从而获得蛋白质与DNA相互作用的信息。ChIP不仅可以检测体内反式因子与DNA的动态作用，还可以用来研究组蛋白的各种共价修饰与基因表达的关系。而且ChIP与其他方法的结合扩大了其应用范围，如染色质免疫沉淀结合芯片技术（ChIP-chip）已广泛用于特定反式因子靶基因的高通量筛选，ChIP与体内足迹法相结合用于寻找反式因子的体内结合位点，RNA-ChIP用于研究RNA在基因表达调控中的作用等。

染色质免疫沉淀结合芯片技术（ChIP-chip）和染色质免疫沉淀结合新一代短序列测序技术（ChIP-seq）是目前检测组蛋白修饰最常用的方法。转录后组蛋白尾巴的共价修饰，通常被认为是通过调节DNA-组蛋白相互作用的强度来决定DNA与转录调节因子的接近及DNA模板开

放程度，从而达到控制基因表达的目的。过去人们常用 ChIP 和 ChIP-Chip 来鉴定组蛋白修饰，随着 NGS 技术的推广应用，ChIP-seq 目前已经成为全基因组范围内检测组蛋白修饰的重要方法，这为人们深入研究组蛋白修饰在转录调节中的作用提供了新的证据。ChIP-chip 获得的信息量主要取决于芯片的探针密度、分辨率与覆盖度。ChIP-seq 比较成熟，可以应用到任何基因组序列的物种，并能确切得到每一个片段的序列信息，但是数据量较大，且易出现假阳性。

保守的核心组蛋白 H2A、H2B、H3 和 H4 的表观遗传修饰，如磷酸化、泛素化、乙酰化和甲基化在基因表达中发挥重要的调节作用，如组蛋白尾部 N- 末端赖氨酸残基的乙酰化和甲基化介导染色质域的形成，从而直接介导基因沉默。检测核心组蛋白的修饰状态是分析基因表达调控的重要技术。目前所有已知的组蛋白修饰位点的抗体都能从公司购买而用于 ChIP 实验。如果目标基因或启动子中假定的组蛋白修饰位点是已知的，那么 PCR 就可以对组蛋白某个位点的特定修饰进行定量。另外，这种方法可以用来确定通用启动子区域内的组蛋白修饰位点，以及组蛋白某个位点的修饰动力学。如果组蛋白修饰位点是未知的，那么 ChIP-on-chip 就可以确定基因组中带有特定组蛋白修饰的区域，ChIP 和 ChIP-on-chip 实验可以提供某个启动子上组蛋白修饰的信息、修饰状态变化的动力学，以及在某个基因或调控序列中，或在整个基因组中组蛋白修饰所在的位置。

染色质重塑的分子机制是通过 ATP 水解能量滑动，去除和重建核小体，从而完成染色质重塑这一生命活动。目前一般通过核小体亲和力结合 ATP 酶活性测定检测染色质重塑活性。ATP 酶活性鉴定，常通过测定酶促反应释放的无机磷量或 ATP 的减少量以及 pH 变化等来测定 ATP 酶的活力。核小体亲和力的检测常用电泳迁移率变动分析技术，用放射性同位素标记待检测的片段（即探针 DNA），然后与细胞提取物共温育，形成 DNA- 蛋白复合物，将该复合物加到非变性聚丙烯酰胺凝胶中进行电泳。通常用 ^{32}P 标记 DNA 分子，而不标记蛋白质。电泳结束后，用放射自显影技术显现具放射性标记的 DNA 条带位置。如果细胞蛋白提取物中不存在与同放射性标记的

DNA 探针结合的蛋白质，那么所有放射性标记都将出现在凝胶的底部；反之将会形成 DNA- 蛋白质复合物，由于受到凝胶阻滞的缘故，放射性标记的 DNA 条带就会出现在凝胶的不同部位，根据消失的游离裸露核小体颗粒对比于整个电泳通道的强度定量核小体结合程度。

由于染色质重塑这一过程涉及多种生物分子，由此衍生了各种各样的商业化试剂盒用于检测重塑活性，例如由于组蛋白 H3 的翻译后修饰与染色体的重塑和功能状态紧密相关，所以可以使用组蛋白修饰检测方法间接检测染色质重塑活性。组蛋白 H3 修饰多重检测（histone H3 modification mutiplex assay）试剂盒，可以使用标准酶标仪以简单的 ELISA 样式同时检测和定量多达 21 种经修饰的组蛋白 H3 模式，从而间接测定染色质重塑活性。

表观遗传调控在介导外源化学物毒性作用过程中发挥着重要的作用，要了解表观遗传学调控方式在毒性研究基因调控中扮演的角色，很关键的一个方法就是迅速、准确地定量检测各种表观遗传学调控因子的表达水平。近年来，各种 DNA 甲基化、非编码 RNA 和组蛋白修饰的检测方法被不断开发出来以满足不同类型研究的要求，检测方法已经从传统检测单个特定位点发展到高通量筛查。随着科学的不断进步，相信会有更多准确性高、灵敏度高、操作简单的检测方法和技术被研发，更好地推动毒理学表观遗传学研究的发展。

（杨巧媛）

第五节　表观遗传调控与外源化学物毒作用研究展望

21 世纪整个毒理学呈现出蓬勃发展的态势，表观遗传学是近年来毒理学机制研究的又一热点。目前表观遗传学研究已被广泛运用于化学致癌、化学物及药物的安全性评价之中。但是，作为一个新兴领域，表观遗传调控与外源化学物毒作用研究还有许多问题仍待解答。

目前，DNA 甲基化研究尽管比较深入，但是还有很多理论与转化医学问题需要进一步深入。如 DNA 甲基化的调控机制，DNA 甲基化是如何启动的？DNA 甲基化酶与去甲基化酶活性的调

控机制尚未明了；DNA 甲基化与其他表观遗传学修饰之间的交互作用有待深入研究；DNA 甲基化作为毒效应、疾病等标志物的研究有待加强，尤其是基于体液的 DNA 甲基化检测作为早期损伤、疾病发生早期生物标志物具有重要的现实意义。此外，基于基因组甲基化分析方法、单个 CpG 岛的分析方法，乃至单细胞甲基化组学分析等技术方法，需要完善或者新的技术出现。RNA 甲基化研究目前刚起步，RNA 甲基化动态变化过程的调控机制还相当不清楚，RNA 甲基化与环境毒物的交互作用以及在毒性作用过程中的分子机制研究需要进一步加强。

迄今，关于非编码 RNA 的研究已经取得了较大的突破。但是，人们对非编码 RNA 的功能和在外源化学物毒效应中的作用的理解还只是"冰山一角"，无论是在毒作用中非编码 RNA 调控通路或网络的理解，还是非编码 RNA 应用于环境有害因素暴露损伤的早期标志、相关疾病的防治靶标或化学物暴露风险评估方面还存在局限性，如大多数非编码 RNA 分子的功能还不清楚、非编码 RNA 作为化学物暴露损伤或相关疾病标志物的特异性还缺乏足够证据等。外泌体非编码 RNA 的研究展现了良好的应用前景，但还没有一种分离提取方法能同时保证外泌体含量、纯度和生物性活性。

近年来，表观遗传调控作为维持细胞内环境稳定的重要角色而受到越来越多的重视，而染色质重塑因子则是其中的一个重要组成成员。由于染色质重塑因子种类繁多、家族成员组成复杂且具有功能多样性和特异性，如何能更准确地划分和归类染色质重塑因子将是一个值得探讨的问题；染色质重塑因子大部分以多亚基复合物形式存在于细胞中，阐明复合物中各个亚基的生物学功能将有助于我们理解染色质重塑复合物如何向特定位点募集，同一复合物又如何在同一细胞状态下发挥不同细胞功能等；通过染色质重塑复合物的三维结构解析，破解重塑复合物的三维结构，也将有助于推动染色质重塑具体的生物学功能及其作用机制。

另外，为更好地理解表观遗传毒性与外源化学物的安全评估的关系，应重视识别表观遗传毒性的毒理学研究的终点、发展实验模型和对结果的解释，并将此类数据应用于风险评定模式，这些都是新兴的毒理科学领域——表观遗传毒理学（epigenotoxicology）的重要研究内容和发展趋势。

（杨巧媛）

参 考 文 献

[1] 杨瑾. 环境，肿瘤和表观遗传学 [M]. 北京：军事医学科学出版社，2014.

[2] Yang Y，Hsu PJ，Chen YS，et al. Dynamic transcriptomic m6A decoration：writers，erasers，readers and functions in RNA metabolism[J]. Cell Res，2018，28（6）：616-624.

[3] Sahu SC. Toxicology and Epigenetics[M]. New Jersey：John Wiley & Sons，，Inc.，2012.

[4] Wu X，Zhang Y. TET-mediated active DNA demethylation：mechanism，function and beyond[J]. Nat Rev Genet，2017，18（9）：517-534.

[5] Meehan RR，Thomson JP，Lentini A，et al. DNA methylation as a genomic marker of exposure to chemical and environmental agents[J]. Curr Opin Chem Biol，2018，45：48-56.

[6] Li M，Huo X，Davuljigari CB，et al. MicroRNAs and their role in environmental chemical carcinogenesis[J]. Environ Geochem Health，2019，41（1）：225-247.

[7] Pogribny IP，Beland FA，Rusyn I. The role of microRNAs in the development and progression of chemical-associated cancers[J]. Toxicol Appl Pharmacol，2016，312：3-10.

[8] Dempsey JL，Cui JY. Long Non-Coding RNAs：A Novel Paradigm for Toxicology[J].Toxicol Sci，2017，155（1）：3-21.

[9] Chen LL. The biogenesis and emerging roles of circular RNAs[J]. Nat Rev Mol Cell Biol，2016，17（4）：205-211.

[10] Beermann J，Piccoli MT，Viereck J，et al. Non-coding RNAs in development and disease：background，mechanisms，and therapeutic approaches[J]. Physiol Rev，2016，96（4）：1297-1325.

第九章 外源化学物的致癌作用

外源化学物（xenobiotics）通过呼吸、摄入和皮肤接触多种途径进入人体后不仅可引起对机体急、慢性的损害，还可能导致肿瘤的发生。除遗传因素外，约90%的人类肿瘤是由环境因素所致的，尤其是外源化学物。机体可通过空气、水、食品以及服用药品、吸烟等暴露这类环境污染物。

1775年，英国医生Percivall Pott发现童年有清扫烟囱经历的工人阴囊癌高发，并推测煤燃烧后产生的煤焦油和烟灰是可能的致癌物质。这是人类认识环境致癌因素的第一个例证，由此启动了化学致癌的实验研究。随后，Yamajiwa和Ichikawa于1915年用煤焦油涂抹兔子耳朵诱导皮肤癌获得成功；Kennaway于1934年从焦油沥青中分离出二甲基苯蒽、苯并[a]芘等成分，由此最终证实了多环芳烃类物质是化学致癌物。随着对外源化学致癌物致癌作用研究的不断深入，吸烟与肺癌、黄曲霉毒素与肝癌、大气污染与肺癌、苯胺染料与膀胱癌等病因研究与防控都取得重大进展，化学物的致癌性研究也逐渐受到人们的重视。

第一节 外源化学物致癌及其机制

一、化学致癌物致癌的过程

化学致癌（chemical carcinogenesis）是指化学物质引起或诱导正常细胞发生恶性转化并发展成为肿瘤的过程，具有这类作用的化学物质被称为化学致癌物（chemical carcinogen）。通常，人体从接触这些化学物质到肿瘤发生，再到临床症状的出现，要经历一个平均15～20年的潜伏期，人们将此过程大致分为引发（initiation）、促长（promotion）和进展（progression）三个阶段。

1947年Beremblum和Shubik在研究中发现

癌症发生的引发阶段是由于不可逆的基因改变造成的，可发生于机体内许多特定种类的细胞，大多数是上皮细胞。此过程中，敏感的正常细胞发生恶变和永生化，尽管此时这些细胞并非真正的肿瘤细胞，但DNA损伤的发生已经成为癌症出现的开端。与所有的外源性毒物类似，化学致癌物可以通过多种途径（口服、吸入、皮肤、注射等）进入人体，并分布到不同的组织器官。其中，一部分化学物可以直接作用于DNA，但大部分化学物都需要先经历一个在酶的作用下进行代谢转化的过程。例如，在肝脏细胞的P450单加氧酶可以将活性羟化基团引入到外源致癌物上，使得该物质具备较强的亲电性，易与具有高电子密度的分子（如具有亲核中心的DNA分子）发生共价结合形成DNA加合物，造成DNA损伤，如果细胞中原有修复机制对这些DNA损伤不能修复或修而不复，正常细胞就转化为突变细胞，这也是外源化学物引发癌症的首要步骤。例如，苯并[a]芘的代谢产物二羟环氧苯并[a]芘能与DNA的亲核位点鸟嘌呤的外环氨基端共价结合，这种通过代谢活化具备亲电性后形成的DNA加合物具有不稳定的糖苷结构，能自动地使嘌呤脱落而形成一个无嘌呤的位点，被认为是DNA分子上的一个致突变损伤，可引起碱基的插入、缺失、碱基替换及移码突变等，成为一些化学物致癌的主要原因。

除代谢反应之外，外源化学物引发的过氧化反应及其产生的大量活性氧（reactive oxygen species，ROS）也是引起癌症发生的重要因素之一。ROS可以通过氧化、氮化及卤化等反应造成DNA及RNA损伤，导致生物体内重要酶及蛋白的突变，进而引起这些蛋白的表达异常或功能改变，并影响到细胞代谢、氧化和抗氧化平衡、信号转导及DNA损伤修复等多种调控过程。例如，国际癌症研究中心将槟榔列为一级致癌物，咀嚼槟榔可引起口腔癌。研究发现相对分子质量为 $3.0 \times 10^4 \sim 10.0 \times 10^4$ 的槟榔提取物组分中的一种蛋白聚糖可通过增加胞内 ROS 水平及引发一系列信号级联放大，上调口腔癌细胞低氧诱导因子 -1α 的表达，进而诱导细胞自噬，从而有利于保护癌细胞免遭槟榔碱诱导的程序性细胞死亡，促进口腔癌的发展；同时，槟榔提取物还可能通过产生大量 ROS 增强舌鳞状上皮细胞癌细胞株刺激血小板聚集的效应，从而促进舌癌的转移。近年研究发现，ROS 在肿瘤的发生发展过程中可能起到双重作用，如 Kras、Braf 和 Myc 等致癌基因在小鼠细胞中的表达会降低 ROS 水平，由于不同癌基因及转录因子的调节功能往往是多样化的，它们与 ROS 之间的相互作用也是十分复杂的，相关作用机制还在不断探索中。

正常生理状态下，DNA 损伤可被多种酶促机制修复，而处于增殖阶段的细胞缺乏足够的修复时间，大量含有 DNA 加合物的癌前细胞积累通过自主克隆的方式形成异常增生的单个克隆癌细胞，将 DNA 损伤保存下来，成为一种永久和不可逆的改变，涉及不同染色体上多种基因，包括癌基因、抑癌基因、细胞周期调节基因、细胞凋亡基因及维持细胞基因组稳定性的基因等。

促长阶段是单克隆的癌细胞在一种或多种促癌物质的不断作用下，表型发生改变，从而使恶性肿瘤细胞的各种性状得以表达的过程。例如，部分致癌能力较弱的化学物依然可以引发癌症，它们并不与 DNA 发生直接的相互作用，但反复暴露时可以通过刺激细胞分裂增加细胞增殖、加强基因表达的改变，被称为促癌剂。目前，已有多种人工合成或天然的化学物质被发现具有促癌剂的功能，例如，佛波酯（12-O-tetradecanoylphorbol-13-acetate，TPA）是二阶段小鼠皮肤癌诱发试验中的典型促癌剂，苯巴比妥对大鼠或小鼠的肝癌发生有促进作用，色氨酸及其代谢产物和糖精对膀胱癌也有促进作用。其中，TPA 不但能诱导几种癌基因的表达如 c-fos、c-myc 等，还能诱导蛋白激酶 C（protein kinase C，PKC）、鸟氨酸脱羧酶（ornithine decarboxylase，ODC）及多种与肿瘤快速生长相关的蛋白酶的表达。一些致癌物质虽然能导致突变的发生，但并不能诱导肿瘤产生，使用促癌剂后可观察到肿瘤的进展，这也证明了促癌剂在化学致癌过程中的重要作用。

癌症的进展阶段是指由良性肿瘤转变为恶性肿瘤，并进一步演变成更加具有恶性表型或侵袭特征的肿瘤的过程。肿瘤细胞在这一阶段的变化是不可逆的，包括快速生长、侵袭性增强、维持核型稳定的能力丧失、自主性和异质性增加以及出现浸润和转移的恶性生物学特征。其中，细胞出现核型的不稳定性及由它演变而来的染色体异常，是区别癌症进展阶段和促长阶段的主要指标，目前通常将微卫星不稳定性（microsatellite instability，MSI）现象作为基因组不稳定性的一种生物标志。核型不稳定性的原因包括多种，如 DNA 破坏和基因突变的修复机制缺陷，以及癌基因、抑癌基因、细胞周期调节基因表达水平的改变等，它将进一步促进肿瘤细胞的生长和恶性表型的发展，同时引起细胞代谢调节功能的改变，并赋予肿瘤细胞逃避机体免疫监视等功能。

综上所述，化学致癌是一个漫长的过程，不同种类的外源化学物及其暴露方式的差异都将影响到突变发生频率、细胞生长速度以及突变基因的表型表达；同时各种机体因素（包括年龄、性别、遗传、免疫功能、激素水平、代谢和营养状况等）以及不同生活环境及生活方式的差异也共同影响化学物的致癌过程。

二、化学致癌机制

自化学致癌发现以来，有关其分子机制的研究就成为分子生物学和分子毒理学最为活跃的研究领域。已有多种学说涉及外源化学物致癌的分子机制，其中最经典的是针对 DNA 碱基序列编码信息改变的体细胞突变学说。此外，还有一些不涉及碱基序列改变的致癌机制（非突变致癌机制），它们在外源性致癌物作用于生物体的过程中协同作用，共同调控细胞癌变的过程。

（一）体细胞突变学说

广义的体细胞突变学说（somatic mutation theory）是由 Failla 于 1958 年首次提出，Szilard 于 1959 年对该学说进行了完善，认为机体在某些不良的化学、物理和生物因素的作用下，细胞中的遗传物质发生改变，并进而使其发生形态变化、功能失调。

化学致癌物经生物体代谢活化后，与多种生物大分子物质（包括DNA、RNA和蛋白质等）进行共价或非共价结合，其中与DNA碱基的共价结合所形成的DNA加合物是DNA损伤的重要形式。理论上，DNA碱基上任何活泼基团的位置都能和亲电性的化合物反应形成加合物，但具有一定的选择性，受到化合物电性和立体化学性质的影响。研究发现DNA加合物形成的位点多发生在嘌呤与嘧啶碱基的O、N原子及磷酸基团O原子上，另外，鸟嘌呤C-8位点也是某些致癌物的易结合位点。例如，烷化剂可与鸟嘌呤N-7位结合，芳香胺如四氨基联苯、2-氨基芴以与鸟嘌呤的C-8位结合为主，而多环芳烃如苯并[a]芘则以与鸟嘌呤的N-2位结合为主。这些不同部位的加合物有着不同的毒性作用，DNA鸟嘌呤的烷化产物中鸟嘌呤O-6及腺嘌呤N-3的修饰是造成细胞中毒和死亡的主要异构体，前者会阻碍DNA聚合酶的功能，后者会造成互补碱基对的误配。此外，DNA加合物的形成也具有序列特异性，如黄曲霉毒素AFB_1诱导的鸟嘌呤N-3修饰，并非随意分布于任意位点的DNA鸟嘌呤，而是多与鸟嘌呤-胞嘧啶富集的鸟嘌呤残基结合。DNA加合物的形成将导致碱基置换、缺失、插入、易位等后果，严重的甚至发生DNA断裂，如砷、铬、镍等重金属均可通过引发DNA单链断裂的途径引发DNA损伤，在化学致癌中发挥重要作用。

由DNA加合物引发的多种不同形式的基因突变可能进一步引发原癌基因（pro-oncogene）的激活或抑癌基因（antioncogene）的失活。通常，原癌基因有其正常的生物学功能而携带于每一个正常细胞的基因组中，主要是刺激细胞正常生长以满足细胞更新的要求。只有当其异常激活发生突变成为癌基因（oncogene）后才会在未接收到生长信号的情况下仍然不断地促使细胞生长或使细胞免于死亡，最后导致细胞的癌变。具体来说，癌基因编码的蛋白与细胞生长调控的许多因子有关，参与细胞生长、增殖、分化等环节的调控，起到促进细胞生长、蛋白激酶活化或信号转导的作用。另外，抑癌基因与癌基因相对，它们能抑制细胞癌基因活性，抑制细胞周期、阻止细胞数目增多以及诱导细胞凋亡。例如，p53基因是迄今为止发现的与人类肿瘤相关性最高的抑癌基因，

化学致癌物苯并[a]芘的代谢活性产物可在p53基因的易突变区域与DNA形成加合物，造成p53基因突变，从而通过其空间构象的改变影响其转录活化功能及磷酸化过程失去抑制肿瘤增殖的作用。关于癌基因和抑癌基因的详细介绍，详见本章第二节。

一般认为，致癌物通过诱发基因突变或染色体突变，导致某一关键靶基因的可遗传改变是肿瘤形成所必需的。当然，单个靶基因的功能失调通常不足以引发癌症，因为哺乳动物细胞往往具有多重保护机制用来对抗癌症相关基因的致死效应，只有当多种基因功能失调以及细胞的自我防卫能力缺失时癌症才会发生。在正常细胞中，抑癌基因可以在DNA复制之前将带有DNA损伤的细胞截留在G1期，从而阻止或减慢这些细胞进入正常的分化周期；一些承担DNA修复功能的基因也会在整个细胞周期中（尤其是在染色体进行有丝分裂之前的G2期）发挥作用，以维持遗传信息的完整性和稳定性。例如，OGG1及XRCC1基因负责修复碱基或片段由于氧化或还原、甲基化作用的产物等造成的损伤，其中XRCC1的多态性可能在食管癌、肺癌等的发生过程中起重要作用；BRCA1、BRCA2和XRCC3及LIG4基因负责对DNA双链断裂的修复，其中BRCA1和BRCA2的突变明显增加了患乳腺癌的风险；MLH1、MSH2、PMS2及MSH6基因负责碱基错配修复，与遗传性非息肉性结肠癌的发生有关；XPD/ERCC2、ERCC1、XPC及XPF基因负责核苷酸切除修复，与基底细胞癌的发生密切相关。这些DNA修复基本上可以分为无差错修复和易错修复两类。前者指能有效地去除损伤并恢复到原来状态的修复途径，而后者则是耐受了DNA损伤的存在并绕过损伤部位继续修复，伴有较高的突变频率。经过易错修复的细胞可以继续存活，经历一个或多个细胞周期后，成为DNA发生突变但表型仍然正常的细胞，即潜在的癌前细胞。

总之，在体细胞突变学说中，DNA损伤的积累使得原癌基因激活或抑癌基因失活，进而通过对细胞周期调控等途径使细胞增殖发生失控，加之DNA修复功能的缺陷，共同导致了癌症的发生。

（二）非突变致癌机制

随着对致癌机制研究的不断深入，人们发现了一些与体细胞突变理论不尽相符的事实。例如，强致癌剂四氯二苯并-对-二噁英（tetrachlorodibenzo-p-dioxin，TCDD）的致癌作用与致突变作用并不一致；又如一些癌症可不治自愈，如小儿Ⅳ期的神经母细胞瘤发生分化逆转为正常的表型，这些现象都很难用体细胞突变理论来解释。因此，人们认为可能是发生了一些基因以外的变化，影响了基因转录调控，从而出现不正常的关闭和开放，这类致癌机制统称为非突变致癌机制，主要包括表观遗传变异、细胞异常增殖分化、免疫抑制、内分泌激素失衡以及过氧化物酶体增殖剂激活受体等。

1. 表观遗传变异　表观遗传（epigenetic）变异机制是指由化学致癌物引起的无核酸序列改变的 DNA 基因外改变，它可破坏基因调节区和改变染色质结构，以致破坏多种基因的正常转录活性，进而引发癌症。在真核细胞中，存在着一个复杂的表观遗传修饰网络，主要包括组蛋白修饰、染色质重塑、DNA 甲基化及 CpG 岛甲基化、微小 RNA（microRNA，miRNA）异常表达等几种形式。

（1）组蛋白修饰（histone modification）：组蛋白是核小体的重要组成部分，其 N 端的尾部暴露在核小体表面并可发生共价修饰，包括在相关酶的作用下发生甲基化、乙酰化、磷酸化、腺苷酸化、泛素化、ADP 核糖基化等修饰，这些修饰能改变组蛋白的电荷，因此改变了组蛋白与 DNA 结合的特性，并且这些修饰能产生蛋白识别模块的结合表面，募集专一蛋白复合物到其表面，发挥基因表达调控功能，包括：①影响核小体中组蛋白与 DNA 双链的亲和性，使核小体变成开放式的疏松结构，促进基因转录过程；②影响其他转录因子与结构基因启动子的亲和性而发挥基因调控作用。其中，组蛋白修饰相关酶的活性有着十分重要的功能，如组蛋白乙酰基转移酶可将乙酰辅酶 A 的乙酰基部分转移到核心组蛋白氨基末端上特定赖氨酸残基的 ε-氨基上，使得该氨基的正电荷被清除，而 DNA 分子本身所带有的负电荷有利于 DNA 构象的展开，核小体的结构变得松弛，从而促进转录因子和协同转录因子与

DNA 分子的接触。实验发现，金属镍在体外可抑制这种组蛋白乙酰基转移酶的活力，导致组蛋白乙酰化水平降低，恢复组蛋白的正电性，增加了 DNA 与组蛋白之间的吸引力，使染色质浓缩，导致启动子不易接近转录调控元件，从而抑制转录，引起 *Rb*、*p53* 等多种抑癌基因的沉默失活。

（2）染色质重塑（chromatin remodeling）：染色质紧密的超螺旋结构限制了转录因子对 DNA 的接近与结合，从而抑制了真核细胞基因的转录过程。当基因活化和转录时，需要染色质发生一系列重要的变化，使转录因子更易接近并与核小体 DNA 结合，在此过程中，染色质的包装状态、核小体中组蛋白以及对应 DNA 分子发生改变等现象统称为染色质重塑（chromatin remodeling）。染色质重塑相关基因的突变将引起表达产物功能异常，致使癌细胞出现局部组蛋白修饰和染色质构象等表观遗传学特征紊乱，导致细胞增殖和凋亡等生物学行为改变，进而导致肿瘤发生。在多种肿瘤中都已检出染色质重塑相关基因的高频突变，包括膀胱癌、肾癌、胃癌、卵巢透明细胞癌、乳腺癌和胶质母细胞瘤等。

（3）DNA 甲基化（DNA methylation）：是最早发现的 DNA 修饰途径之一，是哺乳动物细胞贮存表观遗传学信息的主要形式。DNA 甲基化的异常可导致 DNA 构象变化，从而影响蛋白质与 DNA 的相互作用，甚至发生 DNA 结构收缩、螺旋加深，使许多蛋白质因子赖以结合的原件缩入大沟而不利于转录的起始，导致基因失活。例如，O^6-甲基鸟嘌呤-DNA 甲基转移酶基因启动子区甲基化所导致的基因沉默出现在 40% 的神经胶质瘤、25% 的非小细胞肉瘤以及结肠癌、淋巴瘤、多种头颈部肿瘤中；又如，香烟烟雾可通过抑制 DNA 甲基转移酶的表达诱导肺上皮细胞转移基因的脱甲基作用，导致该基因的低甲基化而使其表达增强，从而促使肿瘤的发生。此外，大量研究发现 DNA 甲基化与肿瘤细胞的耐药表型具有密切关联。例如，DNA 损伤修复基因 *MGMT* 的甲基化是神经胶质瘤对烷化剂治疗敏感性的标志物，*CHFR* 基因甲基化则可作为食管癌、胃癌、宫颈癌、肺癌、子宫内膜癌等肿瘤对紫杉醇化疗敏感性的标志物，受到抗肿瘤药物研发的关注。

（4）CpG 岛甲基化：是 DNA 甲基化的一种特殊形式，在多种肿瘤中具有高水平表达。正常细胞的 CpG 岛是处于非甲基化状态的，当维持甲基化模式酶的调节失控或启动子区的 CpG 岛高甲基化发生时，可以导致包括 Rb、p53、p16 等在内的多种抑癌基因失活。例如，非遗传毒性化学致癌物苯酚可同时诱导全基因组低甲基化和某些基因启动区 CpG 岛的高甲基化，其中，抑癌基因 p53 的 CpG 岛甲基化十分典型，导致该基因失活、染色体不稳定而致癌。又如，研究发现对人胚肺二倍体细胞株进行黑色氧化镍的染毒处理，细胞基因组 CpG 岛甲基化明显升高，推测镍化合物可能通过使基因组发生甲基化，造成 Cyclophilin 等与细胞分化、衰老、死亡等相关的活性基因表达抑制，最终导致肿瘤的发生。迄今人们已经发现几乎每种肿瘤中都有至少一种以上的抑癌基因由于发生 CpG 岛甲基化而失活，如肺癌中的 RASSFIA、RARβ、DAPK、p16、p15、MGMT 和 GSTP1，乳腺癌中的 HIC1 和 p53，食管癌中的 CDKN2A、CALCA、MGMT 等。总之，CpG 岛高甲基化在体内的大量积累已经被证明是人类肿瘤所具有的共同特征之一，甚至可以先于基因变化的癌前病变中发生，因而可被用作早期诊断和预防癌症的检测指标之一。

（5）miRNA 异常表达：miRNA 是长约 22 个核苷酸的内源性非编码 RNA 分子，通过与 mRNA 结合，在转录后水平调控特异基因的活性以及蛋白质的翻译，不涉及遗传序列的改变，已成为近年来表观遗传学研究的新热点。目前已发现的 miRNA 中 50% 以上都定位于肿瘤相关的染色体座位或其脆性位点，部分 miRNA 的异常表达已被证实与特定的肿瘤具有相关性，如 miR-335、miR-126 和 miR-206 在伴有肺及骨转移的侵袭性乳腺癌患者的癌细胞中低表达明显，miR-15a 和 miR-16-1 在慢性淋巴细胞白血病的患者中存在缺失或下调，miR-34a、miR-127、miR-200b 和 miR-16a 的低表达出现于动物模型的早期肝癌中。这些异常表达的 miRNA 将对大量参与细胞增殖、代谢、转移、凋亡调控的基因表达发挥作用，从而影响肿瘤的发生发展。例如，在苯并[a]芘暴露的小鼠原代支气管上皮细胞中 miR-320 对细胞周期具有影响作用；又如，人支气管上皮细

胞暴露反式-二羟环氧苯并[a]芘发生恶性转化的细胞中，miR-494 和 miR-22 在转录后水平反向调控抑癌基因 PTEN 的表达。目前对 miRNA 异常表达在化学致癌中的作用及典型化学物的筛查有待拓展，而针对异常 miRNA 表达谱进行诱导表达也将为抗肿瘤治疗提供新的思路和有效靶标。

2. 细胞异常增殖分化 细胞增殖（cell proliferation）是指细胞分裂和再生的过程，细胞通过这一过程将遗传信息传递给子代，从而保持物种的延续性和数量增多。细胞分化（cell differentiation）是指在细胞增殖的同时，子代细胞在形态、结构和生理功能上产生差异的过程。在正常情况下，遗传基因按一定的时间和空间关系有顺序地选择性表达，调控细胞的增殖与分化，二者的调控是相互偶联的，当增殖和分化的偶联失衡时，会引发不同疾病的产生，如细胞增殖低下、分化不良可导致组织器官发育不全；而细胞过度增殖、分化不全则会导致恶性肿瘤的发生。目前已有多种细胞异常增殖分化的机制被用来解释肿瘤形成，包括癌基因和抑癌基因协同失衡、癌前损伤再生细胞增殖、促有丝分裂剂引发细胞增殖及低分化等多种异常分化机制。例如，石棉是一种典型的可导致细胞增殖的致癌物，其主要机制包括对靶细胞的直接促分裂作用、对细胞直接损伤后的修复、激活炎症细胞及其他肺部细胞并促进细胞因子释放等，进而导致组织损伤和细胞增殖。研究表明，在一些物质的作用下，异常增殖分化的恶性肿瘤细胞可以向正常细胞演变，甚至完全转变为正常细胞，被称为肿瘤细胞的诱导分化，这些可以诱导肿瘤细胞逆转的物质称为分化诱导剂，可起到肿瘤治疗的作用。临床现已使用维 A 酸、三氧化二砷等诱导一些肿瘤细胞向正常成熟的方向发展，甚至成为终末分化的细胞，并可能诱发肿瘤细胞凋亡，收到常规化疗和放疗前所未有的疗效。

3. 免疫抑制 肿瘤的发生与机体的免疫状态密切相关，不仅影响肿瘤发育的特性、免疫原性，还决定了宿主的抗肿瘤作用。Barnet 的免疫监视理论认为，T 细胞是免疫组织的主要细胞，能清除早期恶性细胞，并抑制肿瘤细胞的增殖。动物实验显示，在摘除胸腺和长期使用免疫抑制剂导致免疫功能低下或免疫缺陷时，恶性肿瘤发病率升高。有研究分析了 200 万例 18～70 岁癌症

患者的数据，用于评估癌症发病率上升与免疫系统衰退的关系，并将其与100种不同癌症的年龄分布进行比较，结果显示，衰退的免疫系统在癌症的发生、发展中发挥的作用远超过预期，甚至可能大于基因突变。此外，临床上也有使用大剂量免疫抑制剂的患者在用药后一段时间发生肿瘤的病例报道，如器官移植中使用免疫抑制剂环胞素A或FK506的患者的癌症发生率显著增加，同时其肿瘤侵袭性增强。即使是在免疫功能正常的机体中，肿瘤细胞也可以通过多种机制有效地逃避免疫系统监视，这主要是由于肿瘤的免疫原性非常弱以及主要组织相容性复合体（major histocompatibility complex，MHC）和肿瘤细胞协同刺激分子表达异常，导致机体难以诱发有效的肿瘤免疫应答。此外，肿瘤相关树突状细胞（tumor-associated dendritic cell，TADC）、髓系来源抑制细胞（myeloid-derived suppressive cell，MDSC）和肿瘤相关巨噬细胞（tumor-associated macrophage，TAM）等在肿瘤免疫逃逸过程中也能进一步诱导免疫抑制反应，包括激活肿瘤相关细胞内的信号转导、调节代谢途径以抑制DC和T细胞增殖、上调免疫细胞表面免疫抑制分子和产生抗炎细胞因子以阻断DC细胞成熟等。目前，一些化学致癌物如多氯联苯、二噁英、7,12-二甲基苯蒽、三甲基胆蒽、苯并[a]芘、镉、砷等均已被证实具有免疫抑制作用。其中，电镀、印刷、电池、合金等制造工业的常用原料重金属镉被证明是人类和实验动物肺癌的肯定致癌物，并能诱发实验动物前列腺癌和睾丸肿瘤。实验动物染镉后，脾T、B淋巴细胞增殖转化均受到明显抑制，巨噬细胞吞噬功能显著下降，肿瘤坏死因子α（TNF-α）及氧化氮等主要杀瘤效应分子的分泌减少，对杀伤细胞（killer cell）和自然杀伤细胞（natural killer cell）的功能也有显著的抑制作用，且具有明显的剂量-效应关系。

4. 内分泌激素失衡　环境内分泌干扰物（environmental endocrine disruptor，EED）是一类能改变机体内分泌功能并对机体及后代或（亚）群引起有害效应的外源性物质。它们有以下作用：①与体内激素竞争性结合受体；②直接结合靶细胞受体；③阻碍体内激素与受体的正常结合，阻断激素信号在细胞、组织和器官间的传递；

④对激素的合成、活化、释放、转运和清除产生影响；⑤影响激素受体的合成或在体液中的浓度水平，造成内分泌激素失衡，进而影响生殖系统、胚胎发育、神经系统、免疫系统的正常功能，甚至诱发癌症的产生。例如，孕期服用己烯雌酚，其后代患生殖道癌症的风险明显增加，长期暴露于激素干扰物如2,3,7,8-四氯二苯对二氧芑将会提高人类患乳腺癌的易感性，多氯联苯（polychlorinated biphenyl，PCB）则与包括卵巢癌在内的多种生殖系统肿瘤的发生密切相关。近三十年的研究显示，全球范围内激素依赖性器官的肿瘤发病率在不断升高，如美国近年来乳腺癌、卵巢癌、睾丸癌和前列腺癌的发生率分别增长了24%、34%、41%和126%，可能均与EED在生产和生活领域的广泛使用有关。因此，建立普遍有效的EED筛选方法，并对其造成的影响进行全面的风险评估，对于多种肿瘤的预防意义重大。

5. 过氧化物酶体增殖剂激活受体　过氧化物酶体增殖剂激活受体（peroxisome proliferator-activated receptor，PPAR）是核激素受体家族中的配体激活受体，PPAR与配体结合激活后，与类视黄醇X受体（RXR）形成异二聚体，与位于启动子或基因内区的DNA应答元件结合，控制许多细胞内的代谢过程，包括调节脂代谢、糖代谢等。临床研究已经发现在包括乳腺癌、胃癌、结肠癌等多种肿瘤在内的细胞中有PPAR的高表达。对该类受体具有激活作用的过氧化物酶体增殖剂（peroxisome proliferations，PP）已经被发现是一类使用广泛的非基因毒性致癌物，如三氯乙烯、氯贝特等，其致癌机制可能与诱导氧化应激状态、导致过氧化氢的产生和降解失衡有关，同时也可通过PPAR改变细胞的增殖、分化和凋亡，导致某些启动细胞躲过细胞周期的控制，发展为肿瘤。

除了以上几种主要的非突变致癌机制以外，还有一些学说各自从肿瘤细胞发生和发展过程中不同的分子事件出发，对癌症的发生进行了阐释，如细胞间隙连接细胞间通信（gap junction intercellular communication，GJIC）功能下降或丧失、致癌剂紊乱器官中实质和间质细胞间相互作用等。无论哪种化学致癌机制，都不是单独地作用于体细胞发挥作用，它们之间相互协同、相互影响，共同调控细胞癌变的过程。

（三）化学致癌物的分类

根据在致癌过程中发挥作用的差异，人们将外源化学物划分为致癌物（carcinogen）和促癌剂（tumor promoting agent）两大类。其中，致癌物包括不经过体内代谢活化就具有致癌作用的直接致癌物（direct acting carcinogen）和必须经过体内代谢活化才具有致癌作用的间接致癌物（indirect acting carcinogen）。如前文所述，直接致癌物自身就具有亲电子的活性，易与大分子物质结合形成加合物，主要包括：内酯类，如 β- 丙烯内酯、丙烷磺内酯和 a, β- 不饱和六环丙酯类；烯化环氧化物，如 1,2,3,4- 丁二烯环氧化物；硫酸酯类；氮芥；活性卤代烃，如双氯甲醚、苄基氯、甲基碘和二甲氨基甲酰氯以及多种重金属元素或其盐类化合物。间接致癌物在代谢活化之前不具有致癌作用，又被称为前致癌物（procarcinogen），在活化过程中代谢生成的中间产物称为近致癌物（proximate carcinogen），最后经进一步代谢成为具有直接致癌作用的终致癌物（ultimate carcinogen）。目前已证实的致癌物大部分属于间接致癌物，可分为天然和人工合成两大类。天然的间接致癌物包括黄曲霉毒素、环孢素、烟草和烟气、槟榔及酒精性饮料等，人工合成的间接致癌物则种类繁多，包括多环或杂环芳烃（如苯并[a]芘、苯并[a]蒽、3- 甲基胆蒽、7,12- 二甲基苯并[a]蒽、二苯并[a,h]蒽等）、单环芳香胺（如邻甲苯胺、邻茴香胺等）、双环或多环芳香胺（如 2- 萘胺、联苯胺等）、喹啉（如苯并[g]喹啉等）、硝基呋喃、偶氮化合物（如二甲氨基偶氮苯等）以及链状或环状亚硝胺类等。必须强调的是，除致癌物外，促癌剂也在癌症的发生发展过程中起到重要作用，尤其在癌症的促长阶段，它们虽然单独作用时不致癌或仅有极其微小的致癌作用，但却可以使启动的突变细胞克隆扩增，促进肿瘤的发展，上文所述的佛波酯、苯巴比妥和色氨酸等都是典型的促癌剂。

根据致癌机制的差异，致癌物包括遗传毒性致癌物（genotoxic carcinogen）和非遗传毒性致癌物（non-genotoxic carcinogen）两类。前者是指能与 DNA 发生共价结合、引起 DNA 损伤而致癌的化学致癌物，占化学致癌物的大多数，可用生物化学试验或间接地应用遗传毒性试验的方法进行鉴定。后者是指不能直接与 DNA 反应，通过诱导宿主体细胞内某些关键性病损和可遗传的改变而导致肿瘤的化学致癌物，通常表现出促癌剂的功能。随着对各种化学物致癌机制研究的不断深入，人们发现有些化学物的致癌机制并不是单一的，如苯并[a]芘的致癌效应就同时包括了诱导突变和表观遗传变异的共同作用；此外，一部分表观遗传变异也具有代间传递的可能，如在动物实验中观察到与膳食相关的 DNA 甲基化水平的改变可以由亲代刺豚鼠传递给子代。因此，以作用机制对致癌物进行分类的方法表现出了一定的局限性。

目前，被人们公认的最具权威的致癌物分类方法是国际癌症研究机构（International Agency for Research on Cancer，IARC）根据人类致癌性资料（流行病学调查和病例报告）和实验动物致癌性资料进行的化学物分级。

自 1971 年起，IARC 开始组织专家组收集和评价世界各国有关化学物质对人类致癌危险性的资料，包括多种化学物、环境因子、物理因子和生物因子等研究内容，涉及其理化参数、代谢动力学、构效关系、可能引发的癌前病变、肿瘤病理学、遗传毒性等，并将它们对人类的癌症危险性分为四级：致癌性证据充分（致癌物和人癌症发生之间有因果关系）、致癌性证据有限（因果关系的解释是可信的，但其他的解释如偶然性、偏倚、混杂因素不能完全排除）、致癌性证据不足（资料的性质、一致性或统计学把握度不足以判断因果关系或没有对人致癌性的资料）及证据提示缺乏致癌性（有几个在已知人类充分暴露水平范围内的研究表明暴露水平与所研究的癌症无关联）。

在对人类致癌进行流行病学研究的同时，IARC 也对多种化学物质的实验动物致癌性证据进行了评估，包括：①致癌性证据充分，指确立了受试物与肿瘤发生率增加的因果关系；②致癌性证据有限，指资料提示有致癌作用，但在作决定性评价中证据有限；③致癌性证据不足，指资料由于重要的定性或定量上的限制，不足以证明致癌作用的存在与否，或没有实验动物致癌性的资料；④证据提示无致癌性，指有足够的资料（至少两种种系）证明该物质无致癌性。

根据以上对人类和实验动物致癌性资料进行

综合评估的结果，IARC 将多种致癌因素分为以下五类四组：

第一类：组 1，致癌物，对人类致癌性证据充分，如苯、黄曲霉毒素、放射性物质等。

第二类：组 2A，对人类是很可能（probably）致癌物，指对人类致癌性证据有限，但对实验动物致癌性证据充分，如氯霉素、苯乙烯等。

第三类：组 2B，对人类是可能（possible）致癌物，指对人类致癌性证据有限，对实验动物致癌性证据也并不充分，如四氯化碳、汽车废气等。

第四类：组 3，现有的证据不能对人类致癌性进行分类，如咖啡因、食用色素等。

第五类：组 4，很可能不致癌物，根据已有的资料足以认为该物质并非致癌物。

根据 IARC 官方网站（http://www.iarc.fr）的公布，截至 2019 年 2 月，组 1 有 120 种化合物，组 2A 有 82 种，组 2B 有 311 种，组 3 有 500 种，组 4 暂无化合物列入。随着化学物致癌效应研究数据的不断丰富，这一分类列表也一直在不断更新中，其中部分化学物的种类归属也随着研究的深入而得到不断修正，例如自 1999 年起一直被列于组 4 的化合物己内酰胺已于 2019 年被移至组 3。值得注意的是，这一分类标准中的危险性等级只与某种化学物致癌性证据的充分性（证据权重）有关，而并不涉及其致癌活性大小及其机制。

（余沛霖）

第二节　化学致癌物与癌基因和抑癌基因

化学物致癌过程是一个多因素、多基因参与、多阶段的过程。环境致癌物作用于正常细胞诱导细胞发生恶性转化，将引起细胞多种生物学效应的发生，如：基因表达改变、表观遗传改变、细胞生长及形态改变、细胞间相互作用改变、蛋白质表达改变等。在这些效应中与细胞癌变相关的基因主要有癌基因（oncogene）和抑癌基因［antioncogene，也称肿瘤抑制基因（tumor suppressor gene）］，DNA 修复基因也发挥着重要的作用。正常情况下，癌基因与抑癌基因保持一种动态的平衡状态，协调细胞的生长增殖及信号传递调控过程，当在某些外源化学物或内源性因素的作用

下，癌基因或抑癌基因出现异常表达，将打破这种平衡状态，使细胞丧失正常的调控增殖能力，并抑制其分化，逃避细胞凋亡过程，呈现恶性增殖，最终导致肿瘤形成。

一、癌基因及其功能

（一）癌基因学说

1969 年，Huebner 和 Todaro 提出"癌基因假说"，即在所有脊椎动物的细胞内都含有致癌病毒的全部遗传信息，其中与致癌有关的信息称为癌基因。按照癌基因的来源，癌基因包括病毒癌基因（viral oncogene，v-onc）和细胞癌基因（cellular oncogene，c-onc）两种，具有诱导细胞恶性转化的潜力。v-onc 是病毒基因组中特殊的核苷酸序列，能引起细胞转化；c-onc 则是存在于正常细胞基因组中的癌基因，在正常情况下处于静止状态或低表达状态，对维持细胞正常生长分裂等功能有重要作用，也称为原癌基因（protooncogene），但其在自发或外界环境因素，如化学致癌物的作用下发生突变或异常表达时，可激活为癌基因，使细胞正常的生长分裂失去控制，导致细胞发生恶性转化，最终引起肿瘤发生。

（二）癌基因功能与分类

1. **病毒癌基因**　癌基因最早是在研究病毒的致癌性过程中发现的。按基因类型，肿瘤病毒可分为 DNA 病毒和 RNA 病毒两大类。目前确定对人类致癌的 DNA 病毒有乙型肝炎病毒（hepatitis B virus，HBV）、猴肉瘤病毒（SV40）、人乳头瘤病毒（human papilloma virus，HPV）16 型和 18 型、人腺病毒、EB 病毒（Epstein-Barr virus，EBV）等。RNA 病毒中只有逆转录病毒与肿瘤相关，如 Rous 肉瘤病毒（Rous sarcoma virus，RSV）、人类嗜 T 淋巴细胞病毒 -1（human T-cell lymphotropic virus type 1，HTLV-1）等。

正常的 DNA 病毒如 HBV 和 HPV 并不整合进入宿主 DNA 复制它们的基因组，而且大多数 DNA 病毒也不具备基因所必需的 DNA 合成能力，需要在病毒感染后利用宿主细胞提供 DNA 复制所需的前体和酶进行病毒复制，最后通过细胞裂解反应释放传染性病毒。正常情况下，DNA 病毒一般不具备细胞转化能力，但在某些少见的情况下，如病毒失去裂解反应能力并整合到宿主

基因组中，某些 DNA 病毒也可以诱导细胞转化。

癌基因的发现源于对逆转录病毒的研究。20 世纪初，Rous 等人将鸡肉瘤组织匀浆后的无细胞滤液皮下注射于正常鸡，发现可以引起肿瘤，但当时这一研究并未引起重视。直到 20 世纪 50 年代才发现是病毒诱导鸡肿瘤发生，并命名为 Rous 肉瘤病毒（RSV）。20 世纪 70 年代中期，Bishop 从 RSV 中分离到第一个病毒癌基因（命名为 v-src）。随后研究者发现这类病毒癌基因与宿主细胞相关基因具有高度同源性。逆转录病毒为 RNA 病毒，本身不含癌基因，其中的病毒癌基因是在长期生物演化过程中，逆转录病毒从宿主细胞摄取细胞癌基因（原癌基因）经过加工后成为肿瘤病毒。因此，病毒癌基因与细胞癌基因具有高度的同源性。

逆转录病毒按其感染宿主后肿瘤发生速度可分为两类，速度快者称为急性转化逆转录病毒，慢者称为慢性转化逆转录病毒。前者如 Rous 肉瘤病毒，感染动物后数周即可诱导肿瘤形成，并具有使细胞发生转化的能力，这类病毒的致癌性与基因组中的癌基因有关；后者如禽白血病病毒（avian leukosis virus，ALV），感染禽鸟后需数月甚至更长时间才能诱导 B 细胞淋巴瘤形成，且不具备诱导细胞转化能力，这类病毒本身并不带有癌基因。自发现第一个病毒癌基因 v-src 后至今，已从许多动物中分离出 40 余种高度致癌的逆转录病毒，并从中鉴定出 30 余种病毒癌基因，见表 9-1。

2. 细胞癌基因 逆转录病毒癌基因来自正常细胞存在的 DNA 序列。存在于正常细胞中的这类基因，参与调控细胞的正常增殖及分化，并不导致细胞转化，称之为原癌基因（protooncogene）。它们是生物细胞基因组的正常成分，其编码的蛋白质参与和调节正常细胞的生长与分化，在控制细胞增殖的信息转导中起调节作用；当在某些外源性或内源性因素的作用下，原癌基因结构及功能发生改变，这些改变包括更高水平的表达、编码的蛋白质在结构和功能上不同于前癌基因编码的蛋白质，以及由于基因突变导致前癌基因产物中单个氨基酸的替换而丧失调节功能等，进而具有使细胞转化的能力，才称之为癌基因。

（1）细胞癌基因的分类：大量研究表明，癌基因编码的蛋白产物涉及包括生长因子在内的多个信号转导系统，参与肿瘤的发生发展。在过去 30 多年中已陆续发现 200 多种细胞癌基因，其中 30 多个细胞癌基因与人类各种癌症密切相关。按照癌基因蛋白产物在细胞内的定位及其功能，细胞癌基因可分为生长因子、生长因子受体、酪氨酸激酶、丝氨酸 / 苏氨酸激酶、鸟嘌呤核苷酸结合蛋白、胞质蛋白和核蛋白等，见表 9-2。

（2）原癌基因激活机制：原癌基因结构异常活化时，会导致细胞生长增殖与分化异常，甚至发生恶性改变，形成肿瘤。外源化学物和内源性因素可通过多种机制诱导产生原癌基因的异常活化。原癌基因既可因"量变"（正常蛋白的过表达），也可因"质变"（因基因突变产生的新蛋白的表达）而被激活，主要激活机制包括以下几方面：

1）启动子或增强子的插入：启动子或增强子的插入（promoter insertion）是指逆转录病毒感染细胞后，前病毒 DNA 随机插入宿主细胞基因组可以引起原癌基因过度表达，或由不表达变为表达，导致细胞恶性转变。在 ALV 诱导的淋巴瘤中，ALV 基因组整合到 c-mic 基因上游，ALV 基因组中 LTR 增强 c-mic 基因转录，从而导致 c-mic 基因转录水平升高 50～100 倍。

2）点突变：点突变（point mutation）是指在化学致癌物或放射线作用下，原癌基因中某一碱基突变，可造成其编码的蛋白质中关键氨基酸残基改变，使蛋白质的功能持续活化，刺激细胞增殖，从而诱导肿瘤发生。在动物模型中发现化学致癌剂可引起 Ras 前癌基因突变而转变为异常表达的癌基因，证明了致癌剂的致突变作用与细胞转化之间的直接联系。点突变是 H-ras、K-ras、N-ras 突变活化的主要方式，其突变位点主要发生在第 12、13、16 和 61 位密码子。ras 家族癌基因的点突变是膀胱癌、肺癌、大肠癌、急性髓系白血病、神经母细胞瘤、黑色素瘤和纤维肉瘤等肿瘤发生的重要原因。

3）原癌基因扩增：原癌基因扩增（gene amplification）是指基因组原癌基因的额外复制，从而使原癌基因拷贝数增加或表达活性增强，产生过量的表达蛋白，导致肿瘤。在许多转化细胞和肿瘤组织细胞中经常发现 c-onc 扩增。

4）染色体易位：染色体易位（chromosomal translocation）是指不同的染色体断裂后重新连接

表 9-1　逆转录病毒癌基因功能及分类

病毒癌基因	病毒	宿主	相关疾病
生长因子编码基因			
v-sis	PI-FeSV	猫	肉瘤
	SSV	猿猴	神经胶质瘤
跨膜蛋白质酪氨酸激酶编码基因			
v-erbb	AEV-H，AEV-ES4	鸡	红白血病、肉瘤
v-fms	SM-FeSV	猫	肉瘤
v-kit	HZ4-FeSV	猫	肉瘤
v-rose	UR2	鸡	肉瘤
膜相关蛋白质酪氨酸激酶编码基因			
v-abl	Ab-MLV	小鼠	白血病
v-abl	HZ2-FeSV	猫	肉瘤
v-fgr	Gr-FeSV	猫	肉瘤
v-fps	FuSV/PRCH	鸡	肉瘤
v-src	RSV	鸡	肉瘤
v-yes	Y73/ESV	鸡	肉瘤
蛋白质丝氨酸/苏氨酸激酶编码基因			
v-mas	Mo-MSV	小鼠	肉瘤
v-raf	MSV-3611	小鼠	肉瘤
v-mil[d]	Mill Hill Virus2	鸡	骨髓白血病
v-akt	AKTB	小鼠	淋巴瘤
Ras 蛋白编码基因			
v-H-ras	Ha-MSV	大鼠	肉瘤
v-K-ras	Ki-MSV	大鼠	肉瘤
核蛋白编码基因			
v-erba	AEV-ES4	鸡	红白血病
v-ets	E26	鸡	红白血病
v-fos	FBJ-MSV	小鼠	骨肉瘤
v-myb	E26	鸡	红白血病
v-myc	MC29	鸡	癌，髓系白血病
v-rel	REV-T	火鸡	淋巴细胞白血病
v-ski	SVK770	猫	癌
v-qin	Avian Sarcoma Virus 31	鸡	肉瘤
v-jun	Avian Sarcoma Virus 17	鸡	肉瘤
v-maf	AS42 Sarcoma Virus	鸡	肉瘤

时产生的不正确连接造成染色体异位。由于原癌基因的位置改变，调控环境改变，可能使原来无活性的原癌基因移至强的启动子或增强于附近被活化，而使基因表达增强，导致恶性变。

5）DNA 重排：局部 DNA 重排（DNA rearrangement）可导致某些原癌基因的序列缺失或与周围基因的序列进行交换，进而活化癌基因诱导肿瘤。例如，基因重排活化癌基因 *TRK* 与结肠癌发生有关。

6）癌基因的低甲基化修饰改变：DNA 甲基

表 9-2　人类肿瘤的代表性癌基因功能及分类

癌基因	蛋白功能	相关肿瘤
生长因子		
sis	血小板衍生的生长因子	纤维肉瘤，乳腺癌，骨肉瘤
int-2	纤维生长因子	肺癌，膀胱癌，乳腺癌
trk	神经生长因子	神经母细胞瘤
生长因子受体		
erb-B1	皮肤生长因子受体	鳞状细胞癌
erb-B2/HER2/neu	调蛋白（heregulin）	乳腺癌，卵巢癌，肺癌，胃癌
fms	集落刺激因子	白血病，肉瘤
ros	胰岛素受体	星形细胞瘤
酪氨酸激酶		
bcr-abl	酪氨酸激酶	慢性髓系白血病
src	酪氨酸激酶	结肠癌
ick	酪氨酸激酶	结肠癌
丝氨酸/苏氨酸激酶		
raf	丝氨酸/苏氨酸激酶	肉瘤
mos	丝氨酸/苏氨酸激酶	肉瘤
鸟嘌呤核苷酸结合蛋白		
H-ras	GTP 酶	黑色素瘤，肺癌，胰腺癌
K-ras	GTP 酶	白血病，结肠癌，肺癌，胰腺癌
N-ras	GTP 酶	泌尿生殖道癌，甲状腺癌，黑色素瘤
胞质蛋白		
bcl-2	抗凋亡蛋白	非霍奇金淋巴瘤
核蛋白		
C-myc	转录因子	伯基特淋巴瘤
N-myc	转录因子	神经母细胞瘤，肺小细胞癌
L-myc	转录因子	肺小细胞癌
jun	转录因子（AP-1）	骨肉瘤
fos	转录因子（AP-1）	肉瘤

化状态与真核基因结构与功能密切相关。研究分析癌、癌旁和远端正常组织中癌基因的甲基化状态，发现 H-ras 和 c-myc 等的低甲基化修饰是细胞癌变的一个重要特征。外源化学物是影响 DNA 甲基化状态的重要因素之一。

不同的癌基因有不同的激活方式，一种癌基因也可有几种激活方式。例如，c-myc 的激活就有基因扩增和基因重排两种方式，很少见 c-myc 的突变；而 ras 的激活方式则主要是突变，1985 年 Slamon 检测了 20 种 54 例人类肿瘤中的癌基因，发现所有肿瘤都不止一种癌基因发生改变。

二、抑癌基因及其功能

（一）抑癌基因学说

抑癌基因（antioncogene），也称肿瘤抑制基因（tumor suppressor gene），是一类抑制细胞过度生长、增殖，从而遏制肿瘤形成的基因。肿瘤抑制基因的概念是 20 世纪 60 年代在肿瘤细胞与正常细胞杂交研究的基础上提出来的，该研究发现正常细胞与肿瘤细胞融合形成的杂种细胞不具备肿瘤细胞表型，而且正常细胞的染色体可以逆转肿瘤细胞表型，因此，提出了正常细胞中存在抑制肿瘤发生的基因，即抑癌基因或肿瘤易感基因。抑癌基因是一类存在于正常细胞中的，与原癌基因共同调控细胞生长和分化的基因。抑癌基因的作用是：抑制细胞增殖、促进细胞分化、抑制细胞转移，此作用通过监控细胞分化速率、修复错配的 DNA 控制细胞死亡来实现。当遗传或环境因素引发抑癌基因突变，细胞则可持续增长并最终形成肿瘤。原癌基因是一种显性基因，它的两个等位基因中一个发生变化就足以使正常细胞向恶性转化。而抑癌基因必须一对等位基因丢失或突变后失活，才能对细胞的恶性转化起作用，故称为隐性癌基因（recessive oncogene）。隐性基因的发现和分离相对比较困难。

1969 年，Ephrussi 和 Harris 将小鼠恶性肿瘤细胞与正常小鼠细胞融合后，发现形成的四倍体杂种细胞并无恶性表型，并且接种到适当宿主体内也不再生长肿瘤，即正常细胞与肿瘤细胞融合所产生的杂交细胞不再具有致瘤性。因此，Harris 等推测小鼠正常细胞中可能存在另一种抑制肿瘤的基因，可以抑制癌细胞的恶性表型，并提出恶性肿瘤是一种隐性性状，在体细胞杂种细胞中因存在来自正常细胞的染色体而被抑制。随后一系列的啮齿类体细胞杂交试验及啮齿类肿瘤细胞 - 正常人细胞的杂种细胞也都支持了此论点。其后发展的微细胞技术也证实特定的人正常染色体可抑制各种癌细胞的致瘤生长。

Knudson 在同一时期进行的视网膜母细胞瘤的流行病学研究中发现视网膜细胞瘤的病例有散发的，但也有以常染色体显性遗传模式传递的家系。与散发病例相比，遗传病例发病年龄较早，而且病例多为双侧或多病灶性。1971 年，Knudson 提出了"两次突变"（two-hit theory）的肿瘤发生假说，认为一个正常的视网膜细胞需要两次突变才能变成癌细胞。如果第一次突变已存在于双亲一方的配子中，则子代的所有体细胞都含有此种突变，任何视网膜母细胞发生第二次突变即可变成瘤细胞，这样的个体是视网膜母细胞瘤的遗传易感个体。而散发的患者没有从父母任何一方的生殖细胞传递到第一次突变，必须在同一个视网膜母细胞中发生两次突变才能成为瘤细胞，这种机会比较少，需要漫长的时间积累，因此散发视网膜母细胞瘤一般发病较晚，多为单侧。

后来其他研究者也证实在遗传性视网膜母细胞瘤患者外周淋巴细胞或皮肤成纤维细胞中都发现 13q14 缺失。1987 年李文华等发表了人视网膜母细胞瘤的克隆、鉴定和序列，这是人类鉴定和分离的首个抑癌基因，目前已发现 100 余种抑癌基因。

抑癌基因通常编码逆向调节细胞增殖或正向调节细胞死亡的蛋白质，此外，一些抑癌基因还参与细胞分化和细胞营养评价。

（二）抑癌基因的功能与分类

1. 抑癌基因的作用

（1）去磷酸化：抑癌基因蛋白在细胞静止期和 G_1 期都是去磷酸化的，而在 S 和 G_2 期是磷酸化。一般认为去磷酸化形式能抑制细胞增殖。

（2）与癌蛋白结合：使癌蛋白失去活性而发挥抗癌作用。

（3）参与细胞间黏着与联系：如 DCC 基因缺失或失活导致的细胞间黏附的破坏是恶性转化的重要条件。

（4）参与细胞信号转录。

2. 抑癌基因的产物　抑癌基因的产物主要包括：①转录调节因子，如 Rb、P53；②负调控转录因子，如 WT；③周期蛋白依赖性激酶抑制因子，如 P21；④ rasGTP 酶活化蛋白，如 NF-1；⑤ DNA 修复因子，如 BRCA1、BRCA2；⑥磷酸酯酶，如 PTEN；⑦细胞黏附分子，如 DDC。抑癌基因的类型见表 9-3。

（三）部分抑癌基因简介

1. Rb　第一个被发现并被克隆的抑癌基因，Rb 基因的突变导致视网膜母细胞瘤。Rb 基因定位于人类染色体的 13q14，全长约 200kb，由 27 个外显子和 26 个内含子组成，转录的 mRNA 为 4.7kb，编码含 928 个氨基酸残基的 Rb 蛋白（P105-Rb）。Rb 蛋白是一种核蛋白，相对分子质量为 105kD，约 85% 存在于细胞核内，只有 10% 在细胞膜上，而胞质和间质含量较少。一般认为，Rb 蛋白在控制细胞周期信息系统中起关键作用，可通过磷酸化脱磷酸化调节细胞生长分化，脱磷酸化的 Rb 具有抑制肿瘤增殖的活性，是 Rb 的活性形式。Rb 蛋白的功能主要是通过抑制转录因子 E2F 阻抑细胞周期。E2F 能活化 DNA 聚合酶、α 胸苷激酶、二氢叶酸还原酶等与 DNA 合成密切相关的重要酶类基因的转录，使细胞从 G_1

表 9-3 部分主要抑癌基因的功能和相关肿瘤

抑癌基因	染色体定位	功能	主要相关肿瘤
Rb	13q14	转录调节因子, 细胞周期调控	成骨肉瘤、胃癌、乳癌、结肠癌
P53	17P13	转录因子, 调节细胞周期与凋亡	多种肿瘤
WT	11p13	转录因子, 锌指蛋白	Wilms 瘤, 神经母细胞瘤
NF1	17q11.2	编码 GAP 族蛋白, GTP 酶激活剂	Ⅰ型神经纤维瘤、肉瘤、结肠癌、神经胶质瘤
NF2	22q12	编码施万膜蛋白 (merlin), 细胞支架 - 膜联系	Ⅱ型神经纤维瘤、神经鞘瘤、脑膜瘤
PTEN	10q23.3	PIP3 磷酸酶	成胶质细胞瘤
APC	5q21-q22	信号传递调节 (β- 联蛋白) 功能	结肠腺瘤息肉、结直肠癌
DCC	18q21.3	细胞黏附分子	直肠癌、胃癌
P21	6p21	CDK 抑制因子	前列腺癌
P15（MTS2）	9p21	CDK4、CDK6 抑制因子	成胶质细胞瘤
P16（MTS1）	17q21	转录因子, DNA 修复	乳腺癌、卵巢癌、前列腺癌、结直肠癌
BRCA1	17q21	转录因子, DNA 修复	乳腺癌、卵巢癌、前列腺癌、结直肠癌
BRCA2	13q	DNA 修复因子, 与 RAD51 作用	乳腺癌、胰腺癌、卵巢癌等
NM23	17q21.3	核苷二磷酸激酶活性	乳腺癌、肺癌、结肠癌
FHIT	3p14.2	信号传递调节, DNA 损伤应答	多种肿瘤
VHL	3p25-p26	调节蛋白稳定性	肾肿瘤、血管网状细胞瘤
PTCH	9q23.3	Shh 因子的转膜受体 Smoothened 蛋白负向调节因子	基底细胞皮肤癌、髓母细胞瘤
DPC4	18q21.1	转化生长因子 - 信号通路中的转录因子	家族性幼年息肉综合征 50% 胰腺肿瘤、10%～15% 结直肠癌存在突变
LKB1/STK1	19p13.3	丝氨酸 / 苏氨酸激酶	结直肠癌中突变少见
TSC1	9q34	参与胞质小泡定位	未知, 结节性硬化症
TSC2	16p13.3	垂体酶激活, 高尔基体定位	未知, 结节性硬化症
MSH2	2p22	DNA 错配修复	结直肠癌、胃癌、子宫内膜癌
MLH1	3p21.3	DNA 错配修复	结直肠癌、胃癌、子宫内膜癌

进入 S 期。而 Rb 蛋白同 E2F 结合后, 使 E2F 不能同特定的基因调控序列结合, 使上述酶类不能转录合成, 细胞便停止在 G_1 期。在 G_1 期, Rb 蛋白为去磷酸化状态, 在 G_1 晚期, 细胞开始进入 S 期时, 磷酸化状态急剧增加, 并持续到 G_2 和 M 期。高度磷酸化的 Rb 蛋白失去与 E2F 结合的能力, 从而与 E2F 解离, 解离后的 E2F 能使上述有关基因转录, 促进细胞从 G_1 进入 S 期。在正常状态下, Rb 蛋白对细胞的生长和繁殖起到负调节作用, 当某种因素作用引起 *Rb* 基因等位基因缺失或基因突变时, Rb 蛋白的结构与功能发生改变, 失去负调节作用, 细胞过度繁殖而可能形成肿瘤。

2. *p53* 迄今发现与人类肿瘤相关性最高的抑癌基因。人类肿瘤中约 50% 以上与 *p53* 基因的变化有关。该基因位于人类染色体 17p13 和小鼠 11 号染色体上, 全长约 24kb, 由 12 个外显子和 11 个内含子组成。第一外显子不编码, 外显子 2、4、5、7、8 分别编码 5 个进化上高度保守、由 393 个氨基酸组成的分子量为 53kD 的磷酸化蛋白质, 故被命名为 *p53*。P53 蛋白含有 4 个主要功能区: ①N 端酸性转录激活区可被激活转录介导蛋白间相互作用。同时, 这一区域还可以与 *MDM2-p53* 的负调控因子结合; ②序列特异性结合区具有特异性结合 DNA 的功能, 是肿瘤细胞最常检测出突变的区域, 含有 6 个突变热点, 占已知 *p53* 错义突变的 40%; ③寡聚区可介导 P53

蛋白自身聚合成四聚体；④羧基端可与 DNA 非特异性结合，参与核心区与 DNA 结合的错构调节。

野生型 *p53* 是细胞生长周期的负调节因子，与细胞周期的调控、DNA 修复、细胞分化、细胞凋亡等重要生物学功能有关，有广谱的抑制肿瘤作用。野生型 P53 蛋白是核内的一种磷酸化蛋白质，作为转录因子可与特异的 DNA 序列结合。在细胞受到物理、化学因素的作用而发生 DNA 损伤、应激时，可引起细胞内 P53 蛋白水平升高。如果细胞处在 G_1 期，P53 蛋白可直接与 *WAF1* 基因结合，从而活化 *WAF1* 基因的转录功能，而 *WAF1* 基因编码的 P21 蛋白是一种对 G/S 期起活性作用的细胞周期蛋白依赖性激酶（Cdk）的抑制因子，可结合 Cdk2、Cdk4 和 Cdk6 并抑制它们的活性，细胞分裂因而被终止在 G/S 期，使之有足够的时间修复受损的 DNA。如果 DNA 损伤发生在 S 期，损伤不能修复，则 P53 蛋白可通过影响 *BAX*、*Fas* 和 *Bcl-2* 等基因的表达，启动细胞凋亡的控制程序，使 DNA 受损有癌变倾向的细胞不能再生存下去。目前已知的 *p53* 基因的下游基因还有 *GADD45*、*MDM2*、*IGF-BP3* 和 *PIG3* 等。

p53 基因功能失活机制有以下几种：① *p53* 基因自身突变可致 P53 蛋白丧失与 DNA 结合的能力。这是 *p53* 基因失活的最重要机制。其突变形式有点突变、缺失、插入、移码和基因重排等，其中以点突变的比例最大，突变多发生于第 5～8 外显子上。大多数点突变是引起蛋白质功能改变的错义突变，少数是无义突变或终止码突变。86% 以上的点突变发生于进化保守区，主要有四个突变热点，分别位于密码子 132～143、174～179、236～248 和 272～281 区段上。不同肿瘤或不同致癌因素有不同的突变谱，在高发位点、突变形式和突变频率等都各有不同。② *MDM2* 癌基因负调节：*MDM2* 是 P53 蛋白的靶基因，P53 蛋白刺激 *MDM2* 基因的表达，而 MDM2 蛋白可与 P53 蛋白（野生型或突变型）结合抑制 P53 蛋白介导的反式激活、增殖抑制和诱导凋亡的功能，同时 MDM2 蛋白又可催化 P53 蛋白的降解，从而形成一个反馈调节环，负调节 P53 蛋白的活性。③ P53 蛋白与癌蛋白之间的相互作用可能是其失活的另一重要原因。DNA 肿瘤病毒蛋白，如 SV40 大 T 抗原等可与 P53 蛋白结合，抑制其功

能活性并促进其降解。

肝癌的 *p53* 基因谱是化学致癌物暴露与癌之间分子联系的一个典型例子。在黄曲霉毒素 B_1 和乙肝病毒均为致癌危险因素地区居住而患肝癌的居民，*p53* 基因的突变都发生在第 249 密码子的第 3 个核苷酸对上。在亚洲、非洲和南美的肝癌中，经食物摄入的黄曲霉毒素剂量与 *p53* 基因第 249 密码子突变之间存在剂量 - 依赖关系，正常肝细胞第 249 密码子的突变也与黄曲霉毒素的摄入呈正相关。体外试验发现，用黄曲霉毒素处理人肝细胞可引起 *p53* 基因第 249 密码子 AGG—AGT 突变。在抑制人肝细胞野生型 *p53* 转录反激活活性方面，*p53* 基因第 249 密码子的突变作用比其他密码子（143、175、248 和 282）强。黄曲霉毒素在体内代谢激活形成前诱变的 N^7- 脱氧鸟嘌呤加合物，使 *p53* 基因第 249 密码子的 G-C 和 T-A 颠换和含有 *p53* 基因突变细胞的选择性克隆扩增而固定下来。

化学致癌物诱导的 *p53* 基因谱（标志性突变）有助于鉴定那些特定的引起遗传损伤的化学物，如一些 *p53* 基因突变反映的是氧化损伤；而在暴露于黄曲霉毒素的肝癌患者的 *p53* 基因突变则表现为黄曲霉毒素诱导 DNA 损伤的突变特征；光照诱导的皮肤癌的 *p53* 基因突变具有紫外线损伤的特征；细胞培养中苯并[a]芘二醇环氧化物诱导的 *p53* 基因突变与吸烟者肺癌中发现的 *p53* 基因突变相似。因此，特定致癌物引起特征性的 *p53* 基因突变将有利于确定肿瘤的病因。

p53 基因在肿瘤发生、发展以及诊断治疗中的重要作用使得寻找和发现其相关基因以及应用于基因治疗的有效方法成为研究热点。

3. *p16* 细胞周期蛋白依赖性激酶 2A 基因（cyclin dependent kinase inhibitor 2A，CDKN2A），又称多重抑癌基因 1（multiple tumor suppressor 1，MTS1），由于其编码的蛋白产物分子量为 16kD，故被称为 *p16* 基因。它位于人类染色体的 9q21，全长 8.5kb，由 3 个外显子和 2 个内含子组成，三个外显子共同编码一种已知的细胞周期蛋白依赖性激酶 4（cyclin-dependent protein kinases，CDK4）的抑制蛋白，分子量为 1.584kb，简称 P16，它既是细胞周期的调控者，又是肿瘤生长的抑制者。*p16* 基因的缺失与突变见于各种肿瘤，包括黑色

素瘤、胶质瘤、肺癌、白血病等多种肿瘤。

P16 蛋白与细胞周期蛋白 D（cyclin D）竞争与 CDK4 结合，特异性地抑制 CDK4 的活性。Rb 蛋白在控制真核细胞周期中起重要作用，磷酸化或非磷酸化的 Rb 蛋白可阻止细胞由 G_1 期进入 S 期，而 CDK4 可使 Rb 磷酸化，CDK4 受抑制后，Rb 不能进行磷酸化，细胞不能由 G_1 期进入 S 期，因而抑制细胞增殖、阻止细胞增长。当 cyclin D 与 CDK4 结合时，刺激细胞分裂增殖。正常情况下，P16 蛋白与 cyclin D 竞争与 CDK4 结合处于动态平衡状态。但当 p16 基因缺失或突变而不能正常表达时，cyclin D 则与 CDK4 优势结合，使细胞生长失去控制，细胞表型发生改变并可能形成肿瘤。因此，p16 基因是通过与 cyclin D 竞争性抑制 CDK4，进而防止 Rb 的磷酸化起到抑制肿瘤的作用。p16 基因的异常多表现为基因缺失，其中纯合性缺失与杂合性缺失构成突变率的 50%，碱基缺失和突变约占 25%。转录和翻译水平上的调控机制异常也可使 p16 基因功能产物丧失。此外，p16 基因 5′ 端 CpG 岛的甲基化可导致 p16 基因转录停滞。p16 基因在肿瘤中的改变比 p53 更为广泛，在肿瘤细胞系中达到 80% 以上，在实体瘤中达 70% 左右。

4. **BRCA1 和 BRCA2** 20 世纪 80 年代末，研究证实家族性乳腺癌的易感性与一种高外显率的常染色体显性等位基因相关。1990 年，Hall 与其合作者报道了一个乳腺癌易感基因——BRCA1，BRCA1 位于人类染色体的 17q21，表达序列长 7.8kb，含有 22 个外显子，编码 1 863 个氨基酸组成的蛋白质，其 N 端附近含有锌指结构域，包括半胱氨酸和组氨酸残基构成的保守序列。

BRCA1 基因是乳腺和卵巢组织特异性抑癌基因，符合 Knudson 的二次突变学说。BRCA1 基因的突变不但大大增加乳腺癌的发病风险，而且增加卵巢癌的发病风险。在家族性乳腺癌中，BRCA1 基因在生殖细胞中已经发生了一次突变，当乳腺组织再次发生突变时，形成杂合性缺失，导致肿瘤的发生。

约 40%～50% 乳腺癌家系肿瘤易感性可归因于 BRCA1 基因的种系突变。在那些无 BRCA1 基因突变的乳腺癌家系中，则发现了另一个具有高外显率的常染色体显性易感基因 BRCA2。

BRCA2 位于人类染色体的 13q12～q13，表达序列长 11kb，编码 3 418 个氨基酸组成的蛋白质。BRCA2 和 BRCA1 基因突变涉及约 80% 的乳腺癌发病风险，但对卵巢癌来说，BRCA2 和 BRCA1 基因突变所致风险分别为 10% 和 40%～50%。此外，携带 BRCA2 基因突变的男性患乳腺癌的风险可大约提高 6%。但携带 BRCA1 基因突变的男性却没有患乳腺癌的风险。目前已通过 BRCA2 和 BRCA1 基因易感性诊断进行家族性乳腺癌的预防，如切除乳腺。

5. **FHIT** 自 1996 年被发现，已引起广泛关注并取得了新的研究进展。该基因 cDNA 推算的蛋白质与具有三个组氨酸结构域的 HIT 高度同源，因而被命名为 FHIT 基因（fragile histidine triade，脆性组氨酸三联体基因）。位于人类染色体的 3p14.2，含有 10 个外显子，表达序列长 11kb，编码 147 个氨基酸组成的蛋白质，相对分子质量为 168kD。人类 FHIT 蛋白是一种典型的 Ap3A 水解酶，能催化 Ap3A 的水解反应，使 Ap3A 水平下降。FHIT 基因突变会导致 Ap3A 水解酶活性丧失，从而导致 Ap3A 或类似复合物水平上升并促使肿瘤发生。FHIT 基因的异常主要表现为缺失，有两种类型，一是以缺失第 5 外显子为特征，导致以第 5 外显子为起点的编码 147 个氨基酸的开放式阅读框架的完整性丢失；二是以缺失第 8 外显子为特征，此外显子编码三价组氨酸结构域。这两种类型的缺失都使 FHIT 基因失去完整功能蛋白质的能力。在人体正常组织中，大部分都有低水平的 FHIT 基因表达。研究证实，FHIT 基因缺失与多种肿瘤发生有关。而环境因素可能与 FHIT 基因缺失有关。

大约 60% 的人类肿瘤中 FHIT 抑癌基因有异常改变，是最常见的发生异常改变的抑癌基因之一。体外和体内研究证实，FHIT 蛋白具有多种肿瘤抑制功能，包括：在肿瘤细胞调控细胞凋亡的信号传导；参与调节 DNA 损伤应答；下调靶基因的表达；抑制体内肿瘤生长；并抑制癌细胞的侵袭和转移等。研究发现 FHIT 蛋白的活性依赖于功能性的 HIT 域和酪氨酸 114 残基。此外，FHIT 蛋白的功能与外源性和内源性氧化应激没有直接的关联。同时，FHIT 蛋白的功能还依赖于 Chk1 的激酶活性，但独立于 Atr 或 Atm 蛋白激酶。这表明，FHIT 蛋白和蛋白激酶 Chk1 共同作用以防止应激诱导的 DNA 损伤。

（四）抑癌基因失活机制

抑癌基因异常失活的分子机制包括：

1. **基因组纯合性和杂合性缺失导致抑癌基因失活**　两个等位基因纯合性缺失自然不可能再有相应蛋白表达；如果两个等位基因中的一个已经缺失或因突变已丧失活性，而另一个等位基因仍具有功能，这种杂合子状态仍然可以保持抑癌基因的功能。基因的杂合性缺失（loss of heterozygosity，LOH）是指杂合子中有功能的等位基因突变或缺失而失去功能。抑癌基因缺失的效应是隐性的。只有两个等位基因皆缺失或失活，才表现出对肿瘤抑制活性的完全丧失。

2. **基因突变导致抑癌基因失活**　基因突变是导致抑癌基因失活，甚至转变为癌基因的主要机制。最为典型的例子就是抑癌基因 *p53*。

3. **癌蛋白作用导致抑癌蛋白失活**　SV40 的大 T 抗原、腺病毒的 EIB 和高危型 HPV 的 E6 可以结合抑癌蛋白 P53，使之失活。抑癌蛋白 MDM-2 也可以结合抑癌蛋白 P53，抑制其活性。腺病毒 E1A 和高危型 HPV 的 E7 可以与抑癌蛋白 Rb 结合而使之失活。

4. **基因启动子区高甲基化修饰导致抑癌基因失活**　抑癌基因启动子区 CpG 岛的高甲基化修饰是导致抑癌基因失活的重要分子机制之一。在许多肿瘤中，经常可以检测到 *p16*、*p53*、*BRCA1* 和 DNA 复制错配修复基因等抑癌基因启动子区 CpG 岛的高甲基化修饰变化，而这往往是肿瘤发生的早期事件。

三、癌基因与抑癌基因的相互作用与调控

肿瘤发生的遗传学理论包括癌基因理论、抑癌基因理论和肿瘤多阶段发生中癌基因、抑癌基因和其他相关基因和因子的作用与调控。

（一）肿瘤发生的遗传学理论

癌基因理论认为，基因改变是肿瘤起源和发展的分子基础。肿瘤的发生与发展与体细胞中各种遗传物质的改变及其不断的积累有关。这些遗传变异涉及染色体重排和癌基因的激活，因而是肿瘤发生的关键环节。原癌基因在因突变成为癌基因之前是一组与细胞生长调控有关的基因，包括生长因子、生长因子受体、信号转导因子、转录因子和细胞凋亡调节因子。原癌基因因突变、染色体重排或基因扩增而被激活成为癌基因。近年来发现 miRNA 的突变也可导致癌基因的激活。原癌基因的突变一方面导致蛋白结构的改变，从而出现蛋白酶活性提高和上述一系列正常调节功能的丧失；另一方面由于通过错误调控引起的蛋白表达提高、蛋白稳定性提高和因染色体异常引起的基因重复所导致的蛋白丰度的提高。原癌基因的突变造成这些基因在表达时间、部位、数量及表达产物结构的异常，进而导致细胞无限增殖并出现恶性转化。

在一些细胞转化过程中需要若干癌基因之间的相互协同作用，如 *Myc* 和 *Ras* 各自单独转染均不能诱导大鼠原代胚胎纤维细胞的转化和致瘤性，而只有共同转染（作用）才能诱导大鼠原代胚胎纤维细胞的转化和致瘤性；这一现象在转基因动物模型中也得到证实。癌基因 *K-Ras*、*H-Ras*、*N-Ras*、*Src* 和 *Polyoma Middle T* 可与癌基因 *Myc*、*N-Myc*、*L-Mic*、*Adeno E1A*、*Polyoma Large T*、*SV40 Large T*、*Papillomavirus E7* 中任一种协同诱导大鼠胚胎纤维细胞转化。在人类细胞则需要三种癌基因协同作用，例如 *SV40 Large T* 抗原可与抑癌基因 *Rb* 和 *p53* 结合使其失活。

抑癌基因模式是 Alfred Knudson 于 20 世纪 70 年代首次提出，以解释遗传性视网膜母细胞瘤的发病机制。Knudson 分析研究了双侧（遗传性）和单侧（非遗传性）视网膜母细胞瘤的特征，提出这两种类型的视网膜母细胞瘤之间存在联系并假设这两种视网膜母细胞瘤都是由两个独立和连续的基因突变产生的。Knudson 称这种基因为抑癌基因，也称肿瘤抑制基因。20 世纪 80 年代的一系列实验研究结果更证明了 Knudson 二次突变学说的精确性。但该学说对于肿瘤发生中的各遗传因素和环境因素的影响解释不能具体分析，还需要进一步的研究结果予以支撑。此外，有研究发现某些抑癌基因仅有一个拷贝失活即可有效引发肿瘤，此现象称为单倍剂量不足（haploinsufficiency），即一个等位基因突变后，另一个等位基因能正常表达，但只有正常水平 50% 的蛋白质，因而不足以维持细胞正常的生理功能。因此，由

单倍剂量不足引发肿瘤的时间比经二次突变的致癌过程长。

（二）癌基因与抑癌基因的相互作用

自 20 世纪 80 年代，癌症的研究开始关注癌基因与抑癌基因产物的相互作用与平衡及其对细胞的生长的影响。

1. DNA 肿瘤病毒的病毒癌基因灭活抑癌基因蛋白 如 SV40 蛋白的大 T 抗原等，参与灭活 Rb、P53 抑癌基因蛋白。

2. MDM2 与 P53 自我调节反馈途径 P53 蛋白质在转录水平上正调节 *MDM2* 基因，促进其转录，而 MDM2 蛋白却能结合和灭活 P53 蛋白，形成自我调节反馈途径。此途径的异常改变，如 *MDM2* 扩增和活性改变，都会引起细胞生长的改变。

3. *c-myc* 和 *Rb* 的复合作用。

4. *Waf/cip1* 抑癌基因调节 CDK（细胞周期蛋白依赖性激酶）。

5. *NF1* 抑癌基因与 *ras* 基因的相互作用。

对癌基因与抑癌基因相互作用的研究表明，细胞的生长是推动和抑制细胞周期进行的基因产物之间微妙平衡的结果，一种癌基因的过度表达或一种抑癌基因的失活都可能导致细胞生长的失控。

（三）表观遗传机制对癌基因与抑癌基因的调控

研究表明，除了基因突变外，表观遗传机制在化学物致癌过程中也发挥重要的作用。化学物致癌的表观遗传机制并不产生 DNA 突变或序列改变，它们通过调控基因的表达水平，从而影响细胞增殖、分化和凋亡。

1. 非编码 RNA 对癌基因与抑癌基因的作用与调控 非编码 RNA（noncoding RNA）是指不编码蛋白质的 RNA，即包括 rRNA、tRNA、snRNA、snoRNA、miRNA 等多种已知功能的 RNA，也包括那些未知功能 RNA。这些 RNA 从基因组转录出来后，可直接在 RNA 水平上行使各自的生物学功能。

（1）miRNA 对癌基因和抑癌基因的作用与调控：近年来，关于 miRNA 的生物学作用取得了许多新的研究成果。miRNA 是小的非蛋白质编码单链 RNA（17～22 个核苷酸）通过调节下游靶基因的表达参与许多细胞过程。miRNA 在对癌基因和抑癌基因调控作用及其机制方面的作用也受到广泛而高度的关注并取得一定的进展：

1）miRNA 通过对肿瘤发生的关键因子的调节产生抑癌作用：研究发现 miR-219-1-3p 通过对黏蛋白 MUC4 表达的负调节抑制胰腺导管腺癌（pancreatic ductal adenocarcinoma，PDAC）。胰腺癌是世界上最致命并且预后最差的癌症之一，致癌黏蛋白 MUC4 因涉及许多调节胰腺癌细胞生物学过程被认定为是胰腺肿瘤发生的一个重要因素。正常胰腺 MUC4 是不表达的，但在胰腺癌早期即可出现。研究发现 miR-219-1-3p 通过其直接结合 MUC4 3′-UTR 负调控 MUC4 黏蛋白的表达。miR-219-1-3p 过表达（瞬时和稳定）在胰腺癌细胞株诱导细胞增殖的降低并减少细胞周期蛋白 D1、Akt 和 ERK 途径的激活。miR-219-1-3p 过表达也减少了细胞的迁移。此外，在 Pdx1-Cre 重组酶的早期胰腺上皮内瘤病变 LSL-KRASG12D 小鼠中 miR-219-1-3p 的表达与 MUC4 表达呈负相关。更有意义的是，体内研究发现，在异种移植胰腺肿瘤小鼠注射 miR-219-1-3p 可减少肿瘤生长和 MUC4 黏蛋白表达。这些结果确定了 miR-219-1-3p 通过负调节 MUC4 抑制 PDAC 生长的肿瘤抑制活性。

研究发现约 80% 的宫颈癌检查样品的 miR-506 的表达是下调的，并且与细胞增殖标记物 Ki-67 的表达呈负相关。在人类子宫颈癌 Caski 细胞和 SiHa 细胞进行的获得功能和丧失功能的研究则证明了 miR-506 作为一种抑癌基因，可在体外和体内试验中抑制子宫颈癌细胞生长。进一步的研究发现，miR-506 诱导细胞周期 G1/S 期阻滞，增强细胞凋亡和宫颈癌细胞的化疗敏感性。后来发现 miR-506 是通过直接作用于 Gli3、Hedgehog 通路的转录因子，抑制宫颈癌的生长的。此外，通过 Gli3 的沉默和 Gli3 的再加入可终止 miR-506 诱导的细胞生长停滞和细胞凋亡，说明 miR-506 是通过直接作用于 Gli3 发挥其抗增殖作用。

2）有些 miRNA 具有类癌基因和抑癌基因的双重作用：例如，miR-29 作为肿瘤抑制剂，其可通过促进肿瘤细胞凋亡、抑癌基因的 DNA 甲基化、降低肿瘤的增殖和增加肿瘤的化疗敏感性抑制癌症发展；然而，作为一种肿瘤促进剂，miR-29介导的上皮-间质转化（epithelial-mesenchymal transition，EMT）能促进乳腺癌和结肠癌转移。另一个例子是 miR-205，其既可作为一种癌基因促进肿瘤发生和增殖，或在某些情况下作为肿瘤抑制因子抑制增殖和侵袭。

3）miRNA 与已知抑癌基因的相互作用：抑癌基因 FHIT 通过促进细胞凋亡和调节活性氧而起到抑制肿瘤的作用。通过使用基于生物信息学、miRNA 文库筛选、人体组织分析和移植小鼠模型等多学科的方法，确定在人类 FHIT 基因的第四个内含子是 miR-548 家族的新的成员，说明了该类 miRNA 在抑癌基因 FHIT 肿瘤抑制作用中的重要性。另一项研究证明了 miR-34a 可通过抑制 HDM4 对 p53 基因的强负调节作用，创造 p53 的正反馈回路，从而发挥肿瘤抑制作用。该 p53/miR-34/HDM4 反馈回路的重要性由人肺腺癌的 miR-34 和全长 HDM4 之间的逆相关得到进一步证实。

4）miRNA 通过对端粒酶激活的调节起到抑癌作用：90% 以上的人类恶性肿瘤中存在端粒酶的激活。研究发现，8 个 miRNA 具有在 hTERT 基因 3′UTR 假定的结合位点，其中 let-7g*、miR-133a、miR-138-5p、miR-342-5p、miR-491-5p 和 miR-541-3p 特异性抑制荧光素酶的表达，而 let-7g*、miR-133a、miR-138-5p 和 miR-491-5p 也下调细胞内源性端粒酶活性。此外，所有 6 个 miRNA 均显著抑制细胞的增殖，这些结果表明在 hTERT 和 Wnt 信号通路中的 miRNA 调控网络的存在。

大约 50% 已注释的 miRNA 在基因组上是定位于与肿瘤相关的脆性位点（fragile site），由此提示 miRNA 在肿瘤发生过程中可能发挥至关重要的作用。这些 miRNA 通过对癌基因和抑癌基因的表达实施转录后调控，发挥类似于癌基因和抑癌基因的功能，其靶基因失活分别具有致癌或抑癌基因的作用。

在肺癌、胰腺癌、乳腺癌、子宫癌、前列腺癌、大肠癌、胶质瘤和胆管癌等多种恶性肿瘤组织细胞中 miRNA-21 的表达水平明显增加。因此，miRNA-21 是一个公认的致癌 miRNA，它主要通过抑制细胞凋亡而发挥作用。又如，编码 miRNA-15a 和 miRNA-16-1 的基因位于染色体 13q14.2。miRNA-15a 和 miRNA-16-1 负性调控 Bcl-2，呈现抑癌基因的功能。miRNA-15a 和 miRNA-16-1 的缺失或表达下调，可导致 Bcl-2 表达升高，促进白血病、淋巴瘤和前列腺癌的发生。而肺癌患者 miRNA/let-7 的表达水平显著降低，在体外的细胞培养实验表明，在人的肺癌细胞中过表达 miRNA/let-7 可明显抑制细胞的增殖，说明 miRNA/let-7 在肺组织中可能是一个抑癌基因。在人类细胞中，miRNA/let-7 是通过直接抑制癌基因 Ras 的表达而发挥作用的。表 9-4 列出部分 miRNA 调控靶基因及其相关肿瘤的情况。

（2）lncRNA 对癌基因和抑癌基因的调控：lncRNA 是长度在 200nt 以上的非编码 RNA。关于 lncRNA 究竟如何调控癌基因和抑癌基因的表达，目前尚处于差异 lncRNA 表达谱筛查以及初步的功能鉴定与验证阶段，所涉及的肿瘤包括胃癌、肠癌、肝癌、乳腺癌、卵巢癌、前列腺癌、白血病、横纹肌肉瘤、肾母细胞瘤和神经母细胞瘤等。

2. 其他表观遗传机制 对癌基因与抑癌基因的调控表观遗传机制包括干扰信号转导通路、参与染色质重塑如组蛋白乙酰化或甲基化或泛素化的改变，或特定基因启动子 CpG 岛胞嘧啶残基的甲基化改变。

（四）肿瘤多阶段发生中的癌基因、抑癌基因和其他相关基因及因素的作用

除癌基因和抑癌基因外，还有一组基因的突变涉及基因组的维护，如细胞周期关卡、DNA 修复、有丝分裂重组和染色体分离，即称为基因组稳定性，也称为突变体表型。这一类基因称为基因组稳定性基因。当涉及这一过程的基因失活，所有基因的突变率都会增加。在化学物致癌的多阶段过程中基因组稳定性基因的失活也起到重要作用。

目前普遍认为，癌症的发生、演变是一个涉及环境与遗传多因素、多阶段和多步骤的生物学过程，各种环境的和遗传的致癌因素以协同或序贯的方式引起 DNA 损伤，从而激活原癌基因和/或灭活抑癌基因，加上其他相关基因如生长相关基因、细胞周期调控基因和基因组稳定性基因的变异和参与，继而引起表达水平的异常，使靶细胞发生转化、增生甚至获得浸润和转移的能力，形成癌症。

表 9-4　调控癌基因和抑癌基因表达的 miRNA

类别	miRNA	染色体定位	靶基因	相关肿瘤
致癌 miRNA				
	miR-21	17q23.1	PDCD4、TPM1、PTEN	肺癌、胰腺癌和乳腺癌等
	miR-17-92	13q31.3	E2F1、p21	恶性淋巴瘤
	miR-372-373	19q13.42	TNFAIP1、LATS2、PPP6C	肝癌和胃癌等
	miR-155	21q21.3	FoxO3a、SOCS1、TP53INP1	淋巴瘤、胶质瘤和胰腺癌等
	miR-10b	2q31.1	HOXD10、KLF4、E-cadherin	卵巢癌、肝细胞肝癌和食管癌
	miR-221	Xp11.3	TRPS1、p27、ADIPOR1	乳腺癌、胰腺癌和前列腺癌
抑癌 miRNA				
	Let-7	9q22.32	K-Ras、HMGA2、ITGB3	肺癌、结直肠癌和乳腺癌等
	miR-15a-16	13q14.2	Bcl-2、c-Myb、RECK	结肠癌和淋巴瘤等
	miR-106a	Xq26.2	FASTK	星形细胞瘤
	miR-203	14q32.33	PKCa、Ran、VEGF-A	肺癌、宫颈癌和食管癌
	miR-34	1p36.22	MYCN、SIRT1、NOTCH1	结肠癌和宫颈癌等
	miR-143-145	5q32	K-Ras、ERK5、FSCN1	结直肠癌、前列腺癌和膀胱癌等

周春燕, 冯作化. 医学分子生物学. 2 版. 北京: 人民卫生出版社, 2014。

人类结肠癌从良性病变到恶性肿瘤的发展过程中涉及腺瘤性结肠息肉基因［APC gene］、p53 基因的失活和 Ras 癌基因的活化。同时在染色体 18 的长臂还存在频发的杂合性缺失。然而在这一区域抑癌因子尚未被确认。结肠隐窝内的干细胞位于底部，这些干细胞收到细胞外信号 Wnt 的刺激而扩增。Wnt 刺激细胞内 β- 联蛋白（β-catenin）累积，而后者与 TCF/LEF 转录因子结合并激活该因子。当细胞从结肠隐窝底部向上移动，APC 基因表达并负调节 β -catenin，抑制细胞增殖；而当 APC 失活，β-catenin 持续积累，导致细胞异常失控增长。在一些肿瘤中发现突变的 β-catenin 对 APC 基因的调节有抵抗作用，因而起到癌基因的作用。DNA 的弱甲基化存在于肿瘤的早期发展，并导致一系列基因表达的改变从而对结肠癌的发生与发展起到重要作用。

小鼠皮肤癌模型显示在肿瘤多阶段，即启动、促进、癌前演进和恶性转化过程中的分子活动和多种基因的变异。二甲基苯并蒽（dimethyl benzanthracene，DMBA）诱导 Ras 基因的突变是鳞状上皮乳头状瘤发生的关键起始环节。在经 TPA 促进作用的鳞状上皮乳头状瘤模型中 Ras 基因突变的发生率近 100%。一些鳞状上皮乳头状瘤可在 p53 基因突变的伴随下进一步恶化发展为鳞状细胞癌。当演进为浸润性更高的纺锤细胞癌时则常常伴随着 INK4A/ARF 失活。从瘤演进为恶性肿瘤的过程同时还伴随有细胞膜受体、黏附分子、角蛋白和细胞周期蛋白 / 细胞周期蛋白依赖性激酶的异常表达。

综上所述，肿瘤发生与发展的多个阶段中常常积累了一系列的基因突变以及其他相关因素，包括癌基因、抑癌基因、细胞周期调节基因、细胞凋亡基因、维持细胞基因组稳定性的基因等多种基因变异以及非编码 RNA 的共同作用（图 9-1）。然而，细胞增殖、分化的调控通路十分复杂，上述许多基因和因子的生物学功能还尚未完全弄清。随着生物科学技术快速进步和研究水平的不断提高，癌基因、抑癌基因和其他相关基因及调控因子在肿瘤发生与发展的生物学作用将会不断有新的发现和研究成果。

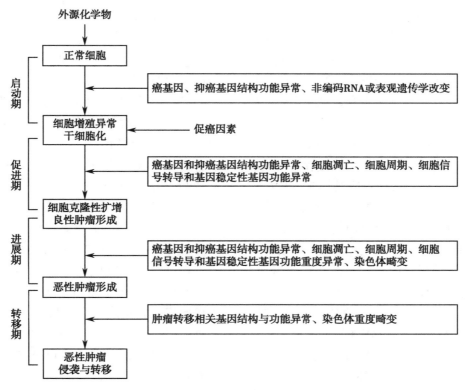

图 9-1 外源化学物致癌多步骤发生机制

（胡　宇）

第三节　化学致癌作用的研究方法

一、哺乳动物致癌试验

（一）哺乳动物致癌试验概述

IARC 判定外源化学物对人类是否具有致癌性，一般综合以下四个方面的证据进行评价：①外源化学物在人群中的暴露情况；②外源化学物致癌的人群流行病学研究证据；③外源化学物致癌的动物实验证据；④外源化学物致癌的分子机制及其他细胞实验证据。其中毒理学上评价外源化学物的致癌危险性传统的实验方法为哺乳动物致癌试验（mammals animal cancer bioassay）。在实验动物的大部分生命期间，实验动物持续给予低剂量受试物处理，受试物给予方式一般为经口摄入，也可经皮或吸入摄入。实验期间观察记录动物体重变化及出现的毒性症状。实验期间死亡及实验终点的动物均需剖杀并进行病理学检查，分析实验动物肿瘤病变发生情况（肿瘤发生率、靶器官、肿瘤性质、每只动物肿瘤发生数等），为评价受试物的致癌危险性提供实验动物学依据。

（二）啮齿动物两年致癌试验

哺乳动物致癌试验常选择大鼠、小鼠等啮齿动物及狗、猴等非啮齿动物，但最常用的还是啮齿动物两年致癌试验（two-year rodent carcinogenicity bioassay）。其实验方法简要介绍如下。

1. **实验动物**

（1）动物种、系选择：在啮齿动物两年致癌试验中，实验动物一般选择大鼠、小鼠，优先选择大鼠。常选择的动物品系有 F344 大鼠、A/J 小鼠、BALB/c 小鼠、叙利亚金黄地鼠等。

（2）动物性别及数量：实验动物性别要求同时包含雌雄动物。对照组及各剂量组实验动物数量至少 100 只，雌雄各半。也可根据实验目的适当增加某些剂量组的实验动物数，如若计划重点研究低剂量受试物的潜在致癌性，可以增加低剂量组的实验动物数量；如实验设计了中期剖杀动物以观察肿瘤病变的进展情况，对照组和试验组动物数量需增加 20 只，雌雄各半。

（3）动物饲养：实验动物建议单笼饲养，如条件不允许，也可同性别分笼群饲，每笼动物数应按动物活动空间对试验影响最小化、不影响动物自由活动和观察动物体征的原则确定（一般大鼠不超过3只，小鼠不超过5只）。实验动物房温度应维持在(22 ± 3)℃，湿度50%～60%，室内光线为12小时白昼/12小时黑夜循环。试验期间动物自由摄入饮用水及常规饲料。至少在试验开始前进行一次动物饲料的营养成分及污染成分分析。

（4）动物准备：选择5～6周龄健康大鼠或小鼠，试验前在实验动物房至少应进行7日环境适应和检疫观察。至少应在动物8周龄前开始试验。试验开始时每个性别动物体重差异不应超过该性别所有动物平均体重的$\pm20\%$。按动物体重、性别将动物随机分配至试验组和对照组，保证每个性别每组实验动物平均体重差异无统计学意义。如有差异，则需重新进行动物随机化分组。

2. 剂量及分组 试验分组至少选择3个试验组（受试物处理组）和1个阴性（溶剂）对照组。对照组除不给予受试物处理外，其余处理均同于实验组。受试物剂量水平可参考短期毒性试验（如急性、亚慢性毒性试验）获得的毒理学数据设计。高剂量的选择，原则上应使动物出现比较明显的毒性反应（如该剂量组动物体重减轻约为对照组的10%），但不引起过高死亡率；低剂量的选择可参考未观察到有害效应的水平（no observed adverse effect level，NOAEL），即以现有检测手段，未观察到受试物引起任何毒效应；中剂量介于高剂量与低剂量之间，可引起轻度的毒效应。剂量的组间距的选择取决于受试物的毒性特征，一般以2～4倍为多见，某些情况也可选择6～10倍，但最好不超过10倍。

3. 受试物

（1）受试物给予途径与方式：受试物摄入途径的选择一般应考虑以下因素：①试验目的；②受试物的理化特性；③参考人类暴露的主要方式和途径。例如药物等一般通过经口灌胃方式摄入；食品及环境化学物一般通过将受试物掺入饲料、饮水中给予；而某些职业暴露的受试物可能通过经皮或呼吸道吸入等方式给予更合适些。

（2）受试物给予频率：根据受试物给予途径与方式的不同，给予频率一般有以下几种情况：①经口给予：受试物给予每日1次，每周7日，某些情况下也可每周5日；②经皮给予：受试物每日给予至少6小时，每周7日；③经呼吸道吸入给予：受试物每日给予至少6小时，每周7日，也可每周5日。研究者也可根据受试物给予剂量的不同适当调整给药频率。

（3）受试物的制备及给予：确定受试物给予途径与方式后，制备及给予受试物，根据试验需要，一般有两种情况。

1）受试物经口灌胃给予：受试物一般需溶解或悬浮在合适的溶剂中。选择合适溶剂的原则是：①该溶剂不影响受试物在动物体内的吸收、分布、代谢等；②不影响受试物的理化特性和毒性作用；③溶剂本身不对动物产生毒作用影响。根据经济合作与发展组织（Organization for Economic Cooperation and Development，OECD）致癌研究试验指南建议，优先考虑水作为受试物溶剂，其次考虑受试物溶解在油类（如玉米油等）溶剂或其他溶剂。对于水以外的溶剂应充分了解其毒性特征，溶解在溶剂中受试物的稳定性也是实验者必须要考虑的一个重要问题，必要时需要新鲜制备受试物样品。受试物每日同一时间灌胃给予，每日1次。若受试物对胃肠道刺激性较强，也可分为每日2次灌胃给予。每次灌胃量取决于实验动物的大小，一般不超过1ml/100g体重（body weight，BW）。所有剂量组均应保持灌胃量一致。

2）受试物掺入饲料、饮水给予：将受试物与饲料（或饮水）充分混匀，受试物掺入饲料比例一般不应超过饲料总量的5%，保证加入受试物的量不影响动物摄食、营养和饮水平衡。受试物剂量单位是每千克体重实验动物所摄入受试物的量（mg或g），即mg/kg BW（或g/kg BW），当受试物掺入饲料其剂量单位亦可表示为mg/kg（或g/kg）饲料，掺入饮水则表示为mg/ml水。受试物掺入饲料时，需将受试物剂量（mg/kg BW）按动物每100g体重的摄食量折算为受试物饲料浓度（mg/kg饲料）。

4. 试验期限 根据大鼠、小鼠的正常寿命，试验期限一般为24个月（2年）。也可根据选择实验动物正常寿命适当调整试验期限，如对于某些小鼠（C3H/J、AKR/J或C57BL/6J等品系），试验期限设为18个月可能更合适些。在某些情况下也应考虑终止试验：①低剂量组或对照组实验动物生存率低于 25%（生存率应分性别独立计算）；②研究数据及动物数不能进行后期的统计分析，影响致癌性评价的有效性。但高剂量组动物因受试物毒性作用出现明显的早期死亡时，不应终止试验。

5. 观察指标

（1）一般观察：

1）试验期间注意观察动物出现的中毒的症状、体征、程度和持续时间及死亡情况，至少每日1次，同时应做好试验记录。

2）试验期间应特别注意观察记录动物肿瘤发生情况，包括肿瘤发生时间、部位、大小、形状及明显的肿瘤进展。

3）通常每日开始及结束应检查实验动物的发病率及死亡率，对濒死和死亡动物应及时解剖并尽量准确记录死亡时间。

（2）体重、摄食量及饮水量：

1）体重：试验开始前，需记录所有实验动物的体重。试验开始后的前13周，至少每周1次动物称重记录，之后至少每月1次。

2）摄食量及饮水量：试验开始后的前13周，至少每周1次测算动物摄食量及饮水量，之后至少每月1次。试验期间若出现动物摄食及饮水活动异常，也可考虑增加测算动物摄食量及饮水量。

（3）血液、尿液及其他样本分析：

1）样本采集：可在试验期间（如第12个月、试验终点等）采集实验动物血液、尿液样本进行分析。根据试验目的的需要，也可适当调整采集样本的时间点。每组至少采集雌雄各10只动物的生物样本。每次采集样本应尽可能使用同一动物。血液样本需记录并注明血样采集部位（麻醉后心脏穿刺或眼眶静脉丛采血）并选择合适的储存条件。若骨髓为受试物的靶器官，还需制备血液涂片以备进一步的分析。

2）血液及尿液分析：①血液样本进行血液学分析及常规临床血液生化检测，也可根据试验需要增加其他检测指标；②尿液样本进行常规尿液分析，包括外观、尿蛋白、比重、pH、葡萄糖和潜血等，若预期有毒反应指征，应增加尿液检查的有关项目如尿沉渣镜检、细胞分析等。

（4）病理学检查：

1）动物解剖：所有实验动物（包括试验期间

死亡或处死的动物及试验期满的动物）都应进行全面系统的肉眼观察和解剖，包括动物体表、颅腔、胸腔、腹腔及其脏器，并称量脑、心脏、肝脏、肾脏、脾脏、子宫、卵巢、睾丸、附睾、胸腺、肾上腺的绝对重量，计算相对重量（脏/体比值和脏/脑比值），必要时还应选择其他脏器，如甲状腺/甲状旁腺等。

2）组织样本的固定及保存：实验动物剖杀过程中，应将如表9-5所列组织样本一部分固定保存；余下部分储存于液氮中以备后续实验需要。另外所有出现病变的组织均应予以保存。

表 9-5　动物致癌试验动物解剖过程中需保存器官和组织

系统	需保存组织和器官
呼吸系统	上呼吸道（鼻、鼻甲及副鼻窦），气管，肺
消化系统	唾液腺、舌、牙齿、食管、胃、十二指肠、空肠、回肠、盲肠、结肠、直肠、肝脏、胆囊及胰腺
神经系统	脑（包括大脑、小脑和脑干）、垂体、坐骨神经、脊髓（颈、胸和腰段）、外周神经
心血管及运动系统	主动脉、心脏、胸骨、股骨及骨骼肌
泌尿系统	肾脏、膀胱、输尿管、尿道、前列腺等
生殖系统	睾丸、附睾、精囊、子宫、子宫颈、卵巢、阴道及乳腺
其他	皮肤、淋巴结、骨髓、胸腺、泪腺、甲状腺及甲状旁腺

3）组织病理学检查：动物致癌试验选择相应组织及器官进行组织病理学检查的原则包括：①高剂量组和对照组动物所有器官和组织需进行组织病理学检查，若在高剂量组器官和组织观察到组织病理学改变，其他剂量组所有动物相同器官和组织必须要进行组织病理学检查；②试验期间死亡或剖杀的动物所有器官和组织需进行组织病理学检查；③所有显示肉眼可见的异常病变（含肿瘤）的器官和组织必须要进行组织病理学检查；④成对的器官，如肾、肾上腺等，两侧器官均应进行组织病理学检查。

（5）数据分析及结果评价：

1）试验数据整理：应将所有的数据和结果以表格形式进行总结，列出各组试验开始前的动物数、试验期间动物死亡数及死亡时间、出现肿瘤及其他毒性反应的动物数，重点描述肿瘤发生部位、数量、性质、癌前病变及肿瘤潜伏期。

2）计算肿瘤发生率：肿瘤发生率是整个试验结束时患肿瘤动物数在有效动物总数中所占的百分率。有效动物总数指最早发现肿瘤时存活动物总数。

$$肿瘤发生率（\%）=（试验结束时患肿瘤动物数/有效动物总数）\times 100\%$$

3）统计学分析：对动物体重、摄食量、饮水量（受试物经饮水给予）、食物利用率、血液学指标、血生化指标、尿液检查指标、脏器重量、脏/体比和脏/脑比、大体和组织病理学检查、患肿瘤的动物数、每只动物肿瘤发生数、各种肿瘤（良性和恶性）的数量、肿瘤发生率及肿瘤潜伏期等结果进行统计学分析。一般情况，计量资料采用方差分析，进行受试物各剂量组与对照组之间均数比较，分类资料采用 Fisher 精确分布检验、卡方检验、秩和检验，等级资料采用 Ridit 分析、秩和检验等。

4）致癌性评价：①致癌试验结果阴性的判断标准：判断致癌试验结果阴性的前提是小鼠在试验期为 18 个月或大鼠为 24 个月时，各组动物存活率不小于 25%；②致癌试验结果阳性的判断标准：根据世界卫生组织的致癌试验标准，符合以下任何一条，可判定受试物为对实验动物的致癌物：a. 肿瘤只发生在试验组动物，对照组动物中无肿瘤发生；b. 与对照组相比，试验组动物肿瘤发生率显著性增高；c. 试验组动物中多发性肿瘤明显，对照组中无多发性肿瘤，或只是少数动物有多发性肿瘤；d. 试验组与对照组动物肿瘤发生率虽无统计学差异，但试验组动物肿瘤发生时间较早。

二、细胞转化试验

（一）细胞转化试验概述

评价外源化学物致癌危险性的标准试验方法是啮齿动物两年致癌试验，但这些实验具有耗时长、花费成本高及需大量实验动物的缺陷。由于这些原因我们需要更快速、更经济的致癌替代实验方法。细胞转化试验（cell transformation assay，CAT）也称体外细胞转化试验，是一种通过体外细胞实验鉴定化学物潜在致癌性的方法。20 世纪 60 年代，Berwald 和 Sachs 首次报道了化学致癌物能诱导叙利亚金黄地鼠胚胎细胞（syrian ham-ster embryo cell，SHE）发生恶性转化。细胞转化试验成功模拟了动物体内多步骤、多阶段致癌过程，研究表明其结果与啮齿动物致癌试验具有较好的一致性，因此细胞转化实验得以迅速发展。

1. 细胞转化试验的原理　细胞转化试验是模拟哺乳动物致癌试验，以外源化学物持续处理合适的细胞系，诱导细胞发生永生化及恶性转化。转化细胞一般具有以下四个阶段的特点：①细胞形态学改变；②细胞无序生长，获得永生化能力、非整倍体染色体核型及遗传不稳定性；③细胞获得克隆形成、锚着独立生长及不受限制的分裂等致瘤特性；④细胞接种至敏感的宿主动物能成功诱发恶性肿瘤。研究表明，细胞转化过程中发生了与体内动物致癌过程相类似的细胞及分子事件。CAT 能替代动物致癌模型，从体外试验评价外源化学物的潜在致癌性。

2. 细胞转化试验的类型　细胞转化试验根据选用受试细胞的种类不同可分为两种类型：

1）啮齿动物细胞转化试验：采用啮齿动物（大鼠或小鼠）来源的细胞系进行细胞转化试验，包括两种形式：①采用原代培养的正常二倍体细胞（如 SHE 细胞转化试验）；②采用永生化的非整倍体小鼠细胞系（如 BABL/c 3T3，C3H10T1/2 和 Bhas 42 细胞转化试验）。

2）人类细胞转化试验：外源化学物处理人类来源细胞系（如正常人支气管上皮细胞 BEAS-2B 细胞）诱导细胞恶性转化。

（二）细胞转化试验方法

如上所述，目前细胞转化试验主要包括啮齿动物细胞及人类细胞转化试验。人类细胞转化试验虽也作为鉴定化学物致癌性一种理想方法，但由于啮齿动物细胞与人类细胞端粒的长度和端粒酶的调控机制存在明显差异，体外培养的啮齿动物细胞较人类细胞更容易实现永生化（细胞转化的第一步），导致人类细胞转化试验目前还未建立常规的实验方法，其实验方法一般参考 SHE 细胞转化试验和 BABL/c 3T3 细胞转化试验。因此本章主要介绍这两种细胞转化试验方法供研究者参考。

1. 叙利亚金黄地鼠胚胎细胞转化试验

（1）试验仪器：包括细胞培养相关仪器设备（培养箱、超净工作台等）、低速离心机、倒置相差显微镜、冰箱（4℃和−80℃）、液氮罐和 pH 计等。

（2）试验试剂：包括 DMEM-L 培养基（细胞培养前，检测并调整 pH 至 6.7±0.05 或 7.0±0.05）、胎牛血清、缓冲液（无钙镁离子的 Hank's 液或 PBS）、胰酶消化液、0.5%（w/v）台盼蓝染液、固定液（甲醇或乙醇）、10%（v/v）吉姆萨染液、洗液（含 1% 青霉素和链霉素的缓冲液）和分离液等。

（3）SHE 细胞转化试验评价指标：SHE 细胞转化实验中，评价受试物细胞毒性及致癌危险性常用指标有：①克隆形成率（plating efficiency，PE），PE =（克隆形成数目 / 接种靶细胞总数）×100%；②相对克隆形成率（relative plating efficiency，RPE），RPE =（处理组细胞克隆形成率 / 对照组细胞克隆形成率）×100%；③细胞转化率（morphological transformation frequency，MTF），MTF =（转化克隆数目 / 细胞克隆总数）×100%。

（4）SHE 细胞转化试验方法

1）叙利亚金黄地鼠胚胎细胞分离：①获取胚胎，取妊娠第 13 天的叙利亚金黄地鼠，10% 碘伏溶液或 70% 酒精擦拭孕鼠腹表，切开腹部皮肤，无菌条件下打开腹腔，取出含胚胎在内的子宫，置于无菌的 100mm 培养皿（含 10～20ml 预冷的洗液）。②胚胎组织分离：a. 取出胚胎移入无菌的 100mm 培养皿（含 10～20ml 预冷的洗液），洗液冲洗两次；b. 将胚胎移入一新的培养皿（含洗液），将每个胚胎中已分化的器官（如头、四肢、内脏等）取出丢弃；c. 余下的胚胎组织移入长颈烧瓶中（含磁力搅拌棒），室温（或 37℃），加入洗液低速搅拌，尽可能多的去除血细胞；d. 吸除洗液，留置胚胎组织于烧瓶内，加入分离液 10～20ml，室温（或 37℃）轻轻搅拌 5 分钟；e. 吸除分离液，留置胚胎组织于烧瓶内，再次加入分离液 10～20ml，室温（或 37℃）轻轻搅拌 10 分钟；f. 小心吸取含胚胎细胞与分离液的混悬液，无菌条件下过滤至离心管；g. 继续加入新鲜分离液至留置胚胎组织的烧瓶，轻轻搅拌 10 分钟，如前述步骤收集含胚胎细胞与分离液的混悬液，分离过程重复 2～4 次；h. 加入适量胎牛血清至混悬液并过滤至一新的离心管，胎牛血清终浓度约为 5%～10%（v/v），细胞悬液 4℃低速离心（2 000r/min）10 分钟；i. 弃上清液，细胞沉淀重悬于培养液，细胞计数，$2×10^6$ 个细胞接种至 100mm 培养皿，置于

CO_2 培养箱培养 24 小时（37℃，10% CO_2）。

2）细胞冻存：待细胞生长融合至 80% 左右时，按常规步骤冻存细胞，一般用逐步缓冻法冻存细胞，4℃ 30 分钟；−20℃ 4 小时；−80℃过夜；最后转入液氮冻存。

3）受试物剂量选择：若无相关参考数据，一般在试验前需摸索受试物剂量浓度，一般至少设立 10 个浓度检测其细胞毒性影响，最终确定受试物剂量。受试物剂量选择的原则一般为：①与对照组相比，至少一个剂量组细胞克隆形成率无显著性影响；②受试物至少设立四个剂量组；③高剂量组的设定，对于可溶性受试物，最高剂量为 5mg/ml 或 10mmol/L；而对于不溶性受试物（完全不溶性除外），一般选择受试物在溶剂中能溶解的最大浓度作为最高剂量。

4）设立对照组：SHE 细胞转化试验一般设立阳性对照（如苯并[a]芘）、溶剂对照（含 0.2% DMSO 的培养基）、饲养层细胞对照及空白对照。

5）SHE 细胞转化试验步骤：①饲养层细胞接种，饲养层细胞是与 SHE 靶细胞同源的细胞，不同之处是饲养层细胞经 X 射线照射后失去复制能力。饲养层细胞可在试验前 2～4 天新鲜制备，也可在试验第一天复苏液氮冻存的饲养层细胞，接种至培养皿。②靶细胞接种：试验第二天，复苏存于液氮的 SHE 细胞，接种至培养皿。③受试物处理：试验第三天，新鲜配制溶于 DMSO 的受试物溶液，计算加入量及受试物终浓度，加入受试物溶液至各组细胞，置于 CO_2 培养箱继续培养 7 天（37℃，10% CO_2）。④细胞固定和染色：试验第 10 天，细胞培养 7 天后，去除含受试物的培养液，4ml 缓冲液润洗，去除缓冲液后加入 4ml 乙醇固定 10～15 分钟，去除乙醇后空气干燥，加入 4ml 吉姆萨染液染色 20 分钟，去除染液，自来水冲洗，空气干燥。⑤结果分析：显微镜下盲法计数克隆形成数目，计算 PE、RPE 及 MTF 等评价指标。⑥SHE 试验有效性评价：评价是否为一个有效的 SHE 细胞转化试验，必须具备以下条件：a. 饲养层对照组细胞至少 5 皿且不应该有细胞克隆形成，其他每剂量组（处理组、阳性对照及阴性对照）至少包含 40 皿细胞，每个处理组至少有 1 000 个克隆形成；b. 溶剂对照组 PE 应不小于 20%；处理组细胞克隆数平均应达到 25～45 个 / 皿；与溶

剂对照相比,阳性对照苯并[a]芘必须导致 MTF 显著性增加;c. 阴性对照组细胞转化率不应超过 0.6%。⑦ SHE 细胞转化试验结果评价:a. 实验结果阴性:与溶剂对照相比,处理组细胞转化率(MTF)无显著性变化,或≤无显著性;b. 实验结果阳性:与溶剂对照相比,处理组至少两个剂量组细胞转化率(MTF)显著性增加,且大于 0.6%。

2. BABL/c 3T3 细胞转化试验

(1) 试验仪器:同 SHE 细胞转化试验。

(2) 试验材料:①细胞、血清及培养基,BABL/c 3T3 小鼠成纤维细胞,胎牛血清,M10F 培养基(用于常规细胞培养及早期转化实验),DF2I2F 培养基(用于后期细胞转化试验);②试验试剂,细胞冻存液[含 10%(v/v)DMSO 的 M10F 培养基,临用前新鲜配制],洗液[含 0.02%(w/v)EDTA-2Na 的无钙镁离子的 PBS 溶液],0.25%(w/v)的胰酶消化液,固定液[甲醇(用于克隆形成率试验和转化试验);10%(v/v)甲醛溶液(用于结晶紫试验)],染液[(0.04%(w/v)吉姆萨染液和 0.1%(w/v)结晶紫染液],结晶紫提取液;③受试物溶液,受试物溶解或悬浮于合适的溶剂,M10F 培养基稀释配制受试物溶液。溶剂一般首选 DMSO。

(3) 细胞培养、冻存及传代:细胞培养、冻存及传代方法基本同常规方法,此处不赘述。但值得注意的是,BABL/c 3T3 细胞生长至细胞间紧密接触时,可增加细胞自发转化率。因此,BABL/c 3T3 细胞生长融合至 70% 左右应及时传代。

(4) 剂量范围寻找试验:剂量范围寻找(dose-range finding, DRF)试验是指根据细胞毒性试验选择合适的受试物剂量的方法。BABL/c 3T3 细胞转化试验中,细胞毒性试验常用的方法有克隆形成率方法和结晶紫方法两种。

1) 克隆形成率(colony forming efficiency, CFE)方法:①细胞接种(试验第 0 天),BABL/c 3T3 细胞接种至 60mm 培养皿,接种密度为每皿 200 个细胞及 4ml 的 M10F 培养基,每组设 4 皿(含处理组、培养基对照组及溶剂对照组);②细胞处理(试验第 1 天),上述细胞培养 24 小时后,更换培养液,加入含受试物的培养液,继续培养 72 小时;③终止受试物处理(试验第 4 天),受试物处理细胞 72 小时后,用新鲜的 M10F 培养基替换含受试物的培养基,终止受试物处理,继续培

养;④细胞固定与染色(试验第 9 天),去除培养液,PBS 润洗,加入甲醇(约 3ml/ 皿)固定 10 分钟,去除甲醇,加入吉姆萨染液染色 30 分钟,去除吉姆萨染液,空气干燥;⑤克隆计数,显微镜下计数克隆形成。纳入计数的克隆需直径大于 2mm 或克隆中细胞数大于 50 个;⑥结果分析与评价,常用的评价指标有相对克隆形成率(relative CFE)= (处理组克隆总数 / 对照组克隆总数)×100%;克隆形成率(plating efficiency, PE)=(每皿克隆形成数目 /200)×100%。

2) 结晶紫(crystal violet, CV)方法:①细胞接种(试验第 0 天),BABL/c 3T3 细胞接种至 6 孔培养板,接种密度为每孔 3×10^3 个细胞及 1.5ml M10F 培养基,每组设 3 个平行孔,设培养基对照、溶剂对照及空白对照;②细胞处理(试验第 1 天),上述细胞培养 24 小时后,更换培养液,加入含受试物的培养液,继续培养 72 小时;③终止受试物处理(试验第 4 天),受试物处理细胞 72 小时后,用新鲜的 M10F 培养基替换含受试物的培养基,终止受试物处理,继续培养;④细胞固定与染色(试验第 7 天),去除培养液,10% 甲醛溶液固定 30 分钟,蒸馏水冲洗,空气干燥,0.1% 的结晶紫染液染色 15 分钟,蒸馏水冲洗,空气干燥;⑤吸光度测量,每孔加入 1.5ml 结晶紫提取液,提取细胞吸收的结晶紫,540nm 波长下测量吸光度;⑥试验结果评价,计算相对细胞生长率评价受试物细胞毒性。相对细胞生长率 =[(处理组吸光度 － 空白对照组吸光度)/(溶剂对照组吸光度 － 空白对照组吸光度)]×100%。

3) 确定细胞转化试验剂量:根据细胞毒性实验结果,得出受试物未观察到有害效应的水平(NOAEL)、IC_{50} 及 IC_{90},BABL/c 3T3 细胞转化试验剂量设置一般原则为:低于 NOAEL 设 1 个剂量组;NOAEL 至 IC_{50} 间设 2 个剂量组;IC_{50} 至 IC_{90} 间设 2~3 个剂量组。某些情况下(如受试物细胞生长曲线陡峭,受试物在较高浓度才可能诱导细胞转化形成),也可能在 IC_{90} 以上设 1~2 个剂量组。

(5) BABL/c 3T3 细胞转化试验步骤:①细胞接种(试验第 0 天),BABL/c 3T3 细胞接种至 100mm 培养皿,接种密度为每皿 2×10^4 个细胞,每组设 10 皿(包括处理组及对照组);②细胞处

理（试验第 1 天），上述细胞培养 24 小时后，更换培养液，加入 10ml 受试物培养液，继续培养 72 小时；③终止受试物处理（试验第 4 天），受试物处理细胞 72 小时后，用新鲜的 M10F 培养基替换含受试物的培养基，终止受试物处理，继续培养；④更换培养液（试验第 7 天），去除 M10F 培养液，加入新鲜的 DF2I2F 培养液，继续培养 24～25 天，其间每周换液两次；⑤细胞固定与染色（试验第 31 或 32 天），试验第 24 或 25 天换液后，细胞继续培养（其间不再换液）。一周后，去除培养液，甲醇固定 10 分钟，吉姆萨染液染色 30 分钟，去除染色，空气干燥；⑥集落计数，显微镜下计数形成集落，仅记录细胞数大于 50 个或直径大于 2mm 的Ⅲ型集落。Ⅲ型集落细胞形态变化具有如下特征：细胞呈明显嗜碱性染色；细胞呈梭形；多层堆积生长；无规则及浸润性生长；⑦同步的细胞生长试验，细胞转化试验的同时，同样的样本应同时进行细胞生长试验，及前述的 CFE 和 CV 细胞毒性试验。

（6）BABL/c 3T3 细胞转化试验统计分析方法：按照 ECVAM 的建议，BABL/c 3T3 细胞转化试验结果统计分析最合适的方法为：负二项分布（negative binomial distribution）结合威廉型保护趋势检验（William's-type protected tests）。

（7）BABL/c 3T3 细胞转化试验结果评价：①阴性结果判定标准，负二项分布及威廉型保护趋势检验结果均为 $p \geqslant 0.01$；②阳性结果判定标准，至少 2 个连续性的剂量统计结果显示 $p < 0.01$；③无法得出明确结论，当仅一个剂量或几个非连续性的剂量统计结果显示 $p < 0.01$，此时不能得出明确结论，应重复实验。

三、癌基因及抑癌基因鉴定

外源化学物诱导细胞恶性转化或动物肿瘤发生过程中，多种癌基因与抑癌基因参与其中，如何高效鉴定参与化学致癌过程的癌基因和抑癌基因是研究者常面临的一个问题。一般来说，癌基因与抑癌基因的鉴定包括以下策略及方法。

（一）癌基因与抑癌基因表达水平鉴定

化学物诱导的人类恶性转化细胞、相关肿瘤细胞系、实验动物肿瘤组织及人类肿瘤组织中，常表现为癌基因高表达及抑癌基因低表达状态。

因此通过检测这些基因在恶性转化细胞、肿瘤细胞或组织中的表达水平可初步鉴定癌基因或抑癌基因。

1. 基因芯片技术检测基因表达谱 基因芯片和高通量测序技术目前应用较为广泛，方法也多种多样，此处不赘述，仅简要介绍两种常用的基因芯片技术。

（1）全基因组表达谱基因芯片技术：其基本原理为提取测试样本 RNA（肿瘤细胞或组织）和对照组样本 RNA（正常细胞或组织），逆转录为 cDNA，分别进行荧光标记，在标准条件下与标记的探针进行芯片杂交，通过扫描探针的荧光信号强弱获得原始数据，进一步标准化及统计学分析后，获得两样本间显著性差异表达基因，初步筛选出潜在的癌基因及抑癌基因。

（2）微阵列比较基因组杂交：微阵列比较基因组杂交（array comparative genomic hybridization, aCGH）的基本原理是将测试样本 DNA（肿瘤细胞或组织）标记绿色荧光素（Cy3），对照组样本 DNA（正常细胞或组织）标记红色荧光素（Cy5），标记后的两样本混合后进行共杂交，检测测试样本基因组相对于对照组基因组的 DNA 拷贝数变异（copy number variations, CNV），直观的表现为肿瘤样本基因组在整个染色体组的扩增或缺失，扩增片段可能包含癌基因，缺失片段可能包含抑癌基因。

2. 高通量测序技术 高通量测序技术又称"下一代"测序技术，能一次对几十万条甚至几百万条 DNA 或 RNA 分子进行序列测定，相比传统的基因芯片技术，高通量测序具有所需样本量少、获得信息量大和快速等优点，是目前组学研究的最重要技术之一，广泛应用于癌基因与抑癌基因的筛选。随着这项技术的发展，目前最前沿的是单细胞高通量测序技术。传统测序方法一次处理成千上万个细胞，获得的基因变异水平也是多个细胞的平均水平。而单细胞高通量测序可以揭示每个细胞独特的微妙变化，为我们深入揭示癌细胞发生发展的分子机制提供了重要的技术平台。

3. 癌基因及抑癌基因表达水平的验证 基因芯片技术能初步筛选众多候选癌基因及抑癌基因，接着还需对这些候选基因表达水平进一步验证。主要包括：①候选基因 DNA 及 mRNA 表达水平的验证，常采用荧光定量 PCR 方法；②候选基因蛋白表达水平的验证，常采用蛋白质印迹法（Western Blotting）或免疫组织化学方法。通过验证确定候选癌基因和抑癌基因在肿瘤细胞或组织中显著性的上调或下调表达。

（二）癌基因与抑癌基因的功能鉴定

前述筛选的候选基因表达水平虽具有明显差异，但其能否发挥癌基因或抑癌基因作用尚需进一步的功能鉴定。主要策略是通过各种技术方法使目的基因在肿瘤细胞中过表达或沉默表达，分别检测目的基因过表达或沉默表达后相关功能改变（如细胞增殖能力、细胞迁移能力及裸鼠成瘤能力等）。

1. 目的基因过表达或沉默表达体系的构建

（1）目的基因过表达模型的构建：首先构建目的基因过表达载体（一般有质粒和慢病毒载体两种），转染宿主细胞，构建目的基因过表达细胞模型。

（2）目的基因沉默表达模型构建：应用 RNA 干扰技术构建目的基因沉默表达模型。① siRNA 的设计：通常一个基因需要设计多个靶序列的 siRNA，筛选出最有效的 siRNA 序列。同时应该设立阴性对照，作为阴性对照的 siRNA 应该和选中的 siRNA 序列有相同的组成，但是和 mRNA 没有明显的同源性。通常的做法是将选中的 siRNA 序列打乱，并检查结果以保证它和目的靶细胞中其他基因没有同源性；② siRNA 制备：目前常用的 siRNA 制备方法有通过化学合成、体外转录、用 RNase Ⅲ 消化长片段双链 RNA 三种体外方式制备 siRNA，以及通过 siRNA 表达载体或者病毒载体、PCR 制备的 siRNA 表达框架在细胞内表达产生 siRNA；③ siRNA 表达载体转染入宿主细胞；④转染效率及 RNA 干扰效率检测。细胞转染技术是将外源基因 DNA、RNA 或寡核苷酸序列导入宿主细胞中的一种技术。细胞转染一般可分为两种类型，一类是瞬时转染，转染后一个宿主细胞中可存在候选基因的多个拷贝数，产生高水平的表达，但此情况外源基因并不整合到宿主基因组中，也不会被复制，通常只持续几天，故称为瞬时转染。一类是稳定转染，稳定转染是外源基因整合到宿主细胞基因组中，成为细胞基因组的一部分而得以正常复制，而且可遗传到子代细胞，形成稳定转染细胞系。具体选择何种转染方式需考虑实验目的及需要，瞬时转染常用于短期实验研究，如观察基因导入后表达水平及蛋白表达的改变等。稳定转染常用长期实验研究，如长期药理学实验、长期化学物暴露的毒理学研究等。

2. 目的基因过表达或沉默表达后表达水平检测 目的基因过表达或沉默表达后，一般应从 DNA 和 mRNA 水平、蛋白质水平检测目的基因表达水平。① DNA 和 mRNA 水平：一般采用荧光定量 PCR 方法检测目的基因表达水平；②蛋白质水平：常采用蛋白质印迹法或免疫组织化学方法检测目的基因编码蛋白表达水平。

3. 目的基因过表达或沉默表达后功能鉴定 目的基因过表达或沉默表达后，从细胞表型改变及裸鼠成瘤能力等方面对其功能进行鉴定。

（1）细胞表型改变包括：细胞增殖能力检测（如 MTT 实验）；细胞克隆形成实验；细胞凋亡及周期检测（流式细胞术）；细胞迁移能力检测等。

（2）裸鼠成瘤能力检测：目前检测目的基因对裸鼠成瘤能力的影响一般有两种方式；一是"体外法"，即将构建好的目的基因质粒载体或病毒载体转染肿瘤细胞，再将肿瘤细胞注入裸鼠体内，观察裸鼠肿瘤发生情况（肿瘤发生率、发生时间、肿瘤大小、肿瘤病理类型等）。这种方法操作简单、成本较低、耗时短，是科研工作者优先采用的实验方法。二是"体内法"，此法是将构建好的目的基因质粒载体或病毒载体直接导入裸鼠中建立裸鼠模型，使目的基因在裸鼠体内过表达或沉默表达，再以肿瘤细胞注入裸鼠体内，观察裸鼠肿瘤发生情况的变化。这种方法操作复杂，且对质粒或病毒载体的质和量要求都较高，因此实际很少采用。但体内法比体外法说服力更强。

四、转基因动物模型在化学致癌研究中的应用

一直以来，科研人员常用哺乳动物短期和长期致癌试验评价外源化学物的致癌性。但这些实验需消耗大量实验动物、费用高、时间长且易产生假阳性结果。迫切需要发展新的化学物致癌实验评价方法。随着分子生物学技术的快速发展，转基因技术也日益成熟,研究者开始探讨利用转基因动物模型开展化学物的致癌性研究。

（一）转基因动物模型概述

1. **转基因动物概念** 转基因技术（transgenic technology）是利用基因重组技术原理指将外源基因导入目的生物中的一种技术。转基因动物（transgenic animals）是指用基因重组技术把外源基因导入生殖细胞、胚胎干细胞和早期胚胎,并整合至受体动物基因组,得到能稳定表达外源基因并能遗传至子代的动物。它为外来化合物的化学致癌作用研究提供了一个有效的手段。

2. **转基因动物模型的类型** 转基因动物致癌研究模型一般包括两种类型:一是外源目的基因（如癌基因）导入整合至动物后,使动物体内癌基因过表达,构建癌基因过表达动物模型;二是将动物基因组中某些目的基因（如抑癌基因）敲除,构建抑癌基因敲除动物模型。肿瘤相关的转基因动物模型资源可参考 https://cancermodels.nci.nih.gov/camod/jsp/viewLicense.jsp。

（二）转基因动物模型构建的方法

1. **构建目的基因载体** 获取目的基因片段,把目的基因和与细胞内靶基因特异片段同源的 DNA 分子都重组到带有筛选基因（如 neo 基因、TK 基因等）的载体上,构建目的基因克隆载体（如质粒、噬菌体或病毒载体）。

2. **目的基因导入受体细胞** 选择合适的受体细胞,受体细胞一般有生殖细胞、配子（如精子）、受精卵或胚胎干细胞,其中胚胎干细胞较为常用。导入目的基因至受体细胞,常用的目的基因导入方法有:①显微注射法,在显微镜下,借助显微操纵仪,将毛细玻璃管直接插进受精卵的雄原核中,注入外源目的基因的一种方法。该法优点可直接注入目的基因,不需载体,缺点是操作难度大且需要昂贵的仪器。②逆转录病毒感染法:把重组的逆转录病毒载体 DNA 包装成高滴度病毒颗粒,感染发育早期的胚胎,将外源目的基因导入宿主基因组的方法。其特点是操作较简单且整合效率高。③胚胎干细胞介导法:用重组的逆转录病毒载体感染胚胎干细胞,再将此胚胎干细胞移植进受体囊胚腔,可发育成表达外源目的基因的个体动物。④精子载体法:将外源目的基因与精子一起孵育,精子可捕捉外源目的基

因,通过受精过程将外源目的基因导入受精卵。⑤电穿孔法:是将外源基因片段与受体细胞充分混匀,在外界的高电压短脉冲下改变细胞膜结构,使细胞膜产生瞬间可逆性电穿孔,从而使一定大小的 DNA 可以通过细胞膜进入细胞,运送到细胞核。此外,还有其他方法,此处不赘述。研究者可根据实际情况选择合适的基因导入方法。

3. **筛选命中细胞** 一般用选择性培养基筛选,如用 G418 筛选所有能表达 neo 基因的细胞,然后用甘昔洛韦淘汰所有 HSV-TK 正常表达的细胞,剩下的细胞为命中的细胞。将筛选出来的靶细胞导入鼠的囊胚中,再将此囊胚植入假孕母鼠体内。

4. **转基因动物的筛选与鉴定** 孕母鼠产出幼鼠后,剪取幼鼠尾部组织提取 DNA,用 PCR、DNA 印迹法（Southern blotting）等方法鉴定是否表达目的基因,确定转基因鼠。

传统的基因敲除方法主要是应用 DNA 同源重组原理,用设计的同源片段替代靶基因片段,从而达到基因敲除的目的。随着基因敲除技术的发展,除了同源重组外,新的原理和技术（如RNA 干扰技术）也逐渐被应用,它们同样可以达到基因敲除的目的。

（三）转基因动物模型在化学物致癌研究中的应用

在毒理学研究中,目前已建立多种转基因动物模型,常见的如 $p53^{+/-}$ 基因敲除小鼠模型、$Xpa^{-/-}$ 基因敲除小鼠模型、Tg.AC 小鼠模型、Tg-rasH2 小鼠模型等。利用这些转基因动物模型,研究者可以开展多方面的化学物致癌研究。

1. **化学物致癌性评价** 由于癌基因过表达和抑癌基因敲除动物模型提高化学物致癌的敏感性,能大大缩短化学物诱导实验动物致癌的时间,转基因动物模型常被研究者作为评价化学物致癌危险性的一个新工具。Suzuki R 等人利用一个 c-Ha-ras 转基因大鼠模型,研究了致癌物4-硝基喹啉 N-氧化物（4-nitroquinoline 1-oxide,4-NQO）诱导口腔癌发生,表明 c-Ha-ras 转基因大鼠受 4-NQO 诱导发生口腔癌比非转基因大鼠更敏感。转基因动物模型目前广泛应用于化学致癌研究,与传统哺乳动物致癌试验相比具有快速、花费小等优点,但是其识别假阳性率和特异度不

够灵敏，不能鉴别遗传致癌物和非遗传致癌物。

2. 癌基因与抑癌基因功能研究 构建癌基因过表达和抑癌基因敲除动物模型，观察转基因实验动物细胞增殖、分化、自发肿瘤率、致癌物诱导肿瘤发生率及发生时间，从而揭示相关癌基因或抑癌基因的功能。

（吴建军）

第四节 外源化学物的致癌作用研究展望

近年来已经在阐明毒物致癌过程及分子机制研究方面取得了重要的突破。未来，随着细胞与分子生物学理论与技术的飞速发展及其在毒理学领域的广泛应用，以及化学工业的加速发展和各种化学品在人类生活中的广泛应用，对新型化学致癌物的鉴定及其致癌机制研究，将仍然是化学致癌研究领域的重要任务，将为人群的肿瘤预防控制工作提供直接的证据与理论基础。

首先，现代分子生物学技术的发展促使大量分子生物标志物的诞生，通过化学物致癌分子机制的解析，目前已有多种 DNA 加合物、蛋白质加合物、DNA-蛋白质交联、DNA 断裂与交联、癌基因和抑癌基因及其表达产物等标志物被应用于人群的肿瘤早期诊断。越来越深刻和广泛的化学致癌机制的揭示必将进一步促进新型生物标志物的发现及其在化学致癌诊断中的广泛应用。

此外，针对已知的化学致癌机制，进行新型治疗手段的研发，也将为抗肿瘤研究打开新的局面。例如，经典遗传学中 DNA 一级结构的改变是不可逆的，但表观遗传学中包括 DNA 甲基化及组蛋白乙酰化等的改变都是可逆的，如使用二甲基苯蒽作为致癌物后加促癌剂香烟凝物（cigarette smoke condensate，CSC）可引发肿瘤的形成，并且在肿瘤组织中可检测到比正常癌旁组织有更高的 CpG 岛甲基化水平；但撤去 CSC 后，这种诱导产生的甲基化改变在经过一个恢复期后可被逆转，这也从表观遗传的角度证明了肿瘤细胞的可逆性，为肿瘤的精准治疗提供了新的靶标。首先被发现的药物是 DNA 甲基转移酶抑制剂和组蛋白去乙酰化酶抑制剂，例如，首个被美国 FDA 批准的表观遗传药物甲基转移酶抑制剂

阿扎胞苷（5-azacytidine，AZA）及其类似物地西他滨（5-aza-2 deoxycytidine，DAC）对于血液系统肿瘤的疗效显著，并已开始在实体瘤中的临床试验；而包括辛二酰苯胺异羟肟酸（suberoylanilide hydroxamic acid，SAHA）等在内的二十多种组蛋白去乙酰化酶抑制剂，也都已先后进入临床使用或试验阶段。此外，针对免疫抑制在肿瘤发生过程中的作用，抗肿瘤的免疫治疗策略也成为该领域的研究焦点，科学家通过提高肿瘤细胞的免疫原性和对效应细胞杀伤的敏感性，激发和增强机体抗肿瘤免疫应答，并将免疫细胞和效应分子输注入宿主体内，协同机体免疫系统杀伤肿瘤、抑制肿瘤的生长。这种方法目前已在黑色素瘤、非小细胞肺癌等的治疗中展示出了强大的抗肿瘤活性，并已有肿瘤免疫治疗药物获得美国 FDA 批准临床应用，包括用于治疗前列腺癌的普列威（provenge）、针对黑色素瘤的单克隆抗体伊匹木单抗（yervoy）以及治疗恶性间皮瘤的曲美木单抗（tremelimumab）等。同时，嵌合抗原受体 T 细胞免疫疗法（chimeric antigen receptor T-cell immunotherapy，CAR-T），也是利用患者自身的免疫细胞来清除癌细胞的原理，在急性白血病和非霍奇金淋巴瘤的治疗上表现出显著的疗效。越来越深入的化学致癌机制研究必将不断推动抗肿瘤治疗的飞跃发展。

其次，外源化学物对癌基因与抑癌基因的表观遗传调控机制还不够深入，因此进一步开展以下方面的研究是十分重要的：

1. 外源化学物直接参与的表观遗传改变和 DNA 损伤（因此而引起的癌基因和抑癌基因的突变）的关联证据是一个重要的待研究的领域，为进一步了解化学致癌的潜在机制提供了机会。

2. 外源化学物诱导癌基因甲基化修饰改变和肿瘤抑制基因的启动子甲基化与肿瘤抑制基因功能（失活）和癌基因激活的进一步的分子机制研究有待深入。

3. 外源化学物诱导非编码 RNA 的异常表达与癌基因（激活）和肿瘤抑制基因功能关联的进一步的分子机制是一个值得深入探索领域。

4. 外源化学物诱导组蛋白修饰，如参与染色质重塑，组蛋白乙酰化或甲基化或泛素化的改变，以及其与癌基因（激活）和肿瘤抑制基因功能

的关联性及其机制研究相对比较缺乏，是一个有待拓展的领域。

最后，针对传统的外源化学物致癌性评价方法（如啮齿动物两年致癌试验、细胞转化试验等）既耗时又昂贵的现状，毒理学家一直在寻找传统外源化学物致癌性评价的替代方法。近年来，有以下新技术方法用于外源化学物致癌性评价，是今后评价外源化学物致癌危险性的发展趋势：

1. 毒理基因组学方法　毒理基因组学（toxicogenomics）是一种将基因组学技术应用于毒理学研究的一门学科。以微阵列芯片为代表的高通量技术进行全基因组表达谱、转录组表达谱及蛋白表达谱分析，研究外源化学物致癌机制；同时结合计算机模型综合分析鉴定外源化学物对人类的致癌性。

2. 致癌物关键特征鉴定法　Smith 等人（2016）提出致癌物普遍具有 10 个关键特征：①亲电子剂（直接或代谢活化后）；②具有遗传毒性；③改变 DNA 修复或导致基因组不稳定性；④诱导表遗传改变；⑤诱导氧化应激；⑥诱导慢性炎症；⑦免疫抑制；⑧调节受体介导效应；⑨永生化；⑩细胞增殖、细胞死亡或营养供应改变。并结合致癌物的机制研究数据，综合分析鉴定致癌物对人类的致癌性。目前已应用于多种化学物的致癌性评价，为鉴定化学物致癌性的提供一个新的方向。

3. 在线分析软件　近年来，随着计算毒理学的发展，一些在线分析软件应用于外源化学物对人类的致癌性鉴定。如 HAWC（https://hawcproject.org）和 Table Builder（https://table-builder.com/）等免费的公共软件，通过软件分析可用于外源化学物对人类的致癌性评价。

（余沛霖　胡　宇　吴建军）

参 考 文 献

[1] 孙志伟. 毒理学基础 [M]. 7 版. 北京：人民卫生出版社，2017.

[2] Ravegnini G，Sammarini G，Hrelia P，et al. Key Genetic and Epigenetic Mechanisms in Chemical Carcinogenesis[J]. Toxicol Sci，2015，148：2-13.

[3] Feo F，Pani P. Chemical Carcinogenesis: Models and Mechanisms [M]. New York：Springer，2013.

[4] 陈金中，汪旭，薛京伦. 医学分子遗传学 [M]. 4 版. 北京：科学出版社，2013.

[5] 孙晗笑，李秀英. 药物分子毒理学 [M]. 广州：暨南大学出版社，2012.

[6] 周春燕，冯作化. 医学分子生物学 [M]. 2 版. 北京：人民卫生出版社，2014.

[7] Oliveria PA，Colaco A，Chaves R，et al. Chemical carcinogenesis [J]. An Acad Bras Cienc，2007，79：593-616.

[8] Smart RC，Hodgson E. Molecular and Biochemical Toxicology [M]. 4th ed. New Jersey：John Wiley & Sons，Inc.，2008.

[9] Smith MT，Guyton KZ，Gibbons CF，et al. Key Characteristics of Carcinogens as a Basis for Organizing Data on Mechanisms of Carcinogenesis [J]. Environ Health Perspect，2016，124（6）：713-721.

第十章　毒作用生物标志

生物标志（biomarker）是一类可以客观测量和评价正常生理、病理过程及治疗药物药理学效应的指标，因而可作为生物体受损时的重要预警指标。生物标志的研究主要应用于暴露测量、易感性评估、疾病筛查与诊断和发病机制研究等。随着分子生物学的发展和多学科交叉，生物标志在毒理学中的应用越来越广泛，生物标志的研究不仅是生物化学基础研究的重要内容，同时在疾病诊疗、新药研发、危险度评价等方面具有重要的价值，有助于帮助研究人员提出更有效的诊疗手段，尤其在心血管疾病、糖尿病、肿瘤和呼吸系统疾病等慢性复杂性疾病的分子机制研究上具有重要价值。

第一节　生物标志和定义

一、定义和分类

（一）定义

生物标志是指外源化学物及其代谢产物通过生物学屏障并进入组织或体液后，对外源性物质或其生物学过程的客观测量和评价指标，同时也是生物体受损时的重要预警毒作用指标。生物标志的研究不仅是生物化学基础研究的重要内容，同时在疾病的有效诊疗方面有重要的价值。生物标志的作用体现在：①可用于预测疾病的发生，提前制订对策以降低患病风险；②可提高疾病的诊断效率及治疗效果，从而减少疾病对社会的负担；③可促进个体化诊疗的进一步发展，改变现有的医疗模式。

20 世纪末，生物检测技术可通过特殊成像和免疫组织化学等方法对特异性的肿瘤指标进行测量，临床中分子靶向药物的出现等极大地推动了生物标志的研究。世界各国针对生物标志研究纷纷出台了相应的政策法规用于推进其研究。近年来，我国大力推进生物技术研发和创新成果产业化，推动重大疾病化学药物、生物技术药物、细胞治疗、治疗性疫苗与新型抗体等一批关键技术取得突破。

生物标志研究最终目的是为筛选合适的生物标志用于指示特定疾病或生物过程，但是经常会面临诸多挑战。例如，组学的高速发展，产生了大量数据，如何基于系统毒理学进一步挖掘并寻找与危险度评价、临床诊疗等相关且有用的数据非常困难。此外，生物标志的验证工作需要更多国际化多中心的合作，从而可使知识与信息得到共享。

（二）分类

生物标志按照其功能分为暴露生物标志、效应生物标志和易感性生物标志。

1. 暴露生物标志　暴露生物标志（biomarker of exposure）是对各种组织、体液或排泄物中存在的化学物质及其代谢产物，或它们与内源性物质相互作用的反应产物的测定值，可提供有关外源化学物暴露的信息。暴露生物标志又分为内剂量标志（biomarker of internal dose）和生物效应剂量标志（biomarker of biological effective dose）。内剂量标志可以反映机体中特定化学物质及其代谢物的含量，即内剂量或靶剂量。如检测人体的某些生物材料如血液、尿液、头发中的铅、镉、汞等重金属含量可以准确判断其机体暴露水平。生物效应剂量标志可以反映化学物质及其代谢产物与靶组织、靶细胞或靶分子相互作用的反应产物含量。如苯并[a]芘（benzo[a]pyrene，B[a]P）与 DNA 结合形成加合物，环氧乙烷可与血红蛋白形成加合物。这些加合物的形成往往预示着毒作用的起始，而加合物的数量则决定了毒作用的强度。故生物效应剂量标志的使用有助于准确地建立剂量-反应关系。

2. 效应生物标志　效应生物标志（biomarker of effect）是指可以测出机体生理、生化、行为等方面的异常或病理组织学方面的改变，可反映与不同靶剂量的化学物质或其代谢产物有关的健康效应的信息，包括早期效应生物标志、结构和功能改变效应生物标志和疾病效应生物标志。早期效应生物标志主要反映化学物质与组织细胞作用后，在分子水平产生的改变；结构和功能改变效应生物标志反映的是化学物质造成的组织器官功能失调或形态学改变；疾病效应生物标志与化学物质导致机体出现的亚临床或临床表现密切相关，常用于疾病的筛检与诊断。

3. 易感性生物标志　易感性生物标志（biomarker of susceptibility）是反映机体对化学物质毒作用敏感程度的指标。由于易感性的不同，剂量与性质相同的化学物质在不同个体中引起的毒作用常有很大差异，这种差异的产生是多种因素综合作用的结果，其中遗传因素起到了十分重要的作用。研究表明，药物或毒物代谢酶的基因多态性直接影响化学物质在体内的结局及与生物大分子相互作用的活性，与某些疾病的高发有关。例如携带谷胱甘肽硫转移酶（glutathione S-transferase，GST）M10/0 基因型（不能产生活性酶蛋白的基因型）的个体罹患肺癌的风险远高于正常人；患有着色性干皮症的患者，由于有多种 DNA 修复酶的遗传缺陷，对于紫外线和某些化学诱变剂所致的 DNA 损伤非常敏感，其细胞易于发生突变甚至癌变。易感性生物标志主要用于易感人群的筛检与监测，在此基础上可采取有效措施进行有针对性的个体化预防。

二、生物标志的特点

生物标志的研究需要多学科的交叉合作。对污染物的毒作用进行危险度评估可使用与该污染物毒性特异相关的生物标志。在实际应用中，生物标志发生反应不是瞬间反应，而是需要反应一段时间后方可稳定地加以检测。因此，生物标志必须具有一定的特异性、敏感性、稳定性、预警性和广泛性，相应检测技术应快速且易于掌握。

（一）特异性

评价有机污染物或重金属的暴露等特定的生物标志，可运用这些生物标志评估环境污染物的暴露水平，通过进一步了解相应的分子反应，与更高层次的生态危害建立关联。由铅引起的氨基乙酰丙酸脱水酶（aminolevulinic acid dehydratase，ALAD）的抑制具有高度的特异性。若采集动物血液样本并测定 ALAD 活性时，即可确定是否为铅污染而无需测定铅浓度。农药中的有机磷和氨基甲酸酯类杀虫剂引起人和动物死亡的主要机制为抑制乙酰胆碱酯酶（acetylcholinesterase，AChE）的活性。一般来说，AChE 活性的测定比测定机体残留的农药更容易、可靠，且可作为法律上认可的指示证据。除了上述高特异性的生物标志外，非特异的生物标志在毒理学中也发挥重要的作用，如 DNA 加合物的出现可提示个体已暴露于某种致癌物等。生物标志并不一定是反映有害效应，有的生物标志对机体是一种保护，如金属硫蛋白的诱导。金属硫蛋白分子中具有巯基，巯基与金属离子具有很强的亲和性。因此，通过检测生物体中金属硫蛋白的水平也可判断重金属污染的水平。

（二）敏感性

生物标志应能敏感有效地反映生物体暴露于污染物后的早期生物学变化。例如，腺苷三磷酸酶（adenosine triphosphatase，ATP 酶）存在于细胞质膜和液泡膜中，可分解腺苷三磷酸并释放能量，是生物体内重要的酶。大量研究结果表明，ATP 酶对重金属污染非常敏感。体内重金属暴露可能涉及各种稳态与补偿机制，作用机制较为复杂；体外暴露可降低 ATP 酶的活性。一般来说，重金属暴露浓度与机体中钠钾 ATP 酶（Na^+，K^+-ATPase）的活性之间具有良好的时间-效应、剂量-效应关系，还具有组织特异性。有研究将鲫鱼暴露于 6 种浓度的混合重金属离子溶液，发现鲫鱼的脑、鳃及肝脏中的钠钾 ATP 酶的活性与重金属浓度呈负相关，其中脑中的钠钾 ATP 酶对重金属的敏感性最强。据此提出，水体混合重金属污染时可采用鱼脑的钠钾 ATP 酶作为生物标志。

（三）预警性

污染物暴露早期会诱导一些生物标志的产生，因此生物标志可作为污染物暴露后的预警标志。如细胞色素 P450（cytochrome P450）酶系是极为敏感的生物标志，可反映污染物或毒物的类型和作用信息。尽管细胞色素 P450 酶系只能反映机体暴露于污染物后的短期效应，但它可以作为污染物潜在影响的早期预警信号。

（四）广泛性

因为生物体之间在分子水平上有很大的共性，所以许多分子生物标志可广泛应用到多种生物中以反映污染物暴露与生物效应之间的因果关系，如金属硫蛋白和 DNA 加合物。金属硫蛋白的分子量较低，是一种半胱氨酸的金属结合蛋白，对多种重金属有高度亲和性。金属硫蛋白可与 Cu、Zn、Cd 等重金属结合，利用自由基在机体内发挥净化剂的作用，从而防止重金属浓度过高而产生毒作用，因而可作为重金属暴露的生物标志。当水体出现重金属污染后，水体中的无脊椎动物和鱼类体内均能明显检测到金属硫蛋白的变化。目前金属硫蛋白已经被广泛应用于水生生物研究。

（五）稳定性与时间效应

生物标志在机体或环境中的稳定性和时间效应是需要考虑的重要特点。当机体暴露于污染物后，血液中的代谢产物量会随着时间的推移逐渐减少。但是，有些生物标志并不是越早测定越好，例如血液中白蛋白和血红蛋白的加合物虽然也会随着时间的延长，其浓度会逐渐降低，但接触 1 天后测定的量要比即刻测定的水平高。与蛋白加合物相比，DNA 加合物更稳定，但随着时间的延长，DNA 加合物的浓度也是逐渐降低的。所以，应当选择稳定性高且具有较长持续时间的生物标志，以利于样本的保存、运输和分析。

三、生物标志的选择原则

生物标志的选择必须考虑具有一定的特异性、敏感性和稳定性等，所选生物标志的水平与接触水平应存在剂量 - 反应（效应）关系，并且此种关系在无害效应接触水平下仍能维持，分析的重复性及个体差异也应在可接受范围内。此外，取自人体的生物样本最好是无损伤或微损伤，能为受试者所接受。在毒理学研究应用中，合理并恰当地选择生物标志一般需要满足整体性、动态性、最优化和模型化四大原则。

（一）整体性原则

生物标志的选择需要从整体角度考虑。机体暴露于环境污染物或毒物后，生物标志可作为一种信号载体，用于判断暴露与疾病发生及结局的关系。研究对象应该是一个完整的系统，系统中各组成要素之间，要素与环境之间存在相互作用、相互依赖。因此，研究过程中需要从整体系统的角度，分析局部及各组成要素之间的关系，主要表现为从整体角度研究暴露到疾病发生或结局的各个阶段，及生物标志的出现与变化水平关系。

有时为了实现系统的整体目标需要从宏观和微观两个方面基于群体和现场开展调查研究，从而综合使用生物标志。特别是在传染病防治方面，需要应用具备快速诊断、分型、序列分析及群体遗传结构分布的生物标志才能深入研究疾病的时间、地区、人群的分布特征（即"三间分布"）、流行规律，借此发现疾病的内在联系。

（二）动态性原则

任何系统都不是一成不变的，而是时刻处于动态的发展过程中。要实现系统的最佳运行，必须保持系统各层次、各要素之间的相对稳定和有序。在生物标志的选择上，应把握好以下几个方面。

首先，生物标志在机体内的结构或功能是动态变化的，而且在不同的宿主间也具有显著的群体或个体差异。生物标志功能的体现就在于其可变性方面，是在内外因素变动前提下生物标志本身发生的某些可以测量的改变。如地方性甲状腺肿病例，在给予碘盐之后，甲状腺肿可得到有效的控制，其体积可能变小等。没有可变性的标志是死标志，可变性弱的标志是迟钝标志。可变性和稳定性是相对的概念，较为理想的生物标志应该同时具有可变性和稳定性两种特性。

其次，生物标志一般在正常情况下可能不存在。只有在暴露于环境污染物或毒物的情况下才有可能出现；机体在不同的疾病阶段可能也会出现不同的易感性生物标志。如一些代谢酶的多态性，其中谷胱甘肽硫转移酶、细胞色素 P450 酶系的多态性与肿瘤的发生、发展也存在密切的关系。所以，生物标志的选择需要在明确研究对象及其所处的阶段才能最终确定。

最后，生物标志根据研究的出发点不同，可作为不同类型的生物标志存在，既可以是暴露标志，也可以是效应标志。因此，在具体应用中要根据研究目的和角度来确定该生物标志所起的作用。

（三）最优化原则

目前并没有完美的生物标志，如何选择一个恰当、合理的生物标志显得尤为重要。生物标志应当特异、灵敏且易检测，如易感性生物标志可用于筛检易感人群，保护高危人群。研究中，生物标志需要顾全大局、整体协调、优化组合、合理利用才能达到最优化的原则。另外，生物标志的稳定性、持续时间、可重复性等都要在可接受的范围内。最好在采集生物样本时无损伤或创伤性小，对机体无损害。例如膀胱癌的复发以膀胱镜检作为金标准，患者在检查时很痛苦，若能通过研究发现血液或尿液中的某些生物标志将被受试者广泛接受。

（四）模型化原则

建立生物标志综合评价模型，可以最大限度地发挥生物标志的诊断、预测及评价的功能，从而早期发现损害、早期干预。目前在肿瘤筛查中多联合应用多种生物标志（如癌胚抗原、甲胎蛋白、糖类抗原 CA50 等），这样可提高诊断的灵敏度和特异度，对肿瘤的早诊早治具有非常重要的意义。从疾病预防角度出发，建立生物标志综合评价模型筛选易感人群和高危人群，实施更加有效的个体化预防显得尤为重要。近年来，随着分子生物技术的不断发展，通过测序等高通量的技术已经发现了很多与疾病发生、发展密切相关的基因或分子，这些发现将会为疾病的早期发现提供更多的可能。

（张正东）

第二节　生物标志的毒理学应用

对外源化学物的有害作用进行早期预防、早期诊断和早期治疗是预防医学重要的研究内容，毒理学近年来发展了生物标志的概念。生物标志总体上分为暴露生物标志、效应生物标志和易感性生物标志。它涉及生化代谢过程的变化，细胞分子结构和功能的改变，生理的异常活动表现，以及个体或群体的异常变化等。这种可检测的物质是信息实体，具有一定的标志作用，代表着从暴露到疾病过程中的一系列反应特征。

一、暴露生物标志

暴露生物标志是测定组织、体液或排泄物中的外源化学物及其代谢产物（内剂量标志）或与某些内源性物质的反应产物（生物效应剂量标志），例如化学物原型及其代谢产物、DNA 加合物、血红蛋白加合物等。暴露生物标志包括内剂量标志和生物效应剂量标志。

（一）内剂量标志

外源性物质及其代谢产物在体内可测量到的剂量标志物是外源性物质进入人体的直接证据，它表示被人体吸收的外源性物质的量，是比外环境暴露剂量更可靠的暴露指标。它是指在细胞、组织（脏器、骨髓、脂肪、头发、指甲、牙齿等）、体液（血液、唾液、胆汁、乳汁、羊水等）、排泄物（汗液、尿液、粪便等）以及呼出气体中可直接测定的外源性物质及其代谢物的浓度。例如暴露于有机溶剂后呼出气中的有机溶剂，血液或者尿液中的苯乙烯、铅、镉、汞、黄曲霉毒素和苯的代谢物，血液中的碳氧血红蛋白、高铁血红蛋白，头发和牙齿中的铅以及肾脏中的汞、镉等。体内内剂量标志可以是其化学性质未改变的原型，如血铅、尿汞、呼气苯等，也可以是其代谢产物，如砷的尿中代谢产物二甲基砷酸（dimethylarsinic acid），尼古丁的尿中代谢产物可丁宁（cotinine）。几种常见的内剂量标志见表 10-1。

表 10-1　几种常见的内剂量标志

内剂量标志	环境暴露物质	生物介质
有机溶剂	有机溶剂	呼出气、脂肪组织
多氯联苯	工业产品	脂肪组织
铅、镉、砷	环境中的金属与类金属	体液、组织（发、牙齿、指甲等）
高铁血红蛋白	食物	血液
黄曲霉素	食物	体液

（二）生物效应剂量标志

生物效应剂量标志是指外源化学物进入机体后，能与某些靶细胞或者靶分子相互作用产物的含量或有效剂量，它相对于内剂量标志具有更精确的生物学意义。这种生物标志不仅可从靶细胞及其周围组织中测量到，有时也可从替代物如各种体液中测量到。几种常见的生物效应剂量标志见表 10-2。

表 10-2　几种常见的生物效应剂量标志

生物效应剂量标志	环境暴露物质	生物学介质
DNA 加合物	PAH、芳香胺	外周血淋巴细胞
血红蛋白加合物	TNT、苯、苯乙烯	红细胞
白蛋白加合物	黄曲霉毒素	血清
DNA- 蛋白交联	甲醛、铬、苯并[a]芘	白细胞

1. DNA 加合物　一般认为 DNA 加合物(DNA adduct)主要是指化学毒物经生物系统代谢并活化后的亲电活性产物与 DNA 分子特异位点结合形成的共价结合物。目前已经发现各种烷化剂、多环芳烃、芳香胺、黄曲霉素等 100 多种致癌物和致突变剂可导致 DNA 加合物的形成。

2. 蛋白加合物　目前，蛋白加合物(protein adduct)在人群中的应用主要包括多环芳烃、芳香胺、黄曲霉毒素、溴化甲烷、环丙甲烷、乙烯、丁二烯、苯乙烯、苯、三硝基甲苯(trinitrotoluene, TNT)等 20 余种有毒物质的血红蛋白加合物，以及黄曲霉毒素的白蛋白加合物等。蛋白加合物主要以半胱氨酸、缬氨酸和组氨酸加合物的形式存在。

3. DNA- 蛋白交联　某些物理因素或者化学物质可以导致 DNA- 蛋白质交联物(DNA-protein crosslink, DPC)形成，物理因素主要包括紫外线、电离辐射等，化学物质主要包括各种烷化剂、醛类化合物、铂类抗癌物、某些重金属(如镍、铬等)等。机体暴露于多环芳烃(PAH)如苯并[a]芘后，在外周淋巴细胞中能检测到特异的 DNA- 蛋白交联物。

(三) 暴露生物标志的流行病学应用

自发现 DNA 加合物以来，它的形成与基因突变、肿瘤发生及机体衰老之间的关系越来越受到重视，已成为评价人类环境化学物暴露的重要内容。DNA 加合物在人体暴露检测、毒物危险度评价及肿瘤防治等方面的应用越来越广泛。

1. 个体与人群暴露评价　暴露生物标志能用于评价个体或人群对特定物质的接触，提供外环境暴露与进入机体的内剂量的联系，更能准确地反映机体及靶组织的实际接触量。而且，由于某些暴露生物标志综合了多途径进入的外源化学物和一段时间内接触的总和，排除了不同时间外源化学物浓度高低变化的影响和不同吸收途径对其分布的影响，因而能描绘出机体接触状态的完整过程，并可反映外源化学物或其代谢产物直接与细胞内靶分子相互作用的性质和程度。这类生物标志的出现一方面是外源化学物进入机体后的结果，同时又是对机体产生损害的原因。例如，铅、汞、镉、砷等金属污染环境后，可通过各种途径进入人体，检测人体中的血液、尿液、头发和其他组织生物材料中的金属元素含量就可以判断人体内金属暴露水平。进入血液的铅，98% 可与红细胞结合，因此血铅可作为机体铅暴露的早期敏感标志，也是目前评价近期铅暴露水平最可靠的指标；血镉是反映长期接触镉的机体内负荷的良好指标，血液中的五价铬易进入红细胞，并迅速被还原为三价铬蓄积于红细胞中，而外源性三价铬不能进入红细胞，因此红细胞中的铬仅代表五价铬的暴露水平，是长期职业接触铬的敏感且可靠的生物标志；血液中的甲基汞约 90% 与血红蛋白结合，因此红细胞中的汞可作为甲基汞暴露的可靠指标。

2. 毒物危险度评价　在职业、环境危险度评价和流行病学研究中，常需阐明毒物的暴露 - 效应关系。暴露生物标志可用于生物监测中评估和确定个体或人群对某一特定物质的接触，提供外接触与内剂量的联系。生物监测综合了多途径和一定时间内进入机体的总和，避免了环境化学物浓度、暴露途径、暴露时间、暴露频率以及化学物吸收率等不确定性，因而比环境监测更能准确地反映机体及靶部位的实际接触量。生物监测敏感度高，可反映机体吸收了该化学物，但尚未引起健康损害的水平。如有学者在对接触铬工人的研究中，发现血白细胞 DNA- 蛋白交联物能很好地反映铬接触，且不受其他因素的影响。

3. 肿瘤生物标志　肿瘤是 DNA 损伤后修复失败或修复出错的结果，无论致癌物是内源性还是外源性的，其发挥致癌作用几乎都要经过这一共同的关键步骤。而机体暴露于化学致癌物后所致的 DNA 损伤，最重要、最普遍的表现形式是形成 DNA 加合物。例如，在人体内，苯并[a]芘代谢生成的二羟环氧苯并[a]芘(benzo[a]pyrene dihydrodiol epoxide, BPDE)可与 DNA 亲核位点鸟嘌呤外环胺基端共价结合，形成 BPDE-DNA 加合物，引起 DNA 损伤，诱导基因突变和细胞癌变，从而与肿瘤的形成有关。因此，检测苯并[a]芘其 DNA 加合物可用于评估人群暴露致癌物的风险。

二、效应生物标志

效应生物标志是指在一定的环境暴露物的作用下，能够反映外源性物质及其代谢产物早期的生理、生化或其他病理方面改变的效应指标。与生物效应剂量标志不同，效应生物标志表示的是疾病病理过程中的一个阶段，可反映结合到靶细胞的外源性物质及其代谢产物的持续作用，进一步引起细胞与组织的生物学或生物化学的变化，即持续时间、稳定性的变化。根据改变程度的不同，效应生物标志可分为早期效应生物标志、结构和功能改变效应生物标志、疾病效应生物标志。

（一）早期效应生物标志

主要用于反映外源化学物与细胞相互作用后在分子水平上的变化，早期效应生物标志包括以下内容。

1. **DNA 的初级损伤** 包括各种突变剂及氧化应激反应引起的 DNA 单双链断裂、DNA 链内和链间交联、脱嘌呤和脱嘧啶等。

2. **体细胞靶基因或特定反应** 基因的突变包括癌基因激活、抑癌基因抑制、体细胞基因突变、腺苷激酶及其他靶基因的突变（点突变、缺失、重排等）等。

3. **细胞遗传学改变** 包括染色体畸变、姐妹染色单体交换、断裂性突变及微核等。

4. **细胞周期调控的改变** 包括细胞信号转导的影响以及异常的基因表达。

5. **特定蛋白质的诱导** 如热应激和其他应激因素引起的热休克蛋白和泛素、金属硫蛋白等。

6. **氧化应激** 如损伤的 DNA 碱基、脂质过氧化产物、蛋白质氧化产物抗氧化酶活性的改变等，如蛋白结合多巴和各种氨基酸氧化产物以及超氧化物歧化酶、过氧化氢酶的改变，DNA 氧化产物，如 8-羟基脱氧鸟苷（8-hydroxydeoxyguanosine，8-OHdG）。

（二）结构和功能改变效应生物标志

反映外源性物质与细胞相互作用后形态和功能的改变，这些变化一般是可逆的。这些生物标志有反映疾病状态的血清酶生物标志，如肝损害时谷胱甘肽硫转移酶、氨基乙酰丙酸（aminolevulinic acid，ALA）和乳酸脱氢酶（lactate dehydrogenase，LD）活性的升高，有机磷农药中毒时胆碱酯酶活性的抑制，铅中毒时 δ-ALA 活性的抑制等；有反映细胞异常增生的生物标志，如有丝分裂频率、细胞增生核抗原、胸腺嘧啶标记指数、多胺水平等；还有反映细胞异常分化的生物标志，如细胞骨架蛋白、谷氨酰胺转移酶等；异常的基因表达，如癌胚抗原、肿瘤生长因子、血清 α 胎球蛋白等，以及其他细胞、组织和靶器官毒性的改变。

（三）疾病效应生物标志

疾病效应生物标志是从暴露到疾病整个过程中的最后一类生物标志，这类生物标志与机体亚临床或临床症状的出现密切相关，是机体疾病的反映，通常是为了筛选疾病而提出。如癌胚抗原（胃肠道肿瘤、其他胃肠道疾病）、血清甲胎蛋白（肝癌、胃肠道疾病、胎儿神经管缺失）、肿瘤特异性抗原（各种肿瘤）以及血清谷草转氨酶（心肌梗死）等。近年来，肿瘤生物标志的数量大幅增加，而且检测的灵敏度和特异度也有很大的提高，如血浆、血清外泌体微小 RNA（miRNA）、环状 RNA（circRNA）的检测以及循环肿瘤 DNA（ctDNA）的检测已成为较热的肿瘤效应生物标志。新一代测序（next-generation sequencing，NGS）又称二代测序，技术具备的超高速、高通量、低成本和高效益优势极大地推动了肿瘤生物标志检测的发展和成熟，它能对血浆、血清中的循环肿瘤 DNA 进行高敏感性、高特异性的检测。ctDNA 是一种具备广泛应用前景的肿瘤标志物，与组织学检测相比，具有取材方便、无创、患者依从性好、可连续监测等优点。有研究报道，将 NGS 技术应用于非小细胞肺癌患者血浆 ctDNA 的检测，具有较高的敏感性和特异性。同时，检测血浆 ctDNA 的甲基化还可用来监测肝细胞癌患者的术后复发。联合检测 ctDNA 的甲基化和拷贝数变异（copy number variations，CNV）可使肿瘤诊断的敏感性和特异性高达 87% 和 88%。

（四）效应生物标志在流行病学中的应用

1. **DNA 及染色体损伤效应生物标志** 该生物标志研究较多的是有机溶剂和重金属等。有机溶剂，如甲醛可诱导过量 DNA- 蛋白交联的产生，白细胞中 DNA- 蛋白交联和血清中甲醛 -HAS IgG 抗体既可作为甲醛的暴露标志，也可作为甲醛慢性暴露的潜在效应生物标志。甲醛在接触部位可引起基因异常，而微核是染色体断裂和纺锤体受损的产物，对鼻腔灌洗剥落鼻黏膜细胞和刮板刮取口腔颊黏膜细胞进行显微镜下微核测定表明，微核可作为甲醛致突变作用的灵敏指示物。此外，苯可引起白细胞数量减少、血小板数量减少、血红蛋白减少、淋巴细胞相对值增加以及淋巴细胞微核率增加等外周血象的改变。外周血象分析快速、简便，是苯接触人群最常用的检测指标。苯代谢产物在体内可增强脂质过氧化、自由基增加，引起 DNA 损伤和染色体畸变率升高。有研究发现，苯职业暴露人群外周血淋巴细胞 DNA 损伤和染色体畸变增加，且呈剂量 - 反应关系，可作为苯暴露的效应生物标志。此外，也有研究发现，DNA 不稳定性（DNA instability）可作为多种肿瘤的早期诊断生物标志，如 DNA 不稳定性在胃腺癌和重度异型增生中检测的阳性率均达到 100%。

2. 内分泌及神经毒效应生物标志 采用高效液相色谱法可检测尿中游离皮质醇、可的松和醛固酮。这些内分泌及神经毒效应生物标志可以反映血、尿及其他体液中皮质激素及其代谢产物的水平。在接触正己烷的工人中发现，正己烷诱发多发性周围神经病变是由于其代谢产物 2,5-己二酮与神经微丝蛋白中赖氨酸共价结合，导致神经微丝积聚，引起轴突运输障碍和神经纤维变性；此外，也有研究发现，二硫化碳（CS_2）暴露者尿中游离皮质醇、可的松、醛固酮以及 17- 酮类固酮含量与对照相比均明显下降。这些生物标志均反映了肾上腺功能毒物的生物效应。

3. 表观遗传改变效应生物标志 表观遗传是指不涉及 DNA 序列改变的基因或者蛋白表达的变化，并可在发育和细胞增殖过程中稳定传递，主要调控机制包括 DNA 甲基化、组蛋白共价修饰、染色质重塑、基因沉默和非编码 RNA（noncoding RNA，ncRNA）调控等。大量研究证实，当机体受到内源或外源有害物质损害时，表观遗传调控是机体反应的主要调节机制。由于 DNA 甲基化与人类发育和疾病的密切关系，特别是基因组 CpG 岛甲基化可致抑癌基因转录失活，因此，DNA 甲基化已成为表观遗传的重要研究内容。目前认为，基因启动子区的甲基化先于疾病表征的出现，DNA 甲基化可作为外源或内源物质致病效应的早期效应指标。随着基因组学的发展，研究者发现大量的非编码基因在疾病发生、发展中起关键的调控作用。非编码 RNA 是指不编码蛋白质的 RNA，包括 miRNA、lncRNA、circRNA、piRNA 等。这些 RNA 从基因组上转录而来，但是不翻译成蛋白，在 RNA 水平上即能行使各自的生物学功能。随着对其研究的深入，已经发现非编码 RNA 在人类疾病的风险预测、早期诊断及干预治疗等方面有重要价值。

三、易感性生物标志

易感性生物标志是关于个体对外源性物质的生物易感性的指标，即反映机体先天具有或后天获得的对暴露外源性物质反应能力的指标。易感性生物标志虽然不包括在暴露效应的关系链中，但是在暴露 - 效应关系中的每一步都起到重要的作用，是决定疾病是否发生的重要因素。这类生物标志是在暴露之前就已经存在的遗传性或获得性的可测量指标，决定着因暴露而容易导致疾病发生的可能性。基因遗传变异（genetic variation）是主要的遗传易感生物标志，其中以单核苷酸多态性（single nucleotide polymorphism，SNP）为主。SNP 是指在基因组水平上由单个核苷酸的变异所引起的 DNA 序列多态性，是人类可遗传的变异中最常见的一种，占所有已知多态性的 90% 以上。SNP 在人类基因组中广泛存在，平均每 500～1 000 个碱基对中就有 1 个 SNP，估计其总数可达 300 万个，甚至更多。

易感性生物标志可用于筛检易感人群，保护高危人群。代谢组学、基因组学、蛋白质组学、暴露组学等技术的发展为我们寻找高灵敏性和特异性的易感性生物标志提供了新的思路和手段。近年来随着分子生物学和生物信息技术的发展，运用全基因组关联分析（genome-wide association study，GWAS）和二代测序技术发现了包括恶性肿瘤在内的大量慢性复杂疾病的易感性生物标志，为疾病的早期个体化预防提供了可能。下面介绍几种主要的易感性生物标志。

（一）职业暴露易感性生物标志

易感性生物标志可用于筛选和确定职业人群中对某一特异有害因素易感的个体，从而避免或尽量减少暴露，如采取防护措施、调离工作岗位等。通过鉴定影响个体对环境因素反应的基因遗传变异，即能准确地预测和保护高危人群，预防职业危害的发生，达到一级预防（病因预防）的目的。

重金属污染对人类具有极大危害，可造成人群的急、慢性中毒，严重者可致癌、致畸、致突变。威胁人类健康的重金属主要有铅、镉、汞、砷、铬等。有研究表示，外周血淋巴细胞金属硫蛋白基因表达可作为镉接触的易感性生物标志。此外，基因多态性在阐明人体对某些重金属的易感性与耐受性上起着重要的作用，如一些研究已经发现了砷暴露的易感基因及其易感 SNP，包括 hOGG1（Ser326Cys）、MGMT（Met287Thr）、P53（Arg72Pro）等。

苯代谢活性及解毒代谢酶的基因多态性是目前慢性苯中毒易感性研究的热点。分子流行病学研究显示，GSTM1 基因缺失者苯暴露发生苯中毒的风险是携带者的 3～4 倍；在相同苯作业暴露环境，携带 NQO1 基因 C609T 纯合子突变基因型者苯中毒的风险是携带其他基因型的 2.6 倍；携带 XPD 基因 751Gln 变异等位基因个体发生慢性苯中毒的风险明显升高。因此，GSTM1、NQO1、XPD 等基因多态变异可作为苯暴露损害的易感性生物标志。研究者也发现，机体对氯乙烯毒作用的易感性存在明显的个体差异，这可能与个体对氯乙烯的活化、解毒能力以及 DNA 修复能力不同有关。多项有关氯乙烯代谢酶多态性的分子流行病学研究表明，ADH2、ALDH2、CYP2E1、GSTT1、GSTM1 基因的多态性与氯乙烯暴露工人的肝功能异常有直接关系。有研究发现，XPA A23G、XPD Lys751Gln 和 XPF T2063A 多态对氯乙烯接触工人 DNA 损伤有影响。

（二）慢性非传染性疾病生物标志

慢性非传染性疾病作为严重威胁人民健康的重要公共卫生问题，积极开展一级预防（病因预防）和二级预防（"三早预防"），对疾病的病因控制，实现早诊早治意义重大。易感性生物标志对于易感人群、高危人群筛查，开展有效适度的早期预防和干预具有重要作用。

载脂蛋白 A1（apolipoprotein A1，apoA1）是高密度脂蛋白（high density lipoprotein，HDL）的主要载脂蛋白，可反映抗动脉粥样硬化 HDL 颗粒总和；载脂蛋白 B（apolipoprotein B，apoB）可反映致动脉粥样硬化脂蛋白颗粒总和。apoA1 和 apoB 均可反映心血管疾病风险。有学者对 398 例冠状动脉粥样硬化病例和 112 例对照的流行病学研究发现，血清 apoB 水平与冠状动脉病变严重程度呈正相关，血清 apoA1 水平和 apoA1/apoB 值与冠状动脉病变严重程度呈负相关。同时，血浆 HDL-C 浓度与冠心病发病风险呈负相关。有研究报道，apoA1 基因启动子区存在的 SNPs 与血浆 HDL 水平升高存在明显关联，对个体罹患冠心病具有保护作用。在对日本 94 例心肌梗死患者和 658 名对照者进行的测序研究中发现，淋巴毒素 -α 基因（LTA）存在的两个 SNPs 与心肌梗死之间存在明显关联。

（三）遗传缺陷性疾病生物标志

遗传缺陷性疾病是由于基因或染色体突变引起 DNA 分子碱基排列顺序发生改变，或组合发生改变，从而使遗传信息出现误差而引起的疾病。遗传缺陷性疾病的检测是优生优育的重要措施，对提高人口素质具有重要意义。人类 DNA 修复基因，如 ERCC、XRCC、XPA 等存在缺陷与运动失调性毛细血管扩张症、着色干皮病、先天性全血细胞减少症有关，这些先天性遗传缺陷患者对某些理化因素诱发的肿瘤特别敏感。

（四）肿瘤易感性生物标志

全球恶性肿瘤的发病率近年呈持续升高趋势。我国的恶性肿瘤发病率及病死率高于全球平均水平，因此，开展肿瘤的早期预防、诊断及治疗具有重要意义。肿瘤易感性生物标志是实现其病因预防的重要手段。全基因组关联分析（GWAS）是通过检测特定物种不同个体间的基因组的遗传变异，从而了解不同个体间遗传背景差异的一种方法，是目前针对肿瘤遗传易感性最有效的研究策略。研究者通过 GWAS 发现了许多新的易感基因以及染色体区域，为复杂疾病的发病机制提供了更多的线索。如 2008 年，胃癌的首个 GWAS 结果由日本学者发表，随后中国及美国学者相继报道了中国人群的胃癌 GWAS 研究结果，发现 6 个易感性 SNP，包括 rs2976392、rs2294008、rs2070803、rs9841504、rs13361707 和 rs2274223。在 GWAS 实施以前，国内外已开展了许多有关候选基因多态性和胃癌易感性的研究，发现了众多与胃癌相关的易感基因及位点。这些候选基因包括参与胃黏膜保护及反映胃黏膜功能状态的基因，如 MUC 和 PGC 等；炎症通路相关基因，如 IL-1B、IL-1RN、IL-8、IL-10、COX-2 和 TNF-α 等；代谢酶基因，如 CYP2E1、CYP2A6、GSTM1、NAT1 和 NAT2 等；氧化损伤或 DNA 损伤修复基因，如 ERCC1、XRCC1 和 hOGG1 等。此外，基因异常甲基化有望成为一种新的胃癌诊断和预测预后的生物标志，如 MINI25、RORA、GDNF、ADAM23、PRDM5 和 MLFI 在胃癌组织和血清中均可检测到异常甲基化，而 CDH1 和 SRF 等基因异常甲基化与患者预后不良显著相关。此外，基于 GWAS 和候选基因、候选生物学通路等研究还找到一些与中国人群肺癌、肝癌、鼻咽癌、前列腺癌、结直肠癌、膀胱癌、乳腺癌等风险相关的易感基因和区域。

随着测序技术的兴起和发展，发现了越来越多的稀有变异和突变位点，这为人类最终克服肿瘤提供更多的线索。NGS 技术可使肿瘤防治措施前移至预防阶段。大量研究证明，某些肿瘤的发生与个别关键基因突变相关。对于遗传性乳腺癌、卵巢癌和其他肿瘤，2014 年版美国国立综合癌症网络（National Comprehensive Cancer Network，NCCN）指南中明确指出可利用 NGS 技术检测相关的基因突变。这些基因被推荐用于 BRCA1/2 基因阴性且家族史有一种或多种高危综合征的患者，包括 CDH1 基因突变引起的遗传性弥漫型胃癌综合征、STK11/LKB1 基因突变引起的黑斑息肉综合征、错配修复基因突变或 EPCAM 基因缺失引起的林奇综合征等。

（五）易感性生物标志的流行病学应用

分子流行病学研究的关键是建立适用的易感性生物标志。易感性生物标志的应用意义是肯定的，但目前灵敏、特异、简便、无创的易感性生物标志并不多，特别是致癌物以外的某些危害大的外源化学物暴露和效应评价的分子生物标志尚少。易感性生物标志在应用到人群之前，应按一定程序经过科学地验证，应遵照公认的技术指南进行操作，科学、客观地评价其检测结果。细胞与分子生物学理论与技术，特别是基因组学的飞速发展赋予新的启迪和机遇，实现了从整体和器官水平向细胞和分子水平的飞跃，从组织细胞中个别或少数内容物的检测到全面审视机体所有基因、蛋白质和代谢物水平的各种组学技术的发展，并与系统生物学、生物信息学等整合，形成了多学科融合交叉发展的全新局面。

（王美林）

第三节　生物标志在危险度评价中的应用

随着流行病学、环境医学、毒理学、统计学等学科的快速发展，人们对健康的观念也在发生变化。既往，人们对有害物质引起的健康问题只关心"有"或"无"，而现在人们关心的是有害物质对健康危害有多大，程度如何。在现实生活中，绝对安全，无危险的物质是不存在的。因此，采取适当的措施保证环境污染物或外源化学物对机体健康的影响达到可接受的危险水平，同时最大限度保护人群健康显得尤为重要，危险度评价应运而生。危险度评价（risk assessment），是对暴露于某一特定环境条件下，该环境中的有毒有害物质（因素）可能引起个体和群体产生某些有害健康效应（伤、残、病、出生缺陷和死亡等）的概率进行定性及定量评价。危险度评价在预防和控制污染物对健康危害的管理决策中起重要作用。近年来，随着分子生物学的发展，生物标志的研究工作正广泛开展，为危险度评价提供了广阔的发展前景。在危险度评价中，应用具有高灵敏度、高特异性的生物标志可准确地评价有害物质的暴露水平和生物学效应。生物标志在危险度评价中的应用主要包括四个步骤：危害认定、剂量 - 反应关系评价、接触评价和危险度特征分析。

一、危害认定

危害认定（hazard identification）是危险度评价的第一步，其目的是判断暴露某种有毒有害物质后是否产生危害或不良的健康效应。对已知毒作用的外源化学物，可以调取该物质现有的毒理学与流行病学资料证据，确定其对人体健康的影响；对于毒作用未知的新物质，需要从头开始调查获取完整可靠的资料。对于未知的物质，如何选取灵敏性和特异性高的生物标志显得尤为重要。使用生物标志进行危害认定优于传统方法，可揭示暴露与结局之间的关系。如研究黄曲霉毒素与肝癌发病风险关系时，一般调查饮食来评估危害是不能阐明黄曲霉毒素与肝癌之间的关联，而通过收集患者的尿液，检测尿中的代谢产物及核酸加合物则可反映黄曲霉毒素与肝癌之间的直接关系。另外，在评价水体重金属污染时，通过检测水生生物体内金属硫蛋白的水平，可确认水体是否遭到重金属污染。

二、剂量-反应关系评价

剂量-反应关系评价（dose-response assessment）是危险度评价的核心部分，其目的是阐明某有毒有害物质（因素）的不同剂量水平与暴露对象——人或动物中出现的最为敏感关键的不良效应发生率之间的定量关系。在此基础上，进行实验动物与人群之间及不同人群之间的剂量-反应关系的推导，确定合适的剂量-反应曲线。为了减少外推过程中的不确定性，常用暴露、效应、易感性生物标志定量地阐明剂量-反应关系。通常建立内剂量与有害效应之间的关系，而效应标志则不仅包括临床表现，也包括在疾病出现之前的体内可测量的生化或生理改变。易感性标志反映机体先天具有或后天获得的对接触物质反应能力的指标，是决定疾病是否发生的内在重要因素。由于生物标志具有高灵敏性，因此适用于低剂量暴露的情况。

剂量-反应关系评价中，存在不确定性的主要原因是从高剂量向低剂量的外推及种属间的外推。以死亡或疾病作为结局指标时，在实验所能观察到效应的剂量-反应关系范围外的低剂量接触下，往往需要进行外推，如果以一些敏感的生物标志作为结局变量则会减少从高剂量向低剂量外推引起的不确定性。例如，现在一般采用与肿瘤发生相关的特异性染色体畸变而不用肿瘤的发生作为剂量-反应关系评价电离辐射暴露中的生物标志或结局变量。

由于早期的效应生物标志意味着健康结局还有很大的逆转可能，所以无论在有阈值的非致癌物剂量-反应关系评价中求基准剂量（benchmark dose），还是在无阈值的致癌物剂量-反应关系评价中所用的各种以生物学为基础的模型中，选用有效的生物标志以更好地保护暴露人群。研究发现，暴露联苯胺的工人尿脱落上皮细胞中的DNA加合物的水平与白细胞中的DNA加合物的水平明显相关；血红蛋白加合物可作为氯乙烯暴露较为灵敏的生物标志。

三、接触评价

危险度评价中，接触评价（exposure assessment）要考虑对某人群、动物暴露测定的代表性、个体间差异、个体间对毒物的吸收及转化方面的差异、识别可影响接触的因素、在无直接测定资料时对接触估计方法的应用等。这些因素制约着接触评价获得资料的可靠性。

接触标志可以反映机体的吸收剂量或负荷，选取合适的接触标志可以了解人群的接触情况，减少错分偏倚和测定到达靶器官、靶细胞、靶分子的内剂量。通过对接触标志的评定可初步判断毒物来源及进入机体的途径及随时间推进接触方式的改变情况。应用接触标志有助于个体在暴露毒物后，积极或及时地采取有利的防护措施阻断有毒有害物质的进一步吸收或促进其排出。

在选择接触标志时要考虑多方面因素，主要是动力学参数，如生物半衰期。如接触生物标志的半衰期是10～100小时，对职业暴露人群来说，在工作周结束时采样，测定的结果反映的是前几天毒物的暴露情况。另外，在危险度评价时也要考虑易感基因和暴露因素之间可能存在的相互作用（基因-环境交互作用），犹如"子弹"和"扳机"之间的关系，两者在暴露所致损害发生发展过程中往往缺一不可。

四、危险度特征分析

危险度特征分析（risk characterization）可综合接触评价和剂量-反应关系评价的结果，对该有毒有害物质在环境中存在时所致的危险度进行综合评价，分析判断人群发生某种健康危害的可能性和指出各种不确定因素。危险度特征分析主要包括两方面：一是对有毒有害物质的风险大小作出定量估算；二是对评估结果的解释及对评估过程的讨论,特别是对前几个阶段评估中存在的不确定性作出评估,即对风险评估结果本身的风险作出评估。最终可采用正规文件的形式提供给危险管理人员,为管理决策提供依据。

(张正东)

第四节 生物标志的研究方法

在毒理学研究领域,生物标志是连接外源化学物的暴露和机体的生物学效应之间的一个关键环节,是评价外源化学物对人体健康状况影响的有力工具。生物标志种类的多样性决定了该领域研究方法的多样性,随着生命科学技术的飞速发展,生物标志的研究及检测方法也处于不断革新中。

一、暴露生物标志的研究方法

暴露生物标志是测定组织、体液或排泄物中吸收的外源化学物及其代谢物或与内源性物质的反应产物,作为吸收剂量或靶剂量的指标,提供有关暴露化学物质的信息。主要包括内剂量生物标志和生物效应剂量生物标志。

(一)内剂量生物标志

直接测定细胞、组织或体液(如血、尿、粪便、乳汁、羊水、汗液、毛发、指甲、唾液)中的毒物及其代谢物浓度。

1. 金属元素作为内暴露标志 某些金属及其化合物进入机体后,部分会以离子形式存在于血液、尿液及乳液等体液中,检测人体血液、尿液、头发和其他组织生物材料中的金属元素含量就可以判断人体内金属暴露水平。如铅、铬、镉、汞、砷的暴露,可以通过原子吸收、微分电位溶出法等方法进行检测,相关文献较多,不再赘述。

2. 毒物代谢产物作为内暴露标志 苯是具有血液毒性的工业毒物,有人提出用苯代谢过程中所形成的一种微量开环产物——尿中反式-反式黏康酸(trans, trans-muconicacid, TT-MA)作为特异性内接触标志物。CS_2 是一种常用的有机溶剂,它经尿排出的 2-硫代噻唑烷-4-羧酸(2-thiothia-zolidine-4-arboxylicacid, TTCA)是一种很好的 CS_2 接触生物标志,可以利用高效液相色谱系统以梯度洗脱法测定 TTCA。

(二)生物效应剂量生物标志

分子水平的暴露生物标志主要指生物效应剂量生物标志,用于评估毒物与靶分子的相互作用。主要包括 DNA 加合物、DNA-蛋白交联物、蛋白质加合物等。

1. DNA 加合物 DNA 加合物是指具有活性的化学物与生物大分子 DNA 通过共价键形成的稳定复合物,通常很难用一般化学方法将其解离。DNA 加合物检测的方法主要包括:^{32}P 后标记法、免疫分析法、毛细管电泳激光诱导荧光法、液相色谱-串联质谱法和毛细管电泳-串联质谱法等。

多环芳烃是一类典型的环境污染物,其代谢产物能够与 DNA 特异性结合形成 DNA 加合物。苯并[a]芘是多环芳烃中污染最广且致癌性最强的一类,常作为这类物质的代表。经体内细胞色素 P450 酶系的作用,B[a]P 生成最终代谢产物 BPDE。BPDE 可与 DNA 共价结合形成稳定的 DNA 加合物。由于 DNA 加合物的形成持久性反映了生物体暴露于化学物的浓度及时间、生物体对化学物的吸收、代谢以及对 DNA 损伤的修复能力。因此它既可以作为暴露生物标志,又可作为效应生物标志,在肿瘤防治、人群生物监测、环境化学物暴露风险评估中有着广泛的应用价值。

^{32}P 后标记法是目前应用最为广泛的 DNA 加合物检测方法。但存在特异性和稳定性差、步骤烦琐、不能提供结构信息等缺点。经过限量 ATP 法、丁醇富集法、核酸酶 P1、HPLC 富集法、选择标记法等的逐步改进,在 ^{32}P 标记前尽可能利用各种方法来浓缩富集被加合的核苷酸,从而使其灵敏度不断提高。色谱-质谱法是检测 DNA 加合物的常用方法之一。此外,还包括气相色谱-质谱法(gas chromatography mass spectrometry, GC-MS)、高效液相色谱-质谱法(high perfor-mance liquid chromatography mass spectrometry, HPLC-MS)和毛细管电泳-质谱法等。免疫学方法的基本原理是依据抗原-抗体反应,应用特异性抗体识别基因组中的 DNA 加合物。荧光测定法的原理是通过多环芳烃 DNA 加合物具有荧光的特性进行测定。PAH-DNA 加合物的检测方法发展迅速,已由单一的检测技术转变到多种检测技术联用,由检测多种 DNA 加合物的总量到检

测某一组分的 DNA 加合物，以达到较高的灵敏度和准确度。

2. DNA 蛋白交联物　DNA 蛋白交联物（DNA-protein crosslink，DPC）是外源化学物，尤其是致突变物对于生物大分子的一种重要的遗传损害，也是一种稳定的共价化合物。不同因素所引起 DPC 的形式有所不同，如紫外线先引起 DNA 碱基的改变，再与蛋白质共价结合；甲醛更容易形成组氨酸 -DNA 交联；而金属镍则会形成蛋白质 -Ni-DNA 加合物等。虽然不同化学物引起 DNA- 蛋白质交联物的交联有所不同，但 DPC 一旦形成，必将对 DNA 构象与功能产生严重影响。对 DPC 的检测可以有效预测化学毒物所引起的遗传损害，对后续的预防和治疗起重要作用。DPC 的检测方法有早期的碱洗脱法、滤膜结合法及经典的 KCl-SDS 沉淀法等。近年来出现免疫印迹法、气相色谱 - 质谱法（GC-MS），以及现在常用的 ^{131}I 后标记法以及改良的单细胞凝胶电泳技术（彗星实验）等。

3. 蛋白质加合物　最常见的蛋白质加合物是与血红蛋白形成加合物。对血液中蛋白质加合物的检测除了常规的染色质免疫沉淀（ChIP）技术外，还通常采用电泳法［如毛细管等速电泳（capillary isotachphoresis，CITP）］、荧光光谱法、化学法（GC-MS、改进的埃德曼降解法和 Ra-Ni 催化还原法）、免疫法等。三硝基甲苯在体内可以与血红蛋白形成 4- 氨基 -2,6- 二硝基甲苯血红蛋白加合物，进而引起血液和肝脏毒性。主要使用高效液相色谱来检测，但因其成本较高，近年来有学者提出使用竞争抑制性酶联免疫吸附测定（competitive inhibition enzyme linked immuno-sorbent assay，CIELISA）法来测定 4- 氨基 -2,6- 二硝基甲苯血红蛋白加合物水平。乙醇在肝脏细胞内代谢产生乙醛，乙醛可以与多种蛋白质形成加合物，即乙醛蛋白加合物（acetaldehyde protein adduct，APA），产生肝毒性，进而引起酒精性肝病和肝脏纤维化。通常使用 ELISA 方法来检测抗 APA 抗体来评估和预测酒精性肝病的程度。黄曲霉毒素（aflatoxin，AFT）是一种致癌物，有很强的肝毒性。在体内，AFT 可以与血清白蛋白形成黄曲霉毒素人血清白蛋白加合物（AFT-HSA）。近年来通常用 AFT-HSA 来评估 AFT 的暴露情况。通常使用夹心酶联免疫吸附测定法来检测。

（三）暴露生物标志的验证

由于个体暴露情况存在差异，生物标志测定与暴露时间间隔的远近，从暴露到特异性生物标志生成涉及的吸收、代谢、排泄环节的差异，如呼吸频率、肺活量、活化、解毒、排泄、DNA 修复存在的个体差异，可能不是总能观察到暴露与生物标志之间较高的相关性。因此要求从以下几方面对暴露生物标志进行验证。

1. 保证样品质量和稳定性　在样品采集、运输及贮存过程中容器和工具可能引起样品的外部污染。样品本身的化学降解、物理蒸发、与收集容器的吸附作用，或与其他化合物的相互作用都可能影响样品的稳定性。

2. 检测分析方法的可靠性　应选择合适的检测仪器及方法保证和提高暴露水平检测的准确性和可重复性，如选择检出限低和分析灵敏度高的仪器对于暴露的评价是十分重要的。

3. 生物标志的特性　自身具有敏感性和特异性的暴露生物标志最好能够反映暴露发生与否及其发生的时间，并能根据其水平区分个体的暴露特征。通过毒代动力学和毒效学推测暴露的时间及暴露停止后可测量生物标志的时间段。

二、效应生物标志的研究方法

效应生物标志是指机体可测出的生化、生理、行为或其他改变的指标，包括早期效应生物标志、结构和功能改变效应生物标志、疾病效应生物标志，这三种效应生物标志反映了外源化学物毒作用或疾病从早期可逆改变、继发可逆改变、缓慢可逆改变甚至不可逆改变的动态过程。有价值的效应生物标志可以作为替代终点代表疾病的临床终点，应用于毒效应或临床疾病早期效应鉴定、诊断进展分析及预后治疗评价。

（一）早期效应生物标志

用于测量化学物和细胞相互作用引起的生物化学、代谢及生理改变，一般多在分子水平进行测量。

1. DNA 损伤效应　外源化学物，尤其是致突变物进入机体后首先会引起 DNA 的损伤，前面所述的 DNA 加合物、DNA- 蛋白质加合物除可作为暴露生物标志外，还可作为早期生物学效应的分子标志物。此外，DNA 断裂、DNA 氧化损伤等也可作为反映 DNA 损伤早期生物学效应分子标志。以下简单介绍几种经典的检测 DNA 损伤效应的实验方法。

（1）DNA 断裂的检测

1）单细胞凝胶电泳：该方法是一种检测单个细胞 DNA 断裂损伤的电泳技术。可将细胞内断裂的 DNA 单链或双链在凝胶电泳上迁移出细胞核外，因而在显微镜下形成如同彗星带尾的图像，故又称彗星实验。DNA 受损越严重，产生的断链和断片越多，在相同的电泳条件下迁移的 DNA 量就愈多，迁移的距离就愈长。通过测定 DNA 迁移部分的长度和面积可以测定单个细胞 DNA 损伤程度，从而确定受试物作用剂量与 DNA 损伤效应的关系。例如，接触苯工人外周血淋巴细胞内若出现 DNA 损伤，彗星细胞出现率为 7.5%～16.8%。而对照组仅为 3.0%。三氯乙烯对人和小鼠细胞 DNA 也有断裂作用，彗星实验的尾距及尾部面积均呈现明显的剂量 - 效应关系。因此，彗星实验是检测 DNA 断裂剂的首选实验之一，但目前有些人也尝试改良彗星实验，可以用于检测 DNA 交联剂。该法可检测低浓度遗传毒物，具有高灵敏性，仅需要少量细胞，不需要细胞处于有丝分裂期的特点。可结合图像分析技术，客观性增强，适应性强，操作简单，一般实验室均可开展。

2）姐妹染色单体交换实验：姐妹染色单体交换（sister chromatin exchange, SCE）是指染色体同源座位上 DNA 复制产物的相互交换，其频率与 DNA 断裂和修复有关，虽然 SCE 的特性及形成的分子基础尚不清楚，但 SCE 已作为检出 DNA 损伤的灵敏指标。许多外源致突变物可诱导培养细胞和整体哺乳动物细胞的 SCE，该实验操作简单，不失为一种检测 DNA 损伤效应的理想指标。

3）γ-H2AX 检测：DNA 双链断裂（DSB）是细胞 DNA 损伤类型中最严重的一种，可以激活细胞的 DNA 损伤应答机制，从而使组蛋白 H2AX 迅速磷酸化（磷酸化的 H2AX 组蛋白被称为 γ-H2AX）。随后，γ-H2AX 聚集在双链断裂处形成灶点（foci）。细胞中的 γ-H2AX 灶点数目可以代表 DNA 双链断裂情况，进而可用来评价受试物所致遗传损伤。目前，国内外有多种针对

γ-H2AX 灶点的检测方法，包括蛋白质印迹法、免疫荧光染色法、全细胞酶联免疫吸附测定和流式细胞术等。

（2）DNA 氧化损伤检测：外源化学物、电离辐射、缺血再灌注以及机体正常的代谢活动都可以产生自由基。这些自由基会导致 DNA 损伤进而致突变、致癌或引起细胞死亡。目前研究比较透彻的是 8- 羟基脱氧鸟苷（8-OHdG）。8-OHdG 是公认的一种评价 DNA 氧化损伤和氧化应激状态的生物标志物。以前对 8-OHdG 的检测是由高效液相色谱分离后，用电化学方法检测出。目前有研究人员通过一个高活性和特异性的 8-OHdG 结合蛋白进行检测，称为 OxyDNA 测试。

2. 染色体损伤效应 染色体损伤效应一般指染色体结构和数目的变化，即染色体畸变。与 DNA 损伤效应相比，其是外源化学物对遗传物质更大范围和程度的损伤效应。在相关生物标志检测方法中比较常用的包括微核检测、染色体畸变分析等。

（1）微核自动化检测：微核与染色体损伤有关。微核试验可以用于检测 DNA 断裂剂和非整倍体诱变剂。微核试验的灵敏度较高，简易而省时。随着微核作为人群环境暴露研究的效应生物标志，人工检测微核的方法已经不能满足样本量越来越大的要求，迫切需要自动化检测。目前，主要使用流式细胞仪和图像分析系统，利用特异荧光染料在双激光流式细胞仪检测外周血，计算微核率。此外，周围血细胞微核检查也已使用多年，但由于需要采血，有时不易为受检者接受。近年来采用无损伤的口腔脱落上皮细胞微核（oral exfoliative epithelial micronucleus, OEEMN）作为检材，更易被受检者接受。

（2）染色体畸变分析：又称细胞遗传学实验。染色体畸变通常指细胞内染色体数量或结构异常。每种生物的染色体数目与结构是相对恒定的，但在自然条件或人工因素的影响下，染色体可能发生数目与结构的变化，从而导致遗传变异。通常的检测技术有：染色体显带、流式核型分析和荧光原位杂交。染色体显带可用来检查染色体的脆性部分以及染色体损伤。流式核型分析能测量个别染色体的 DNA 含量，可检测非整倍体和染色体大小异常。荧光原位杂交可检测特异

序列的 DNA 或 RNA。全染色体探针技术（whole chromosome probe，WCP）用于确定染色体结构畸变。

（3）精子染色体结构损伤与非整倍体检测：成熟生殖细胞染色体损伤对于生殖能力和后代的正常发育有重要影响，利用体外受精法制备小鼠第一次卵裂中期相染色体标本。可清楚判别精子和卵子的染色体组。用人精子与金黄地鼠去透明带卵子体外受精法制备人精子染色体标本。证实了硫酸镍在一定剂量条件下对人精子染色体有诱变作用。这类精子仍然能够存活并具有受精能力。应用荧光原位杂交（fluorescence in situ hybridization，FISH）系统可快速、简单而又可靠地检测人精子染色体非整倍体，已用于检查工人接触毒物后对男性生殖细胞染色体所产生的效应。

3. **氧化应激生物标志** 检测活性氧、活性氮自由基在人类某些疾病的发生、发展中起到重要作用，它们除可以攻击 DNA，产生 DNA 氧化损伤外，还攻击细胞膜脂质，产生脂质过氧化。脂质过氧化反应的产物，如：4- 羟基 -2- 壬烯酸（HNE）是自由基反应的主要尿代谢物。目前测定 HNE 尿中代谢产物 1,4- 二羟基壬烷巯基尿酸的酶免疫测定（enzyme immunoassay，EIA）已经开发和验证，具有良好的灵敏度和准确性，与其他不同巯基尿酸的交叉反应较低，不同程度氧化状态下大鼠尿液样本的 EIA 和 LC/MS 定量之间的相关性良好。

蛋白质也可作为疾病中氧化应激的生物标志，如：硫氧还原蛋白（thioredoxin，TRX）。TRX 是细胞内重要的氧化还原调节分子之一。研究发现，HIV 感染者和丙型肝炎患者的血清中，TRX 浓度上升。此外，包括风湿性关节炎在内的自身免疫病、缺血再灌注损伤以及慢性心功能不全等可以导致氧化应激的疾病中，也发现了 TRX 浓度的改变。目前已有 TRX 检测试剂盒。蛋白质是重要的氧化 / 硝基损伤的分子指标，直接识别特定疾病中的修饰蛋白对于活性氧（ROS）/ 活性氮（RNS）诱导的蛋白修饰具有潜在的研究价值，基于质谱仪（mass spectrometer，MS）的技术可用于氧化 / 硝基诊断标志的发现，进行疾病的早期预测。

4. **毒物代谢酶的诱导** 外源化学物在体内的转化是依靠毒物代谢酶来完成。毒物代谢酶包括细胞色素 P450 酶系、谷胱甘肽硫转移酶、环氧化物水解酶等。肝细胞色素 P450 酶系的诱导已被提出作为评价环境污染状况的最灵敏的生物学反应之一，目前，乙氧基异吩噁唑酮常用于研究细胞色素 P450 酶系的诱导能力。该反应可测定 7- 羟乙基试卤灵正脱乙基酶和苯并[a]芘羟化酶的诱导情况。可采用蛋白质印迹法、酶联免疫吸附测定（ELISA）、直接免疫荧光技术和单克隆抗体技术等。

5. **特定蛋白的诱导表达** 当外源化学物质进入机体后，会引起机体内某些不表达或低表达的蛋白表达或表达升高。其中研究最为广泛的就是金属硫蛋白（metallothionein，MT）。MT 的一个主要特点是在转录水平上易被环境中的重金属所诱导，而且这种诱导与重金属浓度具有相关性，可以反映环境中的重金属含量水平。因此通过监测生物体内 MT 含量的变化，可预测生物体重金属暴露情况和重金属污染程度。

（二）结构和功能改变效应生物标志

一般认为，细胞结构或其功能改变与早期可逆改变相比，表现为疾病发生、发展中继发的可逆改变，主要包括一些异常的基因、蛋白表达及表观遗传调控模式变异。

1. **基因表达异常** 基因表达用于研究基因的功能，了解某些基因在患病和正常组织的差异表达有助于发现早期诊断疾病的生物标志，在临床药物开发中验证药物的分子效应靶点，也可用于毒理学研究及治疗措施的安全性评价。例如：肺癌中 p53、p16 和 K-Ras 基因的异常表达对于评价肺癌发生发展有意义。非小细胞肺癌患者中，高 BRCA1 mRNA 表达预示预后不良，高 BRCA1 和低 XPG 表达相结合还进一步增加了预后生存期短的风险。Oct4 基因表达与胚胎干细胞功能相关，胚胎干细胞的分化导致 Oct4 表达下调。Oct4 持续存在于胚胎的内细胞团，但在已经分化的滋养外胚层细胞中不出现。目前主要采用高通量分析方法检测基因表达，例如全基因组表达阵列、基因表达系列分析、表达序列标签（expressed sequence tag，EST）分析等，具有高通量、大规模、平行性等特点；另外基于单个序列的实时定量 PCR 分析、竞争性逆转录酶聚合酶链反应（RT-PCR）、核糖核酸保护实验、T 细胞受体表达分析；单细胞基因表达分析、RNA 扩增、体内基因表达检测也位列其中。近年来，随着生物信息学技术的快速发展，研究者可通过相关数据库对研究对象异常表达的基因进行筛选与比较，可全面地分析相关异常表达基因，从而实现对发病机制、治疗靶点及预后的进一步探讨。

2. **蛋白差异** 与外源化学物暴露所致细胞、组织功能改变或疾病发生、发展相关的蛋白差异作为效应生物标志的种类繁多，如铅进入机体后产生肾毒性和肾小管损伤，引起肾小管中的甘氨酰脯氨酸二肽氨基肽酶（GPDA）可排入尿液中，尿液中 GPDA 稳定性好，检测时干扰因素少，可作为铅中毒肾损害的生物标志。药物导致的肾毒性大部分为近曲小管毒性，RPA-1 是一种特异性地分布于集合管的膜结合糖蛋白。2010 年 RPA-1 被美国 FDA 推荐，是目前唯一在临床前研究中被证实特异性预测集合管损伤的生物标志。研究表明，运用二维凝胶电泳联合 MALDI-TOF-TOF/MS 鉴定差异蛋白 SET 及其相关蛋白可作为三氯乙烯所致的肝细胞毒性的生物标志。另外，微小染色体维持蛋白（MCMP）、细胞核相关抗原（Ki-67）和增殖细胞核抗原（PCNA）是三种常见的细胞增殖标志。近年的研究表明，Ki-67 蛋白表达能可靠而迅速地反映恶性肿瘤的增殖率。

定量蛋白组学是毒物暴露、疾病诊断及药物开发研究中标志物发现的一个关键技术。但其不仅受到编码 mRNA 浓度的影响，还受其他因素如 mRNA 转录后调控、翻译后修饰、转运、降解等的影响。蛋白组学的方法层出不穷，此处简要介绍如下：

（1）二维凝胶电泳（two-dimensional gel electrophoresis, 2DGE）：使用适合凝胶时，可提供对于细胞内蛋白质成分最高分辨力的分离。蛋白质在第一维上根据电荷不同分离，在第二维上根据分子量不同而分离。2DGE 目前仍是获得细胞内蛋白表达模式的主要工具。

（2）同位素亲和标签：同位素亲和标签（isotope coded affinity tag, ICAT）是一种对复杂混合物中单个蛋白质进行准确定量和并行序列鉴定相结合的技术。该方法基于新合成的化学试剂集合串联质谱仪使用。此方法适合高通量的蛋白质组学实验，可以对识别出的每个多肽进行准确的相对定量。但此方法的局限性在于所检测的蛋白必须包括半胱氨酸。

（3）质谱仪：质谱仪（MS）主要用于检测分子量。在新的蛋白质组学中，发明了许多基于 MS 的技术来检测生物标志。基质辅助激光解吸电离质谱仪（matrix assisted laser desorption ionization mass spectrometry, MALDI-MS）在处理复杂混合物和高度灵敏方面有独特的能力。定量串联质谱仪能在不借助色谱的情况下，对复杂混合物可精确测量到微摩尔量级。使用纳米孔的单分子质谱仪能够进行细胞新陈代谢的原位检测，可以监测生物标志释放带来的微小变化。质谱成像（mass spectrometry imaging, MSI）能够直接分析和测定组织切片中分子的分布，能够识别正常组织和病变组织，甚至能够检测某些离子在疾病发生和发展过程中的变化。

（4）蛋白质断层扫描技术：蛋白质断层扫描技术结合了冷冻电镜、电子断层扫描和先进的数据处理算法，可用于分子原位或体外成像。

（5）蛋白质生物芯片/微阵列：蛋白质微阵列可同时检测一个微量样品中的多项参数。目前激光捕获显微切割技术与蛋白质芯片结合已经用于进行肿瘤中蛋白质表达谱的研究。此技术不同于 DNA 阵列，在操作技术上非常简单，检测所需的血样少，速度快。

（6）实时 PCR 用于蛋白质生物标志的定量：TaqMan 蛋白质表达阵列应用实时 PCR 阵列，能快速检测和量化人体细胞样品中的蛋白质。这项技术结合抗体 - 寡核苷酸标记免疫分析技术与 TaqMan 阵列，生成的是实时 PCR 数据，可以检测到 10～250 个细胞中特定的蛋白质。

（7）低丰度蛋白质（low-abundance proteins, LAP）生物标志的分离提纯和定量：LAP 是生物体中一类重要的蛋白质，参与机体新陈代谢、生理生化、病理等多种生物学过程，是理想的生物标志，但因其含量甚微，同时在一定程度受到高丰度蛋白（HAP）的影响，因此如何高效富集和分离 LAP 是如今蛋白组学的研究热点之一。除传统的蛋白富集方法如亲和色谱分离法、液相等电聚焦分离法、聚乙二醇分级沉淀法之外，近年来组合肽配体库技术（combinatorial peptide ligand library,

CPLL）被逐渐认为是一种高效富集 LAP 的方法。

（8）生物体内新合成蛋白的检测和定量：一定的生物学过程几乎伴随着相关蛋白质的产生，进而造成机体结构或功能的改变甚至疾病的发生，因此将新合成蛋白作为生物标志检测其动态变化对于了解特定的生理、病理过程将有广阔的应用前景。近年来有学者开发出一种基于蛋白质质谱的方法 OPP-ID，能够在生理条件下对新合成的蛋白进行快速标记和富集纯化，为生物标志的研究提供了新的思路和检测方法。

3. 表观遗传调控模式变异 在真核细胞中存在一组以 DNA 甲基化、组蛋白修饰、染色质重塑和非编码 RNA 组成的表观遗传调控网络。近年来，对表观遗传生物标志的研究越来越受到重视，其中研究最多的是 DNA 甲基化和非编码 RNA。由于对于肿瘤的表观遗传调控研究较为成熟，下面以肿瘤分子标志为例，对 DNA 甲基化和非编码 RNA 的检测加以简介。

（1）DNA 甲基化生物标志的检测：甲基化 DNA 是一个非常稳定的表观遗传信息载体，直接参与肿瘤的形成和发展。在肿瘤中经常被甲基化的基因可以作为肿瘤生物标志，并且甲基化 DNA 不依赖于其他类型的生物标志。在非癌组织中的甲基化作为癌症风险的生物标志已引起人们的注意，也是预防癌症的一个靶标：①表观基因组学检测：由化学处理 DNA、高效率的扩增、高密度阵列和 MALDI-MS 组成，可以检测大量 DNA 甲基化信号，这些信号可被转换为由 1 和 0 组成的数字信号，可用于大规模的筛查项目；②亚硫酸氢盐法：经亚硫酸盐处理过的 DNA，甲基胞嘧啶可以很容易地通过杂交鸟嘌呤进行检测。基于 PCR 的使用亚硫酸氢盐处理 DNA 作为模板方法，是公认最灵敏和特异的方法，用于单个位点 DNA 甲基化的分析。在此基础上衍生了一些新的方法，如甲基化特异性荧光扩增子产生（MS-FLAG）、甲基化敏感性高分辨率熔解（MS-HRM）、实时甲基化特异性 PCR 后敏感的熔化分析（SMART-MSP）；③非亚硫酸氢盐法：利用亲和基甲基 DNA 富集，选择性富集甲基化 DNA。

（2）非编码 RNA 作为肿瘤生物标志：非编码 RNA 种类繁多，主要包括 miRNA、lncRNA 和 circRNA 等。miRNA 可以像癌基因一样促进肿瘤生长，也可以像抑癌基因一样抑制肿瘤生长。miRNA 具有组织敏感性，可以在某些肿瘤组织中表达或过表达，也可以不表达。例如，*miR-21* 是一种确认的致癌基因，其表达增加会导致人体端粒酶逆转录酶（hTERT）表达增加，从而引起细胞永生化。miRNA 可以通过微阵列、微球阵列和 RT-PCR 等几种方法进行检测。以上检测技术均需要蛋白酶的参与，但蛋白酶的热稳定性和化学稳定性较差，且化学反应需要特殊的反应温度。近年来，引入稳定性和反应性更优良的 DNA 酶而建立的一种基于 DNA"马达"和 toehold 介导的 DNA"传送器"的检测方法可实现对 miRNA 高灵敏度、高通量的检测。循环 miRNA 在人体血浆中以非常稳定的形式存在，不受内源性核糖核酸酶的影响。锁核酸（locked nucleic acid，LNA）是一种模拟构象 RNA，与 RNA 以空前的亲和力和特异性相结合，非常适合 miRNA 的检测和肿瘤诊断分析。多种肿瘤组织样品 miRNA 的磁珠流式 miRNA 表达谱分析显示出 miRNA 指纹图谱，可反映肿瘤发展谱系和分化状态，有助于选择个体化治疗方案。慢性淋巴细胞性白血病、结肠癌、脑肿瘤、前列腺癌和肺癌中 miRNA 表达谱已经被证明有一定的诊断价值。

lncRNA 较 miRNA 稳定性更好，能行使多种生物学功能。PCA3 是一种在前列腺癌中高表达的 lncRNA，其在尿液中被发现，检测相当方便。近期美国 FDA 已经批准了一个基于 PCA3 的商业化检测试剂盒，lncRNA 芯片已应用于发现差异 lncRNA。随着深入挖掘 lncRNA 的功能，其在生物标志方面的应用前景将受到广泛关注。此外，circRNA 作为另一种非编码 RNA，因其存在高丰度性、高稳定性、物种间高保守性，故具有作为生物标志的潜在价值。研究表明某些 circRNA 富含 miRNA 结合位点，可结合 miRNA，从而解除 miRNA 对靶基因的抑制，故被称为 miRNA 海绵。circRNA 参与包括肿瘤、糖尿病、神经系统等疾病发生发展的生物学过程，目前主要采用 circRNA 芯片以及二代测序技术等高通量方法对其进行检测分析。

（三）疾病效应生物标志

疾病效应生物标志的分布非常广泛，几乎存在于机体的所有部位。出于实用性考虑，体液及排泄物（包括血液、尿液和脑脊液）是疾病生物标志检测的重点，因为这类样本多数可以通过无创或微创技术获得。组织生物标志可以通过检测疾病器官活组织样本获得。另外，分子成像能够无创性地在体内研究包括大脑在内的不同器官的疾病生物标志。由于大多数体液生物标志属于蛋白质，蛋白组学检测技术成为最合适的检测方法。此外，呼出的气体中也有发现一些疾病效应生物标志。

1. 血液中的疾病生物标志　胰岛 β 细胞产生胰岛素原，其分裂成为 C 肽和胰岛素。随着胰岛 β 细胞功能的下降甚至消失，C 肽产生随之减少。C 肽的缺乏是糖尿病早期周围神经病变的生物标志。利用表面等离子共振（surface plasmon resonance，SPR）和电喷雾电离 - 质谱法（electrospray ionization mass spectrometry，ESI-MS）可测量机体内的 C 肽。C 反应蛋白（C-reactive protein，CRP）提供轻度至中度慢性阻塞性肺疾病患者预后的信息：CRP 是一种炎症生物标志，肺功能的下降与 CRP 水平升高显著相关。PKU 的筛查主要是针对血液中苯丙氨酸和酪氨酸。一般情况下，血液中苯丙氨酸浓度越高，疾病发展越严重。通常采用分光光度法、荧光法、免疫测定法和电喷雾串联质谱来测定血液中苯丙氨酸和酪氨酸的浓度。

血浆往往是蛋白组学中最难处理的样品。血浆总蛋白质量的一半大约是由白蛋白贡献的，而大约 22 种蛋白，包括转铁蛋白、纤维蛋白原等组成了总蛋白的 99%，剩余的 1% 中包括分泌性蛋白，其中一些具有作为分子生物标志的潜力。由于目前的蛋白组学检测技术的有效范围尚不能满足要求，可能会忽略浓度较低的蛋白质作为生物标志的价值。已经建立的生物标志的检测采用的是免疫测定法。识别血液中的罕见蛋白质往往受到高丰度蛋白质的影响，如白蛋白、免疫球蛋白。为了排除高丰度蛋白的影响，一般采用免疫亲和柱，多重亲和去除系统可以去除其 6 种高丰度蛋白，推断出低丰度蛋白种类，可以用来处理血液、脑脊液及尿液，有助于更加深入研究蛋白组学。另外，基于免疫磁珠富集技术对低丰度蛋白的分离纯化为研究血清中低丰度生物标志物提供了新的思路和方法。

2. 影像学生物标志　分子成像（molecular imaging）是当前成像生物标志的研究焦点之一，可定义为人类和其他生命系统中分子和细胞水平上生物过程的可视化、表征与测量。分子成像通常包括 CT、磁共振成像（magnetic resonance imaging，MRI）、正电子发射体层成像（positron emission tomography，PET）、光学成像、超声等，成像技术已进入分子时代，可以纳米颗粒作为对比剂，作为分子诊断的一个扩展，用于检测体内基因表达。

3. 呼出气的疾病生物标志　近年来，人们提倡一种无创、方便的生物标志检测方式来测定某些生物标志水平。在常用的呼出气生物标志中，一氧化氮（nitric oxide，NO）和呼出气冷凝物中的一些挥发态或非挥发态成分可能代表合适的生物标志。鼻中、支气管和肺泡中的 NO 可以分别检测，用于评估全身性疾病和内皮功能紊乱。对于挥发性有机物的检测通常采用气相色谱（GC）或便携式呼吸检测方法。这种呼吸检测已经识别出一套新的全面的氧化应激生物标志，如呼吸气甲基化烷烃。此外，呼出气生物标志的分析是感知技术的一个新兴领域。感知技术目前可以通过测量呼吸气中 NO 水平来进行哮喘的检测。光学频率梳光谱检测法也是一种新兴技术，通过使用激光爆破人的呼吸气，可能用于检测哮喘或者癌症的生物标志。

4. 尿液中的疾病生物标志　尿蛋白质组主要由肾小球滤过的血浆蛋白和肾小管上皮细胞分泌的蛋白构成，能够较好地反映泌尿系统的生理及病理状态。同时尿液的一部分源于肾小球中血液的滤过的产物，在一定程度上能够反映整个机体的疾病状态。与血液样本相比，尿液具有无创、连续、量大、累积、复杂度低、稳定、疾病标志物信息含量丰富等特点，是理想的全身各脏器疾病生物标志物。目前对于尿液生物标志的研究主要采用多维分离方式结合高精度质谱进行鉴定。

5. 外泌体中的疾病生物标志　外泌体是一种直径为 50～200nm 的双层脂质包裹体结构，可携带多种蛋白质、脂质及核酸等，在细胞间信息传递中发挥重要作用。研究表明，相对于正常细胞，肿瘤细胞可以分泌更多的外泌体，通过分析外泌体可以直接获得癌细胞的基本信息，外泌体检测可能成为一种较为理想的"液体活检"方法，有望成为一种新型的肿瘤标志物，实现对整个肿瘤活动的实时监测，在肿瘤诊疗中极具前途。外泌体的鉴定主要是通过电子显微镜直接观察外泌体的大小、形态。由于外泌体表面存在标志蛋白如跨膜蛋白 CD9、CD63、CD81 等，结合蛋白质印迹法（Western Blotting）或磁珠分选的免疫学方法等可清楚地分析特定成分在外泌体上的表达，而纳米颗粒跟踪分析技术，可根据粒子布朗运动轨迹用于定量外泌体浓度和粒径，实时观测纳米颗粒。此外，还可通过抗体包被的磁珠结合外泌体进行流式检测。各种组学技术和二代测序有助于检测外泌体内容物。

（四）效应生物标志作为替代终点的验证

虽然许多生物标志是有用的，然而作为更具有价值的替代终点尚需进行验证。对于生物标志作为疾病替代终点的合理性的验证，缺乏一般性的指南或步骤，一般常用的原则方法如下：

1. 生物学的合理性应该给使用替代终点提供机制学的基础。

2. 疾病自然史的流行病学研究可以支持生物标志与临床终点建立统计学相关性，对多项临床试验可进行荟萃分析以确定药物在不同疾病阶段干预效果的一致性。

3. 适当的剂量 - 效应或暴露 - 效应关系可以作为补充证据，建立数学模型预测替代终点与临床的结局之间的关系。

4. 替代终点无潜在的不良反应。

三、易感性生物标志的研究方法

在外源化学物与机体的相互作用过程中，机体因素也是不可忽略的一个方面。性质与剂量相同的外源化学物不同的个体可出现迥然不同的反应，这取决于受作用个体的易感性。人体对毒作用的易感性是由多种体内因素综合作用的结果。在暴露与效应关系中机体的易感性是决定疾病是否发生的主要因素。易感性生物标志是关于个体对于外源化学物的生物易感性的指标，反映机体先天或后天获得的对暴露外源化学物产生反应能力的指标。评价基因 - 环境交互作用在验证易感生物标志中具有重要意义，其实质应该是多态性。

（一）毒物代谢酶多态性

毒物代谢酶能直接影响毒物进入机体后的代谢情况。同剂量的毒物进入不同个体后形成的毒性代谢产物量不同，所引起的毒作用也有所不同。但是，不同剂量的毒物进入机体却可能产生相同的毒作用。代谢酶遗传多态性的意义在于解释有些易于受到外源化学物毒作用影响的人是先天遗传因素决定的。近年来，大量研究表明，细胞色素 P450 酶系的多态性使机体的氧化代谢功能出现较大差异，与多种疾病、肿瘤的发生风险相关。谷胱甘肽转移酶是参与结合反应的解毒酶系，如 GSTµ 型缺乏人群罹患肺癌的风险可能增加。常用检测技术包括基因组分析、蛋白组学分析和 DNA 测序技术等。

（二）DNA 修复基因多态性

遗传毒性物质进入机体后可引起 DNA 的损伤。针对不同的损伤，机体启动不同的 DNA 修复机制来维持基因组的稳定性，进而使细胞正常行使功能。在人群研究中发现，DNA 修复基因存在多态性。研究表明，MGMT 的多态性可以解释某些个体对于烷化剂的特殊敏感性。DNA 修复基因 ERCC1 多态性与多种肿瘤的发病风险相关。常用的基因检测技术包括分子水平的基因组分析、DNA 测序技术、实时定量 PCR 法、AS-PCR 法、PCR-RFLP 法等。

（三）表观遗传多态性

近年来，从表观遗传角度研究易感生物标志得到较多关注。有研究揭示，通过对 DNA 甲基化水平的测定能精确反映个体的年龄；大量研究基因 DNA 甲基化水平能反映疾病的进展及预后。恶性肿瘤中的 miRNA 具有较高的临床应用价值，陆续发现的与肿瘤转移相关的 miRNA 将有助于预测恶性肿瘤转移的风险。此外 miRNA 多态性可以通过改变其调控靶基因成为肿瘤易感性生物标志。lncRNA 遗传多态性可以改变基因结构从而产生广泛的基因多态性，可能与肿瘤的发生、转移和预后密切相关，有望成为新型肿瘤标志物和肿瘤治疗的靶点。随着生物信息学、多代测序、微阵列芯片技术的快速发展，精准检测 DNA 甲基化、非编码 RNA 等表观遗传多态性有望成为研究疾病易感性生物标志的前景之一。

（逯晓波）

第五节 毒作用生物标志研究展望

生物标志反映生物机体与环境中物理、化学或生物因素之间相互作用的指标，并用于阐明外源性物质与健康损害的关系。毒作用生物标志在发现低水平接触生物效应及深入探讨毒作用机制等多个方面具有重要的意义。近年来，毒作用生物标志作为分子毒理学前沿研究的内容，不仅完善了毒理学研究的基础研究，而且促进了毒理学在生物医学和生命科学研究领域中的共同发展。

随着分子毒理学新理论和新技术的迅速发展和不断渗透，毒作用生物标志在心血管疾病、糖尿病及肿瘤等慢性疾病与复杂疾病的防控上已取得了许多突破性的成果，为新药开发、医学诊断、临床研究等方面提供了新的机遇，为研究人员提供了更有效的诊疗手段，为患者提供了更安全科学的产品与服务，有力推动了生物医药领域中其他基础研究的进展。在临床诊断方面，采用一种或两种生物标志的模式已逐步向联合多种生物标志的模式转变；在新药研发方面，大量新型生物标志研究及深入的毒作用机制研究极大地推动了高特异性、高敏度的"靶向治疗"模式的突破性进展；在个性化治疗方面，生物标志研究的成果转化，不仅可以降低药物不良反应带来的经济成本和社会负担，而且为个体化及精准治疗药物的发展提供了科学依据和理论基础。

然而，毒作用生物标志在分子毒理学学科仍是一个新兴研究领域，需将先进的生物学技术如基因组学、蛋白质组学、代谢组学、生物信息学等与生物标志研究紧密结合，从而形成更加系统、全面、科学、准确的生物标志研究方法，并应用到人群队列中。目前，我国已利用各种组学技术开展了参与毒作用的环境应答基因的表达、功能和多态性的研究，在识别外源化学物反应的个体和种族差异、寻找疾病和环境暴露的生物标志物方面取得了一系列重要成果，但是仍面临一些挑战，存在许多有待解决的问题。例如，如何充分利用包括基因组学、表观遗传学及代谢组学等海量组学数据和相关前沿研究成果，进一步通过整合分析寻找可用于早期诊断、具有良好特异性和敏感性的生物标志并全面运用到临床研究中；如何建立统一规划和良好管理的多中心、大规模的人群队列和生物样本库，基于前瞻性队列研究方法识别环境暴露与人类疾病易感的相互关系，寻找疾病和环境暴露相关联的生物标志，建立高效的健康预警体系；如何结合包括分子生物学在内的各相关领域新技术和新方法，对各种潜在的生物标志进行科学严谨的多层次、多水平的毒作用机制研究及验证工作，以便获得高效、特异和敏感的可靠生物标志。

因此，研究者们在今后的工作中将围绕潜在的暴露、效应和易感性生物标志与健康或疾病之间的关系开展更加规范、科学和高效的研究，进一步完善生物标志的监管与补偿制度，构建更加高效科学的健康预警体系。相信随着分子毒理学研究领域的不断深入和发展，健康或疾病相关的生物标志研究及相关应用将开辟更广阔的空间。

（张正东　王美林　逯晓波）

参 考 文 献

[1] 孙志伟. 毒理学基础 [M]. 北京：人民卫生出版社，2017.

[2] 夏世钧，吴中亮. 分子毒理学基础 [M]. 武汉：湖北科学技术出版社，2001.

[3] 周宗灿. 毒理学教程 [M]. 北京：北京大学医学出版社，2006.

[4] 资晓林，俞顺章，董传辉. 分子标志物与肿瘤危险性评价 [J]. 中华流行病学杂志，1997，18（4）：244-246.

[5] 张濛，张青云，徐国宾. 新一代测序技术在肿瘤临床中的应用 [J]. 临床检验杂志，2014，32（9）：641-646.

[6] 杰恩. 生物标志物手册 [M]. 胡清源，侯宏卫，译. 北京：化学工业出版社，2015.

[7] Newman AM, Bratman SV, To J, et al. An ultrasensitive method for quantitating circulating tumor DNA with broad patient coverage[J]. Nat Med, 2014, 20（5）：548-554.

[8] Tahara T，Arisawa T. DNA methylation as a molecular biomarker in gastric cancer[J]. Epigenomics，2015，7（3）：475-486.

[9] Syam SA，Christine A，Manish A. Tooth matrix analysis for biomonitoring of organic chemical exposure: Current status，challenges，and opportunities[J]. Environ Res，2015，142：387-406.

[10] 王传新. 外泌体生物标志物与肿瘤发生发展的研究进展 [J]. 山东大学学报（医学版），2018，56（10）：18-22.

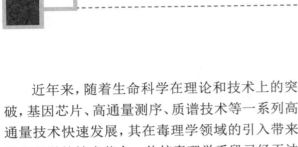

第十一章 毒理组学

近年来,随着生命科学在理论和技术上的突破,基因芯片、高通量测序、质谱技术等一系列高通量技术快速发展,其在毒理学领域的引入带来了毒理学的技术革命。传统毒理学手段已经无法解释多重暴露与复杂生命现象之间的关联,"组学"概念与技术的出现为系统全面地解析复杂暴露环境下生物毒效应和毒作用机制提供了新契机。组学(omics)通常指系统生物学中对各类研究对象的全体所进行的系统性研究,应用组学技术(omics technologies)从整体的角度去研究细胞内成分(DNA、RNA、蛋白质)的相互作用。针对包括暴露组、基因组、转录组、蛋白质组、代谢组等的高通量分析技术,在探讨生物体受到内外环境扰动后基因、蛋白和小分子等物质的变化规律方面,提供了强有力的技术支持,广泛应用于现代毒理学关于外源化学物毒性鉴定与快速筛选、毒作用机制解析与生物大分子靶点确定、危险度评价与化学品管理等领域。本章将简要介绍暴露组学、基因组学、转录组学、蛋白质组学、代谢组学、肠道微生物组学等在毒理学领域的发展与应用。

第一节 毒理暴露组学

人类复杂疾病主要由环境因素,或者由遗传与环境因素相互作用而导致。在暴露科学的研究中,由于传统学科的划分,研究暴露时往往关注外环境或体内环境中的某一方面,并且由于传统暴露科学研究手段的限制,仅能重点研究单一或少数几种环境因素外暴露水平与内暴露及患病风险之间的关系,致使对疾病发生的原因缺乏全面认识,无法分析众多暴露标志物之间的复杂关系。暴露组与暴露组学的提出,为推动环境因素与人类健康之间关系的研究提供了新思路。

一、暴露组学研究内容

(一)暴露组学的概念

人类的健康或疾病结局是由环境因素和遗传因素共同决定的,基因组学的飞速发展并不能解释人类疾病内因与外因的问题,如癌症、心血管疾病、先天性缺陷等,在这些疾病的影响因素中,环境因素作用明显。目前已经完成的慢性疾病全基因组关联分析(genome-wide association study, GWAS)的结果显示大多数基因变异仅能解释10%的疾病遗传变异度。Hemminki等估算结果显示,对于大多数肿瘤来说,基因因素的影响占1%~3%;而对于乳腺癌和前列腺癌,基因因素的影响占10%~20%。瑞典家庭癌症数据库汇编数据显示,15种常见癌症中,遗传因素导致的致癌风险为10%,甚至更低,致癌风险更多来自环境暴露或遗传与暴露的相互作用。

与基因组或相关技术相比,环境暴露尽管在疾病发生发展中起主要作用,但是其研究进展缓慢。Wild对这种不平衡的现象比喻为雄性招潮蟹(Uca pugnax)现象,并在2005年首次提出了暴露组(exposome)概念,目的是为了引起科学家重视,作为对基因组的补充。Wild将暴露组定义为包括受精卵开始的终生的环境暴露。在2012年更加细化了暴露组的含义,认为暴露组可分为外源性(污染、辐射、饮食等)和内源性(炎症、感染、微生物等),包括对化学性、物理性、生物性等应激物的暴露。暴露组具备三个基本特征:①暴露从受精卵开始,贯穿人的一生;②关注混合暴露的联合作用;③重视环境因素。Rappaport和Smith认为暴露组应涵盖经不同来源和多种途径进入体内的环境暴露的全部。Miller认为,暴露组是生命全过程外部环境及内部生物反应的累积测量,包括来自环境、饮食、行为和内生过程的暴露。

综上，暴露组（exposome）是指个体从受精卵开始，通过生活环境、职业环境、社会环境以及机体内环境产生的各种暴露因素的动态、联合的暴露整体，它既包括来自于空气、水、食物、生产活动等外环境暴露，也包括机体因感染、应激、炎症或肠道菌群等内环境产生的暴露，此外，还包括个体行为生活方式带来的暴露特征。

暴露组学（exposomics）则是研究暴露组以及暴露组对人类疾病过程影响及其变化规律的科学。暴露组学的研究可以帮助识别疾病的环境因素或暴露来源，并确定相对风险水平。这一目标的实现依赖于内外暴露评估方法的发展。

（二）暴露组学的主要研究内容

暴露组学是关于暴露组的科学，是对个体一生所有暴露的测量，包括内暴露和外暴露的测量，及这些暴露如何与疾病相关。与传统意义上的暴露科学研究不同，暴露组学的研究多是无目标设计。暴露组学并不针对单一或少数几种特定暴露因素，而是检测所有可能的暴露或暴露标志，通过比较不同健康结局人群中暴露因素的差别，识别与健康结局相关的暴露因素，在更大规模的多个独立人群中进行验证，并进一步开展体内外研究进行致病机制探讨，以确定其与疾病的关联。这类研究可称为全暴露组关联研究（exposome-wide association study，EWAS），属于数据驱动、无研究假设或者无明确研究假设，是从全暴露水平识别暴露与疾病之间的统计学关联，并进行病因推断。

暴露组是从产前期开始的生命全程内外环境暴露的总和。由于个体环境暴露的种类和剂量会随个体所处环境的变化而变化，机体内暴露亦与暴露物的代谢特征及机体生理生化状态的变化规律有关，因此，暴露组是动态的，其研究的关键在于能够明确生命全过程内外暴露的累积测量以及暴露的健康效应。此外，要明确暴露与疾病的因果关联，对暴露的测定必须要先于疾病的发生。这一时间关系的确定，可通过在个体发育的不同关键阶段（受精、胚胎发育、青春期等）采集生物标本，设计队列研究（或巢式病例对照研究）验证病因推断和暴露标志物筛选。

（三）暴露组学的研究意义

暴露组和暴露组学的提出，使我们对环境在人类发展中作用的认识拓展到了人类整个生命经历的所有内外暴露因素。在现代毒理学研究中，我们认识到目前环境暴露呈现出长期、低剂量、多因素混合暴露的特征，各种暴露因素可通过多种途径进入机体，受环境、人类活动、个体自身代谢等的影响而动态变化，并对生命过程的多个关键阶段产生影响。暴露组学研究通过对内外环境全景式测定，帮助研究者了解暴露的全貌，并结合关键时点环境暴露资料，探索生命不同时期暴露与健康的时序关系与因果关联。暴露组学通过这种无目标设计，找到迄今未知的关联从而打开通向疾病病因的大门，并指导后续的目标性研究，为更全面揭示疾病的病因和发病机制提供了一种全新的思维方式。

二、暴露组学在毒理学中的应用

（一）识别危险因素

环境暴露在常见慢性疾病中发挥着极其重要的作用，这些疾病构成了经济发达国家的主要健康负担。而暴露组学的研究可以更好地提供疾病的相关危险暴露物质，将其作为保护人类健康和公共卫生决策的基础。美国疾病预防控制中心每2年进行一次的全国健康与营养调查（NHANES），对纳入的美国研究人群的暴露水平进行了量化和纵向监测。NHANES数据有助于比较确定特定人群亚群的异常暴露水平，识别疾病的危险因素，如儿童血铅水平与平均智商、母亲产前接触杀虫剂与儿童神经功能缺陷和成人神经退行性疾病相关等，这些数据将显著的健康结果与特定的暴露联系起来，为进一步的机制研究提供了机会。Patel等利用NHANES数据进行2型糖尿病的暴露组分析，第一阶段共识别37种暴露标志物与2型糖尿病风险有统计学意义；对这37种暴露标志物进一步通过第二阶段的四个人群验证，发现环氧七氯、维生素E和多氯联苯-170为2型糖尿病的危险因素，而β-胡萝卜素为2型糖尿病的保护因素。

（二）探索疾病的病因

暴露组学的提出在技术水平上推动了全暴露组关联研究的开展。EWAS在方法论上类似于GWAS，通过系统地将暴露与疾病或疾病相关表型相关联，基于相应的检测手段分析尽可能多的暴露物质，在众多的环境因子中筛选出与疾病相关联的致病因子，并在更大的人群中进行验证。Wang 等运用全暴露组关联研究在识别的 2 000 多个暴露中发现了包括胆碱及其代谢物、甜菜碱和氧化三甲胺等 18 个与心血管疾病有关的暴露因素，其中氧化三甲胺在后续研究中表现出了较强的疾病风险。

个体的暴露在其一生中是高度可变及动态的，暴露的影响也会随着个人的生命阶段而变化。孕期和生命早期被认为是生命阶段中对环境暴露的高敏感期，是研究暴露组学的重要起点。例如，婴儿在子宫的特定发育时期暴露于药物沙利度胺会导致四肢畸形；婴儿期和儿童早期暴露铅会导致认知缺陷；生命早期的环境暴露与成年慢性疾病之间的关联近年来也开始受到关注。HELIX（Human Early-Life Exposome，生命早期暴露组）项目是由欧洲 13 个科研机构发起，通过 6 个生活在西班牙、法国、英国、挪威、希腊和立陶宛的欧洲母婴出生队列，测量 32 000 对母婴的环境暴露，包括食品、水、空气污染、杀虫剂、噪声和辐射等的外暴露测量，以及其中 1 200 对母婴的代谢组学、蛋白质组学、转录组学及其他组学研究的分子标志，分析由于多种环境暴露对儿童成长、发育、健康的影响及儿童疾病负担的情况。日本在 2011 年发起了 JECS（The Japan Environment and Children's Study，日本环境与儿童研究）项目，共招募 10 万名孕妇，调查怀孕期间生活环境和出生后婴儿的健康状态，并随访 20 年，分析生命早期的环境暴露与儿童健康发育之间的关联。

（三）筛选早期的生物标志物

健康效应与疾病密切相关，但疾病的发作可能要延迟很多年，通过早期生物标志物的筛选，可以更好诊断早期的疾病，以及制定个体化医疗干预措施。Rappaport 提出二阶段理论，第一阶段通过比较患者和健康受试者非目标性血液暴露组中约 20 万种化学物质，包括金属、小分子化合物、蛋白质和外源性 DNA，分析与疾病相关联的化合物并进行验证。第二阶段便可在大样本人群血液的目标性分析中将这些化学物质用作暴露或疾病恶化的生物标志物。美国发起了一项 NBP（National Bio-monitoring Program，国家生物监测计划）项目，通过评估人体内 300 多种与环境有关

的化学物质和营养素的指标，分析环境中有毒有害物质在人群中的暴露水平，筛选暴露标志物。

三、暴露组学研究方法

（一）研究策略

为评价全生命过程的全部环境因素的暴露组对疾病和健康影响，针对复杂的环境暴露和更复杂的人对环境的反应，提出了"自下而上"和"自上而下"两种研究策略探讨暴露组学。

"自下而上"研究是通过对外部环境介质中各种来源的化合物进行测定，包括空气、水、饮食、辐射、生活方式等来量化污染物水平，然后对所有类别的污染物进行汇总，以评估单个暴露体，从而分析与疾病和健康结局的相关性，寻找确定影响疾病的外源性暴露来源。"自上而下"研究是分析测定病例组和对照组人群生物体液等生物样本中所有外来化学物的种类和水平以及相应代谢产物，确定体内所有的暴露因素，分析与疾病的关系，确定导致健康损害的有害因子。

"自下而上"与"自上而下"法两者各具优势和不足。"自下而上"的方法可以在众多的有害因素中分析其环境介质的来源，可以进行大规模的人群研究，但是需要花费很大的精力来评估各种环境介质中大量的未知分析物，难以分析进入体内有害物质的量，同时也会缺少对内源性暴露的了解，未考虑其他的暴露因素对暴露体本身的影响，如性别、肥胖、应激以及炎症等，不能得出与疾病的关系。"自上而下"的方法依赖于对人体的生物标志物的分析检测，可以测定进入体内的有害因子的暴露标志物和效应标志物，包括通过应用高通量的组学技术对标志物进行分析，比较病例和对照人群血、尿等生物材料中各种有害物质的含量以及生物标志物的改变，为确定与疾病的关系提供有力证据，被认为是评价暴露污染物水平的金标准。该方法可以在成千上万种化学污染物中确定优先关注化学物，提出需优先控制的因素，并且测定多途径暴露的总剂量水平。然而，较大的个体差异和内暴露标志物的不断变化和波动是限制其应用的因素。此外由于生物材料的采集和分析的限制，难以进行大规模的人群研究，并且也无法确定有害因素的来源。因此，将两者有机结合，各取其优势，是研究中应该采取的策

略。同时考虑到实施的可行性，以及有害物质的毒作用机制，提出对生命过程关键时期进行重点分析测定的方案。

（二）技术手段

暴露组要求优化往往无法确定的暴露数据，整合生物代谢数据，在流行病学中采用更整体性的暴露方式。此外，暴露组可能不仅在描述复杂的已知混合暴露的特征中起到重要作用，而且在描述未知的暴露特征中也起到重要的作用。将暴露组概念发展成可操作的方法是巨大的挑战，需要考虑多个相关纵向时间段时间变异，了解暴露组研究中暴露的不确定性，整合组学数据，以及建立强大的统计学技术来分析暴露组数据和不良健康终点的关联。暴露评价技术方法从最初的调查问卷或环境监测等间接估算方法，逐渐向个体暴露和生物标志物等更加精细化、高效化的评价方法发展。

暴露组学研究的技术手段主要包括外暴露和内暴露技术。外暴露的评价方法主要是对环境压力源的测量。常用的方法包括使用直读仪器、基于实验室的分析和仪器调查。内暴露的评价方法主要依赖于高通量技术的发展，其特点是：①利用生物标志物确定暴露以及暴露的影响；②新技术的应用产生海量数据；③利用数据挖掘技术发现暴露与疾病之间的统计学关系。

1. 外暴露测量技术手段

（1）遥感技术：人体的暴露是可变且动态的，以往基于全球疾病负担归因调查的暴露评估局限于城市地区或局部空间的污染物估计，而随着当前遥感技术、全球化学扩散模型及表面覆盖测量技术的发展可以为暴露评价提供更为全面、及时、准确和客观的信息。过去的几十年中，这些技术已广泛地应用于各种环境暴露评价中。Kumar等利用空气质量监测数据及地理信息系统（Arc GIS）插值技术对孟买城市空气质量数据进行空间模拟，将空气中二氧化硫（SO_2）、二氧化氮（NO_2）和悬浮颗粒物（TSP）的插值结果与同一地区空气监测数据进行比较，并将此技术应用于病房空气质量评估，对患者进行健康影响评价。利用空间模型技术，可以模拟人群时空活动与空气污染物暴露的关系，但基于数据来源和方法本身的局限性，当前单纯利用某种模型实现多种大气

污染物的高时空分辨的解析模拟仍具有很大挑战。另外，遥感技术还可对水体、水温、泥沙、环境污染物的分布情况进行监测，构建水污染特征"指纹"，追踪污染的迁徙途径，进行污染源解析。卫星遥感技术观察范围广，获取速度快，可在短时间内对同一地区进行反复探测，并且投入费用低，能够减少资金消耗，但其在污染物分析的适用性和准确性存在局限，尚需结合其他技术共同评价环境暴露的整体特征。

（2）个体暴露测量：个体暴露测量是使用便携式测量仪器采集和测量人体直接暴露的区域内污染物来进行个体的外暴露评价，能够反映个人真实的外环境暴露水平。Stephanie Lovinsky-Desir 等人通过个体采集器收集 9～14 岁儿童个人空气污染暴露水平，探讨其与儿童日常活动之间的关系。近年来，各类便携式环境监测仪器的研发更易于与其他技术结合，将地理信息技术与便携式监测仪器结合可以得到及时的空间暴露数据，让暴露评价更为精准。如 Koehler 等开发了具有直接读数功能的激光传感器用于大气颗粒物个体暴露测量；Stewart 等利用 GPS 和 GPRS 电化学传感器设备，对空气污染物包括一氧化碳（CO）、一氧化氮（NO）和二氧化氮（NO_2）等进行个体暴露测量，可用于个体短期实时暴露水平的分析。个体采集器技术测量值精准，可直接测量个体暴露水平，但成本较高，不适合大规模人群污染物评估，且人群依从性较差，也不适合长期监测。

2. 内暴露测量技术手段

（1）色谱-质谱法技术：色谱-质谱法是一种快速、准确度高、分离范围广的分析方法，基本原理是根据化合物的质荷比分离离子，通过色谱纯化后的样品气化离子化形成的离子在电场和磁场的综合作用下，形成离子峰，通过测量离子谱峰的强度实现化合物的测定。色谱-质谱法具有很高的灵敏度，可用于分析未知污染物，能够提供相对分子量和结构信息，对样品体积要求少，但仪器价格昂贵。暴露组分析中，由于涉及的环境暴露理化性质不同，所选择的分析手段不同。气相色谱-质谱法（GC-MS）适用于热不稳定物质，其所能分析的有机物只占所有有机物的 15%～20%，而高效液相色谱-质谱法（HPLC-MS）不受

物质挥发性的限制，75%～80% 的有机物都可以用液相色谱来进行分析。针对金属类元素物质，可采用电感耦合等离子体质谱法（ICP-MS）分析。吴鸳鸯等通过收集人体尿液、血清、指甲和头发等生物样品，采用 HPLC 法分别检测生物样本中多氯联苯、邻苯二甲酸代谢物的含量，气相色谱法检测生物样本中甲苯、甲醛及有机磷代谢物含量，了解其暴露水平和污染特征，探索污染来源。

（2）高通量分子技术：由于机体不同生理状态下的内部分子特征存在差异，高通量分子技术手段可以记录特定功能下细胞全部相关产物。在暴露组概念的发展中，高通量分子技术的贡献主要测量复杂暴露混合物或累积暴露所引起的生物反应特征，将研究结果用于预测与暴露相关的健康风险评估。通过高通量技术可以帮助阐明暴露物质的作用机制，并确定其风险的生物标志物。如 Avi Spira 等人应用高通量测序分析不吸烟的健康人和吸烟者的支气管上皮细胞的表达谱，筛选出 80 多种差异表达的基因，识别与香烟烟雾暴露相关的机体内环境的分子标志。

（刘　冉）

第二节　毒理基因组学

基因组学的发展为毒理学研究开辟了新的领域。人类基因组计划实现初步目标后在相关领域产生深远的影响，随着环境基因组计划的启动，深化了对环境应激基因的认识，在毒理学领域启动了毒理基因组计划，形成一门新的毒理学分支学科。随着毒理基因组学的快速发展，对外源化学物毒性机制的认识及未知化学物毒性的预测更加明确，对健康和疾病过程中基因与环境相互作用的探索更加深入。毒理基因组学拓展了传统毒理学的研究思路，可以设想，随着技术的完善和研究的进步，毒理基因组学在环境与健康研究中将发挥关键性的作用。

一、毒理基因组学研究内容

（一）毒理基因组学的起源

毒理基因组学（toxicogenomics）是将组学技术与传统毒理学及组织病理学终点相结合，通过研究基因结构、变化与外源化学物毒性之间的关

系，评价和预测受试物毒性的一门学科。毒理基因组学概念的提出与环境基因组计划（Environmental Genome Project，EGP）密切相关。环境基因组计划中重要的内容之一是研究环境污染物的毒作用机制，因此延伸到毒理学研究领域便启动了毒理基因组研究计划（Toxicogenomics Research Program，TRP），将高通量的组学技术应用在毒理学研究中形成了毒理基因组学。

毒理基因组学的基本任务是利用人类基因组的资料，帮助筛选和鉴别潜在的毒物，在基因组水平阐释毒作用机制。2000 年美国国家环境卫生科学研究所（National Institute of Environmental Health Sciences，NIEHS）成立的国家毒理基因组学研究中心（National Center for Toxicogenomics，NCT）确定了毒理基因组学的研究任务：①推动基因和蛋白表达技术在毒理基因组学中的应用；②推动环境暴露与疾病易感性的关联性研究；③识别环境暴露与毒效应的生物标志；④促进环境暴露与生物学效应关系的计算和处理方法；⑤建立毒理基因组学的公共数据库。随着对毒理基因组学认识的深入和高通量技术的发展，人类和多个物种基因组测序的完成，毒性相关基因和蛋白的发现，从分子水平解释毒性作用和发现毒作用机制成为可能。

（二）毒理基因组学的研究内容

应用基因组学方法，毒理基因组学主要的研究内容集中于以下几个方面：毒作用机制研究、未知毒物毒性预测、毒作用的量效关系和时效关系研究、混合联合毒性研究、危险度评价及表型锚定等。

毒理基因组学阐释毒作用机制的关键是识别毒物特异的分子标志或指纹基因（fingerprint）。传统毒理学的研究模式是研究单个化学物引起一个基因或几个基因的改变，观察时间长，效率低，观察终点有限。而且通常单个基因的改变往往不具特异性，毒性指纹基因的识别依赖于多基因、全基因组水平的分析。毒理基因组学应用组学技术生成的基因表达数据数量是巨大的，加快了毒性和毒作用机制研究。

基因组技术的另一优势在于预测未知毒物的毒性。在进行传统毒理学实验前，用毒理基因组学的方法对待测物的毒性进行初步分类，加速了

筛选可疑毒物的进程，也为进一步分析其毒性和毒作用机制提供信息。当获取大量化学物的基因图谱数据后，对不同种类的化学物进行特征分析，不同基因型、不同物种的毒理基因组学研究结果融合在一起时形成一个多领域、多基因组的数据库，新的待试物可以通过化学结构、基因、蛋白或代谢分子或表型结果等去搜索数据库。

毒物的量效关系和时效关系是毒理学研究的一个主要内容。目前毒理学研究中发现众多污染物的环境暴露常常表现为低水平的长期暴露特征，传统的毒理学研究无法很好地评价它们的量（时）效关系。在传统毒理学实验中，确定毒作用的阈剂量或无作用剂量也很困难，找到敏感而特异的观察指标是构建毒物的量效关系和时效关系的关键。组学技术的发展为毒理学提供了识别这一关系的有效手段。

机体对环境化学物的暴露常常是混合暴露，混合物表现为复杂的相互作用。传统的对单个毒物分别进行毒性和毒作用机制研究，结果无法外推到混合物的联合毒性。组学技术可以对已知毒作用机制的毒物进行单个和多个基因表达谱分析，阐明毒物的联合基因效应。对于毒性明确的化合物，可将混合物暴露后基因图谱的改变和单个毒物的基因表达谱整合，分析混合物的毒性和相互作用。对毒性未知的毒物，可根据动物或人的基因表达谱改变进行联合作用分析。目前，对混合物的表达谱与参考化学物表达谱比较，有助于分析混合物的成分，识别混合物中的潜在毒物，毒理基因组学给混合物的联合毒性分析带来新的思路。

毒理基因组学对危险度评价也影响深远，在危害识别、危害表征（剂量 - 反应关系评定）、暴露评定和危险性表征四个方面均有重要意义。利用高通量技术，可定量检测基因对毒物的反应。另外，基因的多态性研究筛选出大量的易感性分子标志。将个体易感性引入危险度评价，筛选易感人群，提出针对性预防措施，建立以个体特征为基础的危险度评价体系。表型锚定是毒理基因组学的另一个重要研究内容。表型锚定是将基因组表达谱特异性改变与特定剂量或时间的毒性损伤相联系的过程。毒理基因组学在表型锚定中可连接起敏感的生物学终点和基因表达谱改变。

因此，表型锚定明确了基因改变与毒性损害的关联性。

（三）毒理基因组学的研究意义

毒理基因组学是基因组学和毒理学的融合性学科，通过组学技术分析毒物毒性与疾病间的因果关系，识别可以准确反映和预测毒理学终点的基因特征。毒理基因组学可识别低于传统毒理学观察终点的最低水平剂量下的效应，更真实地反映人体对化学物暴露的反应。在传统毒理学观察终点出现之前，化学物就可能对细胞的结构和功能产生了毒性损害，而毒理基因组学已证明是在细胞和分子水平监测这种改变的强大工具。对于毒性未知的化合物，将其基因组数据与已知毒物的基因组数据比对，可初步预测和分类待测物的毒性。此外，通过研究个体基因多态性对环境有害物质的反应差别，还可预测环境暴露对机体健康的危险度，对相关环境政策制定、实施有效防护，具有重大公共卫生意义。毒理基因组学研究的开展将推动分子毒理学、分子流行病学等学科的发展。

二、基因组学在毒理学中的应用

（一）毒作用机制与预测毒理学研究

1. **毒作用机制** 外源化学物经各种途径进入机体后通过转化等过程对机体功能和 / 或结构产生不同程度的影响。用定性和定量的方法研究化学物毒效应的特征以及毒作用机制对于特定化学物的安全性评价具有重要的理论和实践意义。因此，化学物作用方式和机制的研究成为毒理学最重要的研究内容，也是其首要任务之一。人类进入 21 世纪后，科技发展水平不断提高，新型环境污染物也与日俱增，其理化性质、化学结构及毒效应有所不同，涉及的毒作用机制也有显著差别。化学物暴露于机体后，机体立即启动应激反应，不同组织器官通过吸收、分布、代谢、排泄的过程控制体内外源化学物的浓度。通过不同组织器官中特异等位基因编码的转运酶和外源化学物代谢酶的参与而产生遗传易感性，因此机体会出现应激反应。传统毒理学主要通过暴露模型、生理药代动力学（physiologically based pharmacokinetic，PBPK）模型和以生物学为基础的剂量 - 反应（biologically based dose-response，

BBDR）模型等数学模型研究毒物在机体内吸收、分布、代谢和排泄过程中的毒作用机制。外源化学物也是从机体暴露开始，通过体内的转运、转化等作用，与机体内靶分子反应，引起机体功能失调。有时毒物不与某一靶分子反应，而引起机体内生物学微环境的改变，导致机体器官、组织、细胞及生物大分子等不同水平的功能障碍，产生毒理学效应。但是，外源化学物种类繁杂，涉及的毒作用机制有所不同。用传统毒理学实验来确定化学物的毒作用机制往往困难重重，并且其实验耗时，有时获得阴性结果。毒理基因组学则将遗传学、组学技术以及适宜的药理和毒理模型与毒理学相结合，以全面阐述细胞的遗传和生化机制。

毒理基因组学通过检测外源化学物作用后的细胞整体基因和细胞内微环境及生物大分子的变化，将某一特定基因表达、蛋白质表达或某种代谢物的变化特征作为一种特定的指纹，从而判断化学物毒作用机制。一旦确定了化学物的某种作用机制的"指纹谱"（fingerprint），可将未知化学物暴露诱导的基因、蛋白质、代谢物的表达模式与已知化学物相比较，确定其毒性机制，同时也为安全性评价和毒性筛选试验的设计提供参考。

某些有毒化学物因受限于传统毒理学的某些因素，其部分毒作用机制仍未被认知，利用基因组学技术对其暴露后的基因表达谱进行分析可为化学物的毒作用机制提供有力的证据。砷是一种常见具有致癌性的环境污染物。研究发现，砷暴露于人体会导致多种疾病甚至癌症，其中包括肝脏疾病和肝癌，然而砷的毒作用以及致癌作用机制尚不清楚。对贵州省砷暴露人群的基因表达谱分析发现，差异表达的基因主要参与细胞周期调控、细胞凋亡、DNA 损伤以及中间纤维（intermediate filaments，IF）的构成，并且与砷暴露患者的肝退行性病变有一定关联性。因此，在砷暴露人群的肝组织中存在基因异常表达的重要模式。砷暴露人群的基因表达谱与长期慢性砷暴露的大小鼠肝脏和肝细胞中的基因表达谱相似，由此可知，砷暴露人群中差异表达的基因可能参与砷的肝毒性和致癌性的毒作用过程，为砷的毒作用机制研究提供依据。

毒理基因组学除研究已知化学物的毒作用机制外，还可对未知化学物或药物的毒作用机制进行研究。噻吩并吡啶类药物 A-277249 可致血清中的 ALT、AST 和 ALP 升高，从而引起肝脏损伤。在其毒作用机制研究中，对其处理后的组织 RNA 进行微阵列分析，将其基因表达谱与 15 种已知的肝损伤化学物的表达谱进行比较。研究发现 A-277249 与芳烃多氯联苯 1254、3- 甲基胆蒽（3MC）和 2 个已知芳烃核受体（AhR）启动子的表达谱相似度最高。研究发现已知可被 AhR 调控的多个基因（包括 P450 1A1），同时也受到 A-277249 的调控。此外参与细胞周期和凋亡的基因表达发生改变，与组织观察发现的细胞更新、组织肥大和增生的结果相一致。上述结果表明，A-277249 诱导的肝脏毒性直接受 AhR 或通过作用于 NF-κB 而介导。

运用毒理基因组学的研究方式可弥补传统毒理学方法的不足，最大限度的得到真实可靠的阳性结果以及尽可能降低假阴性率，同时这种研究方法比传统毒理学识别毒性性质的组合实验更简单、省时。毒理基因组学在外源化学物毒作用机制的研究中，发挥着重要的作用。

2. **预测毒理学** 毒理学研究主要致力于阐明细胞和分子的毒作用机制，确定化学物毒效应的相关参数，以及提供安全性评价和危险性评估的依据。了解化学物作用的生化机制，明确其毒作用机制，有助于对化学物的毒性评价和相关适宜参数的确定。但在实际研究中，由于生化机制通常是未知的、错综复杂的，很难得到化学物适宜的毒性参数，因此预测毒理学应运而生。预测毒理学是将体外或体内毒理实验获得的实验数据与化学物的理化性质相结合，通过预测算法等研究环境中外源化学物的毒效应，以及分析预测化学物对人类或环境产生的潜在影响，是将化学、生物、医药、统计、信息及计算机交叉运用产生的一门新兴学科。目前预测毒理学主要用于预测未知化学物的毒性，如化工和制药公司评估一种未合成的新型化学物候选结构的潜在副作用，也可用于预测新型化学物的毒性。

毒理基因组学除确定化学物的毒作用机制外，目前致力于将从转录组学、蛋白质组学获得的数据与传统毒理学和组织细胞终点事件进行整合，将对蛋白质、基因、RNA 以及代谢物进行整体分析并应用于化合物毒效应的预测，使毒理学由描述式转变为定量分析和描述相结合的预测科学。随着预测毒理学的不断发展，预测毒理学系统可在合理时间内处理数以万计的化合物，且多数系统所提供的预测结果都是合理的。如果预测是基于化学物的结构和特性进行分析，则预测结果可直接用于设计危险性更低但更有效的化学物。毒理基因组学将众多跨物种的基因研究结果进行整合，形成一个多基因组、多领域的信息数据库。据此，利用化学物的理化结构、蛋白质、基因、代谢物分子标签进行查询，从而根据某一新型化学物实验结果进行类推。

根据研究目的的不同，预测毒理学可对化学物毒效应、作用途径或在机体内转化代谢过程进行研究设计，基本程序如下：①将已知毒物作为标准参照物，如环境内分泌干扰物、多环芳烃类、N-亚硝胺类、重金属（砷、铅）等；②将标准参照物的已知或可能作用的靶基因作为未知化合物的目标基因阵列，如细胞色素 *P450* 基因家族、*p53* 基因等；③在特定器官组织或细胞中，将标准参照物质作用后的基因表达谱与暴露于受试物表达谱进行比较，预测受试物毒作用类型；④运用相关统计学分析如聚类分析确定未知化学物与已知参照物的基因表达谱的差异，确定适宜的毒性参数，筛选机体内与毒作用机制相关的生物标志，为安全性评价提供依据并确定其进一步研究的价值。预测毒理学还可为某些化合物选取适宜、适量的实验性动物种属提供足够的信息，降低因种属间较大差异而造成错误判断的机会。

（二）毒作用的量效关系和时效关系研究

安全性评价和危险性评估的关键在于获取化学物的剂量-效应关系及时间-效应关系。各种新型环境污染物对机体影响的基本方式主要是低浓度、长期和慢性作用。因机体接触水平低，时间久，易被忽略，且存在各种混杂因素，很难确定其具有何种毒效应，因此对化学物的剂量-效应关系曲线的研究尤为重要。某些化学物在一定剂量范围内具有致癌致畸的遗传毒性，但因细胞具有损伤修复的能力而不表现线性的量效关系，传统的反应遗传毒性的指标就不可用。同时确定阈值或无作用剂量也是一大难题。由于实际工作中，动物分组、检测水平、实验方法等因素制约，几乎不可能确定阈值。近年来，一种新的剂量-效应关系模型，即毒物兴奋效应模型由此产生，这使得线性非阈值模型和阈值模型受到挑战。

研究表明，化学物在极低剂量下作用于细胞或原始生物细胞都可使其发生基因诱导反应，而且在低于传统毒理学毒效应剂量下，也可检测到基因表达的改变。毒理基因组学的技术可对具有很宽剂量范围内的多数基因蛋白质表达谱或代谢的过程改变进行分类。而且这种检测基因差异表达的方法非常灵敏，同时每种化合物毒效应都伴随着基因表达的改变，可识别低于传统毒性终点事件的最低水平剂量下可观察到的效应，可解决低剂量下剂量-反应曲线的线性问题。与高于可观察到损害作用的最低剂量（lowest observed adverse effect level，LOAEL）和低于其剂量下的基因表达结果相比，有助于阐明化合物毒效应中假定的剂量依赖性转变。应用毒理基因组学技术还能发现低剂量暴露后化合物毒作用的其他反应通路，使得人们对外源化学物作用机体后产生的细胞调控机制有更全面的认识，因而推断化合物的剂量-效应关系曲线。

基因表达谱可被看作时间、空间上的细胞分子事件的瞬时反应，利用基因表达谱分析各时点或时段中基因的动态变化有利于化学物的时效关系的研究。如氧化应激反应初期出现的清除细胞内的 ROS 的相关酶的变化，与细胞的应激反应有关；当细胞长期处于氧化应激状态时，出现表达变化的基因则可能与慢性毒作用等有关。因此，研究化学物毒作用与基因表达谱的时效关系有助于了解化学物的慢性毒性、致畸、致癌等毒作用，同时大大缩短研究周期，减少实验用动物的数量。

（三）混合物联合毒效应研究

近年来，新型环境污染物日益增多，如饮用水中新型消毒副产物。通常情况下，不同化学物之间可表现为相加、拮抗、协同等交互作用，暴露于人体的化学物也表现为一定的联合作用。传统毒理学主要对单一化合物的毒作用机制和危险性评价进行研究，从而只简单地将一种化学物的毒性实验结果外推至多种化学物的毒效应，这种研究是不合理也是不科学的。

毒理基因组学的基因技术是在已知某一种化合物毒作用的基础上，将多种化学物与单一化学物的基因表达谱进行比较，为评价化合物的交互或非交互作用是否存在提供可能性。除此之外，将混合物的基因表达谱与已知单一化学物的表达谱数据库进行比对，有助于分析混合物的成分，各成分的结构，鉴别混合物中是否存在微量污染物，确定混合物中未知成分的毒作用类型并确定其对人体产生的潜在毒效应。应用基因图谱技术，可逐渐了解相似或不同毒作用模式的化学物间的联合作用规律，为化合物危险性评估提供更有力的证据，也成为毒理学研究的新方向。

（四）危险度评价和表型锚定

危险度评价是毒理学研究的主要内容。基因组学技术在危害识别、危害鉴定、暴露评价和危险度特征分析方面均能改进危险度评价的方法。现有危险度评价主要依靠体外试验、体内试验和人群流行病学进行危害鉴定和剂量 - 反应关系确定，对于有毒性阈值的化学物，从试验中获得未观察到有害效应的水平（no observed adverse effect level，NOAEL）和观察到有害效应的最低水平（lowest observed adverse effect level，LOAEL）。过去的研究数据发现体外试验易出现阳性结果，特别是染色体畸变，但是体内毒性试验中许多阳性结果又无法重复，证实这些体外试验特异性较低，并且正式评价常需要 10～15 年的实验时间。为了缩短评价周期，更好地反映化学物对机体的影响，基因组学进入危险度评价体系。基因组学不仅提供了大量可供筛选的生物标志，而且与在化学物的环境暴露浓度上更灵敏地发现基因表达改变，基因表达水平或细胞水平改变与毒物暴露后的不良结局（如表型锚定）相关，利用表型锚定的方法可确定化学物毒性和毒作用机制。危险度评价中要求的基因组学数据必须是可重复的和敏感的（低假阳性率）。

每一个毒性反应往往都带来基因水平的改变。研究发现，特异的化学物产生的特殊毒性可诱导基因发生特异的表达改变。因此，基因表达和化学物毒性以及毒物诱导机体损伤后反应是一个整体。传统的化学物危险性评价往往需要很长时间的研究。毒理基因组学引入危险性评价后大大缩短了实验周期，更全面地反映化学物的毒性。其中暴露标志和毒性指纹的发现是其中重要的工作内容。现今毒作用模式（mode of action，MOA）常用于危险度评价中。MOA 是对细胞暴露于化学物后从相互作用开始到组织、器官发生变化，最终疾病发生的整个过程的整体描述。MOA 的优势体现在：为动物实验数据外推到人提供依据，为确定剂量 - 反应关系提供重要信息。基因组学技术的发展完善了 MOA 研究方法，并且进行多终点检测。细胞或组织在不同毒性作用模式下呈现特异的基因表达谱，这些特征性的改变称为毒性指纹（fingerprint）。相似毒性作用模式的这些改变也是相似的，因此可利用特异性的指纹谱预测未知化学物的毒性，通过 MOA 对这些化学物进行分类。对比传统方法需要依赖动物实验，利用基因组学技术对化学物 MOA 进行初步分类是危险度评价的巨大进步。

以生理学为基础的毒物动力学（physiologically-based toxicokinetic，PBTK）模型也是危险度评价常用的预测模型之一。PBTK 根据房室模型与机体器官结合的整体模型，模拟化学物在机体中分布、吸收、代谢的过程。但是 PBTK 模型也有其局限性，建立模型的过程需要大量数据支撑，而化学物在机体的动力学信息并不能全部得到，并且 PBTK 模型在处理复杂、多维的模型时，对 PBTK 模型的建立往往要求很高，而化学物与机体的相互反应往往是复杂的。基因组学可以提供建立模型的参数。比如，毒物的动力学行为和毒性由其代谢决定，基因组学技术可以快速筛检出代谢途径中可能的限速酶，为 PBTK 模型提供重要线索。因此，基因组学数据帮助完善 PBTK 模型相关参数以便更准确地评价化学物的暴露风险。此外，基因表达水平的改变可作为毒性观测的终点，并用于化学物毒性的常规评价。研究发现，有毒化学物可诱导特殊的基因表达，并且基因表达谱与毒物的剂量和时间密切相关。将已研究的化学物毒理基因组学资料整合，可以构建一个包括基因表达谱、组织病理、相关生化指标检测的数据库。国际生命科学学会（International Life Science Institute，ILSI）对不同研究组和研究平台的实验结果分析发现，尽管实验环境和条件存在一定的差异，但总体上不同实验室间在同一平台上的实验结果呈现良好的重复性。基因表达谱还可用于不同毒性模式毒物的分类。ILSI 分析了顺铂、庆大霉素和嘌罗霉素与大鼠肾脏毒性之间的关系，高通量筛检了基因表达谱和蛋白质表达谱，发现基因和蛋白质改变与已知肾脏毒作用机制一致，而表达谱筛检出的一些基因和蛋白有可能成为早期生物标志。基因组学也可用于遗传毒性的鉴定。大量研究发现表达谱可区分不同机制下细胞毒性和遗传毒性，表达谱筛检发现的某些表达异常的基因常是肿瘤靶基因，如 *P53* 等，也明确了具遗传毒性化学物的常见作用通路，可能提示了肿瘤的发生，并预测肿瘤的发展。

表型锚定是毒理基因组学的一个重要研究内容。表型锚定（phenotypic anchoring）是将化学物特定剂量或特定时间作用下特定的基因图谱与毒性损伤联系起来的过程。组学技术运用高通量方法能迅速筛选参与毒性过程的潜在的基因，通过鉴定出重要的毒性反应的靶基因，可帮助建立新的毒性测试和筛选模型，为人群流行病学调查提供分子标志，将最感的生物学重点与暴露相关基因的表达谱相结合，可产生新的危险度评价模型。表型锚定最初用于肝毒性物质。肝细胞坏死或产生炎症时，肝细胞中的谷丙转氨酶（ALT）和谷草转氨酶（AST）释放入血，这两种血清酶的活性能间接反映肝细胞的损伤程度，同时将酶的基因表达改变与活性的改变联系起来作为分子水平的效应标志。同时，将酶活性的改变用特定剂量或时间的基因表达谱进行锚定，更全面的反映肝细胞的损伤情况，改善诊断精确度。随着对认知的深入，表型锚定的思路越来越多的应用于化学物的毒作用机制和作用模式的研究中。例如有研究发现氧化锰可致细胞毒效应，用氧化锰处理细胞后，观察细胞超微结构，流式细胞术分析细胞凋亡，激光扫描共聚焦显微镜技术检测细胞内活性氧（ROS）、线粒体数量、线粒体膜电位等衡量线粒体损伤情况，同时检测有关线粒体生成的核调节基因包括 *Calregulin*、*NF-κb*、*Nrf1*、*Nrf2/GABP-α*、*ANT* 和 *PGC-1* 的表达。将线粒体的损伤程度与基因表达水平进行锚定，全面的阐释氧化锰对细胞线粒体的毒作用机制。二羟环氧苯并[a]芘（benzo[a]pyrene dihydrodiol epoxide，BPDE）是一种典型的环境致癌物，对 BPDE 在不同剂量不同时间的基因表达谱进行分析，将基因表达水平的变化与不同水平的毒性和致突变性锚定，为 BPDE 毒作用机制的阐释提供线索。

此外，基因组学方法可发现大量候选诊断标志，若结合敏感的生物终点有助于建立新的危险度体系。现有涉及基因表达谱与毒性表型连接的相关性研究还停留在凋亡、坏死和炎症等表型，尚待将毒物的剂量、时间和表型进行锚定，需要将毒理基因组学和生物信息学结合来开展深入研究。目前，已有许多理论模型用于表型锚定的描述，但机体是一个复杂的整体，许多模型尚不能精确模拟毒物的代谢和发挥毒作用过程，需要进一步的深入研究。

运用基因组学技术的最终目的是为获得更灵敏、特异、可操作的危险度评价方法。危险度评价中基因组学应用的现有问题在于不同毒作用机制毒物的基因表达谱或蛋白质表达谱资料相对较少，因此将基因组技术运用在化学物暴露于人群中的危险度评价体系还有很长的路要走。主要面临以下挑战：①确定基于转录组的毒理学终点，如何界定机体的适应性改变和毒作用改变；②基因表达改变与化学物暴露剂量、暴露时间、毒性反应的关系信息较少；③低水平暴露下检测哪些组织或生物样本最贴合机体的实际改变；④需要监测的关键基因是哪些。另外，毒理基因组学还面临管理、伦理、人群政策制定等问题。这些问题将随着基因组学技术的发展得到解决。基于基因组学研究的毒理基因组学必将推动毒理学在危险度评价和表型锚定方向的研究。

（五）毒理基因组学发展趋势

毒理基因组学概念的提出时间并不长，仍处于初步探索阶段。基因组学技术在毒理学中的应用仍十分有限。由于细胞或组织对外界化学物的反应都不是孤立的分子事件，而基因表达水平的改变有可能只是反映了部分的毒性或非毒性反应，毒物的二级反应可能对细胞或组织带来病理性损伤，往往是特异性的。因此，在分析表达谱数据时，应区分毒性反应和机体适应性反应下基因水平的变化。另外由于细胞或组织特异性的存在，毒物从一个模型外推至另一个模型时存在较大的局限性，也需要更完善的实验数据支撑。基因表达谱的复杂还体现在与化学物暴露无关的因素或机体自身的波动性，而这些因素往往是无法控制的。因此，当环境因素没有严格控制时，同样的实验流程也会出现有差异的结果，所以基因组学实验需要足够多的重复来保证结果的可靠性。

毒理基因组学通过已知化学物谱学研究的资料库,分析定量 - 构效关系。传统毒理学从化学物出发,用机体接触化学物后的毒性表现来区分化学物。毒理基因组学提供另一种思路,从基因表达改变出发预测化学物毒性作用的表型。这种方法依赖于已有的化学物基因表达谱资料库,与基因表达谱关联的毒性表型资料库。在完善基因表达谱数据库和表型数据库的基础上,结合计算毒理学的发展将推动毒理基因组学中预测毒理学的发展。

毒理基因组学立足于机制研究,与传统毒理学甚至分子毒理学相比,提高了预测化学物的可靠性和特异性,减少了假阳性和假阴性。基因组学还能提供化学物毒性作用的大量可供筛选潜在靶基因,确定靶基因后,从基因组学中得到的信息就可用来对化学物按照毒性进行分类,结合已知化学物的基因表达谱预测未知化学物的类别,其中对基因表达谱的分析需要根据样本类型,数据本身选择最贴近的模型进行解读。还有些人类特异性的毒物用传统的毒理学动物实验可能无法检出,但毒理基因组学却可根据基因表达改变的幅度和重要基因的变化来确定这类特殊的化学物。

毒理基因组学将推动传统毒理学研究向系统毒理学转变。毒理学研究的最终目的是明确外源化学物对机体的损伤毒性及毒作用机制,现有的研究模式局限在细胞、组织或器官,而系统毒理学从生物体整体水平分析外源化学物对机体结构和功能的各分子影响及相互作用。由于外源化学物对机体作用是复杂多样的,通过组学技术(基因组学、蛋白质组学、代谢组学等)从不同角度揭示化学物作用下基因不同层次的改变至毒性表型的过程和机制,将单个基因水平、蛋白质水平上的相互作用、各种代谢途径和作用通路整合起来完整的阐述毒作用机制,因此毒理学的发展趋势是系统毒理学。毒理基因组学将某一化学物的基因表达研究与毒理学资料综合,化学物暴露于基因、蛋白质和代谢图谱改变可为化学物的毒性机制研究提供大量毒性生物标志,为毒性机制和病因提供线索。

三、毒理基因组学研究方法

毒理基因组学研究主要技术是 DNA 微阵列即基因芯片技术和基因测序技术。本节主要介绍基因组核酸制备及基因芯片和基因测序两种技术的基本原理、工作流程与发展现状。

(一)基因组核酸制备

核酸的提取与纯化是生物化学和分子生物学的基本技术,是基因芯片和基因测序技术的前提条件。核酸提取与纯化的原则包括:①保证核酸一级结构的完整性;②排除其他生物大分子的污染,如蛋白质、多糖和脂类分子;③排除核酸样品中有机溶剂和过高浓度的金属离子。一般来说,核酸的提取与纯化包括四个步骤:组织或细胞的破碎和裂解,核蛋白复合体的变性,核酸沉淀以及核酸纯化。

(二)基因芯片和测序技术

1. 基因芯片技术

(1)基因芯片的概述:基因芯片(gene chip)是生物芯片的一种,即采用原位合成技术或微量点样技术,将大量特定的寡核苷酸片段或 DNA 片段固定于支持物表面从而形成一个二维阵列,然后与已被标记的样品按碱基互补配对原则进行杂交,通过对杂交信号强度的检测,从而获取样品分子的数量及序列信息,再利用计算机软件对数据进行统计分析,最终实现对基因序列大规模、高通量的研究。狭义的基因芯片即 DNA 微阵列(DNA microarray),主要包括 cDNA 微阵列和寡核苷酸微阵列。广义的基因芯片主要包括微流体芯片和芯片实验室(lab-on-a-chip)。芯片实验室技术平台是芯片技术的终极目标,即将微阵列技术和生物技术二者相结合,利用微电子、微机械技术和微加工技术,将实验室中多种仪器的功能缩小在一张芯片上,从而完成对核酸分子的准确、快速、高通量的信息检测。近年来,以 DNA 芯片为代表的基因芯片技术发展迅猛。基因芯片技术作为一种快速、高效的分析方法,在生命科学、医学及其他相关学科(包括毒理学)中扮演着重要角色。

(2)基因芯片技术的原理:基因芯片技术最初是在 DNA 印迹法的基础上发展起来,其核心原理是基于 DNA 分子的碱基互补配对原则,即利用靶基因(已知碱基序列)与探针(互补序列)进行杂交,通过收集杂交信号强度来定性或定量的分析检测待测基因。详细来讲,就是将数以万计的探针（包括特定的寡核苷酸片段或 cDNA 基因片段），按照一定规律，有序地排列在芯片表面，通过 PCR 扩增、体外转录等技术将样品分子（DNA 或 RNA）掺入荧光标记分子或放射性同位素，然后与芯片上的探针进行杂交，利用荧光或同位素检测系统扫描芯片，再由计算机系统对探针上的信号进行比较和检测，从而得出待测样品中大量的基因表达和序列相关信息。基因芯片的分析过程包括芯片制备、样品制备和标记、杂交反应以及信号检测。

（3）基因芯片在毒理学中的应用：人类基因组计划完成后，基因的功能及基因的多样性逐渐成为后基因组计划研究的重心。基因芯片技术由于具有高通量、大规模、平行性等特点，广泛用于化学物毒性预测、毒物筛选及毒作用机制等方面的研究，为毒理学的研究提供了新的思路和途径。

现阶段基因芯片技术仍存在许多亟待解决的问题。例如，光化学合成的寡核苷酸的过程中偶联率较低，以及寡核苷酸与靶可形成稳定性不同的双链；复杂探针和靶形成二级或三级结构能够阻止或降低双链形成，从而得到假阴性信号；光衍射、反射和散射等会引起寡核苷酸引物合成错误等。尽管如此，基因芯片技术在毒理学研究中的应用如在其他学科一样，拥有着十分广阔的应用前景。相信随着基因芯片技术的迅速发展和日趋成熟与完善，其在毒理学研究中的应用会更加广泛，从而使得毒理学研究迈入一个新的阶段。

2. 基因测序

（1）基因测序简介：基因测序（gene sequencing）又称 DNA 测序（DNA Sequencing），是对 DNA 分子的核苷酸排列顺序进行测定的一门技术，即测定 DNA 分子中 A、G、C、T 四种碱基的排列顺序。基因测序技术在分子生物学研究中应用十分广泛，近年来，随着基因测序技术的快速发展，测序成本不断降低，这极大地推动了生物学和生命科学的研究进展，并在医学领域得到广泛的应用。

关于基因测序技术最早的报道可追溯到 20 世纪 70 年代，Frederick Sanger 及其团队，发明了利用 DNA 聚合酶能够使人工合成的短寡聚核苷酸引物延伸的"引物延伸"测序法。之后 Sanger 等人对其进行了改进，发明了双脱氧核苷酸末端终止法（又名经典"Sanger 测序法"）。同年，Maxam 和 Gilbert 发明了化学裂解法来测定 DNA 序列的方法，这些技术标志着第一代测序技术的诞生。

进入 21 世纪，在第一代测序技术的基础上逐渐发展出第二代测序技术。第二代测序技术克服了第一代测序技术的操作步骤烦琐、效率低和速度慢等缺点，通过不断创新与改良，逐步发展出以合成测序法为基础的 454 测序平台和 Solexa 测序平台，以及以连接测序法为基础 SOLID 测序平台。以这三大测序平台为代表的测序技术被认为是第二代 DNA 测序（next-generation sequencing，NGS），即能在单次生化反应中同时检测来自数以千（或数百万）计 DNA 模板上碱基序列的 DNA 测序技术。

近年来，伴随着测序技术的快速发展，以单分子测序为主的三代测序技术应运而生。单分子测序大多不需经过 PCR 扩增，故这种方法测序较二代测序通量更高，操作更简单，成本也更低。另外，第三代测序技术具有以下显著特点：①可直接对 RNA 进行序列检测，这大大降低了体外逆转录产生的系统误差；②可直接检测甲基化的 DNA 序列，这为表观遗传学研究奠定了基础；③可对特定序列的 SNP 进行检测，这实现了对稀有突变及其频率的测定。而随着三代测序技术的发展，DNA 测序技术进入了单分子纳米孔测序技术的时代——四代测序。第四代测序技术在第三代测序技术的基础上有了更为广泛的应用：①简化了实验过程，无洗脱、PCR 过程，不会受 PCR 所引入的扩增偏差影响；②通过 microRNA 的检测和准确定量，以及对异常 DNA 甲基化的检测，可用于肿瘤的诊断、分期、进展、预后和治疗反应方面，成为了基因组和表观基因组研究的有力工具；③对特定 SNP 检测速度更快，对于病原体的识别、传染性疾病的诊断有了更大的发展前景。第一、二、三、四代测序方法的比较见表 11-1。

（2）基因测序平台介绍

1）第一代基因测序：①Sanger 双脱氧链终止法，该法的工作原理是将 2′, 3′- 双脱氧核糖核酸（ddNTP）掺入在合成的 DNA 链中，由于聚合酶链延伸需要 3′-OH 基团，而脱氧核糖上没有 3′-OH 基团，因此不能与下一个核苷酸反应形成磷酸二

表 11-1　一代测序、二代测序、三代测序和四代测序比较

	一代测序	二代测序	三代测序	四代测序
基本技术	Sanger 毛细管测序法	边合成边测序；焦磷酸测序；连接测序法等	实时单分子 DNA 测序；复合探针锚杂交和连接技术；纳米孔外切酶测序等	单分子纳米孔测序
分辨率	横跨多个 DNA 拷贝序列	横跨多个 DNA 拷贝序列	DNA 单分子	单核苷酸
检测方法	荧光／光学	荧光／光学	荧光／光学／电流	电流
读长精准度及长度	高；适中（600～1 000bp）	高；短（25～400bp）	适度；较长（>1 000bp）	超高；长（>150kb）
通量及花费	通量低；花费高，但运行成本低	通量高；花费低，但运行成本高	适度；花费及运行成本均较低	高通量；花费及运行成本低
RNA 测序方法	cDNA 测序	cDNA 测序	RNA 直接测序或 cDNA 测序	RNA 直接测序或 cDNA 测序
反应时长	快，以小时计	慢，以天计	快，以小时计	很快，以小时计
样品制备	复杂，无需 PCR 纯化	复杂，PCR 纯化必需	简单	简单，无需 PCR 过程
优点	高读长，能很好处理重复序列和多聚序列；易小型化；数据分析较容易	成本低；比第一代的测序通量大	测序步骤独立，错误累积低；核酸碱基的掺入可直接测定	超高读长；高通量、低成本、更少的测序时间；数据分析更简单
局限性	通量低；样品制备成本高；难以做大量的平行测序；单个样品的制备成本相对较高	样品制备复杂；难于处理重复和同种碱基多聚区域；试剂冲洗带来错误累积；仪器昂贵	不能高效地将 DNA 聚合酶加到测序阵列中；准确性低（81%～83%）；DNA 聚合酶在阵列中降解；测序成本高（仪器昂贵）	测序准确率低；纳米孔在制造、测序、集成等方面也存在挑战

酯键，故导致 DNA 合成反应终止。该法优点是操作简单；缺点是低通量、费用高。② Maxam-Gilbert 化学裂解法：该法原理是基于某些化学试剂具有可特异性针对某一个碱基或两个碱基会发生断裂的特性，通过对待测 DNA 末端进行放射性标记，进行若干组相互独立的化学反应后得到部分降解产物，应用放射自显影技术，读取待测 DNA 片段的核苷酸序列。因为该法所测序列是来自原 DNA 分子而非酶促合成产生的拷贝序列，所以该方法可排除合成时造成的错误，故优点是准确性较高，但操作步骤较烦琐且使用了有毒试剂，因此，该测序法逐渐被简便快捷的经典 Sanger 法所替代。③荧光自动测序技术：该技术是依据 DNA 末端合成中止法的原理，用四种双脱氧核苷酸来标记不同的荧光分子，然后再进行 Sanger 测序反应，随后经成像系统自动进行检测，这样可大大加快 DNA 测序的速度，准确性也得到显著提高。④杂交测序技术：该法是将一系列序列已知的单链寡核苷酸片段分别固定在相

应的基片上，随后待测 DNA 片段变性后与之杂交，最后依据杂交的结果分别排列出样品的序列信息。杂交测序技术的优点是测定速度快、成本低，缺点是误差较大，不能重复测定，因此，在技术改进上仍需要有进一步的提高。

2）第二代基因测序（NGS）：① 454 测序法：该技术是基于焦磷酸测序原理，即采用 DNA 聚合酶合成单链模板的互补链，在每轮反应中提供一种三磷酸脱氧核苷酸碱基。当向增长的拷贝链添加一个新核苷酸的同时，释放焦磷酸基团，释放的焦磷酸基团可通过 ATP 硫酸化酶 - 荧光素酶 - 荧光素通路发光，再由光学仪器检测测序反应产生的荧光信号。454 测序系统包括三部分，即 DNA 文库制备、乳化 PCR 和光纤板测序（pico titer plate，PTP）。该方法的优点是读长较长，目前可达到的序列读长已经超过 400bp。② Solexa 测序法：该技术是以单分子阵列技术为基础，测序流程较 Sanger 测序法更简便，工作原理是把基因组 DNA 打碎成约 100～200 个碱基的小片段，

然后在小片段的末端分别加上接头。通过 PCR 扩增反应，成为单克隆 DNA 簇，并被线性化，随后基于焦测序原理获得 DNA 模板的序列信息。该测序技术的优点是具有较高的灵敏度、精确度、重复性以及价格较低，没有种属限制且摆脱了传统的荧光背景噪声的干扰。③ SOLid 测序法：即寡聚物连接检测测序（supported oligo ligation detection）是基于荧光标记的寡聚核苷酸的连续连接反应，每个探针每次可同时检测两个碱基。该法的工作原理是以四色荧光标记的寡核苷酸可进行多次的连接合成，进而取代传统的聚合酶连接反应。由于 SOLiD 系统采用了双碱基编码技术（two-base encoding），因此测序过程中需对每个碱基判读两遍，以减少原始数据错误，并提供内在校对功能，故得到的原始碱基数据的准确度可大于 99.94%，而在 15× 覆盖率时的准确度可以达到 99.999%，这是目前新一代基因分析技术中准确度最高的。

目前，第二代测序技术具有低成本、高通量、精准度高的优势，故如今不限于单纯的测序，而成为广泛使用的一种常规实验手段，这将有助于人们更全面和深入地分析基因组、转录组及蛋白质间交互作用，极大促进了生命科学以及医学研究领域飞跃式的发展。

3）第三代基因测序：① 并行单分子合成测序技术，并行单分子合成测序技术（true single molecular sequencing, tSMS）是基于合成测序的理论基础。tSMS 测序技术的优点是文库制备较简单，无需 PCR 扩增或连接酶，更加适合 RNA 的直接测序，也不需要传统的 cDNA 合成步骤，从而避免了体外逆转录所产生的错误。缺点是初始读长较短，仅有 35bp，准确率较低，且成本较高，这极大阻碍了这项技术的广泛应用。② 单分子实时合成测序技术：单分子实时（single molecule real-time, SMRT）合成测序技术的原理是基于边合成边测序的思想，以 SMRT 芯片为载体进行的测序反应。SMRT 测序的优点是该技术属于实际意义上的实时测序，完全依靠 DNA 聚合酶的作用，测序速度被显著提高，由于 DNA 聚合酶自身的延续性足够保证测序的读长，故这极大降低了测序的时间及花费；但缺点是由于碱基掺入速度的过快而会出现插入和缺失的错误，进而降低了

测序的准确性。③ 基于荧光共振能量转移的即时 DNA 测序技术：基于荧光共振能量转移的即时 DNA 测序技术（fluorescence resonance energy transfer, FRET）的工作原理是基于荧光共振能量转移（fluorescence resonance energy transfer）的现象，即指在进行测序时被荧光受体标记的 4 种脱氧核苷酸分子可伴随测序引物的延伸，进而发出特异性的微光，从而达到对 DNA 的碱基序列进行连续快速检测的目的。FRET 测序技术最大的优点是测序过程简单、直接、速度快，但缺点是由于缺少相应的技术参数，从而阻碍了其被广泛地应用。④ 纳米孔测序平台：该技术原理基于不同的碱基在通过纳米孔时可产生不同的电信号来进行测序。纳米孔单分子测序技术较其他的单分子测序技术而言，优点是不需要传统的 DNA 聚合酶、连接酶或者 dNTP，且样本处理较为简单，也不需要复杂的光学探测系统（如激光发射器和 CCD 信号采集系统等），极大节省了测序的成本。此外，因为测序对象为单个核苷酸，故该技术具有较好的持续性以及准确性，还可直接对 RNA 样品进行测序；缺点是单个核苷酸通过纳米孔的速度及纳米孔的厚度可能会引起电流差异特征。⑤ 离子流半导体测序：该技术使用的是一种高密度半导体芯片，芯片上布满了许多小孔，这些小孔可作为一个个的测序反应池，小孔内侧固定有一个 DNA 聚合酶分子，其底部附有能感应 pH 变化的离子敏感层和离子感受器，当 DNA 聚合酶在每一个 DNA 模板链上滑动，合成链中每掺入一个核苷酸，离子敏感层和离子感受器就能够检测到由于释放氢离子而导致的 pH 变化，并能将其转化为电信号，进而翻译为对应的碱基，故该技术被戏称为"测序的 pH 计"。同纳米孔技术一样，离子流半导体测序技术也同样不需要标记核苷酸和昂贵的光学探测设备。

4）第四代基因测序：单分子纳米孔测序技术（MinION 纳米孔测序）：是由单分子和电子信号检测相结合，从而免去了洗脱及 PCR 过程，将实验过程简化。四代测序主要工作原理是：① 一种特殊蛋白会与所提取的 DNA 一端相互连接，该蛋白主要起着与纳米孔连接、控制序列速度的功能；② 同时将 DNA 的另一端连接使得 DNA 的正义链和反义链可依次通过纳米孔，通过时产生的

微弱电流变化可借由感应器的电信号导出；③通过电信号及时间关系进行解析从而识别基因中碱基对的排列顺序。

（尹立红　刘　冉）

第三节　毒理蛋白质组学

随着蛋白质组学技术的发展和应用，蛋白质组学的理论和分析方法被用于研究外源化学物的毒作用机制和毒性生物标志，进而应用于人类健康危险度评价，由此产生了毒理蛋白质组学（toxicoproteomics）这一新学科。外源化学物作用于机体可直接影响蛋白质的表达，从而导致毒效应。毒理蛋白质组学的产生，推动了毒理学的快速发展。利用毒理蛋白质组学技术能够鉴定出毒物作用的关键性生化途径和毒性生物标志，揭示毒作用机制，确定毒物暴露的作用方式以及预测毒物暴露所引发疾病的发展过程，减少人类健康危险度评价中的不确定性。

一、毒理蛋白质组学研究内容

（一）毒理蛋白质组学的概念

蛋白质组学是在蛋白质水平对基因表达产物进行高通量、大规模地分析，是对蛋白质及其生物功能的全面研究。蛋白质组学研究领域包括一个物种、一种细胞或组织所表达的全部蛋白质。蛋白质组学研究内容主要集中于蛋白质的表达谱分析，为各种生理、病理、毒理进程和疾病状态提供了蛋白质相对表达水平数据与潜在生物标志，意义重大。

毒理蛋白质组学是在蛋白质组学（proteomics）的基础上与毒理学交叉形成的新兴学科。它的兴起和发展得到了毒理学专家和相关学科研究者的高度重视。将蛋白质组学技术应用于毒理学研究，有望鉴定出先前未知的蛋白质生物标志，以及阐明毒性作用机制。毒理蛋白质组学有两个主要目标：一是机制研究，即从蛋白质角度研究外源因素（化学、物理、生物因素）对机体可能产生的毒性作用机制；二是筛选及预测毒作用靶标，即筛选特定的蛋白质生物标志，作为外源因素危险度评价的关键指标。毒理蛋白质组学的实验策略和技术基于传统蛋白质组学，并遵循毒理学的相关研究准则及方法。

（二）毒理蛋白质组学的主要研究内容

人类生存环境中存在多种有毒物质，很多相互作用的因素都能对某种环境暴露下的人体健康造成影响。毒物的毒性危害可由 DNA 加合物、DNA 突变、mRNA 改变、蛋白表达异常或这些类型的联合介导引起。多数毒性反应都涉及 DNA、RNA、蛋白质、代谢产物以及彼此之间复杂的相互作用。为进行危险度评价，了解毒物毒性作用机制和／或作用方式是有必要的，从基因转录水平（转录组学）、蛋白质水平（蛋白质组学）和代谢产物水平（代谢组学）进行研究，并整合各部分的数据，全面阐述毒性作用机制和毒性网络。从整体意义上讲，蛋白质作为"组学"中的一员，在各种生化过程中起核心作用，因为蛋白质是绝大部分细胞生物功能的最终执行者。因此，蛋白质组学的分子特征对于充分理解化学物毒性反应是非常必要的。毒理蛋白质组学的主要研究内容包括：

1. **筛选特定污染物、外源化学物的毒性标志**　如筛选外源化学物暴露的血清生物标志、筛选中毒相关临床（包括诊断、预后或治疗）靶位点以及筛选化学物环境暴露标志等。

2. **研究外源化学物的毒性分子机制**　研究外源化学物、特定污染物的毒性分子机制，并定性和定量评估其损害人类健康或环境的潜在毒性。

3. **提供外源化学物危险度评价的相关数据**　如对新药进行临床前毒理学评价、人工合成化学物的危险度评价以及对环境化学污染物的健康风险评价等。

（三）毒理蛋白质组学的研究意义

传统的毒理学研究方法通常是建立动物模型，以观察到的临床症状、检测的生化指标和组织病理结果为毒性检测指标，但这些指标常缺乏良好的灵敏度和特异性，在毒性机制的研究中存在一定的局限性。蛋白质是毒物作用的关键靶点之一，利用蛋白质组学技术检测蛋白质在毒物作用前后的表达情况，可以筛选出与毒性相关的特征性差异表达蛋白。这些蛋白可能是机体损伤的执行分子，这不仅有利于毒作用机制的研究，也可以作为预警预测、临床诊断、治疗的监测指标以及预后判断的生物标志。加深对蛋白质组学及其毒物暴露处理后蛋白质组改变的理解和认识，将有利于进行人类健康危险度评价以及环境风险评估。

目前的蛋白质组学除了能提供蛋白质表达数据外，还能通过蛋白质翻译后修饰（post-translational modifications，PTMs）、蛋白质相互作用、蛋白质亚细胞定位、蛋白质合成和降解等研究阐明蛋白质功能。毒理蛋白质组学融合蛋白质组学、毒理学、生物信息学为一体，侧重于研究在一定的毒物暴露条件下或由此引发的疾病在发生、发展过程中细胞或组织内蛋白质组的变化特征。毒理蛋白质组学的研究意义在于：

1. 通过阐述毒性机制，鉴定暴露、效应和易感性生物标志等，能减少人类健康危险度评价中的不确定性。

2. 对经毒物暴露或处理后的细胞、组织、体液进行蛋白质表达谱分析来研究毒性机制、暴露生物标志、效应生物标志及易感性生物标志，这是毒理蛋白质组学在危险度评价中应用最广泛的方法。这种方法的最大优点就是高通量，即使缺乏对毒性机制的认识，也能检测毒理进程中任一阶段的蛋白质表达谱变化。

3. 对某种已知毒性的外源化学物进行机制研究，帮助理解毒性作用的分子机制，为进一步的危险度评价提供理论依据。

二、蛋白质组学在毒理学中的应用

（一）蛋白质组学与毒理学机制研究

在毒理学中，毒理学机制的研究日趋重要。针对毒理学机制研究进行的关于蛋白质表达改变的报道急剧增加，并且发现了很多前所未知的或被忽视的靶蛋白及毒性途径。这些研究中最基础的内容是蛋白质表达谱和蛋白标签，它们是毒理蛋白质组学研究的基石。尽管这些表达谱和标签本身不能揭示毒性机制，然而一旦其中的蛋白质被鉴定出来，即可依据这些蛋白的生物学功能推论毒性反应的生物途径，并在后续的功能性研究中进行验证。当前，已应用蛋白质组学技术对外源化学物如有机溶剂、纳米材料、重金属、药物等开展了广泛的毒理学机制研究。

1. 有机溶剂毒理学机制研究　随着化学工业的发展，有机溶剂在工业生产中广泛应用，其引起的职业卫生问题已引起人们的高度关注。有机溶剂大都具有易挥发，可经呼吸道和皮肤进入体内的特性。人若长时间吸入有机溶剂将会引起慢性中毒的现象，短时间暴露高浓度有机溶剂也会引起急性中毒甚至致命。大量资料表明，有机溶剂可造成包括神经、皮肤、肝、肾、造血系统在内的多个脏器的损伤。常见的有机溶剂有三氯乙烯、丙烯醇、苯等，以下就近年来蛋白质组学技术在部分有机溶剂毒理学机制研究中的应用加以介绍。

三氯乙烯（trichloroethylene，TCE）是一种应用广泛的有机溶剂及重要的工业原料，已被确认为人类致癌物，主要通过呼吸道吸入和皮肤吸收等途径进入机体，危害人类的健康，并已引起政府部门、学术界的高度关注。刘建军等通过差异蛋白质组学技术发现，TCE 暴露处理人肝细胞，磷酸酯酶 2A 抑制因子 2（protein phosphatase 2A inhibitor，I2PP2A or SET）表达显著上调；于是，杨细飞等利用慢病毒介导的 RNA 干扰技术成功构建了稳定缺陷 SET 的肝细胞，证实了 SET 是 TCE 致肝细胞毒性的一个关键蛋白。任晓虎等通过 2D-DIGE 结合 MALDI-TOF-MS/MS 技术，筛选并鉴定了 SET 介导的 TCE 致肝细胞毒性的关键下游分子，即丝切蛋白 1（cofilin-1，CFL1）、过氧化物还原酶 2（peroxiredoxin-2，Prx2）和 S100 钙结合蛋白 A11（S100 calcium-binding protein A11，S100-A11）；同时，利用 iTRAQ 标记后使用固定金属离子亲和层析（immobilized metal ion affinity chromatography，IMAC）富集联合液相色谱 - 电喷雾电离 - 质谱法（liquid chromatography electrospray ionization mass spectrometry，LC-ESI-MS）的定量磷酸化蛋白质组学策略，鉴定了在 TCE 致肝细胞毒性中，SET 相关蛋白质磷酸化水平的改变，并发现 SET 通过调节核仁蛋白（nucleolin，NCL）整体磷酸化修饰影响 NCL 与骨髓细胞瘤原癌基因（myelocytomatosis oncogene，c-myc）所表达的蛋白相互结合，从而导致 NCL 表达改变的自调控过程。黄爱博等运用亚细胞蛋白质组学研究策略，比较 TCE 处理前后，膜蛋白质组和核蛋白质组蛋白表达的变化，通过生物信息学分析发现，TCE 可引起人肝细胞中膜蛋白和核蛋白的异常表达，且这些表达异常的蛋白大多与 RNA

的剪接过程有关，该研究为揭示 TCE 致肝毒性机制的研究提供了新的思路。洪文旭等通过串联亲和层析（tandem affinity purification，TAP）结合 LC-ESI-MS 技术筛选 SET 相互作用蛋白，并使用免疫共沉淀技术对结果进行验证，发现 TCE 致肝细胞毒性过程中，真核细胞转录延长因子 1A1（eukaryotic translation elongation factor 1 alpha 1，eEF1A1）、真核细胞转录延长因子 1A2（eEF1A2）均与 SET 蛋白相互作用，且表达、分布发生显著的改变。这些 SET 相互作用蛋白的筛选与鉴定为进一步揭示 TCE 肝毒性的分子机制提供了重要的基础数据。

醛广泛存在于空气、水和食物中。在人体中，脂质过氧化作用及药物代谢也会产生醛。尽管已知不饱和醛反应活性很高，但关于其对心血管的影响及在心脏病理中的作用知之甚少。Luo 等研究丙烯醛对心肌的影响，发现大鼠闭胸静脉滴注丙烯醛（0.5mg/kg）可快速导致可逆性左心室扩张和心功能障碍。微摩尔级的丙烯醛处理小鼠心肌细胞可引起类似于心肌顿抑的反应，降低心肌 Ca^{2+} 反应能力，但没有改变心肌细胞对儿茶酚胺的敏感性。免疫印迹显示在丙烯醛暴露的心肌细胞和肌细胞中，丙烯醛 - 蛋白质和蛋白质 - 羰基加合物含量增加，通过巯基供体 N- 乙酰半胱氨酸（N-acetylcysteine，NAC）的预处理后，心肌收缩异常和加合物的形成均明显减弱。利用双向凝胶电泳联合 MALDI-TOF-MS 分析发现肌小节 / 细胞骨架蛋白即心脏肌动蛋白 1（cardiac alpha-actin，ACTC1）、肌间线蛋白（desmin）、肌球蛋白轻链多肽 3（myosin light polypeptide 3，Myl3）和能量代谢的线粒体肌酸激酶 -2（mitochondrial creatine kinase-2，MtCK2）及 ATP 合成酶（ATP-synthesizing enzyme）的修饰发生变化，并通过免疫组织化学方法对差异修饰蛋白进行验证。结果显示，直接暴露于丙烯醛可选择性诱导肌丝损伤，部分心肌收缩和能量代谢的蛋白修饰在此过程中可能扮演重要角色，而丙烯醛介导心脏功能障碍的毒理机制与高氧化应激有关。

2. 纳米材料毒理学机制研究 纳米材料是指在三维空间中至少有一维处于纳米尺度范围（1～100nm）的材料。随着纳米科学技术的发展，人类越来越容易接触到纳米材料，其生物安全性问题也日益受到重视。纳米材料的毒性与其颗粒的粒径大小、分散度、表面积等密切相关。通常来说，纳米材料粒径越小，表面积越大，其毒性越强。

纳米二氧化硅是纳米材料中的重要一员，是目前世界上和我国大规模工业化生产中产量最高的一种纳米材料。随着纳米二氧化硅被广泛应用于生物医药工程、材料、化妆品等领域，尤其在生物医药领域，纳米二氧化硅的接触机会大大增加。目前，相关研究显示纳米二氧化硅可对生物体各个系统产生毒性作用。纳米二氧化硅表现出很强的脂质过氧化、损害抗氧化系统防御功能，其可被吸收至多种细胞的细胞核中，并引起拓扑异构酶Ⅰ（topoisomerase Ⅰ）的异常聚集，而微米二氧化硅只能到达细胞质，不能进入细胞核。在纳米二氧化硅的毒理学研究中，杨细飞等发现纳米二氧化硅对 HaCaT 表皮细胞具有明显的细胞毒性。通过 2D-DIGE 联合 MALDI-TOF-MS/MS 技术研究不同粒径纳米二氧化硅对 HaCaT 细胞蛋白质表达水平的影响，发现过氧化物还原酶 6（peroxiredoxin-6，Prx6）等氧化应激相关蛋白的表达水平与纳米二氧化硅颗粒呈现粒径依赖关系，表明纳米颗粒的粒径大小与细胞氧化应激反应和细胞毒性密切相关。该研究为揭示纳米二氧化硅的毒性机制提供了线索，并为其危险度评价提供基础数据和科学依据。

另一种广泛应用的纳米材料，碳纳米管具有较大的比表面积、高导电性和良好的材料强度，目前已成为应用最广泛的纳米材料之一。含碳纳米材料主要包括单壁碳纳米管、多壁碳纳米管、石墨及石墨烯氧化物。长期暴露于纳米材料环境中，对皮肤及肺部都有潜在危害。Hilton 等应用液相色谱 - 串联质谱法（LC-MS/MS）分析多壁碳纳米管对肺部毒理作用。研究发现，4 种已知参与炎症及免疫反应关键的蛋白质在暴露组和对照组中存在显著差异。Witzmann 等利用蛋白质组学分析多壁碳纳米管处理 HEK 细胞 24h 后蛋白质表达谱的变化，结果发现，0.4mg/ml 的多壁碳纳米管处理 HEK 细胞 24h 后有 36 种蛋白质的表达发生改变，48h 后差异蛋白数增加到 106 种。对差异蛋白进行功能分析，发现有 35 种蛋白与内吞、胞吐、细胞骨架的组装、细胞应激及小泡的功能等有关。

3. 重金属类毒理学机制研究 重金属一般以天然浓度广泛存在于自然界中,但由于人类对重金属的开采、冶炼、加工及商业制造活动日益增多,造成不少重金属如铅、汞、镉、钴等进入大气、水、土壤中,引起严重的环境污染。以各种化学状态或化学形态存在的重金属,在进入环境或生态系统后就会存留、积累和迁移,对人体造成伤害。对这些有毒重金属毒性机制的研究也日趋重要。

铬(Cr)是人体必需的微量元素,三价铬(Cr^{3+})对人体有益,而六价铬(Cr^{6+})对人体有毒。廖国建等采用双向电泳结合 MALDI-TOF-MS/MS 技术,以模式生物粟酒裂殖酵母为模型,研究 Cr^{6+} 对粟酒裂殖酵母的毒性机制。发现 Cr^{6+} 处理可导致蛋白表达谱的显著变化,并发现电压依赖型阴离子通道和锌结合醌氧化还原酶表达水平降低,而 S-腺苷甲硫氨酸合成酶(S-adenosylmethionine synthetase)和肌动蛋白(actin)表达升高,说明 Cr^{6+} 可能通过诱导氧化胁迫应答、离子通道改变、氨基酸生物合成等机制导致细胞毒性作用,该研究为进一步认识 Cr^{6+} 分子毒理机制奠定了基础。刘建军等利用 Cr^{6+} 成功诱导人支气管上皮细胞(16HBE)恶性转化,在此基础上通过基于 TMT 的定量蛋白质组学技术筛选并验证了 SET 蛋白表达与组蛋白 H3K27 乙酰化降低密切相关,从而抑制 DNA 损伤修复因子 53BP1(p53 binding protein 1,53BP1)表达,最终减弱 16HBE 细胞的 DNA 修复能力。

越来越多的证据表明,铜的神经毒性可以加速阿尔茨海默病(AD)、帕金森病(PD)等神经退行性疾病的发生发展。余海涛等通过 2D-DIGE 联合 MALDI-TOF-MS/MS 技术研究了低剂量铜暴露(0.13ppm)对野生小鼠和 3xTg-AD 小鼠海马线粒体和细胞核蛋白表达谱的影响,发现铜暴露加剧了野生小鼠和 3xTg-AD 小鼠的空间记忆障碍,并且通过影响线粒体和核蛋白质组扰乱多种生物病理生理过程。因此暴露于铜可能促进了 AD 的发展。发动蛋白 1(dynamin-1,Dyn1)、微管解聚蛋白 1(stathmin 1,STMN1)和超氧化物歧化酶[Cu-Zn](superoxide dismutase[Cu-Zn],SODC)的变化可能代表铜神经毒性的早期新型生物标志物。

蛋白质磷酸化是信号转导的重要途径调节机制。磷酸化蛋白组学研究对于寻找铜信号通路和预防 AD 具有重要意义。陈重阳等采用高通量的液质联用质谱(LC/MS-MS),并结合 TiO_2 富集磷酸化多肽,开展磷蛋白组学的鉴定和定量,初步探讨低剂量铜暴露对 AD 模型小鼠海马磷蛋白组的影响。磷蛋白组学鉴定了来自 1 406 个磷蛋白的总共 3 960 个独特的磷酸肽(5 290 个磷酸化位点);铜暴露的野生小鼠与未暴露铜野生小鼠相比有 41 个差异表达的磷蛋白;铜暴露的 3xTg-AD 小鼠与未暴露铜 3xTg-AD 小鼠相比有 162 个差异表达的磷蛋白;生物信息学分析显示差异表达的磷蛋白涉及神经元和突触功能,转录调节,能量代谢和线粒体功能。此外,通过银染检测发现与未暴露 3xTg-AD 小鼠相比,铜暴露加剧了 3xTg-AD 小鼠海马神经元轴突的退化,这与钙/钙调蛋白依赖性蛋白激酶II型亚基 α(Camk2α)中 T286 磷酸化的改变和胞外信号调节激酶 1/2(ERK1/2)的磷酸化有关,二者涉及长时程增强(long-term potentiation,LTP)信号。其次,发现线粒体功能障碍主要与糖原合成酶激酶-3β(GSK-3β)的磷酸化活性的变化和丝氨酸/苏氨酸蛋白磷酸酶 2B 催化亚基 α 同种型(Ppp3ca)的磷酸化水平的变化有关,它们参与线粒体生物发生。这些结果显示低剂量铜暴露可改变参与线粒体、突触和轴突完整性的关键蛋白的磷酸化。铜暴露加速了 AD 早期观察到的一些事件,表明循环铜过量可能干扰野生型小鼠的大脑功能,并加剧 AD 小鼠模型的神经退行性改变。

4. 药物毒理学机制研究 运用蛋白质组学技术鉴定药物作用靶蛋白能够有效地预测药物的早期毒性和反映药物的毒理学机制,有助于药物研发者优化药物结构,减少药物的毒副作用。

(二)蛋白质组学与毒性生物标志研究

随着生命科学研究进入后基因组时代,蛋白质组学不仅在蛋白质水平上对基因表达产物进行大规模研究,还在整体、动态、网络的水平上对蛋白质及其生物功能进行研究。潜在靶标分子的鉴定和功能阐释对预测毒性污染物暴露风险至关重要。毒性生物标志是生物体暴露于外源化学物后,在不同生物学水平上因受其影响而发生异常化的信号指标,不仅可以为认识其毒性机制提供线索，而且可以作为临床诊断和治疗的潜在标志，甚至可作为治疗和药物开发的靶点。蛋白质组学技术在毒性生物标志中的研究主要包括应用电泳或色谱技术筛选差异表达蛋白以及对候选的生物标志进行质谱鉴定两个方面。

利用蛋白质组学技术可筛选并鉴定许多潜在毒性生物标志的蛋白分子。生物标志可以反映机体对毒物的接触程度、早期毒效应以及不同个体对毒物的敏感性，对于毒物对机体健康损害的早期发现、早期诊断起着重要作用。以下介绍常见毒物生物标志的研究，其中主要包括有机溶剂、纳米材料、重金属、药物等。

1. 有机溶剂毒性生物标志研究 有机溶剂是一大类在生活和生产中广泛应用的有机化合物，分子质量不大，常温下呈液态。有机溶剂包括多类物质，如链烷烃、醇、醛、氢化烃、萜烯烃、卤代烃、杂环化合物、含氮化合物及含硫化合物等，多数对人体有一定毒性。

TCE是珠江三角洲地区主要的职业毒物，也是全球最重要的环境污染物之一，广泛存在于城市大气、土壤、地表水、地下水等环境介质中，城市汽车排放的尾气中也含有一定的TCE。TCE暴露对人体健康的危害已引起广泛的重视。TCE可引起肝脏毒性、神经毒性、肾脏毒性、皮肤毒性等。刘建军等通过双向凝胶电泳-质谱技术进行了职业性TCE药疹样剥脱性皮炎患者血清蛋白质差异表达和抗原筛选研究，获得了相应的蛋白质组差异表达谱图。结果显示，烯脂酰辅酶A水合酶1（enoyl coenzyme A hydratase peroxisoma 1）和乳酸脱氢酶B（lactate dehydrogenase B）在由TCE引起的剥脱性皮炎组血清中显示较强的免疫原性，而嘌呤核苷磷酸化酶（purine nucleoside phosphorylase）、核糖体蛋白P0（ribosomal protein P0）和蛋白酶体活化因子亚基1（proteasome activator subunit 1 isoform1）在恢复期患者的血清中显示较强的免疫原性。值得注意的是，仅在由TCE引起的剥脱性皮炎中，非转移蛋白（nonmetastasis protein 23，NM23）会发生反应，表明这组患者的所有血清能显示出免疫活性，这种免疫活性能鉴定血清蛋白质组分析的有效性。实验结果显示了剥脱性皮炎组及恢复期患者的血清中存在自身抗体。这些自身抗体可能作为TCE毒

性生物标志，有助于由TCE引起的自身免疫病的诊断、治疗。洪文旭等应用功能磁珠和质谱技术，结合生物信息学软件，建立了职业性TCE药疹样皮炎的诊断模型，找到了30个差异显著的多肽峰。进一步应用液质联用技术鉴定了其中2个血清蛋白/多肽分子-ATP结合盒转运体家族A成员12（ATP-binding cassette transporter family A member 12，ABCA12）与阳离子胰蛋白酶原（cationic trypsinogen，PRSS1），可能是职业性TCE药疹样皮炎的潜在血清生物标志。这些发现有助于疾病的临床及机制研究。

Bandara等应用高通量双向凝胶蛋白质组学技术分析了经4-氨基吡啶（4-aminopyridine，4-AP）处理过的雄性大鼠血浆中蛋白表达变化。结果显示，4-AP处理后的大鼠血浆蛋白变化显示了时间-剂量-效应关系。质谱鉴定发现T-激肽原在早期显著升高，处理三周后恢复到基线水平；其次还发现T-激肽原在血液中的浓度与肾脏的病变程度密切相关，说明T-激肽原可能是肾脏损伤的一个毒性标志。

2. 纳米材料生物标志 近年来，纳米材料的环境健康效应和生物学效应是备受关注的公共卫生问题。纳米技术是科学研究和技术研究的前沿部分，而碳纳米管是这种新技术的主要材料。碳纳米管具备独特的电学、机械学和热学性质，并广泛应用于电子产品、航空和其他工业领域。它以单壁碳纳米管、多壁碳纳米管两种方式存在。长期暴露于纳米材料环境中，对人体的皮肤、心、肺均有潜在风险。Teeguarden等通过蛋白质组学研究发现，单壁碳纳米管暴露的小鼠肺组织中有109个蛋白的表达发生改变。其中两个高度敏感的炎症标志物，即S100钙结合蛋白A9（S100 calcium-binding protein A9，S100A9）和趋化因子配体15［Chemokine（C-X-C motif）ligand 15，CXCL15］，可能作为单壁碳纳米管暴露的生物标志。

3. 重金属类生物标志研究 重金属暴露危害人体的早期表现通常不明显，常规检查难以发现，而重金属暴露生物标志研究可为重金属中毒早期诊断提供依据，监测健康危害的发生、发展，并及时预防和治疗。

长期低剂量镉暴露会导致人体内镉不断积

累及负荷逐渐增加，对人体产生危害。镉在人体内的生物半衰期可长达 10～30 年。它是人体内容易累积的有害物质，也是一种重要的肾脏毒物。目前，研究镉中毒常应用双向凝胶电泳 - 质谱技术。尿液、血清中多种蛋白可作为镉的肾脏毒性标志，如 α₁- 微球蛋白（α₁-microglobulin，α₁-MG）、β₂- 微球蛋白（β₂-microglobulin，β₂-MG）、尿维生素 A 结合蛋白（retinol binding protein，RBP）和尿金属硫蛋白（metallothionein，MT）等。这些蛋白主要分两类：低分子质量蛋白和高分子质量蛋白。其中，尿 β₂-MG 是一种低分子质量蛋白质（相对分子质量为 11.8kD）。它只能作为镉肾脏毒性的一个非特异性指标。但在反映肾脏损伤的所有指标中，尿 β₂-MG 仍是一个被广泛应用的肾效应标志。α₁-MG 也是一种低分子质量蛋白，相对分子质量约 20kD。它作为镉的肾毒性生物标志的最大优点是其在尿液中很稳定，且易于检测，但该指标的敏感性和特异性仍有待探讨。

4. 药物毒性生物标志研究 药物引起的肝损伤是临床上极为常见的现象，然而目前却没有足够可用于毒性预测的生物标志。近年来，通过蛋白质组学技术分析鉴定尿液中的潜在生物标志，可用作药物引起肝损伤的毒性分子标志。甲氨蝶呤是临床上常见的一种抗肿瘤药，长期使用可导致肝纤维化。当前，甲氨蝶呤引起的肝纤维化主要通过活检或者检测血浆中的前胶原分子Ⅲ氨肽酶进行监测。然而前者有创伤，后者缺乏准确性。Van Swelm 等通过蛋白质组学的方法，对甲氨蝶呤引起的肝纤维化患者尿液进行分析。结果显示，尿液中多个蛋白的表达水平发生显著改变，如 N- 钙黏着蛋白，α- 胰蛋白酶抑制剂重链H4，结合珠蛋白和转铁蛋白等。这些蛋白可用于甲氨蝶呤引起肝纤维化的预测性生物标志。

塞来昔布是一种环加氧酶 -2（cyclooxygenase-2）抑制剂，能选择性抑制环加氧酶 -2 的活性，临床上用于家族性腺瘤样息肉病（familial adenomatous polyposis，FAP）和散发性结直肠癌的治疗。为了鉴定塞来昔布的有效性、毒性，Fatima 等应用 Label-Free 联合纳喷雾串联质谱技术对塞来昔布处理前后 FAP 患者血清样品的差异蛋白进行了分析，分离并鉴定出 83 种潜在的塞来昔布 - 依赖差异表达蛋白。这些蛋白分属于不同的细胞组分、生物过程以及分子功能，其中一些受塞来昔布调控的蛋白在 FAP 患者血清和结直肠癌细胞中通过蛋白质印迹法（Western Blotting）得到了验证，并通过鸟枪法（shot-gun）从中筛选出与信号转导及心血管病理相关的蛋白作为塞来昔布的危险度评价指标及其对 FAP 的药效指标。

（三）毒理蛋白质组学与人类健康危险度评价

1. 毒理蛋白质组学与危险度评价 人类健康危险度评价是对实际存在的或潜在的污染物使用损害人类健康或环境的风险作出定性和定量评估。危险度评价过程包括潜在危害认定、危害强度评估、潜在接触评定、基于潜在接触的危害程度评估、不确定性描述。由于危险度评价过程包含较多环节且其结果存在不确定性，因此危险度评价是非常复杂的。对于一个完善的危险度评价来说，了解毒物的作用机制和作用方式（MOAs）以及毒性反应机制是非常重要的。

2. 蛋白质表达改变与危险度评价 磷酰吗啉代寡核苷酸（phosphorodiamidate morpholino oligonucleotides，PMO）可通过占据体内 mRNA 与其他分子作用位点而发挥作用，是治疗假肥大型肌营养不良症（duchenne muscular dystrophy，DMD）常用的基因治疗药物。长期服用在肾脏中会产生积蓄作用，对健康造成潜在威胁。Zhang 等利用稳定同位素标记技术筛选高剂量下 PMO 毒性相关的肾脏蛋白标志，并用来评价 PMO 对肾脏的损伤。类视黄醇 X 受体拮抗剂 UVI3003 是主要的类激素环境污染物之一，Zheng 等利用基于 iTRAQ 标记的定量蛋白质组学技术筛选斑马鱼胚胎中与 UVI3003 毒性相关的差异蛋白，作为危险性评价的潜在指标。Schultz 等提出利用蛋白质组学技术在互补的两种中枢神经体外模型中筛选评价药物神经毒性蛋白标志的方法。2014 年在美国西弗吉尼亚发生了严重的 4- 甲基 -1- 环己烷甲醇的泄漏事故，Lan 等在酵母和人类体外细胞模型中利用蛋白质组学技术对 4- 甲基 -1- 环己烷甲醇毒理机制进行研究，为其危险度评价提供了参考。

3. 蛋白质翻译后修饰与危险度评价 蛋白质经过一系列复杂的翻译后修饰才具有成熟的功能状态。随着蛋白质组学的发展，人们不仅仅满足于鉴定混合物中的蛋白成分，还要求从分析的样品中获取更多的信息。对蛋白质翻译后修饰过程的鉴定可以更深入地了解蛋白质结构和功能信息，而对蛋白质结构和功能的深入研究又可以促进对毒性过程、毒性途径和毒性机制的理解。蛋白质翻译后修饰共有 400 多种不同的方式，许多翻译后修饰是可调节和可逆的，尤其是对机体生物功能起调控作用的蛋白质磷酸化和氧化修饰。例如，蛋白质磷酸化涉及酶的催化、受体结合和信号转导等过程。这些翻译后修饰实际上是蛋白质功能状态的体现。

4. 用于毒理蛋白质组学及危险度评价的生物系统 目前已有多种细胞培养系统及啮齿动物系统被广泛应用于针对人类健康危险度评价的毒理蛋白质组学研究中，被用来鉴定蛋白水平上的潜在毒物标志，并且针对这两种系统已经建立了很多可靠的评价方案与方法。选择啮齿动物系统作为参考系统是因为它们代表了应用最为广泛的毒性评价系统，而细胞培养系统能克服动物系统检测成本高及低通量的缺点，因此两种系统都被应用于评价毒物的毒性。

大鼠与小鼠是毒物危险度评价的两种常用的啮齿动物。从蛋白质组学的角度，小鼠模型优于大鼠，因为小鼠的基因敲除数据库、基因组数据库及蛋白质组数据库比大鼠的相关数据库建立得更好、更全面。这些信息为毒性生化途径、毒性网络提供了更透彻的解释，是毒性相关数据不可或缺的一部分。

（四）毒理蛋白质组学发展趋势

1. 未来毒理蛋白质组学技术发展策略 蛋白质组学技术在毒理学研究中的应用，即毒理蛋白质组学，越来越受到人们的关注。近几年，毒理蛋白质组学技术得到了前所未有的发展，通过对样品实现高通量的快速检测来建立生物标志图谱是未来毒理蛋白质组学技术发展的主要方向之一。毒理蛋白质组学面临的一个重大挑战是缺乏有效的方法来准确量化环境中相对长期暴露或用低浓度毒物处理后引起的蛋白表达微量变化。另一个重大挑战是如何区分毒性特异蛋白以及其他与处理和应激相关的蛋白。

毒理蛋白质组学作为一门新兴的交叉学科，毒理蛋白质组技术的发展不但可以推动毒理学自身的发展，而且可以促进相关学科（如药理学、病理学）以及药物毒性的危险度评价等的发展。未来的毒理蛋白质组学不仅需要高通量、高灵敏度、自动化的实验仪器和实验技术，而且需要采取合理的实验策略、采用正确的统计方法等来建立系统的实验体系。

2. 未来毒理蛋白质组学研究发展的重要领域 运用蛋白质组学技术，加强对蛋白质组学及其毒物暴露处理后蛋白质组改变的理解和认识，将有利于进行人类健康危险度评价。除了目前毒理蛋白质组学技术能有助于理解毒性机制外，毒性定量研究方法的开发，暴露和毒性生物标志的鉴定，将成为毒理蛋白质组学用于危险度评价研究的两大重要领域。

三、毒理蛋白质组学研究方法

（一）蛋白质组的分离方法

蛋白质组学技术目前被广泛应用于毒物作用研究，建立蛋白质组差异表达谱，筛选毒作用靶标，寻找暴露和毒性生物标志，为阐明毒作用机制提供科学依据。目前用来研究毒理蛋白质表达谱的技术路线主要有两条，一条是基于凝胶电泳的蛋白质表达谱技术，如蛋白质双向凝胶电泳、非变性凝胶电泳及乙酸 - 尿素聚丙烯酰胺凝胶电泳（acetic acid urea-polyacrylamide gel electrophoresis，AU-PAGE）与质谱法技术。凝胶电泳高分辨率及高通量的特点使其成为比较蛋白质组学研究中有效且关键的蛋白质分离技术。另一条是基于非凝胶体系的多维蛋白质鉴定技术（multi-dimensional protein identification technology，MudPIT）的技术路线及自由流电泳系统（free flow electrophoresis，FFE）等，其特点是通量高、速度快，且在一定程度上克服了传统双向电泳不能显示低丰度、疏水性、偏碱性、极大和极小分子质量蛋白的缺点。

1. 基于凝胶的蛋白质分离技术 蛋白质双向凝胶电泳（two-dimensional gel electrophoresis，2-DE）原理是分别基于蛋白质不同的等电点和分子质量，运用等电聚焦（isoelectric focusing，IEF）和十二烷基硫酸钠 - 聚丙烯酰胺凝胶电泳（sodium dodecyl sulfate-polyacrylamide gel electrophoresis，SDS-PAGE）在相互垂直的两个方向上使成分复杂的蛋白质样品得到分离。近年来，毒理学越来越多地涉及分子机制的研究，这种大范围分离技术的出现恰好能够满足对毒物靶分子的筛选。随着样品制备方法的改善、固相pH梯度（immobilized pH gradient，IPG）胶条的发明应用、显色方法灵敏度的提高和图像分析处理软件性能的增强，并且可以很好地与质谱分析等鉴定方法兼容，使2-DE成为毒理蛋白质组学研究中最常用的蛋白质分离技术。

非变性聚丙烯酰胺凝胶电泳（native-polyacrylamide gel electrophoresis，Native-PAGE）不加入SDS和巯基乙醇等变性剂，在电泳过程中不改变蛋白质的性状和电荷，使其在保持天然活性的条件下进行聚丙烯酰胺凝胶电泳，依据其电泳迁移率的不同和凝胶的分子筛作用进行分离，因而可得到较高的分辨率，尤其是在电泳分离后仍能保持蛋白质和酶等生物大分子的生物活性。该技术对于生物大分子功能的鉴定有重要意义，因此在毒理学中常用于活性靶标的筛选与鉴定。

在毒理学相关的表观遗传学研究中经常需要对化学污染物或毒物诱导组蛋白修饰的改变进行分析。组蛋白分子质量小且不易提取，因此在传统的基于凝胶的蛋白质分离技术中都难以得到理想的分离效果，而乙酸尿素-聚丙烯酰胺凝胶电泳（AU-SDS-PAGE）分离技术恰好弥补了这一不足。AU-SDS-PAGE主要用来分离像组蛋白这样的碱性蛋白，在电场作用及酸性缓冲液条件下碱性蛋白向负极移动，对具有多种亚型的碱性蛋白（如组蛋白）分离有很好的效果。有时也将乙酸-尿素凝胶作为第一向，SDS凝胶电泳作为第二向，对具有多种亚型的碱性蛋白进行2D分离。

2. 基于非凝胶的蛋白质分离技术 多维蛋白质鉴定技术（MudPIT）与串联质谱法（MS/MS）联用技术已被广泛地应用。一些比较特殊的蛋白质如低丰度蛋白、疏水膜蛋白、极小和极大分子质量蛋白以及极碱性和极酸性蛋白等通常难以使用其他凝胶方法分离。从这些蛋白质获得的胰蛋白酶解肽段可以通过离子交换（ion exchange，IEX）和反相层析（reverse phase chromatography，RPC）的非凝胶方法得到分离。同时结合固定金属离子亲和层析（immobilized metal affinity chromatography，IMAC）技术可对特殊修饰的蛋白质（如磷酸化修饰等）进行富集，然后更加方便地进行定量或鉴定。蛋白质的翻译后修饰在信号转导、活性改变、细胞内分布等多种生命进程中起关键作用。因此，在毒理学中对蛋白质翻译后修饰的研究也显得尤为重要。而基于非凝胶的分离技术恰恰能够很好地满足这一需求，在高通量分离基础上针对一种修饰进行富集和研究，为更好地阐明毒物作用的分子机制奠定基础。

（二）基于质谱的蛋白质组学研究方法

1. 蛋白质质谱鉴定方法

（1）基质辅助激光解吸电离-飞行时间质谱法

1）基质辅助激光解吸电离-飞行时间质谱法（matrix-assisted laser desorption/ionization time-of-flight mass spectrometry，MALDI-TOF-MS）原理：MALDI-TOF-MS是在蛋白质组学研究中广泛使用的软电离生物质谱。它的设计非常简单，理论也不复杂，关键是成本较其他种类质谱相对低廉，非常适合蛋白质组研究的应用。MALDI-TOF-MS的主要原理是通过基质（一般为小分子有机酸）与多肽（或蛋白）分子形成结晶后吸收激光能量使蛋白质分子得到或丢失一个质子（即带上一个正电或负电荷）后飞入真空管，带电的多肽（或蛋白质）分子在电场作用下加速后飞过真空的飞行管道，通过测量达到检测器的时间来计算离子的质荷比（m/z），并最终得到其分子质量。基质的作用类似缓冲介质，代替蛋白质分子从激光中吸收能量，并提供质子，使其带上电荷。因此它属于软电离技术，适用于混合物中生物大分子的测定，这种检测手段逐渐为毒理学等领域提供了一种强有力的分析测试手段，并发挥着越来越重要的作用。

2）MALDI-TOF-MS技术筛选血清蛋白标志：血清所含有的蛋白质除了血液执行常规功能固有的蛋白质外，还有与人体各组织、器官相关联的蛋白质。因此目前血清作为研究疾病生物标志的一个重要来源已被众多学者重视，成为研究热点。MALDI-TOF-MS分析法操作简便、敏感度高，可以与蛋白质组学的各种蛋白质分离技术包括双向凝胶电泳、荧光差异双向凝胶电泳、液相色谱、表面增强亲和捕获以及标记技术等联用，而且现有数据库的多肽m/z数据较全面，因此成为许多实验室首选的蛋白质谱鉴定方法。这种联用技术在毒理蛋白质表达谱的建立和解析中的应用，有助于发现和确认组织、血清中潜在的生物标志，成为毒理学领域中重要的研究手段。

（2）液相色谱 - 电喷雾 - 质谱法：液相色谱 - 电喷雾电离 - 质谱法（liquid chromatography electro-spray ionization mass spectrometry，LC-ESI-MS）分析原理与 MALDI-TOF-MS 一样，也是利用软电离方式电离样品组分。经液相色谱分离的蛋白质或多肽组分被输送到电喷雾室中的喷雾头上，形成表面带电的液滴，当液滴密度达到极限的时候，静电互斥作用会使液滴"爆炸"形成更小、更稳定的带电单元，即样品离子。将电压控制在一定范围时，样品离子很少会碎裂，因此对于小分子的样品，ESI-MS 可用来分析样品的组成成分。但对于大分子的蛋白质来说，由于会形成非常复杂的多电荷峰，因此对混合物的分析十分困难。所以，一般 ESI 样品只限于较纯的大分子化合物。通常它与高效液相色谱法（high performance liquid chromatography，HPLC）分离方法相连接，扩大了质谱在生物领域的应用。

2. 蛋白质组定量研究方法　目前在毒理蛋白质组学的研究技术中，对不同样品中蛋白表达定量分析的需求日益突出，定量蛋白质组学技术逐渐成为毒理学研究中分子靶标筛选的主要技术之一。在毒理蛋白质组学研究的过程中，合适的检测技术对蛋白定量至关重要。随着对蛋白质组学研究的不断深入，传统的检测技术已不能满足复杂庞大的蛋白质组学的研究，而理想的检测方法须具备：良好的通用性、高灵敏度、良好的线性范围、与现代的蛋白质组学分析技术相兼容、高通量。为了满足上述要求，近年来，对一些传统的方法进行了优化改良，或有新的检测技术相继问世并应用到蛋白质组学研究之中。蛋白质组差异定量检测方法大致有 3 类：基于凝胶的、基于质谱的标记和非标记定量方法。这些方法各有其优缺点，各实验室技术侧重点不同，所以这些方法都在使用，下面对这些技术方法进行详细阐述。

（1）传统的检测技术：经典的蛋白质染色法是考马斯亮蓝染色法，其灵敏度低，检测极限只能达到 100ng，使其仅限于研究丰度高的看家蛋白。但由于成本低，操作步骤简单，重复性较好，并且与胶内酶解及质谱鉴定兼容性好，所以仍然

是最常用的染色方法。银染的灵敏度为 1ng，虽然灵敏度提高了，但缺点较多。例如银染步骤多，对操作能力要求高，否则重复性较差；银染定量的动力学范围小，高丰度蛋白质容易达到饱和，说明其定量不够准确。放射自显影的灵敏度比银染更高，但存在曝光时间长，如果不用磷光图谱技术分析则动态范围有限，且存在对操作者危害大等缺点。荧光染料的灵敏度与银染相当，如 SYPRO Ruby 的检测极限也能达到 1ng，但线性动态范围比银染好，而且荧光基团结合在蛋白质周围的 SDS 上，使不同蛋白质之间染色的差异很小，染料对质谱检测的干扰也很小，主要缺点是需配备昂贵的仪器。传统上用同一荧光染料对样品进行染色，然后用质谱或相关数据库做定性或定量分析。

（2）同位素亲和标签技术：Gygi 等于 1999 年利用稳定同位素稀释原理发明了同位素亲和标签（isotope-coded affinity tags，ICAT）技术，采用同位素标记多肽或蛋白质。这种新方法的建立为定量蛋白质组学的发展提供了一个广阔的空间。ICAT 试剂由三部分组成。试剂与蛋白质反应的基团：这个基团特异结合肽链中半胱氨酸残基的巯基；中间的连接子：可以结合稳定的同位素；亲和标签 - 生物素（biotin）：可以和卵白素结合，选择分离 ICAT 标记的多肽。试剂分为两种形式：分别为"重"（连接子含有 8 个氘原子）和"轻"（连接子含有 8 个氢原子），由 8 个氘原子与 8 个氢原子分别标记的 ICAT 质量相差 8D。

ICAT 技术的具体流程见图 11-1（见文末彩图），一对肽段峰分子质量正好相差 8D 或 4D（肽段带两个电荷）。根据离子强度，可以推断出两种样品中同一蛋白在表达量上的差异，并鉴定相对应的蛋白质。因为 ICAT 技术建立在色谱分离的基础上，任何促进蛋白质溶解的试剂均可使用，能够直接测量和鉴定低丰度蛋白质。当然 ICAT 技术也存在不足，ICAT 的分子质量约为 500D，这对肽段来说是一个很大的修饰物，会增加分析的复杂性，无法分析不含半胱氨酸的蛋白质。

（3）荧光差异双向凝胶电泳：1997 年，Unltz 等提出了荧光差异双向凝胶电泳（fluorescence two-dimensional differential in gel electrophoresis，2D-DIGE）的概念。近年来，2D-DIGE 技术的应

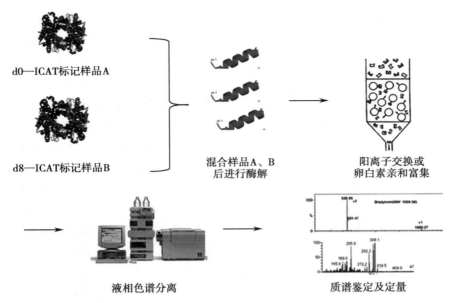

图 11-1 ICAT 技术定量分析不同表达量蛋白质的操作流程

用加快了定量蛋白质组学的发展。2D-DIGE 是对传统双向电泳技术的优化，在 2-DE 的基础上加入了荧光染料标记这一突破性的步骤，并在同一块胶上分离出 3 个由不同荧光染料标记的样品。用于标记的荧光基团的激发波长不同，但化学结构相似，分子质量及电荷基本相同，均与蛋白质的赖氨酸残基共价结合，这就保证了不同样品中的同一蛋白在进行双向电泳时迁移到相同位置。2D-DIGE 还引入了内标的概念，即在进行多组实验时将所有样品等量混合后用一种荧光染料标记（通常是 Cy2），结果分析时通过样品与内标的对比来消除不同凝胶之间的技术误差。差异凝胶电泳（DIGE）操作流程见图 11-2（见文末彩图）。DIGE 可在同一次检测中分析单一胶上的相互覆盖的信息得到蛋白质的信息，可以在一块胶上在相同的电泳条件下分离 2 个或 3 个样品，大大减少了一个实验需要胶的总数。

（4）同位素标记相对和绝对定量技术：同位素标记相对和绝对定量（isobaric tags for relative and absolute quantitation，iTRAQ）技术是近年来

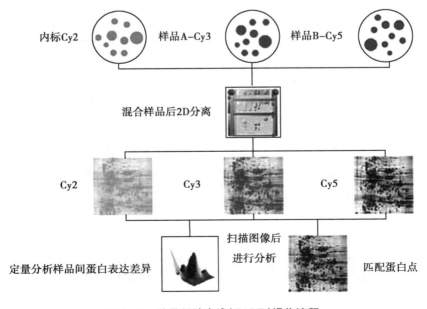

图 11-2 差异凝胶电泳（DIGE）操作流程

开发的一种新的蛋白质组定量研究技术。其利用一种多肽体外标记技术，采用 4 种或 8 种同位素编码的标签，通过特异性标记多肽的氨基基团，可对多达 4 种或 8 种不同样品同时进行定量分析（图 11-3，见文末彩图），也可结合标记已知标准蛋白对样品中蛋白质进行绝对定量研究，为蛋白质组学的研究提供了一种有力的定量研究平台。iTRAQ 试剂作为一种新颖且使用方便的蛋白质组定量工具，已在疾病标志物的寻找和不同时段或者不同状态的多样品定量分析等蛋白质组学研究领域得到了很好的应用，已成为定量蛋白质组学研究的支撑技术之一。

（5）串联质量标签技术：与 iTRAQ 技术相似，串联质量标签（tandem mass tags，TMT）技术也是通过串联质谱对多达 10 种不同样品中的蛋白同时进行鉴定和定量的有力手段（图 11-4，见文末彩图）。这些标签具有相同结构的小分子，能够共价地结合在蛋白和多肽的赖氨酸残基的游离氨基末端，因此能够标记样品中的多种多肽。在 MS/MS 分析中，每个 TMT 标签都能够产生一个独特的离子图谱，因此可以利用该标签进行定量。在第一次 MS 分析中，标记的多肽是无法彼此区分出来的；然而，在串联 MS 模式下，多肽会被分离并片段化，每个标签都会产生一个独特的报告离子。通过比较 MS/MS 图谱中的六个报告离子的强度就可以对蛋白进行定量分析。

（6）细胞培养稳定同位素标记氨基酸技术：2002 年丹麦 Mann 实验室的 Ong 等对氨基酸质量标签（amino acid coded-mass tagging，AACT）技术作了进一步改进，建立了细胞培养稳定同位素标记氨基酸（stable isotope labeling with amino acids in cell culture，SILAC）技术并首次应用于定量蛋白质组学研究，为全面、系统地定性和定量分析复杂哺乳动物细胞蛋白质组提供了有效的方法。SILAC 的基本原理是利用稳定同位素标记的必需氨基酸取代细胞培养基中相应氨基酸，细胞经 5～6 个倍增周期后，稳定同位素标记的氨基酸完全掺入到细胞新合成的蛋白质中替代了原有的氨基酸。不同标记细胞的裂解蛋白按细胞数或蛋白量等比例混合，经分离、纯化后进行质谱鉴定（图 11-5）。

SILAC 是体内标记技术，稳定同位素标记对

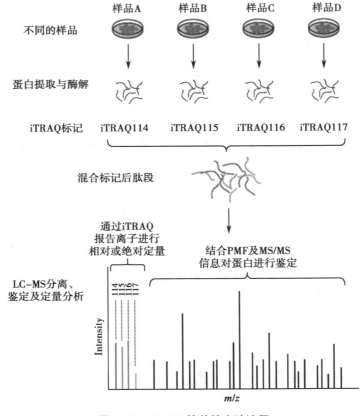

图 11-3 iTRAQ 简单的实验流程

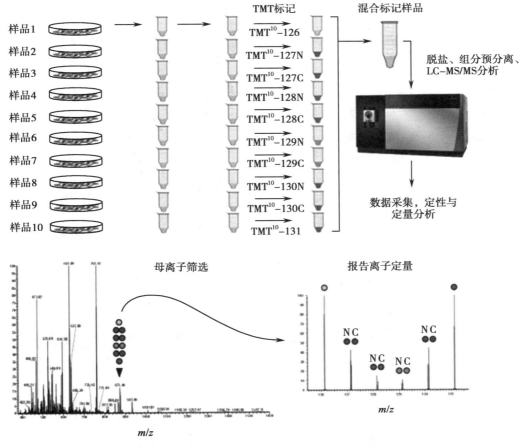

图 11-4　基于 TMT 标记的定量蛋白质组学技术实验流程

氨基酸化学性质几乎没有影响，对细胞无毒性，因而它所标记的细胞和未标记细胞在生物学行为上几乎没有差异，标记效率可高达 100%；与化学标记相比，它的蛋白需要量明显减少。另外，SILAC 采用活体标记，更接近样品的真实状态。然而，SILAC 只适用于活体培养的细胞，对于生物医学研究中常用的组织样品、体液样品等无法分析。同时，由于成本太高，SILAC 对动物模型的标记还未被广泛使用。

（7）多重稳定同位素二甲基标记技术：多重稳定同位素二甲基标记（multiplex stable isotope dimethylation labeling）技术不同于通常意义的 SILAC 技术，它不需要漫长的细胞培养阶段，不需要利用含同位素原子的氨基酸逐步替换细胞中的天然氨基酸。它不仅能应用于体外培养的细胞，同样也能应用于动物组织甚至人体样品。它通过蛋白质或多肽的 N- 端赖氨酸 ε 基团还原氨基化反应，可以产生携带不同同位素的二甲基加合反应，由此对不同样品中的蛋白质或多肽标记进行区分（图 11-6，见文末彩图）。二甲基标记反应成本低廉、反应迅速，可以大规模地标记样品，不像人工合成化合物（iTRAQ、TMT 等）成本高、反应量小只能用于标记微量样品。而在下游的质谱分析中，结果的精确度及特异性均不亚于 iTRAQ、TMT 及 SILAC 等标记技术。

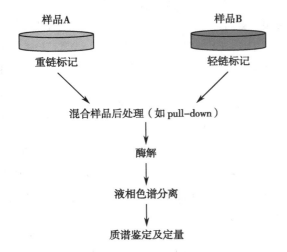

图 11-5　细胞培养稳定同位素标记氨基酸技术操作流程

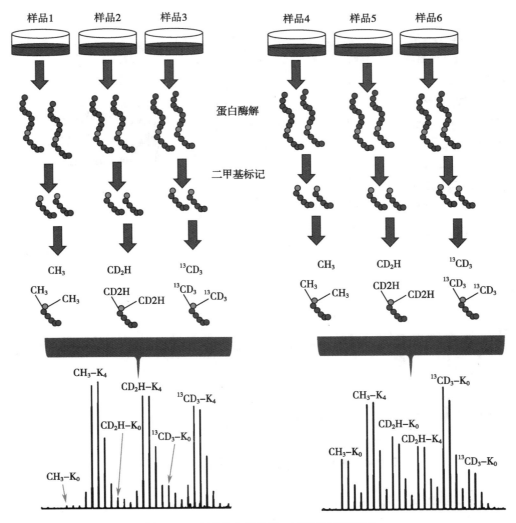

图 11-6 多重稳定同位素二甲基标记流程图

（8）多重反应监测技术：质谱多重反应监测（multiple reaction monitoring，MRM）技术作为一种质谱检测的分析方法，具有特异性强、灵敏度高、准确度高、重现性好、线性动态范围宽和自动化高通量的突出优点。MRM 技术是一种基于已知或假定的母离子子离子对信息，有针对性地选择数据进行质谱信号采集，对符合规则的离子对进行信号记录，去除不符合规则离子信号的干扰，通过对数据进行统计分析从而获取质谱定量信息的质谱技术。对于 MRM 技术而言，关键在于首先要能够检测到同位素峰分离特异的母离子，然后只将选定的特异性母离子进行解离（包括诱导碰撞、源后衰变等），最后去除其他子离子的干扰，只对选定的三个以上丰度最高的子离子进行质谱信号的采集。

（9）非标记蛋白质相对定量技术：非标记定量（label-free quantification）通过质谱技术对蛋白质肽段进行定量分析，无需昂贵的同位素标签做报告离子，只需分析大规模鉴定蛋白（shot gun）时所产生的质谱数据，比较不同样品相应肽段的强度，从而对肽段对应的蛋白质进行相对定量。

（10）SWATH 质谱采集技术：SWATH 是 2012 年出现的一种全新的质谱采集技术。与传统的 shot-gun 技术相比，SWATH 采集模式能够将扫描区间内所有的肽段母离子经过超高速扫描并进行二级碎裂，从而获得完整的肽段信息（图 11-7，见文末彩图）。完成一次扫描仅需 3.2 秒，因此，SWATH 技术是一种真正高效率的、全景式的以及高通量的质谱技术，同时也解决了蛋白质全谱分析（shot-gun 法）鉴定较低重复性的缺点。与传统的基于质谱定量方法不同，基于 SWATH 技术的定量方法直接构建二级碎片离子的提取离

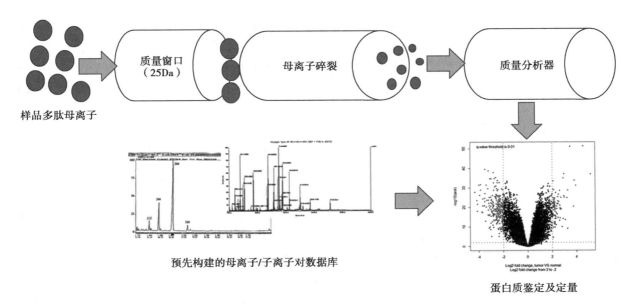

图 11-7 SWATH 技术原理及流程图

子色谱图（extraction ion chromatography，EIC），大大地增加了定量的准确度和可重现性。应用SWATH 采集模式，一次实验即可获得完整的定量与定性结果，无需进行方法优化。它可以采集样品中所有化合物的信息，可以对所有化合物进行追溯、查询和分析。定量方法采用高分辨模式，可以消除干扰，提高选择性，且定量能力可与三重四级杆质谱相媲美。

（11）数据非依赖采集技术：数据非依赖采集（data independent acquisition，DIA）是基于静电场轨道阱的一种全新的、全息式的质谱技术。DIA将质谱整个全扫描范围分为若干个窗口，高速、循环地对每个窗口中的所有离子进行选择、碎裂、检测，从而无遗漏、无差异地获得样本中所有离子的全部碎片信息。与传统蛋白质组学"鸟枪法"（shot-gun）相比，DIA 能最大限度地获得所有肽段的信息，不会造成低丰度蛋白信息的丢失；循环时间固定，扫描点数均匀，定量准确度高；肽段的选择没有随机性，数据可以回溯，对于复杂蛋白样本，特别是低丰度蛋白具有更优异的重现性。与传统质谱定量"金标准"选择反应监测／多反应监测（SRM/MRM）相比，DIA 无需提前指定目标肽段，适用于未知蛋白分析；无需优化方法，获得数据后再基于谱图库实现定性确证和定量离子筛选；通量无上限，适合大规模蛋白定量分析。

（12）表面增强激光解吸电离飞行时间质谱法：表面增强激光解吸电离飞行时间质谱法（surface-enhanced laser desorption/ionization time-of-flight mass spectrometry，SELDI-TOF-MS）是继基因芯片之后的新一代生物芯片技术，它集芯片和质谱法于一体，具有分析速度快、简便易行、样品用量少和高通量等特点。可直接检测尿液、血液、细胞裂解液和各种分泌物等，在应用上具有明显的优势。

3. 蛋白质翻译后修饰分析 细胞的生长、繁殖和各种生命活动的体现都依赖于细胞间动态分子的调节，而蛋白质翻译后修饰是最常见、最重要的一种分子调节方式。

目前已发现的蛋白质翻译后修饰方式多达400 余种，如：磷酸化、泛素化、糖基化、乙酰化、甲基化、氧化等，许多翻译后修饰是可调节和可逆的。毒理学是一个涉及范围较为广泛的复杂学科，在研究方面存在一定的难度并依赖生命科学中基础学科的发展。蛋白质翻译后修饰研究的兴起，使各种针对蛋白质翻译后修饰及其功能的研究技术在近几年不断出现，为毒理学的快速发展提供了前所未有的机遇，展现了令人振奋的前景。然而，我们应该认识到，蛋白质翻译后修饰的研究在毒理学中成熟应用还有相当长的路要走，其本身在检测成本、定量、标准化及准确度等方面也存在不足之处，尚有待于进一步完善。

由于凝胶在分辨率和灵敏度上的限制，而质

谱技术却广泛使用，这使得蛋白质翻译后修饰的研究越来越多地利用质谱技术进行。同时质谱技术的高分辨率和高灵敏度，通常可以得到传统蛋白质翻译后修饰所无法得到的具体修饰位点信息。然而，由于带有修饰基团的多肽含量比没有修饰的多肽要低得多，因此在质谱检测中难以鉴定。富集技术的出现恰好解决了这一蛋白质翻译后修饰研究面临的难题。

（1）磷酸化修饰研究技术：固定金属离子亲和层析（immobilized metal affinity chromatography，IMAC）技术利用 TiO2 或螯合金属离子如 Fe^{3+}、Ga^{3+} 或 Cu^{2+} 等作为蛋白结合的连接桥，依靠生物亲和层析原理特异性识别蛋白。它在液相富集柱中分为三部分：色谱填料 - 交联剂 - 金属螯合剂。色谱填料常用琼脂糖凝胶，与金属螯合剂亚氨基二乙酸或次氮基三乙酸交联成为固定相，用作连接桥的金属离子则被螯合固定到固定相。通过 bottom-up 策略，带有磷酸基团的肽段被 IMAC 柱富集，而不带磷酸基团的肽段被洗脱，从而达到特异性纯化目的。然后通过 ESI-MS 分析得到相关磷酸化位点信息。在毒理学中，机制的研究日趋重要，而且磷酸化修饰是蛋白质最主要也是最常见的翻译后修饰，因此 IMAC 技术结合 LC-ESI-MS 的分析手段已成为毒理蛋白质组学中蛋白质磷酸化修饰研究的主流策略。

（2）泛素化修饰研究技术：近年来，越来越多的蛋白质组学研究集中在对蛋白质的泛素化修饰上，因此对泛素化蛋白/多肽的富集策略便必不可少。主要的泛素化蛋白富集一般有两种策略。一种是对泛素化蛋白的富集，如通过泛素化抗体或分子生物学技术表达 UIM-UBA 融合蛋白并将其固定在固定相上便可以对样品中的泛素化蛋白进行高特异性的有效富集，然后利用 LC-ESI-MS 技术对泛素化修饰的蛋白进行鉴定和相对定量分析。融合蛋白是将泛素识别序列（ubiquitin interacting motifs，UIM）和泛素相关结构域（ubiquitin associated domains，UBA）进行融合表达，这两大类蛋白质功能结构域能对泛素单体及多聚泛素链进行识别和特异性结合。另一种是对泛素化蛋白酶解产物的富集，主要利用针对泛素化修饰特异序列的抗 K-ε-GG 抗体。该抗体识别赖氨酸的 ε 基团连接两个甘氨酸的序列，而这种序列只

存在于蛋白质赖氨酸泛素化修饰后并被胰蛋白酶解之后的多肽中。使用抗 K-ε-GG 抗体，可以有效避免游离泛素对实验带来的干扰，且在质谱检测之后的蛋白质检索中仅需增加分子质量为 114.043 的赖氨酸可变修饰，操作简单。利用该方法对泛素化修饰蛋白进行富集可以减少游离泛素的影响，大大地增加泛素化修饰多肽在质谱中的信号响应程度，提高鉴定成功率。

（3）糖基化修饰研究技术：糖基化是蛋白质翻译后修饰最普遍的形式之一。蛋白质糖基化的类型可以根据与糖蛋白连接方式的不同，分为 N- 连接糖（N-linked glycosylation）、O- 连接糖（O-linked glycosylation）、糖基磷脂酰肌醇锚（glycosylphosphatidylinositol anchor，GPI anchor）、蛋白聚糖以及 O- 连接的 N- 乙酰葡萄糖胺（O-Glc-NAc）。全面分析蛋白质糖链结构包括以下几个方面：①糖链的解离：主要是通过化学法 [如：肼解、三氟甲磺酸（trifluoromethanesulfonic acid，TFMS）法切除、β- 消除、三氟乙酸（tallow fatty acid，TFA）法切除、高碘酸法切除] 或酶法（如：肽 N- 糖苷酶）将糖链从糖蛋白中切割下来；②糖链的分离纯化与富集：糖链具有高度的微不均一性和连接复杂性，需要根据所分析目标物的特点选择有效的分离和富集方法。肼化学富集、硼酸富集、亲水色谱富集、分子排阻色谱及分子质量截留富集是目前常用的分离和富集方法；③糖链结构的解析：目前常用色谱法、毛细管电泳、磁共振、蒸发光散射、质谱法等进行结构分析，但由于富集的糖链存在自身缺陷，不能直接用于色谱、质谱或电泳分离检测，多采用衍生化处理。目前常见衍生化方法包括：特征基团的衍生化（如：羟基、氨基、羧基）；还原端的衍生化；还原端带上伯胺基；与吡唑啉酮试剂的碱性缩合反应等。目前糖基化的分析多基于联合化学衍生化与生物质谱技术，并重点寻找操作简便的衍生反应和选择性好的衍生试剂。

（4）其他修饰研究技术：对于蛋白质甲基化修饰、乙酰化修饰以及 SUMO 化修饰的鉴定与定量，常用的方法是利用相应抗体及免疫沉淀法对目标蛋白进行特异性地结合与筛选，从而减少非特异蛋白的干扰，大大提高修饰多肽在质谱鉴定中的准确度。

（三）功能蛋白质组学研究方法

20 世纪生物化学和分子生物学技术的蓬勃发展，如氨基酸序列测定、质谱法、X 射线晶体衍射技术、电子显微镜技术等，使人们认识到蛋白质是一类结构和功能高度多样，能对环境各种刺激做出响应的复杂而神奇的"网络生物大分子"。

在不同毒物刺激或环境因素影响下，筛选出某些蛋白后，必须回答它们在生物体内实现何种生物学功能，是什么样的结构基础使它们能够发挥这些特定的功能，还有它们有着怎样的分子调控机制等问题。传统的蛋白质功能研究习惯于将待研究的蛋白质进行提取分离和纯化，进而分析其化学结构和生物学活性，但很多情况下，这样做有太多的困难，而且往往还无法揭示某种蛋白质在生物体内的功能，因为蛋白质的功能常常是通过与其他生物分子间相互作用而实现的，极少单独发挥作用的。近年来，蛋白质功能研究技术已经得到迅速发展，如蛋白质相互作用研究中的酵母双杂交、串联亲和纯化、荧光共振能量转移、免疫共沉淀及基于质谱的蛋白质相互作用分析等技术，蛋白质亚细胞定位研究中的融合报告基因定位和免疫电镜定位技术，以及基因干扰和过表达技术、蛋白质芯片等，均在毒理学研究领域被广泛应用。

（刘建军　杨细飞）

第四节　毒理代谢组学

代谢组学是继基因组学、转录组学和蛋白质组学之后迅速发展起来的一个新的研究领域，主要研究生物体内源性代谢物整体以及变化规律，指示生物体生理病理状态，揭示各代谢网络间的关联性，从而帮助人们更系统的认识生物体。由于代谢物能更多地反映细胞所处的环境，尤其与疾病、药物和环境污染物的作用以及其他外界因素的影响密切相关，因此近年来在疾病诊断、药物研发、毒理学、环境学、植物与微生物学等领域展示了广阔的应用前景。

一、代谢组学研究内容

（一）代谢组学的概念

代谢组学是系统生物学（systems biology）的重要分支。代谢组学在代谢物的整体水平上了解生物系统和功能，实现了科研理论从"还原论"到"整体论"的转变，是基因组学、转录组学、蛋白质组学等学科发展的必然要求。

生物体内存在大量的代谢物，体内许多生命活动都是发生在代谢物层面的，例如细胞信号释放、能量传递、细胞间通信等，这些过程都受代谢物的调控。代谢物更多地反映了细胞所处环境，这与细胞的营养状态、药物和环境污染物的作用以及其他外界因素的影响密切相关。当生物体受到体内或体外的任何刺激时，代谢物的改变往往是最早发生也是最直观的。对代谢物的研究发现，生物体内代谢物的种类和数量与物种有关，其中植物的代谢物种类最多，约 200 000 种，动物体内大概有 2 500 种代谢物，而结构较为简单的微生物代谢物种类约有 1 500 种。

John C. Lindon 等将代谢组学定义为：通过定量检测生命体系（细胞、组织或生物体）受到生理病理刺激，或因基因改变而发生的动态、多参数代谢物应答，从而对整个生物体系进行认识研究的一门科学。Oliver Fiehn 等最早提出的代谢组的概念是指"生物体内形成的整套低分子量化合物的总称"。严格来讲，代谢组应该是指某一生物或细胞所有的代谢产物（metabolite）。在实际的科学研究中，人们倾向于把代谢组局限于某一生物或细胞中所有的低分子量代谢产物。现阶段的通常观点认为，代谢组（metabolome）是指一个细胞、组织或器官中所有代谢物的集合，是基因组的下游产物，主要指一系列参与生物体新陈代谢、维持生物体生长发育的相对分子量小于 1 000Da 的内源性小分子（肽、糖类、脂类、核酸以及异源物质的催化产物等）。代谢组包括与细胞相关的一系列代谢物、非基因编码物质、中间产物和代谢路径中的各种产物。

基于大量研究基础，本节提出代谢组学（metabolomics）的定义即通过定性或定量分析特定生理或病理状态下的生命体系（细胞、组织或生物体）中所有低分子量代谢组分，来研究其代谢特征及变化规律的一门学科。

代谢组学的研究对象是参与生物体代谢过程的小分子，探索它们能提供的大量有关生命系统功能和状态信息。代谢组学通过高通量的分析技术和系统化的数据处理策略，实现基于特征性代谢指标（群）的信息建模和多组学的系统整合。代谢组学主要有以下几项特点：①重点关注内源化合物；②对生物体系的小分子化合物进行定量定性的特征研究；③上述化合物的上调和下调指示了与疾病、毒性、基因修饰或环境因子的影响；④上述内源性化合物的信息可以被用于疾病的诊断和药物筛选。

目前，代谢组学已经被应用于毒理学、植物学、药理学、遗传学、营养学等领域。从毒理学角度，英国毒物代谢组学联盟 COMET（Consortium for Metabonomic Toxicology）提出，代谢组学是生物体在病理生理刺激和遗传因素改变的条件下，在不同时间、多方位定量检测其代谢变化。代谢组学应用于毒理学领域，又称毒理代谢组学（toxicological metabonomics），关注的重点问题是因外来化学物侵入而导致的机体受损（作用靶器官、损伤程度）和由此产生的病理生理状态改变以及生化机制。

（二）代谢组学的研究内容

1. 代谢指纹图谱分析　代谢组学研究利用适当的技术方法（磁共振、色谱 - 质谱法等）对体液或组织提取液（尿液、血液、组织、细胞和培养液）中小分子的代谢产物（通常低于 1 000Da）进行检测，并应用生物统计学方法（如主成分分析、层次聚类分析及偏最小二乘法判别分析等）对得到的代谢指纹图谱进行分析，研究某处理因素（如毒物、药物作用）所引起的代谢产物的特异变化。在此基础上，结合相关生物信息分析和对比代谢组学数据库，逆向探索该生物标志的代谢途径，进而明确机体在某处理因素下或病理生理扰动下发生的最关键的代谢改变。

2. 内源性代谢物变化特征分析　毒理代谢组学基本原理是外源化学物作用于细胞或组织，其毒性可破坏正常细胞的结构功能，改变细胞代谢途径中内源性代谢物的稳态，从而通过直接或间接效应改变流经靶组织的血浆成分。这种改变可以通过血液循环进一步传递到机体其他体液成分中。因此，体液组成的变化可以反映外源化学物毒性作用引起机体生物代谢的变化。用代谢组学方法揭示生物体整体的代谢动力学变化很容易与传统手段的测定结果相联系，更容易发现外源

化学物作用的生物化学物质基础和作用机制。代谢组学通过分析与毒性作用靶位及作用机制密切相关的生物体液中内源性代谢产物浓度的特征性变化，可以确定毒性靶组织、毒作用过程以及生物标志，进行毒性作用机制研究或评价化合物毒性。值得一提的是，代谢组学技术可以无伤害性地动态检测机体生物液体中代谢产物谱的变化，动态评价毒效应，其分析技术较常规方法更加快速简便。

3. 代谢标志功能分析　代谢组学在寻找外源化学物生物标志方面具有巨大的潜力。代谢组学发展初期，其研究重点主要集中在寻找肾脏、肝脏毒性生物标志上，关注肾脏、肝脏毒物对机体产生的全身性反应。利用代谢组学技术对低分子量代谢产物进行分析，通过对比分析代谢图谱的改变，找到可以反映或代表机体代谢改变的生物标志，再反向探索其代谢途径，研究外源化学物毒性作用机制。这种研究方法一方面可以通过观测生物标志的变化来监控机体的毒性损害进程，另一方面可以通过对代谢途径的探索来研究外源化学物发挥毒性作用的代谢机制。因而利用代谢组学研究外源化学物的毒性对机体健康影响机制，寻找敏感的生物标志已成为一种趋势。

（三）代谢组学研究的意义

生物体通常以复杂且多变的方式产生刺激应答从而引起疾病或损伤。代谢组学通过测定不同生物体中代谢产物水平变化并建立数学模型，从更加整体化的"系统"观点理解复杂的生物体，为食品安全、药物和疾病效应的研究提供了新视角。代谢组学研究可以通过定量分析一个生物系统内所有代谢物的含量，以指示细胞、组织或器官的生化状态，阐释新基因或未知功能基因的功能，解释生物体内各代谢网络间的关联性，帮助人们更完整地认识生物体。

生物体是一个复杂系统，只有通过把孤立的基因、蛋白质等不同水平上观察到的各种相互作用、各种代谢途径、调控通路的改变整合起来才能全面、系统地阐明复杂的毒效应。研究生物体接触外源化学物的大多数毒理学相关效应都可通过对其基因表达水平、蛋白质和代谢产物的浓度同时进行测定，从而揭示由基因组序列和调控的改变到毒性表现的过程和机制。因此，将代谢组

学技术与基因组学、蛋白质组学数据结合，利用生物信息学和计算毒理学进行数据分析、探索和挖掘，可以对外源化学物的损伤机制进行深入研究，从而建立新型的危险度评价模型和损伤预测模型。目前，代谢组学技术可以从一个生物样品中检测出数千种低分子量的化合物。运用代谢组学技术大规模评价基因表达状况的兴趣将会大大地增长。如何把代谢组学和转录组学、蛋白质组学、遗传学、酶学、代谢途径和表现型分析的数据整合在一起解释生物学功能将是未来代谢毒理学研究的最大挑战。

二、代谢组学在毒理学中的应用

（一）基于代谢组学的毒性作用机制研究

代谢组学技术应用于毒作用机制研究的基本原理就是外源化学物发挥毒性作用使正常细胞的结构功能发生紊乱，导致代谢途径中内源性代谢物的稳态发生改变，从而可以直接或间接使细胞体液成分改变。不同的毒作用效应使生物体液中代谢产物在浓度和组成上各自发生特征性的改变，通过分析与毒性作用靶标和作用机制密切相关的生物体中内源性代谢产物浓度的特征性变化，可以确定毒性靶组织、毒性作用过程，进行毒作用机制研究或评价化学物毒性。

1. 器官代谢组学研究 代谢组学可以通过分析内源性代谢物的变化对损伤靶器官进行识别。如廖沛球等研究了稀土化合物硝酸钕 Nd$(NO_3)_3$ 在大鼠体内的急性生物效应，利用模式识别方法对给药 Nd$(NO_3)_3$ 组和对照组大鼠肝组织 ^{1}H-MRS 谱图数据进行了分析，识别了大鼠肝脏中与氨基酸分解代谢有关的多种代谢产物参与硝酸钕诱导的肝损伤。赵剑宇等运用代谢组学方法研究了纳米二氧化钛（TiO_2）对大鼠的毒性作用，结果显示纳米 TiO_2 可致大鼠血浆尿素氮（blood urine nitrogen，BUN）和肌酐（creatinine，CREA）水平明显升高，提示肾小球滤过功能紊乱。Bu 等研究了甲基苯丙胺（即冰毒）对大鼠大脑的代谢影响。在给药 1 周后，大鼠海马、伏隔核及前额叶皮质的神经递质（谷氨酸、谷氨酰胺和 γ- 氨基丁酸）显著下降，而 γ- 氨基丁酸的代谢产物琥珀半醛则在海马中显著上升，证实甲基苯丙胺能导致神经递质紊乱，海马、伏隔核及前额叶皮层神

经胶质过多。BOHUS 等采用基于 MRS 的代谢组学技术对 L- 精氨酸导致的外分泌性胰腺毒性的研究表明，L- 精氨酸作用 48 小时后大鼠体内苯乙酰甘氨酸（phenylaceturic acid，PAG）、葡糖醛酸 4- 甲酚和 4- 甲酚 - 硫酸酯等肠道微生物代谢产物的排泄量显著提高，代谢物的变化趋势与大鼠胰腺腺泡变性坏死程度相一致，提示肠道菌群代谢产物可能有助于预测胰腺损伤的程度。

2. 细胞代谢组学研究 细胞代谢组学是一个新兴发展的领域，它可通过对细胞内调控的最终产物——内源性小分子的研究揭示活细胞中不同信号通路之间的联系，并可反映和评价健康和病理机体之间的生化差异。而糖类、脂质、蛋白质和核酸等生物大分子构成细胞代谢的基础，对细胞活动起着根本性的影响。代谢组学在这些代谢特征的分析方面开展了大量的应用研究。

廖艳等利用基于 MRS 的代谢组学技术，对异烟肼所致毒性进行了研究，结果显示：与正常对照组比较，给药组尿样 ^{1}H-MRS 中葡萄糖和牛磺酸显著增加，2- 酮戊二酸和柠檬酸显著降低，表明异烟肼可能与线粒体功能受损、三羧酸循环中能量代谢异常及葡萄糖代谢紊乱有关。Xin 等利用代谢组学方法研究了经四氯化碳（CCl_4）处理后大鼠肝组织和血液的代谢物变化，结果发现在鼠肝组织和血液中的脂肪酸和苹果酸显著升高，提示 CCl_4 可诱导脂肪酸代谢异常。Xie 等利用基于 UPLC-QTOF/MS 的代谢组学方法，并结合血液生化分析和病理学特征，发现低浓度三聚氰胺即可影响色氨酸、多胺和酪胺的代谢，导致氨基酸代谢紊乱。Bundy 等采用基于 MRS 的代谢组学技术研究发现 2- 氟 -4- 甲基苯胺可导致蚯蚓黄嘌呤核苷酸的增加，表明 2- 氟 -4- 甲基苯胺可诱导核苷酸代谢异常。

（二）基于代谢组学的生物标志研究

目前已有大量研究利用代谢组学技术开展了相关生物标志的识别与应用探索。通过动物体内、体外试验和人群流行病学研究毒物各种体液和组织液中代谢物谱，并结合传统毒理学识别毒物的代谢特征，发现特异的生物标志，为评价和预测外源化学物对人体健康状况影响提供有力工具。

1. 暴露生物标志 应用代谢组学技术可全

面识别外源化学物的体内代谢产物,筛选暴露标志。有研究者通过采用高效液相色谱 - 质谱法检测了邻苯二甲酸酯类(phthalic acid ester, PAE)暴露人群的尿液样品,共筛选出 14 种 PAE 代谢产物,其中葡糖苷酸结合物可作为邻苯二甲酸酯的内暴露标志。此外,邻苯二甲酸单丁酯和邻苯二甲酸单异丁酯浓度最高,可作为与 PAE 毒效应相关的有效活性生物标志。Chiou 等用高效液相色谱 - 氢化物发生 - 原子吸收光谱(high performance liquid chromatography-hydride generation-atomic absorption spectrometry, HPLC-HG-AAS)分析了中国台湾 115 名饮用高砷水居民的尿样,结果表明无机砷的代谢产物为亚砷酸盐、砷酸盐、一甲基胂酸和二甲基胂酸,其含量与饮水中的砷密切相关,可指示体内无机砷的暴露水平。另有研究通过采用气相色谱法测定空气中苯及同系物的外暴露水平,应用反相液相色谱 - 紫外检测法和高效液相色谱 - 离子阱质谱法识别了尿中的反式 - 反式黏糠酸(t, t-MA)和苯巯基尿酸(S-phenylmer-capturic acid, S-PMA),发现苯暴露水平与暴露人群尿中 t, t-MA、S-PMA 都有明显的剂量 - 效应关系,提出 t, t-MA、S-PMA 是反映苯及同系物暴露水平比较敏感的生物标志。

2. 效应生物标志 随着代谢组学技术平台和数据分析策略的不断改进,应用代谢生物标志对毒物作用的靶器官及毒效应分类越来越精确。由于代谢谱是一个系统或表型最快速敏感的测量指标,这使代谢组学分析成为评估疾病状态实时生化改变的一个非常有用的工具。不同物种在不同毒性、疾病状态或生理变化下的一些候选代谢效应生物标志见表 11-2。

3. 代谢组学与肿瘤生物标志研究 恶性肿瘤是一种多因素参与、造成机体各系统功能平衡紊乱的复杂疾病,肿瘤发生、发展的病理变化往往造成机体基础代谢产生相应改变,进而引起小分子代谢物种类或浓度发生相应的变化,最终造成与正常个体之间代谢谱的差异。应用代谢组学可以定量分析机体的动态代谢途径,寻找具有特异性诊断价值的肿瘤生物标志。其在肿瘤诊断方面具有独特优势:其一,只需采集机体体液,易于临床取材和获得动态观察结果;其二,癌细胞的产生与肿瘤宿主微环境中的氨基酸、肽类、脂肪酸、小分子代谢物及细胞分裂产物等密切相关;代谢组学反映的是基因功能活动的终点和生物体的生物化学表型的变化,同时也直接与最终效应相联系。对体液进行代谢物组成的检测和分析,发现恶性肿瘤发生和发展过程中变化异常的代谢组学生物标志,有助于恶性肿瘤的早期诊断。

最近的研究显示,在各种恶性肿瘤的样本(如培养的细胞、组织标本及活体肿瘤)中,代谢物的轮廓与肿瘤的分型、分化、代谢活性和细胞死亡均有较强的联系,说明代谢组学较适于恶性肿瘤的诊断、预后及其疗效的评价。代谢组学生物标志的选择需要综合考虑不同组织、细胞、检测样本本底状态以及肿瘤异质性等各种复杂因素。随着代谢组学方法的不断更新,越来越多的肿瘤相关代谢物被鉴定,目前代谢组学生物标志主要集中在对消化系统、生殖系统、泌尿系统、呼吸系统方面的研究,相关研究识别的代谢组学肿瘤生物标志见表 11-3。

(三)基于代谢组学的药物毒性评价

药物毒理学评价主要研究内容包括确定药物的安全剂量范围和识别药物的毒性表现及毒性作用部位。作为药物毒性评价手段,代谢组学有其独特的优势:检测基于高灵敏、无偏性的 MR、GC-MS、LC-MS 等技术平台,对整体代谢物轮廓进行模式识别和建模,可以更快、更准确地发现药物的毒性规律;代谢组学的应用符合毒理学实验中 3R 原则,实验样品多为外周性生物样品,样品容易获得,对动物的创伤性小;样品可以连续获取,可以实现同一个体毒性发生、发展、恢复过程的监测;样品处理相对较简单便捷,除 GC/MS 需要进行衍生反应,多数分析手段可以使用原始或浓缩样品直接检测;代谢组学技术可以实现对药物中间代谢物和生物标志的监测,从而更好地了解毒作用靶器官及毒作用特征,发现药物的潜在毒性。

1. 代谢组学在药物肝毒性中的应用 代谢组学通过比对药物作用前后血浆、尿液、肝组织提取液等生物样品代谢图谱,结合特定数据处理技术构建器官特异的代谢物集合,筛选毒物器官毒性的代谢分子标记,在识别药物肝毒性的毒作用机制方面具有显著优势,为药物的肝毒性评价提供更加翔实的信息。有学者应用代谢组学技

表 11-2 不同疾病 / 毒性 / 生理状态下代谢物来源的生物标志

生物标志	分析平台	疾病 / 毒性 / 生理变化	物种
焦谷氨酸	磁共振氢谱（^{1}H-MRS）	溴苯毒性	大鼠
乙酰半胱氨酸	磁共振波谱（MRS）、液相色谱 - 质谱法（LC-MS）	法呢基途径抑制	大鼠
胆汁酸谱	超高效液相色谱 - 质谱法（UPLC-MS）	肝毒性机制	大鼠
古洛糖酸甲酯、抗坏血酸	磁共振氢谱（^{1}H-MRS）	Cyp 介导	大鼠
1 和 3 甲基组氨酸	磁共振波谱（MRS）、气相色谱 - 质谱法（GC-MS）	肌肉毒性	大鼠
半乳糖甘油	超高效液相色谱 - 质谱法（UPLC-MS）	3- 氯 -1，2- 丙二醇暴露	大鼠
视晶酸	毛细管电泳电离飞行时间质谱法（CE-TOF-MS）	氧化应激（GSH 耗竭）	小鼠
吲哚 -3- 乳酸	超高效液相色谱 - 电喷射电离 - 四级飞行时间质谱法（UPLC-ESI-QTOF-MS）	酒精性肝病	ppar$^{-/-}$ 小鼠
脂肪酸谱	气相色谱 - 质谱法（GC-MS）	2 型糖尿病	人
丙肉碱	高效液相色谱 - 电喷射电离 - 飞行时间质谱法（HPLC-ESI-TOF-MS）	甲基丙二酸和丙酸血症	人
溶血磷脂酰胆碱（16：0，18：0，18：1，18：2）	超高效液相色谱 - 质谱法（UPLC-MS）	二甲双胍活性	人
肌氨酸	超高效液相色谱 - 质谱法（UPLC-MS）	前列腺癌	人
α- 羟基丁酸	超高效液相色谱 - 质谱法（UPLC-MS）	胰岛素耐受	人
中链酰基肉碱	毛细管反相液相色谱 - 电喷射电离 - 飞行时间质谱法（UPLC-QTOF-MS）	适度运动	人
支链氨基酸、组氨酸比例	电喷雾电离串联质谱法	膝盖骨关节炎	人
酪氨酸、肌苷、2- 酮戊二酸、柠檬酸、马尿酸	磁共振氢谱（^{1}H-MRS）	黄曲霉毒素 B$_1$ 所致肝毒性	大鼠
胆汁酸	超高效液相色谱 - 质谱法（UPLC-MS）	四氯化碳诱导肝衰竭	大鼠
肌酐	超高效液相色谱 - 质谱法（UPLC-MS）、磁共振波谱（MRS）	顺铂诱导的急性肾衰竭	小鼠
己酰基肉碱、2- 羟基戊二酸	超高效液相色谱 - 质谱法（UPLC-MS）	骨骼肌毒性	大鼠
谷胱甘肽硫转移酶	超高液相色谱 - 四级杆 - 飞行时间质谱（UPLC-Q-TOF-MS）、四级杆 - 静电场轨道阱高分辨质谱法（UHPLC-Q-Exactive-MS）	阿尔茨海默病	人
L- 天冬氨酸、L- 丙氨酸、L- 谷氨酰胺、L- 甘氨酸、苯乙醇胺、α- 氨基丁酸和 β- 羟基丁酸	气相色谱 - 质谱法（GC-MS）	肥胖	大鼠
同型半胱氨酸、半胱氨酸、蛋氨酸和谷氨酸	毛细管电泳 - 串联质谱法（CE-MS/MS）	肌萎缩性侧索硬化	人

术探讨了抗乙肝病毒药物 Bay41-4109 的早期毒理学特征，发现尿液中 2- 羟基丙酮、乳酸以及 D- 葡萄糖水平升高，血清中乳酸、极低密度脂蛋白、低密度脂蛋白、乙酸盐及牛磺酸水平增高，肝组织氯仿、甲醇提取物中甘油三酯信号增强，表明 Bay41-4109 可能通过诱导脂肪酸代谢紊乱和线粒体功能障碍而导致不同程度的肝损害，为了解 Bay41-4109 的药物毒性提供了系统的毒性数据。

2. 代谢组学在药物肾毒性中的应用 肾脏是药物毒性作用的重要靶器官，代谢组学的发展为药物在机体肾毒性评价方面提供了良好的技术平台。有研究使用庆大霉素、顺铂、妥布霉素构建大鼠肾损伤模型，通过 LC/MS 和 GC/MS 的方法分析了给药 1、5、28 天大鼠的尿液和肾脏组织提取液中代谢指纹谱，研究共确认了肾脏组织中 547 种、尿液中 657 种代谢产物，在尿液和肾脏组织中分别筛选出 38 和 37 种代谢产物作为早期肾损伤的候选生物标志。

表 11-3 不同肿瘤中已发现的有意义的代谢组学生物标志

肿瘤类型	样本来源	分析平台	代谢组学生物标志
结肠癌	血清	FTICR MR LC-MS/MS	超长链脂肪酸 446，448，450
		ESI-MS/MS	赖氨酸，丙氨酸，天冬氨酸，甘氨酸，组氨酸，（异）亮氨酸，蛋氨酸，肌氨酸，苏氨酸，酪氨酸，缬氨酸
		GC-MS UPLC-MS	丙酮酸盐，乳酸盐，色氨酸，酪氨酸，尿苷
	尿液	GC-MS	柠檬酸盐，马尿酸盐，对甲酚，2-氨基丁酸，肉豆蔻酯，腐胺，犬尿氨酸
	黏膜	MR GC-MS	31 种生物标志包括氨基酸，来自糖酵解、三羧酸循环、脂质合成的代谢产物
	组织	CE-MS	22 种生物标志包括羟脯氨酸，核苷酸，氨基酸；来自糖酵解、三羧酸循环和磷酸戊糖途径的代谢产物
胰腺癌	血浆	GC-MS LC-MS	N-甲基丙氨酸，赖氨酸，谷氨酰胺，苯丙氨酸，花生四烯酸，牛磺胆酸，（脱氧）甘胆酸
		MR	29 种生物标志包括 N-乙酰糖蛋白，羟甲酸盐，丙酮，肌酸，柠檬酸盐，脂类，氨基酸，糖酵解代谢产物
	血清	MR	3-羟基丁酸酯，3-羟基异戊酸，乳酸盐，三甲胺-N-氧化物，三酸甘油酯，（异）亮氨酸，肌酸酐
	唾液	CE-MS	异（亮氨酸），色氨酸，缬氨酸，谷氨酸，苯丙氨酸，谷氨酰胺，天冬氨酸
胃癌	黏膜	GC-MS	18 种生物标志包括半胱氨酸，酪氨酸，次黄嘌呤，菲酚，丁酸
	血清	HPLC-MS	二氢胆固醇、胆固醇、酪氨酸、乳酸、酪胺，3-羟基丙酸，丙酮酸，丙氨酸，溶血磷脂酰胆碱
	尿液	^{1}H-MRS	蔗糖，二甲胺，1-甲基烟酰胺，2-糠酰甘氨酸，N-乙酰羟色胺，反乌头酸，丙氨酸，甲酸，5-羟色胺
肝癌	血清	LC-MS/MS	鞘氨醇-1-磷酸，溶血磷脂酰胆碱 17∶0，甘氨酸鹅去氧胆酸，3-硫酸，乙醇酸，甘氨脱氧胆酸，牛磺胆酸，牛磺鹅去氧胆酸
	尿液	GC-MS	18 种生物标志包括脂肪酸，有机酸和无机酸，氨基酸，木糖醇，阿拉伯呋喃糖，次黄嘌呤，尿素
乳腺癌	血清	GC-MS	游离脂肪酸，棕榈酸，硬脂酸，亚油酸
		UPLC-MS	精氨酸，丙氨酸，异亮氨酸，酪氨酸，色氨酸
	培养细胞	ESI-MS	溶血磷脂，磷脂酰肌醇中的饱和脂肪酸
	尿液	GC-MS	高香草酸，4-羟基苯，5-羟基吲哚乙酸、尿素
		GC-MS LC-MS	5-羟甲基-2-脱氧尿苷，8-羟基-2-脱氧鸟苷
卵巢癌	血浆	UPLC-MS	L-色氨酸，溶血磷脂酸酯（18∶3），溶血磷脂酸酯（14∶0），2-哌啶酮，同型半胱氨酸，溶血磷脂胆碱
	组织	GC-MS LC-MS/MS	肉碱，乙酰肉碱，丁酰基肉碱，苯丙酮酸，2-氨基丁酸，生育酚，N-乙酰，N-乙酰基-天冬氨酰谷氨酸
	尿液	GC-MS LC-MS	1-甲基腺嘌呤，3-甲基尿苷，4-雄甾烯-3，17-二酮
肾癌	血清	LC-MS	聚乙烯（P-16∶0e/0∶0），甘磷酸，神经节苷脂 GM3（d18∶1/22∶1），C17 二氢鞘氨醇，SM［d18∶0/16∶1（9Z）]
	培养细胞		26 种肉毒碱

续表

肿瘤类型	样本来源	分析平台	代谢组学生物标志
膀胱癌	血清	LC-MS	二十碳三烯酸，AZ 前列腺烷酸，二十二碳四烯酸，视黄醇，14'-apo-β- 胡萝卜素
	尿液	LC-MS	酰基肉碱，肉碱 C8∶1，肉碱 C9∶1，肉碱 C10∶1，2，6- 二甲基庚肉碱，马尿酸，亮氨酰脯氨酸，磷酸胆碱，葫芦巴碱
		GC-GC-TOF-MS HR-MAS-MRS LC-MS	色氨酸 - 喹啉酸，组氨酸，苯丙氨酸，酪氨酸和色氨酸
前列腺癌	血浆，组织	GC-MS	胆固醇、精氨酸
	尿液	CE-MS/MS	肌氨酸
	组织、尿液	ESI-MS	磷脂酰乙醇胺，醚连接的磷脂酰乙醇胺、醚连接的磷脂酰胆碱、NAD＋ 和犬尿氨酸
		¹H-MRS	
		HR-MAS-MRS	精胺和柠檬酸盐
		GC-MS 和 UHPLC-MS/MS	
食管癌	血清	MRS LC-MS	乳酸，缬氨酸，（异）亮氨酸，蛋氨酸，酪氨酸，色氨酸，肉豆蔻酸，亚油酸，β- 羟丁酸盐，赖氨酸，谷氨酰胺，柠檬酸盐
	组织	GC-MS	中心碳代谢的 20 种生物标志
非小细胞肺癌	血清	GC-MS	半胱氨酸、丝氨酸和 1- 亚油酸甘油酯
小细胞肺癌	血清	LC-MS/MS	谷氨酸，天冬氨酸，嘌呤，磷脂酸，肉碱，谷氨酰胺，次黄嘌呤
胰腺癌	血清	GC-MS	谷氨酸，胆碱，1，5- 脱水葡萄糖醇，三甲铵乙内酯，甲基胍
宫颈癌	血清	GC-MS	柠檬酸，丙酮酸，乙二酸，3- 羟基丁酸，亚油酸，乳酸，甘油，丙氨酸，十六酸，赖氨酸，核糖醇
口腔鳞状细胞癌	唾液	RRLC/Q-TOF/MS	胆碱，葡萄糖，色氨酸，苯丙氨酸，谷氨酸，谷氨酰胺，肉毒碱
白血病	血清	GC-MS	甘油 -3- 磷酸，乳酸，柠檬酸，丙酮酸，α- 酮戊二酸，2- 羟基戊二酸
胆管癌	胆汁	LC-MS	溶血磷脂酰胆碱，苯丙氨酸，色氨酸，牛磺酸，甘氨酸，胆汁酸

3. **代谢组学在其他器官毒性中的应用** 代谢组学还应用于药物在其他器官的毒性评价。有研究应用代谢组学对 PPARα/γ 激动剂莫格他唑（muraglitazar）进行安全性评价，发现尿液中二价阳离子、枸橼酸盐减少，推测该药物可能导致尿液中形成钙的磷酸盐结晶，进而引起膀胱慢性损伤。

4. **代谢组学在中药毒性评价中的应用** 中药包括中成药、中药材、中药饮片，由于中药中有效成分和分子结构较为复杂，许多中药尚不能确定其有效成分。对中药毒性的研究若采用单一化合物逐个研究的方法，不仅操作难度大，也不能全面反映药物的联合毒效应。代谢组学在整体水平上分析代谢产物在药物作用下的变化规律来反映和揭示损伤和可能的机制，这与中医药应用中多成分、多靶点、整体调节的作用特征相吻合。代谢组学技术将更适用于复方中药的安全性评价

和相关毒作用机制的分析。

（四）代谢组学技术在毒理学中的应用

尽管代谢组学研究已取得了一定进展，其仍然处于发展阶段，在方法学和应用两方面均面临着极大的挑战。在技术平台与方法学研究方面，生物样本的复杂性使得代谢组学研究对分析技术的灵敏度、分辨率、动态范围和通量提出了更高的要求，对于生物标志的结构鉴定是目前代谢组学研究的重点和难点之一。由于缺乏标准的可通用的质谱数据库，基于 LC-MS 技术在代谢组学研究中的应用在一定程度上受到了制约。理论上讲，LC-MS 与 MR 的组合可提供较好的关于组分结构的分析，但仪器复杂、操作烦琐、灵敏度和通量急需改进和提高，功能完善的代谢产物数据库的构建及代谢组学研究的标准化等问题已越来越受到关注。与其他组学一样，如何克服瓶颈——

从大量的代谢产物中找出特异性的生物标志(特别是低丰度的生物标志)是决定此技术能否在药物和临床领域广泛应用的一个重要因素。从目前来看,多种分析技术的集成是主要的技术平台。此外,由于一次分析不能获得所有代谢产物的信息,生物问题又要从多个侧面进行理解,体液代谢组学研究与细胞生物学和动物模型数据的整合、不同代谢组学方法的整合、不同样品(血、尿、组织等)代谢组数据的整合、代谢组学数据与其他组学数据的整合、代谢组学与计算生物学的整合、构建代谢网络和代谢流动态变化的数学模型等,在代谢组学研究领域中都有着广泛的应用前景。

三、代谢组学分析方法

代谢组学重点研究的是生物体、组织、器官甚至单细胞的内源性代谢物质的成分及其受到刺激或干扰(基因变异或环境变化)后的代谢产物及其动态变化的规律。代谢组学研究可分为非靶向代谢组学和靶向代谢组学两类。非靶向代谢组学是研究两组之间有哪些代谢产物存在显著差异,一般是定性和半定量地发现代谢物的差异,并对有显著差异的化合物进行结构的鉴定。靶向代谢组学则关注一种或一组代谢产物,用大量的样本验证选定代谢产物在两组或多组之间的差异,属于定量研究。

完整的代谢组学研究流程包括生物样本采集、预处理、数据采集处理、数据分析、代谢物的鉴定及生物学功能解释等步骤,见图11-8(见文末彩图)。样本的采集与制备是开始代谢组学研究最重要的步骤之一,需要样本具有代表性,充分考虑影响样本的因素,如样本种类和特性,人群的饮食、年龄、地域等,尽量减少样本间差异,并进行严格的质量控制。生物样本包括尿液、血液、细胞和培养液、组织甚至整个生物体。代谢组学的样本预处理方法比较复杂,不同的处理方法会产生不同的分析结果,需要针对研究对象、分析方法和目的不同,采取最优的样品预处理方法,可能客观反映样品中代谢物的真实信息。

样品处理后,可利用色谱、质谱、磁共振等多重分析手段检测其中代谢物种类、含量及其变化,得到代谢组数据,包括代谢轮廓和代谢指纹。之后利用化学计量学理论和多元统计分析新方法对得到的大量、多维的原始信息进行压缩降维和归类分析,得到差异显著的代谢物。从而阐述代谢物在生物体的代谢途径及受到内外因素影响而变化的规律。数据分析的主要手段是模式识别,通常包括监督和非监督两种分类方法:监督方法由已知推测未知,而非监督方法不需要有关样本分类的背景信息。主成分分析(principal components analysis,PCA)和偏最小二乘法-判别分析(PLS-discriminant analysis,PLS-DA)是代谢组学研究中最常用的模式识别方法。代谢组学分析离不开各种代谢途径和生化数据库,如京都基因与基因组百科全书(kyoto encyclopedia of genes and genomes,KEGG)、人类代谢组数据库(human metabolic database,HMDB)、美国国家标准与技术研究院(NIST)质谱数据库、BioCyc等。

(一)常用分析技术

代谢组学研究首要解决的是分析方法上的理论和技术问题。代谢组学研究技术主要由代谢物分析技术平台和数据分析平台组成。分析技术平台的任务是产生数据,包括样本收集、生物反应灭活、预处理及运用先进分析技术的代谢物整体性化学分析等。鉴于代谢组学的特点,需要高灵敏度、高通量的分析方法,加之代谢组学分析对象种类繁多,性质各异,浓度范围分布广,要全面分析并反映代谢产物的信息,单一分离分析手段很难实现,因此往往需要多重技术方法联合使用,涉及色谱、质谱、磁共振、毛细管电泳、电化学检测等分离分析技术。色谱是用于快速、高效分离化合物的技术,但不能对分离出的每个组分进行鉴定;质谱是一种重要的定性分析和结构分析的方法,但是没有分离能力,不能直接分析混合物。二者结合,将色谱仪作为质谱仪的进样和分离系统,质谱仪作为色谱仪的检测器能发挥二者各自的优势,同时具有色谱高分辨率和质谱高灵敏度,是代谢物定性定量分析的有效工具。目前常用的分析技术包括气相色谱-质谱法、液相色谱-质谱法等。由于代谢组学得到的数据具有高噪声、高维、高变异性等特点,因此代谢组学数据的正确处理是获得可靠结果的前提和保证。数据分析的目的是揭示出反映样本内在机制的、整体性差异的关键性生物标志。数据分析包括将分析平台得到的原始数据进行预处理,根据数据特

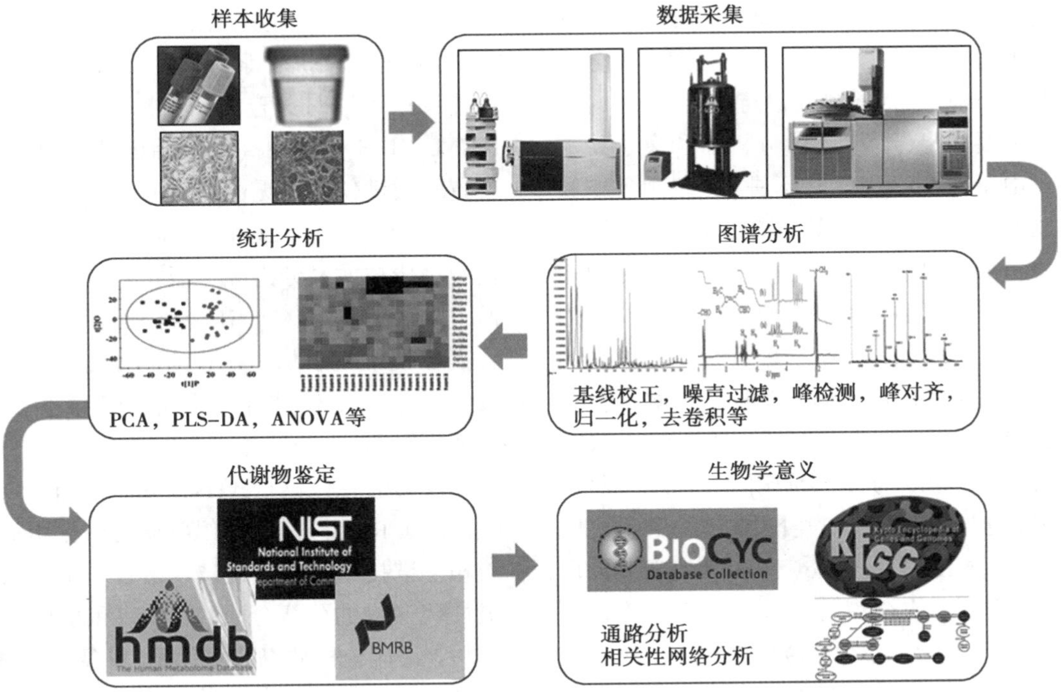

样本收集

数据采集

统计分析

PCA，PLS-DA，ANOVA等

图谱分析

基线校正，噪声过滤，峰检测，峰对齐，归一化，去卷积等

代谢物鉴定

生物学意义

通路分析
相关性网络分析

图 11-8 代谢组学分析流程

征进行提取和选择，以及数据模型的建立和验证三个方面。下面首先对代谢物分析技术进行简单介绍。

1. 气相色谱 - 质谱法 气相色谱 - 质谱法（gas chromatography-mass spectrometry，GC-MS）是运用广泛且最为成熟的代谢组分析技术，适合分析低极性、低沸点代谢物或衍生化后具有挥发性的物质。色谱法是一种高效分离技术，能有效地分离复杂混合物，其原理是利用代谢物组分在两相间亲和力、吸附能力、分配系数和离子交换能力等的差异，经过多次在两相间交换，从而分离不同组分。质谱则能将分子电离成带电荷离子，根据其质量和电荷之比不同进行分离检测，从而推断分子的结构，见图 11-9。

GC-MS 的主要优点是灵敏度和分辨率高，重现性好，具有大量标准代谢物谱图库，此外成本较低，受基体效应影响小。它适用于混合物中未知组分的定性分析，并可判断化合物分子结构；不足之处在于样品中难挥发或极性较大的代谢产物需经过衍生化后才能分析。

GC-MS 由气相色谱、接口和质谱组成。其中气相色谱仪由气体供应系统、进样系统、色谱柱、

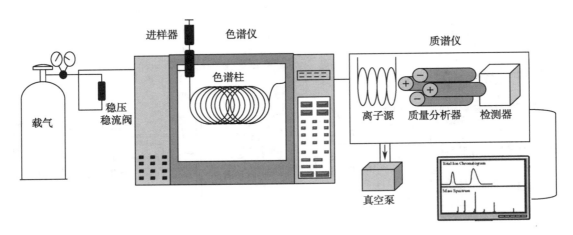

图 11-9 气相色谱 - 质谱法示意图

控温系统组成，一般不再有色谱检测器，而是利用质谱仪作为检测器。混合样品在色谱中被分离成单个组分，然后进入质谱仪进行鉴定。

质谱主要由离子源、质量分析器和离子检测器组成。由于检测是在气态下进行，气相色谱和质谱可以通过接口直接相连。GC-MS 的质谱仪部分主要有磁式质谱、四极杆质谱、飞行时间质谱和离子阱质谱几种，其中以四极杆质谱仪最为常用。

质谱图需要利用质谱谱库进行检索。目前国际上最常用的质谱谱库包括 NIST/EPA/NIH 库［由美国国家标准与技术研究院（NIST）、美国国家环境保护局（EPA）和美国国立卫生研究院（NIH）共建］、NIST 库、Wiley 库和其他专业的质谱图库如药物库、农药库等。利用标准谱库进行计算机检索和匹配，得到化合物的信息，包括名称、分子量、分子式、结构和相似度等。

2. 液相色谱 - 质谱法　由于 GC-MS 需要对样品进行预处理和衍生化，达到气化才能进行分析，因此限制了其使用。而液相色谱 - 质谱法（liquid chromatography-mass spectrometry，LC-MS）能直接分析液体而无需衍生化等操作，且兼具高分辨率和高灵敏度等优势，从而大大提升了其在代谢组学中的应用前景。

GC-MS 适用于小分子、易挥发和热稳定的化合物分析，然而，现有的化合物中仅有约 20% 可以直接用气相色谱分离。对于那些挥发性差和热稳定性差的物质，在温度过高时容易发生结构性质改变，变性失活。而 LC-MS 不受样品挥发性和稳定性的限制，可以分析沸点高、极性强、热不稳定的化合物和大分子化合物，如氨基酸、多肽、蛋白质、核酸、抗生素等。但是，LC-MS 没有现成的谱库可以对比查询，只能人工解析谱图或建库。LC-MS 主要由高效液相色谱（HPLC）、接口装置和质谱仪组成见图 11-10。

（1）LC 部分：LC 以液体为流动相，根据是否使用高压技术又分为经典液相色谱和高效液相色谱（HPLC）。HPLC 是在经典液相色谱基础上，结合高压技术、高效柱填充物和高灵敏度检测器形成的新分离技术，具有使用范围广、分离效率高、灵敏度高、速度快等特点。

反相液相色谱（reversed phase liquid chromatography，RPLC）是代谢组学研究中应用最广泛的液相色谱技术之一。该技术适合于中等极性或弱极性代谢物的分离分析，如多肽和蛋白质的分离分析，并具有柱效高、峰形好、重复性好等优点。但缺点是对强极性代谢物保留较弱，导致大量极性强的代谢物在死时间附近出峰，互相干扰且基质效应严重，影响了对代谢物的定性与定量。

亲水作用液相色谱（hydrophilic interaction liquid chromatography，HILIC）是专门针对强极性代谢物而开发的色谱柱，其选择性和 RPLC 互补，已得到广泛应用。它能为强极性物质提供合适的保留时间，其水溶性的流动相增加了样品在其中的溶解度。该技术也具有相当高的柱效和好的峰形，非常适合分析强极性和强亲水性的样品。

（2）接口：大气压电离接口技术（atmospheric pressure ionization，API）的出现成功地解决了液相色谱和质谱法联用的接口问题。API 是一类软电离方式，能在大气压条件下从洗脱剂中分离

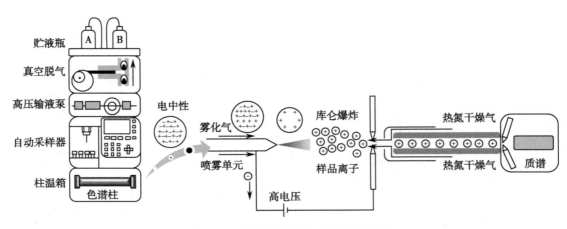

图 11-10　高效液相色谱 - 质谱法示意图

并完成样品的离子化，进而进入高真空质谱分析器。由于其离子化效率高，大大增强了分析的灵敏度和稳定性。API 接口按照电离方式不同分为电喷雾电离（electrospray ionization，ESI）、大气压化学电离（atmospheric pressure chemical ionization，APCI）和大气压光电离（atmospheric-pressure photoionization，APPI）等。

在 ESI 中，离子化是在液体状态下完成的。经色谱分离的样品进入离子源，在氮气流雾化后进入强电场，带电的雾滴进一步蒸发，形成互斥的离子颗粒，最终形成样品离子。该方法适用于分析极性大、难挥发、热不稳定、大分子化合物，如农药及化工产品的中间体和杂质鉴定，大分子的蛋白质和多肽分子量测定。

APCI 的原理是样品由氮气流雾化到加热管中挥发，在加热管末端的尖端电极使中性分子和溶剂分子电离形成等离子体，等离子体与样品气态分子发生气相离子 - 分子反应，形成 $[M+H]^+$ 或 $[M-H]^-$，并进入质谱仪。APCI 只产生单电荷峰，适合测定弱极性和非极性小分子化合物。缺点是溶剂离子的干扰会造成较高的化学噪声。

APPI 源是 20 世纪末开发的新型软电离技术，实际上是一个改进了的 APCI 源。通常，弱极性及非极性化合物在 ESI 源和 APCI 源的作用下不易电离，响应值较低。APPI 是在大气压下利用光源发射光子将待测物离子化，被引入质谱仪检测，能提高离子化效率，对电离弱极性甚至非极性化合物有更大优势，扩大了液 - 质技术的分析范围。

（3）质谱：由于 LC-MS 采用的软电离方式主要提供了分子量相关信息而不能提供样品结构相关信息，为了增加结构信息，LC-MS 的质谱部分多采用串联质谱，如串联四极杆质谱（Q-Q-Q）和四极杆飞行时间串联质谱（Q-TOF）。

3. 磁共振波谱技术　代谢组学的分析方法除了 GC-MS 和 LC-MS 等色谱 - 质谱法外，还经常使用磁共振波谱（magnetic resonance spectroscopy，MRS）技术。MRS 有着其他方法不具备的优势：只需简单处理样品，接近生理条件，不会破坏样品的结构和性质，对样品可进行实时动态检测；结果可定量分析，无偏向性。因此，以磁共振技术为基础的代谢组学分析方法在近年来得到了广泛应用和快速发展。

核磁共振（NMR）是指磁矩不为零的原子核，在核外磁场作用下，共振吸收特定射频辐射而产生能级跃迁的物理过程。NMR 设备主要由磁体、探头、射频发射系统、信号接收系统和数据处理系统等构成。NMR 按照磁体分类可分为永久磁体、电磁体和超导磁体；按照射频频率可分 200MHz、400MHz 等多种类别；按照扫描方式可分为连续波核磁共振（continuous wave-nuclear magnetic resonance，CW-NMR）和脉冲傅里叶变换核磁共振（pulsed Fourier transform -nuclear magnetic resonance，PFT-NMR）。此外，磁共振波谱（MRS）按照原子核的不同又可分为磁共振氢谱（^{1}H-MRS）、磁共振碳谱（^{13}C-MRS）、^{31}P-MRS 和 ^{15}N-MRS 等，其中 ^{1}H-MRS 是应用最多的波谱，灵敏度最高且积累的数据最丰富，能提供化学位移、耦合常数、峰面积及分裂情况等结构信息。现代磁共振波谱仪多使用傅里叶变换磁共振仪，即给样品外加共振射频脉冲后，原子核回复平衡状态过程中的信号随时间变化曲线，结果通过傅里叶变换即可得到磁共振的频率谱。MRS 能检测到的样品的代谢物数量主要取决于外加的磁场强度，在较高磁场中，检测的灵敏度和分辨率都会增加，能获得更多的代谢物信息。

（二）代谢指纹分析

代谢指纹分析（metabolic fingerprinting analysis）属于非靶标分析，即在分析时不具体鉴定代谢组中某个组分，而是根据生物样本的代谢特征，对样本进行快速分类，以便在大样本中进行比较，从而对样本间的差异进行筛选。一旦这些差异信号被检测到后，代谢物即可被鉴定，其参与的生物学关联亦可被阐明。因此，这种方法不需要鉴定和定量单独的代谢物，属半定量分析。这一分析方法常用于区分生物样本的不同状态，如健康人群和疾病人群，药物作用组和非药物作用组，暴露人群和非暴露人群等，见图 11-11。

（三）代谢轮廓分析

针对某类特定的化合物的化学结构或其参与的代谢途径展开研究的分析策略称为代谢轮廓分析（metabolite profiling analysis）。代谢轮廓分析是靶向代谢组学的另一种替代术语。不同于代谢指纹分析，代谢轮廓分析更关注于特定的代谢物或代谢通路，从而尝试阐明该代谢物或通路发挥

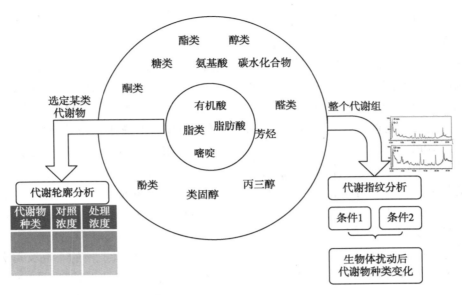

图 11-11　代谢轮廓和代谢指纹分析区别示意图

其生物功能的相关机制。代谢轮廓分析可追溯到 20 世纪 60 年代, Evan Horning 和 Jan Sjovall 等利用 GC 分析尿液和血清样品中胆汁酸和甾醇类种类和水平。随着 GC-MS 的出现, Sjovall 课题组优化了前期的分析方法, 可以鉴定尿液中超过 30 种胆汁酸, 利用 LC-MS/MS 得到鉴定的胆汁酸则达到 150 多种。Nicholson 等开创性地将 MR 应用于代谢轮廓分析, 并成功鉴定用于疾病诊断的尿液和血液中的生物标志。由此可见, 代谢轮廓分析的发展是依赖仪器和技术的更新和变革。

（刘　冉　尹立红）

第五节　其他组学

一、毒理转录组学

自从 20 世纪 90 年代中期以来, 随着微阵列技术被用于大规模的基因表达水平研究, 转录组学作为一门新学科开始在生物学前沿研究中崭露头角并逐渐成为生命科学研究的热点。转录组学从整体水平研究基因的结构与功能, 揭示生物学过程在转录水平的分子特征与调控关系, 目前已广泛应用于多种生物的基础研究、临床诊断和药物研发等领域。

（一）转录组学的研究内容

转录组学（transcriptomics）是功能基因组学研究的重要组成部分, 是在整体水平上研究细胞中的基因转录情况以及转录调控规律的一门学科。基因转录是指以 DNA 的一条链为模板, 按照碱基互补配对原则, 合成 RNA 的过程。基因转录是基因表达的第一步, 也是基因表达调控的关键环节。转录组学从 RNA 水平研究基因表达的情况, 是研究细胞表型和功能的重要手段。广义的转录组（transcriptome）指某个细胞或者组织在特定阶段或生长条件下转录的 RNA 的总和, 由编码蛋白质的 mRNA 和各种非编码 RNA（rRNA、tRNA、snoRNA、snRNA、microRNA、lncRNA、piRNA、circRNA 等）组成。狭义的转录组系指所有参与翻译蛋白质的 mRNA 总和。近年来非编码 RNA 的功能不断被发现, 使得经典转录组研究的范围不断扩大。

与基因组不同, 转录组的表达特征具有时空特异性。同一基因在不同的发育阶段和不同组织中, 可通过不同的剪接机制、表观遗传调控或 RNA 编辑等作用, 形成不同的转录本表达谱。基于转录组数据的定性与定量研究, 转录组学可以识别基因的表达特征及相互作用, 揭示基因间的调控关系。转录组学主要的研究内容集中于以下几个方面: 促进环境应激原与疾病易感性关系的理解、阐明毒性分子机制、筛选和确认与疾病和毒物暴露相关的生物标志物等。

（二）转录组学在毒理学中的应用

1. 生物标志物研究　基于转录组学构建的生物标志物目前已广泛应用于毒性鉴定、临床诊断、新药研发等多个领域。毒理转录组学的主要技术为全基因组表达谱分析技术，可同时对全基因组的基因表达水平进行检测，从而将基因表达模式的改变与化学物毒性之间建立因果关系，比较大量同类化学物作用下的基因表达模式，明确此类毒性物质特定的基因表达谱，构建反映该类毒性物质作用的生物标志物谱图。由于化学物相关毒性的复杂性，多数毒性反应并非仅由单个生物标志物引起，通常涉及复杂的基因级联调控机制。传统毒性检测方法往往聚焦于一个基因或生物标志物改变，与之相比较，毒理转录组学方法不仅可对多个样品同时进行检测，而且还可同时展现成千上万基因的整体表达模式及基因间的网络调控模式，从而识别待检化学物通过不同途径诱导的毒性反应。

具有可预测性、特异性强和重复性好是保证生物标志物有效性的前提条件。因此，Goodsaid等推荐应用转录组学技术筛选并鉴定的生物标志物应符合以下几条原则：在传统组织病理学检测发现前已有基因表达的改变；基因的表达应与化合物不良反应引起组织病理改变的进展呈现一定的相关性；基因的表达与研究化合物浓度存在量效关系；基因的表达应具有一定特异性。

2. 揭示特定调节基因的作用机制 转录组可以提供特定条件下某些基因表达的信息，并据此推断相应未知基因的功能，揭示特定调节基因的作用机制。毒理转录组学通过分析外源化学物暴露后机体在全基因组水平的表达特征与表达差异，结合后续生物学验证过程，识别化学物作用于机体的毒作用靶点和关键信号通路，揭示机体毒效应的分子基础和特定基因的应答特征。

3. 基因挖掘与可变剪接的识别 通过转录组测序可以得到大量表达序列标签（expressed sequence tag，EST）的序列，经过处理拼接后，应用 BLAST 与数据库比对或者从头组装，可识别候选基因的功能或进行新基因的挖掘。这一策略在挖掘发育调控相关的转录本信息或者研究不具备参考基因组的物种的新基因时应用较为广泛。有研究对玉米的顶端分生组织（SAM）进行测序，共测得 261 000 条 EST 序列，比对后获得大于25 000 条已注释基因序列，另有大约 400 个新转录本是尚未被发现的，可能是 SAM 细胞特异的低丰度转录本。

RNA 编辑和可变剪接是高等真核生物重要的转录后调控事件，通过影响后续 RNA 的加工和调控过程，增加蛋白质的多样性，其异常与多种人类疾病有关。转录组测序技术已经被广泛用于人、小鼠等的 RNA 编辑位点和可变剪接事件识别。Wahlstedt 等针对转录组测序数据的分析发现小鼠脑组织的 A-to-I RNA 编辑水平随着小鼠的发育显著增长；Pan 等在转录组测序获得的人类多外显子基因中发现有 20% 可识别出新的可变剪接形式，Sultan 等利用 RNA-Seq 技术识别了 94 241 个人类 mRNA 剪接形式，其中 4 096 个为新的剪接形式。

（三）转录组学的研究方法

为了研究物种的基因转录及调控规律，科学家们开发了很多用来研究转录组的方法，从最早的 EST 技术和基因芯片到目前的高通量测序技术。转录组学相关的高通量研究方法主要分两类：基于杂交的方法，主要包括微阵列技术（microarray technology）。基于测序的方法，包括四类：EST 技术、基因表达系列分析（serial analysis of gene expression，SAGE）技术、大规模平行信号测序（massively parallel signature sequencing，MPSS）技术、基于新一代测序平台的 RNA 测序（RNA sequencing，RNA-seq）技术。

二、肠道微生物组学

肠道微生物组学是继基因组学、转录组学、蛋白质组学和代谢组学之后迅速发展起来的一个新的研究领域，主要依托高通量测序以及整合蛋白质组和代谢组学技术研究肠道微生物群的组成和功能。由于肠道微生物群对人体具有重要的生物学功能，包括营养物处理和摄取、病原微生物免疫防御以及环境毒素的生物转化。因此，近年来在疾病诊断、药物研发、毒理学、环境等领域展示了广阔的应用前景。

（一）肠道微生物组学的研究内容

1. 概述 微生物群（microbiota）首先由 Lederberg 和 McCray 于 2001 年定义，指研究动植物体上共生或病理的微生物生态群体，强调微生物生态群体对宿主的健康和疾病的意义。微生物群包括细菌、古菌、原生生物、真菌和病毒。

微生物组（microbiome）指的是包括微生物（细菌、古菌、低等或高等真核生物和病毒）的基因组（基因），以及其周围环境在内的全部构成。这个定义是基于"biome（生物群落）"而形成的，包括环境中的所有生物和微生物因素，宏基因组学（metagenomics）、宏转录组学（metatranscriptomics）、宏蛋白组学（metaproteomics）及代谢组学（metabonomics）等与临床、环境数据的集合（clinical or environmental metadata）。

微生物组学（microbiomics）是系统生物学（systems biology）与微生物学的新兴交叉学科。系统生物学利用计算技术，整合来源于整套基因、转录过程、蛋白质和代谢物质平台的信息，通过基因 - 转录 - 蛋白 - 代谢等不同水平的生物分子结构理解生物体功能，系统生物学的四大分支学科主要包括基因组学、转录组学、蛋白质组学和代谢组学，对应微生物组学的宏基因组学（metagenomics）、宏转录组学（metatranscriptomics）、宏蛋白组学（metaproteomics），以及代谢组学（metabonomics），从整体上了解微生物群生态系统，是系统生物学发展的必然要求。

2. 肠道微生物组学的重要发现 目前预测人体内微生物细胞有 $5\times10^{12}\sim724\times10^{12}$ 个，为人体细胞的 1.3 倍。绝大多数微生物，包括古菌、真菌乃至病毒定植于肠道内，关于肠道微生物研究已达成如下重要共识：

（1）肠道微生物群与多种疾病相关，菌群研究正从描述和关联性研究，向机制和应用性研究转变。

（2）每个人高度个性化的肠道微生物群受许多因素共同影响，发育早期的遗传和免疫互作、所处身体部位、饮食、抗生素、生活方式等。

（3）肠道微生物群不断发生着动态变化，弹性和稳定性在不同时间尺度上并存，菌群的变化率存在个体差异。

（4）肠道微生物群与人体基因相互作用，因此个性化的肠道微生物群是个体差异的重要原因。

（二）肠道微生物组学在毒理学中的应用

鉴于肠道微生物组充当环境毒素暴露与不良反应的重要沟通渠道，微生物群落组成和功能可以作为动物暴露的重要生物指标用于预测环境污染对野生生物、人类健康的不利影响，可利用通用的不良结局路径（AOP）框架（图 11-12）来描述。

环境毒素可以在微生物转化之前与肠上皮受体相互作用，也可以化学物质直接结合微生物酶，导致其代谢产物的二次变化再与肠上皮受体结合。这一过程对应独立的分子起始事件（molecular initiating event，MIE）。在 MIE 之后，宿主上皮细胞应对每种特定化学物在细胞水平的反应，包括由于局部化学诱导的细胞损伤而激活免疫应答。当免疫细胞渗入肠上皮以减轻损伤时，活化的炎症反应包括细胞因子、白细胞介素和其他炎症途径的刺激。微生物组与宿主之间的反应是动态的、复杂的和相互影响的。肠上皮细胞中细胞反应（例如免疫或应激反应）的激活可对微生物组产生深远的影响；微生物多样性和物种丰富度也会受到肠道上皮细胞炎症发生和保护机制的调节。改变的微生物多样性和丰富度可导致胃肠道

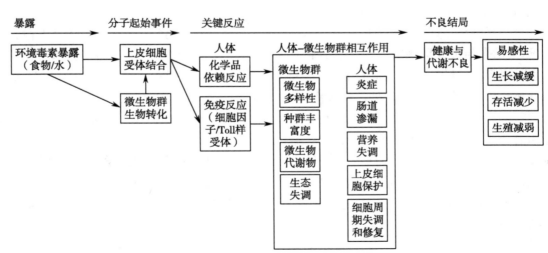

图 11-12 外源化学物影响肠道微生物群的不良结局路径

内产生的微生物代谢物的变化,这反过来可对宿主产生直接后果,导致炎症恶化、营养摄取受损、肠道渗漏,并最终导致程序性细胞死亡和坏死。这些事件背后的机制包括上皮保护、细胞周期和DNA修复所需的分子转录和蛋白质调节或特异性外源物途径。

肠道生态失调加剧可以在机体内诱导全身效应,营养不良和新陈代谢受损可能随之发生,因为肠道炎症会损害转运蛋白介导的营养素和维生素摄取。对生物体有害的微生物代谢物可能进入宿主的循环系统,影响生物体内的多个器官。生物体整体健康状况不佳可能影响人群健康水平,包括感染易感性增加、生长减少和生存率降低。

1. 几种外源化学物的肠道微生物组学研究

(1)纳米材料:目前的研究显示一些工程纳米材料如纳米二氧化钛、纳米氧化锌、碳纳米材料、纳米银颗粒在一定剂量下有广谱的抑菌效应。后续的机制研究显示与纳米材料的物理化学性质如刚性、直径和长度抑菌效应相关。纳米材料的抑菌性的机制包括氧化应激以及细胞膜损伤。此外报道显示纳米二氧化钛能改变肠道菌群其他的表型,包括短链脂肪酸产生(特别是对于丁酸)、细胞疏水性、细胞外聚合物的糖含量、细胞大小和电泳流动性(细胞表面电荷的指标)。纳米银颗粒暴露导致实验动物肠道微生物组成改变,然而不同的实验模型结果不尽相同,在一项研究中引起革兰阴性菌株的优势,在另一项研究中引起厚壁菌株的优势。目前尚不清楚可获得的数据是否可以与人类暴露有关,特别是对于职业环境暴露。

(2)碳氢化合物:自2010年"深水地平线"钻井平台漏油后,有多项报道证明了油的侵入显著改变了水和沉积物的微生物种群谱。然而,相对较少的研究旨在了解石油污染对受影响地区鱼类微生物组的影响。在暴露于受石油污染的沉积物的比目鱼中,碳氢化合物降解菌属组成大幅增加,这表明微生物组宿主相互作用以某种方式"响应"化学应激物。目前尚不清楚这种反应是否是宿主或者是微生物群对油的适应性反应。

肠道微生物群与芳烃受体(AhR)抑制剂以及人体健康存在功能联系。这说明环境暴露于碳氢化合物,例如来自深水地平线事件的石油,可能通过特定信号途径介导的特定机制影响暴露的生物。除了直接暴露效应之外,污染物可能通过改变AhR通路的活性而引起间接影响。一些化学物可通过AhR信号传导对微生物组产生影响的假设得到了啮齿动物模型研究的支持,AhR$^{-/-}$小鼠与AhR杂合子小鼠具有不同组分的微生物组。另一项研究中,暴露于2,3,7,8-四氯二苯并呋喃(TCDF)的AhR杂合子小鼠出现结肠炎,厚壁菌门与拟杆菌的比例出现变化,而AhR$^{-/-}$小鼠并没有这些改变,这说明AhR杂合子小鼠的肠道炎症可能是由AhR介导的细菌发酵失活。

(3)工业化学品:人们对肠道微生物群在代谢工业化学品中的作用有了新的认识,微生物活动可以改变这些化合物的毒性和生物利用度,以及延长宿主暴露于有害物质。因此,在评估这些化合物的安全性时,必须考虑肠道微生物代谢的后果。

肠道微生物能将偶氮化合物还原性地代谢为苯胺,将偶氮纺织染料喂入普通小鼠导致尿液中诱变性联苯胺的积累,而长期接触纺织染料的工人患膀胱癌的风险增加,这意味着微生物代谢增加致癌物暴露。

肠道微生物使三聚氰胺脱氨,产生氨和氰尿酸,后者在体内与三聚氰胺形成不溶性复合物,导致肾毒性。克雷伯菌与小鼠体内的氰尿酸生成有关,并在体外产生这种代谢产物,但尚不清楚肠道微生物群或该生物体是否会导致人体内的三聚氰胺毒性。

(4)重金属类:重金属类(如铋、砷和汞)改变肠道菌群的组成和代谢轮廓,而人体肠道微生物也会改变重金属结构并影响其毒性,如鼠粪便样品将甲基汞(CH_3Hg^+)还原为毒性较小的无机汞,从而促进汞排泄。具有这种保护活性的酶可能包括去甲基化、有机汞裂解酶(MerB)和汞还原酶(MerA),其同源物已在人类分离株中得到鉴定。引人注目的是,16种金属与来自胃肠道体外模拟器悬浮液混合物的孵育导致许多金属物质的挥发和先前未在生物系统中观察到的As/S化合物的产生。

2. 肠道微生物组学在毒理学中的应用展望

肠道微生物组学下一步的研究将继续解决有关外源污染物如何影响肠道微生物组以及改变的微生物组是否影响宿主健康状况的问题。培养组学作为分离和鉴定特定微生物群落的高通量方法，可以进一步进行体外研究与宿主免疫系统的作用或相互作用。第二个策略是使用功能基因组学，利用表达数量性状位点（QTL）和单核苷酸多态性数据来定义微生物群 - 宿主相互作用。此外由于大量的研究为描述性研究，需要验证微生物群落在人类健康中的作用，这涉及的策略包括益生菌操作或粪便移植实验，以及多种悉生生物（即移植特定菌株的无菌动物）的开发。

（三）肠道微生物组学的研究方法

1. 标志基因分析　标志基因分析主要通过分子生物学方法，基于系统发育上保守的 16S 核糖体 RNA（rRNA）或其他标志基因进行分析，对生物样品扩增、测序，最后根据序列划分为不同门类，获得微生物群组成。由于下一代测序技术的普及，标志基因分析快速、简便、试剂耗费低，结果与实际微生物群基因组相关性好，且目前有大量拥有良好质控的公共数据库进行比对，是微生物组学研究的首选方法。然而对于低生物量的样品，可变区选择、扩增子大小，以及 PCR 循环数易引起偏倚，污染的微生物 PCR 扩增越来越多地被过度代表，因此需要先了解微生物菌群的组成，对引物进行优化，从而降低偏倚。

2. 宏基因组分析　宏基因组学是对样品中所有微生物基因组进行测序的方法。该方法捕获样品中存在的所有 DNA，包括病毒和真核 DNA。足够的测序深度（即每个样品测序读数的数量）使从短 DNA 序列读数获得物种或菌株水平以及整个微生物基因组集合的高分类学分辨率成为可能。宏基因组学目前的主要缺陷在于宏基因组的前处理、测序和样品分析相对昂贵。且在高分辨率的分类学结果下，不可能对病毒以及质粒的功能进行从头注释，这是由于宏基因组测序在基因水平描述整个群落功能的能力，远远超出了标记基因分析的极限。随着宏基因组学研究的成熟，这些注释步骤将继续得到改进和验证。

3. 宏转录组学　宏转录组学使用 RNA 测序来分析微生物群系中的转录，提供有关基因表达和微生物组的活性功能输出的信息。与标记基因测序或宏基因组测序相比，宏转录组学能更好地了解微生物群的功能活性。从宏转录组学数据获得的个体内变异比宏基因组学更多，在揭示环境

毒素暴露的扰动上有独特的优势。宏转录组学的劣势是对微生物 RNA 提纯上有更高的要求，比如排除宿主核糖体 RNA 的污染，去除可能降解 RNA 的酶等。

4. 宏蛋白质组学　宏蛋白质组学通过分析样品中的蛋白质组成，可了解微生物群的动态有效信息如微生物活动、信号转导和代谢途径。肠道微生物群的宏蛋白质组学分析为理解微生物生命过程提供了独特的视角。它可揭示从微生物活动的定性分析到蛋白质表达和动态变化定量分析的整个生物过程。有效的宏蛋白质组学分析的关键步骤包括样品收集、蛋白质提取、蛋白质分离、MS 分析和数据库检索。目前，宏蛋白质组学的挑战包括去除来自宿主的高丰度蛋白，肠道微生物组学的高度多样性和个体差异导致不一致的结果，检测低丰度蛋白的局限，缺乏参考数据库。

5. 代谢组学　此处的代谢组学为宏代谢组学，即从复杂系统中产生代谢谱的方法。复杂的系统指的是不只一种菌株或组织，如粪便、尿液、血浆等。通过代谢组学可确定基因水平的组成或功能变化是否转化为代谢物水平的变化。代谢组学的优点是该技术平台不受样品类型或治疗组性质的影响；因此，它是非靶向筛选和靶向确证的有用工具。然而，代谢组学目前也存在许多挑战，例如同分异构体化合物名称分配，缺乏数据库搜索评分算法，只能覆盖有限的信号通路，代谢和降解产物有待表征，以及缺乏比较数据集的标准化命名和分析方法。

6. 多组学数据的整合　多组学数据的整合有望克服单组学的缺陷，例如宏蛋白质组学和代谢组学的缺乏参考数据库等，然而多组学数据的整合同样充满挑战，这是由于不同的组学在尺度上的不同。尽管如此，集成这些数据集的工具正变得越来越容易获得。例如，XCMS Online 将代谢组学数据与代谢途径以及转录组学和蛋白质组学数据相结合。传统的相关方法（如 Pearson 和 Spearman）可以实现跨组学数据集特征之间的关联。

7. 功能验证　动物模型，包括斑马鱼、小鼠、大鼠和猪的常规饲养和无菌模型，被广泛用于探索各组学所发现的特异功能属性。无菌动物模型已成为微生物对疾病贡献的实验验证的有力工具，

尽管这些模型的使用有时受到批评，因为这些动物在基本生理过程中有改变。广谱抗生素混合物处理常规饲养的动物，然后使用选择的微生物重新繁殖是常用的替代品，并且可以规避无菌动物模型系统的一些问题，但是抗生素从未完全去除微生物，并且可能对宿主产生其他影响。体外培养系统由于其更高的通量、灵活性和简化系统进行高分辨率分子分析的能力，可作为替代方案。

（刘　冉　刘建军）

第六节　毒理组学的研究展望

各组学分析技术的不断发展，使得毒理学家得以从基因、转录、蛋白和代谢等生命本质的整体水平探讨机体面对环境影响的应答机制，为现代毒理学研究提供了新的发展机遇。但是目前各组学研究获得的海量数据带来了复杂数据信息，增加了对生物学过程识别的难度。同时不同分析平台的技术制约使得各组学数据多存在系统误差，数据类型也不尽相同，不利于多中心共享数据的整合，浪费了大量资源。因此，对各技术平台组学数据的质量控制和归一化处理，发展适用于高通量数据的统计分析策略，是毒理组学发展所面临的首要问题。此外，单一组学分析仅从生命物质的单一层面解释生物学问题，未能识别各组学数据之间的生物学关联，数据的片面性使得分析多局限于差异识别，无法完整描绘整个生物学过程。多组学数据之间的内在关联使得多组学的联合分析成为毒理组学发展的必然要求。多组学数据的联合分析，一方面可以帮助在复杂的海量单组学数据中识别具有联动效应的因子，从而降低高通量数据的复杂性，另一方面，可以补充单组学数据的片面性，从生命活动的整体水平分析环境扰动下的机体应答水平与特征。根据组学数据之间的相关性和互补性综合分析多组学数据，已经成为毒理学领域的重要课题。

目前开展的多组学数据整合主要集中在数据的预处理和可视化等低级层次，在深度挖掘生物过程方面有待发展更高效的分析方法，进而为毒理学研究提供新的线索，发展新的理论。多组学的联合分析需明确以下问题：

1. 明确各组学的侧重点和相互之间的关联　暴露组对生命全程的暴露特征进行识别，其引发的机体应答体现在基因组、转录组、蛋白质组以及代谢组等不同水平的序列反应；基因组可以挖掘出机体遗传自亲本的基因结构与易感特征，也可以识别在应对环境暴露下的基因突变与结构异常；转录组对编码与非编码基因的表达特征进行全貌式筛选，可以挖掘已知转录本的时空表达特征以及发现新转录本；蛋白质组学可通过定性、定量分析，识别在翻译水平表达的全部蛋白及其修饰特征，为探讨蛋白与蛋白、蛋白与其他分子之间的相互作用提供线索；代谢组学从细胞所处的环境出发，研究特定生理病理条件下所有的低分子量代谢产物，构建代谢轮廓，识别小分子对生命活动的调控作用。各组学通过分子间多种作用模式发生直接或间接的相互影响，共同反映生命活动及其规律。因此，在今后的研究中，对多组学之间的分子作用模式与调控关系的识别，是多组学数据联合分析的关键。

2. 发展多组学数据的统计分析方法　鉴于组学数据的高通量特征，多组学数据之间的整合依赖于数理统计方法和计算机科学的发展，来识别从暴露组到代谢组的生物信号流及其中间环节，进行网络重建，对生物过程进行全面深入的阐释。这不仅要求发展适应不同数据源的数据整合方法，而且需要建立统一的数据管理平台，对多来源数据集的合理整合可以提供更丰富的生物学认知。

近年来，随着新的高通量技术的不断涌现，人们已经开始实现在单细胞水平进行组学的分析。单细胞层次的研究可以识别传统多细胞水平被掩盖的异质性特征，已成为毒理学家阐明各种暴露条件下特定生命反应及分子机制的新方向，或将引领多组学研究进入新纪元，实现对生命现象的精准解读。

（刘　冉）

参 考 文 献

[1] Miller GM. The Exposome: A Primer[M]. New York: Academic Press, 2014.

[2] Helma C. Predictive Toxicology[M]. New York: CRC Press, 2005.

[3] Smart RC, Hodgson E. Molecular and biochemical toxicology[M]. 4th ed. New Jersey: John Wiley & Sons, Inc., 2008.

[4] Claire Eyers, Simon J Gaskell. Quantitative Proteomics[M]. Cambridge: Royal Society of Chemistry, 2014.

[5] Suhre K. Genetics Meets Metabolomics: from Experiment to Systems Biology[M]. New York: Springer, 2014.

[6] Knight R, Vrbanac A, Taylor BC, et al. Best practices for analysing microbiomes [J]. Nat Rev Microbiol, 2018, 16(7): 410-422.

[7] Gilbert JA, Blaser MJ, Caporaso JG, et al. R. Current understanding of the human microbiome[J]. Nat Med, 2018, 24(4): 392-400.

[8] Koppel N, Maini Rekdal V, Balskus EP. Chemical transformation of xenobiotics by the human gut microbiota[J]. Science, 2017, 356(6344): eaag2770.

第十二章　纳米材料分子毒理

纳米毒理学（nanotoxicology）是纳米科学和毒理学交叉融合形成的一门新兴交叉学科，涵盖了生物学、医学、毒理学、材料学、物理学和化学等多学科的基本理论及研究方法。纳米毒理学的根本任务是研究纳米材料对生物系统的损害作用和生物学机制，进行安全性评价和风险评估，研究提出纳米毒物的医学防护措施。纳米毒理学既有传统毒理学的特征，又有鲜明的特殊性。由于纳米材料具有表面效应、量子尺寸效应、小尺寸效应、宏观量子隧道效应等，因而对生物体具有特殊的生物学效应和毒作用机制。纳米材料分子毒理主要研究纳米材料致生物体分子水平的改变及分子机制。本章将主要从纳米材料特征、纳米材料的毒作用及影响因素、纳米材料毒作用的分子机制、纳米材料分子毒理研究方法等方面介绍纳米材料分子毒理相关内容。

第一节　纳米材料特征

一、纳米材料概念及其应用

（一）纳米材料的定义

纳米（nanometer，nm）是一种长度度量单位，1nm 等于 10^{-9} m。国际标准化组织（International Organization for Standardization，ISO）将纳米材料（nanomaterials）定义为：在三维空间中，至少有一个维度的尺寸为纳米尺度（1~100nm）的材料。纳米材料形状可以为球形、管状或不规则形状，其中，纳米颗粒（nanoparticles）是最主要且最具有代表性的纳米材料，且最长轴和最短轴的长度没有显著差异，可分为天然纳米材料、次生纳米材料和工程化纳米材料。

（二）纳米材料的分类

1. 天然纳米材料　自然界中本身存在的纳米材料称为天然纳米材料。天然纳米材料的种类丰富并且普遍存在于生物和非生物系统。在非生物系统中，天然纳米材料主要为火山和森林火灾中的灰烬、海盐气溶胶以及土壤、河流和海洋中的铁和其他过渡金属氧化物。而在生物系统中，许多生物都可以合成纳米材料，例如广泛存在于土壤、沉积物中的异化金属还原菌，在厌氧环境中可以通过呼吸生成纳米氧化铁。湿地植物或其共生体在污染的土壤中生长时可在其生根区合成纳米铜颗粒，从而减少铜的吸收。

2. 次生纳米材料　次生纳米材料是指在采矿、燃煤和发动机排放等人类活动中产生或意外排放的纳米材料。化石燃料和可再生燃料的燃烧过程中会释放纳米尺寸的炭黑颗粒，进入大气中后可通过降水进入水和土壤；在汽车尾气的催化转化过程中可生成纳米铂颗粒和纳米镭颗粒等副产物，尽管这些颗粒大部分都附着在粒径较大的空气污染颗粒物上，但仍有 17% 的纳米材料独立存在于气溶胶中。

3. 工程化纳米材料　工程化纳米材料是指使用特定工艺人为生产合成的纳米材料，按性质可分为无机和有机纳米材料。无机纳米材料又分为金属和非金属纳米材料。金属纳米材料是指含有金属颗粒、过渡金属的化合物以及金属复合物等的纳米材料，如量子点、纳米金颗粒、纳米银颗粒和磁性纳米材料等。而常见的非金属纳米材料有碳纳米材料、硅或硅酸盐纳米材料。有机纳米材料主要通过有机分子的聚集或组合形成，如树枝状大分子、胶束、脂质体和聚合物纳米材料等。

（三）纳米材料的发展

纳米技术是通过利用纳米材料分子、原子运动规律及特性，制造出具有独特性质和功能的新设备或新系统的技术。近年来，纳米技术的迅速发展，使纳米材料被广泛地应用到生物医药、化工、机械、微电子、环保、化妆品、食品等诸多领域。据估计,全球纳米材料市场总产值到 2022 年将达到 550 亿美元;发展纳米技术也已被美国、日本、欧盟等五十多个国家或地区列为国家高新技术产业发展的优先战略。

从 20 世纪 80 年代纳米材料首次被合成至今,纳米技术已有 30 余年历史。根据研究的内容与特点可将纳米材料的发展划分为三个阶段。第一阶段为 1990 年以前,主要是在实验室内研究各种纳米材料粉体、合成纳米材料块体的制备方法,探索纳米材料不同于常规材料的特殊性能,同时研究对纳米材料进行表征的方法。第二阶段为 1990 年至 1994 年,人们关注的重点转为利用纳米材料独特的物理、化学和力学等性能设计纳米复合材料。通常采用复合不同纳米材料或复合纳米材料与常规块体材料来探索纳米复合材料的合成及性质。第三阶段就是从 1994 年到现在,高韧性纳米陶瓷、超强纳米金属等人工组装合成的纳米结构的材料体系成为了纳米材料领域重要的研究课题;不同种类、形状和性质的纳米单元(零维、一维纳米材料)的组合、纳米材料表面修饰改性、纳米结构设计等也是当今纳米材料研究的新热点。

(四)纳米材料的应用

1. 生物医药领域的应用　自 2006 年以来,已有 130 多种基于纳米材料的载药体系、125 余种诊断及成像装置在临床前期或临床上应用。许多的纳米材料已经开发成为诊断或治疗药物的重要载体。例如,使用纳米金颗粒的双光子瑞利散射特性对阿尔茨海默病生物标志物进行超灵敏和高选择性检测。基于磁铁矿的纳米制剂不仅可以作为诊断和治疗监测的对比剂,还可作为人体缺铁治疗药物。基于纳米二氧化锰可用于靶向磁共振成像以及减轻肿瘤微环境的纳米治疗载体。基于纳米二氧化硅合成的"C-dots"(康奈尔点)已经由美国食品药物监督管理局批准用于 I 期临床试验。

2. 化工领域的应用　在化工领域,纳米材料可用于材料表面防腐及改变特性。例如采用树脂复合纳米三氧化二铬、二氧化钛或二氧化锡形成的涂层具有静电屏蔽作用,用纳米四氧化三铁可作为磁性涂层,用纳米钛酸钡可制成绝缘涂层等。

还可依据纳米材料的特性设计出各种涂层,如紫外线反射涂层、红外线吸收屏蔽涂层。另外,纳米二氧化硅具有乳化性、增稠性等特性,可作为塑料合成的辅助剂提高其防水性、光洁度、透明度、致密性。

3. 化妆品领域的应用　纳米材料能够改善化妆品的生理化学稳定性,在提高化妆品的有效性方面发挥着重要作用。例如纳米二氧化钛具有极高的分子稳定性、抗紫外线辐射能力强、防晒性好,是防晒化妆品领域中较为理想的抗紫外线防晒剂;富勒烯具有卓越的抗氧化能力,也是防晒、美白和抗衰老产品的重要成分。纳米结构脂质载体具有良好的负载能力、物理和化学稳定性,能够控制成分释放并且易于在皮肤表面成膜,因而常被用作化妆品的溶剂。

4. 催化剂领域的应用　纳米材料具有比表面积大、表面活性中心多、孔隙率高等特点,在催化剂领域有着广泛应用。由于纳米二氧化钛的光催化活性高,将其涂布在高速公路照明设备的玻璃罩表面,可以分解表面油污,从而使玻璃罩表面保持良好的透光性。用谷胱甘肽封端的纳米铂颗粒在水中引发对氢诱导极化,可用作非均相催化剂。纳米金颗粒因其独特的物理和化学性质常用作一氧化碳氧化和 4- 硝基苯酚还原等反应的催化剂。

5. 食品农业领域的应用　纳米材料作为食品添加剂、食品成分、调味剂、酶和补充剂应用于食品领域,例如纳米二氧化硅可提高食物的口感,延长食品保鲜时间;纳米二氧化钛可以增强食品的白色、亮度和风味等。在农业领域,纳米技术可以通过提高杀虫剂和其他农用化学品(如肥料、激素或生长剂)的效力来改善病虫害管理和作物保护,例如在杀虫剂中添加纳米二氧化钛或纳米二氧化硅,可起到防治杂草及害虫的作用。

6. 纺织领域的应用　在纺织领域中,纳米材料常被添加于化学纤维材料中,从而增强抗紫外线辐射、抗纤维老化、抗菌消臭等效果,这类化学纤维也被用于医疗耗材中的绷带、敷料等物品中,起到抗菌除臭、净化空气等作用。例如氧化锌纳米纺织品具有良好的光催化和抗菌活性。另外,使用纤维素纳米纤维制作的木材——纺织纤维具有高度柔韧性和可弯曲性,还表现出良好的针织性能和可染性，成为了纳米材料在纺织领域的重要应用。

二、纳米材料理化性质

在 1～100nm 的尺度空间中，物质本身的理化特性就会发生明显改变，使纳米材料表现出与常规尺寸材料所不同的独特理化性质，又称为"纳米效应"，如表面与界面效应、量子尺寸效应、小尺寸效应、宏观量子隧道效应等。

（一）纳米效应

1. 表面与界面效应 随着颗粒粒径的减小，其比表面积大大增加，位于表面的原子数目将占相当大的比例。例如粒径为 5nm 时，表面原子的比例达到 50%；粒径为 1nm 时，表面原子比例数达到 99%，几乎所有原子都处于表面状态。庞大的表面使纳米微粒的表面自由能大大增加，出现了许多活性中心，特别容易吸附其他原子或与其他原子发生化学反应，导致了纳米材料的化学性质与化学平衡体系有很大差别。这些差别及其作用就叫做纳米材料的表面效应。

2. 量子尺寸效应 量子尺寸效应是指当颗粒尺寸下降到某一数值时，费米能级附近的电子能级由准连续变为离散能级或者能隙变宽的现象。当能级的变化程度大于热能、光能、电磁能的变化时，导致了纳米材料磁、光、声、热、电及超导特性与常规材料有显著的不同。

3. 小尺寸效应 当超细颗粒的尺寸与光波波长、德布罗意波长以及超导态的相干长度或透射深度等物理特征尺寸相当或更小时，晶体周期性的边界条件将被破坏，非晶态纳米材料的表面层附近的原子密度减少，导致声、光、电、磁、热、力学等特性呈现新的物理性质的变化，称为小尺寸效应。

4. 宏观量子隧道效应 量子隧道效应是从量子力学的颗粒具有波粒二象性的观点出发，解释颗粒能够穿越比总能量高的势垒，这是一种微观现象。微观颗粒具有贯穿势垒的能力，称为隧道效应。近年来，人们发现一些宏观量子，例如微粒的磁化强度和量子相干器件中的磁通量等也具有隧道效应，称其为宏观量子隧道效应。量子尺寸效应、隧道效应将会是未来微电子器件的基础，它确立了现存微电子器件进一步微型化的极限。当微电子器件进一步细微化时，必须要考虑上述的量子效应。

5. 介电限域效应 随着纳米材料粒径的不断减小和比表面积不断增加，其表面状态的改变将会引起微粒性质的显著变化。例如，当在半导体纳米材料表面修饰一层某种介电常数较小的介质时，相对裸露于半导体纳米材料周围的其他介质而言，被包覆的纳米材料中电荷载体的电力线更易穿过这层包覆膜，从而导致它比裸露纳米材料的光学性质有较大的变化，这就是介电限域效应。当纳米材料与介质的介电常数值相差较大时，便产生明显的介电限域效应。

（二）理化特性

纳米材料的纳米效应为其带来了不同于一般材料的独特理化性质，而纳米材料的毒性作用又与尺寸、表面积、组成、表面电荷等理化性质密切相关。

1. 尺寸 纳米材料的尺寸在细胞摄取、内吞的效率和细胞对纳米材料的生理反应中具有关键作用。研究发现，将几种不同细胞系同时暴露于三种不同尺寸的纳米材料，纳米银颗粒的毒性在细胞活力、细胞内活性氧生成、乳酸脱氢酶释放和细胞形态的超微结构变化方面具有明确的大小和剂量依赖性。另外，纳米材料尺寸还与其他许多重要特性直接相关，如表面性质、溶解性和化学活性等。这些性质会影响纳米材料和生物分子之间的反应，从而影响其体内毒性作用。例如，粒径减少导致纳米材料比表面积增加，促进其在生物体内的积累及其活性，增加了纳米材料与生物分子之间的相互作用。

2. 表面积 表面积指暴露于气态或液态吸附相时可与样品接触的表面的量，通常表示为质量比表面积或体积比表面积。纳米材料的粒径为纳米尺度，因而其比表面积远远大于普通材料。较大的表面积使纳米材料的反应性增高，增强了纳米材料的毒性。同时，表面积还与纳米材料的其他特性密切相关，例如，它可以决定表面电荷，通过促进纳米材料吸附污染物或影响纳米材料的摄入途径进而影响纳米材料的毒性机制。

3. 组成 纳米材料的组成与一般物质不同，包括了化学成分、晶体结构及杂质三部分。其中，纳米材料的化学成分与晶体结构对其细胞生物效应有本质影响。例如，不同金属或金属氧化物纳米材料诱导细胞产生活性氧（ROS）的能力不同，进而产生的细胞毒性不同。研究发现纳米钴颗粒能够诱导人肺腺癌细胞产生 ROS 并引起 DNA 损伤，而纳米二氧化钛则没有产生上述效应。另外，纳米材料由于特殊的制造工艺往往会掺杂一些非预期成分。例如，在纳米物体的制造过程中使用金属催化剂，若其残留也会导致一定的毒性作用。

4. 表面电荷　纳米材料的表面电荷会促进对其他物质如离子、分子甚至污染物的吸附，进而影响细胞和生物体对纳米材料的反应。同时，纳米材料的电荷性质还能通过影响细胞对其的摄入途径及累积速率等方式影响其穿透生物屏障的能力。另外，表面电荷会影响纳米材料在胶体中的稳定性。表面电荷越高，其颗粒稳定性越强；表面电荷越低，则颗粒稳定性下降导致聚集。而纳米材料在胶体中的稳定性会进一步影响纳米材料与生物体的相互作用。

5. 溶解性和分散性　对于可溶于生物或环境介质的纳米材料，其溶解性会显著强于一般物质，形成的瞬态溶液的颗粒浓度也会很高，可能会促进纳米材料的生物和环境分布。纳米材料分散性是影响纳米材料毒性的一个重要因素，其影响因素很多，如纳米材料的尺寸、表面电荷等。纳米材料附聚或再附聚会阻碍纳米材料穿透细胞膜或抑制巨噬细胞的吞噬作用，进而降低纳米材料的毒性。

6. 表面化学　表面化学指颗粒最外层的化学性质或组成。由于纳米材料的表面效应，其表面化学很活跃，使得一些工程化纳米材料在合成时，会进行一些表面修饰以减少或防止纳米材料的团聚和聚沉，而这些修饰又决定了颗粒的新的表面化学性质。同时，研究表明，纳米材料由于表面电荷等特性，进入血液后会吸附血清蛋白质，形成"蛋白冠"，蛋白冠的形成存在 Vroman 效应，使纳米材料的表面化学发生改变。

7. 聚合和团聚　聚合是指通过共价键、复杂的物理缠结等发生强力聚集，形成的聚集体表面积显著小于初始颗粒的表面积之和；而团聚是指通过范德华力或简单的物理缠结等弱力结合，形成的聚集体表面积约等于初始颗粒的表面积之

和。如果团聚或聚集而形成的二次颗粒较大，可能会影响暴露效应。由于纳米材料特殊的表面性质，在生理环境中会发生聚合或团聚，而其聚集体的尺寸又会影响纳米材料后续的吸收、分布、转化及排泄等行为。

三、纳米材料的暴露途径与生物学效应

随着纳米技术的迅速发展以及纳米材料的广泛应用，人们在生产、生活、环境中接触到纳米材料的机会日益增多，这些也大大增加了工程化纳米材料通过呼吸道、皮肤、饮食等途径进入人体的可能性。现已证实纳米材料可穿过血气屏障、血脑屏障、血睾屏障等生物屏障进入机体并产生潜在生物学效应，其中，环境中存在大量浓度超过 99% 的粒径尺度在 300nm 以内的纳米颗粒。

1. 呼吸道暴露　呼吸道是研究纳米颗粒的生物学效应及安全性的重要暴露途径。纳米颗粒随着粒径减小，在空气中的扩散速度增加，沉降速度减慢且悬浮时间延长，因而被人体吸入的可能性越大。由于具有高表面活性，纳米颗粒更易与机体发生理化反应。颗粒物在呼吸道中的沉积部位及损伤程度取决于颗粒粒径的大小。与微米级颗粒相比，纳米级颗粒更容易到达肺泡等深部肺组织，躲避机体的清除系统，增加迁移到肺外组织或器官的机会。此外，肺组织富含大量的毛细血管网，便于纳米颗粒进入循环系统。

2. 皮肤暴露　皮肤是人体最大的器官，总表面积约有 18 000cm²，也是纳米颗粒进入机体的重要途径。尽管皮肤被誉为人体的第一道防线，在多数情况下能够有效地阻挡外源物质进入机体，但皮肤的屏障作用对于纳米级颗粒的阻挡非常有限。大量研究表明，纳米颗粒能够通过汗腺、毛囊进入机体，进而进入血液循环系统，其渗透能力具有尺度依赖性和化学依赖性，小尺度的颗粒更易进入皮肤到达深部组织。在环境与生产过程中人们不可避免地与纳米颗粒直接接触，都使皮肤成为纳米颗粒进入机体的重要暴露途径。纳米颗粒具有的高表面活性、宏观量子隧道效应等使其比微米级颗粒更易通过皮肤屏障。

3. 消化道吸收　胃肠道是吸收外源性有毒物质最重要的部位之一。纳米材料是食品领域中

常用的食品添加剂，因而可以直接经口摄入通过胃肠道吸入而进入机体。纳米材料经口摄入，首先与口腔黏膜接触，但由于咀嚼停留时间较短，故被机体摄取的量较少。然而，在口腔黏膜处被吸收的纳米材料可成功躲避与胃肠道各种消化酶类的接触，因而也可能造成潜在危害。据报道，纳米材料也可通过吸入暴露后，经肺黏膜免疫系统排出进入消化道，通过消化道重吸收进入机体。颗粒在消化道中主要通过胃、小肠吸收，大部分纳米材料可随粪便排出体外，少量颗粒经肠淋巴组织迁移进入血液。此外，环境中蓄积的纳米材料也可通过植物与生物体的吸入进入生物圈，经食物链的方式最终进入人体。

4. 体内注射暴露 随着纳米技术的迅速发展，纳米材料在生物医药领域的应用日益增加。纳米材料可作为药物及基因治疗载体，通过皮下、肌内、静脉注射等方式直接进入机体，可能通过诱导 ROS 产生、细胞结构破坏和免疫反应造成分子毒性、细胞毒性和组织毒性。因此，纳米材料通过体内暴露途径直接进入血液循环系统造成的潜在危害不容忽视。

（段军超）

第二节 纳米材料的毒作用及影响因素

纳米材料在生物体内可表现出特殊的生物学性质，对生物体的功能产生多种生物学效应。纳米材料可透过细胞膜，沿神经细胞突触、血管和淋巴血管传送，并且有选择性地在不同细胞或组织器官中累积。纳米材料被认为具备良好的生物相容性，在医学领域的应用有着巨大的优势，如疫苗接种和药物包被等；然而，由于其尺寸小等原因，可通过呼吸、皮肤接触等途径进入生物体内并产生毒性，对机体造成伤害。因此，纳米材料的毒性与安全性评价正成为毒理学研究的热点。

一、纳米材料的毒作用

（一）体外毒性

在体外细胞水平，大量的研究表明纳米材料在不同组织类型的细胞能产生剂量依赖性毒性反应，可以对细胞周期、基因表达、细胞信号转导、能量代谢、物质摄取、分泌等重要生命活动产生影响。纳米材料在体外细胞的毒作用主要包括诱导细胞自噬性死亡、凋亡、焦亡和炎症等。因此，体外细胞水平的实验，常常是评估纳米材料毒作用的第一步，通过体外毒作用的评估，初步了解纳米材料的毒作用可能累及的组织、器官和发生机制。

1. 纳米材料诱导细胞自噬性死亡 非金属纳米材料、金属纳米材料（颗粒）、金属氧化物以及聚合物在各种体外细胞模型中都能诱导细胞发生自噬性死亡。例如，在肝癌 HepG2 细胞中，纳米二氧化硅颗粒诱导细胞自噬而死亡，自噬的特异性抑制剂氯喹能有效地拮抗纳米二氧化硅颗粒引发的细胞自噬，扭转细胞死亡的结局。纳米材料诱导的内质网结构与功能改变在细胞自噬中具有重要作用。有研究表明纳米二氧化钛颗粒能够活化人支气管上皮细胞内的免疫球蛋白结合蛋白 BIP，诱导 IRE-1α 磷酸化，进而激活内质网应激信号通路，并且破坏线粒体 - 内质网偶联结构，表现为 GRP75 蛋白下调，并打开电压依赖性阴离子通道促使钙离子外流，线粒体钙离子含量降低而胞质中钙离子浓度上升高，导致线粒体功能紊乱，最终诱导细胞自噬的发生。鉴于自噬过程及分子调控在细胞生命活动过程中的重要地位，自噬流的异常都可以导致细胞自噬性死亡，因此，体外细胞模型确立纳米材料是否通过自噬性死亡引起毒作用，对防治纳米材料的毒作用具有重要的理论与实际意义。

2. 纳米材料诱导细胞凋亡 已有大量研究表明，诱导细胞凋亡是纳米材料毒作用的重要方式。纳米氧化锌颗粒能够降低线粒体膜电位，导致胞内 ROS 浓度增加，诱导内质网应激反应，进而激活 caspase-12，从而引发线粒体非依赖性的细胞凋亡。超细炭黑 FW200 能够通过小鼠肝细胞膜，诱导细胞内 ROS 升高，并刺激细胞内过氧化氢酶活性升高，细胞活力下降，凋亡水平升高，对肝细胞产生明显的细胞毒性。石墨烯能够诱导正常人支气管上皮细胞的表皮生长因子受体（EGFR）的活化，激活磷脂酶 C- 三磷酸肌醇通路，导致内质网上的钙离子内流，进而活化钙离子调节的线粒体依赖的细胞凋亡信号通路，包括细胞色素 C 的释放以及 caspase-3 活化。纳米材料在多种细胞上都可以通过线粒体和内质网依赖的细胞凋亡途径诱导细胞凋亡，产生细胞毒作用。

3. 纳米材料诱导细胞炎症反应与焦亡 细胞吞噬纳米材料可以触发炎症因子的分泌，从而诱导和加速炎症反应。银纳米材料在胞质中释放生成的游离银离子对于小鼠巨噬细胞系 Raw246.7 和骨髓源性巨噬细胞具有细胞毒性。在斑马鱼肝细胞中，纳米银颗粒能够诱导内质网应激，进而激活 NF-κB 信号通路，促进 TNF-α 的活化和分泌，最终导致炎症反应的发生，且 TNF-α 的分泌可能与 JAK-STAT 信号通路的激活及抗病毒反应相关。一些纳米材料可以活化单核细胞、巨噬细胞的 NLRP3（NOD 样受体蛋白 3）炎性小体，诱导 IL-1β 依赖型的细胞炎症反应，进而引起细胞焦亡，这是近年来研究发现的纳米材料的一种新型细胞毒作用。

（二）体内毒性

纳米材料对组织器官的毒作用与纳米尺寸、暴露途径、剂量等因素显著相关。研究表明，大多数纳米材料具有全身多器官毒性，因此，从整体动物水平评价纳米材料的毒作用是纳米毒理学的核心任务，也是揭示纳米材料毒理机制与防护靶点的重要环节。

1. 肝脏毒性 肝脏是体内重要的解毒器官，在纳米材料的代谢过程中扮演着重要的角色。研究表明，纳米材料对肝脏的形态、功能、代谢可以产生剂量依赖性的损伤效应。小鼠腹腔长期注射高剂量纳米银颗粒会导致小鼠肝脏结构发生破坏，主要表现为染色质不规则、线粒体肿胀等改变；长期纳米银颗粒暴露会使大鼠肝超微结构发生线粒体肿胀、结晶、内质网破坏、细胞质空泡化、脂滴累积、糖原耗竭、核固缩、细胞凋亡等，并且会诱导肝细胞细胞器改变，导致细胞损伤，影响肝脏功能。

2. 肺毒性 纳米材料通过吸入性途径对机体造成的损伤是人们普遍关注的，因为长期接触游离的纳米材料会对肺造成不可逆的损伤。研究表明，纳米金颗粒会对孕鼠的肺部造成剂量依赖性的损伤，出现肺腔肿大、肺泡细胞层变薄、病变组织比例不断增加等变化。许多研究显示纳米材料在动物体内存在肺毒性。中性粒细胞是判断肺毒性的主要指标，一项临床研究显示，将暴露于职业性超细颗粒（<100nm）的工人和未暴露于颗粒中的工人的肺功能进行了比较，结果发现，与未暴露于颗粒中的工人相比，暴露于这种颗粒的工人的痰中中性粒细胞比例较高。把小鼠暴露在各种纳米材料中（如纳米氧化钛和纳米氧化铁中），一些氧化应激反应损伤指标在小鼠的支气管肺泡灌洗液和小鼠肺中被检测到，过量的血红素加氧酶 1 的表达，表明纳米氧化钛和纳米氧化铁颗粒可引起小鼠肺损伤。高剂量的纳米铜颗粒可导致小鼠肺部炎症反应明显升高，造成小鼠严重的肺损伤。

3. 免疫毒性 机体的免疫系统是机体抗感染的第一道防线，可保卫机体免于外来微生物的侵害。纳米材料可对机体的免疫细胞、组织和器官造成不可逆的损伤。将不同纵横比（长型与短型）的纳米氧化铝颗粒静脉注射于小鼠体内，用于检验其分布及免疫毒性。最终发现，长型与短型纳米氧化铝颗粒均主要沉积于肝脏和脾脏，其中长型颗粒累积较多。并且，注射长型制剂的小鼠白细胞中性粒细胞百分比增加。对 CD-1 小鼠静脉注射聚丙烯酸包被的纳米氧化铁颗粒，其血液中白细胞与中性粒细胞百分比出现明显增加，颗粒在脾脏积聚最多，其次是肝脏和胸腺。这些结果都证实了纳米材料具有免疫毒性。

4. 生殖毒性 纳米材料很容易通过血睾屏障和血胎屏障等生物屏障，进入睾丸、卵巢和进入胎儿体内，从而导致生殖毒性。纳米镍颗粒会降低雄性大鼠的精子活力和体重，降低卵泡刺激素和睾丸激素水平。同时，抑制大鼠睾丸中超氧化物歧化酶和还原型谷胱甘肽活性，使胞内 ROS、丙二醛和一氧化氮等浓度增高，降低睾丸过氧化氢酶和谷胱甘肽活性，导致超氧自由基和过氧化氢的积累引起氧化损伤，诱导雄性生殖毒性。纳米银颗粒可引起 ICR 雄性小鼠体内睾丸组织病理改变，介导炎症反应，并且能剂量依赖性地破坏睾丸中支持细胞和间质细胞的功能；对于雌性小鼠，会影响卵巢和卵泡发育，并增加促炎因子的表达，影响雌鼠的生殖功能。此外，一些纳米材料对雄性和雌性的性激素代谢有明显扰乱效应，对胚胎的发育也表现出明显的毒性作用。

5. 神经毒性等其他毒作用 研究表明一些

纳米材料具有脑损伤作用和神经发育毒性。单壁碳纳米管可穿过血脑屏障进入大脑，而纳米四氧化三铁颗粒能诱发大脑发生炎症反应，造成脑损伤。富勒烯暴露可以诱发神经系统的自由基损伤，纳米铜颗粒染毒可以导致大鼠 AD 样病变。这些结果都提示纳米材料能产生神经毒作用。此外，大量的研究报道，纳米材料暴露对皮肤、骨髓等造血系统、骨组织、肾脏都能产生毒作用。

（三）特殊毒性

1. 遗传毒性 纳米材料直径范围在 1～100nm 能够通过扩散等作用穿越核孔复合体，以及在细胞有丝分裂或减数分裂过程中被核膜包裹后进入细胞核，直接作用于 DNA，导致 DNA 降解、DNA 链断裂及基因突变等。另外，释放到细胞中的金属阳离子常以表面负电荷的 DNA 分子为靶标，如纳米氧化铁颗粒能够释放出游离的铁离子，与表面负电荷的 DNA 分子结合，引起可逆或不可逆的 DNA 损伤，产生遗传毒作用。如氧化锌会使仓鼠的肺成纤维细胞内 ROS 增加，引起氧化应激，导致基因毒性损伤，进而导致基因突变，并且会导致细胞周期阻滞、超微结构改变和细胞进一步死亡。

2. 光毒性 许多纳米材料具备在阳光或紫外线照射下的光激活特性，可引起人体红斑、肿胀、晒伤甚至皮肤癌。在紫外线照射下，纳米银颗粒会导致人角质细胞产生自由基介导的脂质和蛋白质过氧化。在紫外线照射下，纳米二氧化铈颗粒会对人源性视网膜色素上皮细胞产生剂量依赖性的光毒性，并且会造成细胞核、线粒体和内质网严重损伤。

3. 致敏性 流行病学研究表明，空气中纳米材料含量的增加加速了过敏反应性疾病的发生率。多壁碳纳米管的急性局部治疗会导致过敏皮肤恶化，其作用具羧基化依赖性。纳米氧化锌颗粒具有潜在的皮肤致敏作用。

二、纳米材料毒作用的影响因素

纳米材料的毒性与它们在生物体内的吸收、分布、代谢、排泄密切相关，而这一系列过程是由纳米材料在细胞内的摄取、胞内定位、迁移及清除等行为特征决定的，它们都受到纳米材料自身特性、环境特征等因素的共同影响。

（一）纳米材料的自身特征

1. 特殊尺寸与生物反应活性 随着颗粒尺寸减小到纳米级别，物质常常表现出一些超常的性质，例如一些原本无毒或毒性不强的材料开始表现出毒性或毒性明显加强。当颗粒的粒径在纳米水平范围内减小时，其比表面积逐渐增大，暴露在颗粒表面的分子数急剧增多；根据物理化学的原理，巨大的比表面积将为化学反应过程中的分子碰撞提供巨大的反应截面，颗粒物之间的碰撞概率急剧增加，从而导致这些纳米材料具有超高的化学反应活性，也被称为表面效应。同时，由于这些外源颗粒物作用于生物体的基本单元（如蛋白质、DNA 以及细胞等）也处于纳米到微米的尺度范围内，这就意味着纳米材料与它们在同一个尺度量级上，具有发生相互作用并产生相互扰动的基础，这就为纳米材料在生物体产生毒性提供了充分的理论依据。大量的实验研究也发现，纳米材料的毒理学效应显示出相当大的尺寸依赖性，即毒性随着颗粒尺寸的减小而呈增长趋势。

除了纳米尺寸本身所带来的超高反应活性外，纳米材料的尺寸不同，也将影响它们进入细胞的方式、细胞内的分布、清除等，进而影响它们在生物体不同组织器官的吸收、分布、代谢和排泄，表现出对机体毒效应的差异。例如，纳米材料自身的尺寸、理化性质将决定其进入机体后的团聚状态及形成颗粒的大小，进而影响它们被细胞吸收的方式，粒径大于 5μm 的颗粒主要通过经典的吞噬作用或胞饮作用进入细胞，而亚微米水平的颗粒则通常通过受体介导的内吞机制被摄取；其依赖的受体类型也与尺寸有关：当颗粒粒径在 200nm 左右时，容易以笼形蛋白介导的方式进入细胞，而当颗粒粒径在 500nm 左右时，则倾向于以细胞膜穴样内陷依赖胞吞的方式进入细胞。另外，细胞或脏器对纳米材料的摄取也具有尺寸选择性：巨噬细胞和树突状细胞均能摄取小于 1μm 的颗粒，而较大的颗粒只能被巨噬细胞处理；不同种类抗原呈递细胞对纳米材料的摄取，将影响这些外源颗粒物在生物体内的降解途径及抗原性等特征。

同时，纳米材料的尺寸效应也影响它们在生物体内的吸收、分布、代谢、排泄过程：有研究发现吸入不同尺寸的颗粒在呼吸道、鼻咽、气管、支气管及肺泡等区域的沉积行为是不同的，并且小尺寸颗粒更易通过肺泡区迁移到上皮细胞或间隙位置，进而进入血液循环系统而到达其他器官，引发更为广泛的全身器官毒效应。例如，在一项对 12～20nm 和 220～250nm 颗粒的比较研究中发现，它们可以迁移到达肺细胞间质，从而导致炎症细胞反应从肺泡区域迁移到细胞间质，其中前者的迁移量比后者高三个数量级，尺寸效应发挥了重要作用。此外，纳米材料的尺寸大小也决定了它们通过肾脏排出体外的方式，血液中部分纳米材料可被直接输送到肾小球，肾小球毛细血管的膜孔直径是 7～10nm，尺寸大于该尺度的颗粒物不能通过。

2. **结构差异与毒效应** 利用肺巨噬细胞观察单壁碳纳米管、多壁碳纳米管和富勒烯分别的毒效应，尽管三种材料具有相同的化学组成，但它们的剂量 - 效应关系不同，且在使用相同的剂量下，三者表现出了不同的毒性大小：单壁碳纳米管＞多壁碳纳米管＞富勒烯，这就是由不同的纳米结构导致的生物活性差异，但其中的分子机制还需要进一步的深刻研究。

3. **形状特征与膜的相互作用** 大部分纳米材料进入细胞的方式主要通过内吞的主动转运途径，在此过程中细胞膜内陷形成囊泡，将颗粒物包裹并从膜上脱落，进而将颗粒物输入细胞。其中，纳米材料的形状决定了内吞过程中细胞膜需要的弯曲程度。研究发现，球形纳米材料比杆状和纤维状的纳米材料更易被细胞内吞。此外，具有长径比的纳米材料，其长径比对毒效应也有明显影响。例如，具有较长纵横比的金纳米棒被细胞摄取的速度要慢于较短的金纳米棒，细胞需要更长的时间才能将较长的纳米材料完全包裹；同时，相比于较长的多壁碳纳米管，短的多壁碳纳米管可以实现更多的细胞内吞，通过影响神经生长因子的信号通路，表现出对神经细胞分化的促进作用。

4. **表面特征与生物分子的吸附** 首先，表面电荷是纳米材料胶体行为的主要决定因素，可以直接影响纳米材料的聚集行为，从而对纳米材料在生物体中的实际尺寸和形貌等理化性质造成影响。同时，由于细胞膜是带负电的亲水性表面，使得表面带正电的颗粒相对于中性或表面带负电的颗粒，具有与细胞膜更高的亲和性，在尺寸合适的情况下，这些颗粒更容易被细胞摄取。并且，随着表面正电荷的升高，有可能打破细胞膜表面的电荷平衡，导致细胞内的钙离子流出等毒效应，因此，带正电荷的纳米材料细胞毒性通常强于带负电的纳米材料，更容易引起溶血和血小板聚集，而中性的纳米材料往往具有最好的生物相容性。纳米材料的表面电荷也对它们穿透生物屏障的能力发挥影响，研究表明，表面带正电荷的纳米材料可以渗透进入皮肤，而同样尺寸表面带负电荷及电中性的颗粒均不能渗透进入皮肤；并且高浓度的带电荷纳米材料能够破坏血脑屏障的完整性和通透性。值得注意的是，尽管带负电的纳米材料与细胞膜之间存在相互排斥，但已有研究报道，带负电的纳米材料可以通过诱导细胞 ROS 的产生导致细胞膜表面的负电荷显著下降，进而使得纳米材料可以黏附至细胞膜上并被转运进入细胞。

纳米材料表面的亲疏水性也影响其诱发的细胞毒性，这主要是通过影响纳米材料的稳定性及其吸附蛋白的特性实现的。通常，疏水纳米粒子不稳定，在生物体液和培养基中不易分散，以团聚的形式被摄入的纳米材料不易被机体清除，可以长时间滞留从而造成累积的毒效应。同时疏水性的纳米材料更容易吸附蛋白，有研究使用两种不同亲疏水性的聚合物纳米材料发现，亲水的纳米材料除了少量的牛血清白蛋白外几乎不吸附蛋白，而疏水的纳米材料对载脂蛋白家族、人血清白蛋白、纤维蛋白原等多种蛋白均有吸附。

此外，纳米材料表面可修饰多种基团，从而表现出不同的毒效应。通常对纳米材料进行表面修饰的首要目的是稳定纳米材料的胶体性质、减少或防止其团聚，或通过减少纳米材料与周围环境中生物大分子的相互作用，减少不良生物效应的发生。主要手段除了改变上文所述的电荷及亲疏水性等特征外，还可使用一些生物相容性基团对纳米材料表面进行修饰。例如，聚乙二醇是最常用的纳米材料表面修饰材料之一，大量实验证实它可以降低纳米材料毒性，并可提高纳米材料在血液中的循环时间，减少系统清除。这种方法经常被用于功能性纳米材料的改造，改善其药物动力学性质，延长血浆半衰期，且在不显著改变原料性能的前提下保证材料的安全应用。

总之，纳米材料要产生特异的毒效应，通常需要与特定信号通路发生作用，其中，最重要的环节是纳米材料受电荷、亲疏水性、修饰基团等因素影响与周围环境里生物分子的相互作用，这将不仅决定与纳米材料作用的生物大分子种类和数量，也可能改变纳米材料在生物体内的吸收、分布等行为特征。例如，生物介质中大多数细胞对纳米材料的响应来自于材料表面吸附的生物分子，当纳米材料进入生物体后，体液中的蛋白质会包裹纳米材料，在纳米材料的表面与蛋白质的相接处形成动态的蛋白冠冕，也被称为冠蛋白。该冠冕形成的驱动力主要包括金属原子（贵金属纳米材料）与巯基之间的相互作用、静电吸附作用和疏水相互作用等非共价作用，因此与颗粒表面的电荷、亲疏水性等化学性质及表面修饰等化学成分密切相关，并会随着周围环境的变化与蛋白质发生结合和解离。更为重要的是，冠蛋白的形成将进一步改变原始纳米材料的摄取、生物转化及生物相容性，包括通过受体介导的内吞作用加强细胞对纳米材料的吞噬、通过调控纳米材料表面蛋白的吸附改善纳米材料的靶向性等。另外，纳米材料本身可以诱导所吸附蛋白的结构发生变化，从而介导不同的生物和毒效应。因此，对冠蛋白的研究将有助于深入理解纳米材料在生物应用中发挥功能的过程和机制，从而通过调控蛋白冠冕来降低纳米材料引起的负面作用及改善纳米材料在生物医药应用中的功效。

5. 制备纯度与毒性 碳纳米管毒性一个重要的影响因素是催化剂杂质的残留，商品化的碳纳米管中含有的铁、钴、镍等杂质含量较高，而经酸化处理后的碳纳米管杂质含量较少，尽管二者都可以穿过细胞膜，但前者可增加细胞内的 ROS 水平，下调线粒体膜电位，这些现象在酸化处理的碳纳米管中均未见到。由于在制备和纯化纳米材料的过程中杂质的残留是无法避免的，因此在纳米材料的推广应用之前，有必要研究清楚其携带的杂质对细胞可能产生的影响。

（二）环境特征

除了纳米材料的自身特征外，其所处的环境介质也会通过与纳米材料上述特征之间的相互作用影响它们的毒性表现。例如，环境介质的 pH、离子浓度以及电荷等因素，将直接影响到纳米材料在其中的电离情况、聚集与分散状态，进而影响纳米材料的稳定性，并通过不同的体内吸收、分布、代谢、排泄特征表现出毒效应的差异。

此外，在大量体外试验中，也发现细胞类型、实验条件和分析方法等都可以影响纳米材料的毒性。例如，碳纳米管明显抑制了人肺腺癌细胞、人支气管上皮细胞和人永生化表皮细胞的增殖，但只有后两种细胞中表现出了碳纳米管引发的细胞活力降低。细胞暴露在不同的介质（培养基或体液）中也会影响纳米材料的毒性，有研究观察了纳米二氧化硅颗粒在 10% 血清或无血清的培养基中对人类肺上皮癌细胞的毒理效应，在无血清的条件下细胞分裂障碍增殖指数显著降低，而在 10% 的血清中细胞分裂障碍增殖指数又得到了恢复，说明血清蛋白对纳米材料的吸附可能改变了纳米材料与细胞的相互作用途径，大大降低了细胞毒性。因此，环境介质的组成、颗粒吸收和细胞与纳米材料相互作用之间关联紧密，是我们在评估纳米材料毒效应时不可忽视的重要因素。

（周　舟　余沛霖）

第三节　纳米材料毒作用的分子机制

一、氧化应激

氧化应激学说是目前最为普遍接受的一种纳米材料致毒机制。该机制认为：随着颗粒物的粒径缩小，其表面晶格可能出现破损，从而产生电子缺损或富余的活性位点，在一定条件下可以与氧分子相互作用形成超氧阴离子自由基或其他活性氧成分，从而增加细胞的氧化压力，导致脂质过氧化并破坏细胞膜。此外，对于一些纳米金属颗粒，可通过发生 Fenton 反应，从 H_2O_2 氧化得到 $OOH·$ 和 $OH·$ 等自由基；而一些惰性纳米材料，虽然不具备自发生成 ROS 的能力，但可以通过与细胞线粒体的相互作用，增加线粒体中的 ROS 产生。大量研究已经证实，绝大部分纳米材料均可在体内及体外条件下引起组织或细胞中 ROS 水平的升高。当细胞中氧化应激水平较低时，细胞可通过 Nrf-2 转录激活抗氧化酶系统，从而促使机体保护性反应的发生；当 ROS 水平进一步升高，细胞内的抗氧化功能失调，则会激活促分裂原活化的蛋白激酶与 NF-κB 级联反应，同时细胞膜通透性增加，释放出一系列的细胞因子，从而诱导炎症反应的发生；当 ROS 水平持续升高，机体出现过氧化损伤，包括引起线粒体通透性转换孔开放、膜电位下降等，构成细胞的各种大分子物质（如蛋白质、DNA 等）也会发生各种氧化反应，导致交联、变性、断裂等损伤及细胞功能的破坏，并可诱导细胞凋亡的发生。

二、炎症反应

炎症是机体抵御外来病原体刺激的保护机制，可以发生于机体各部位的组织和各器官，急性炎症临床上表现为红、肿、热、痛等功能变化。炎症既可以由外源性病原微生物侵入引起，同时机体内代谢产物和外源性理化因素也可以导致机体的局部和全身性炎症反应。目前认为炎症细胞和炎症因子在炎症反应过程中扮演重要的角色，单核细胞、中性粒细胞及局部的巨噬细胞等炎症细胞增多，分泌大量的炎症因子是炎症反应的关键环节。新近研究表明，纳米材料可以作为外源性危险信号激活免疫细胞，导致组织损伤，因此，免疫细胞识别的纳米材料被命名为"纳米相关分子模式"，通过活化 NLRP3 炎症小体介导发生炎症反应。

纳米材料暴露引起局部或全身性的炎症反应，其特点是炎症细胞（如中性粒细胞）的聚集及大量炎症因子的释放，间充质细胞及其基质蛋白的沉积，或是激活自身抗原，诱导自身免疫病的发生。其具体机制是单核细胞、树突状细胞等固有免疫细胞通过精确的固有免疫系统识别入侵的纳米材料，活化的固有免疫细胞释放大量的炎症介质如细胞因子、趋化因子和自由基等，这些炎症介质可募集更多的炎症因子以及激活髓样与淋巴样细胞（如 M1 型巨噬细胞、中性粒细胞、自然杀伤细胞、效应 T 细胞），促进炎症反应，造成组织损伤。

近年来的研究揭示了 NLRP3 炎症小体激活介导的炎症反应在纳米材料暴露引起的炎症过程中的重要作用。纳米材料激活 NLRP3 炎症小体及诱导细胞焦亡导致炎症反应的机制主要有三种：①溶酶体破坏模式，内源性纳米材料（如纳米二氧化硅与二氧化钛等）以内吞的方式进入细胞后，内吞小泡与溶酶体融合形成晶体，这些晶体能够破坏溶酶体，进而使得溶酶体中的一些蛋白酶（如组织蛋白酶 B）释放到胞质中，通过某些直接或间接的方式激活 NLRP3 炎症小体；②离子通道模式，纳米材料可以使细胞内 ATP 分泌至胞外，使胞外 ATP 浓度急剧上升，细胞外高浓度的 ATP 通过激活其细胞表面的嘌呤受体 P2X 配体门控性离子通道 7 后活化细胞膜表面的半通透蛋白——泛连接蛋白 -1（pannexin-1）开放半通道，从而导致胞内钾离子外流，通过 ASC 的半胱天冬蛋白酶募集结构域募集下游的 pro-caspase-1，组装成 NLRP3 炎症小体，进而激活 caspase-1，切割 pro-IL-1β、pro-IL-18 等炎性细胞因子前体，促进成熟的 IL-1β 和 IL-18 释放到细胞外，诱导细胞焦亡，引起炎症反应；③氧化应激模式，纳米材料可损伤线粒体功能，造成细胞内 ROS 浓度升高，ROS 浓度的升高会诱导胞内钾离子外流，从而激活 NLRP3 炎症小体，在此过程中，硫氧还原蛋白参与了 NLRP3 炎症小体的活化。

三、凋亡与自噬

（一）细胞凋亡

细胞凋亡是一种进化上高度保守的细胞死亡过程。在凋亡期间，细胞经过一系列的形态改变，包括核固缩和碎裂，最终导致凋亡小体的形成和细胞死亡。细胞凋亡的发生可能取决于纳米材料的化学特性、细胞类型和损伤的性质。目前，纳米材料诱导凋亡主要涉及的机制有：受体死亡途径、线粒体途径、氧化应激途径、溶酶体途径等。

1. 受体死亡途径　受体死亡途径也称外源性细胞凋亡途径，由细胞表面的死亡受体介导，细胞表面的死亡受体与特定配体结合后，将信号传递至下游激活 caspase-8 和 caspase-10 引起细胞凋亡。

2. 线粒体途径　是纳米材料诱导细胞凋亡的主要途径。线粒体在凋亡信号诱导下发生渗透性改变，受损的线粒体释放细胞色素 C 激活 caspase-9，激活下游效应 caspase-3 从而切割其底物——多聚腺苷二磷酸 - 核糖聚合酶使细胞发生凋亡。

3. 氧化应激途径　机体在病理状态下可产

生过量的 ROS,诱导细胞凋亡。最近的研究表明,纳米材料可导致细胞产生过量的 ROS,导致基质金属蛋白酶功能的紊乱和缺失,通过线粒体途径诱导凋亡。ROS 还可以影响某些凋亡相关蛋白的表达并调节与凋亡有关的信号通路,诱导凋亡。

4. 溶酶体途径 纳米材料可导致溶酶体摄取和降解能力受损。纳米材料还可以直接与溶酶体相互作用,然后诱导溶酶体膜透化作用的发生,这也是纳米材料诱导细胞凋亡的重要机制。

(二)细胞自噬

细胞自噬是一种进化上高度保守的维持细胞稳态的重要生命活动。在真核细胞中,自噬主要分为三种类型,即巨自噬、微自噬和分子伴侣介导的自噬。细胞自噬受一系列的自噬相关基因编码的蛋白质所调节。在自噬发生期间,细胞中过剩或失调的成分,包括失活的蛋白和受损的细胞器,被包裹到自噬小体中,随后成熟的自噬小体与溶酶体融合,形成自噬溶酶体。在自噬溶酶体中,内容物被溶酶体降解,生成的小分子物质被运回胞质再次利用。在大多数情况下,自噬是一种维持细胞存活过程;然而,在某些情况下,过量的自噬会导致细胞自噬性死亡(也称为Ⅱ型程序性细胞死亡),纳米材料可通过阻滞或诱导细胞自噬破坏细胞稳态从而发挥毒效应。纳米材料引起细胞自噬流紊乱导致细胞自噬性死亡的机制包括:

1. 自噬流阻滞效应 溶酶体功能障碍是纳米材料引发自噬流阻滞的主要机制,溶酶体功能障碍主要包括溶酶体超微结构损伤、溶酶体 pH 变化以及溶酶体蛋白酶失活。纳米材料可能通过超载或直接破坏溶酶体间室或改变细胞骨架,阻断自噬小体与溶酶体融合,从而可能导致自噬功能障碍。例如二氧化硅能在肝细胞中破坏溶酶体超微结构、增加膜通透性、下调溶酶体蛋白酶(组织蛋白酶 B)的表达,从而破坏溶酶体功能,并且能抑制自噬体降解,从而导致自噬功能障碍。纳米金颗粒可以通过升高溶酶体 pH 从而损伤溶酶体功能。纳米四氧化三铁颗粒也会损伤溶酶体,抑制自噬小体与溶酶体融合,阻断细胞自噬的进程。

2. 诱导细胞自噬 线粒体自噬是选择性地以功能障碍的线粒体为降解目标,线粒体自噬的紊乱可以诱导细胞过度自噬。高浓度 ROS 引起的线粒体功能障碍不仅可以激活非选择性自噬,还可以参与线粒体自噬,选择性地清除受损的线粒体。研究表明,纳米四氧化三铁颗粒可引起线粒体损伤以及内质网和高尔基体应激,从而引起自噬,介导Ⅱ型程序性细胞死亡。除了引起线粒体自噬,纳米材料也可以触发内质网应激和内质网自噬,内质网应激产生大量未折叠蛋白,增加自噬底物,诱导细胞过度自噬,导致细胞自噬性死亡。

四、遗传与表观遗传损伤

目前已发现纳米材料的遗传损伤类型主要包括 DNA 链断裂,核苷酸序列、染色体结构、染色体数目和基因表达的改变等,由此导致 DNA 损伤、基因突变以及表观遗传效应。其中,纳米材料引起遗传毒性的具体机制尚无定论,但目前国内外的主要观点认为其主要包括纳米材料与遗传物质的直接作用和通过氧化应激等效应的间接作用两个方面。

(一)与遗传物质的直接作用

纳米材料能够通过扩散、穿越核孔复合体和在细胞有丝分裂或减数分裂过程中被核膜包裹等三种途径进入细胞核,直接作用于 DNA,如影响 DNA 碱基的堆积力、影响磷酸化作用等;此外,纳米材料释放到细胞中的金属阳离子常以表面带负电荷的 DNA 为靶标,引起可逆或不可逆的 DNA 损伤。这些纳米材料与遗传物质的直接作用可导致 DNA 降解、DNA 链断裂及基因突变等,产生遗传毒效应。

(二)间接作用

纳米材料的间接基因毒性主要表现为与细胞的组成部分(线粒体、细胞膜等)发生反应而产生较多的 ROS,进而导致遗传物质的间接损伤。ROS 引起的 DNA 损伤主要包括单链或双链 DNA 断裂,碱基与糖链的改变,基因变异、缺失、移位等。8-羟基脱氧鸟苷是 ROS 自由基攻击 DNA 分子中的鸟嘌呤碱基第 8 位碳原子而产生的一种氧化性加成物,它与基因突变、细胞癌变有紧密关联,目前已成为 DNA 氧化损伤中最常用的敏感生物标志物之一,研究发现磁性纳米氧化铁颗粒作用于人肺腺癌细胞能引起 8- 羟基脱氧鸟苷水平的显著升高。还有实验采用人支气管上皮细胞对单壁碳纳米管的遗传毒性进行检测，彗星试验结果显示，较高剂量组在暴露 24 小时后尾部 DNA 百分比明显大于非暴露组，提示 DNA 断裂的发生，继续培养至第 72 小时，所有剂量组均可观察到明显的 DNA 损伤，并呈现剂量 - 反应关系；微核试验结果则显示，在 48 小时暴露后，部分组别细胞的微核发生率增加，说明纳米材料也导致了细胞染色体的损伤。另外，当 DNA 产生损伤时，细胞会做出一系列反应进行调整，如细胞循环周期停止、启动凋亡程序或 DNA 修复程序等。已有研究发现，当细胞暴露于纳米材料时，一些与 DNA 修复有关的蛋白表达会受到影响，金属氧化物释放的金属离子会影响 DNA 修复酶与 DNA 修复位点的亲和力，如果修复程序不能及时修复错误的 DNA，将可能导致诱变甚至癌变的严重后果。

此外，随着表观遗传理论的不断成熟，关于纳米材料对细胞表观遗传信息稳定性的影响研究也逐渐增多。例如，我国研究者从组蛋白甲基化修饰角度研究了纳米银抑制基因表达的机制，发现纳米银一方面可降低组蛋白甲基化转移酶 DOT1L 和 MLL 的含量和活性，另一方面可通过空间位阻效应抑制组蛋白的甲基化过程，最终导致血红蛋白的减少。随着表观遗传研究技术的不断发展，关于纳米材料通过表观遗传引发毒效应的机制研究必将不断深入。

五、物理损伤

由于纳米材料是一种有宏观物理实体的物质，它与组织、器官、细胞及生物大分子之间的相互作用属于物理作用的范畴，因而可通过直接接触的机械方式，使目标结构变形或破坏，纳米材料对于生物有机体的这种物理损伤作用，有时被认为是其他毒性损伤的根源。根据机械作用的方式、作用力的相对位置及大小等因素，通常将物理损伤分为以下几种：

（一）黏附

指纳米材料因电荷、亲疏水性及非共价键作用等方式吸附在细胞表面或生物大分子上，引起细胞膜的结构发生变化或生物大分子构象的改变，而引起细胞的反应。研究发现，当半疏水的纳米材料浓度足够大时，可以将脂双层膜吸附，并在膜中形成孔状结构，导致生物膜的破坏和渗漏。同时，蛋白也可通过静电、疏水、氢键等作用方式吸附在纳米材料表面，进而引发蛋白形变，当形变超过一定限度时有可能发生蛋白质变性，若该蛋白的活性位点被掩藏于蛋白质分子和纳米材料的表面，则无法发挥正常的蛋白功能。例如，胃蛋白酶可以吸附在纳米二氧化钛颗粒上，导致其自身的二级结构发生改变，引发蛋白质的解构和失活。

（二）卡嵌

指纳米材料与生物大分子的活性空穴、亲 / 疏水区域形成空间上的相互作用，产生对于上述空间的占据，也包括对膜表面离子通道的占据。例如，研究发现羧基化的多壁碳纳米管可抑制未分化 PC12 细胞中的三种钾离子通道电流，但在该 PC12 细胞中并未出现 ROS 水平升高、线粒体膜电位降低等氧化应激现象，说明该材料对钾离子通道电流的抑制并非由经典的氧化应激通路介导，而很可能与纳米材料对通道的直接作用有关。

（三）划刺

指由于纳米材料的形状、大小、电荷和刚性等特点，极易经物理及电荷等作用力与生物膜、细胞骨架、细胞间隙物等柔性结构结合或产生贯穿、刺破等现象，人们也已经使用电镜等手段观察到了碳纳米管等纳米材料穿刺细胞的图像。

（四）阻塞

指纳米材料在细胞外以单一或聚集体的形式阻塞微循环，影响正常物质的交换，或在细胞内占据有限的胞内空间，影响物质流动效率，干扰正常的细胞功能。例如，研究发现小鼠口服纳米锌颗粒后，由于颗粒的严重聚集引起肠梗阻，而对照组中口服微米锌颗粒的小鼠则未发生梗阻现象。

以上这些物理的机械作用都会导致目标结构的破坏及功能异常，并继而引发一系列的氧化应激、免疫反应等毒效应，因此也有研究认为 ROS 水平升高及炎症反应等生理生化的改变，均属于物理损伤的后效应。

（余沛霖　周　舟）

第四节　纳米材料分子毒理研究方法

一、纳米材料表征方法

纳米技术的迅速发展引起了人们对纳米材料与生物系统之间相互作用的关注，而这方面的研究对于纳米技术的生物应用以及安全性认识至关重要，但目前已发表的研究在描述和实验细节方面缺乏一致性，因此需要建立标准使不同材料的比较、性能基准的建立和工程设计选择的评估成为可能。在纳米技术领域，除了从健康和环境的角度对安全性评估进行完善和逐渐形成共识外，还应侧重于材料的表征。因此，全国纳米技术标准化技术委员会（SAC/TC279）及国际标准化组织纳米技术委员会（ISO/TC229）对于纳米材料的表征制定了新标准。

（一）合成和组分

纳米材料的组成在决定其与生物系统的相互作用中十分关键，因此需要对其组成进行表征，目前常用的组分表征方法包括 X 射线荧光光谱法和电感耦合等离子体发射光谱 / 质谱法。纳米材料的组成很大程度上取决于所研究的纳米材料本身，因此提供高质量、可重复的合成步骤是明确纳米材料包含的所有成分细节的一种方法。另外，任何具有创新性或敏感性的合成步骤都需要特别注意，并且还应对使用的纯化方法加以说明，因为纳米材料混合物中前体残留物的存在可能会改变某些生物反应。

（二）形状、尺寸和表面积

细胞内化纳米材料的方式及其效率受到其大小和形状的限制；纳米材料的尺寸和表面积也会影响其吸附的生物分子种类和构象，因此对纳米材料的形状、尺寸和表面积的表征必不可少。通常使用扫描电子显微镜、透射电子显微镜及动态光散射对形状及尺寸进行表征，而表面积常用气体或液体等温吸附法进行检测。球形颗粒通常只需表征直径，而对于其他形状的颗粒（如棒状），应对每个维度都进行测量。此外，在干燥状态与水合物状态下，无机金属纳米材料的尺寸通常不会发生变化，而有机纳米材料的尺寸会发生显著变化，因此要注明尺寸测量的标准、类型以及所处状态。

（三）分散性和聚集性

如何最大限度地减小分散性和聚集性是制备纳米材料胶体的重要挑战。由于纳米材料独特的分散和聚集性质，只表征颗粒尺寸不足以评估生物效应，还要考虑不同尺寸范围，如范围在 10～990nm 与 495～505nm 的两种体系平均尺寸都为 500nm，但它们可能会表现出不同的生物相互作用，因此纳米材料分散性、聚集性的表征非常重要。目前常用的方法主要为冷冻电镜、动态光散射、X 射线晶体衍射及电感耦合等离子体发射光谱 / 质谱。表征时还需注明纳米材料的浓度、预处理步骤及分散的介质。

（四）Zeta 电位

表面电荷可以通过影响生物分布或生物分子在纳米材料上的吸附程度来引起细胞反应的变化，因此它是决定纳米材料胶体稳定性的关键因素。虽然表面电荷的正负和大小可以由表面电位推断，但纳米材料的表面电荷不易通过实验测定。实际上，与静电屏蔽距离相关的并不是表面电位，而是距纳米材料表面一定距离处的电位，因此通常采用"Zeta 电位"（胶体悬浮液的电动电位）来反映纳米材料表面电荷的作用。目前主要采用电泳法和电渗法对 Zeta 电位进行表征。

（五）表面化学

随着尺寸的减小，纳米材料表面的官能团的浓度增加。表面化学包括颗粒表面的分子组成和表面结构，就像化学组成决定纳米材料的功能，表面化学则决定了纳米材料与生态学和生物学环境的初始相互作用。另外，表面化学的改变还会影响各种物理化学性质，如溶解性、催化作用、电荷、吸附与解吸附等。因此，表面化学是纳米材料理化性质表征的重要参数之一，通常采用 X 射线光电子能谱和化学分析用电子能谱来确定纳米材料表面的化学组成。

二、纳米材料生物安全性评价方法

2003 年开始，*Science*、*Nature*、英国皇家学会期刊、美国化学会期刊等众多学术期刊先后发表文章，探讨纳米材料的生物学效应、潜在危害以及对人类和环境安全性影响等问题，并提出开展纳米材料毒理学安全性评价的必要性。随后，世界各国政府及国际机构开始研究纳米材料生物学效应及安全性。美国政府自 2003 年起拨专款 600 万美元启动了纳米材料生物效应的研究项目；欧盟于 2004 年底将纳米生物环境健康效应问题列为欧洲纳米发展战略；我国也于 2004 年正式开启了纳米材料生物效应及安全性的研究。近年来，纳米安全性研究已在国内很多科研单位及院校迅速展开，并在国际上取得了一定成果。2012 年 9 月，"第六届纳米毒理学国际大会"在我国的召开不仅促进了我国与国际纳米毒理学界的学术交流，更明确了加强对纳米材料生物学效应及安全性评价工作的必要性。

（一）人群流行病学评价方法

目前，缺乏明确的人群研究来说明人类接触工程化纳米材料的途径及其在人体中的代谢分布和诱发生物效应（例如产生氧化应激）的能力，仅有少数关于工程化纳米材料的体外试验、动物实验和人类吸入研究数据。迄今为止，尚未观察到工程化纳米材料对人类的长期不良健康影响，这可能是因为工程化纳米材料的应用才刚开始不久，且在使用过程中采取了防范措施。另外，对人类进行研究存在一系列伦理问题，这意味着多数纳米材料只能通过体外研究、动物体内研究或其他领域研究产生的证据来推断其可能对人类产生的影响。然而工程化纳米材料产量及其在消费产品和工业产品中应用的增加使所有国家的工人处于接触纳米材料的第一线，面临着潜在的不良健康影响。因此，世界卫生组织在 2017 年发布了健康指南，建议实施最高水平的控制以减少工人暴露，通过职业卫生措施预防吸入性暴露及皮肤接触等来减少工人可能面临的风险。

（二）实验室评价方法

1. 体外试验评价方法 纳米材料进入体内后会接触到复杂的生理环境，包括不同组织环境中的多种细胞类型、数千种表面活性分子和具有反应活性的病理或炎性物质。纳米材料与蛋白或细胞间相互作用、影响和可能的毒性都是了解和评价纳米材料生物相容性与毒性的关键。目前主要用于纳米材料毒性评价的体外试验方法包括细胞培养、亚细胞组分研究和脏器灌流等。

（1）2D 细胞培养：细胞培养是指在体外模拟体内环境，使之生存、生长、繁殖并维持主要结构和功能的一种方法。在纳米材料生物安全性的体外评价中，原代或传代细胞培养是使用最广泛的方法之一，通过细胞培养可以模拟颗粒在体内可能观察到的现象或引发的细胞反应。例如，许多研究就通过不同细胞系的培养深入探究了纳米银颗粒暴露可能存在的健康风险。在由神经元、星形胶质细胞、少量少突胶质细胞组成的混合原代细胞模型中，纳米银颗粒暴露诱导了细胞内急性钙反应以及强烈的氧化应激反应，且纳米材料主要由星形胶质细胞而不是由神经元细胞摄取，提示了纳米银颗粒对中枢神经系统毒性作用的可能机制。另外，使正常人肺成纤维细胞和人胶质母细胞瘤细胞暴露于淀粉包被的纳米银颗粒，发现其降低 ATP 含量、诱导 ROS 生成、破坏线粒体呼吸链、损伤线粒体和 DNA 以及导致 G_2/M 期的细胞周期停滞。但是，目前体外 2D 细胞培养无法模拟体内组织细胞对毒素和外来物质的复杂反应，因此，越来越多人推崇使用 3D 细胞培养来更好地模拟体内生理学固有的复杂性。

（2）3D 细胞培养：3D 细胞培养主要通过水凝胶、固体支架或磁力悬浮等方法使细胞处于三维空间生长，能够模拟天然细胞环境，这也为细胞与药物或纳米材料的相互作用提供了更大的表面积，因此越来越受到青睐。研究发现在 3D 培养基中生长的猪动脉内皮细胞暴露于纳米氧化铁后，与 2D 培养基相比细胞死亡数量增加，这种差异很可能是在 3D 培养基中氧化铁纳米材料与细胞间的相互作用增加引起的。另外，研究发现 3D 培养基中的细胞 - 细胞相互作用与体内细胞行为非常相似。而与 3D 培养基相比，使用塑料或玻璃等固体表面上的传统 2D 培养基培养的细胞容易呈现出扁平的状态、异常分裂以及丧失分化表型。

（3）胚胎干细胞：尽管纳米材料的毒性研究方面已经取得了较大进展，但目前对胎儿、胚胎和早期细胞的不良影响的认识仍然有限，尤其是在低剂量暴露环境下。另外，来源于怀孕小鼠的发育胚胎的尺寸很小，导致胚胎器官的材料有限，且目前还没有足够的离体模型来研究纳米材料潜在的生殖和发育毒性的分子机制，因此来源于早期哺乳动物胚胎胚泡期的胚胎干细胞成了研究纳米材料对胚胎早期发育阶段毒性机制的一种理想体外模型。与体细胞不同，胚胎干细胞具有通过繁殖进行自我更新并分化成其他细胞类型的能力。现有研究通过胚胎干细胞及其衍生细胞揭示了纳米材料暴露可通过氧化应激导致细胞毒性、DNA 损伤及对胚胎干细胞自我更新的损害。例如，雌性小鼠胚胎干细胞暴露于低剂量纳米银颗粒导致 X 染色体失活中断，破坏了雌性小鼠胚胎干细胞的分化。

（4）亚细胞组分研究：亚细胞组分是指线粒体、核糖体、溶酶体等细胞器水平的结构。目前纳米材料的暴露浓度对人体不会造成严重的细胞毒性，但慢性接触有可能会产生不良影响，而对细胞器功能进行分析可以识别这种效应。细胞急性暴露于纳米材料可对溶酶体形态和功能造成不利影响，且溶酶体也是纳米材料累积的潜在靶标。活跃的细胞摄取及内吞作用使纳米材料不断地进入细胞，随后纳米材料被递送至溶酶体并逐渐累积，进而导致溶酶体功能障碍和细胞损伤。研究发现多壁碳纳米管可通过对溶酶体膜的直接作用增加溶酶体的渗透性。另外，线粒体被认为是自由基生成和决定细胞存活或死亡的关键因素之一。有研究将线粒体分离后直接暴露于纳米钛颗粒，观察到线粒体肿胀并具有剂量依赖性毒性。

（5）脏器灌流：离体脏器灌流试验是运用离体组织器官灌流技术，在保持组织器官结构完整的前提下，研究测试物对脏器收缩舒张活动、张力、节律性等功能影响的一种体外试验方法。纳米材料作为膳食补充剂会增加消化道暴露；应用于心血管疾病的诊断及治疗增加了心血管系统的暴露；通过工业生产活动增加了工人呼吸暴露，基于以上的暴露途径，离体脏器灌流（如心脏、肺、肝脏、小肠等）已用于纳米材料暴露对各个器官系统影响的研究。研究发现，纳米材料能够穿过人体各类屏障进而诱导潜在毒性，如呼吸屏障、消化道上皮细胞及胎盘屏障，还能诱导心脏血管舒张作用及心室收缩末期压力的短暂下降。

2. 体内试验评价方法 由于纳米毒理学仍处于早期阶段，因此目前进行的纳米毒性评估试验仅限于针对化学品或药物建立的经典体外和体内毒性试验。然而，纳米材料独特的理化性质使细胞培养等体外毒性评价方法仍存在争议。例如，纳米材料会与试验组分发生相互作用或从培养介质中吸收生长因子、蛋白质和营养素，进而

直接或间接地影响评价结果。另外，体外试验系统无法模拟体内生理状态的复杂性，导致研究缺乏整体毒物动力学过程，并且难以研究纳米材料的慢性毒性作用，因此，体内试验也是纳米材料生物安全性评价的重要组成部分。

（1）模式生物：模式生物具有如下特点：①能够代表生物界的某一大类群，有利于回答研究者关注的问题；②对人体和环境无害，容易获得并易于在实验室内饲养和繁殖；③世代短、子代多、遗传背景清楚；④容易进行实验操作，特别是具有遗传操作的手段和表型分析的方法。因此，在纳米材料的生物安全性评估中使用各种模式生物的趋势越来越明显，如小鼠、大鼠、线虫、斑马鱼、果蝇、酵母等。有研究发现通过摄入进入秀丽隐杆线虫体内的量子点，主要分布在肠腔、肠、皮下组织和性腺中。斑马鱼也是纳米材料毒性评价的主要动物模型之一，可通过观察斑马鱼不同类型的参数来评估纳米材料的毒效应，如孵化成功率、器官发育畸形、鳃和皮肤损伤、异常行为（运动障碍）、免疫毒性、遗传毒性或基因表达、神经毒性、内分泌系统破坏，生殖毒性以及死亡率等。果蝇作为经典模式生物也被成功地应用于不同纳米材料的毒性研究，已经观察到果蝇摄取纳米金颗粒后，其在各器官和组织中均匀分布，导致果蝇寿命和生育能力的大幅下降，同时影响基因表达和代谢水平。

（2）转基因动物：转基因动物是利用转基因技术产生的新的动物个体或品系，可模拟人类疾病的起始和发展，研究疾病的病因、发病机制和治疗，因而也被广泛用于深入研究纳米材料的毒作用机制或对某些特殊疾病的作用。ApoE$^{-/-}$ 小鼠是一种理想的高脂血症模型小鼠，有研究用其探究纳米材料暴露导致的心血管效应，发现纳米二氧化铈暴露可能通过炎症触发心血管毒性。另外，gpt 基因突变小鼠也被用于纳米材料的遗传毒性评估。斑马鱼是第三大脊椎模式生物，并且拥有成熟、全面的转基因品系，因此其转基因品系也非常适合作为纳米材料体外安全性评价的模型。例如 Fli1a：EGFP 转基因斑马鱼，采用绿色荧光标记了血管和淋巴管，常用于血管生成机制或血管生成相关基因功能的研究。有研究使用该品系的转基因斑马鱼，发现纳米氧化铜暴露减少

了肠道血管的数量，并通过诱导细胞凋亡抑制了血管生成。使用野生型以及两种分别表达淀粉样蛋白（β2- 微球蛋白和 Aβ$_{3-42}$ 肽）的转基因秀丽隐杆线虫研究纳米银颗粒暴露的影响，结果发现纳米银颗粒暴露与蛋白质错误折叠疾病的分子事件相关，这有助于研究一系列潜在有害分子的特定毒性。

3. 组学技术评价方法 为了进一步研究纳米材料的作用模式和机制，还可以应用转录组学、表观遗传学、蛋白质组学和代谢组学等创新技术平台。组学技术能够同时检测和鉴定数百万个不同的分子，可识别纳米材料暴露后生物系统内（例如胃肠道）原有的和表达发生改变的分子，还可揭示纳米材料与负责细胞功能的生化途径的相互作用，有利于促进纳米材料毒性特征研究。

（1）转录组学：转录组是一个细胞中完整的转录本，以及它们在特定发育阶段或生理条件下的数量，可用于监测纳米材料暴露后细胞和组织的分子成分变化。转录组学技术主要包括 DNA 微阵列和 RNA-Seq 测序技术，还可以通过单细胞转录组学在单个细胞水平上研究转录组。利用转录组学技术鉴定和开发血液中纳米材料暴露相关的生物标志物，对于监测和早期诊断纳米材料造成的人体健康危害具有重要意义。有研究报道 *hsa-miR-20a-5p*、*hsa-miR-21-5p*、*hsa-miR-23a-5p* 以及 *hsa-miR-16-5p* 等 miRNA 与纳米材料暴露相关，可能通过诱导其 mRNA 靶点（如 *CCND1*、*E2F2*、*CDK4* 等）的异常表达，干扰细胞有丝分裂，抑制细胞增殖，造成细胞周期延迟、凋亡、恶性转化、遗传毒性和染色体数目异常，促进癌症的发生。还有研究采用 RNA-seq 方法评估了暴露于 4 种不同的金属纳米材料对真核绿藻的影响，结果发现暴露于纳米银颗粒显著提高了编码细胞壁和鞭毛的转录物水平；暴露于纳米二氧化钛、纳米氧化锌和量子点可提高编码蛋白酶体亚单位的转录本水平，提示蛋白酶体抑制作用，这一现象被认为是包括阿尔茨海默病在内的几种主要疾病的发展和进展的基础。

（2）表观遗传学：表观遗传学主要通过 DNA 甲基化、组蛋白修饰、染色质重塑和非编码 RNA 调控等 4 种机制来调控表观遗传，许多体内及体外研究发现暴露于不同纳米材料后，可使整体基因组低甲基化和降低甲基转移酶活性、改变组蛋白去乙酰化酶活性、引起甲基化周期的功能障碍、导致 miRNA 表达水平变化以及诱导染色质浓缩和重塑，可能造成潜在的健康影响。DNA 甲基化和组蛋白乙酰化研究可用于毒理学筛选，并且数据与通过经典遗传毒性检测获得的表型数据相关联。研究发现细胞暴露于不同纳米材料后出现不同程度的细胞 DNA 甲基化：气管滴注 60nm 的纳米银颗粒后，血细胞中启动子区甲基化增加；但单壁碳纳米管处理后出现启动子区甲基化降低。纳米材料还可通过与组蛋白去乙酰化酶的巯基结合，降低酶活性或在乳腺癌细胞中诱导组蛋白低乙酰化。对纳米金颗粒处理后的成纤维细胞进行基因阵列分析，观察到 *microRNA-155* 的上调伴随 *PROS1* 基因的下调；在超微结构层面，在暴露于纳米金颗粒的成纤维细胞核中观察到染色质浓缩和重塑。这些发现有利于进一步了解纳米材料毒性的分子机制及其对表观遗传过程的影响。

（3）蛋白质组学：蛋白质组学使用高通量技术研究特定细胞或组织中蛋白质的表达谱，其分析细胞反应的能力使其能够识别暴露于各种环境刺激和压力相关的潜在生物标志物。因此，通过蛋白质组学发现新的生物标志物，结合传统的生物反应终点，可用于评价纳米材料相关的健康影响。研究发现，纳米材料暴露可引起与生化和免疫学反应、氧化应激和炎症反应相关的蛋白质组变化。小鼠巨噬细胞和人支气管上皮细胞暴露于纳米材料后诱导不同程度的氧化应激反应、炎症反应和毒性作用发生，这一系列反应与通过 2D 凝胶电泳检测的蛋白质表达水平增加相一致。通过液相色谱 - 串联质谱法分析，超过 30 种蛋白质被鉴定是由纳米材料引起的氧化应激诱导产生的，表明其中一些蛋白质可作为暴露于纳米材料的促氧化标志物。使用氨基酸稳定同位素标记技术联合定量蛋白质组学分析人肝癌细胞暴露于两种尺寸的纳米银颗粒（10nm 和 60nm）后的蛋白质组，结果发现不同的颗粒尺寸会导致不同的蛋白质组改变。两种尺寸的纳米材料都会引起 EIF4G1、G6PD、KHSRP 和 YBX1 等蛋白质差异表达，通过诱导 DNA 损伤和氧化应激，影响细胞增殖、破坏细胞周期并最终诱导细胞凋亡，但只有 10nm 的纳米银颗粒影响 RBM39、RPS15A、RPL11 等蛋白质的表达，诱导核仁应激和抑制核糖体生成，这些结果说明不同尺寸的纳米材料可以诱导独特的生物分子机制及特定效应的激活。使用 ^{18}O 标记和基于液相色谱 - 串联质谱法的定量蛋白质组学分析纳米材料的生物相容性，结果证明不同表面修饰的纳米材料导致 42 种血浆蛋白质呈现显著的蛋白质丰度变化。对 42 种血浆蛋白进行聚类分析，发现其聚集成 3 个亚组，说明表面修饰会影响纳米材料与蛋白质的结合模式。

（4）代谢组学：纳米材料暴露后的生理变化可以通过监测细胞、组织和生物体内的代谢物变化来体现。而通过代谢组学的方法来研究细胞代谢变化，可以快速筛选与已知途径或过程相关的生物标志物，从而进一步探究纳米材料的毒性机制。通常使用磁共振、气相色谱 - 质谱法和液相色谱 - 质谱法等技术进行代谢物指纹分析或代谢轮廓分析。纳米材料暴露可导致许多代谢产物如糖和有机酸、氨基酸、核酸、脂肪酸以及次级代谢物等的水平变化，影响氨基酸代谢，脂质代谢以及糖酵解、三羧酸循环和磷酸戊糖代谢等能量代谢途径。例如二氧化钛纳米材料暴露会导致三羧酸循环和磷酸戊糖等基本能量产生途径显著上调，而抑制淀粉和蔗糖代谢、乙醛酸和二羧酸代谢等糖类合成途径，进而对植物产生亚致死效应。另有研究报道精氨酸、谷氨酸 / 脯氨酸、谷氨酰胺、精氨酸 / 赖氨酸、脯氨酸、肌醇、胆碱和乳酸等代谢物浓度改变与纳米金颗粒暴露相关，可影响人肝癌细胞的细胞膜完整性。

（段军超）

第五节 纳米材料分子毒理的研究展望

随着纳米技术的迅速发展，纳米材料被广泛地应用到材料、化工、机械、微电子、环保、化妆品、食品等诸多领域，尤其在生物医药领域的应用日益增加。纳米技术已成为生物医药领域高新技术的发展前沿与热点。众所周知，颗粒粒径及其空气动力学特征与其引发的有害生物效应有关，一般来说，粒径越小，颗粒的比表面积和表面催化活性越大，这种尺度效应可能导致环境纳米颗粒比微米级颗粒具有更大的毒性和健康危害。随着人群对纳米材料的职业暴露、环境暴露和医源性暴露机会的日益增加，其安全性评价备受关注。近年来，环境健康与安全（environmental health and safety，EHS）作为纳米医学领域中的一个热点问题，主要关注工程化纳米材料对环境及人类健康造成的潜在影响与危害。最新的一项调查报告指出，工程化纳米材料在全球的转归主要沉积于废物填埋场，但也有部分工程化纳米材料进入到生物圈中：土壤（8%～28%），水体（0.4%～7%），大气（0.2%～1.5%）；而在大气环境中总数量浓度超过 99% 的颗粒物粒径尺度小于 300nm。由于生态系统总是处在一个动态循环的过程中，因此纳米材料在环境中是不可忽视的重要组分。

长期以来，颗粒形式的纳米材料呼吸道暴露一直是人们广泛关注的重点，而对其引起的肺外组织或器官毒性研究相对较少。2003 年 4 月，*Science* 首先发表文章讨论纳米材料的生物学效应及安全性问题，提出开展纳米材料毒理学安全性评价的必要性。随后，*Nature*、*Science*、英国皇家学会期刊、美国化学会期刊以及欧洲众多学术期刊先后发表文章，各国相继召开学术专题会议，探讨纳米材料的生物学效应、潜在危害及对人类和环境安全性问题等。然而，美国食品药品管理局资料显示，用于纳米材料安全性评价的研究项目资金匮乏，还不足美国食品药品管理局预算的 4%。经济合作与发展组织发布了一系列纳米材料安全性的相关规范，但目前仍缺乏纳米材料的人群研究数据，实验室研究表明，由于纳米材料具有独特的理化性质，纳米材料可穿透血脑屏障、血眼屏障及血睾屏障，在动物水平、细胞水平、分子水平对呼吸系统、心血管系统、生殖系统、消化系统以及神经系统等造成损伤，但确切分子机制尚不十分清楚。纳米材料分子毒理研究方兴未艾，在这一领域尚存在着大量制约纳米材料广泛应用的科学问题，这些问题包括：①不断出现的新型纳米材料暴露，引发的健康效应与人类疾病的关联，在人群水平尚缺乏流行病学证据。一方面，纳米材料的单一与复合暴露是否改变人类疾病谱，没有大规模人群水平的证据；另一方面，特殊的疾病终点，如人群糖尿病、神经退行性疾病等的发生率增高，是否与纳米材料的暴露毒性相关联，也没有人群流行病学证据。②纳米材料的毒效应引发的健康效应如何监测与评估，目前仍然没有可靠的解决方案。一是新型纳米材料的毒性评估常常滞后于其应用开发，在毒理效应特征、毒理作用靶点、毒理效应的分子机制不明确的情况下，对毒效应的监测与评估缺乏有效的生物标志物。二是人类职业与生活环境中的有害因素暴露常常是多种有害因素的复合暴露，如何甄别纳米材料毒性在健康损害中的贡献度，尚未找到有效的技术策略。③纳米材料的毒效应引发的健康效应仍缺乏有效的医学防护措施。在毒理效应机制不明、靶点不明的条件下，拮抗纳米材料毒理效应的药物研发滞后。

在纳米医学的新时代，纳米毒理学不仅仅是一个环境问题，更是关系到人类健康与安全的社会问题，研究者及管理部门对纳米材料毒性及安全性的研究和管理亟待提高。因此，有必要深入开展纳米材料生物学效应及安全性的研究工作，同时与国际纳米毒理学界接轨，使我国的纳米毒理研究领域进入新阶段。

（段军超　周　舟）

参 考 文 献

[1] Batista CA, Larson RG, Kotov NA, et al. Nonadditivity of nanoparticle interactions[J]. Science, 2015, 350(6257): 1242477.

[2] Zhang Y, Bai Y, Jia J, et al. Perturbation of physiological systems by nanoparticles[J]. Chem Soc Rev, 2014, 43(10): 3762-3809.

[3] Li N, Georas S, Alexis N, et al. A work group report on ultrafine particles(American Academy of Allergy, Asthma & Immunology): Why ambient ultrafine and engineered nanoparticles should receive special attention for possible adverse health outcomes in human subjects[J]. J Allergy Clin Immunol, 2016, 138(2): 386-396.

[4] 周光炎. 免疫学原理 [M]. 4 版. 上海: 上海科学技术出版社, 2018.

[5] Pallardy MJ, Turbica I, Biola-Vidamment A. Why the immune system should be concerned by nanomaterials?[J]. Frontiers in Immunology, 2017, 8: 544.

[6] Rashid HO, Yadav RK, Kim HR, et al. ER stress: Autophagy Induction, Inhibition and Selection[J]. Autophagy, 2015, 11(11): 1956-1977.

[7] Guo H, Callaway JB, Ting JP. Inflammasomes: Mechanism of Action, Role in Disease and Therapeutics[J]. Nature Medicine, 2015, 21(7): 677-687.

[8] 赵宇亮, 柴之芳. 纳米毒理学 [M]. 2 版. 北京: 科学出版社, 2015.

[9] 梅兴国. 纳米毒理学原理与方法 [M]. 北京: 科学出版社, 2019.

[10] Sahu SC, Casciano DA. Handbook of Nanotoxicology, Nanomedicine and Stem Cell Use in Toxicology[M]. New Jersey: John Wiley & Sons, Inc., 2014.

第十三章　呼吸系统分子毒理

呼吸系统是执行机体与外界气体交换功能的器官。呼吸系统因与外环境相通的表面积约为胃肠道和皮肤界面之和的 4 倍,故成为机体暴露外源性有害因素(包括化学物和微生物等)的最主要途径,也是外源化学物作用最主要的靶器官之一。刺激性气体、有机溶剂、粉尘等呼吸系统毒物对呼吸道和肺部有直接作用,表现为急性、慢性和远期危害。一方面,绝大多数外源化学物进入呼吸道并通过肺泡壁进入血液后可对机体其他组织和器官产生损伤效应;另一方面,呼吸系统具有多种防御机制,在一定程度上可抵御外源有害因素的毒性作用。呼吸系统的特殊结构和毒物的特性决定了呼吸系统的不同生物学反应。本章主要介绍呼吸系统的结构、呼吸系统毒物的作用特点、外源化学物对呼吸系统的毒作用及呼吸系统毒物作用的分子机制、呼吸系统毒理学研究方法等。

第一节　呼吸系统生物学基础与呼吸系统毒物

一、呼吸系统的结构与生物学功能

呼吸系统由呼吸道和肺组成。从鼻腔开始至环状软骨称为上呼吸道;环状软骨以下的气管和支气管为下呼吸道。肺分为实质和间质两部分,肺实质包括支气管树和肺泡;肺间质包括结缔组织、血管、淋巴管、淋巴结和神经等。

(一)上呼吸道

上呼吸道包括鼻、咽、喉。鼻前庭部的鼻毛能阻挡空气中的尘埃和异物。鼻腔嗅部嗅毛的细胞膜内有多种受体,可分别接受不同化学物的刺激产生嗅觉,可以提示人们避免暴露。含有大量黏液的上呼吸道表面,可以溶解水溶性的化学物,尤其是刺激性毒物,溶解后可产生强烈的刺激作用,引起上呼吸道炎症,甚至造成喉头痉挛和水肿,引起窒息。

(二)下呼吸道

下呼吸道起自气管,止于呼吸性细支气管末端。呼吸道黏膜由上皮和固有层组成。上皮由纤毛细胞、杯状细胞、刷细胞、基细胞、小颗粒细胞等组成。

小颗粒细胞(small granule cell)细胞质有许多颗粒,含 5- 羟色胺等物质,可调节呼吸道平滑肌的收缩和腺体的分泌。克拉拉细胞(Clara cell)滑面内质网含有大量细胞色素 P450 酶系和蛋白水解酶等,可对吸入的外源化学物进行生物转化,具有解毒功能和活化化学物的作用。

呼吸道具有物理学的防御机制:①鼻腔、喉、气管支气管树的阻留作用:当粉尘粒子随气流吸入时,通过撞击、截留、重力沉降、静电沉积等作用阻留于呼吸道黏膜表面。气道平滑肌的异物反应性收缩可使气道截面积缩小,减少含尘气流的进入,增大粉尘截留,并可启动咳嗽和喷嚏反射,排出粉尘。②黏液纤毛清除系统(mucociliary clearance)的作用:当吸入的粉尘颗粒沉积黏附在支气管黏膜上,在纤毛波浪状运动下(1 000~1 500 次 /min),黏液以 6~18mm/min 的速度向喉部推动,通过喷嚏直接从鼻腔排出。

(三)终末呼吸单位

终末细支气管远端称为终末呼吸单位,内含三级呼吸性细支气管,管壁肺泡数逐渐增多,再接肺泡管、肺泡囊和肺泡。

肺泡上皮由 I 型肺泡细胞(type I alveolar cell)和 II 型肺泡细胞(type II alveolar cell)组成。

I 型肺泡细胞无增殖能力,损伤后由 II 型肺泡细胞增殖分化而来。II 型肺泡细胞散在凸起于 I 型肺泡细胞之间。II 型肺泡细胞以胞吐的方式将内容物分泌到肺泡上皮表面,形成一薄层液体膜,称表面活性物质(surfactant),有降低肺泡表面张力、防止其萎陷及稳定肺泡大小的作用。

肺巨噬细胞存在于肺间质和肺泡腔,具有吞噬、免疫和分泌作用,有重要防御功能:肺泡巨噬细胞(alveolar macrophage)可吞噬进入肺泡的粉尘粒子,形成尘细胞;尘细胞可通过阿米巴样运动转移至呼吸道有纤毛上皮表面,再通过黏液-纤毛系统运动而被清除;粉尘的毒性作用可使尘细胞破裂,释放多种细胞因子,引起免疫炎症反应,可累及肺间质,形成永久的肺间质纤维化,可发展为尘肺病。

(四)呼吸系统的代谢酶

呼吸系统的外源化学物代谢酶主要存在于上皮组织中:①鼻黏膜的上皮及腺体存在细胞色素 P450(cytochrome P450,CYP),如 CYP1A1、CYP1A2、CYP2B1、CYP4B1,以及 NADPH-细胞色素 P450 还原酶(cytochrome P450 reductase,CPR)、环氧化物水解酶(epoxide hydrolase,EH)等代谢酶;②气管上皮中 CYP1A1 及 CYP1A2 含量极低,CYP1B1、CPR、EH 以及 GSTS 含量稍高;③支气管、细支气管及肺泡壁是呼吸系统外源化学物代谢的主要部位,存在 CYP1B1、CYP2A13、CPR、EH 和 GSTS 等代谢酶,特别是 CYP1B1、CPR 及 EH 在 Clara 细胞中含量最为丰富。CYP 在支气管和细支气管上皮细胞、Clara 细胞、Ⅱ型肺泡细胞和肺泡巨噬细胞有表达,在呼吸系统细胞中可检测到 CYP1A1、CYP1B1、CYP2A6、CYP2B6、CYP2E1 和 CYP3A5 的 mRNA 表达。

二、呼吸系统毒物的作用特点

呼吸系统毒物(respiratory toxicant)是指进入机体后可引起鼻腔、喉、气管、支气管、肺在内的呼吸系统不良毒作用的外源化学物。

急性暴露于呼吸系统毒物可引发从轻微呼吸道刺激至窒息死亡的严重后果;长期暴露于低浓度的呼吸系统毒物可导致肺组织慢性损伤,引起肺间质纤维化、肺气肿、肺癌等呼吸系统疾病。

(一)呼吸系统毒物常见形态

1. 气体和蒸气 气体和蒸气是呼吸系统毒物最常见的形态。空气中气体和蒸气形态的毒物易经呼吸道吸收进入体内或直接作用于呼吸系统。气态毒物经过呼吸膜的吸收方式为简单扩散,吸收速度与空气中毒物的浓度、分子量及血/

气分配系数有关。此外,肺通气量与肺血流量以及环境气象条件等也影响毒物在呼吸道的吸收和作用。经呼吸道吸收的毒物未经肝脏的生物转化和解毒过程即直接进入大循环并分布于全身,故其毒作用发生较快。气体和蒸气毒物对呼吸道产生毒作用的部位与其水溶性和浓度有关。

2. 气溶胶 气溶胶的小质点大小为 0.001~100μm,主要包括烟、雾和粉尘。气溶胶状态的毒物在呼吸道的吸收及其对呼吸系统的作用受气道的结构特点、粒子的形状、分散度、比重、溶解度以及呼吸系统的清除功能等多种因素的影响。

大气颗粒物(包括 PM_{10} 和 $PM_{2.5}$)和生产性粉尘(主要包括直径 0.1~15μm),人体对其的防御和清除包括:①鼻腔、喉、气管支气管树的阻留作用;②呼吸道上皮黏液纤毛系统的排出作用;③肺泡巨噬细胞的吞噬作用等。纳米粒子(nano particle,NP)是指粒径在 1~100nm 的粒子,又称超细微粒(ultrafine particle,UFP)。纳米颗粒较大的表面与体积比,使其非常活泼并具有较高的催化活性。它能通过生物体的细胞膜,但在呼吸道的沉积和作用的规律还不完全清楚。有学者借助欧拉、拉格朗日等方法数值模拟来研究纳米颗粒在人类支气管中的输运和沉积,发现纳米颗粒的沉积率随粒径的增加而降低。碳纳米管形状接近石棉纤维,具有石棉和其他类型纤维类似的生物学效应,虽然已有文献报道碳纳米管具有一定的化学致癌作用,但能否引起人类肺癌、间皮瘤、胸膜纤维化、胸膜斑等类似石棉的生物学作用还有待研究。

(二)毒物对呼吸系统的损害作用

1. 直接损害呼吸系统的毒物

(1)刺激性气体:刺激性气体(irritant gases)常见的有氯、氨、氮氧化物、光气、氟化氢、二氧化硫和三氧化硫等。短期内暴露于高浓度刺激性气体可引起急性中毒性咽喉炎、气管炎、支气管炎和肺炎,严重时可导致中毒性肺水肿(toxic pulmonary edema),甚至发展为急性呼吸窘迫综合征(acute respiratory distress syndrome,ARDS);极高浓度的暴露可造成喉头痉挛或水肿,严重者可窒息死亡。长期低浓度暴露于刺激性气体可引起慢性阻塞性肺疾病;甲苯二异氰酸酯还可引起过敏性哮喘。

(2)金属及其化合物:汞、镉、锰、铬、镍、铍和砷及其化合物都可引起呼吸系统的急性或慢性损害,铬和镍可引起鼻黏膜糜烂、溃疡和鼻中隔穿孔;镍气溶胶可使高度敏感者产生支气管哮喘。铍可引起肺肉芽肿病变和肺间质纤维化。镍、铬、砷等还可以引起肺癌。

(3) 生产性粉尘和大气颗粒物:长期接触石英、石棉、滑石、煤等矿物性粉尘,以及水泥粉尘可引起相应的尘肺病;吸入金属锡、铁、锑和钡及其化合物可引起粉尘肺沉着病;吸入硬质合金为主的粉尘可引起硬金属肺病;不同有机粉尘可引起相应的棉尘病、过敏性肺炎或哮喘;长期吸入石棉、毛沸石等粉尘可引起肺癌。长期吸入大气颗粒物,可引起支气管炎、肺气肿、支气管哮喘等呼吸道疾病;这些颗粒物可含有包括致癌物在内的数百种外源化学物,吸入后可能引起肺癌。

(4) 药物:胺碘酮、金制剂、甲氨蝶呤、呋喃妥因、青霉胺和柳氮磺吡啶经口服后,通过血液到达肺部,可引起过敏性肺炎、间质性肺炎和肺泡炎。β-受体激动剂、皮质类固醇、异丙托铵、沙美特罗、色甘酸等药物可对支气管黏膜产生非特异性的刺激,引起反射性支气管狭窄,导致慢性阻塞性肺疾病。

(5) 其他化学物:有机溶剂汽油、煤油、柴油等液体直接吸入呼吸道可导致吸入性肺炎,其燃烧后烟雾可含有臭氧、醛类和硝酸酯类等多种刺激性化学物,引起呼吸道损害;农药如百草枯、有机磷酸酯类,以及磷化氢、氟化氢、一甲胺等化学物的主要靶器官之一是呼吸系统;苯并[a]芘(B[a]P)等多环芳烃化学物可引起肺癌。

2. **间接损害呼吸系统的毒物** 有些化学物的急性中毒,先引起非呼吸系统损害,当病情发展到严重阶段时诱发 ARDS,多见于急性一氧化碳中毒、急性五氯酚钠中毒、急性重度砷化氢中毒继发呼吸系统损害及肺出血等。

(胡建安)

第二节 外源化学物对呼吸系统的毒作用

一、炎性损伤

机体组织受到损伤因子作用会发生防御性的炎症反应。呼吸系统毒物导致的炎症可发生在呼吸道的任何部位,引起鼻炎、咽喉炎、气管支气管炎和肺炎。机体受损部位和程度与化学物的毒性、浓度、水溶性等有关。

(一)刺激性气体

刺激性气体引起急性的呼吸系统炎症损伤较为突出,其特有的刺激和腐蚀作用可不同程度地造成呼吸道细胞损伤,使之释放细胞因子,后者具有明显的趋炎性,可吸引大量炎症细胞向损伤处集聚,产生炎症介质及氧自由基,进而引发瀑布效应不断扩大炎症损伤。长期暴露于低浓度刺激性气体可造成呼吸道慢性炎症:慢性支气管炎、慢性细支气管炎和肺气肿。

(二)金属和类金属

汞、镉、铬、砷、锰、铍、磷、锡等及其化合物可经呼吸道吸入产生局部作用,导致支气管炎或化学性肺炎等;短期大量吸入五氧化二钒可引起鼻炎、咽喉炎、支气管炎和支气管肺炎。急性吸入氧化锌、氧化铜等金属烟雾可引起金属烟雾热,也是典型的上呼吸道急性炎症。

(三)有机溶剂

正己烷所致急性中毒可导致呼吸道损伤,慢性中毒出现非特异性慢性支气管炎;汽油等液体直接吸入呼吸道可致吸入性肺炎。有些有机溶剂包括氯仿、醚、苯、醋酸甲酯、煤油、丙酮、甲醇、氯酚、二氯乙烯、四氯化碳等进入呼吸道,可刺激黏膜,引起鼻黏膜出血、喉炎、嗅觉丧失等表现。

(四)其他化学物

有些化学药物如胺碘酮、金制剂、甲氨蝶呤、呋喃妥因、青霉胺和柳氮磺吡啶等,可引起过敏性肺炎、间质性肺炎、肺泡炎等炎性损伤。

呼吸系统炎性损伤几乎是所有呼吸系统毒物(也包括大气颗粒物和粉尘)的毒作用表现,同时呼吸系统炎症可以发展或表现为其他的呼吸系统毒作用结局,如肺间质纤维化、慢性阻塞性肺疾病、肺癌。

二、肺间质纤维化

肺间质纤维化(pulmonary interstitial fibrosis, PIF)是指化学因素、生物因素等引起,由胶原蛋白、弹性素及蛋白多糖构成的纤维结缔组织在肺间质过量沉积,从而导致严重呼吸困难的呼吸系统疾病。肺间质纤维化过程包括肺组织的炎性损伤、组织结构破坏及随后伴有肺间质细胞积聚的组织修复过程。肺间质纤维化的主要临床表现为咳嗽、不可逆的呼吸困难、低氧血症、消瘦、乏力、关节酸痛等，患者可最终因呼吸衰竭而死亡。

肺间质纤维化的诊断主要采用胸部 X 线片或 CT 扫描。我国主要的纤维化职业性肺部疾病尘肺病的诊断标准为《职业性尘肺病的诊断》（GBZ 70—2015），适用于国家法定《职业病分类和目录》中所有尘肺，依据 X 线后前位胸片上纤维化阴影的密集度、分布范围、大小，将尘肺病分为尘肺壹期、尘肺贰期和尘肺叁期。另外，肺组织活检可提供病理学依据，但由于是创伤性检查，未普遍进行；目前不少在 CT 引导下，经皮肺穿刺活检应用于尘肺诊断的研究，穿刺病理检查可找到粉尘沉积、尘性反应和肺间质纤维化等支持尘肺改变的依据，对于尘肺的诊断和鉴别诊断有重要意义。

引起肺间质纤维化的外源化学物主要有生产性粉尘，其次有农药、药物等。

（一）粉尘

在职业和环境因素中粉尘是主要的致肺间质纤维化因素，其中无机粉尘致纤维化作用最突出。①矿物性粉尘（石英、石棉、滑石、煤等）、金属性粉尘（铁、铍等）和人工无机粉尘（水泥）都能引起纤维化病变，导致以肺组织纤维化为主的相应尘肺病，如长期吸入游离二氧化硅含量较高的粉尘引起硅肺，石棉、滑石、云母等粉尘引起相应的硅酸盐尘肺，铝尘导致铝尘肺；还有煤工尘肺、石墨尘肺、炭黑尘肺、电焊工尘肺、铸工尘肺、陶工尘肺和其他尘肺；金属铍导致的慢性铍病，表现为肺间质纤维化。②有机粉尘包括动物性（皮毛、丝、骨、角质等）、植物性（植物纤维、谷物、甘蔗、烟草、木尘、茶叶等）和人工合成（合成树脂、橡胶、人造有机纤维粉尘等）粉尘，可引起的肺部疾病为过敏性肺炎、棉尘病或哮喘等，虽然不是以纤维化为主，但病变过程引起肺部反复损伤也可出现不同程度的肺间质纤维化。③混合性粉尘如煤硅尘和铁硅尘引起的煤硅肺病和铁硅肺病，具有硅肺和煤肺或铁肺两种特征，有典型的硅结节纤维化和煤尘纤维灶等纤维化病理改变。

不同外源化学物引起的肺间质纤维化病理形态不同。含游离二氧化硅粉尘（硅尘）可引起结节型纤维化，亦可引起弥漫性肺间质纤维化，石棉等粉尘主要引起弥漫性肺间质纤维化。

1. **结节型纤维化** 肉眼观察，硅结节（silicotic nodule）稍隆起于肺表面呈半球状，在肺切面多见于胸膜下和肺组织内，大小约为 1～5mm。镜下观察，可见不同发育阶段和类型的硅结节：早期硅结节胶原纤维细且排列疏松，其间有大量尘细胞和成纤维细胞；结节越成熟，胶原纤维越粗大密集，细胞越少，最终胶原纤维可发生透明样变，称为典型硅结节。典型硅结节横断面似葱头状，外周是多层紧密排列呈同心圆状的胶原纤维，中心或偏侧为一闭塞的小血管或小支气管。粉尘中游离二氧化硅含量越高，硅结节形成时间越长，结节就越成熟、越典型。结节纤维化是硅肺特征性的病理改变。

2. **弥漫性肺间质纤维化** 弥漫性肺间质纤维化（diffuse interstitial pulmonary fibrosis）特点是在肺泡、肺小叶间隔及小血管和呼吸性细气管的周围，纤维组织呈弥漫性增生，相互连接呈放射状、星芒状，肺泡容积缩小，有时形成大块纤维化，其间夹杂粉尘颗粒和尘细胞；所有尘肺都具有弥漫性肺间质纤维化的病理表现，其中石棉肺最为严重和突出。

（二）有机氟化合物

含氟塑料生产中的裂解气、残液气和聚合物热解气中含有多种氟烷烃和氟烯烃的有机氟化合物，引起的中毒可由于间质性和肺泡性肺水肿造成低氧血症，缺氧激活羟脯氨酸酶并导致成纤维细胞增生，使胶原纤维产生增多，形成肺间质纤维化。

（三）农药

百草枯经非呼吸道途径进入机体后可产生明显的肺毒性作用，其肺损伤的病理过程包括初期肺泡上皮细胞出现坏死，继而发生肺水肿、出血、巨噬细胞增多，随后出现成纤维细胞明显增生，引起广泛肺间质纤维化。

（四）药物

胺碘酮、白消安、博来霉素、环磷酰胺、呋喃妥因、柳氮磺吡啶、麦角新碱、肼屈嗪、甲氨蝶呤可通过血液达到肺部，引起急性或慢性肺间质纤维化；患者先表现为呼吸困难或 X 线胸片表现为肺间质性炎性改变，之后可发展为肺间质纤维化。

三、慢性阻塞性肺疾病

慢性阻塞性肺疾病（chronic obstructive pulmonary diseases，COPD）是一种以呼吸道持续性气流受限为特征的肺部疾病。气流受限呈进行性发展，与气道和肺对有害气体及颗粒物的慢性气道炎症反应增强密切相关。其发病涉及气道炎症、氧化-抗氧化失衡、蛋白酶-抗蛋白酶失衡、黏液分泌过多和小气道阻塞、肺血管改变。COPD是以反复咳嗽、咳痰、呼吸困难、喘息、胸闷等为主要表现的慢性支气管炎和肺气肿，常以气流受阻以及伴有气道高反应性为主要特征，可进一步发展为肺心病和呼吸衰竭。

肺功能检查是确诊COPD的主要客观指标。第1秒用力呼气容积（forced expiratory volume in one second，FEV_1）占用力肺活量（forced vital capacity，FVC）的百分比（FEV_1/FVC）是评价气流受限的一项敏感指标。用支气管扩张剂后，$FEV_1/FVC < 70\%$ 可确认存在不可逆的气流受阻。COPD严重程度可根据第1秒用力呼气容积占预计值百分比（FEV_1% 预计值）进行分级。COPD的肺总量（total lung capacity，TLC）、功能残气量（functional residual capacity，FRC）和残气量（residual volume，RV）增高，肺活量（vital capacity，VC）、深吸气量（inspiratory capacity，IC）、IC/TLC都下降，一氧化碳弥散量（diffusing capacity of carbon monoxide，DL_{CO}）及 DL_{CO} 与肺泡通气量（alveolar ventilation，VA）比值（DL_{CO}/VA）下降。

引起慢性阻塞性肺疾病的外源化学物有刺激性气体、窒息性气体、粉尘、农药、金属、药物、有机溶剂等。

（一）有害气体

长期慢性暴露于一氧化碳、硫氧化物、酚类、醛类及氮氧化物等有害气体可诱发COPD的发生和发展；氮氧化物可引起迟发性阻塞性毛细支气管炎；香烟中含有多种刺激性和窒息性气体，可直接或间接损伤气道组织细胞，产生异常的炎性反应，促使COPD的发生。长期接触有刺激性的磷化合物，如三氯化磷、五氯化磷、五氧化二磷、三氯氧磷等可引起慢性支气管炎，导致COPD。

（二）粉尘

长期接触棉、麻等植物性有机粉尘引起的棉尘病，表现为特征性的胸部紧束感、胸闷、气短等症状，并有急性通气功能下降，长期反复发作可致慢性通气功能损害；吸入煤尘、水泥等无机粉尘发生尘肺病也可伴有COPD，大气颗粒物长期作用于呼吸道也可引起COPD。

（三）药物

β-受体激动剂、皮质类固醇、异丙托铵、沙美特罗、色甘酸等可因其对支气管黏膜非特异性的刺激引起反射性支气管狭窄，引起COPD。

四、变态反应性损伤

呼吸道变态反应性疾病主要有哮喘、过敏性鼻炎和过敏性肺炎，特应性患者吸入致敏物质可发生该病。

变态反应的终末效应细胞不同所致的疾病也不同，如哮喘病变发生在大气道，过敏性肺炎多发生于肺深部的小气道，其毒作用表现也不一。过敏性鼻炎多以鼻痒、阵发性喷嚏、鼻分泌亢进、鼻黏膜肿胀等为主要特点。过敏性哮喘毒作用表现主要为发作性的呼气性呼吸困难伴有哮鸣音，或发作性胸闷和咳嗽，严重者呈端坐呼吸。过敏性肺炎主要表现为畏寒、发热、头痛、咳嗽、胸闷和呼吸困难。

引起呼吸系统变态反应性损伤的职业和环境有害物质为生物因素、药物、刺激性气体、金属、农药、有机溶剂、苯的氨基和硝基化合物、高分子化合物等。

（一）生物有害因素

微生物（真菌、尘螨、病毒等）、动物（蛋白、毛屑等）、植物（大豆、咖啡、花粉等）是常见的呼吸系统变态反应性毒物；职业病过敏性肺炎主要是职业活动中接触真菌孢子、细菌产物或其他蛋白质有机粉尘引起。

（二）金属

钴、铍、铂、镍、铬等金属可导致过敏性肺炎。

（三）刺激性气体

长期低浓度接触有致敏作用的刺激性气体包括氯气、甲苯二异氰酸酯、二氧化硫、氨气等，可增加支气管哮喘的发病率。

（四）有机溶剂

甲醛、乙二胺是明确的致敏物，可引起职业性哮喘。

（五）其他化学物

有机磷农药和拟除虫菊酯类农药、苯二胺和二硝基氯苯暴露后可诱发生过敏性哮喘。酸酐进入人体，敏感个体可发生过敏性肺炎。吸烟被认为是支气管哮喘发病的决定因素。烟煤作供暖源是支气管哮喘的较高危险因素。

（六）药物

青霉素类、头孢菌素类、螺旋霉素、四环素、哌嗪枸橼酸盐、含碘对比剂、静脉麻醉剂、肌肉松弛剂、阿司匹林、非甾体抗炎药、抗胆碱酯酶，以及药物赋形剂如柠檬黄、苯甲酸盐类、苯汞盐类、尼泊金类、苯扎氯铵和亚硫酸盐类等都可导致呼吸系统变态性损伤。

五、肺癌

肺癌为当今世界范围内最常见、发病率和死亡率最高的恶性肿瘤。据 *A Cancer Journal for Clinicians* 2018 年发布的全球癌症报告，肺癌发病 2 093 879 例，占癌症总发病数 11.6%；死亡 1 761 007 例，占癌症死亡总数 18.4%，其发病和死亡都排第 1 位。肺癌是由环境因素和遗传因素共同参与的多阶段发生发展的复杂性疾病，其发病机制尚未完全阐明。研究表明，吸烟、环境污染、职业致癌因素、室内氡污染、炎症反应等是肺癌发病的危险因素。

（一）致肺癌的呼吸系统毒物

1. 金属和类金属 镍、铬、砷、镉、铍、铝制品等为确认的致癌物，经呼吸道吸入可导致肺癌的发生。此外，尚有钴、硒、铅、锌、汞等亦与肺癌有联系。

2. 粉尘和大气颗粒物 石棉引起的肺癌占石棉工人总死亡的 20%；发病的潜伏期约为 20 年；石棉致癌作用的强弱与石棉种类及纤维形态有关；另外，毛氟石、结晶型硅尘、煤尘（职业暴露）等粉尘以及大气污染颗粒物都可引起肺癌。

3. 刺激性气体 芥子气、硫酸烟雾对呼吸系统有强烈的刺激作用，可诱发肺癌。

4. 氯甲醚类 双氯甲醚及氯甲基甲醚可导致燕麦细胞型肺癌，恶性程度高。

5. 多环芳烃类 如含多环芳烃类物质的焦炉逸散物可引起焦炉工人肺癌，香烟烟雾中含致癌物苯并[a]芘（B[a]P）等多环芳烃类化合物。

6. 其他化学物 1,2- 二氯乙烷有致癌、致畸和致突变作用，可增加肺癌的发生；二甲基硫酸酯、2- 乙酰氨基芴、亚硝基胺类也与肺癌有关系；农药除草剂四氯二苯并 - 对 - 二噁英（tetrachlorodibenzo-p-dioxin, TCDD）也是致肺癌化学物。

（二）呼吸系统毒物致肺癌的特征

肺癌主要表现为咳嗽、血痰、胸痛、发热和气促。呼吸系统毒物引起的肺癌有以下特征：①有致癌因素的接触史；②潜伏期较长，如氯甲基甲醚、铬所致肺癌为 4 年以上，砷 6 年以上，石棉 10 年以上；③不同的致癌物，致癌强度的差异较大，接触剂量越大，致癌强度也越大；④致癌物有固定的好发部位，发生在主支气管至段支气管的肺癌称中央型肺癌，发生在段支气管以下的肺癌称周围型肺癌；⑤致癌因素种类不同，所致肺癌的病理类型不同，可分为小细胞肺癌（燕麦细胞型、中间细胞型、复合燕麦细胞型）和非小细胞肺癌（鳞癌、腺癌、大细胞癌、肉瘤样癌、类癌、唾液腺型癌），一般认为致癌作用强且接触浓度高的致癌物常导致小细胞肺癌；⑥职业接触致癌物所致的肺癌发病年龄提前；⑦大多数学者认为毒物导致肺癌发生存在一定阈值。

（三）肺癌的生物标志

1. 基因突变、核苷酸多态性生物标志 *hyal2* 和 *fhit* 基因、DNA 修复基因 *xrcc4 g-1394t*（rs6869366）基因型、*gpx1 c-599t*（rs1050450）和 *ephx c-337t*（rs1051740），以及 *tp63*（3q28）、*myc*（8q245p15.2）、3 号染色体着丝粒区（*cep3*）和 6 号染色体着丝粒区（*cep6*）4 个 DNA 扩增区组合与肺癌相关，可作为肺癌早期诊断标志。

2. 表观遗传生物标志 Ⅰ期非小细胞肺癌（non-small cell lung cancer, NSCLC）379 个基因中有 496 个 CpGs 超甲基化位点，335 个基因中有 373 个 CpGs 低甲基化位点，许多可作为 NSCLC 的候选标志；基因甲基化的组合（*neurog2*、*nid2*、*rassf1a*、*apc* 以及 *hoxc9*）能提高 Ⅰ 期 NSCLC 的诊断率；转录因子 *tcf21* 启动子在 81% 的 NSCLC 出现超甲基化。miR-21、miR-145 和 miR-155 以及多个 miRNA（miR-205，miR-210 和 miR-708）结合可作为肺癌早期诊断的候选标志。

3. 基因转录产物生物标志 癌胚抗原（carcinoembryonic antigen，CEA）mRNA 以及 *survivin* 与

livin 的 mRNA 表达水平对肺癌早期诊断有价值。

4. 基因翻译产物生物标志 多个蛋白质组合〔Ⅰ型钙黏蛋白（cadherin Ⅰ，CDH Ⅰ）、白细胞分化抗原 30 配体（cluster of differentiation 30 ligand，CD30 L）、血管内皮抑素（endostatin）、人热休克蛋白 90A（heat shock protein 90A，HSP90 A）、富含亮氨酸重复序列免疫球蛋白样蛋白 3（leucine rich repeats and immunoglobulin-like domains 3，LRIG3）、巨噬细胞炎性蛋白 4（macrophage inflammatory protein 4，MIP4）、多效生长因子（pleiotrophin，PTN）、蛋白激酶 CI（protein kinase C，iota，PRKCI）、排斥导向分子 C（repulsive guidance molecule C，RGM-C）、干细胞因子可溶性受体（stem cell factor soluble receptor，SCF-SR）、可溶性白细胞内皮细胞黏附分子 -1（soluble leukocyte-endothelial cell adhesion molecule-1，SLECAM-1）和酪氨酸蛋白激酶 Yes（Tyrosine-protein kinase Yes，TPK Yes）〕能很好地区分 NSCLC 与正常对照组，也能区分早期和晚期 NSCLC。膜联蛋白 A2（annexin A2，ANXA2）在肺癌早期阶段就显著增加使之可作为肺癌生物标志物，其与热休克蛋白 60（HSP60）组合检测在肺癌的早期诊断中的表现更高效。

5. 肺癌预后或转移的生物标志 血清起始特许阻遏子（geminin）水平可能成为肺腺癌患者重要的预后标志，有望成为新的肺癌治疗作用靶点。血清淀粉样蛋白 A（serum amyloid A protein，SAA）可作为预测 NSCLC 预后的生物标志。血管内皮生长因子（vascular endothelial growth factor，VEGF）、血管内皮生长因子受体 1（vascular endothelial growth factor receptor 1，VEGFR1）和血管内皮生长因子受体 2（VEGFR2）的表达与 NSCLC 患者预后有关；原癌基因 *ras* 家族基因突变与不良预后和生存期有关。NSCLC 患者存在的表皮生长因子受体（EGFR）突变可预测其对 EGFR 酪氨酸激酶抑制剂（TKI）疗效更好；间变性淋巴瘤激酶（ALK）基因重组可预测 NSCLC 对 ALK-TKI 克唑替尼（crizotinib）的反应；原癌基因 1 酪氨酸激酶（c-ros oncogene 1 receptor kinase，ROS1）突变肺癌对克唑替尼非常敏感。BRAF 基因 *V600E* 突变肺癌患者的临床结果往往更差；程序性细胞死亡配体 -1（programmed death-ligand 1，PD-L1）

水平高的患者对帕姆单抗（pembrolizumab）的临床反应水平也非常高；免疫检查点药物治疗肿瘤组织的突变负荷（tumor mutational burden，TMB）的晚期肺癌患者，TMB 高则反应更强。

miRNA-130a 是 NSCLC 患者的独立预后指标，与淋巴结转移、肿瘤分期和预后密切相关。血浆中 miR-486 和 miR-22 等 11 个 miRNA 浓度与肺癌患者生存期密切相关，某些 miRNA 能预测肺癌的发展和预后。

目前所研究的肺癌早期诊断及预后判断的生物标志不少，但大多数标志的敏感性和特异性并不令人满意，还有待进一步深入研究，包括开展标志的联合检测以提高其敏感性和特异性，更好地用于肺癌的防治。

呼吸系统毒物除了导致炎性损伤、肺间质纤维化、慢性阻塞性肺疾病、变态反应性损伤和肺癌之外，某些金属及其化合物还可引起粉尘肺沉着病、硬金属肺病等毒作用后果。

（胡建安）

第三节　呼吸系统毒物作用的分子机制

呼吸系统毒物对肺组织损伤的分子机制涉及多个方面：呼吸系统毒物本身作为抗原和半抗原可引发机体的免疫反应；吸入的呼吸系统毒物致使细胞氧化 - 还原状态失衡；呼吸系统毒物刺激所致的急性炎症反应也可促进氧化损伤，不断产生活性氧（ROS）/ 活性氮（RNS）及大量细胞因子等炎症介质，其持续性生物学效应将直接或间接导致 DNA 损伤。

一、氧化应激机制

（一）氧化损伤机制

外源化学物直接或间接产生的氧化作用可促进肺部疾病的发生和发展。有毒气体、颗粒物（particulate matter，PM）或者香烟烟雾等吸入性外源化学物均可诱导肺组织中内源性的 ROS 增加并对呼吸道的组织产生损害作用。

呼吸系统内至少可以有三种来源的 ROS 参与氧化应激反应：第一，由巨噬细胞介导的吞噬作用可促使 $O_2\cdot$ 释放，某些难以被清除的不溶性颗粒物或纤维持续对吞噬细胞产生刺激作用，在细胞内 NADPH 氧化酶的作用下生成 $O_2^-\cdot$；第二，某些含有金属氧化物的可吸入颗粒物或者气溶胶可通过 Fenton 反应或 Haber-Weiss 反应产生 ROS；第三，环境中的臭氧和氮氧化物本身就属于 ROS。

某些通过非呼吸道途径进入机体内的外源化学物，如通过消化道途径进入机体的百草枯（PQ^{2+}），随血液循环到达并在肺上皮细胞内蓄积，发生氧化还原反应产生大量 ROS，最终导致肺组织纤维化。

（二）抗氧化机制

1. 酶还原系统介导的机制　肺组织中多种细胞都含有酶抗氧化系统，不同酶在肺组织不同类型的细胞及细胞内的定位均不相同，如过氧化氢酶（catalase，CAT）主要存在于肺泡 Ⅱ 型细胞、Clara 细胞和巨噬细胞中，并定位于胞内过氧化物酶体内；而不同亚型的超氧化物歧化酶（superoxide dismutase，SOD）可以存在于多种细胞的不同定位，如 Mn-SOD 定位在线粒体内，Cu-Zn-SOD 则存在于胞质中。谷胱甘肽过氧化物酶是谷胱甘肽氧化还原循环中发挥重要作用的酶，非应激状态的细胞内，还原型谷胱甘肽（reduced glutathione）与氧化型谷胱甘肽（oxidized glutathione，GSSG）比值维持在一个较高的水平，以保证氢过氧化物被还原。抗氧化酶在体内的活性和含量可以被氧化应激所诱导，又可以被氧化剂所灭活，是一个动态变化过程。例如，颗粒物中含有大量的自由基，进入机体内可生成系列活性氧，产生脂质过氧化物。

2. 非酶还原系统介导的机制　肺组织可产生一些非酶性的还原性物质以清除体内的过氧化物。维生素 E 属于脂溶性物质，可以进入脂膜，还原超氧阴离子、羟自由基、氧化脂质，减少细胞膜的氧化反应。β- 胡萝卜素是维生素 A 的代谢前体，在细胞膜内积聚，能够清除超氧阴离子，直接与过氧自由基反应，发挥脂溶性抗氧化剂的作用。维生素 C 广泛存在于细胞内外，直接清除超氧自由基和羟自由基。尿酸可以清除脂质过氧化过程中产生的羟自由基和过氧自由基。

（三）氧化应激信号通路

维持细胞内氧化还原平衡对细胞功能和细胞生存是至关重要的。ROS 能诱发细胞内一系列从保护性反应到损伤的不同反应，反应类型主要取决于氧化应激的水平。

1. 酪氨酸激酶 / 丝裂原激活蛋白激酶通路　当细胞处于生理状态或者低水平氧化应激时，酪氨酸激酶和丝裂原激活蛋白激酶（mitogen-activated protein kinase，MAPK）介导的信号促进细胞正常的增殖和生长。MAPK 信号通路在调控真核细胞基因的表达中起着重要作用：连接胞外信号传递入细胞内，通过磷酸化下游蛋白激酶、细胞内底物和转录因子，调控基本的细胞生理过程如生长、增殖、分化、迁移和凋亡过程。

2. Keap1/Nrf2-ARE 通路　当机体受到呼吸系统毒物刺激而发生氧化应激时，核因子 E2 相关因子 2［nuclear factor erythroid 2（NF-E2）-related factor 2，Nrf2］上游的 Kelch 样环氧氯丙烷相关蛋白 1（Kelch-like ECH2 associated protein 1，Keap1）的构象发生了改变或功能性的丧失，Keap1 与 Nrf2 解偶联，新合成的 Nrf2 逃脱依赖 Keap1 的泛素化，*Nrf2* 的表达上调。由于细胞内 Nrf2 的表达量积累增多，导致其调控的下游抗氧化蛋白表达增加，抵抗不良刺激，对细胞产生保护作用。具体机制请参考第四章相关内容。

3. NF-κB 介导的 p38/MAPK/JNK 通路　抗氧化机制的失活使氧化还原过程失衡，最终导致氧化应激加重，激活 p38/MAPK/JNK 通路，活化核因子 -κB（NF-κB）和信号转导子与转录激活子 -1（signal transducer and activator of transcription-1，STAT-1）。呼吸系统毒物可激活肺组织和肺泡中巨噬细胞的转录因子 NF-κB，活化的 NF-κB 进入细胞核内诱导下游相关多种细胞因子、趋化因子、黏附分子等基因转录并使蛋白表达升高，引起肺内中性粒细胞浸润，导致肺损伤。

4. ROS 介导的细胞凋亡和自噬　氧化应激的进一步恶化会产生细胞毒性，线粒体膜破坏，激活死亡受体进而激活细胞膜的胱天蛋白酶 8 或 10（caspase-8 或 caspase-10）。caspase-10 进一步裂解 caspase-3 前体，从而活化 caspase-3 效应，诱导细胞凋亡、坏死，细胞生存或死亡的结局取决于氧化应激的程度。细胞自噬能清除颗粒物，自噬功能紊乱会导致 ROS 的积累和细胞成分的破坏，引起细胞增殖、分裂异常，导致疾病的发生。

PM$_{2.5}$ 和纳米颗粒物等诱导产生的 ROS 作为重要的信号分子，可通过多条途径激活自噬，如丝氨酸/苏氨酸激酶-结节性硬化复合亚单位 2-雷帕霉素靶蛋白（serine/threonine protein kinase-tuberous sclerosis complex subunit 2-mammalian target of rapamycin，Akt -TSC2-mTOR）信号通路和 MAPK 信号通路，也可通过激活糖原合成酶激酶-3β（glycogen synthase kinase-3β，GSK-3β），上调自噬基因 LC3，使自噬相关基因 G4（autophagy-related gene G4，ATG4）失活等促进自噬体的形成。

二、炎症反应机制

呼吸系统毒物诱导的氧化应激反应可以促使细胞因子、趋化因子的产生和释放，吸引多形核粒细胞（polymorphonuclear leucocyte，PMN）、单核巨噬细胞、嗜酸性粒细胞等炎症细胞进入肺组织，这些炎症细胞又可产生更多自由基、可溶性介质、细胞因子和趋化因子，进一步加强炎症反应以消灭入侵物。同时，机体会启动各种抗炎机制，以维持内环境的稳态。当刺激诱导的炎症反应持续发生时，炎症细胞源源不断地涌入肺脏，进一步诱导细胞因子和 ROS/RNS 等炎症介质在肺部积累，发生氧化应激反应，当机体不能及时拮抗这些反应时，就会导致慢性炎症和肺损伤。

（一）细胞因子介导的炎症反应机制

细胞因子是研究外源化学物引起肺损伤炎症反应机制的核心。按照细胞因子的功能不同，可分为三类：第一类是启动细胞因子，如肿瘤坏死因子 α（tumor necrosis factor α，TNF-α）、白细胞介素-6（interleukin-6，IL-6）和白细胞介素-1（IL-1）。TNF-α 是内皮活化因子，可促进中性粒细胞、嗜酸性粒细胞等与内皮细胞黏附，以利于其向炎症部位迁移而增强其毒性作用。体外研究表明，TNF-α 可导致成纤维细胞增生和胶原合成，支气管肺泡灌洗液（bronchoalveolar lavage fluid，BALF）中 TNF-α 释放量增加可作为肺间质纤维化疾病诊断的早期敏感指标。IL-6 是典型的炎症因子，可激活中性粒细胞，并延迟吞噬细胞对衰老和丧失功能的中性粒细胞的吞噬。IL-6 异常表达是机体早期炎症反应的敏感指标。第二类是募集细胞因子，如趋化因子，可由肺上皮细胞、Ⅱ型肺泡上皮细胞、成纤维细胞和肺泡巨噬细胞分泌，负责支配特定炎症细胞的募集和启动细胞因子的释放。第三类是溶解细胞因子，如生长因子 α、生长因子 β、白细胞介素-4 和多种特殊的前列腺素，尤其是前列腺素 E$_2$（prostaglandin E$_2$，PGE$_2$）和白三烯调节肺的细胞内信号转导，参与炎症反应。

外源化学物可通过调节细胞因子的表达水平来影响组织细胞的炎症反应，也可通过调节细胞表面黏附分子与细胞基质成分的相互作用来控制炎症细胞浸润（如中性粒细胞浸润至肺）。

（二）肺巨噬细胞介导的炎症反应机制

巨噬细胞有很强的吞噬作用和分泌功能，它能合成和分泌 50 余种有生物学活性的炎性产物。肺泡巨噬细胞是颗粒物作用的首要靶细胞，可反应性地增多并吞噬大量的颗粒物。同时，肺泡巨噬细胞和呼吸道上皮细胞受颗粒物刺激诱导也可释放一些前炎症因子（如 TNF-α 和 IL-1 等）诱使炎症细胞渗出，向肺组织浸润。肺组织的炎性反应表现为中性粒细胞增多，这是源于呼吸系统毒物作为炎症刺激物进入肺部，加之巨噬细胞死亡崩解释放大量趋化因子，使得中性粒细胞大量渗出。

（三）炎症反应介导的信号通路

参与炎症反应的信号通路包括炎性小体 NLRP3 通路、NF-κB 介导的信号通路、Keap1/Nrf2-ARE 通路和 ERK1/2、JNK、p38/MAPK 通路。丙烯醛可减弱卵清蛋白诱导引起 C57BL/6 小鼠的肺部炎症，其机制为激活 Nrf2、抑制 JNK 信号通路。内源性硫化氢（H$_2$S）抑制 MAPK 通路的同时激活 Nrf2 通路，抑制 ERK1/2、JNK、p38/MAPK 的磷酸化以降低香烟引起的炎症。

（四）典型外源化学物诱导的炎症反应机制

1. 颗粒物　炎症反应在颗粒物诱导的肺组织损伤中起着重要的作用，包括：①巨噬细胞吞噬作用：进入肺泡的不溶性或者难溶性颗粒物被肺泡巨噬细胞所吞噬，并释放炎性介质。沉积在肺组织中的颗粒物质还可引起慢性炎症，最终诱发肺组织纤维化或者肿瘤；②细胞因子表达：颗粒物被吸入后，作为气道炎症反应的刺激诱导因素，促进细胞释放系列炎性介质（如 IL-8 等），启动气道局部炎症反应，并最终造成气道上皮细胞受损。在此过程中，肺巨噬细胞被激活，分泌前炎症因子如 TNF-α 和 IL-1，进而刺激上皮细胞、成纤维细胞和中性粒细胞等释放其他炎症增强因子和效应因子，推动炎症反应的进展。颗粒物可导致气道组织细胞间黏附分子 ICAM-1 的表达增加，并促进炎症细胞由血管向肺部聚集，另有研究发现颗粒物能增加多形核白细胞向肺组织的浸润，加强气道的局部炎症反应。

2. 刺激性气体　刺激性呼吸系统毒物通过气道进入肺组织，多引起急性呼吸道炎症反应，产生趋化因子、细胞因子如 TNF-α、IL-1、IL-6 及 IL-8、巨噬细胞炎性蛋白 1（macrophage inflammatory protein-1，MIP-1）、巨噬细胞炎性蛋白 2（MIP-2）等，促使炎症细胞进入肺泡，引起慢性支气管炎，导致 COPD。

三、免疫调节机制

呼吸系统毒物作用于机体，可诱导呼吸器官分泌免疫球蛋白、形成抗原 - 抗体复合物以及多种免疫细胞的激活，诱导免疫应答，引起损伤。

（一）外源化学物诱导抗体介导的肺免疫反应

1. 黏膜表面抗体介导免疫　支气管分泌物中含有各种类型的免疫球蛋白，主要为 IgA，上呼吸道中 IgG 与 IgA 的比例最低，在下呼吸道随着支气管向远端不断分支，其比值趋于增高，在 BALF 中 IgG 明显超过 IgA 的含量。分泌型免疫球蛋白有两个主要来源，即局部合成和自血清渗出。IgA 和 IgE 以局部合成为主，其他则以渗透为主。刺激性呼吸系统毒物所致的支气管黏膜急慢性炎症可使各型免疫球蛋白自血清渗出增加，而黏膜淋巴样组织的慢性炎症促进了免疫球蛋白的局部合成。某些高分泌状态如哮喘急性发作也会增加免疫球蛋白的分泌。

2. 肺实质抗体介导免疫　肺实质可溶性抗体亦有两种来源：①自外周血漏出或渗出；②肺间质或肺泡腔中由抗体形成细胞在局部产生。在未致敏宿主，特异性抗体和抗体形成细胞于抗原刺激数天至 1 周才出现，而致敏宿主在很短时间内即可出现。肺实质内抗体产生的细胞机制大致为：抗原被单独的或借助肺泡巨噬细胞输送至肺门淋巴结，抗原呈递细胞与抗原反应性淋巴细胞发生作用，激发原发性免疫应答。特异性致敏的 T 细胞和 B 细胞进一步分化为效应细胞，释放至血液循环。肺内抗原持续作用或再次接触同类型抗原，即吸引效应细胞向肺间质或肺泡腔内聚集。肺局部受到抗原刺激也会引起效应细胞向肺部聚集。效应性 B 细胞与抗原作用，引起继发性抗体免疫应答，以增强吞噬细胞吞噬，从而达到预防肺部损伤的作用。在发生过肺部损伤者，肺内还存在记忆淋巴细胞，它们在局部免疫反应也可以被动用和参与作用。

3. 自身抗原的免疫反应　正常的免疫自身耐受机制障碍导致自身免疫紊乱。所有的自身免疫疾病包括抗体介导的自身免疫病根本上都基于自身反应性 CD4$^+$T 细胞的不适当激活和自身反应性 B 细胞对致病性自身抗体的反应。碳氢化合物、吸烟等均可提高基底膜抗体水平，引起广泛性肺出血和病情加重。

4. 免疫复合物的免疫反应　动物实验证明免疫复合物引起肺损伤。游离二氧化硅吸入肺组织后，被巨噬细胞吞噬，并破坏巨噬细胞，释放抗原物质，刺激浆细胞产生相应的抗体，形成抗原 - 抗体复合物，促进肺组织纤维化的形成。

（二）外源化学物诱导免疫细胞介导的免疫反应

免疫细胞介导的免疫反应可分为两类：一类是 CD4$^+$T 细胞介导的迟发型超敏反应；另一类是 CD4$^+$T 细胞辅助相应 T 细胞的细胞毒功能。效应性 T 细胞可以来自居留于肺部的抗原反应性前体细胞，也可由肺内抗原作用自外周血募集而来。在原发性致敏或免疫的宿主肺组织对抗原刺激的反应即 T 细胞从血液循环向肺局部聚集，这些抗原反应性淋巴细胞已经发生克隆扩增。当聚集肺部与抗原再次作用时，进一步增殖和分化。在这段时间内反应性 T 细胞首先在淋巴器官包括肺门淋巴结内致敏和克隆扩增，然后致敏的前体效应细胞重新循环并被吸引至肺感染局部，特异性细胞免疫 CD4$^+$T 细胞介导的迟发型超敏反应和 CD8$^+$T 细胞介导的细胞毒作用，其区别在于前者作用结果是淋巴因子激活肺泡巨噬细胞和其他吞噬细胞，引发亚急性和慢性炎症反应，后者借助局部抑制和细胞溶解作用，理论上对肿瘤有抑制和杀灭作用。

在外源化学物诱导的哮喘和变态反应的发展过程中，多种细胞如肥大细胞、嗜酸性细胞、巨噬细胞和 CD4$^+$T 细胞以及 IgE 分泌型 B 细胞起重要作用。其机制是入侵抗原刺激 B 细胞产生

IgE，后者 Fc 片段的特殊区域与肥大细胞或嗜碱性粒细胞表面 Fc 受体结合，使机体致敏。当抗原再次进入人体内与 IgE 的 Fab 段结合，细胞被激活，胞膜通透性增高，钙离子内流并激活磷酸酯酶 A，导致胞膜融合而脱颗粒，释放各种介质。

呼吸系统毒物造成机体损伤的免疫学机制与呼吸系统毒物本身理化性质密切相关。吸入颗粒物后，巨噬细胞受到破坏，导致巨噬细胞的数量下降和功能减弱，并抑制 T 淋巴细胞转化功能和增殖反应，使机体对病原体的抵抗力下降，诱发感染性疾病。颗粒物表面吸附的 Pb、Zn、Mn 等无机元素可抑制免疫功能。某些可诱发变态反应性损伤的呼吸系统毒物，如有机粉尘、刺激性气体、有机溶剂等，与 IgG 结合形成免疫复合物，启动免疫反应，激活巨噬细胞，活化的巨噬细胞分泌多种细胞因子，吸引外周 T 淋巴细胞和单核细胞，引发呼吸道变态反应性疾病，如哮喘、COPD、过敏性鼻炎和过敏性肺炎等。

四、遗传机制与表观遗传机制

（一）遗传机制

外源化学物对呼吸系统的损伤作用是环境因素与基因的交互作用所致。环境有害因素所致的基因损伤后，在一定程度上机体可作出修复性反应。外源化学物所致遗传损伤泛指对基因组造成的损伤，主要包括基因损伤和染色体损伤。DNA 修复机制，如碱基切除修复、核苷酸切除修复、交联修复等，是多种修复酶参与的复杂过程，有利于保证基因组的完整性和遗传性状的稳定性。

大气颗粒物 $PM_{2.5}$ 已确认为人类致癌物，其对机体的毒性包括姐妹染色单体互换、微核、DNA 损伤等遗传物质的损伤作用，作用机制涉及多种信号分子的参与、癌基因的激活、抑癌基因的失活等。此外，遗传易感性也是肺部疾病发生发展过程中的一个重要的影响因素，如代谢酶的基因多态性及 DNA 损伤修复酶的基因多态性等。

（二）表观遗传机制

表观遗传机制是通过不包括核酸序列改变的 DNA 基因外改变，损伤基因调节区和 / 或改变染色质结构等引起的呼吸系统结构和功能的改变，其中最主要的是 DNA 甲基化、组蛋白修饰、微小 RNA 和长链非编码 RNA 干扰及 RNA 甲基化等。

1. DNA 甲基化　DNA 甲基化（DNA methylation）是一个共价修饰，并且通过体细胞的分化而进行遗传。在哺乳动物的基因组中 5′- 甲基胞嘧啶占所有胞嘧啶的 2%～5%，并以 CpG 二核苷酸形式存在。DNA 甲基化涉及细胞的多个调节过程，如染色体结构的重塑、X 染色体的失活、基因印迹、染色体的稳定性以及基因转录等。总体而言，基因启动子区的高甲基化与基因表达降低有关。

大气颗粒物、柴油机尾气颗粒物（diesel exhaust particle，DEP）和炭黑等均可通过 DNA 甲基化引起表观遗传学改变。暴露于 PM_{10} 的铸造工人血液中诱导型一氧化氮合酶基因（inducible nitric oxide synthase，iNOS）、Alu 应答元件（alu）和长点缀核苷酸元素 -1 基因（long interspersed nuclear elements-1，line-1）启动子区的甲基化水平较低。吸入 DEP 可诱导 γ 干扰素（interferon-γ，IFN-γ）基因启动子 CpG-45、CpG-53 和 CpG-205 位点低甲基化和 il-4 基因启动子 CpG-408 位点高甲基化。研究表明，O^6- 甲基鸟嘌呤 -DNA- 甲基转移酶（O^6-methylguanine-DNA-methyltransferase，O^6-MGMT）、p53 和 p16 基因启动子高甲基化是砷中毒发生发展乃至诱导肿瘤发生的早期分子标志。

2. 组蛋白修饰　组蛋白修饰主要涉及乙酰化、甲基化、磷酸化、泛素化、糖基化、核糖基化、羧基化等机制。最常见的修饰是组蛋白 H3 和 H4 氨基末端的赖氨酸残基上的乙酰化和甲基化，提高组蛋白的乙酰化能诱导转录因子的激活，而降低组蛋白的乙酰化通常能够抑制转录。组蛋白的甲基化也与转录的抑制激活相关，主要是依赖于赖氨酸残基的位置。

大气颗粒物 PM_{10} 可通过氧化应激介导增强组蛋白乙酰转移酶（histone acetyltransferase，HAT）活性和乙酰化组蛋白 4（acetylated histone，H4）的乙酰化作用，并因此引起 IL-8 释放增加。无机砷显著增加人肝癌细胞株（HepG2）组蛋白 H3 的乙酰化，而对其甲基化没有作用，但砷可以导致人肺腺癌细胞株（A549）中组蛋白甲基化改变。

3. 微小 RNA 和长链非编码 RNA 干扰　miRNA 主要通过小 RNA 干扰机制下调基因的表达。DEP 可导致人呼吸道上皮细胞中 197 个 miRNA 表达发生明显改变，包括靶基因富集在炎症反应通道和肿瘤相关疾病的 miR-513a-5p、miR-494 和 miR-923 表达的增加以及 miR-96 表达的降低。DEP 和颗粒物所导致的免疫功能紊乱，机制与 has-miR-375 和 AhR 的 mRNA 形成复合物可使人支气管上皮细胞淋巴细胞生成素（lymphopoietin，TSLP）上调密切相关。

长链非编码 RNA（long noncoding RNA，lncRNA）在多种层面上调控基因的表达水平。外源化学物所致的呼吸系统肿瘤与某些 lncRNA 表达改变有关，香烟烟雾提取物可诱导产生吸烟和癌症相关的 lncRNA（scal1）表达水平增加，并与细胞毒性和氧化应激反应密切相关；另外与呼吸系统肿瘤有关的 lncRNA 还包括：malat1（又称 malat-1 或 neat2）、HOX 转录反义 RNA（HOX transcript antisense RNA，HOTAIR）、赖氨酸特异性组蛋白去甲基化酶 1/REST 共阻遏物 /RE1 沉默转录因子（lysine-specific demethylase/REST corepressor/RE1-silencing transcription factor，lsd1/corest/rest）、母系表达基因 3（mother expressed genes 3，meg3）等。

4. RNA 甲基化　RNA 中存在着上百种修饰，其中很多 RNA 修饰的功能被不断揭示出来。N6-甲基腺嘌呤（m6A）作为真核 mRNA 最丰富的内部修饰，在后转录层面参与真核基因表达调控。最新研究发现，m6A 在多种肿瘤发生中发挥重要的作用，其中包括肺癌，具体调节机制与甲基化转移酶和去甲基化酶等有关。

（张　荣）

第四节　呼吸系统毒理学研究方法

呼吸系统毒理学研究方法包括中毒模型的建立、呼吸功能和呼吸系统形态学的检测、分子标志物的检测以及组学方法等。

一、呼吸系统毒物染毒技术

（一）动物呼吸道染毒技术

1. 实验动物的选择　动物品种一般采用啮齿类，包括大鼠、小鼠、豚鼠和仓鼠，根据研究需要也可以选择家兔、猪、狗、猴等体积较大的动物。

短期和长期吸入毒性研究首选大鼠，大鼠对慢性炎症、纤维化以及不溶性颗粒物引起的肺癌比较敏感，但对纤维诱导的肺间皮瘤不敏感。豚鼠在呼吸道致敏的研究中使用较多，而由于其含有丰富的气管平滑肌，常用作哮喘模型的制备，以研究气道的高反应性和气管收缩。仓鼠对呼吸道有较强的抵抗力，而肿瘤的自发率相对较低，但对纤维诱导的肺间皮瘤敏感，对其他肿瘤没有大鼠敏感。

2. 呼吸道染毒方式和吸入染毒系统　经呼吸道染毒可分为吸入染毒和气管内注入染毒。动物吸入染毒系统分为动式吸入染毒和静式吸入染毒两种。

（1）动式吸入染毒系统：动式吸入染毒又分全身暴露和口鼻暴露两种。染毒系统包括气体或气溶胶发生系统、传输系统、染毒容器（染毒柜）、气体采样和分析系统、排气和洗涤系统。动式染毒柜应维持轻微的负压以免受试物从染毒柜逸出。要保证染毒柜中气流的稳定性，实验动物的总体积不能超过染毒柜容积的 5%。根据实验目的不同，在染毒柜中受试物浓度达到平衡后，每天染毒相应的时间，一般为每天染毒 6 小时，每周染毒 5～7 天。动式染毒柜中受试物的浓度应实际监测，如果有条件可以进行实时监测。

（2）静式吸入染毒系统：将一定数量的实验动物放在密闭的染毒柜中，加入易挥发的液态受试物或气态受试物使达到所需要的浓度。静式吸入染毒方法简易，但随实验的进行氧分压降低，柜内受试物浓度也逐渐下降，实验动物有经皮吸收的可能。染毒时间一般为 2～4 小时。液态受试物要求在 10 分钟内蒸发完毕。静式吸入染毒时应根据染毒柜容积和染毒时间，确定放置的实验动物数，以保证动物的最低需气量，见表 13-1。染毒柜所需容积也可按照实验动物总体重（kg）×100×染毒时间（h）来估算，相当于动物每千克体重每小时所需空气体积为 100L。受试物的浓度以 mg/m^3 表示。

（3）气管内注入：多用大鼠、豚鼠或家兔。先将大鼠以乙醚轻度麻醉，将受试物以气管灌注针注入气管，使之分布至两肺。一般大鼠一次灌注量不超过 0.4ml/ 只。每周 1～2 次，或隔日一次。

3. 染毒剂量　呼吸道染毒的剂量分为外剂量和内剂量。

（1）外剂量：受试物在染毒柜中的浓度和暴露时间的乘积。

表 13-1 实验动物的最低需气量及不同染毒柜容积应放置的动物数（染毒 2h）

实验动物	呼吸量 / (L·h⁻¹)	最低需氧量 / (L·h⁻¹)	动物数				
			25L	50L	100L	300L	1 000L
小鼠	1.45	4.50	3～5	6～10	12～15	36～40	120～150
大鼠	10.18	30.54	0	1	1～2	5～6	16～18
豚鼠	10.18	30.54	0	1	1～2	5～6	16～18
猫	19.30	57.90	0	0	0	3～4	9～10
家兔	42.25	126.80	0	0	0	1	4～5
猴	51.60	154.80	0	0	0	1	3～4
狗	312.60	937.80	0	0	0	0	1

（2）内剂量：气溶胶进入机体的内剂量与受试物的浓度、染毒时间、个体的呼吸量和呼吸频率以及在体内的沉积率有关。可表示为：$D = E_d \times V_m \times C \times T$。D 为沉积量（内剂量，单位：mg）；$E_d$ 为受试物在呼吸道中的沉积率；V_m 为动物每分钟呼出气体量（单位：L/min）；C 为受试物浓度（单位：mg/L）；T 为染毒时间（单位：min）。E_d 与动物种属、气溶胶的粒径等有关，根据粒子特征、呼吸方案、呼吸参数、功能残气量（FRC）和上呼吸道（URT）体积，通过多路径颗粒物剂量模型（multiple-path particle dosimetry model，MPPD）进行计算。

（二）气-液界面气溶胶体外染毒技术

1. 气-液界面气溶胶暴露系统 由染毒小室、水浴装置、负压气泵、流量计及废气处理装置等构成。染毒小室内界面是一种多孔的高分子材料膜（Transwell 膜），孔径约 0.4μm，细胞接种在该膜上，在染毒过程中，在该膜的底部加入培养基，弃去顶部培养基，在染毒过程中底部培养基能够通过膜上小孔的虹吸作用供给细胞养分，而受试细胞可以直接与气溶胶等物质作用；水浴装置中有温控系统，以保证染毒小室周围及培养基维持在 37℃ 或适宜的温度；真空负压泵抽吸受试气溶胶进入染毒小室中，质量流量控制器（mass flow controller，MFC）调节控制流速，保证每个暴露小室的气溶胶流速均匀；高效空气过滤器（high efficiency particulate air filter，HEPA）过滤后排除多余的气体。装置结构见图 13-1（见文末彩图）。

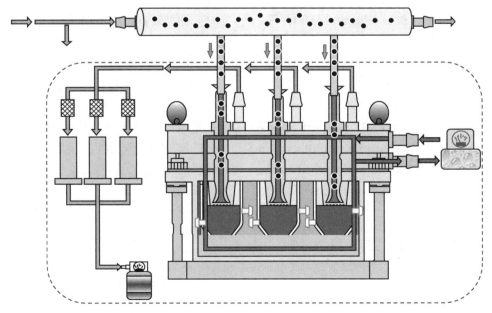

图 13-1 气-液界面气溶胶染毒系统结构示意图
MFC：质量流量控制器；HEPA：高效空气过滤器。

2. 细胞株的选择　该染毒技术适用于贴壁细胞，包括呼吸系统原代培养的细胞和细胞株。常用的原代细胞包括Ⅰ型肺上皮细胞、Ⅱ型肺上皮细胞、Clara细胞等。细胞株常用人或动物的支气管上皮细胞、成纤维化细胞和多种来源于人或动物的肿瘤细胞系等。

3. 染毒流量和染毒时间　气流在人体呼吸道中的流速约在100ml/s，但实际研究中所采用的染毒流速多在0～100ml/min，远低于人体暴露于空气的流速，主要是由于体外的单层细胞模型不能承受较大的气流流速，同时考虑细胞模型难以耐受较长时间的暴露，因此，在染毒的流速和染毒时间的选择上多以细胞存活率作为参考指标，一般要求细胞在暴露于洁净空气时，以一定流速处理细胞一定时间，细胞的存活率不应显著低于未处理细胞的存活率。

二、呼吸功能检测

呼吸功能的检测是评价吸入外源化学物所致肺损害的灵敏手段之一。动物肺功能测定的主要参数包括呼吸速率、潮气量、每分通气量、肺总量（total lung capacity，TLC）、残气量（residual volume，RV）、肺活量（vital capacity，VC）、功能残气量（functional residual capacity，FRC）和顺应性等；人群毒理学实验中还常包括第1秒用力呼气容积（FEV_1）、用力肺活量（FVC）、最大呼气中期流速（biggest mid expiratory flow velocity，MMFR）等。

血气分析改变是呼吸系统（通气和换气）正常功能改变的结果。在发生严重的阻塞或限制性肺脏改变才表现出气体交换功能的变化，常用指标为：血氧分压（partial pressure of blood oxygen，PO_2）、血氧饱和度（oxyhemoglobin saturation，SaO_2）、二氧化碳分压（partial pressure of carbon dioxide，PCO_2）、酸碱度（power of hydrogen，pH）、标准碳酸氢盐（standard bicarbonate，SB）和剩余碱（base excess，BE）。

三、影像学与病理学方法

（一）影像学方法

经典医学影像技术以X线、CT、MRI、超声成像等为主，近年来在经典影像学的基础上发展了分子影像技术，以MRI、PET、光学成像及小动物成像设备等为主，可用于分子水平成像。

1. 经典影像学　动物模型中，影像学的检查多用于体积较大的动物，如猪、狗、猴、兔和猫等。随着影像技术的发展，在呼吸系统疾病研究中更多地以实验动物（包括大鼠、豚鼠、小鼠等）为实验对象，其影像学改变与其病理学改变相平行，发生肺炎、结核、出血、水肿、梗死等，影像学上表现为密度增高，边界模糊；炎性假瘤、肉芽肿、硅结节等表现为密度增高，边缘界限清晰；肺癌、结核和肺脓肿等表现为虫蚀状的影像；肺大疱、肺囊肿、支气管扩张等表现为壁薄，均匀的含气环形影；间质性改变表现为支气管血管束周围间质增厚，肺纹理增粗、小叶间增厚、胸膜下线显示、毛玻璃样改变等。

2. 分子影像学　借助特异性分子探针，分子影像技术可将基因表达、生物信号传递等复杂的过程变成直观的图像，使人们能更好地在分子细胞水平上了解疾病的发生机制及特征。分子影像学发展还依赖于特异性抗体和示踪剂的发展，核医学发展推动了分子影像学技术的发展。

（二）病理学方法

外源化学物可引起呼吸系统的形态学变化。在大体显微镜下，可观察到呼吸系统的急性和慢性的病理学改变。石蜡切片和冷冻切片可以满足常规的组织病理学观察，但欲正确观察区分气管和肺泡内的不同类型细胞以及观察Clara细胞改变时，则需制备约$1\mu m$的塑料或环氧树脂切片。透射电子显微镜可以观察细胞内各种细胞器的结构改变，观察肺巨噬细胞吞噬异物、细胞凋亡等。

肺切片技术是将呼吸道或肺实质切片以检测肺的生化或形态学改变。这种方法不受肺内细胞迁移带来的变化干扰。肺组织用琼脂充满，肺切片中的肺泡处于开放状态，以此方式制备的肺切片可以存活几周，从而方便观察毒物对肺引起的慢性损伤进展情况。

免疫组织化学、原位杂交等手段也可用于观察呼吸系统中某些蛋白、基因在特殊部位表达的改变。

四、毒理学替代方法

（一）多种单细胞共培养技术

多种单细胞共培养可以模拟与生物体内相似

的微环境。常见有肺细胞与巨噬细胞共培养、人胚肺细胞与肿瘤细胞共培养等。最近新研制的微流控技术，通过软光刻技术，可以实现多种细胞同时培养，避免细胞共培养中无序混合，掺杂生长等问题。通过共培养技术，可以对细胞迁移及相互作用、肿瘤微环境模拟、呼吸毒物作用机制的研究提供新的研究方法。

（二）体外细胞三维培养技术

由于体外培养细胞不能保留体内原有的结构和难以发生充分分化，并失去原来的组织性，缺少原体内时的立体环境，其中主要丧失了原来的细胞外基质（extracellular matrix，ECM）。三维培养体系为细胞提供类似体内生长环境的支架或机制，细胞通过紧密连接和缝隙连接等连接方式建立细胞间及细胞与胞外基质间的联系，形成一定的三维结构。

目前三维培养的方法主要包括：旋转式培养、非黏附物包被的培养瓶或培养皿等。目前已有三维培养的人下鼻甲骨上皮细胞，研究遗传毒性。

五、呼吸系统损伤相关生物标志的研究方法

由于呼吸系统结构的特异性，除血液、尿液等常规生物标本，在毒理学研究中常采用特殊的生物标本进行呼吸毒性的检测。

（一）呼出气及其生物标志的检测

呼出气的收集适用于暴露于挥发性毒物的样品采集。呼出气的主要成分是二氧化碳、水蒸气和微量易挥发的有机组分。呼出气可用塑料袋和玻璃管采集。塑料袋可收集混合气和末端气，玻璃管主要用于采集末端气。呼出气的分析一般适用于在血中溶解度低的、挥发性有机溶剂或在呼出气中以原型排泄的化合物的检测来反映人体摄入环境空气毒物的水平。检测哮喘患者呼出气体冷凝物中的生物标记已经成为哮喘诊断中的重要辅助手段之一。

（二）鼻腔黏膜拭子方法

将灭过菌干净的棉签轻轻插入鼻道内鼻腭处，停留片刻后缓慢转动退出，以同一拭子擦拭两侧鼻孔。将棉签头部浸入 $3\sim4ml$ 采集液中，尾部弃去。由于其无创伤性，在人群研究中多采用，以评价外暴露剂量和生物暴露剂量。

（三）痰液生物标志检测

外源化学物作用于呼吸道使得支气管分泌物增加，产生的痰液含有来自下呼吸道内的脱落细胞，因此，痰液分子与细胞学发展成为研究呼吸道损伤的生物标志。痰液内含有来自肺和下呼吸道的细胞，具有较高的肺组织特异性，但是痰液中细胞主要来自肺中心部位，故可能不适合检测发生在肺周围的病变，但对发生于肺中心部位的损伤可能有更高的诊断价值。痰液分析主要包括细胞成分和分子标志检测，细胞成分分析是指脱落的肺上皮细胞、肿瘤细胞、巨噬细胞、白细胞和淋巴细胞等；分子检测（包括基因组甲基化、miRNA 等）可作为肺癌早期筛查和诊断的生物标志。

（四）支气管肺泡灌洗液分析

支气管肺泡灌洗（bronchoalveolar lavage，BAL）是以纤维支气管镜嵌入到肺段或亚段支气管水平，反复以无菌生理盐水灌洗、回收的技术。人支气管肺泡灌洗多选右肺中叶或左肺舌叶支气管。要求回收液 $>40\%$，其中若红细胞 $<10\%$ 且上皮细胞 $<3\%$ 被认为是合格标本。支气管肺泡灌洗液（BALF）成分分析主要包括细胞成分分析和液体成分分析。

1. **细胞成分分析**　BALF 细胞成分主要包括巨噬细胞、单核细胞、多核白细胞以及淋巴细胞。在正常实验动物的 BALF 中，巨噬细胞占 $95\%\sim100\%$；淋巴细胞在人体和大动物中仅占较少成分，在啮齿类实验动物的 BALF 中很少发现；中性粒细胞与炎症反应过程有关，而在正常肺脏中很难发现。在人类正常 BALF 标本中，细胞总数一般为 $5\times10^6\sim10\times10^6$ 个 /ml，其中肺泡巨噬细胞约占 85%；中性粒细胞 $<2\%$；嗜酸性粒细胞 $<1\%$；淋巴细胞 $<12\%$，其中 T 淋巴细胞约占 67%，T 淋巴细胞亚群中 CD4/CD8 <1.7。一般认为，BALF 中细胞总数增加，中性粒细胞增多是肺泡炎的标志。

2. **液体成分分析**　液体成分的分析包括白蛋白、球蛋白（IgG、IgM、IgA、IgE 和 α_2- 巨球蛋白）、补体、癌胚抗原（carcino-embryonic antigen，CEA）、纤维连接蛋白（fibronectin，FN）、Ⅲ型前胶原（procollagen-Ⅲ，PC-Ⅲ）、透明质酸（hyaluronic acid，HA）、酶学（α- 抗胰蛋白酶、胶原酶、弹性

蛋白酶、血管紧张素转换酶、抗氧化剂酶)、细胞因子(IL-1、IL-6、TNF)、中性粒细胞趋化因子(NCF)、转化生长因子(transforming growth factor,TGF)、成纤维细胞生长因子(fibroblast growth factor,FGF)、肺表面活性物质(包括磷脂和肺表面活性蛋白)含量以及脂质过氧化物(lipid peroxide,LPO)含量等。

正常动物BALF中只有少量的蛋白质(主要是白蛋白)和低水平的酶活性(如β葡糖醛酸糖苷酶、酸性磷酸酶、乳酸脱氢酶)。当呼吸系统表皮和/或内皮细胞膜损伤时,导致血清流入呼吸道,蛋白增加,巨噬细胞释放溶酶体酶、酸性磷酸酶和β葡糖醛酸糖苷酶使其含量增加;如果呼吸系统吸入的是不溶性的颗粒,则巨噬细胞被活化,细胞膜吞噬不溶性颗粒,释放活性氧和细胞因子等。BALF中乳酸脱氢酶(lactic dehydrogenase,LDH)活性升高提示肺细胞生物膜通透性或结构损伤;碱性磷酸酶(alkaline phosphatase,ALP)活性增加提示Ⅱ型肺泡上皮细胞膜损伤;酸性磷酸酶(acid phosphatase,ACP)和N-乙酰-β-D氨基葡糖苷酶(N-acetyl-beta-D amino glucoside enzyme,NAG)活性增加说明肺吞噬细胞活力加强或结构受损;血管紧张素转换酶(angiotensin converting enzyme,ACE)活性升高说明肺毛细血管内皮受损;白蛋白(albumin,Alb)、N-乙酰神经氨酸(N-Acetylneuraminic acid,NANA)含量升高说明肺泡-毛细血管屏障受损;前胶原Ⅲ肽、纤维连接蛋白和羟脯氨酸含量增加提示肺间质纤维化。

此外,血液、尿液等生物样品中DNA甲基化、miRNA、肿瘤相关基因和蛋白、炎症相关蛋白、氧化应激相关蛋白、免疫学蛋白等均可作为呼吸系统毒物对机制产生毒作用的生物标志。

六、组学技术的应用

近年来,随着高通量研究技术(如基因芯片、蛋白质芯片、深度测序等)的发展,为呼吸毒理学的研究提供了技术平台。

代谢组学具有检测技术多样、高通量、无侵袭性和代谢信息丰富等优点,在呼吸系统损伤的早期诊断方面有很大的发展潜力。用于检测和分析这些代谢物信息的技术包括磁共振、色谱-质谱法、红外光谱和毛细管电泳技术。目前代谢组学在呼吸毒理学的研究主要集中在血液、尿液、组织细胞以及呼吸气体等代谢途径上,有关痰液和胸腔积液等生物材料的代谢组学研究将是未来发展方向之一。

基因芯片技术、DNA和RNA测序技术、双向凝胶电泳、质谱技术、蛋白质芯片等技术用于外源化学物对呼吸系统的损伤研究有广阔的前景。目前,基因组学和蛋白质组学技术主要用于检测痰液、支气管肺泡灌洗液和血浆(血清)中基因和蛋白质的表达变化。例如,液相芯片技术可同时检测多达100种miRNA,高通量测序及微量检测技术绘制全基因组比较甲基化图谱等为呼吸系统损伤的分子标志筛选提供了技术支持。

(张 荣)

第五节 呼吸系统分子毒理的研究展望

基础医学和临床医学的发展,新技术的应用,对呼吸系统毒理学的研究起到了极大的推动作用。新一代测序技术、生物信息学的应用,二次离子质谱成像技术等在呼吸系统毒理学中的应用也越来越广泛,同时新技术的应用给新的生物标志物及毒作用机制的研究带来了机遇。

毒作用模式(mode of action,MOA)是指对从毒物与细胞相互作用开始,到组织器官发生变化,最终导致疾病发生的整个过程中的关键事件及过程的描述,是指证据权重支持的可能导致毒性终点的一组事件。根据OECD于2013年制定的有害生物结局通路(AOP)指南,描述有害物质与生物不同组织结构层次(细胞、器官、机体、群体水平)所出现的危险度评定相关的"有害结局"之间的关系。MOA/AOP利用高通量技术、生物信息学技术,有效整合毒理学、组学和人群流行病学信息,适合于混合暴露、缺乏表征、复杂效应和机制不清的污染物毒性研究及预测,例如大气污染物及其引发的呼吸系统疾病,可为呼吸系统复杂混合毒物与相关疾病研究及人群健康风险评价提供有力手段。但由于混合污染物对健康早期影响具有多组分暴露、多基因参与、环境-遗传-表观遗传交互作用、毒效应复杂和外显率低的特点,使得早期效应标志物的筛选以及因果关系判断的难度增加。近年来随着生物信息学分析技术的发展，利用大数据融合的数学统计模型，为进行多组分混合化学物质致呼吸系统疾病的 MOA/AOP 研究提供了技术支持。

多组学分析在疾病诊断和疾病发病机制的探索中发挥了重要的作用。研究表明，大气细颗粒物污染对基因组、代谢组、表观遗传组均有影响，基因组学的改变受到甲基化组学的调控，小分子代谢产物的改变受到基因表达信号通路的调控。因此通过多组学的检测，分析组学之间的相互调控作用，将为呼吸系统毒物所致疾病早期诊断和寻找敏感的分子治疗靶点提供新思路。

新的检测方法的建立和检测技术的进步，为呼吸系统毒理学毒作用机制的研究和新的生物标志物研究带来了机遇和挑战。二次离子质谱（SIMS）是利用聚焦的一次离子束轰击样品表面，溅射产生的二次离子经质量分析器收集分析而获取样品质谱和分布信息的一种方法。SIMS 空间分辨率很高，是目前唯一能够在细胞水平进行质谱成像的分析工具。使用飞行时间二次离子质谱（TOF-SIMS）能实现对一些特定的分子碎片进行成像分析，还可以对细胞样品在一定深度内进行三维成像分析。利用 SIMS 可以实现：①结合质谱元素标签加免疫染色的方法，对组织中多种肿瘤标志物同时成像，分析脂质分布。②研究颗粒物等外源性物质在组织或细胞内的分布，有助于理解颗粒物和生物机体间的交互作用及机制，发现新的作用靶点。

在今后的研究中，对检测技术和检测方法的需要将进一步增加，寻找敏感生物标志物，以基础医学和预防医学的研究为基础，探寻可行的毒作用预防和治疗手段也将是呼吸毒理学的研究重点和方向。

（张　荣）

参 考 文 献

[1] 丁文龙，刘学政. 系统解剖学 [M]. 9 版. 北京：人民卫生出版社，2018.

[2] 邬堂春. 职业卫生与职业医学 [M]. 8 版. 北京：人民卫生出版社，2017.

[3] 孙志伟. 毒理学基础 [M]. 7 版. 北京：人民卫生出版社，2017.

[4] 周宗灿. 毒理学教程 [M]. 3 版. 北京：北京大学医学出版社，2006.

[5] 王心如. 毒理学实验方法与技术 [M]. 3 版. 北京：人民卫生出版社，2012.

[6] 高峰，李园园，牛勇，等. 应用气 - 液界面染毒技术研究柴油机尾气对 16HBE 细胞的毒性作用 [J]. 环境与职业医学，2015，32（3）：193-198.

[7] Bortey-Sam N, Ikenaka Y, Akoto O, et al. Association between human exposure to heavy metals/metalloid and occurrences of respiratory diseases, lipid peroxidation and DNA damage in Kumasi, Ghana[J]. Environ Pollut, 2018, 235: 163-170.

[8] Arnoldussen YJ, Hruba E, Skare Ø, et al. In vitro transformation of human bronchial epithelial cells by diesel exhaust particles: gene expression profiling and early toxic responses[J]. Toxicol Sci, 2018, 166（1）: 51-64.

[9] Rychlik KA, Secrest JR, Lau C, et al. In utero ultrafine particulate matter exposure causes offspring pulmonary immunosuppression[J]. Proc Natl Acad Sci U S A, 2019, 116（9）: 3443-3448.

[10] Angelo M, Bendall SC, Finck R, et al. Multiplexed ion beam imaging of human breast tumors[J]. Nat Med, 2014, 20（4）: 436-442.

第十四章　消化系统分子毒理

消化系统（digestive system）是保证机体新陈代谢活动正常进行的重要系统，主要承担机体营养的摄取与消化食物、吸收与转运营养物质及排泄废物等功能，同时还具有一定的免疫功能，在人体的生长、发育和代谢中发挥着举足轻重的作用。大气、水体、土壤、室内及职业场所中各种环境污染物可通过水与食物、口服或误服药物、食品污染物以及相关各类外源化学物，均有可能经消化道进入机体。近年来，细胞与分子生物学等技术和方法在消化系统毒理学研究中得到广泛的应用，开展了消化系统毒物毒性研究、作用机制探讨及生物标志等一系列研究工作，有力地推动消化系统分子毒理研究的快速发展。

第一节　消化系统生物学基础与消化系统毒物

消化系统作为可直接与外界相通的一个开放系统，是环境污染物、食品污染物与临床药物等各种外源化学物极易直接作用的重要靶器官（系统）。经消化道进入机体的外源化学物，一方面，可直接损伤胃肠道、肝脏等消化系统重要器官，影响机体的正常生长、发育与代谢等功能的正常进行；另一方面，经肠肝循环吸收入血的有毒外源化学物还可以到达体内其他组织或器官，引起全身损害。

一、消化系统结构与生物学功能

消化系统是膳食营养成分消化吸收的主要场所，同时也是机体最大的细菌和毒素贮存库，是各类食品污染物、毒素等食源性外源化学物及致病菌引起健康危害的首选和敏感靶器官。

（一）消化系统的结构

消化系统是人体含器官最多的系统，也是内脏的重要组成部分。消化系统由消化道和消化腺两大部分组成。消化道是指由口腔到肛门的管道，又称为胃肠道，分别由口腔、咽、食管、胃、小肠和大肠等组成。消化腺主要包括肝、胰和三对唾液腺（腮腺、下颌下腺和舌下腺）。

1. **消化道的结构**　消化道为中空性器官，各部分的内径和功能各不相同，但其管壁（除口腔与咽外）具有共同的结构特点，由内向外依次为黏膜层、黏膜下层、肌层和外膜。

（1）口咽与食管：口腔黏膜分上皮和固有层，无黏膜肌，固有层内有小唾液腺。口底和颊黏膜表面有三对唾液腺的开口。咽分口咽、鼻咽和喉咽三部分，咽部固有层有丰富的淋巴组织及黏液腺或混合腺。食管是一前后扁平的肌性管状器官，是消化管各部中最狭窄的部分，可分为颈部、胸部和腹部三部分。

（2）胃肠道：胃是消化道最膨大的部分，上连食管，下续十二指肠。胃可分为贲门、胃底、胃体和幽门四部；胃黏膜固有层内有紧密排列的大量胃腺，其分泌物（包括盐酸、胃蛋白酶和黏液）混合形成胃液。小肠分为十二指肠、空肠和回肠三部分，是消化道中最长的一段，成人全长 5～7m，上自幽门，下接大肠，是食物消化和吸收的主要场所。大肠分为盲肠、结肠、直肠和肛管四段，是消化道的最后一段，长约 1.5m。

2. **消化腺的结构**

（1）肝脏：肝脏是人体内最大的实质性器官，也是最大的消化腺。肝脏表面有致密结缔组织被膜，肝门处的结缔组织随门静脉、肝动脉和肝管的分支伸入肝实质，将肝实质分成许多肝小叶。肝小叶是肝的基本结构和功能单位，整个肝脏由 50 万～100 万个肝小叶构成。肝细胞（hepatocytes）是构成肝小叶的主要成分，肝细胞以中央静脉为中心单行排列为肝板（hepatic plate）。肝板之间为肝血窦,肝脏血运丰富,接受肝动脉和门静脉的双重血液供应。肝血窦由内皮细胞、库普弗细胞(Kupffer细胞)及星状细胞(hepatic stellate cell,HSC)等构成。肝内胆小管以盲端起始于中央静脉周围的肝细胞板内,小胆管在入门静脉分支处汇成大的胆管,最后融合成肝管,胆汁通过肝管和胆囊管流入十二指肠。

(2)胰腺:胰腺是人体第二大消化腺,可分头、体、尾三部分。胰腺实质由外分泌部和内分泌部组成。外分泌部即腺细胞,能分泌含有多种消化酶的胰液,胰液流入胰腺管,与胆总管共同开口于十二指肠,以供消化分解蛋白质、糖类和脂肪等大分子物质之需。内分泌部是指散在于外分泌部之间大小不等的细胞团,又称胰岛,胰尾部较多。人胰岛主要有 A(α)、B(β)、D(δ)、PP(F)四种细胞。

(3)唾液腺:人体的唾液腺有大、小两种,小唾液腺散在于各部口腔黏膜内(如唇腺、颊腺、腭腺、舌腺),大唾液腺是位于口腔周围的独立的器官,包括腮腺、下颌下腺和舌下腺,它们都有结缔组织被膜包裹。

(4)胃肠道的内分泌腺:胃肠道黏膜中上皮与腺体中分布有种类繁多的内分泌细胞,如分泌胃蛋白酶原的主细胞(胃酶细胞)、合成分泌盐酸的壁细胞(泌酸细胞)、颈黏液细胞、内分泌细胞及未分化细胞,这些细胞的总量超过其他内分泌腺细胞的总和,能分泌多种胃肠激素(gastrointestinal hormone),如胃泌素、促胰液素、胆囊收缩素等,可调节消化腺的分泌和消化道的运动,参与调节其他器官的活动。

(二)消化系统的功能

消化系统最主要的功能是对营养物质的消化和吸收。摄入的食物进入消化道,进行机械性和化学性消化,使食物中不能直接吸收的大分子物质如糖类、脂肪、蛋白质等被分解为氨基酸、甘油、脂肪酸等小分子物质,经消化道黏膜吸收进入血液,输送到全身各个器官(系统)组织,提供机体所需的物质和能量;未被消化、吸收的食物残渣和其他废物,消化道则通过大肠以粪便形式排出体外。

1. 消化道的功能

(1)口咽与食管:口咽部的功能是咀嚼和吞咽食物。口咽的淋巴组织是机体抵御外源化学物等有害因素的第一道防线。此外,口咽及口腔内的牙齿和舌还参与呼吸、发音和语言活动。食管是输送饮食的管道。

(2)胃肠道:胃的主要作用是容纳食物。胃蠕动使食物进一步粉碎和搅拌,并和胃液充分混合成食糜,胃液可对蛋白质进行初步消化。小肠能继续消化来自胃的食糜。注入小肠的消化液有胰液、胆汁和小肠液,含有消化营养物质的多种消化酶,能将营养物质分解为可吸收和利用的形式,如将糖类分解成双糖和单糖;将蛋白质分解成氨基酸和肽;将脂肪乳化成甘油一酯和脂肪酸。小肠是吸收的主要部位,大部分营养物质在小肠内已吸收完毕。大肠的主要功能在于吸收水分、电解质和肠道微生物产生的维生素,并形成、贮存及排出粪便。

2. 消化腺的功能

(1)肝脏:肝脏主要生理功能包括:①代谢功能:肝脏是糖、蛋白质、脂肪代谢及维生素代谢的重要场所和中心,也是雌激素和抗利尿激素等多种激素代谢、灭活的主要场所。②生成和分泌胆汁:肝细胞每天制造、分泌 $600\sim1\,000ml$ 的胆汁,经胆管输送到胆囊,胆囊浓缩后排放入小肠,帮助脂肪的消化和吸收,还具有抑制肠内细菌的繁殖、刺激肠蠕动及中和胃酸的作用。③凝血功能:几乎所有的凝血因子都由肝脏制造,肝脏合成的凝血物质包括纤维蛋白质,凝血酶原和凝血因子 V、Ⅶ 和 Ⅷ 等。④解毒功能:肝脏具有强大的解毒功能,通过分解、氧化和结合等方式将体内的代谢产物和毒素排出体外。⑤免疫功能:肝脏含有最大的网状内皮细胞吞噬系统,通过吞噬隔离、消除入侵和内生的各种抗原。⑥其他:肝脏参与人体血容量的调节,热量的产生和水、电解质的调节。

(2)胰腺:胰腺是体内最大一个内分泌器官,具有内分泌和外分泌功能。胰腺的内分泌功能主要通过分泌胰岛素与胰高血糖素,二者调节机体血糖的稳定,此外,还参与脂肪和蛋白质等代谢的调节。胰腺的外分泌功能主要通过分泌胰液,正常人每日分泌胰液 $750\sim1\,500ml$,主要成分为水、碳酸氢盐和消化酶。胰腺分泌的消化酶主要为胰酶、脂肪酶和胰蛋白酶,其余还包括糜蛋白酶、磷脂酶等，其主要功能是中和胃酸，消化糖、蛋白质和脂肪。

二、消化系统毒物的分类与损害特点

（一）消化系统毒物的分类

凡是能引起消化系统损害的外源化学物均可称为消化系统毒物。消化系统毒物种类繁多，可根据毒作用的靶器官进行分类。

1. **肝毒物** 四氯化碳、氯乙烯、三氯甲烷、乙醇、二甲基甲酰胺、丙戊酸、碘仿、氟烷、砷及化合物、锰、鬼笔环肽、黄曲霉毒素、二氧化钛、维生素 A、对乙酰氨基酚等。

2. **胰腺毒物** 甲醇、乙醇、锰及化合物、二甲基苯并蒽、大豆蛋白、对乙酰氨基酚、水杨酸盐、四环素、磺胺类、利福平、丙戊酸、阿片类物质等。

3. **口咽毒物** 氟、有机磷农药、氨基吡啶、镉、四环素、三氧化二砷、氯化汞、铅、氧化锌、草酸盐类、酚、磷、酸、碱、百草枯等。

4. **食管毒物** 铊、肉毒毒素、河鲀毒素、碘、百草枯、乙醇、酸、碱等。

5. **胃毒物** 阿司匹林、非甾体抗炎药、红霉素、氟尿嘧啶、顺铂、亚硝胺、亚硝酸盐、秋水仙素、汞、铊、砷、乙醇及异丙醇等。

6. **肠毒物** 细菌毒素、龙葵素、肉毒素、氟尿嘧啶类、甲氨蝶呤、多柔比星、阿糖胞苷、顺铂、腐蚀剂、胆碱酯能抑制剂、泻药等。

（二）毒物对消化系统损害的特点

1. **消化系统的易损性** 胃肠道是消化系统的主要器官，每天由口而入的有各种水与饮料、食物，间或有各种药物或化学毒物，使胃肠道不断受到物理（如食物的软硬、冷热）、化学（如酒精、饮料中的化学成分、药物）和微生物（细菌、病毒）的侵害，故各种急、慢性胃肠道疾病的发生率很高。肝脏有门静脉与肝动脉两套入肝血管，可分别接受来自胃肠道静脉血液与体循环动脉血液。外源化学物无论是从何种途径吸收进入机体，最终均可通过血液循环迅速到达肝脏，并在肝内进行生物转化。因此，肝脏极易成为外源化学物毒作用的靶器官。另外，肝主动摄取和贮存功能可使外源化学物在肝蓄积，肝内化学物或有毒代谢物经胆汁排泄入肠后，可通过肠肝循环再次入肝造成肝脏损伤。

2. **消化系统的耐受性** 消化系统的生物学结构与功能特点使其对外源化学物具有一定的耐受性。口腔中唾液腺分泌的唾液，以及胃腺分泌的胃液，具有清洁和保护口腔，杀灭消化道中部分细菌、保护胃黏膜的作用。口腔和消化道的淋巴组织是人体抵御外源性有害因素的第一道防线。更重要的是，肝脏具有强大的再生能力，可以使损伤的肝脏框架结构和组织特异性功能得到完全恢复。然而肝脏强大的代偿再生能力往往造成机体对外源化学物的早期肝损伤毫无察觉。当毒物对肝细胞的破坏程度不断增加，最终超过肝脏本身的代偿再生能力时，引起肝脏功能的全面衰退并出现各种症状，机体察觉时或损伤已不可逆转。

（曾　明）

第二节　外源化学物对消化道的毒作用及其分子机制

消化道在摄取、消化食物和吸收营养、排泄废物的同时，也会直接接触和吸收食物（包括饮水）、口服药物中污染物、毒素、药物成分等大量外源化学物。随食物、口服药物进入消化道的外源化学物种类多，数量大，在消化道停留时间长，使消化道成为外源化学物暴露和吸收（包括肝肠循环时重吸收）的主要场所。消化道细胞代谢与更新旺盛，对外源化学物的刺激、毒性和诱变性敏感，是外源化学物损伤和中毒性反应的主要靶器官之一。

外源化学物引起胃肠道急、慢性的刺激和损伤，包括呕吐、腹泻等病理生理反应，反过来影响到自身的吸收与代谢。此外，消化道黏膜中丰富的 I 相和 II 相代谢酶，以及极其丰富的肠道菌群，也可使外源化学物首过代谢（first pass metabolism）后毒性、药效发生改变，甚至首过消除（first pass elimination）。此外，经皮、呼吸道及其他途径（肌内、静脉、皮下给药）接触和暴露的外源化学物和药物，也可间接引起消化道副作用。

一、口、咽、食管损伤及其分子机制

尽管食物、药物及其中外源化学物在口腔、

咽喉、食管停留的时间不长,但咽喉、食管尤其是口腔对外源化学物直接的理化刺激和毒性特别敏感。口、咽、食管损伤易于查见,对于外源化学物中毒的临床诊断具有重要参考价值。

(一)外源化学物对口咽部的损伤及其分子机制

外源化学物如强氧化性及强酸、强碱等强腐蚀性和强刺激性物质,直接刺激口、咽、食管黏膜导致细胞变性、坏死和组织溃疡,临床表现为口腔、牙龈、舌、咽喉等部位损伤和炎症反应,出现溃疡、肿痛、流涎、口干、色变、异味等病理性改变。

铅、汞、铊、砷、锌等重或类金属类物质、农药等,易被口腔黏膜吸收而沉积,引起金属中毒性口腔炎(toxic metal stomatitis),出现口腔多发性溃疡、牙龈炎、咽峡炎,口内有特殊的金属味(铅、汞)或葱样臭味(砷)。金属或类金属慢性中毒时还与口腔中蛋白质分解产物 H_2S 结合,形成特征性色素浅纹(如牙黄色镉环、氟斑)和气味。

慢性铅中毒性口腔炎时,铅蓄积于齿龈毛细血管壁和巨噬细胞中,形成铅线,齿龈炎和牙石患者尤为明显,口内有金属味,伴樊尚口腔炎(Vincent stomatitis)及溃疡、流涎增多等表现。

慢性汞中毒性口腔炎可引起口唇干燥、裂口、肿胀和溃疡,伴牙龈肿胀、出血和牙齿松动,牙龈处可形成灰白至棕黑色汞线,唾液增多,质黏稠呈胶样。

慢性砷中毒性口腔炎时,口腔疼痛明显,黏膜干燥、色暗红,有时形成糜烂和溃疡,口内有葱样臭味,牙龈肿胀、充血、出血,牙龈处有类似铅线的色素沉着。

有机磷农药、毒剂中毒时引起牙龈红肿、充血和出血,流涎,有针刺感、蚁行感或难以忍受的疼痛,有特殊的蒜臭味。百草枯、酸、碱及腐蚀性物质可引起口腔黏膜损伤、疼痛及咽喉炎症。阿托品和肉毒素中毒时可抑制唾液分泌,引起口干;而锂、利尿剂、泻药致呕吐、腹泻类毒素则因利尿和脱水引起口干。

超敏体质者口服、敷贴、局部涂搽、含漱巴比妥类、水杨酸类、磺胺类和抗生素类药物,可引起药物过敏性口炎,口腔黏膜出现水肿、水疱、充血、糜烂及溃疡等。

除急、慢性口咽炎症和溃疡性损伤外,外源化学物还可引起口咽部肿瘤。吸烟、酗酒显著增加口咽部肿瘤风险,乙醇、焦油、尼古丁是其中主要的致癌物。此外,长期摄入被杂环胺、多环芳烃、亚硝胺和亚硝酰胺等污染的食物,长期嚼食槟榔,以及喜进烫食、饮用热茶,也是口咽部肿瘤的危险因素。

(二)外源化学物对食管的损伤及其分子机制

轻度损伤表现为食管黏膜上皮增生、坏死、间质炎症反应等。损伤持续加重则可能引起细胞变性甚至诱发肿瘤。如乙醇、酸、碱、腐蚀剂等可引起食管痉挛,而肉毒毒素、铊、河鲀毒素、碘、百草枯、酸、碱等则导致进食困难。

胃食管反流病(gastroesophageal reflux disease,GERD)是胃十二指肠内容物反流至食管引起的不适症状和并发症,可有反酸、胃灼热等食管刺激症状及咽喉炎、慢性咳嗽、哮喘、咽部异物感、堵塞感和癔球症等食管外症状。GERD 是由于消化道蠕动亢进,食管抗反流防御机制减弱如食管黏膜屏障结构功能、食管清除作用降低,导致胃十二指肠内容物反流至食管,胆汁酸、胃酸、胃蛋白酶、胰淀粉酶等直接损伤、破坏食管黏膜的结果。吸烟、饮酒是 GERD 最常见的危险因素。乙醇直接刺激食管引起超敏反应和括约肌功能异常,乙醇的高渗性及其代谢物引起食管黏膜上皮与平滑肌细胞的氧化和炎性损伤,紧密连接的屏障结构被破坏,再加上过量饮酒时胃肠道蠕动亢进甚至痉挛,是酒精性 GERD 高发的重要原因。

食管癌在我国高发,是常见的消化道恶性肿瘤,预后不良。长期饮用烈酒、嗜好吸烟,食物过硬、过热或进食过快、爱好辛辣油炸食物、喜欢咀嚼槟榔等对食管慢性刺激引起的创伤、炎症反应,以及口腔不洁、龋齿等均可能与食管癌的发生有关。熏制和高温烧烤使红肉中的亚硝酸盐、硝酸盐、杂环胺和多环芳烃等致癌物质显著增加,进一步增加食管腺癌风险。食管上皮细胞对亚硝胺的代谢活力高,同时自身 DNA 修复能力差,可能是亚硝胺诱导食管癌高发的重要原因。乙醇代谢过程中乙醛与 ROS 的生成,以及对 S-腺苷甲硫氨酸、叶酸和甜菜碱的消耗,可能导致体内甲基含量的不足,从而降低了一些致癌基因的甲基化水平,间接诱发食管癌。

烟草中 4-(N-甲基-N-亚硝胺)-1-(3-吡

啶基）- 丁酮（尼古丁亚硝胺酮，NNK）通过抑制 DNA 甲基转移酶 1（DNMT1）的泛素化降解而入核聚集，诱导抑癌基因启动子的甲基化，而苯并[a]芘及其衍生物苯并[a]芘二醇环氧化物（BPDE）则通过诱导 P53、KRAS 等抑癌基因的突变、调控 DNMT3A 及诱导 RARβ2 启动子区域甲基化等机制，诱导食管癌的发生发展。

二、胃肠道损伤及其分子机制

许多外源化学物如乙醇、腐蚀剂、重金属、尼古丁、农药和大量的微生物毒素等，都对胃肠道黏膜细胞及其屏障结构有直接或间接的破坏作用。大量的口服药物如非甾体抗炎药、抗生素、化疗药物、抗精神病药物、肾上腺皮质激素类等，都有或轻或重的胃肠道副作用。

（一）外源化学物引起胃肠道损伤的临床表现

外源化学物的急性暴露可直接刺激胃肠道引起疼痛、呕吐、出血、腹泻等急性胃肠炎反应，慢性中毒时甚至可因长期的糜烂、溃疡、炎症引起癌变。

1. **急性胃肠炎**　大量胃肠道毒素和烈酒、辣椒、咖啡、浓茶等食物中的强烈刺激性成分，以及酸碱或金属类腐蚀剂等，均可直接刺激和损伤胃肠道黏膜，活性腺 / 鸟苷酸环化酶，导致细胞分泌功能的改变，引起急性胃肠道反应，如腹痛、恶心、呕吐、腹泻等。阿司匹林、吲哚美辛等非甾体抗炎药，以及磺胺类、铁剂、氯化钾、氨茶碱、糖皮质激素、毛地黄毒苷等，常可引起胃肠道副作用，但一般病程较短，具有自限性。抗生素相关性腹泻（antibiotic-associated diarrhea）是长期大量使用广谱抗菌药物的常见副作用，与患者肠道菌群紊乱、致病菌大量定植与移位有关。

2. **腹绞痛**　重度铅、二甲基甲酰胺、铊及砷化合物中毒均可引起严重的腹绞痛，表现为脐周或全腹剧烈的持续性或阵发性绞痛，伴冷汗、面色苍白、恶心、呕吐。铅中毒时腹绞痛无明显定位，但常伴有顽固性便秘、轻度贫血、肝酶活性轻度升高等。毒蕈碱作为 M 胆碱受体激动剂，引起肠痉挛性收缩、腹绞痛和腹泻。

3. **慢性胃炎**　长期摄入被各类生物性、化学性毒素污染的食物，长期饮用烈酒、浓茶、浓咖啡等刺激性饮料，长期服用对胃黏膜有刺激性的药物如水杨酸、保泰松、吲哚美辛等，可破坏胃黏膜屏障、影响胃黏膜的血液循环，导致幽门括约肌功能紊乱、胆汁反流，引起胃黏膜慢性炎性病变，出现上腹隐痛或无规律性腹痛、食欲减退、餐后饱胀、反酸等，严重时还可伴有贫血、消瘦等慢性营养不良。

4. **消化性溃疡**　外源性有毒化学物长期作用于胃和十二指肠黏膜可引起慢性溃疡，主要特点是慢性、周期性、节律性上腹痛，可伴有嗳气、反酸、胸骨后烧灼感、流涎、恶心、呕吐、便秘、失眠、多汗等症状。腐蚀性物质直接作用于胃肠道黏膜，引起黏膜表层损伤和绒毛萎缩、脱落，并逐步侵入黏膜肌层和黏膜下层，引起出血、穿孔。例如，氢氧化物、氨水、磷酸盐等可直接破坏黏膜层；甲醛、乙烯醛可引起胃肠黏膜蛋白变性，导致出血与穿孔；高浓度的铁离子、酚类、乙醇、烷烃和芳香类化合物可引起消化性溃疡。

5. **胃肠道肿瘤**　主要是胃癌和结直肠癌。我国胃癌发病率居全球第二，每年胃癌死亡人数占全球 1/4。结直肠癌原本在我国发病率较低，但近年来迅速上升。高盐饮食、腌制食品、油炸食品等均为胃肠道肿瘤的危险因素，其中腌制食品中 N- 亚硝基化合物是目前公认可引起消化道肿瘤最重要的一类食品污染物。此外，吸烟、酗酒也与胃癌的发生有关。长期大量饮酒，尤其是烈酒，直接刺激胃黏膜引起慢性损伤，胃幽门螺杆菌定植和肠道菌群紊乱，诱导亚硝胺的内源性合成，诱发消化道肿瘤。

（二）外源化学物对胃肠道黏膜屏障功能的影响

胃肠道，特别是其黏膜屏障结构与功能的完整性，是保护机体免受病原体侵袭的第一道防线，是胃肠道免疫的重要基础。胃肠道黏膜屏障由物理、化学、生物、免疫屏障组成，四者相互协调，共同维护着胃肠黏膜的功能与人体健康。

1. **物理屏障**　胃肠道有着人体最大的黏膜表面，黏膜上皮细胞依靠紧密连接形成一道严密的物理屏障，防止 H^+ 逆向扩散侵入黏膜下层，肠黏膜得以阻止有害成分及肠道致病菌侵入体内，是机体抵御消化液侵蚀、外源化学物毒性刺激和致病菌侵袭的首要保障。然而，当外界病原刺激过于强烈或在炎症、感染、损伤、休克、缺血、缺氧等特殊病理生理条件下，胃肠黏膜受损和屏障功能减弱。此时，胃肠道黏膜细胞通过分泌表皮生长因子、血管内皮生长因子、三叶因子（TFF）等不断刺激干细胞的增殖、分化、迁移予以修复和重建，维持胃肠黏膜屏障结构的动态完整性。然而，霉菌毒素、乙醇、尼古丁、阿司匹林、保泰松、吲哚美辛、肾上腺皮质类固醇、利血平及化疗药物等，直接刺激和损伤胃肠黏膜细胞，下调闭合蛋白（occludin）、密封蛋白（claudin）、闭合小环蛋白（ZO）及连接黏附分子（JAM）的表达，或抑制微循环，诱发肠道细菌移位（bacterial translocation）和肠源性感染（gut origin infection）。此外，阿司匹林还有抑制血栓素 A_2（TXA$_2$）的合成、干扰凝血等副作用，加剧胃肠黏膜损伤。

2. **化学屏障** 胃肠道分泌的胃酸、碳酸氢盐、胆汁、消化酶、溶菌酶、黏多糖、糖蛋白、糖脂等构成了胃肠道的化学屏障。乙醇、对乙酰氨基酚、保泰松、洋地黄、依地酸、水杨酸、四环素、红霉素及吲哚类和肾上腺皮质激素类药物等，特别是阿司匹林，诱导 H^+ 逆向扩散损伤胃黏膜并促使组胺与 5- 羟色胺释放，进一步刺激胃酸分泌并形成恶性循环。非甾体抗炎药通过抑制胃黏液（糖蛋白）的生成，干扰"黏液 - 碳酸氢盐屏障"的形成而直接破坏胃黏膜屏障。烟草中尼古丁、烟碱在刺激胃酸分泌的同时，还能抑制幽门括约肌和胆胰分泌功能，引起胆汁反流和十二指肠胃酸中和能力下降。

3. **生物屏障** 肠道含有人体最大的细菌库——肠道菌群，构成肠道天然的生物屏障。正常情况下，肠道共生菌通过竞争识别结合位点、分泌抗菌物质、刺激上皮细胞特异性免疫反应和黏液分泌、诱导上皮细胞增殖与更新等方式，抵御病原微生物的黏附和定植，维护正常的肠黏膜屏障功能。肠道益生菌还通过分泌乙酸、乳酸、短链脂肪酸降低肠道 pH、氧化还原电位，进一步抑制病原微生物的增殖。然而，广谱抗菌药物、免疫抑制剂的长期使用，诱导肠道菌群失调，导致肠道微生物种群和功能的多样性下降，共生菌和益生菌的密度降低，肠黏膜细菌定植靶位暴露，为耐药性病原微生物的定植留下空间，导致微生物屏障功能丧失。

抗菌药物对肠道菌群影响，主要取决于抗菌谱和给药途径、剂量与持续时间。喹诺酮类对厌氧菌作用弱，静脉或口服给药，对肠道菌群影响小。氨基糖苷类口服给药时可引起肠道菌群改变，但肠道外给药时，对肠道菌群影响小。克林霉素对厌氧菌作用强，主要通过胆汁排泄，对肠道菌群影响显著，可导致梭状芽孢杆菌过度生长，甚至诱发假膜性结肠炎。β- 内酰胺类抗菌药经胆道排泄，肠内药物浓度高，对肠道菌群影响也较为明显。

4. **免疫屏障** 胃肠道是人体最大的淋巴器官，其固有免疫系统在局部防御中意义重大。胃肠道黏膜中杯状细胞、帕内特细胞和其他上皮细胞分泌抗菌肽、防御素、黏蛋白、分泌型免疫球蛋白 A（sIgA）等具有广谱的抗菌作用，其中杯状细胞分泌的三叶因子（TFF）更是特殊的黏膜损伤的快速修复反应肽。上皮细胞、基质细胞和固有免疫细胞（如巨噬细胞、树突状细胞）则通过细胞内外的模式识别受体（Toll 样受体和 NOD 样受体）识别外源病原菌的模式抗原分子而激活 NF-κB 等核转录因子，启动基因表达，释放抗菌肽、防御素、炎症等细胞因子，维持肠道的免疫稳态。

除固有免疫外，胃肠道还具有高度特异性的记忆性、排他性和获得性的适应性免疫系统。炎症状态下，肠道 Th0 细胞分别分化为 Th1、Th2 和 / 或 Th17 细胞。Th1 细胞大量释放 TNF-α、IFN-γ，激活巨噬细胞，触发上皮细胞的凋亡和基质金属蛋白酶的分泌；Th2 诱导分泌 IL-13，增加肠黏膜的通透性，诱导肠上皮细胞的分化和凋亡；Th17 分泌 IL-17A 以募集中性粒细胞于炎症部位；Treg 细胞主要分泌抗炎因子 IL-10 和 TGF-β，抑制 Th0 细胞的分化。长期使用广谱抗菌药，结肠、肠系膜淋巴结和脾脏中记忆 / 效应 T 细胞、Treg 和活化的树突状细胞的比例不同程度地下降，γ 干扰素（IFN-γ）、IL-17、IL-22 和 IL-10 分泌减少，适应性免疫屏障功能受损。

（三）外源化学物引起胃肠道损伤的细胞与分子机制

胃肠道黏膜损伤和结构破坏，是胃肠道屏障功能损伤与各种病变的中心环节和重要表现，是胃肠道疾病发生发展的重要病理生理学基础。在胃肠道屏障功能受损的基础上，外源化学物如何引起胃肠黏膜损伤的分子机制至今尚未完全阐明，但炎症与氧化应激及微循环障碍可能是外源化学物引起胃肠黏膜组织损伤和细胞死亡（包括凋亡、坏死、焦亡等）的主要机制。

1. **炎症反应** 胃肠黏膜上皮细胞与黏膜下层各类免疫细胞相互串联，通过固有免疫系统和适应性免疫系统，精细地维持机体内环境的稳态和损伤修复平衡。然而，胃肠道不断接触的大量外源化学物、胃肠道毒素和各类致病菌等，常常作为免疫源引起胃肠道过度的免疫与炎症反应。

乙醇、烟碱及化疗药物等刺激炎症介质如 IL-1、IL-6、IL-13、IL-17A、TNF-α、血小板活化因子和白三烯 B4（LTB4）等，引起胃肠黏膜的炎性损伤。其中乙醇对胃酸分泌的刺激、对黏膜上皮和血管内皮细胞的直接损伤，以及炎症介质的大量产生和黏膜屏障的破坏，是酒精性胃炎发生、发展的重要机制。

非甾体抗炎药对胃和肠黏膜的损伤机制有所不同。该类药物通过抑制环氧合酶-1（COX-1）活性发挥抗炎作用的同时，抑制胃黏膜生理性前列腺素 E 合成，导致胃酸分泌增多、黏液减少和 H^+ 反渗，引起胃、十二指肠黏膜广泛性损伤。H_2 受体阻滞剂和质子泵抑制剂对非甾体抗炎药胃黏膜副作用具有显著改善效果，但对肠黏膜副作用无作用，甚至会加重肠黏膜损伤。深入研究发现，非甾体抗炎药在抑制肠道 COX-1 的同时，活化花生四烯酸-脂氧合酶通路，释放白三烯，促进组胺、炎症因子和 ROS 大量产生。此外，非甾体抗炎药的肝肠循环增加了肠黏膜滞留时间，且在循环时与胆盐竞争结合卵磷脂，使胆盐部分游离而增加其细胞毒性。

2. **氧化应激** 线粒体是 ROS 产生的主要场所，正常生理条件下线粒体氧化磷酸化即可因 2%～5% 的电子漏产生超氧阴离子。外源化学物与病理性应激等引起的胃黏膜缺血、缺氧加剧了线粒体功能紊乱和 ROS 生成。线粒体内 ROS 的积累会造成线粒体 DNA 突变、脂质过氧化和线粒体通透性转换孔（mitochondrial permeability transition pore，MPTP）及内膜阴离子通道（inner membrane anion channel，IMAC）的开放，导致线粒体膜电位的崩溃以及呼吸链 ROS 的激增，形成"ROS 诱发 ROS"恶性循环。

外源化学物对胃肠黏膜的固有免疫和适应性免疫的刺激，通过激活吞噬细胞（主要为中性粒细胞）蛋白激酶 C（PKC）和诱导 Ca^{2+} 内流，激活 NADPH 氧化酶系统（NOX）、髓过氧化物酶（MPO），启动呼吸爆发产生大量活性氧。缺血、缺氧引起的 Ca^{2+} 内流和 PKC 活化，尤其是再灌注，还使内皮细胞黄嘌呤脱氢酶迅速转变为黄嘌呤氧化酶（XO），氧化 ATP 分解产物黄嘌呤和次黄嘌呤产生超氧阴离子和过氧化氢，进而在 Fe^{2+}、Cu^{2+} 的催化下生成活性与毒性更强的羟自由基。此外，细胞缺血缺氧和能量合成障碍，激活磷脂酶 A_2，分解膜磷脂中花生四烯酸并释放大量的促炎性细胞因子，进一步刺激 ROS 的生成，加剧胃肠黏膜损伤。

3. **微循环障碍** 胃肠黏膜微循环顺畅即微血管内皮细胞和基底膜的完整及正常血流量的维持是保证胃肠黏膜营养供给、代谢废物和毒素清除和促进更新修复与屏障功能维持的基础。胃肠黏膜微循环障碍或血流量减少，导致黏膜细胞缺血缺氧，线粒体氧化磷酸化受阻，ATP 生成下降，能量代谢障碍，离子梯度不能维持，胃黏膜氢离子逆向扩散增加而中和能力下降，肠绒毛顶部上皮细胞坏死、脱落，导致黏膜损伤，通透性增加，屏障功能减弱。

胃肠黏膜微循环障碍是失血性休克、缺血再灌注和急性胰腺炎时胃肠黏膜损伤的重要机制，也是乙醇和非甾体类抗炎药胃肠道副作用的主要作用靶点。应用氯吡格雷或替罗非班控制急性心肌梗死、缺血并发症，基于两者对血小板膜 ADP 受体及糖蛋白 IIb/IIIa 活化的抑制，以减轻血小板聚集与黏附。然而，药物治疗过程中对血小板的抑制，导致胃肠黏膜微循环障碍，加重消化性溃疡并诱发消化道出血，抑制血小板血管内皮生长因子的释放，阻碍新生血管形成，影响溃疡愈合，从而带来明显的胃肠道副作用。

（姚　平）

第三节　外源化学物对消化腺的损伤及其分子机制

消化腺是分泌消化液及保护消化管的黏液的腺体，主要包括食管腺、胃腺、肠腺、唾液腺、肝、胰等，其中以肝脏对外源化学物的毒性最为敏感。

一、外源化学物对肝脏的损伤及其分子机制

作为消化系统最重要的器官，肝脏是常见的各类外源化学物和天然毒素的靶器官。外源化学物对肝脏的损伤类型及其机制与毒物的理化性质、作用剂量、接触时间或暴露方式（急性或慢性暴露）、肝脏结构与功能状态以及机体的遗传多态性等密切相关。

（一）外源化学物致肝细胞死亡及其分子机制

外源化学物可通过坏死（necrosis）、凋亡（apoptosis）等多种模式引起肝细胞死亡（hepatocellular death）。肝细胞坏死通常是一种急性损害或创伤性损伤，可以是局部性的，影响少数肝细胞（点坏死），也可以覆盖整个肝小叶，即片状坏死。许多外源化学物引起肝小叶中央区细胞坏死，少数外源化学物引起肝小叶周边区细胞坏死。肝细胞坏死导致质膜破损而使一些肝细胞酶如谷丙转氨酶（alanine transaminase，ALT）、谷草转氨酶（aspartate aminotransferase，AST）等溢出细胞外，致血清酶浓度骤然升高，故测定血清酶水平可了解毒物对肝脏的损伤。虽然肝细胞坏死是一种严重的细胞毒性作用，但由于肝组织的再生能力很强，其损伤并不具有致命性，然而大面积坏死可能导致肝脏严重损害甚至功能丧失。正常情况下，肝脏几乎没有凋亡细胞，当接触肝毒物时，凋亡细胞数量可增加。如苯巴比妥使肝脏过度生长或体积增大，停药后肝脏又可恢复正常大小，该期间可见凋亡细胞增加。说明肝脏在恢复期可通过清除自身凋亡细胞而恢复正常。

外源化学物致肝细胞死亡的分子机制可能有：

1. **肝细胞膜脂质过氧化**　外源化学物如四氯化碳、甲醛醌、三硝基甲苯及丁基过氧化氢等在肝脏代谢活化后可产生自由基，引发脂质过氧化反应，自由基及脂质过氧化的某些降解产物对生物大分子产生系列影响，损害肝细胞膜的结构与功能。四氯化碳经细胞色素 P450 酶代谢产生三氯甲基自由基（$CCl_3\cdot$），引发自由基链式反应而发生脂质过氧化，可消耗破坏饱和脂肪酸，引起膜上的蛋白、脂质比例失调，膜通透性增加，胞质内钙浓度增高，导致细胞死亡。

2. **外源化学物或其代谢物与生物大分子发生结合**　外源化学物及其代谢产物与生物大分子的亲核部位如蛋白质巯基等发生不可逆结合，引起细胞损伤甚至死亡。如四氯化碳代谢产生的 $CCl_3\cdot$ 可与蛋白质和不饱和脂质发生共价结合，使生物大分子功能丧失而导致细胞死亡。乙酰氨基酚的活性代谢物 N-乙酰对苯醌亚胺与细胞内若干蛋白质结合，导致肝细胞坏死。

3. **细胞内钙稳态失调**　四氯化碳、对乙酰氨基酚、鬼笔环肽等多种外源化学物通过促进 Ca^{2+} 向细胞内流或抑制 Ca^{2+} 外流而引起细胞内 Ca^{2+} 水平增高，可导致细胞能量耗竭，微丝功能障碍，活性氧和活性氮生成，降解蛋白质、磷脂和核酸的水解酶活化，使细胞变性甚至死亡。

4. **肝细胞线粒体功能障碍**　对乙酰氨基酚的代谢物 N-乙酰对苯醌亚胺可选择性地与线粒体 ATP 酶复合体结合，抑制该酶活性，使 ATP 合成下降，引起线粒体肿胀、线粒体膜流动性降低、引起线粒体结构和功能损害，造成细胞内能量代谢障碍而引起细胞死亡；非阿尿苷可插入肝细胞线粒体 DNA（mtDNA）链中，引起线粒体呼吸链酶蛋白的合成抑制，导致肝细胞呼吸障碍而死亡。

5. **损伤细胞骨架**　鬼笔环肽和毒伞素能专一性地与纤维状肌动蛋白（F-actin）结合并形成 F-actin 毒肽复合体而破坏肝细胞骨架，而微囊藻毒素可导致肌动蛋白超磷酸化使微管支架特异性坍塌导致肝细胞骨架完整性破坏；细胞骨架的损害可引起肝细胞死亡。

6. **诱导细胞凋亡**　外源化学物可启动细胞凋亡过程中的信号转导系统，如活化细胞表面凋亡受体 Fas 与配体 FasL 结合，启动凋亡信号的转导引起细胞凋亡，或通过细胞氧化应激或 Ca^{2+} 超载引起线粒体通透性转换孔（mitochondrial permeability transition pore，MPTP）开放，线粒体肿胀及膜电位丧失，细胞色素 C、凋亡诱导因子（apoptosis-inducing factor，AIF）等线粒体内容物释放，从而启动细胞凋亡反应。如四氯化碳、半乳糖胺、微囊藻毒素等肝毒物可诱导线粒体依赖性的肝细胞凋亡。

（二）外源化学物致脂肪肝及其分子机制

脂肪肝（fatty liver）是外源化学物对肝脏毒作用引起的一种常见病变，即脂质在肝细胞中不正常的蓄积，当肝细胞脂质含量大于肝脏重量的

5% 称为脂肪肝或脂肪变性（fatty degeneration）。除了过度饮食、缺乏运动或糖尿病等疾病可引起脂肪肝以外，某些外源化学物使肝功能受损，肝内脂肪氧化障碍或脂肪合成增多，或运出发生障碍，脂肪就会在肝细胞内过量积聚，形成脂肪肝。无论急性还是慢性肝损害均可表现出脂肪肝，如四环素等急性作用可致肝脂肪变性，甲氨蝶呤和乙醇所致的脂肪肝是由其慢性作用所致。

外源化学物致脂肪肝的分子机制可能包括：

1. 肝外游离脂肪酸进入肝脏过多　许多肝毒物如四氯化碳、乙基硫氨酸、DDT、尼古丁和肼类等化学物能刺激垂体 - 肾上腺轴而引起儿茶酚胺的大量释放，从而活化皮下脂肪组织中对激素敏感的脂肪酶，促使皮下脂肪分解导致游离脂肪酸剧增并进入肝脏。

2. 脂肪酸氧化障碍　四氯化碳、丙戊酸钠、乙醇等肝毒物可通过损害线粒体膜，引起线粒体肿胀，导致脂肪酸 β- 氧化降低，未被氧化的脂肪酸可酯化为甘油三酯并在肝细胞内积聚。乙醇代谢过程中生成 NADH，使得脂肪酸 β- 氧化减弱，导致脂肪蓄积于肝脏。

3. 载脂蛋白合成抑制　四环素、甲氨蝶呤或抗结核药等药物，可破坏内质网结构或抑制某些酶的活性，使脂蛋白及组成脂蛋白的磷脂、蛋白质等合成发生障碍，造成脂肪在肝细胞内堆积。肝细胞合成载脂蛋白是高度耗能的过程，乙硫氨酸通过消耗 ATP 影响载脂蛋白合成，导致脂肪肝形成。

4. 极低密度脂蛋白转运受阻　四氯化碳的代谢物三氯甲基与脂蛋白发生共价结合，使运载中性脂肪的极低密度脂蛋白（very low density lipoprotein，VLDL）结构发生改变，使其从细胞内排出受阻，造成甘油三酯在细胞内累积，形成脂肪肝。

5. 脂肪酸合成增加　乙醇、异丙嗪、巴比妥类药物可增强肝脏的酯化反应，促使从乙酰辅酶 A 合成脂肪酸，脂肪酸合成增加可使肝细胞富含脂质。

6. 谷胱甘肽（GSH）耗竭导致脂肪变性　乙醇可通过耗竭 GSH 或降低其转运蛋白的活性，引起胆固醇蓄积于线粒体内膜进而导致脂肪肝。

（三）外源化学物致胆汁淤积及其分子机制

胆汁淤积（cholestasis）是肝脏对外源化学物的一种急性毒性反应，通常较脂肪肝和肝坏死少见，可伴有轻度的炎症和肝细胞坏死。胆汁淤积常表现为胆汁生成障碍、胆汁分泌与排泄受阻，使得某些在正常情况下胆汁中浓缩成分（胆盐和胆红素）的血清水平明显升高。另外，血清碱性磷酸酶、5'- 核苷酸酶和 γ- 谷氨酰转肽酶也显著升高；胆红素可从尿液中排出，使尿液呈黄色或深褐色；当胆红素因分泌障碍蓄积于皮肤及黏膜，机体表现为黄疸和巩膜黄染。

外源化学物引起胆汁淤积的分子机制可能有：

1. 损伤肝细胞膜的功能　慢性给予雌激素，可引起乙酰辅酶 A- 胆固醇酰基转移酶活性升高，导致细胞膜胆固醇酯堆积，使得肝血窦膜钠钾 ATP 酶活性降低及窦状隙胞膜流动性下降，引起胆酸排出受限，导致胆汁淤积。

2. 胆管壁上皮细胞通透性降低　雌激素可降低胆管系统的通透性，引起肝毛细胆管扩张、毛细胆管内充满黑色的胆盐结晶、线粒体嵴肿胀，胆汁分泌障碍，出现胆汁淤积。

3. 肝内胆管受损　异硫氰酸 1- 萘脂、氯丙嗪的代谢产物可损害胆管上皮细胞并引起坏死脱落，致使胆管堵塞，造成胆汁淤积。

4. 影响胆酸代谢与转运蛋白质的合成　雌激素可以与肝细胞表面的雌激素受体结合，使胆酸转运蛋白的合成与代谢相关蛋白质的表达降低，使胆汁分泌减少而导致胆汁淤积；雌激素还可通过减少肝内胆盐结合蛋白数量，胆汁酸盐逆向流入肝窦状隙，减少胆汁分泌。

5. 细胞骨架受损　鬼笔环肽和细胞松弛素 B 可引起胆管细胞微管及微丝的损伤和功能抑制，导致胆汁淤积。

（四）外源化学物致肝纤维化及其分子机制

肝纤维化（hepatic fibrosis）发生于慢性暴露肝毒物导致的广泛肝细胞损伤，是损伤修复反应的一部分。在外源化学物、药物或炎症反应反复刺激下，肝细胞不断损伤并增生修复，引起成纤维细胞聚集，产生过量胶原蛋白，胶原蛋白沉积即形成纤维化，肝脏结构变成有纤维组织壁包绕互联的肝细胞结节（假小叶），即为肝硬化（cirrhosis）。肝硬化是慢性肝损伤的进一步病变，特征是肝脏胶原纤维沉积，常常具有致命性和不可逆性，预后较危险，引起血液流动、肝脏的正常代谢及解毒功能等严重受阻,肝脏功能逐渐衰退直至衰竭。慢性暴露于四氯化碳、野百合碱、溴苯、乙醇等肝毒物可导致肝纤维化及肝硬化。呋喃妥因、异烟肼、双氯芬酸等药物可引起类病毒性肝炎特异质反应(慢性活动性肝炎),如不及时停药可致肝硬化。含砷药物和甲氨蝶呤也可引起肝硬化。长期饮酒者出现肝硬化的危险性显著高于非饮酒者。

外源化学物致肝纤维化与肝硬化发生的分子机制可能包括:

1. 激活 Ito 细胞向成纤维细胞转变　外源化学物引起肝细胞氧化损伤产生的活性氧(ROS)和脂质过氧化产物可激活 Ito 细胞增殖,并由星形状形态向成纤维细胞状形态转变。在 Ito 细胞活化过程中可释放一系列细胞炎症因子包括胰岛素样生长因子(insulin-like growth factor,IGF)、肿瘤坏死因子 α(tumor necrosis factor-α,TNF-α)和转化生长因子 -β(transform growth factor-β,TGF-β)等,这些炎症因子刺激合成并分泌大量的细胞外基质(extracellular matrix,ECM),包括胶原、蛋白多糖和糖蛋白;细胞胶原合成增多并沉积形成纤维组织,肝脏微循环变形引起细胞缺氧并重建,形成更多由纤维组织包绕互联的重建肝细胞结节,即肝硬化。

2. Kupffer 细胞的吞噬作用和促炎症效应　Kupffer 细胞在吞噬细胞碎片或凋亡小体过程中可释放 ROS 和促炎性细胞因子(如 TGF-β、TNF-α等),进一步募集更多炎症细胞,激活 Ito 细胞转变成肌成纤维细胞并分泌 ECM。如含砷的药物和甲氨蝶呤等药物或炎症反应反复刺激下,肝脏难以修复损害的细胞,纤维组织逐渐增多,并逐渐形成由纤维组织包绕互联的细胞墙,引起肝硬化。

3. 与免疫介导反应有关　如乙醇在肝内氧化代谢为乙醛和乙酸,丙二醛是乙醇诱导的脂质过氧化产物,丙二醛和乙醛能形成杂合蛋白加合物称为丙二醛 - 乙醛加合物(malondialdehyde-acetaldehyde adducts,MAA)。MAA 的形成与特异性识别这些加合物的循环抗体产生有关。MAA 还具有启动前期纤维形成的作用。Ito 细胞是肝纤维化的主要效应细胞,乙醛可扩散进 Ito 细胞,刺激胶原合成并与前胶原形成 MAA;该加合物可增加化学趋化物和黏附分子趋化免疫细胞进入肝细胞,造成肝损害。

(五)外源化学物致肝脏肿瘤及其分子机制

化学致癌物诱导的肝癌包括由肝细胞、胆管上皮细胞的肿瘤或罕见的高度恶性的窦状隙细胞血管肉瘤。能引发肝癌的天然外源化学物有黄曲霉毒素 B_1(aflatoxin B_1,AFB$_1$)、苏铁素、黄樟油精等。已知许多人工合成的化学物质如二甲基苯并蒽、乙酰氨基芴、吡咯啶植物碱、二羟基亚硝胺、聚氨酯、多氯联苯等可引起实验动物产生肝癌。在人体中最著名的职业性肝癌是肝血管肉瘤(一种罕见的血管恶性肿瘤),是在长期暴露于高浓度氯乙烯的工人身上发现的。人群流行病学调查发现长期摄入雄性激素、乙醇及食品中 AFB$_1$ 污染与肝癌发生密切相关。新药临床前致癌实验中,最常见的肿瘤出现部位就是肝脏。药酶诱导剂中苯巴比妥和具有遗传毒性的药物对啮齿类动物具有致肝肿瘤作用,但人类的相关资料却比较缺乏。

外源化学物引起肝癌的发病机制十分复杂,其分子机制可能包括:

1. 肝细胞突变学说　化学致癌物及其代谢毒性产物与肝细胞 DNA 共价结合,引起基因突变,引发癌基因活化或抑癌基因失活是目前化学性肝癌分子机制研究的主要学说。研究发现,AFB$_1$ 进入肝细胞内首先由细胞色素 P450 氧化酶催化,形成一种具有高反应活性、亲电性的环氧化物,即 AFB$_1$-8,9- 环氧化物,并与 DNA 分子中鸟嘌呤 N-7 位点结合,形成鸟嘌呤 AFB$_1$ 稳定加合物,并诱导 G:C→T:A 的互换,使 $p53$ 肿瘤抑制基因发生突变,导致肝癌发生;检测发现鸟嘌呤 AFB$_1$ 稳定加合物与动物肝癌发生之间存在剂量 - 反应关系。

2. 慢性刺激诱导细胞异常增生　由于肝毒物如乙醇的慢性反复刺激,诱导肝细胞损伤 - 炎症 - 细胞增生反复发生,反复的炎症可使细胞良性增生发展为异常增生,促使肝肿瘤的发生。

3. 过氧化物酶体增殖剂激活受体　动物实验显示过氧化物酶体增殖剂氯贝丁酯和苯二甲酸等通过受体介导的模式,刺激肝脏过氧化物酶体增生,诱导氧化应激状态,导致过氧化氢的产生和降解失衡,损伤细胞内膜或 DNA,诱导 DNA 复制,干扰细胞周期调控,影响细胞分化和增生,促使肝肿瘤发生。

二、外源化学物对胰腺的损伤及其分子机制

目前，关于外源化学物致胰腺损伤的毒理学研究资料较少。研究认为乙醇、有机磷农药、大豆蛋白及某些药物可引起胰腺损伤。外源化学物对胰腺的毒作用主要表现为胰腺炎、糖尿病以及胰腺肿瘤等。

（一）外源化学物引起胰腺炎及其分子机制

急性胰腺炎（acute pancreatitis）是由于胰酶消化自身及其周围组织所引起的急性炎症；临床症状轻重不一，轻者有胰腺水肿、充血、腹痛、腹胀、恶心、呕吐等；重者胰腺出血或坏死，出现休克和腹膜炎，发病急剧，死亡率高；化验血和尿中淀粉酶含量升高等。慢性胰腺炎是由于急性胰腺炎反复发作造成的一种胰腺慢性进行性破坏的疾病，主要表现为慢性腹痛及胰腺内、外分泌功能不全，它与胰腺癌的发生有关。长期持续饮酒是导致慢性胰腺炎发生的首要原因。

急性胰腺炎发病机制主要由于胰液逆流和胰酶损害胰腺，即"自身消化"学说，此外，还有"二次打击"学说。由于胆管炎症、结石、寄生虫感染等胆道系统疾病引起胆管梗阻、胆汁反流入胰管，酗酒和暴饮暴食，高脂血症及高钙血症或缺血等致病因素作用下，胰腺腺泡损伤，胰腺自身防御机制遭受破坏，激活胰酶原包括胰蛋白酶、糜蛋白酶、磷脂酶 A₂和弹力蛋白酶等，从而引起胰腺自身消化，这是急性胰腺炎的基本发病机制。在胰酶激活损伤胰腺组织的过程中，产生一系列炎症介质如血小板活化因子（platelet activating factor，PAF）、白三烯（leukotriene，LT）、前列腺素（prostaglandin，PG）等和炎症因子如 IGF、TNF-α、TGF-β、白细胞介素（interleukin，IL）等，引起多种细胞的过度激活和相互作用，使胰腺血液循环障碍、细胞免疫减退、黏膜屏障作用丧失，胰腺的血管通透性增加，肠道菌群移位至肠系膜淋巴结、腹腔和血液循环，进而导致胰腺感染。胰腺感染后再次激活巨噬细胞和中性粒细胞释放炎症介质、细胞因子和氧自由基等，加重胰腺血液循环障碍，加剧对胰腺和其他组织器官的损伤，即"二次打击"理论，使胰腺炎症和出血坏死加重，导致急性胰腺炎，严重者因败血症、多器官

功能衰竭而死亡。但对于不同外源化学物引起胰腺炎的分子机制有其各自特点。

1. 乙醇引起急性胰腺炎的分子机制　急性胰腺炎约 40% 的病因是乙醇中毒。乙醇致急性胰腺炎的可能发病机制包括：

（1）氧自由基与氧化应激：研究发现乙醇能降低胰腺组织自由基防御系统包括谷胱甘肽（GSH）、氧化型谷胱甘肽（GSSG）的功能，促进 ROS 生成，导致膜脂质过氧化，影响酶原活化，引起胰腺损伤而导致急性胰腺炎。

（2）缺血再灌注损伤：在急性胰腺炎从水肿进展为严重坏死过程中，缺血再灌注损伤被认为是共同且重要的致病机制。乙醇具有全身毒性，高浓度的乙醇可直接降低胃肠道和胰腺的血流量，增加血管活性物质如内皮素和一氧化氮（nitric oxide，NO）的作用，进而影响胃肠道和胰腺的微循环。除肝脏外，胰腺是乙醇的第二大代谢场所，吸收入血的乙醇与胰腺组织细胞表面的结合位点结合，损伤胰腺微循环结构和灌注功能，影响胰腺细胞与红细胞的氧交换作用，同时还增加胰腺细胞的代谢负荷和氧耗。

2. 乙醇引起慢性胰腺炎的分子机制　胰腺腺泡细胞是乙醇代谢的主要场所，通过氧化和非氧化途径代谢乙醇，在慢性胰腺炎的发病过程中有不同的作用机制：

（1）氧化途径：在乙醇脱氢酶、CYP2E1 作用下，腺泡细胞通过氧化途径代谢乙醇生成乙醛，氧化代谢产物乙醛对腺泡细胞具有直接毒性作用，能抑制腺泡分泌。乙醛能激活胰腺星状细胞，使胶原合成增加，促纤维生成因子以及炎症因子如血小板衍生生长因子（platelet derived growth factor，PDGF）、TGF-β 和 TNF-α 等上调，引起胰腺纤维化。

（2）非氧化途径：乙醇在脂肪酸乙酯合成酶催化下与内源性脂肪酸结合，生成脂肪酸乙酯（fatty acid ethyl ester，FAEE）。研究表明，FAEE 生成可能是乙醇引起胰腺慢性损伤的主要致病途径。FAEE 可以直接损伤胰腺细胞膜，引起胰腺水肿、腺泡空泡变性，造成线粒体损伤，激活蛋白酶原及增加溶酶体不稳定性，在慢性胰腺炎发生过程中发挥作用。

（3）乙醇对胆囊收缩素（cholecystokinin，CCK）及其类似物铃蟾肽刺激产生的炎症反应、细胞死亡及纤维化具有促进作用。

遗传多态性即某些基因的缺陷也参与了酒精性慢性胰腺炎的发病过程：研究认为可能与乙醇代谢酶的遗传多态性有关，如 *CYP2E1*、谷胱甘肽硫转移酶（glutathione S-transferase，GST）等基因多态性，或与遗传多态性影响自由基的行为及脂代谢有关。研究表明，饮酒者的基因多态性可能引起器官特异性损伤。

3. 药物引起胰腺炎的分子机制 随着化学药品的大量应用，药物致胰腺炎有增加趋势。药物致胰腺炎的分子机制可能包括：

（1）直接毒性作用：如利尿剂、免疫调节剂及非甾体抗炎药等药物直接作用于胰腺细胞引发胰腺炎。

（2）免疫反应：磺胺类、硫唑嘌呤、甲硝唑等药物导致胰腺充血、水肿，释放激活胰酶的组胺、炎症渗出物引起免疫或过敏反应，导致药物性胰腺炎。

（3）产生血高脂或高血钙：如苄噻嗪、雌激素及丙泊酚等药物可致机体血脂或血钙升高，导致胰腺导管的渗透性增加或促使胰腺分泌旺盛，阻塞胰管而引起胰腺炎；维生素 D 大量使用会引起高血钙，从而促进胰蛋白酶原转化为胰蛋白酶，并抑制胰蛋白酶降解，导致胰腺炎发生。

（4）胰管阻塞或胰液排泄不畅：一些药物如卡托普利等使胰腺内压增高，腺泡破裂，胰酶进入间质后被激活而诱发急性胰腺炎；雌激素致血栓形成，胰腺腺泡缺血坏死，胰管阻塞及胰酶被激活而发生胰腺炎。

（5）Oddi 括约肌痉挛或胆管阻塞：奥曲肽、可待因等药物引起 Oddi 括约肌痉挛，利福平结晶可阻塞胆管，两者均使管内压力超过胰管内压，致胆汁反流至胰管，激活胰酶引发胰腺炎。

（6）特异体质反应：如西咪替丁、法莫替丁、胺碘酮、甲基多巴及干扰素等药物，用于某些特异体质的患者可引起胰腺炎，但较为少见。

4. 急性有机磷农药中毒合并急性胰腺炎的发病机制 在临床上，虽然急性有机磷中毒并发急性胰腺炎较为少见，但严重时可危及生命，其可能的发生机制包括：

（1）急性有机磷农药中毒时，胆碱酯酶活性受抑制，乙酰胆碱积聚，副交感神经兴奋，促进胰液分泌。

（2）有机磷农药中毒时呕吐、洗胃、导泻等因素可引起十二指肠腔内压力增高，可致壶腹部括约肌松弛，诱发急性胰腺炎。

（3）有机磷农药吞服中毒可直接造成胃肠道物理损伤及胃肠功能紊乱，黏膜缺血损伤可致胃肠道细菌及内毒素移位，细菌反流入胰管同时胰酶激活，出现胰腺破坏。

（4）有机磷农药可直接损伤胰腺血管，使其血流量减少，导致胰腺缺氧，胰腺组织出血、坏死。

（5）有机磷农药中毒患者呼吸肌麻痹、肺水肿，导致全身处于缺氧状态，中毒后消化液及汗液分泌剧增，大量体液丢失，血容量减少，使胰腺微循环障碍，也是导致并发急性胰腺炎的一个因素。

（二）外源化学物引起糖尿病及其分子机制

胰岛是多种药物的靶器官。长期服用某些药物可引起继发性糖尿病，如噻嗪类利尿剂、呋塞米、依他尼酸及激素类药物如肾上腺皮质激素、泼尼松、地塞米松、生长激素、甲状腺激素、肾上腺素，以及环磷酰胺、链脲佐菌素、四氧嘧啶等有毒化学药物均可损害胰岛，引起血糖升高而导致糖尿病。药物引起糖尿病的分子机制可能有：

1. 破坏胰岛 β 细胞 如吡啶甲基 N-P 硝基苯尿素、喷他脒等可损害胰岛 β 细胞，导致胰岛素绝对缺乏及糖耐量不可逆损害，引起糖尿病甚至糖尿病酮症。

2. 影响胰岛素的生物合成或分泌 如门冬酰胺酶、二氮嗪、噻嗪类利尿剂等可通过影响胰岛素的合成、分泌引起糖尿病。

3. 导致胰岛素抵抗或影响胰岛素在靶组织的利用 如氯氮平、奥氮平和喹硫平等药物主要通过对 5-羟色胺受体的拮抗作用，降低胰岛 β 细胞的反应性，导致胰岛素降低和甘油三酯升高，产生胰岛素抵抗。高胰岛素血症、高甘油三酯与胰岛素抵抗共同作用可引起继发糖尿病，并可发展为酮症酸中毒。糖皮质激素类药物影响胰岛素在靶细胞的利用可导致糖尿病。

（曾　明）

第四节　消化系统毒理学研究方法

各种外源化学物无论是经消化道还是经其他途径进入机体，所引起的消化系统任一组织器官结构与功能的改变，都是消化系统毒理学的研究范畴，其中肝脏和消化道是外源化学物消化系统毒作用的主要靶器官之一，相关研究也最为丰富。

一、肝脏毒性的研究方法

肝脏是人体最大的实质器官，血流丰富，代谢旺盛，是外源化学物经消化道吸收后进入机体代谢、转化和解毒的主要器官。肝脏长期暴露于这种微环境，自身也成为外源化学物毒作用的重要靶器官。许多食物、环境与职业暴露的化学物都表现出不同程度的肝毒性，药物研发过程常常因为各类副作用尤其是肝脏的毒副作用而不得不放弃。如何系统分析和敏锐评价外源化学物的肝脏毒性，深入揭示其毒作用机制，是消化系统毒理学研究的重要内容之一。

外源化学物引起的肝脏损伤包括肝脂肪变性、炎症反应、纤维化、硬化和胆小管胆汁淤积、胆管损伤乃至肝、胆癌变等多种类型，涉及外源化学物的代谢活化、代谢紊乱、氧化应激、免疫炎性损伤、线粒体功能异常、细胞死亡（坏死、凋亡、焦亡、铁死亡）和自噬等诸多机制，相关研究方法依实验对象可大体分为临床研究、动物试验和体外试验等。实际工作中，常将不同水平的研究有机结合，以便从不同角度相互补充，相互印证，系统阐明外源化学物的肝毒性及其作用机制。肝毒性研究与评价主要包括以下方面的内容。

（一）大体观察和组织病理学检查

直接的组织形态学检查对于判断肝脏损伤非常重要，根据肝脏颜色、质地、外观和相对重量（肝体比）的变化可初步直观地判断肝脏的病变程度。光学显微镜下可进一步观察病变细节，如脂肪变性、炎症、坏死、硬化、增生结节、肿瘤等。四氯化碳、氯化汞、硫代乙酰胺、二乙醇胺等在低剂量时不致引起大鼠血清酶学变化，但可引起肝组织病理学改变。电子显微镜可更敏感地检查到线粒体、内质网等亚细胞超微结构的变化，为相关机制研究提供线索。

（二）血清酶学与生化检测

肝细胞受损时，组织特异性酶从胞质或细胞器（线粒体、溶酶体、核等）释放入血，肝特异酶在血清中的水平变化即成为肝损伤和病变的无创性检测指标。

1. 肝损伤　常用指标有谷丙转氨酶（ALT）、谷草转氨酶（AST）、谷氨酰转肽酶（γ-GT）、碱性磷酸酶（ALP）、谷氨酸脱氢酶（GDH）、鸟氨酸氨基甲酰转移酶（OCT）等，其中以 ALT 和 AST 最常用。各种急性病毒性肝炎、药物或乙醇引起的肝损伤，血清 ALT 都会迅速升高，是反映肝细胞急性损伤的敏感指标；慢性肝炎和肝硬化时，AST 升高程度超过 ALT，因而在一定程度上反映着肝脏的损伤程度。

总胆红素（TBil）、直接胆红素（DBil）、间接胆红素（IBil）、总胆汁酸（TBA）等反映肝脏分泌和排泄功能。病毒性肝炎、药物或乙醇引起的中毒性肝炎等时都可以出现 TBil 升高；DBil 升高说明肝细胞处理胆红素后的排出发生障碍，如胆道梗阻；TBil 与 DBil 联合可以鉴别诊断溶血性、肝细胞性和梗阻性黄疸。

血清前白蛋白（PA）、白蛋白（ALB）、甘油三酯（TG）、总胆固醇（TC）、血尿素氮（BUN）、胆碱酯酶（CHE）和凝血酶原时间（PT）等可一定程度上对应肝脏合成与代谢功能。ALB、TBil、单胺氧化酶（MAO）、血清蛋白电泳等还对应着肝纤维化和硬化：肝脏纤维化或肝硬化时，血清 ALB 和 TBil 降低，同时伴有单胺氧化酶升高；血清蛋白电泳中 γ 球蛋白增高提示库普弗细胞功能减退，不能清除血液循环中内源性或肠源性抗原，肝病预后不良。

上述指标中，ALT、AST 和 Bil 水平是目前认为与肝损伤相关最为密切的组合指标，常被联合用来评价"肝功能"。但其检测值正常，并不能排除肝脏肝硬化、肝细胞坏死的可能性，分析时需要谨慎。

2. 血清肝纤维化四项　肝纤维化四项是衡量肝脏纤维化程度、炎症活动度的重要依据。①Ⅳ型胶原：基底膜主要成分，反映基底膜胶原更新率，是肝纤维化的早期标志之一，并在慢性肝炎→肝硬化→肝癌病程演变过程中逐步升高，因而也是观察疗效与预后的重要依据。②Ⅲ型前胶原：反映肝纤维合成和炎症活动，持续升高提示慢性活动性肝炎向肝纤维化与肝硬化的过渡，但特异性有所欠缺。③层粘连蛋白：基底膜中特有的非胶原性结构成分，与肝纤维化活动程度及门静脉压力正相关，慢性活动性肝炎、肝硬化和原发性肝癌时明显升高。④透明质酸酶：间质细胞合成的基质成分，可较准确灵敏地反映肝内已生成的纤维量及肝细胞受损状况，是肝纤维化和肝硬化的敏感指标。

3. **肝癌生物志物**　肝癌三联检是早期诊断肝癌常用的血清标志物组合。①血清甲胎蛋白（AFP）：与肝癌及多种肿瘤的发生发展密切相关，是目前临床上主要作为原发性肝癌的血清标志物，用于原发性肝癌的诊断及疗效监测。然而，约30%～40%的确诊肝癌患者AFP没有明显升高，约20%～50%的慢性肝炎肝硬化患者却有AFP升高，作为临床诊断指标灵敏性与特异性不足，但分析AFP-L3水平及其占总AFP的比率可显著提高AFP肝癌诊断的特异性。②α-L-岩藻糖苷酶（AFU）：作为原发性肝癌的标志物，其敏感性与特异性高于AFP，但无助于鉴别诊断。③去饱和-γ-羧基-凝血酶原：为缺乏凝血活性的异常酶原，对肝癌诊断的敏感性和特异性分别为87%和85%。④其他：羧酸酯酶-2（CE-2）、转化生长因子-β1（TGF-β1）、组织多肽特异性抗原（TPS）等也是新近发现的候选生物标志物。

（三）肝功能检测

肝脏损伤时血清酶学与生化检测分析，实际上往往反映的是肝损伤而非肝功能。临床诊断时，需将两者相结合。

1. **肝脏排泄功能**　临床上常用吲哚青绿排泄试验诊断。吲哚青绿也称靛青绿，是一种无毒的花青荧光染料。吲哚青绿经静脉注射进入血液循环，与血浆蛋白结合迅速转运至肝脏，被肝细胞摄取，经胆汁而不经肾脏排泄，无肝肠循环，是反映肝脏胆道排泄功能的诊断性色素。吲哚青绿排泄试验是检测和评价肝脏排泄功能和损伤程度最为实用和高效的方法。正常情况下，吲哚青绿在体内的半衰期仅约3～4分钟；但肝胆功能异常时吲哚青绿排泄受阻，血液中吲哚青绿滞留率增加。

2. **肝脏分泌功能**　胆汁酸是胆汁的主要成分，是胆固醇经肝脏代谢的主要终产物。肝细胞分泌的初级胆汁酸包括$3\alpha,7\alpha,12\alpha$-三羟胆酸（CA）和$3\alpha,7\alpha$-二羟胆酸（CDCA）。CA与甘氨酸结合形成初级结合胆汁酸——甘-胆酸（CG），排入肠道，协助脂肪和胆固醇的消化吸收。化学

性肝损伤或肝脏胆酸排泄时，血中CG含量增高，其变化较血清肝酶更为敏感和特异，且能与肝组织病理学检查更好地对应。在肝损伤的慢性恢复期，血清CG较血清肝酶恢复慢，评价肝损伤的预后更为谨慎。

（四）肝脏影像学检查

医学影像学结合计算机成像技术数十年来飞速发展，成为临床肝脏疾病诊断的常规技术手段，现已日渐普及到小动物肝病的诊断与研究领域。

1. **超声（US）**　具有无创便携、无辐射、灵活直观、操作方便、成本低廉等优点。常规超声筛查可以早期、敏感地检出肝内可疑占位性病变，准确鉴别是囊性或实质性占位，并观察肝内或腹部有无其他相关转移灶，但易受肥胖、腹水等因素的影响。彩色多普勒血流成像不仅可以观察病灶内血供，也可明确病灶与肝内重要血管的毗邻关系，为临床治疗方法的选择及手术方案的制定提供重要信息。目前，实时超声动态增强造影和弹性成像技术可以揭示肝肿瘤的血流动力学改变，帮助鉴别和诊断不同性质的肝肿瘤，凭借实时显像和多切面显像的灵活特性，拓展了超声的应用范围，提高了诊断准确性。

2. **数字减影血管造影（DSA）**　DSA在肝动脉注入选择性或超选择性对比剂前后的增益影像相减，获得单纯的肝动脉影像。肝癌DSA主要表现为肿瘤血管和肿瘤染色，可以明确显示肝肿瘤数目、大小及其血供情况，能够为血管解剖变异和重要血管解剖关系以及门静脉浸润提供直观信息，对于判断手术切除的可能性和彻底性以及决定合理的治疗方案有重要价值。

3. **CT**　常规采用平扫和增强扫描方式，其检出和诊断小肝癌能力总体略逊于磁共振成像，是补充超声显像估计病变范围的首选非侵入性诊断方法。目前更多应用于肝癌局部治疗的疗效评价、肿瘤体积测量、肺和骨等转移评价。近年来，能谱CT多能量成像及碘美醇、GE-145等新型对比剂在改善生物毒性、提高生物耐受性及图像质量等方面已取得了较大的进展。

4. **磁共振成像（MRI）**　常规采用平扫＋增强扫描方式[常用对比剂二乙烯五胺乙酸钆（Gd-DTPA）]，因其具有无辐射影响，组织分辨率高，可以多方位、多序列参数成像，并具有形态结合

功能（包括弥散加权成像、灌注加权成像、弹性成像和波谱分析）综合成像技术能力，成为临床肝癌检出、诊断和疗效评价的常用影像技术。若结合肝细胞特异性对比剂（钆塞酸二钠，Gd-EOB-DTPA）使用，可提高≤1.0cm 肝癌的检出率和肝癌鉴别诊断的准确性。

5. PET/CT　常用氟 -18- 脱氧葡萄糖（^{18}F-FDG）进行 PET/CT 显像，可以对肿瘤进行分期，全面检查、评价淋巴结和远处器官的转移情况。PET 功能影像不受解剖结构影响，可准确显示解剖结构的变化和癌变转移灶，评价肝癌的恶性程度和预后。碳 -11 标记的乙酸盐（^{11}C-acetate）或胆碱（^{11}C-choline）PET 与 ^{18}F-FDG PET/CT 互补，可提升高分化肝癌诊断的灵敏度。

6. 单光子发射计算机断层成像 / 计算机断层成像（SPECT/CT）　SPECT/CT 选择全身平面显像所发现的病灶，进行局部 SPECT/CT 融合影像检查，也同时获得病灶部位的 SPECT 和诊断 CT 图像，显著提高诊断准确性。

（五）体外试验

体外试验能控制环境因素的干扰，还可排除免疫、神经内分泌系统等的影响，可以从组织、细胞、分子不同水平研究外源化学物致肝损伤的分子机制，因而至今仍广为应用。

1. 离体肝脏灌流　1855 年 Claude 首次利用离体肝脏灌流观察糖原分解，1951 年 Miller 等大幅改进，这一技术现已广泛应用于外源化学物代谢和肝毒性研究，是最接近于体内状态的体外模型。灌流过程中多次采样分析灌流液中外源化学物及其代谢产物的变化，相当于体外短期的代谢动力学试验。

2. 肝组织切片　由 Warburg 于 1923 年首次建立，此后随着培养介质的改进和动态孵育系统的建立，逐渐得以推广应用，但存活时间有限、受试物不易均匀到达切片内是其主要不足。肝切片比较接近离体肝脏灌流，且操作简单。不同种属动物的肝切片还可用于比较外源化学物种属代谢的差异。

3. 肝细胞原代培养　成年大鼠肝细胞分离培养始建于 20 世纪 60 年代，后经 Seglen 等改进和简化，发展成为目前广泛采用的胶原酶两步灌流法。结合不同的离心纯化，还能分离出肝星状细胞、库普弗细胞等特定亚群。原代肝细胞较好地保存了完整肝脏的某些特性，培养与染毒条件易于控制和标准化，观察与检测方便。但肝小叶结构及细胞原有微环境的丧失，细胞功能和酶活性的退化，也使相关研究存在不足。原代肝细胞的"三明治"培养或与其他相关细胞共培养，可一定程度上克服上述不足。

4. 肝细胞系　肝细胞系多源于肝脏肿瘤、病毒等转染的正常肝细胞或永生化细胞，如 HepG2、Huh7、LO2、IAR20，突出优点是细胞可不断增殖传代，数量不受限制。肝细胞系的 I 相、II 相等代谢酶谱表达不全，细胞基因型和表型发生偏移和污染的风险较大，通过基因转染可特定地改变代谢酶谱。

5. 亚细胞组分　亚细胞组分如经超速离心制备的肝细胞膜、线粒体、细胞核、微粒体等也可用于研究外源化学物的代谢及肝损伤效应。提取肝微粒体可确定酶催化某种反应的活性，观察是否有活化中间或终末产物形成。该方法仅适用于短时间内的生化分析，但其最大的优点是可深入观察细胞器在特定代谢阶段的代谢过程。

二、胃肠道毒性的研究方法

胃肠道结构的完整性是胃肠道实现其消化、吸收功能的同时发挥屏障、免疫功能的结构基础。外源化学物对胃肠道黏膜的损伤，将引起胃肠道炎症反应和肠道内菌群移位、内毒素吸收等一系列病理生理改变。

（一）胃肠道结构完整性与屏障功能的评价

采用合适的方法及时准确地评估胃肠道黏膜结构完整性与屏障功能受损程度，是消化系统毒理学中方法学研究中的主要内容之一。

1. 组织病理学检查　组织学检查是检出外源化学物胃肠毒作用的直观有效方法，首先是肉眼或借助体视显微镜进行大体观察，必要时借助尾静脉注射非红细胞性血管标志物，如滂胺蓝（pontamine blue 6BX）、伊文斯蓝（evans blue）等，对损伤面积进行定量。通过胃肠组织切片（与纵轴垂直横切），可以进一步检查胃肠凹陷、腺体及肠绒毛的形态。纤维内镜可直接在体观察、摄像胃肠道腔内表面，并对病变部分抓取活检和病理分级。

2. 非侵入性检查与生物标志物应用 应用无创性检查诊断与生物标志物评价胃肠道结构完整性、屏障功能及通透性的改变，更具有临床意义，但特异性不高，往往需要多个指标联合应用。

胃蛋白酶原是胃黏膜特异性功能酶-胃蛋白酶的前体，正常情况下，约1%的胃蛋白酶原可透过胃黏膜毛细血管进入血液循环并保持稳定。通过检测血清胃蛋白酶原水平，可望在一定程度上反映胃黏膜损伤程度与外分泌功能的改变。此外，采集胃、肠腔内液体标记和观察胃黏膜细胞脱落情况，也可间接反映胃黏膜的损伤。

肠型脂肪酸结合蛋白（iFABP）特异地高表达于小肠黏膜细胞，其中绒毛处的含量高于陷窝，参与肠黏膜上皮细胞对长链脂肪酸的转运。肠黏膜损伤时，黏膜层iFABP释放较肌层的酶更早、更敏感。iFABP主要随尿排泄，肠黏膜损伤时，尿液中iFABP的升高幅度明显高于血清。因此，血、尿中iFABP的变化，是反映肠黏膜早期损伤的特异无创性敏感诊断和评价指标。

二胺氧化酶（DAO）是人类和哺乳动物小肠黏膜上层绒毛中具有高度活性的细胞内酶，在组胺和多种多胺代谢中起作用，其活性与黏膜细胞的核酸和蛋白合成密切相关，能够反映肠道机械屏障的完整性和损伤程度，是一种非常敏感的血浆生物标志物，可敏感而特异地定量评价由氟尿嘧啶等癌症药物引起的小肠黏膜损伤。

甘露醇、乳果糖的分子量分别为182和342，分别通过肠黏膜细胞膜上的水溶性微孔和肠黏膜细胞间紧密连接空隙透过吸收。吸收后的甘露醇、乳果糖在体内无法代谢，很快从尿中排泄。因此，两者尿中排泄率比值的变化，预示着肠黏膜紧密连接的破坏和通透性的改变。

内毒素是肠杆菌等革兰阴性菌细胞壁的脂多糖成分，血中内毒素的水平间接反映肠黏膜屏障损伤和细菌易位的水平。

此外，血浆α谷胱甘肽硫转移酶、二胺氧化酶、D-乳酸、瓜氨酸、密封蛋白-3（claudin-3）及粪便sIgA水平等，也与肠黏膜屏障损伤程度对应。

3. 尤斯灌流室体外评价 尤斯灌流室（Ussing chamber）主要通过微电极检测整个细胞膜离子通道变化的电流信号来反映肠道药物吸收、通透性和分泌功能的改变，随着工艺改良，现已广泛应用于胃肠道屏障功能的研究。尤斯灌流室模拟胃肠道生理环境，操作简单，既可以通过测量离体胃肠黏膜上皮的跨膜电位差、短路电流、组织导电性、^{3}H-甘露醇从浆膜侧至黏膜侧的流速等评价胃肠黏膜的通透性，也可用于研究肠道屏障功能及内毒素及细菌移位的途径和机制，被誉为胃肠道屏障功能研究的"金标准"。

（二）胃肠黏膜的损伤-修复

外源化学物对胃肠黏膜损伤后的修复，是一个极为复杂的生物学过程，至少包括肠上皮细胞的整复与增生两种性质完全不同的机制或过程。整复是损伤后黏膜上皮完整性得以重建的快速修复机制，常在损伤后数分钟发生，实质是损伤区域周围完好细胞迁移并覆盖到损伤区域表面，使其连续性迅速得以恢复。胃小凹的多能干细胞和肠隐窝下增生区干细胞通过持续的增殖、分化取代受损、凋亡、脱落的黏膜细胞，一般在损伤后数小时发生，且持续时间较长，是一种慢修复机制。

外源化学物对胃肠道黏膜损伤-修复的影响及评价，可在组织病理学检查的基础上，通过黏膜微循环检测和血细胞分类、细胞动力学分析、细胞周期分析与增长指数计算、胸腺嘧啶脱氧核苷激酶活性及增殖细胞核抗原表达检测，灵敏地评价外源化学物对胃肠黏膜损伤与修复的影响。

（三）分泌活性的测定

胃的基本功能之一是胃腺内壁细胞分泌胃酸。胃酸分泌功能的评价包括体内试验（损伤性法与非损伤性法）和离体试验，离体试验目前已发展到利用链霉蛋白酶（pronase）、胶原酶和乙二胺四乙酸（EDTA）处理从完整黏膜组织分离制备胃腺细胞，结合不同的密度梯度离心可进一步分离纯化出壁细胞和主细胞类型进行更深入的分泌活性研究。

（四）吸收功能的评价

胃肠道吸收功能的评价包括体内试验和体外试验两种基本方法。体内试验根据经口染毒后测定体液中毒物的有效浓度，计算毒物在胃肠道的吸收总量，或者染毒后胃肠道对营养物质或其他成分的吸收程度的变化，评估毒物的胃肠道消化吸收功能毒性。除直接的整体动物试验外，体内肠节段封闭技术、肠灌注技术也有较多的应用。

1. 脂肪吸收障碍试验 通过对粪便脂肪的

定量或半定量分析，评价外源化学物对脂肪吸收程度的影响，也可利用苏丹Ⅲ染色镜检定性评价和粗略筛选。^{14}C 标记三酰甘油的呼气试验通过检测呼气中 $^{14}CO_2$ 的量评价脂肪吸收不良；通过给予一定剂量的 β- 胡萝卜素并检测其在血清中的水平，也可用来间接评价脂肪的吸收障碍。

2. **糖类吸收不良试验** 短链脂肪酸和乳酸是细菌对糖类分解代谢的产物，腹泻患者粪便 pH < 5.5 预示糖类吸收不良。D- 木糖不需经过消化即可在空肠上段吸收，不为肝脏利用，大部分经肾脏排出，因此口服木糖后尿中的排出量可间接地反映小肠吸收功能。双糖试验通过经口给予双糖后测定血中葡萄糖的浓度来评价双糖的吸收情况。

3. **蛋白质吸收不良试验** 经典的蛋白质吸收不良定量试验是检测所收集粪便标本的氮含量。因低蛋白血症而怀疑蛋白丢失性肠病（如渗出性肠病）时，可测定 α 抗胰蛋白酶清除率，作为血清白蛋白通过肠道丢失的生物标志。

4. **钴胺素（维生素 B_{12}）吸收不良试验** 希林试验在临床上用于鉴别胃和回肠原因引起的维生素 B_{12} 缺乏，评估腹泻或吸收不良患者的回肠功能。分析血清中钴胺素和叶酸浓度及甲基丙二酸和半胱氨酸水平可评价钴胺素和叶酸的缺乏程度；钴胺素缺乏时，血清甲基丙二酸和半胱氨酸浓度都会升高，而叶酸缺乏仅后者升高。

5. **胆盐吸收不良试验** 测定粪便中的胆汁酸浓度和 / 或排出量，可提示肠道胆汁酸吸收不良。^{14}C- 牛磺胆酸盐吸收试验通过分析摄入经同位素标记的胆汁酸后 72 小时的粪便样品中 ^{14}C 标记的牛磺胆酸的量计算肠道胆汁酸吸收率。

（五）胃肠道菌群检测

理论上，胃肠抽吸物的细菌定量培养和鉴定是分析细菌活性、生长状态、菌落数、优势菌群或致病菌群最理想的方法，是胃肠道菌群检测的金标准，但操作烦琐费时、工作量大，且部分严格厌氧菌难以分离培养。

1. **临床快速检测** 临床常用呼气试验快速评价胃肠道菌群的增殖情况。^{13}C- 同位素呼吸试验，利用口服 ^{13}C- 标记的尿素胶囊在胃部被幽门螺杆菌分泌的尿素酶水解形成 CO_2，通过检测呼出气体强 ^{13}C- 标记的 CO_2 评价胃幽门螺杆菌感染。^{14}C- 甘氨胆酸呼气试验、^{14}C-D- 木糖呼气试验、^2H- 乳果糖 - 呼气试验和 ^2H- 葡萄糖呼气试验可用于肠道菌群增殖水平的快速检测。

2. **实验室检测** 随着基因测序技术的快速发展，高通量测序技术已广泛应用于肠道菌群组成和功能的检测分析。16S rDNA 测序、宏基因组学和宏转录组学是用于微生物组的分类学鉴定和表征的三种基本测序策略。16S rDNA 测序在理解微生物组的分类组成方面发挥了关键作用；宏基因组方法通过提供物种水平、菌株水平的表征实现对微生物组的更好理解；宏转录组学方法有助于单个微生物组内不同微生物群落之间复杂相互作用的功能表征。单分子长时间读取测序 SMRT、HeliScope、MinION 等第三代测序平台可望在不久的将来用于肠道菌群检测，进一步加快肠道菌群研究的脚步。测序技术结合生物信息统计，可进一步揭示肠道中微生物的种类以及它们之间的相对丰度和进化关系，深入分析外源化学物对肠道菌群的影响及相关毒理学效应。

（姚　平）

第五节 消化系统分子毒理的研究展望

外源化学物致消化系统毒作用及其分子机制研究进展迅速，但确切机制至今尚未完全阐明。肝脏是外源化学物代谢的主要器官，因而较之其他器官更容易受到损伤。无论是化学物本身或其代谢物都有可能对肝脏造成损伤，损伤的机制也不尽相同。肝脏对外源化学物的转化和代谢产生的活性代谢产物，反过来又可导致肝脏蛋白质合成障碍、钙稳态失衡、线粒体功能障碍、自由基生成与氧化损伤以及共价结合导致 DNA 损伤。消化系统是大量外源化学物毒作用的主要靶点，新药研发过程中常因消化系统毒性而导致前功尽弃。消化系统毒理学生物标志物能敏感有效地反映出生物体因外源化学物、药物作用而发生严重损伤之前的生物变化，并能准确评估生物体所处的不利状态及其潜在危害，为可能发生的严重毒性损害提供早期警报。目前已初步鉴定出胃肠道、消化腺肿瘤性和非肿瘤性生物标志物，但在外源化学物毒性预警与新药研发的各个阶段发现和利用生物标志物是一项极具挑战性研究。在临床前和临床研究中仍缺乏毒性靶器官良好的毒理学生物标志物。

随着科技水平的不断提高，越来越多的新技术、新方法被用于消化系统毒理学研究中。精密肝切片法、肝细胞及亚细胞模型体外共培养，尤斯灌流室的广泛应用，可快速、经济地检测诱变的或有基因毒性的化合物。高内涵筛选技术（high content analysis，HCA）适用于药物等化学物早期大规模肝毒性筛选和机制研究。可诱导多能干细胞（induced pluripotent stem，IPS）技术对于早期发现药物消化系统毒性、减少药物研发成本有巨大的作用。近年来，各种组学技术蓬勃发展，日新月异，并已开始广泛用于肝脏毒性研究。基因组学为外源化学物肝损伤时"功能基因"的揭示提供线索；蛋白质组学通过比较肝组织或相关细胞类型在药物作用前后的蛋白质表达谱的变化，为阐明外源化学物肝损伤的潜在作用机制与信号通路分析提供启示；代谢组学可在代谢层次揭示外源化学物的毒作用机制，探寻生物标志物。基因组学、蛋白质组学及代谢组学等多组学技术的联合应用及生物信息学技术的普及，为外源化学物肝损伤及系统性机制分析开辟了广阔空间，可更快、更准确地发现毒性物质，寻找潜在的生物标记物，可预测外源化学物的肝毒性，筛选出高专属性和灵敏度的肝毒性生物标记物和毒作用靶点。由于新兴技术的固有缺陷以及数据分析的局限性，目前尚不能完全替代传统的研究手段，但这些新技术在外源化学物消化系统毒性标志物筛选、毒作用机制研究、毒性预测与毒性蛋白质、基因组数据库的建立等方面具有良好前景，有利于建立外源化学物消化系统毒性检测系统。

（曾 明 姚 平）

参 考 文 献

[1] 王民生，马文军. 消化系统毒理学 [M]. 北京：北京大学医学出版社，2011.

[2] 王心如. 毒理学基础 [M]. 6 版. 北京：人民卫生出版社，2012.

[3] 庄志雄，曹佳，张文昌. 现代毒理学 [M]. 北京：人民卫生出版社，2018.

[4] 李波，袁伯俊，廖明阳. 药物毒理学 [M]. 北京：人民卫生出版社，2015.

[5] 史志诚. 毒理学分支学科史 [M]. 西安：西北大学出版社，2016.

[6] Smart RC，Hodgson E. Molecular and Biochemical Toxicology[M]. 4th ed. New Jersey：John Wiley & Sons，Inc.，2008.

[7] Betton GR. A review of the toxicology and pathology of the gastrointestinal tract[J]. Cell Biol Toxicol，2013，29（5）：321-338.

[8] Kyffin JA，Sharma P，et al. Impact of cell types and culture methods on the functionality of in vitro liver systems - A review of cell systems for hepatotoxicity assessment[J]. Toxicol In Vitro，2018，48：262-275.

[9] Vinken M. Adverse Outcome Pathways and Drug-Induced Liver Injury Testing[J]. Chem Res Toxicol，2015，28（7）：1391-1397.

[10] Willebrords J，Pereira IV，et al. Strategies，models and biomarkers in experimental non-alcoholic fatty liver disease research[J]. Prog Lipid Res，2015，59：106-125.

第十五章 免疫系统分子毒理

免疫系统是维持机体稳态,免于罹患感染性疾病的一个重要系统,免疫应答是完成免疫系统功能的途径。免疫应答需要一系列精密、复杂的调节,其中任何一个环节异常都可能导致机体异常。外源化学物可能是引起免疫应答异常的重要因素,其与免疫系统各组分之间的交互作用已成为目前人们主要关注的领域之一。基于免疫系统的特殊性,免疫应答失衡,无论是免疫应答的抑制还是免疫应答的亢进以及免疫应答精准性的改变(针对自身抗原的应答)都会导致相关的疾病。免疫抑制(免疫力降低)可导致反复的、长期的感染和肿瘤的发生;免疫亢进可能引起超敏反应;免疫应答精准性的改变可能引起自身免疫病。由于这种免疫系统平衡和精密性的破坏所引起的损伤,需要人们了解产生这些效应的细胞和分子水平上的变化,在此基础之上,进行进一步的生物标志筛选,用于危害监测,也可为化学物的安全性评价提供新的指标,同时可以为损伤发生后的进一步治疗提供物质基础。因此对于化学物引起的免疫系统损伤中分子层面效应的研究是毒理学研究的重要环节之一。

第一节 免疫系统的组成与免疫应答类型

一、免疫系统的组成与功能

免疫系统由若干不同类型的细胞、组织和器官构成,其中许多细胞组成存在于机体不同部位的淋巴器官或腺体。

(一)免疫器官

1. 中枢免疫器官

(1)胸腺:胸腺是淋巴细胞丰富的、有两叶被囊的、位于胸骨后心脏前方的器官。胸腺是由胚胎生命期间第三和第四咽囊衍生出来的,并通过趋化因子吸引循环中源于骨髓造血干细胞的T细胞前体。在胸腺内,这些前体在胸腺基质细胞和细胞因子影响下,分化成有功能的T淋巴细胞。尤其是在胸腺皮质内,胸腺细胞与其发育中至关重要的皮质上皮抚育细胞结合。胸腺细胞大约每72小时完全更新一次,然后移到髓质进一步的分化和选择。胸腺中产生的大部分胸腺细胞经细胞凋亡而死亡,只有5%～10%存活下来。胸腺作为初级淋巴器官的主要功能包括:①产生足够数量(数百万)不同的T细胞,各自表达独特的T细胞受体(产生多样性),这样在每一个体内,至少有一些细胞对环境中的每个外源抗原都有可能是特异的;②以将自身免疫应答的机会减少到最小的方式选择得以存活的T细胞。

(2)骨髓:在胎儿发育早期,在卵黄囊的间充质中产生血细胞。当胎儿生长发育时,肝和脾接替这一任务。仅在胎儿发育的最后几个月,骨髓成为血细胞生成的主要部位。骨髓由填充在脂肪细胞之间的各种谱系和成熟度的造血细胞、骨小梁、胶原纤维、成纤维细胞及树突状细胞组成。所有造血细胞都起源于多能干细胞,多能干细胞有分化出多种细胞组织的潜能,如分化生成存在于组织中和外周血中的淋巴细胞。

2. 外周免疫器官

(1)脾脏:脾脏是一个大的、有被囊的、有海绵质内部(脾髓质)的器官,位于膈膜下,身体左侧。脾的大动脉遍布脾脏,它们的分支被淋巴组织(白髓)所包围。白髓在含有红细胞、巨噬细胞和浆细胞(红髓)的网状纤维的网眼内形成"岛"。与中央小动脉有密切联系的是"小动脉周围淋巴鞘",是含有T细胞和并指状树突细胞(interdigitating cell,IDC)的主要区域。鞘内主要含有滤泡树突状细胞(follicular dendritic cell,FDC)和B细胞构成的初级淋巴滤泡。在免疫应答期间,这些滤泡发展成生发中心(即变成次级滤泡)。含有巨噬细胞和 B 细胞的边缘区将小动脉周围淋巴鞘与红髓分隔开。脾脏是含有大量吞噬细胞的单核吞噬细胞系统的主要组成部分,与淋巴结不同,它既不含输入也不含输出淋巴管。脾脏的主要免疫学功能是截留血源性微生物,并与之产生免疫应答来过滤血液,它也去除损伤的红细胞和免疫复合体。此外,脾脏还起红细胞储存器的作用。

(2)淋巴结:淋巴结是沿着淋巴系统,如腹股沟、腋窝和肠系膜的不同点上见到的小实体结构,其大小介于 2~10mm,形状为球形,并包有被膜。被膜下是被膜下淋巴窦、皮质、副皮质区和髓区。皮质含有许多滤泡,并在抗原刺激时随生发中心而增大。滤泡主要由 B 细胞和滤泡树突状细胞构成。副皮质(胸腺依赖)区含有大量 T 细胞和散在其中的交错突细胞。淋巴结的主要作用是过滤淋巴,然后产生针对截留的微生物、抗原的免疫应答。

3. 第三级淋巴组织 微生物进入机体的主要部位是通过黏膜表面,因此整个机体 50% 以上的淋巴组织与这些表面相关,这些统称为黏膜相关淋巴组织(mucosa-associated lymphoid tissue,MALT),包括 NALT、BALT、GALT 和与泌尿生殖系统有关的淋巴组织。

(1)鼻相关淋巴组织:鼻相关淋巴组织(nasal-associated lymphoid tissue,NALT)是由鼻后部(咽扁桃体和其他组织)的淋巴组织和与沃尔德艾尔环(腭扁桃体和舌扁桃体)有关的淋巴组织组成。这些淋巴组织的策略定位提示它们直接参与处理空气传播的微生物。它们的组成与淋巴结的组成类似,但无被膜亦无淋巴管。

(2)肠道相关淋巴组织:肠道相关淋巴组织(gut-associated lymphoid tissue,GALT)的主要作用是保护机体免受经肠道进入机体的微生物侵害。它主要由淋巴团聚体和上皮细胞之间以及固有层内淋巴细胞(intraepithelial lymphocytes,IEL),即上皮内淋巴细胞组成。为了在有害的侵入者或无害的食物之间进行区别,肠道有一个"采样"机构,它分析每种已消化的(或在 BALT 和 NALT 情况下吸入的)物质。肠道的分析或抗原采样器由特异的上皮细胞(M 细胞)和密切联系的抗原提呈细胞(antigen presenting cell,APC)

组成。M 细胞接纳外源分子,并把它们传给紧靠其下的 APC,APC 按 I 类和 II 类主要组织相容性复合体(major histocompatibility complex,MHC)分子的相应关系将它们呈递给 T 细胞。辅助 T 细胞辅助激活 B 细胞,T 细胞和 B 细胞都能迁移到胃肠道(包括唾液腺)和其他 MALT 部位,如哺乳动物的乳腺、呼吸道与泌尿生殖道,从而保护这些表面不受微生物的侵袭。对于采集的抗原,既能诱导免疫耐受也能诱导免疫应答,取决于抗原、APC 及其状态和其他因素。

(3)支气管相关淋巴组织:支气管相关淋巴组织(bronchus-associate lymphoid tissue,BALT)与派尔集合淋巴结类似。它主要由组成滤泡的淋巴细胞团聚体构成,滤泡在所有肺叶中均可见到,并且主要位于支气管的上皮之下。滤泡中大多数的淋巴细胞是 B 细胞。抗原采集通过黏膜表面的上皮细胞,并通过将抗原运输到下面的 APC 的途径来实现。

(二)免疫细胞

1. 固有免疫系统的细胞

(1)巨噬细胞:大多数白细胞被称为中性粒细胞或多形核白细胞(polymorphonuclear leukocyte,PMN)的游走吞噬细胞(或食细胞),它们巡查血液,以寻找侵入的微生物。其他主要的吞噬细胞是单核吞噬细胞系统的组成部分,包括单核细胞和巨噬细胞。单核细胞存在于血液中,而巨噬细胞停留在组织中。这些吞噬细胞被吸引到感染的部位(趋化性),与微生物黏附、吞噬并杀伤之。

(2)自然杀伤细胞:自然杀伤细胞(NK 细胞)遍及全身组织,但主要在循环中,并在保护机体不受病毒和某些肿瘤的侵害作用中是重要的。病毒感染的结果引起细胞表面分子改变,致使 NK 细胞得以与受感染的细胞结合,并通过释放穿孔素和诱导细胞凋亡来杀伤受感染的细胞。另外,在与受病毒感染的细胞结合时,NK 细胞分泌 γ 干扰素(interferon-γ,IFN-γ),可保护邻近的细胞免受病毒感染,并有助于激活 T 细胞介导的免疫。

(3)肥大细胞和嗜碱性粒细胞:肥大细胞和嗜碱性粒细胞均在骨髓中产生,并有类似的形态学和功能。这些细胞被激活时脱粒,释放出引起血管舒张、增加血管通透性和白细胞迁移的药理介质。

（4）树突状细胞：树突状细胞主要有朗格汉斯细胞、交错突细胞、滤泡树突状细胞三种。它们代表固有和适应性免疫系统之间的临界界面，其作用是通过先天受体识别微生物抗原，并将其加工的肽呈递给适应性免疫系统的 T 细胞。在淋巴样组织的特化区域，滤泡树突状细胞保持未修饰的抗原，以便 B 细胞识别。

（5）其他细胞：包括嗜酸性粒细胞、血小板和红细胞等多种细胞，它们在免疫防御中起重要作用。嗜酸性粒细胞是颗粒白细胞，它们通过释放毒素（主要是碱性蛋白）攻击和杀伤寄生虫。血小板活化时，释放活化补体的介质，吸引白细胞。红细胞可结合并去除小的免疫复合物。固有淋巴细胞（innate lymphoid cell，ILC）是新发现的一组免疫细胞，主要通过分泌细胞因子影响免疫细胞的应答，但它们不表达抗原受体，缺乏重组活化基因（RAG1 和 RAG2）的表达。根据表型及功能特征，目前 ILC 被分为三群：①包括 ILC1 和 NK 细胞的 ILC1 群主要分泌 IFN-γ，在消化道的自身免疫反应炎症中发挥作用；② ILC2 群主要分泌 IL-5、IL-13、IL-4 和 IL-9 等，在哮喘、过敏和溃疡性结肠炎中发挥作用；③包括 LTi、ILC17 和 ILC22 的 ILC3 群主要分泌 IL-17 和 IL-22 等，在淋巴样组织的发育和溃疡性结肠炎中发挥作用。

2. 适应性免疫应答细胞

（1）T 细胞：数百万个各自带有对不同抗原特异性受体的 T 细胞是由多种遗传的种系基因经基因重排而产生的。胸腺产生的每个 T 细胞都只有一种由其抗原受体编码的特异性。T 细胞一旦在胸腺中产生，就由用它们新产生的受体进行选择。带有与 MHC 分子较弱结合受体的 T 细胞被选择出来，而带有与 MHC 和自身抗原较强结合受体的细胞则经细胞凋亡（对自身的中枢耐受）而死亡，并被有吞噬作用的巨噬细胞除去。在选择过程中存活下来的 T 细胞，成熟为功能上截然不同的亚型。这些细胞迁移到外周淋巴组织，在那里完成其功能上的成熟以防御侵入的微生物。有些 T 细胞则暂时存留于组织的 T 细胞依赖区。T 细胞可用对特征分子如 T 细胞受体（T cell receptor，TCR）或 CD3 特异的单克隆抗体来鉴别。这些细胞有助于控制细胞内微生物和对 B 细胞（抗体）的应答。两种不同种类的 T 细胞，

T 辅助（Th）细胞和 T 细胞毒性（Tc）细胞均参与这些功能。Th 细胞通过向 B 细胞表面发送信号，和通过产生对 B 细胞生长和分化都很重要的细胞因子来帮助 B 细胞。除 TCR 和 CD3 外，Th 细胞也表达细胞表面 CD4 分子，此分子与 MHC Ⅱ 类分子结合（细胞被抗原激活所需的一种相互作用）。Th 细胞根据它们辅助产生不同免疫应答的能力被进一步再分为 Th1、Th2 和 Th17 等亚型细胞，而不同的免疫应答又与它们的细胞因子谱有关。Tc 细胞介导杀伤受感染的细胞，主要是病毒感染的细胞。这些细胞除了表达 TCR 和 CD3 外，还表达细胞表面分子 CD8，该分子与 MHC Ⅰ 类分子结合，并且对这些细胞与病毒感染的细胞有效地相互作用是重要的。

（2）B 细胞：B 细胞最初是在胎肝的微环境中由造血干细胞产生，出生后在骨髓中产生。骨髓作为初级淋巴器官的两个主要功能是：①产生大量的、各自都有独特抗原受体（抗体）的 B 细胞，因此总体上有足够的 B 细胞多样性以识别环境中所有的抗原（产生多样性）；②消除带有自身分子的抗原受体的 B 细胞。B 细胞发育的早期阶段（像 T 细胞发育的情况一样）是不依赖外源抗原的。成熟的 B 细胞离开骨髓，并经血液迁移到次级淋巴器官或组织，可在淋巴组织中疏松的团聚体（初级滤泡）内或在界限明确的增生灶（生发中心）内发现它们。骨髓中已确定有两种 B 细胞（B1 和 B2），B2 细胞即为常规的 B 细胞，在 Th 细胞辅助下产生 IgG、IgA 和 IgE 抗体。然而，B1 细胞在个体发育中较早发生，主要表达由种系抗体基因编码的 IgM 抗体，成熟不依赖骨髓，一般识别微生物多聚糖或脂质抗原，并且是不依赖胸腺的。B 细胞被抗原激活时，且在大多数有 T 细胞辅助的情况下增生并且成熟为记忆细胞或浆细胞。记忆细胞只产生在其细胞表面表达的抗体，如抗原再次进入，记忆细胞仍能与之应答。相反，浆细胞没有细胞表面抗体受体。更确切地说，这些细胞起抗体工厂的作用，它们产生和分泌大量与受刺激的 B 细胞的抗原受体有同样特异性的抗体。浆细胞内包含大量的内质网、线粒体和高尔基体，以满足高速率合成糖蛋白的需求。应注意到一个浆细胞只产生一种特异性、一种类型和一种亚型的抗体。

（三）相关分子

在适应性免疫发生之前，有多种分子介导防御微生物。这些分子与各种微生物所共有的特殊结构起反应，因此它们与许多不同的表达这些结构的微生物起反应。固有免疫系统的分子包括补体、急性期蛋白和细胞因子，尤其是干扰素和抗微生物的肽。其中，补体系统的分子对适应性免疫系统尤为重要。

1. 补体系统 补体系统由 20 多种互相依赖的蛋白质组成，它们在依次活化时可介导防御微生物感染。由肝细胞和单核细胞合成的蛋白质能通过旁路途径被微生物直接活化，并在固有免疫中起关键性的作用。这一系统也可以通过经典途径被与微生物结合的抗体（适应性免疫）活化。活化的补体系统的作用包括：①引发（急性）炎症；②将中性粒细胞吸引到微生物攻击部位（趋化性）；③增强微生物对吞噬细胞的附着（调理作用）；④杀伤微生物。

2. 急性期蛋白 急性期蛋白是一组异质性血浆蛋白，它们在对抗微生物（主要是细菌）的固有防御中和减少因感染、创伤、恶性肿瘤和其他组织损伤中起重要作用。急性期蛋白包括 C 反应蛋白（CRP）、血清淀粉样蛋白 A（SAA）和甘露糖结合蛋白（MBP）。急性期蛋白主要在肝脏中产生，通常是微生物刺激的结果或对由活化的巨噬细胞和 NK 细胞释放的细胞因子 IL-1、IL-6、TNF-α 和 IFN-γ 应答时产生。这些蛋白最大限度地活化补体系统和调理侵入微生物。

3. 细胞因子 细胞因子（cytokine）是在细胞间发送信号、诱导生长、趋化、活化、增强细胞毒性和 / 或调节免疫的小分子物质。如果它们主要由白细胞产生，则被称为白细胞介素；如果由骨髓细胞产生，则被称为单核因子；如果由淋巴细胞产生，则被称为淋巴因子；而如果它们引导细胞迁移，则被称为趋化因子。干扰素保护机体不受病毒感染、活化细胞和调节免疫。

（1）干扰素（IFN）：干扰素在应答病毒感染时产生并能抑制蛋白质合成。Ⅰ型 IFN（IFN-α 和 IFN-β）由许多不同的细胞产生。Ⅱ型干扰素（IFN-γ）主要由 Th1 细胞和 NK 细胞产生，诱导 Th1 应答，增加抗原呈递，和活化吞噬细胞和 NK 细胞以增强杀伤作用。

（2）淋巴因子：淋巴因子是淋巴细胞的生长因子，并影响免疫应答的性质。IL-2 是由 T 细胞产生的 T 细胞生长因子。IL-3 对血细胞生成是重要的。IL-4 由 Th2 细胞和肥大细胞产生，并且是 Th2 细胞和 B 细胞的生长与分化因子。IL-5 也由 Th2 细胞和肥大细胞产生，并且对 B 细胞的活化和 IgA 的产生是重要的。IL-10 由 Th2 细胞和巨噬细胞产生，诱导 Th2 应答。

（3）单核因子：单核因子对免疫防御和炎症有重要活性。IL-1、肿瘤坏死因子 α（TNF-α）和 IL-6 活化淋巴细胞，升高体温，激活和转移吞噬细胞和激活血管内皮细胞；TNF-α 也活化巨噬细胞；IL-8 趋化 PMN；IL-12 激活 NK 细胞产生 IFN-γ。

（4）趋化因子：趋化因子是许多类型的细胞对感染或身体损伤应答时产生的小分子细胞因子。它们活化并引导表达相应趋化因子受体的效应细胞到组织损伤部位，并调节白细胞迁移到组织中。CC 趋化因子是趋化单核细胞的，而 CXC 趋化因子是趋化 PMN 的。

（5）其他细胞因子：集落刺激因子（colony-stimulating factor，CSF）可驱动髓系细胞发育、分化和扩增，粒细胞 - 巨噬细胞集落刺激因子（granulocyte-macrophage colony stimulating factor，GM-CSF）诱导祖代细胞定型为单核细胞、粒细胞谱系，粒细胞集落刺激因子（granulocyte colony stimulating factor，G-CSF）和单核细胞 / 巨噬细胞集落刺激因子（monocyte/ macrophage colony stimulating factor，M-CSF）分别诱导祖代细胞定型为粒细胞系和单核细胞系。TGF-β 抑制巨噬细胞活化和 B 细胞与 T 细胞的生长。肿瘤坏死因子 β（tumor necrosis factor β，TNF-β）具有细胞毒性。

二、免疫应答类型及特点

免疫系统的功能是保护机体免受外源致病微生物（细菌、病毒）的攻击以及识别体内肿瘤细胞并进行清除，免疫系统由庞大的细胞及器官构成的网络来保护机体健康。免疫细胞都来源于多能造血干细胞，成年人是在骨髓中完成这个过程。在细胞分化的第一个阶段，多能造血干细胞分化形成髓样干细胞和淋巴样干细胞；第二个阶段，淋巴细胞分别在胸腺（T 细胞）和骨髓（B 细胞）分化成成熟的淋巴细胞。

哺乳动物的免疫应答可分为两个功能部分：固有免疫应答和适应性（获得性）免疫应答。固有免疫应答不具有记忆性，再次接触后，反应的强度是不变的；而适应性免疫应答具有记忆性，再次接触后，反应强度增强。

（一）固有免疫应答

固有免疫充当抵抗感染因素的一线防御。固有免疫以非特异性为特征，包括在机体内外物理和生化屏障及指定特异反应的免疫细胞。皮肤是有效的外部屏障，因为大多数的微生物不能穿透完整的皮肤。大多数的感染性因子通过呼吸系统、消化系统或泌尿生殖系统进入身体。当病原体通过呼吸系统进入时，鼻咽部分泌的黏液、大多数分泌物中的溶菌酶以及气管和主支气管的内层纤毛发挥防御作用。此外，咳嗽、喷嚏和发热等也是固有免疫的一部分。

非特异免疫细胞主要包括 NK 细胞和吞噬细胞。NK 细胞由骨髓干细胞分化而来，大多数 NK 细胞表达 CD16（IgG 的 Fc 受体）。尽管 NK 细胞分化类似于 T 细胞，但 NK 细胞不表达细胞表面 CD3 或者 TCR。NK 主要位于脾脏、血液和腹腔渗出液中。通过识别表面受体，NK 细胞结合和经过细胞胞质重新定向以便细胞吞噬颗粒（穿孔素和酶蛋白）集中在靶细胞附近。这些颗粒被排出到靶细胞的表面。此过程导致靶细胞的凋亡（DNA 断裂、细胞膜向内包绕内容物和细胞崩裂）。

吞噬细胞包括多形核细胞（PMN、中性粒细胞）和单核巨噬细胞。巨噬细胞和 PMN 的前体细胞由已发育成髓系细胞的多能干细胞分化而来，目前有证据表明存在可选择性发育成 PMN 和巨噬细胞的前体细胞，而分化的细胞类型则依赖和特异的 CSF 相互作用，如 GM-CSF、G-CSF、GM-CSF、IL-3 和其他的一些因子。PMN 能透过血管细胞膜并执行对感染因素的一线防御。作为非常重要的吞噬细胞，能清除绝大多数的微生物。在介导炎性反应中，它们也起到重要作用。

单核细胞最终分化成巨噬细胞。经骨髓的激活，单核细胞在血流中循环约 1 天，然后分布到各种组织，并在那里分化成巨噬细胞。所有组织中均可发现巨噬细胞。绝大部分巨噬细胞是分布在肝脏、肺、脾和大脑。不同组织中的巨噬细胞具有不同的特性，不同程度的表面受体、氧化代谢和 MHCⅡ类分子的表达。这可能是由于单核细胞分化的微环境中有不同因子出现所致。肝巨噬细胞，即 Kupffer 细胞，主要负责清除血液中的微粒和微生物。它们高水平表达 MHCⅡ类分子，是活化的吞噬细胞，并释放几类可溶性的介质。因此，它们也是急性期反应的主要细胞。肺泡巨噬细胞从肺泡腔清除外源性的颗粒物，并能自我更新，有特别长的寿命。这些细胞可以通过支气管肺泡灌洗收集并能活跃地分泌蛋白水解酶和杀细菌酶，如溶菌酶。脾脏的巨噬细胞同样能吞噬血液和组织中的颗粒物和多糖，不过与其他组织中的巨噬细胞不同，它们在组织中有更多的变化，MHCⅡ类分子的表达水平和分化期依赖于巨噬细胞所在的脾脏部位的结构。在中枢神经系统（CNS）的单核吞噬细胞被认为是小胶质细胞，并在 CNS 免疫性疾病中负责抗原的呈递，小胶质细胞的更新时间非常慢，因此，在 CNS 炎症区域的单核细胞恢复也慢。

业已证实，许多细胞表面受体对介导适应性免疫应答起着重要作用，这些模式识别受体（pattern recognition receptor，PRR）虽没有明显特异性，但在进化过程中已发展到能识别与某些种微生物有关的分子模式并易于去除具有类似结构的微生物种群。而且，在各种细胞上的有关受体表达方法不同。这些分子包括在巨噬细胞上表达的甘露糖受体、CD14 和清除受体以及 Toll 样受体（Toll-like receptor，TLR）等。

（二）适应性免疫应答

1. 体液免疫应答 当抗原被引入个体后，具有该抗原受体的 B 细胞与之结合，使之内在化至内体中，并加工和在 MHCⅡ类分子上呈递给辅助 T 细胞。这些 B 细胞被激发增殖，产生大量的子细胞克隆。其中一些扩增克隆的细胞用作记忆细胞，其他的分化成为产生和分泌大量特异性抗体的浆细胞。当抗原进入以前未遇到该抗原的个体时，将在 4～5 天内形成初次免疫应答。这种应答最初引起 IgM 产生，然后产生 IgG 或直接针对该抗原的其他抗体同种型。浆细胞在其短暂的生存期（3～4 天）持续制造抗体。如果开始即引入足够的抗原，则能存在抗原特异性 B 细胞的再刺激，其后形成更多的浆细胞，并因此增加抗体的产量。最终,当所有的抗原被去除后,没有残留刺激 B 细胞,抗体应答将达到其高峰,并且由于抗体正常速率代谢的结果,循环中的抗体浓度将开始下降。

2. **细胞免疫应答** 细胞介导的免疫是由于 T 细胞的直接作用,这把它与由抗体介导的免疫(体液免疫)区别开来。T 细胞已进化到保护机体不受细胞内微生物(病毒和某些细菌)的侵害,同时辅助 B 细胞应答抵抗细胞外微生物。T 细胞通过监查机体细胞对外源抗原进行防御。宿主细胞中的外源抗原被破降解为线性肽,并与其细胞表面上表达的 MHC 结合。与识别抗原的三维空间抗体不同,TCR 仅识别与 MHC 分子结合的线性抗原肽,即 T 细胞不能直接识别或结合微生物或其未加工的分子。辅助(CD4$^+$)T 细胞识别由树突状细胞、巨噬细胞和 B 细胞表达的 MHC II 类分子中的抗原肽。细胞毒性(CD8$^+$)T 细胞识别与 MHC I 类分子结合的肽。每种 T 细胞克隆仅识别一种特异的抗原肽,为此必须产生大的 TCR 库。这在正常的胸腺发育期间发生,T 细胞在胸腺中受"教育",即生存选择,如果与自身抗原反应则被消除。在免疫应答中具有不同功能的 T 辅助细胞都受其细胞因子谱支配。Th1 细胞辅助巨噬细胞除去细胞内微生物,并辅助细胞毒性 T 细胞发育以杀死病毒感染的细胞。Th2 细胞主要涉及辅助 B 细胞发育成记忆细胞和产生抗体的浆细胞,Th17 细胞则参与过敏反应、自身免疫反应过程。T 细胞为执行其功能必须被激活。仅 TCR 识别抗原肽尚不足以激活该细胞,尚需要辅助刺激分子及细胞因子一起参与。

(三)免疫应答的调节

免疫应答是通过免疫系统的先天或者固有(非特异性)组分及获得或者适应(特异性)组分相互协调合作来完成的。免疫系统作为一个攻击系统,需要有相应的控制机制来保证自身组织的安全,如免疫细胞在中枢免疫器官发育过程中的中枢耐受机制(T 细胞在胸腺中的阴性选择),活化的免疫细胞在外周免疫器官发生免疫应答时,会表达一系列的免疫抑制分子,以防止过度免疫应答,此外,还有一系列调节性细胞来维持免疫平衡,如调节性树突状细胞和调节性 T 细胞(Treg)等。Treg 在维持 T 细胞稳态、自身耐受和调节

免疫应答的过程中发挥重要作用,Treg 是由不同表型细胞构成的复杂功能细胞群,其中有 CD4$^+$CD25$^+$Treg、Th3、Tr1 和 CD8$^+$Treg 细胞等。

1. **固有免疫系统调节** 在进化成向微生物攻击的固有免疫系统细胞和分子的情况中,有两种防止自身反应的途径:如果其表面结构不变就无法识别自身细胞;在非免疫细胞上存在抑制结构、受体。

(1)吞噬细胞:固有免疫系统的吞噬细胞,包括巨噬细胞和中性粒细胞,正常时不"识别"或吞噬活的自身细胞。然而老化、即将死亡或已死的细胞表达能被吞噬细胞识别的新表面分子,最终这些改变被自身细胞所去除。吞噬细胞通过模式识别受体(包括糖,如甘露糖)识别微生物,而通常可被这些受体识别的哺乳动物细胞表面的靶分子缺乏或被其他结构隐蔽,如唾液酸。当红细胞老化时失去唾液酸,暴露出 N-乙酰葡糖胺,吞噬细胞可识别其为非自身的成分并将其吞噬。

(2)自然杀伤(NK)细胞:这些细胞在杀伤病毒感染的细胞时起重要作用。它们通过杀伤活化受体(killer activation receptor,KAR)和杀伤抑制受体(killer inhibitory receptor,KIR)信号发送间的平衡,识别自身细胞上的分子,避免杀伤机体未感染的有核细胞。抑制受体识别正常细胞上的 MHC 分子并防止它们被 NK 细胞杀伤。然而,某些病毒感染细胞时,自然杀伤细胞下调被 KIR 识别的分子(MHC I 类)表达,引起 KAR 过度活化,导致受感染细胞死亡。

(3)补体系统:C3 经旁路途径通过稳定在某些微生物表面上相应的酶而活化。由于体细胞膜上有抑制分子,所以这些细胞不会发生 C3 活化。C3 转化酶受膜辅助因子(CD46)和衰变加速因子(CD55)抑制;CD59 阻断 MAC C8 和 C9 对膜的附着,抑制有效的溶解。

2. **适应性免疫系统的调节** 初级淋巴器官中,在 T 细胞和 B 细胞发育的层次上即开始对适应性系统的自身淋巴细胞产生耐受(中枢耐受)。此阶段逃脱清除的淋巴细胞若缺乏共刺激信号(如 APC 上对 T 细胞活化必需的 CD80 或 CD86 提供信号)则不参与自身应答,导致无反应性或经 T 细胞活化诱导细胞死亡(外周耐受)。抗原的

性质包括其大小、聚集状态和成分（蛋白质和糖）等，显著影响应答类型及其强度。辅助 T 细胞参与调节应答和调整其他细胞的功能，包括树突状细胞、NK 细胞、巨噬细胞和细胞毒性 T 细胞。在某些情况下，抗体本身可增强或抑制其他抗体的产生。抗原特异的 T 细胞激活始于 TCR 和 MHC II 类分子 - 肽复合物的相互作用。此种相互作用因共同受体的出现得到加强，如 CD4、LFA-3、CD2、LFA-1 和 ICAM-1，并参与信息的双向交流，启动生化过程的级联反应，最终不仅导致 T 细胞的激活，而且同样激活 APC。

（魏雪涛）

第二节　免疫毒性物质

一、免疫毒性物质

大量研究表明，不同类型化学物作用于机体后会引起免疫系统的改变，产生的后果表现为免疫抑制、过敏和自身免疫反应。

（一）引起免疫抑制的物质

1. **多卤代芳烃类**　多氯联苯（polychlorinated biphenyl，PCB）、多溴联苯（polybrominated biphenyl，PBB）、四氯二苯并 - 对 - 二噁英（tetrachlorodibenzo-p-dioxin，TCDD）、六氯苯（hexachlorobenzene，HCB）、2,3,7,8- 四氯二苯并呋喃（2,3,7,8-tetrachlorodibenzofuran，TCDF）等。

2. **多环芳烃类**　苯并[a]蒽（benz[a]nthrene，BA）、二甲基苯并蒽（dimethyl benzanthracene，DMBA）、三甲基胆蒽（methylcholanthrene，3-MCA）、苯并[a]芘（B[a]P）等。

3. **农药类**　DDT、美曲膦酯（敌百虫）、甲基对硫磷、乙烯利等。

4. **金属类**　铅、铬、镉、锌、铜等。

5. **大气污染物**　二氧化氮、二氧化硫、臭氧、一氧化碳、可吸入颗粒物等。

6. **工业污染物**　苯、苯乙烯、联苯胺、三硝基甲苯等。

7. **药物**　环磷酰胺、甲氨蝶呤、巯嘌呤、氟尿嘧啶、环孢素、雌二醇等。

8. **嗜好品**　乙醇、香烟、吗啡等。

（二）引起过敏的物质

1. **引起 I 型超敏反应的物质**　金属（铂、铬、钴、镍）、工业化学品[甲苯二异氰酸酯（toluene-2,4-diisocyanate，TDI）、间苯二酚、甲醛]、药物（青霉素、磺胺类、巴比妥）等。

2. **引起 II 型超敏反应的物质**　金属（金、铅）、工业化学物（苯）、药物（青霉素、磺胺类、巴比妥）等。

3. **引起 III 型超敏反应的物质**　金属（汞、金）、工业化学物（氯乙烯、特殊粉尘）、药物（青霉素、磺胺类、巴比妥）等。

4. **引起 IV 型超敏反应的物质**　金属（镍、铬、钴、铍、金、汞、锆）、染料、油漆、塑料、树脂、药物（青霉素、磺胺类、巴比妥）等。

（三）引起自身免疫反应的物质

1. **重金属类**　金、镉、汞等。

2. **药物类**　锂盐、青霉素、甲基多巴、吡啶硫胺素、氟烷等。

3. **有机溶剂、工业化学物类**　联苯胺、多溴联苯、多氯联苯、氯乙烯等。

4. **食品中化学物、添加剂**　酒石酸等。

二、研究免疫毒性物质的意义

很多外源化学物对免疫系统不良影响的反应剂量往往低于它们的其他毒性反应剂量。例如，小鼠长期接触低剂量的甲基汞、四乙基铅和砷酸钠后未观察到其他系统出现明显的毒效应，但是免疫系统已出现可观察到的抑制效应。此外，甲醛、氯丁烷和对苯二甲酸酯等化学物在低于一般毒性作用的阈剂量下就能引起可观察到的变态反应。苏联学者在进行大气和水体中污染物研究时发现，很多污染物引起过敏效应的浓度比引起其他一般毒性的浓度要低若干数量级，因此苏联在 1981 年明确规定，用于生产的新化学物质都需要进行免疫系统不良影响的研究。在低于一般毒效应剂量的一些化学物，如 1ppm 的甲基汞、5ppm 的五氯酚钠和 10ppm 的多氯联苯暴露都可观察到免疫功能的变化。许多外源化学物，特别是金属，本身分子量很小，不具有成为抗原的能力，但是它们进入机体以后，能与一些体内的蛋白质结合，成为完全抗原，激活机体的免疫应答，从而导致机体组织的损伤，这类过敏性损伤，是没有

剂量 - 反应关系的,当机体初次接触受试物致敏后,再次接触很小剂量的物质,同样可以引起过敏反应。

外源化学物可能导致不同类型的免疫系统损伤,例如:接触性过敏、免疫性肺病、溶血性贫血、系统性红斑狼疮及其他的自身免疫性综合征。这些损伤出现的频率以及它们与人类疾病关联的重要性都已经得到明确的证实。此外,大量证据表明,人类急性或者慢性暴露于多种不同的外源化学物后可通过不同的机制引起免疫系统的损伤。鉴于免疫系统的细胞对于毒性损伤的敏感性以及免疫系统在宿主抵抗力和机体内稳态中的重要性,研究外源化学物产生对机体免疫调节的影响是保证人群健康的基础。

免疫抑制药物的使用与先天或获得性免疫缺陷疾病之间呈明显关联,且使用这些药物可致感染和肿瘤发生率显著增加。此外,获得性免疫缺陷综合征患者机会性感染及卡波西肉瘤的发生也明显增加,表明 T 细胞介导的免疫在宿主对抗肿瘤及感染因素的环节中发挥了重要的作用。

研究表明,啮齿类动物暴露于一些外源化学物,在并未引起明显一般毒效应的剂量之下时就会出现免疫系统的改变,最终导致宿主抵抗感染性因素(细菌、病毒和寄生虫)及肿瘤细胞的能力发生改变。然而动物实验结果与人类健康之间的关联仍需进一步验证。这也就需要进行更多的研究去探索外源化学物对机体免疫系统的影响,同时通过流行病学研究,确定动物实验预测人群损害效应的有效性,从而使动物实验评估真正用于对外源化学物的人群暴露所致免疫毒性的风险评估中。

一些意外暴露也提供了外源化学物引起免疫系统损伤的线索,如美国密歇根州居民的食品受到 PBB 污染、我国台湾地区及日本的米糠油中出现 PCB 污染,这些事件都观察到可测的人体免疫学指标的改变。在 Bekeai 的一项随访研究中,证实了 PBB 对免疫系统的抑制效应,同时在暴露 PBB 后其免疫学指标异常的个体中的肿瘤发生率是美国威斯康星州对照人群中 PBB 暴露者以及美国密歇根州暴露人群中免疫系统指标正常个体的 15 倍以上。在 1981 年,西班牙的一个肺炎暴发病案研究中,直接的关联事件是将发生化学变化的

菜籽油当作橄榄油出售,其主要原因是菜籽油中的异硫氰酸盐转化成咪唑啉硫酮,从而引起移植物抗宿主效应。此外,也有研究发现,有害气体和空气中的颗粒物暴露会引起人呼吸道感染率增加,这个现象与实验动物呼吸道暴露于类似的物质引起的生物学效应相似。

目前人们对免疫系统产生有害作用的外源化学物的认识可能仅是冰山一角,尽管有关免疫系统与很多慢性疾病发生的关系已有较深入研究,但是有关可引起免疫改变的外源化学物对多种慢性病发生的影响及机制还不甚了解,这就需要投入更多的精力去关注免疫毒性的评价及机制研究,真正做到保证人群的健康及安全。

(魏雪涛)

第三节　外源化学物的免疫毒性作用与机制

免疫系统对外源化学物的毒性作用易感,免疫系统受毒性损伤的表现较其他系统更早且敏感。免疫系统作为外源化学物攻击的靶系统,其毒性反应的表现可能是免疫功能的改变。免疫应答过低可引起免疫抑制,宿主对病原体或肿瘤的易感性增加,严重时表现为免疫缺陷;应答过高则表现为超敏反应;自身反应性免疫细胞被激活可引起自身免疫甚至自身免疫病。为了解外源化学物对免疫系统潜在的毒性作用,需从细胞和分子水平探讨其毒性作用机制,为外源化学物的安全评价提供理论依据。

一、免疫抑制毒性及机制

外源化学物可引起机体免疫抑制,在不同状态下可表现为体液免疫和 / 或细胞免疫功能的降低。外源化学物免疫抑制的结果是机体抵抗力降低,对疾病的易感性增高,导致感染和肿瘤的发生。关于环境污染物引起人群免疫抑制的研究屡见报道,如我国台湾地区 PCB 和二呋喃污染食用油中毒事件中,受害者免疫功能出现下降,肺部感染率增高。环境镉暴露人群死亡率增高的事件在我国和日本均有报道。环境镉污染除引起肾损伤等靶器官损伤效应外,还影响人体的免疫功能。欧盟的毒物、生态污染和环境科学委员会

(CSTEE)也同意镉具有免疫抑制作用的观点。研究发现体内镉负荷高时儿童 IgG 水平降低，提示镉对儿童的免疫系统有抑制作用。对免疫球蛋白亚型的检测结果发现，IgG3 对镉的抑制作用反应最敏感，其后依次为 IgG1、IgG2、IgM 和 IgG2a。因此，IgG 亚类的水平可以作为镉对儿童免疫抑制的检测指标。此外，父母吸烟的学龄儿童因呼吸道感染性疾病而缺课的比例明显高于父母不吸烟的儿童，因此，被动吸烟也与儿童呼吸道的感染力和免疫力降低有关。

自身免疫病、慢性炎症或器官移植的患者在使用免疫抑制剂后，细菌、病毒和寄生虫感染性疾病或继发肿瘤的发生率增高。临床试验结果表明，器官移植患者使用免疫抑制剂后，继发肿瘤的发生率明显增高。存活 10 年的肾移植患者的癌症发生率可高达 50%，且发生的肿瘤具有高度异质性。非霍奇金淋巴瘤的病因可能与接触二噁英、多氯联苯、氯丹、氯酚等环境污染物有关。此外，室内烹调油烟污染与女性肺癌之间也存在一定的关系，这与油烟中某些化学物的免疫抑制作用相关。

外源化学物引起机体免疫抑制作用及其机制各不相同。几种常见外源化学物的免疫抑制作用及相关机制如下：

1. 环孢素　环孢素（cyclosporin A，CsA）是一种免疫抑制药物，来源于真菌，与胞内受体结合后可抑制 T 细胞的早期活化。临床上主要用于抑制器官移植排斥反应及治疗自身免疫病。CsA 通过扩散进入细胞，与相应受体结合后介导免疫抑制效应。CsA 的受体是亲环素，又称环孢素结合蛋白（cyclophilin）。

CsA 的最显著效应是抑制 T 细胞活化的信号转导途径，导致细胞因子（IL-2、IL-3、IL-4、TNF-α 和 GM-CSF）产生减少。在正常情况下，抗原肽和 TCR 的结合引起磷脂酶 Cγ（phospholipase Cγ，PLCγ）被 ZAP70 酶磷酸化激活，PLCγ 催化磷脂酰肌醇二磷酸分解成甘油二酯（diacylglycerol，DAG）和肌醇三磷酸（inositol triphosphate，IP3），IP3 刺激钙离子从内源钙库释放，从而激活丝氨酸/苏氨酸磷酸酶、钙调磷酸酶（calcineurin）。钙调磷酸酶可使活化 T 细胞的核因子（NF-ATc）去磷酸化，去磷酸化的 NF-ATc 进入细胞核，与 NF-ATn

结合形成活化的 NF-AT 二聚体，该二聚体与 Fos 和 Jun 蛋白结合，激活 IL-2 的增强子；钙调磷酸酶也可通过抑制 IκB，提高 NF-κB 的核内定位和转录活性，增强 IL-2 的表达。CsA 则可通过抑制钙调磷酸酶的活性而抑制 IL-2 的表达，发挥免疫抑制作用。CsA 还能拮抗其他转录因子与 IL-2 启动子区域增强子元件的结合，包括 Oct/OPA 和 NF-κB，导致 IL-2 的合成减少。

2. 全氟化合物　全氟化合物（perfluorinated compound，PFC）作为持久性有机污染物（persistent organic pollutant，POP）之一，已经受到广泛关注。动物试验发现，全氟辛酸（perfluorooctanoic acid，PFOA）可导致小鼠免疫器官萎缩，抑制其体内抗体的产生。PFOA 的免疫毒性与种属敏感性有关，大鼠的敏感程度低于小鼠。目前认为 PFOA 对啮齿动物的免疫毒性与过氧化物酶体的增殖有关，缺乏过氧化物酶体增殖剂激活受体 α（PPARα）的小鼠暴露于 PFOA 后，其免疫抑制程度显著小于野生型小鼠。在多数低剂量慢性或亚慢性暴露实验中，啮齿动物的胸腺和脾脏重量及组织病理学变化很小。在急性或亚急性暴露实验中胸腺和脾脏多有萎缩现象，因此，认为 PFOA 可能通过作用于细胞周期中的 S 期和 G_2/M 期，间接导致胸腺细胞及 $CD4^+$ 和 $CD8^+T$ 细胞的数量减少。全氟辛烷磺酸（perfluorooctane sulfonates，PFOS）和 PFOA 暴露均可致小鼠胸腺 T 细胞亚群数量显著减少，使胸腺细胞和脾细胞数目分别减少 90% 和 50%。然而不同的暴露途径可能会对免疫器官产生不同的影响，PFOS 和 PFOA 能够降低小鼠血清中免疫球蛋白 IgG 和 IgM 水平，降低 T 细胞和 B 细胞免疫功能，诱导免疫抑制。PFOS 被证明可以导致小鼠脾脏 NK 细胞活性降低及 B 细胞生长抑制等现象。PFOA 和 PFOS 均能促进巨噬细胞分泌 TNF-α 等炎症因子。PFOS 暴露可导致大鼠血清中糖皮质激素及促肾上腺皮质激素浓度显著升高，而细胞因子和糖皮质激素可通过多种方式调节免疫系统功能，包括调节淋巴细胞成熟、分化、凋亡，参与炎症反应等。有关 PFOS 和 PFOA 对人类免疫毒性研究的报道为数不多，有研究发现 PFOA 的暴露与人体单核细胞数量上升相关，而单核细胞数量的升高则被认为与早期感染有关。

有关 PFOS 和 PFOA 的免疫抑制机制尚未明了，一些研究主要集中在对 PPAR 干扰免疫毒性的研究上。PPAR 是调节脂质代谢相关基因，同时也与炎症及免疫调控作用密切相关。PPAR 能够与类视黄醇 X 受体 α（retinoid X receptor α，RXRα）结合，形成的 PPARγ/RXR 异二聚体与靶基因启动子上游的 PPAR 应答元件（peroxisome proliferator-activated receptor responsive element，PPRE）结合，从而调节靶基因的转录，同时也可通过与特定的 DNA 序列结合干扰转录因子如 NF-κB 和 AP-1 的信号转导通路。糖皮质激素（glucocorticoid，GC）在免疫调节过程中起着重要作用，它主要由皮质醇和肾上腺酮组成，是由肾上腺皮质分泌的一类甾体激素，具有调节糖、脂肪和蛋白质的生物合成和代谢的作用，还具有抗炎作用。暴露于环境中的化学物质如多氯联苯、多环芳香类化合物、二噁英和重金属等，可改变 GC 的分泌，从而影响免疫系统。例如，SD 大鼠血液中的皮质酮水平受到 PPAR 激动剂乳吩咛影响而显著升高。因此，暴露于 PFC 可能影响小鼠 GC 的分泌，从而导致免疫抑制。

3. **卤代芳烃** 卤代芳烃（halogenatedaromatic hydrocarbon，HAH）包括多氯二苯 - 并 - 二噁英（polychlorinated dibenzo-p-dioxin，PCDD）、多氯二苯并呋喃（polychlorinated dibenzofurans，PCDF）和多氯联苯（PCB）等。四氯二苯并 - 对 - 二噁英（TCDD）是迄今为止发现的卤代芳烃中毒性最强的一种。动物实验结果发现，胸腺和淋巴组织是 TCDD 最敏感的靶器官。TCDD 暴露可造成胸腺萎缩和一系列适应性免疫应答的改变，引起迟发型超敏反应（delayed type hypersensitivity，DTH）、细胞毒性 T 淋巴细胞（cytotoxic lymphocyte，CTL）活性和抗体分泌等的抑制。成年小鼠实验研究结果表明，使 50% 初次抗体形成受到抑制的 TCDD 浓度约为 0.7μg/kg。这一反应依赖于 APC、T 细胞和 B 细胞的共同作用，因此 APC、T 细胞及 B 细胞均是 TCDD 作用的靶点。与成年动物相比，围产期暴露于 TCDD 的动物在更低剂量下就发生 T 细胞介导的免疫抑制。免疫系统发育阶段暴露于 TCDD 可造成免疫功能的持续抑制。例如，妊娠 14 天的母体暴露于微克级的 TCDD 即抑制了子代 DTH 应答，而这一影响至少

持续 19 个月。暴露于 TCDD 使新生 CD4$^+$、CD8$^+$ 胸腺细胞数量发生改变，这意味着围产期 TCDD 暴露引起的免疫毒性机制可能是 TCDD 干预了胸腺 T 细胞的分化与发育，包括对胸腺细胞阳性选择及阴性选择的影响。

有关 HAH 的毒效应及机制研究主要集中在芳烃受体（aryl hydrocarbon receptor，AhR）上。AhR 作为配体激活性转录因子，与类固醇和甲状腺激素受体有许多相似之处。TCDD 等外源性配体与 AhR 在细胞质中结合形成复合体，随后这一复合体与胞质内的 AhR 核转运蛋白（ARNT）结合，转移入核，在核中与 TCDD 应答基因上游的、高亲和性特异 DNA 增强子序列二噁英应答元件（dioxin response element，DRE）结合，启动结构基因如 CYP1A1 的转录，从而调节细胞色素酶 P450 等下游基因的表达，影响细胞的增殖分化。AhR 参与 TCDD 引起的免疫抑制机制在进一步的实验中亦得到证实。首先，TCDD 对 AhR 不同等位基因的近交系小鼠可产生不同的免疫抑制力；其次，结构 - 活性关系的研究也证实，TCDD 的免疫抑制作用与 TCDD 和 AhR 亲和力相关；此外，表达不同水平 AhR 的 B 细胞其对 TCDD 的敏感性不同。

4. **环磷酰胺** 环磷酰胺（cyclophosphamide，CTX）是抑制细胞生长的双胺衍生物。环磷酰胺单独或和其他药物联合应用于治疗肿瘤、淋巴增生和自身免疫病，以及阻止移植排斥。尽管在临床上广泛应用，但 CTX 同时也是一种致癌物。CTX 在啮齿类动物可造成严重的免疫抑制。在免疫毒理学研究中以 30～100mg/（kg·d）的剂量作为免疫抑制的阳性对照。抗体生成、DTH、CTL 活性、混合淋巴细胞反应（mixed lymphocyte reaction，MLR）、NK 细胞活性以及对病毒、寄生虫、细菌或肿瘤细胞的抗性都能被 CTX 抑制。而体液免疫比细胞免疫应答更易被 CTX 所抑制。

CTX 引起的免疫抑制是细胞毒性的结果。CTX 的代谢产物烷化剂可与 DNA 共价结合，抑制 DNA 合成、细胞周期受阻，如果 DNA 修复失败就会导致细胞凋亡。这些细胞毒性的最终结果是引起细胞增殖受阻，免疫应答抑制。CTX 本身没有烷基或细胞毒性，必须通过细胞色素 P450 酶（特别是 CYP2B 异构体）的氧化才能产生活性

代谢物。细胞色素 P450 酶最初的氧化产物是 4-羟基皮质酮（4-hydroxy corticosterone，4-OHCY），几乎没有免疫抑制活性；4-OHCY 和它的异构体醛磷酰胺同时存在。4-OHCY 能通过扩散很容易进入细胞并作为 CTX 的转运形式，进而产生具有免疫抑制作用的代谢产物丙烯醛和磷酰胺芥子气。CTX 代谢产物的形成和消除率在人体中具有明显的个体差异，动物实验也发现不同品系小鼠 CTX 毒性及免疫抑制作用各不相同。

5. 有机溶剂 工业有机溶剂如芳香化合物（如苯和甲苯）、卤代脂肪烃（如四氯化碳和二氯乙烷）、脂肪醇（如乙醇）和羟基醚（如甲氧基乙醇）等可诱导 CYP2E1 合成。工业溶剂通常是上述多种组分的混合物。常见的溶剂相关毒性多发生于职业暴露。

关于苯及其代谢产物免疫毒性的研究最为广泛，很早就发现它们和血液、免疫毒性有关。大量实验表明，苯的代谢物如对苯二酚、儿茶酚和苯酚具有明显的血液毒性。苯首先被 CYP2E1 代谢成苯酚，然后转化成对苯二酚或儿茶酚。这些酚代谢物在骨髓和淋巴组织中累积。骨髓中的苯酚和对苯二酚进一步转化为活性更强的物质如半醌自由基，这一转化可能是细胞色素 P450 酶依赖并涉及髓过氧化物酶和前列腺素合成酶。半醌自由基和胞内蛋白共价结合，形成 DNA 加合物，破坏细胞分裂、RNA 合成等功能。增殖旺盛的细胞，如骨髓中的淋巴细胞和骨髓前体细胞，是其毒性作用的高敏靶标。

职业性暴露苯毒性的最初表现为淋巴细胞减少。多种血细胞数量的下降失调包括白细胞减少、血小板减少、粒细胞减少和再生障碍性贫血都和苯暴露相关。实验动物研究发现苯和它的代谢产物可引起血液和免疫抑制。苯和其代谢产物对骨髓中淋巴细胞、单核细胞、粒细胞和红细胞等的前体细胞具有明显的毒性。也有大量证据表明苯代谢物可改变骨髓基质细胞（bone marrow stromal cell，BMSC）的数量，而 BMSC 能够提供血细胞前体细胞分化成熟的微环境。体内苯及其代谢产物的暴露可抑制 B 细胞、T 细胞的增殖反应，同时抑制体液免疫和细胞免疫应答，增加机体对病原微生物的易感性。结构生物学研究发现，苯的多羟基代谢产物的免疫抑制活性最强，

而苯及苯酚的血液和免疫毒性则小很多。乙醇可通过诱导小鼠 CYP2E1 的合成加强苯的血液毒性，而丙二醇则可抑制 CYP2E1 的活性从而降低苯的免疫毒性。

外源化学物引起免疫抑制的机制较为复杂，在分子水平，免疫细胞的 DNA 损伤对克隆扩增所需的细胞增殖有严重影响；非免疫细胞的 DNA 损伤也能通过抑制 Th1 应答、激活和免疫耐受相关的 Treg 调节细胞因子反应。外源化学物可以和细胞内受体相互作用，干扰信号转导通路。转录因子被诱导或激活转录因子的信号被阻断，继而影响细胞因子、细胞表面分子或受体的表达，引起免疫应答的改变。胞内钙的减少也能干扰淋巴细胞活化所需的信号转导。T 细胞应答的改变（通常是细胞因子分泌水平改变的结果）、抗原提呈细胞（APC）功能的改变、骨髓干细胞毒性、骨髓基质细胞的改变都与免疫抑制作用相关。在免疫系统的发育过程中，骨髓干细胞的减少或对胸腺细胞成熟的干扰都能造成持续性的免疫抑制。仅就其作用方式而言，通常分为直接作用和间接作用两大类。外源化学物不仅可以直接作用于不同的免疫器官、免疫细胞和免疫分子，影响正常的免疫应答，还可以通过影响神经内分泌系统的调节功能，造成免疫功能紊乱，或者继发于其他靶器官毒性而引起免疫损伤。新近研究发现，免疫系统与神经系统及内分泌系统相互联系、相互作用、相互调节，共同构成了维持机体自身稳态的网络，这对于发挥免疫系统正常功能具有十分重要的意义。外源化学物对该网络任一环节的损害，都有可能导致免疫功能的异常。如近年来发病率不断上升的多种化学物敏感综合征，被认为是神经 - 内分泌 - 免疫系统网络功能紊乱所致。

二、超敏反应毒性及机制

超敏反应是危害人类健康的重要疾病之一。据估计，美国至少有 3 500 万人患有超敏反应性疾病，其中 2%～5% 由职业性接触引起。接触外源化学物引起的超敏反应，最主要的有接触性皮炎和过敏性哮喘。此外，尚有过敏性鼻炎、过敏性肺炎和肺部肉芽肿等。

可引起超敏反应的外源化学物有成百上千种，可以来自食物、药物，也可以来自职业或生活

环境接触。外源化学物引起的超敏反应毒性与其他变应原引起的超敏反应一样，也涉及Ⅰ、Ⅱ、Ⅲ和Ⅳ型反应。

1. Ⅰ型超敏反应　亦称过敏反应（anaphylaxis），是由致敏机体再次接触相同抗原（变应原）时所引起的反应。该型超敏反应主要由血清中IgE介导，可以是局部性的，也可以是全身性的，反应迅速、强烈，消退也快，故也称速发型（immediate type）超敏反应。按照发生的迅速程度而分为"即刻相"反应和"迟缓相"反应。前者在再次接触抗原后几秒、几分钟或十几分钟后发作，能迅速消退；后者的发生需要2~4小时，并持续24小时后逐渐消退。有明显的个体差异和遗传倾向。能引起Ⅰ型超敏反应的外源化学物种类很多，临床常见的有吸入型、食入型以及异种动物血清和药物半抗原等。植物花粉是常见的变应原，如欧美、日本的豚草花粉，我国北方的蒿属花粉等。屋尘是引起吸入性哮喘、过敏性皮炎的重要变应原，成分较为复杂，包括真菌（如青霉菌）、人和动物的皮屑、尘螨、昆虫体及纤维等的混合物。食物如鸡蛋、大豆、小麦、花生、蚕豆、坚果、牛奶、海鲜类等也可引起过敏，儿童比成年人敏感。近年来，伴随着转基因食品的大量涌现，食物过敏现象引起了毒理学家的广泛兴趣。尽管对口服抗原的正常免疫应答是免疫耐受，但一些蛋白会在易感人群中激发意想不到的免疫反应，引起胃肠道过敏反应。此外，临床应用的抗毒素（如白喉抗毒素、破伤风抗毒素）为马源性抗血清，可刺激人体产生IgE。抗FcεRI抗体、抗IgE抗体、植物凝集素、蜂毒、蛇毒、过敏毒素（C3a和C5a）以及某些药物（可待因、吗啡）也可活化肥大细胞，释放生物活性介质，称之为类过敏反应。

研究还发现，有些外源化学物可以调节机体识别、处理抗原的能力或免疫应答的强度，使机体处在高敏感状态，可以对更多的物质过敏或使超敏反应的强度增加。如职业性接触铅的工人过敏者血清IgE抗体高于非过敏者。汽车尾气、石英、炭黑等粉尘还能作为佐剂，刺激针对其他抗原的免疫反应。

2. Ⅱ型超敏反应　又称细胞毒型（cytotoxic type）或细胞溶解型（cytolytic type），其参与物质包括抗原、抗体（主要有IgM和IgG）、NK细胞、单核巨噬细胞和补体等。当IgG和IgM类抗体与靶细胞表面抗原结合，通过活化补体、激活吞噬细胞和NK细胞等引起靶细胞损伤。该型超敏反应中的靶细胞主要是血细胞和某些组织成分。

某些具有半抗原性质的药物通过与体内血细胞膜结合形成完全抗原，某些药物也可改变血细胞膜的抗原性质产生新的抗原表位，诱导机体产生相应的抗体而致病。常见疾病有免疫性血细胞减少症、膜性肾小球肾炎等。其发病机制主要涉及以下几种：

（1）外来抗原或半抗原：常见于药物过敏性血细胞减少症。药物半抗原先与体内蛋白质或血细胞结合，刺激产生相应的抗体。当再次使用同一药物时，血细胞上的药物与相应抗体结合，激活补体、调理吞噬细胞，导致靶细胞溶解。至于何种靶细胞受损，取决于药物吸附血细胞的种类。如青霉素易吸附于红细胞上，导致溶血性贫血；氨基比林易吸附于粒细胞上，导致粒细胞减少症；奎宁等药物易吸附于血小板上，导致血小板减少性紫癜。大多数致敏性外源化学物本身一般为小分子半抗原，如氯乙烯、二异氰酸甲苯酯、三硝基氯苯、重金属镍、铂等，它们进入机体后可与某些蛋白或其他大分子载体结合形成复合物后则具有抗原性。

（2）自身抗原：用甲基多巴治疗高血压等疾病时可导致血细胞膜上的抗原性发生改变，诱发自身抗体而导致自身免疫性溶血反应。此类症状在停药后多数能自行消失。

3. Ⅲ型超敏反应　抗原与血清中的抗体结合成免疫复合物（immune complex，IC），在一定条件下沉积于全身或局部血管壁基底膜或组织间隙，激活补体和中性粒细胞，引起组织损伤或出现临床疾病，故又称免疫复合物病（immunocomplex disease，ICD）。又因为炎症常发生在毛细血管及其周围，所以也称之为血管炎型超敏反应。在正常情况下，机体受抗原刺激产生免疫应答，其中产生的特异性抗体能与抗原形成IC，这种复合物可迅速被吞噬细胞吞噬、消化和清除，或由肾小球基底膜排出。只有在特定的条件下，IC不能被清除，而沉积到特定的部位致病。IC并非引起组织损伤的直接原因，仅是引起损伤的始动因素。由于IC可以活化补体，吸引白细胞集聚、浸润，在血小板参与下引起炎症反应，这才是组织损伤的直接原因。

常见的Ⅲ型超敏反应疾病包括：在家兔皮下多次注射无毒性的马血清，局部出现细胞浸润，若再次注射，可发生水肿、出血、坏死等剧烈炎症反应，称为 Arthus 反应，为一种局部免疫复合物病。这是抗原在入侵局部与相应抗体结合形成免疫复合物所致。这种局部免疫复合物病也可见于胰岛素依赖型糖尿病患者，由于反复注射胰岛素，体内产生过多的抗胰岛素抗体，此时再注射胰岛素时，可在注射局部出现类似 Arthus 反应，数日后逐渐恢复。此外，一种被称为血清病的全身免疫复合物病，白三烯（LT）和 5- 羟色胺（5-HETE）某些机体在初次注射大剂量异种抗毒素血清 7～14 天后，局部出现红肿，全身皮疹、发热、关节肿痛、淋巴结肿大及一过性蛋白尿等症状。一般病程较短，停止注射后自行康复。这可能是一次输入较多量抗原（异种血清）刺激机体产生抗体，抗体与逐渐被吸收而尚未排除的抗原结合，形成中等分子大小的 IC，随血流分布于全身各处，引起一系列临床症状。

4. Ⅳ型超敏反应　是由致敏 T 细胞再次接触相同抗原，局部产生 T 细胞介导的以单核细胞、淋巴细胞浸润为主的病理性损伤。由于反应发生迟缓（再次接触抗原 18～24 小时后发生，48～72 小时达高峰），故又称迟发型超敏反应（delayed type hypersensitivity，DTH）。Ⅳ型超敏反应可经过转移致敏 T 细胞将致敏状态转移给正常机体，与抗体和补体无关。CD4$^+$ 和 CD8$^+$T 细胞在局部扩增，直接或通过细胞因子间接损伤带有抗原的靶细胞，导致细胞的变性和破坏。例如，某些个体在皮肤接触某些外源化学物如药物、化妆品、染料、油漆、塑料、农药等时，这些小分子半抗原与皮肤角质细胞表面的蛋白结合形成新的完全抗原，刺激 T 细胞分泌细胞因子（如IFN-γ），发生 DTH 反应。一般在再次接触相同抗原后数小时或数天内，局部皮肤出现红肿、硬结、水疱等病变。重症者可有剥脱性皮炎。

值得注意的是，有些外源化学物在不同的条件下可引起不同类型的超敏反应或致多种超敏反应同时存在。如青霉素通常引起Ⅰ型超敏反应，表现为过敏性休克、哮喘和荨麻疹，但也可以引起 Arthus 反应和关节炎等Ⅲ型超敏反应，长期大剂量静脉注射还可以引起Ⅱ型超敏反应，反复多次局部涂抹则可以引起Ⅳ型超敏反应所致的接触性皮炎。

三、自身免疫反应毒性及机制

自身免疫病（autoimmune disease，AID）是指机体对自身抗原发生免疫应答而导致自身组织损害所引起的疾病。很多能诱发Ⅱ型、Ⅲ型和Ⅳ型超敏反应的外源化学物（尤以药物多见）都可以引起自身免疫应答，严重的会导致自身免疫病。

外源化学物引起自身免疫损伤的机制尚不明了。根据现有文献资料，认为其可能机制如下：

1. 外源化学物可引发机体对自身成分产生自身抗体进行免疫应答，从而导致自身组织损伤，其机制类似于Ⅱ型、Ⅲ型和Ⅳ型超敏反应。如青霉素、磺胺、安替比林、奎尼丁和非那西丁等药物抗原表位能与血细胞膜蛋白或血浆蛋白结合获得免疫原性，从而刺激机体产生药物抗原表位特异性的抗体。这种抗体与药物结合的红细胞、粒细胞或血小板作用，或与药物结合形成抗原 - 抗体复合物后，再与具有 FcγR 的血细胞结合，可引起药物性溶血性贫血、粒细胞减少症和血小板减少性紫癜；多氯联苯、碘、锂等可引发产生抗促甲状腺激素受体（TSHR）的自身 IgG 抗体，作用于TSHR，刺激甲状腺细胞过度分泌甲状腺素，引起甲状腺功能亢进（Graves 病），是一种抗体刺激型超敏反应；肼屈嗪、异烟肼等药物能与细胞核内组蛋白或 DNA 结合，改变其抗原性，诱导自身抗核抗体产生，长期服用这些药物可以引起红斑狼疮样病变；双肼屈嗪经 CYPIA2 转化为活性代谢产物后可以与 CYPIA2 特异性结合，形成新抗原，可能诱发异常免疫应答，引发自身免疫病；霉胺、氯丙嗪、异烟肼等可引发产生抗肾小球基底膜Ⅳ型胶原抗体从而导致肾小球肾炎等。

2. 外源化学物引发机体产生针对自身抗原的自身应答性 T 细胞进行免疫应答。肼屈嗪、氯丙嗪等可能导致系统性红斑狼疮（systemic lupus erythematosus，SLE），其免疫损伤机制多属于Ⅲ型超敏反应。患者体内可针对核体、剪接体、胞质小核蛋白复合体等核抗原产生自身 IgG 抗体，这些抗体与相应核抗原形成大量免疫复合物，沉积在肾小球、关节和其他脏器的小血管壁，激活补体，造成细胞损伤。损伤的细胞释放更多的核抗原，结果产生更多的自身 IgG，形成更多免疫复合物，引起广泛的小血管炎症性损伤。自身免疫病也可以由 T 细胞对自身抗体发生免疫应答所致。CD8+CTL 和 Th1 可以造成自身细胞的免疫损伤，如胰岛素依赖性糖尿病患者的 CD8+CTL 可对胰岛 β 细胞发生免疫应答，将胰岛 β 细胞特异性杀伤，导致疾病的发生。

3. 外源化学物还可以影响机体正常的免疫调节功能，如外源化学物刺激导致辅助性 T 细胞亚群 Th1/Th2 失衡，产生免疫毒性，其中 Th1 反应过度增强与器官特异性自身免疫病的关系尤为密切，如多发性硬化和桥本甲状腺炎等。Th1/Th2 细胞亚群平衡的偏离与许多自身免疫病的发病密切相关。在免疫应答中，Th1 细胞主要分泌细胞因子 IL-2、IFN-γ、TNF-α、GM-CSF 等，主要促进细胞免疫和 IgG2a 的产生。Th2 细胞分泌的 IL-3、IL-4、IL-5、IL-6、IL-10 和 IL-13 等，主要促进体液免疫应答和 IgG1 的产生。Th1、Th2 细胞分泌的细胞因子能通过自分泌刺激自身的增殖，并互相拮抗对方的分化与生长。因此，这些细胞因子在自身免疫中起着重要的作用。Th1 细胞因子主要参与器官特异性自身免疫病；Th2 细胞因子在系统性红斑狼疮占优势。汞及其化合物引起的自身免疫性肾小球肾炎也被认为与 Th1 和 Th2 功能失衡有关。

近年来，关于 Treg 与自身免疫病发病相关性的研究备受关注。Treg 是一类具有免疫调节（或免疫抑制）作用的细胞群，能够抑制免疫应答，维持自身免疫耐受，防止自身免疫病的发生。研究表明，Treg 的数量和功能改变在自身免疫病的发病过程中起一定的作用。如在啮齿类动物体内，化疗药物等破坏 CD4+CD25+T 细胞，可引起自身免疫病。而且，CD4+CD25+T 细胞的数量减少和功能破坏越严重、时间越长，特异性自身免疫病发病率就越高，且发生自身免疫病的疾病谱越广，如严重缺失 CD4+CD25+T 细胞的 BALB/c 小鼠不仅会发生自身免疫性胃炎，还会发生自身免疫性卵巢炎、自身免疫性甲状腺疾病。在多发性硬化、局限性回肠炎、重症肌无力复发病例中，还发现患者体内 Treg 的数量减少或功能降低。而 TCDD 等外源化学物可影响 Treg 的分化和生成。

外源化学物也可引起 APC 表面协同刺激分子的异常表达，APC 表面协同刺激分子 B7 表达增加，可以激活自身反应性 T 细胞，引起自身免疫病。实验还发现，多壁碳纳米管可通过诱导 Th17 细胞的分化而加重实验性自身免疫性脑脊髓炎（experimental allergic encephalitis，EAE）。

除引起上述适应性免疫应答的改变外，外源化学物尚可对固有免疫应答产生影响，如某些化学物质、电离辐射等可引起固有免疫细胞上的 TLR 信号通路的激活，导致自身免疫病的发生。

4. 外源化学物可以造成自身隐蔽抗原的暴露或释放、改变自身抗原或形成新的自身抗原，从而引起自身免疫病。研究发现吸烟增加了肺毛细血管通透性，引起肺部炎症，损伤肺泡毛细血管内皮细胞，使位于毛细血管内皮细胞和肺泡上皮细胞之间的肺基底膜暴露，血液中抗基底膜 IV 型胶原抗体结合于基底膜，产生免疫损伤性炎症，引起肺出血。临床上肺出血肾炎综合征患者几乎都是吸烟者。

5. 外源化学物可以引起机体表观遗传的改变，如吸烟、酗酒及环境污染物等导致 DNA 甲基化修饰，DNA 甲基化又与拉塞尔-西尔弗综合征（一种小儿先天性泌尿生殖系统综合征，主要表现为身材矮小、两侧不对称、生长激素治疗无效）等疾病的发生密切相关。

值得注意的是，外源化学物对免疫系统的影响常常是复杂的。在以免疫系统为毒作用靶的同时，对非免疫系统的毒作用也影响免疫功能；反过来，对免疫系统的损害也影响了其他组织器官的功能，有时两者之间是很难区别的。有些外源化学物既可引起免疫增强作用，又可表现为免疫抑制作用，这主要取决于外源化学物的剂量、进入途径、作用时间等。一些外源化学物只作用于免疫系统的某个部分或免疫功能的某个方面或某个细胞亚群。有的外源化学物既可以直接作用于免疫系统，又可以通过其他组织器官的毒性影响免疫功能。有的外源化学物可以引起多种异常的免疫应答，如铅、汞等重金属既可以引起免疫抑制，又可以引起超敏反应和自身免疫。

四、其他免疫毒性损伤机制

机体免疫系统受到损伤后，对于敏感个体而

言,外源化学物会启动、加速或者加重免疫病理性损伤的进程,引起自身免疫、过敏和肿瘤。从根本上来讲,化学物可以通过诱导突变或者影响免疫调节因子基因编码的调节,导致不恰当的免疫刺激或者免疫抑制。研究发现免疫毒性物质会干扰许多基础的信号转导通路,如重金属、二噁英、药物、农药等,产生的免疫毒作用根据是否有受体介导分为以下两类:

1. 受体介导的免疫毒性 免疫细胞的细胞分化和功能应答都依赖于许多不同的特异性信号通路,包括 MAPK(丝裂原激活蛋白激酶)、NF-κB、STAT、NFAT(活化 T 细胞钙调素/核因子)及其他通路等。化学物可能作用于各种不同的信号通路,也就是说通过形成蛋白加合物、抑制酶的催化域、作为配体直接活化或者抑制膜及细胞内的受体。受体本身是维持体内细胞正常功能的重要结构,与免疫系统密切相关的受体包括模式识别受体(PRR)、补体受体(CR)、Fc 受体以及 B 细胞受体(BCR)和 TCR;外源化学物引起免疫损伤相关的受体有糖皮质激素受体(GR)、AhR、大麻素受体、雌激素受体、过氧化物酶增殖体受体(PPAR)等。

2. 非受体介导的免疫毒性 氧化应激损伤是一种典型的非受体介导的毒性作用,这是一种毒物引起的常见特征,依据氧化应激假设,低水平的氧化应激与诱导抗氧化物和解毒酶产生相关,这个过程受到转录因子 Nrf-2 的控制。在较高水平的氧化应激时,这种保护反应被炎症和毒性作用打败。炎症起始于前炎症信号链(即 MAPK 和 NF-κB)的活化,然而线粒体扰动和释放前凋亡因子或导致程序化细胞死亡。有机锡、砷化物、硅树脂、硅胶、石棉、颗粒物和纳米颗粒诱导的免疫毒性在一定程度上与 ROS 的产生有关,且 ROS 与过敏过程中完全抗原的形成也有一定的关联。一些证据表明,ROS 可作为细胞内第二信使,且 H_2O_2 可以活化 NF-κB,而 NF-κB 可促进免疫和炎症相关因子的表达。吞噬细胞,包括单核细胞中 ROS 的重要来源是在吞噬过程中 NADPH 氧化酶的活化。受到吞噬刺激后,膜相关 NADPH 氧化酶复合物将电子从 NADPH 转移到还原态的 O_2^-,形成阴离子超氧化物,胞质中的超氧化物歧化酶迅速将阴离子超氧化物转化成 H_2O_2 和 O_2^-。抗氧化物通过它们的清除能力发挥

免疫调节作用,并且阻止氧化还原反应敏感的转录因子的活化,如抗氧化物可以通过阻断 IKK 活化从而阻止 IκB 的降解、NF-κB 的核转位以及前炎症因子的活化。

业已证实 ROS 是引起细胞损伤的重要介质,而大分子损伤或者干扰细胞外及细胞内调节通路来引起细胞内 ROS 生成增加。ROS 产生是一个短暂的效应,可能通过影响关键信号酶的重要巯基部位可逆性氧化发挥相关效应,在很多反应过程中,如细胞增殖和凋亡的转录活化过程中 ROS 会发挥影响;增加或者延长自由基作用可能会颠覆 ROS 的防御功能,导致疾病或者毒性出现。ROS 会通过活化两个重要的转录因子,NF-κB 和 AP-1 来影响许多涉及炎症、免疫活化和致癌进程的早期应答基因的表达。很多免疫毒性的化学物引起损伤机制中 ROS 发挥一定的作用,在化学物诱导的过敏中,ROS 同样扮演了重要的角色。

(夏大静)

第四节　免疫毒性的研究方法

一、免疫毒性功能学检测方法

外源化学物对免疫系统的毒作用可表现为淋巴器官重量或组织学的改变、骨髓细胞的量或质的变化、外周血淋巴细胞数目、淋巴细胞表面标记物以及细胞免疫功能的改变等。除了通过观察免疫器官大小、形态,以及免疫组织化学对免疫器官进行免疫病理学检查外,更重要的是对免疫细胞进行免疫功能的检测。免疫功能检测包括适应性(获得性)免疫应答和固有免疫应答的评价。适应性免疫应答主要评价细胞免疫功能和体液免疫功能,固有免疫应答主要评价巨噬细胞功能和 NK 细胞活性。

(一)T 细胞功能检测

T 细胞具有多种生物学功能,如对特异性抗原和促有丝分裂原产生应答反应、直接杀伤靶细胞、辅助或抑制 B 细胞产生抗体以及产生细胞因子等,据此建立了一系列的检测方法。

1. T 细胞增殖试验 又叫 T 细胞转化试验。一些刺激物在体内或体外可以刺激 T 细胞增殖,使得 T 细胞代谢和形态发生改变,转变成为淋巴

母细胞。淋巴母细胞的检测可利用形态学改变法，也可利用氚标记的胸腺嘧啶核苷（^{3}H-TdR）掺入法。依据刺激物的不同，T 细胞转化试验分为非特异性和特异性两大类。前者用非抗原性的促有丝分裂原做刺激物，通常为植物血凝素（phytohemagglutinin，PHA）和刀豆素蛋白 A（concanavalin A，ConA）；后者用特异性抗原做刺激物，包括破伤风类毒素、结核菌素纯化蛋白衍生物（purified protein derivative，PPD）和旧结核菌素（old tuberculin，OT）等。

2. **T 细胞介导的细胞毒实验** CTL 可以直接破坏或溶解靶细胞，称之为 T 细胞介导的细胞毒作用，它可用作为评价机体细胞免疫水平的一个指标。例如测定肿瘤患者淋巴细胞杀伤肿瘤细胞的能力可以判断预后和观察疗效。该实验的原理是选用适当的靶细胞，常用的是人肿瘤细胞株（如肝癌、食管癌、胃癌等细胞株），经培养后制成单个细胞悬液，再与受检的淋巴细胞混合，温育后观察肿瘤细胞被杀伤情况。①^{51}Cr 释放法：先将含 ^{51}Cr 元素的无机盐溶液与靶细胞混合培养，^{51}Cr 进入靶细胞与胞质蛋白结合。再加入待检 T 细胞与标记的靶细胞共同培养，靶细胞被杀伤，导致胞质中的 ^{51}Cr 重新释放出来。用 γ 射线测量仪测定上清液的 cpm 值，计算 ^{51}Cr 释放率，即可反映 T 细胞的细胞毒活性高低。②凋亡细胞测定法（TUNEL 法）：靶细胞被 CTL 杀伤后，会发生细胞凋亡。测定时可在细胞培养物中加入末端脱氧核苷酸转移酶（terminal deoxynucleotidyl transferase，TdT）和生物素标记的核苷酸，TdT 能在游离的 DNA 3′ 端缺口连接上标记的核苷酸，通过亲和素 - 生物素 - 酶的放大作用，使 DNA 断裂处显色。着色细胞为凋亡细胞，其数量反映 CTL 的杀伤活性。

3. **DTH 试验** 是一种检测细胞免疫功能的体内试验。原理是迟发型（Ⅳ型）超敏反应，方法是在前臂皮内注射少量结核菌纯蛋白衍生物如 PPD 等，24～48 小时后，测量红肿硬结的大小，硬结直径大于 10mm 即为皮试阳性。皮试阳性一般表明受试者对结核菌产生了一定的细胞免疫能力。皮试阴性则有三种可能性，即受试者从未接触过该抗原、细胞免疫功能缺损或严重感染（例如麻疹、慢性播散性结核）造成的暂时性无应答。

（二）B 细胞功能检测

B 细胞受抗原或促有丝分裂原刺激后，发生分裂增殖并继续分化为成熟的浆细胞，随后分泌相应的 Ig。若 B 细胞功能减退或缺陷，则体内 Ig 量下降或缺如。同时，B 细胞对抗原的应答能力减弱或缺如，仅产生极低或不能产生特异性抗体。测定血清中各种 Ig 含量或者 B 细胞产生特异性抗体的能力，可判断 B 细胞的功能。

1. **B 细胞增殖能力实验** 某些促有丝分裂原（如细菌脂多糖）能刺激 B 细胞增殖，使得 B 细胞能够利用培养液中的 ^{3}H-TdR 为原料合成新的 DNA。检测 B 细胞胞核内放射性同位素的量，即可反映 B 细胞的增殖能力。

2. **溶血空斑形成**（plaque forming cell，PFC）**实验** PFC 实验用于检测浆细胞产生抗体的能力。其原理是：将绵羊红细胞（sheep red blood cell，SRBC）免疫小鼠，4 天后取出脾细胞，加入 SRBC 及补体，与温热的琼脂混合，在玻片上浇注成薄层，37℃温育后观察溶血空斑数目与大小。由于浆细胞分泌抗 SRBC 抗体，同周围 SRBC 发生结合，在补体参与下导致 SRBC 溶血，形成一个肉眼可见的圆形透明溶血区，称为溶血空斑（plaque）。每一个空斑代表一个浆细胞，空斑大小表示抗体分泌量的多少。

此外，还可配合选用宿主抵抗力实验（host resistance assay）。宿主抵抗力实验检测外源化学物对不同病原体和同种移植瘤细胞的反应能力，宿主抵抗力降低表示有免疫功能损害。一般说，T 淋巴细胞缺损，可使机体对病毒、寄生虫、肿瘤的敏感性升高；B 淋巴细胞缺损，可使机体对细菌敏感性升高。常用的宿主抵抗力实验模型有细菌感染模型、病毒感染模型、寄生虫感染模型和同种移植瘤攻击模型等。

（三）巨噬细胞功能检测

巨噬细胞具有较强的吞噬功能，常用细胞性抗原如鸡红细胞作为被吞噬颗粒。经典的检测方法为同位素铬标记的鸡红细胞（^{51}Cr-cRBC）吞噬法：从小鼠腹腔收集巨噬细胞，在 24 孔板贴壁生长，加 ^{51}Cr-cRBC 孵育后，弃去上清液中的 ^{51}Cr-cRBC，再加氯化铵短暂培养，去除与巨噬细胞结合但未被吞噬的 ^{51}Cr-cRBC，最后用 NaOH 溶解巨噬细胞，测定溶解液中的放射性强度。为了避免使用同位素，也可以在显微镜下直接观察吞噬鸡红细胞的情况，分别计数出吞噬百分比和吞噬指数。也可以用乳胶珠代替鸡红细胞进行计数。巨噬细胞吞噬实验可以在体外或体内接触外源化学物后进行。其他反映巨噬细胞功能的方法还有碳粒廓清实验、巨噬细胞溶酶体酶测定、巨噬细胞促凝血活性测定、巨噬细胞表面受体检测等。

（四）NK 细胞活性测定

包括同位素掺入法和酶释放法等。前者主要是观察 NK 细胞对敏感的肿瘤细胞（小鼠 NK 细胞敏感的 YAC-1 细胞株或人 NK 细胞敏感的 K562 细胞株）的溶解作用。具体做法是将接触和未接触外源化学物的动物脾淋巴细胞与同位素（^{51}Cr）标记的靶细胞共同孵育，NK 细胞会溶解肿瘤靶细胞，从而使同位素释放到培养液中。培养结束后离心取上清，用 γ 计数仪测定同位素强度，可反映 NK 细胞的活性。后者常用乳酸脱氢酶（lactic dehydrogenase，LDH）释放法，将 NK 细胞与靶细胞共同温育，一段时间后取上清液检测靶细胞遭破坏后释放的乳酸脱氢酶或碱性磷酸酶含量，即可反映 NK 细胞的杀伤活性。此法也可以得到比较客观、准确的结果。

二、细胞因子及细胞表面标志的检测方法

（一）细胞因子的检测

免疫细胞所分泌的细胞因子的水平及活性功能的检测，也是反映机体免疫状况的重要方面。目前，检测细胞因子及受体的方法主要有生物学测定、免疫学测定、分子生物学测定和流式细胞仪测定等。

生物学测定也叫生物活性测定，各种细胞因子具有不同的生物学活性，如 IL-2、IL-12 促进淋巴细胞增殖，IL-17 刺激炎症反应，TNF 杀伤肿瘤细胞，CSF 刺激造血细胞集落形成，Ⅰ 型 IFN 保护细胞免受病毒攻击，TGF-β 抑制免疫活性细胞的增殖、抑制淋巴细胞的分化等。利用某一细胞因子独特的生物学活性，即可对其进行检测。此法灵敏度为 1pg/ml，灵敏、价廉为其优点，但细胞因子之间有干扰，且操作烦琐、费时，需细胞培养设备，而且在培养传代过程中细胞因子的依赖性易发生改变。

免疫学测定是目前应用最广泛的方法，主要利用细胞因子蛋白或多肽的抗原性，获得特异性抗血清或单克隆抗体，利用抗原 - 抗体特异性反应的特性，用免疫学技术定量检测细胞因子。其中常用的有酶联免疫吸附测定（enzyme linked immunosorbent assay，ELISA）、放射免疫测定（radioimmunoassay，RIA）和免疫印迹（immunoblot）等，以 ELISA 最为常用，其灵敏度在 10～100pg/ml。ELISA 法具有快速、特异、简便、相对稳定的优点。目前市场上已有检测大部分细胞因子的 ELISA 试剂盒，缺点是灵敏度尚需提高，且由于抗原和抗体亲和力不一，测定值变异较大。免疫学法仅反映了细胞因子的抗原量，但不能真实反映细胞因子的生物学活性。

分子生物学法包括原位杂交法和逆转录酶聚合酶链反应（reverse transcription-polymerase chain reaction，RT-PCR）法。此二法均从 mRNA 水平检测细胞因子。前者为定性，但可阐明表达细胞因子的细胞类型，后者可测得数个细胞产生某种细胞因子的能力，十分灵敏，但当细胞因子翻译水平受阻时，测得的结果往往与蛋白水平测得的结果不平行。分子生物学方法可比上述其他方法提供更多信息，更早发现转录水平上的变化。

流式细胞仪检测的基本原理是用荧光标记的抗细胞因子抗体标记细胞，在流式细胞仪上观察荧光染色细胞的数量、比例和荧光强度等。该法的优点是敏感性及特异性高；可以在单细胞水平评价细胞因子的生成和作用；可以快速分析，减少细胞培养引起的假象；可以同时观察多种细胞因子；可以同时检测免疫细胞表面分子，是研究外源化学物免疫毒性机制的理想方法。

目前，多采用两种或两种以上方法的组合试验，来弥补各自的缺点。如 RT-PCR 和 ELISA 法，mRNA 先用 PCR 扩增后，再用敏感的 ELISA 法检测；又如酶联免疫斑点试验（enzyme linked immunospot assay，ELISPOTassay），通过免疫检测和分子生物学技术的结合，可以观察单一细胞的细胞因子生成情况。

此外，可溶性细胞因子受体（soluble cytokine receptor，sCKR）在介导与调节细胞因子的生物学过程中具有独特的功能，其水平变化也与外源化学物作用后导致的某些疾病密切相关。如可溶性

IL-2R（sIL-2R）的升高水平与肝癌、慢性髓系白血病及 SLE 等自身免疫病呈正相关；sTNF-R 与部分自身免疫病、恶性肿瘤及内毒素血症等相关，因此，sCKR 的检测不仅可以作为疾病发生、发展和预后的生物标志，同时也是衡量机体对致病因素如外源化学物应答及病程进展的指标。sCKR 蛋白水平的检测方法常为 ELISA 法。

（二）细胞表面标志物的检测

免疫细胞表面存在着大量不同类型、不同功能特征的膜分子，即细胞表面标志物。白细胞分化抗原和黏附分子是两类最重要的免疫细胞表面膜分子，通常以分化群（cluster of differentiation，CD）命名。外源化学物可引起免疫细胞表面分子的改变，细胞表面标志物检测是评价免疫功能的重要指标。应用相应的 CD 分子单克隆抗体，通过流式细胞术、荧光免疫法、酶免疫组织化学法或化学发光法可以检测不同的分化抗原。

检查淋巴细胞表型以往多采用直接或间接免疫荧光法，如 B 细胞表面有膜免疫球蛋白（SmIg）、Fc 受体、补体受体、EB 病毒受体等受体。SmIg 为 B 细胞所特有，可用以 B 细胞计数和鉴定。以 SmIg 的检测为例，一般采用荧光法。首先从外周血中分离出富含淋巴细胞的单个核细胞（peripheral blood mononuclear cell，PBMC），再将 PBMC 用荧光标记的抗人 Ig 抗体染色，呈现荧光的细胞为带有相应 SmIg 的 B 细胞。检测 SmIgM 即可反映 B 细胞的数量。

目前更多的是通过荧光标记单克隆抗体结合流式细胞仪来检测淋巴细胞表面标记。流式细胞术工作原理是在细胞分子水平上通过单克隆抗体对单个细胞或其他生物粒子进行多参数、快速的定量分析。它可以高速分析上万个细胞，并能同时从一个细胞中测得多个参数，具有速度快、精度高、准确性好的优点。T 细胞表面有多种 CD 分子。检测 T 细胞表面的 CD 分子即可鉴定和计数 T 细胞。流式细胞分析已从最初的间接免疫荧光染色、单色或双色直接荧光染色，迅速发展到三色、四色甚至五色或六色荧光分析，使得对细胞亚群的识别和分选、细胞功能评价等更为精确。如通过双色染色法可以确定胸腺中 CD4$^+$CD8$^+$（双阳性）和 CD4$^-$CD8$^-$（双阴性）细胞数，这样可以发现哪种 T 细胞亚群是外源化学物

毒作用的靶细胞，还可以了解外源化学物是否影响 T 淋巴细胞的成熟和分化。但是，免疫功能实验检测外源化学物免疫毒性的敏感性更高。因此，结合 2～3 种免疫功能实验分析细胞表面标记，可以大大提高外源化学物免疫毒性作用的检测能力。

三、超敏反应毒性的研究方法

一般用被动皮肤过敏试验（PCA）、主动皮肤过敏试验（ACA）和主动全身过敏试验（ASA）检测 I 型超敏反应毒性，但多用于检测蛋白或多肽的致敏性，而在检测小分子致敏原方面并没有得到充分验证。用小分子化学物处理后的动物血清，在 PCA 或 ACA 中出现阳性反应，提示可能有致敏性，但阴性结果并不能排除其致敏性。小鼠皮肤给药后检测血清 IgE 和细胞因子，并与局部淋巴结试验（local lymph node assay，LLNA）联合应用可以检测呼吸道致敏性。还可以用大鼠或者豚鼠经皮肤或吸入致敏，经吸入激发，再用支气管容积测定或其他观察终点检测呼吸道致敏性。豚鼠的支气管激发试验（bronchial challenge test）主要检测诱发 I 型超敏反应的致敏原，是临床上作为判断支气管哮喘较为敏感的指标之一，其基本原理为：致敏原（常用卵白蛋白）进入机体后刺激免疫系统产生致敏的淋巴细胞或抗体，经抗原呼吸道激发，使机体产生 I 型超敏反应，致敏后的豚鼠会发生呼吸困难、咳嗽甚至休克等现象。

目前尚无检测 II 型和 III 型超敏反应的标准试验方法。在动物实验中发现蛋白或多肽类药物形成免疫复合物，尤其当免疫复合物沉积引起病理改变时应引起重视。

IV 型即迟发型超敏反应的检测方法主要包括 Buehler 试验（Buehler assay，BA）、豚鼠最大值试验（guinea pig maximization test，GPMT）和小鼠局部淋巴结实验（LLNA），这三种方法比较可靠，而且与人皮肤致敏试验有良好相关性，可用来检测局部用药的致敏性。人类皮肤超敏反应的特点为瘙痒、红斑、水肿、丘疹、小水疱或大疱，动物仅见红斑和水肿。其中，小鼠局部淋巴结实验用于检测局部淋巴细胞增殖，其结果与传统的豚鼠皮肤致敏试验有良好的相关性，且比豚鼠试验优越，能定量，且不需要佐剂，其基本原理为：致敏

诱导化学物接触位点淋巴结淋巴细胞增殖。通过比较受试样品试验组与赋形剂对照组增殖的剂量-反应关系来评估增殖状况。测定受试样品试验组与赋形剂对照组的增殖比率即刺激指数(stimulating index, SI)，当该指数至少为3时才能作为潜在皮肤致敏物进一步评估。此外，T细胞功能检测中介绍的DTH试验也属于常用的Ⅳ型超敏反应的检测方法。

四、模型动物在免疫毒性研究中的应用

从1962年Grist发现无毛小鼠至20世纪90年代初的20多年中，经过实验动物育种学家的努力，不仅将 nu 基因导入不同的近交系小鼠，建立了20余种近交系裸鼠，而且还发现和培育了以B细胞功能缺陷为特征的CBA/N小鼠、自然杀伤细胞功能缺陷的Beige小鼠及T、B细胞联合缺陷的SCID小鼠等各类免疫缺陷模型。自20世纪90年代以来，随着分子生物学技术的蓬勃发展，转基因动物在免疫毒理学中的应用更为外源化学物的免疫毒性检测和免疫毒作用机制的研究提供了重要的手段。

(一)裸鼠

裸鼠为先天性T淋巴细胞功能缺陷鼠，包括裸小鼠和裸大鼠。

1. 裸小鼠　先天性无胸腺。其裸基因是一个隐性突变基因，位于11号染色体。通过遗传育种的方法将裸基因回交到不同的小鼠品系中，即导入不同的遗传背景，包括 NIH-nu、BALB/c-nu、C3H-nu 和 C57BL/6-nu 等，所以其表现的细胞免疫反应和实验检查指标不尽相同。带有纯合裸基因(nu/nu)小鼠的主要缺陷特征：毛发生长发育异常，表现为全身形似无毛，呈裸体外表；无胸腺，仅有胸腺残迹或异常的胸腺上皮，这种上皮不能使T细胞正常分化，缺乏成熟T细胞的辅助、抑制及杀伤功能，因而细胞免疫力低下，不能执行正常T细胞功能，而B细胞功能基本正常。裸小鼠除在肿瘤学研究中受到重视外，亦广泛应用于免疫学、微生物学、毒理学等研究领域。用BALB/c品系的裸鼠制备单克隆抗体，所产生的抗体量多于有胸腺小鼠。同时也将裸鼠用于生物制品的检定，涉及其是否有潜在致癌性、感染因子及毒力返祖的可能性等方面的研究。

2. 裸大鼠　1953年由英国Rowett首先发现，基因符号为 rnu，纯合子裸大鼠(rnu/rnu)于1975年由苏格兰科学家发现，具有与裸小鼠基本相似的特征。裸大鼠同样能接受人类正常组织和肿瘤的异体移植，但因其体型大，用一只裸大鼠可为常规血液学和血清生物化学分析实验提供足够的血样，也可以为各种研究提供足够的瘤组织，同时裸大鼠易于进行外科手术，为各种部位肿瘤移植和肿瘤供血研究提供方便。

(二)Beige小鼠

为NK细胞活性缺陷的突变系小鼠，在第13号染色体上的隐性遗传基因 bg 发生突变引起，纯合的小鼠(bg/bg)被毛完整，但毛色变浅，耳郭及尾尖色素减少，出生时眼睛颜色很淡。这种小鼠的表现型特征与人的白细胞异常色素减退综合征(Chediak-Higashi综合征)相似，其内源性NK细胞功能缺乏，是由于细胞溶解作用的识别过程受损伤所致。Beige小鼠对各种致病因子较敏感，需在无特殊病原体(specific pathogen free, SPF)级环境中进行饲养。Beige小鼠可用于外源化学物对机体T细胞、B细胞等的功能研究。

(三)重症联合免疫缺陷小鼠

重症联合免疫缺陷(severe combined immunodeficiency disease, SCID)小鼠是T、B淋巴细胞同时缺失的近交系CB-17的自发突变体小鼠。1983年由美国FoxChase癌症中心的学者Bosma首先发现于CB-17近交系的小鼠，其严重免疫缺陷是由于位于16染色体的单个隐性突变基因所致。其骨髓前体细胞的早期发育受阻，使T和B细胞同时缺失。其缺陷在于一种介导 TCR 和 Ig 基因重排的重组酶发生异常。在来自SCID鼠的未成熟T和B细胞的细胞系中，由于D片段直接与一个恒定区基因异常重组，使得 Ig 基因的 JH 外显子和 TCR 基因的 Jβ 外显子常常缺失，结果造成 VDJ 重排不能发生，抗原、抗体不能表达，而不能产生抗原受体的淋巴细胞在体内发育中被淘汰。SCID小鼠具有的能接受人的免疫活性细胞和肿瘤细胞联合移植的独特能力，对于促进人体抗肿瘤免疫反应研究以及肿瘤治疗新方法的评价十分重要。

利用SCID小鼠缺乏有效的免疫系统的特点，移植人免疫组织或免疫细胞，使SCID小鼠具备

人类部分免疫系统的 SCID 小鼠，进行人体免疫功能重建，该小鼠称为人源化 SCID 小鼠（humanized-SCID mouse，hu-SCID）小鼠。将这种人源化小鼠用于免疫毒性试验的研究已经逐渐增多。获得 hu-SCID 小鼠的方法包括：人胎肝的移植、脐血干细胞的移植以及外周血单个核细胞的移植等。如移植人外周血淋巴细胞进行人免疫功能的重建，可以获得人 Ig 产物和二次抗体反应、评价人淋巴细胞抗肿瘤活性及人肿瘤基因治疗；移植人胚胎淋巴组织的 SCID 小鼠可用于体内研究人的造血功能。共同移植人胚胎胸腺和肝组织碎片的 SCID 小鼠，可以成功地将其用于体内研究、预测潜在免疫抑制剂，也可用于研究外源化学物对移植胸腺的免疫毒性。

为了获得淋巴细胞功能及其他因子介导的先天免疫功能双重缺陷的小鼠，研究者将 SCID 小鼠与具有 NK 细胞功能缺陷、循环补体缺乏、APC 分化及功能不良特点的 NOD/Lt（非肥胖性糖尿病）品系回交，得到 NOD/LtSz-SCID/SCID 小鼠。由于 SCID 基因抑制了淋巴细胞的成熟，NOD 特异性基因抑制了先天免疫，得到的小鼠不仅拥有 C.B-17SCID 鼠的特征，缺乏适应性免疫系统，不再发生自身免疫性糖尿病，同时还表现出 NOD 小鼠所具有的多种固有免疫缺陷，包括 NK 细胞活性低，骨髓功能发育不正常。因而该模型是一种免疫缺陷更严重的动物模型，异种移植物更易在其身上移植成功。

（四）转基因和基因敲除动物

转基因动物的研究建立在经典遗传学、分子遗传学、结构遗传学和 DNA 重组技术的基础之上。转基因指在基因组中整合有外源基因，如动物所有细胞均整合有外源基因并具有将外源基因遗传给子代的能力，即称其为转基因动物。一般是将目的基因转入动物的胚胎细胞，由这种胚胎细胞发育成转基因动物。对动物基因组中某一确定的基因进行人工定点突变，或用基因工程的办法去除动物的某种基因，可导致某种基因缺失，通常称为基因敲除动物。转基因技术在免疫学上的主要应用是生产某些缺乏任何遗传控制机制或特异性细胞亚群的小鼠，从而使复杂的全身性应答被分割为单一的器官、组织或系统应答。同时，在转基因动物的发育过程中又引入了

时间和空间的概念，建立一个立体的实验体系，不仅能从动物整体水平上，而且还可以从细胞和分子水平上，对外源化学物引起疾病的发病机制进行探讨，为毒理学机制的研究提供了一个理想的工具。

根据外源基因导入的方法和对象的不同，目前制作转基因动物的方法主要有显微注射法、逆转录病毒感染法、胚胎干细胞法、体细胞克隆和 CRISPR/Cas9 介导的基因组编辑技术等，尤其是近年发展起来的 CRISPR/Cas9 编辑技术，以其设计操纵简便、编辑高效与通用性广等优势成为主要的基因编辑技术，为基因组定向改造调控与应用等带来突破性革命。

在免疫学和免疫毒理学研究方面，目前常用的基因敲除小鼠有 AhR、IL-2、IL-4、IL-10、IL-17、IL-22 敲除小鼠等。在外源化学物的毒理学领域中，AhR 是研究最多的受体之一，它参与广泛存在于环境和生物体中的多环芳烃和卤环芳烃等外源化学物介导的毒理学效应。动物试验发现这些环境污染物具有致畸、致癌、降低免疫力等作用，其毒效应与 AhR 的功能多态性有关，故为了进一步了解其对人类健康的危害，研究应用导入了人 AhR 基因的小鼠模型，可以更好地反映上述外源化学物对人的毒性机制和效应。与野生型小鼠相比，AhR 基因剔除小鼠对多环芳烃和卤环芳烃引起的毒性有抵御作用，提示 AhR 在两类外源化学物的毒效应中发挥主要作用。

利用转基因技术可以建立对免疫毒物更为敏感的动物模型，用于免疫毒性的筛选和实验；通过对某个或某些目的基因的上调或下调、敲入/敲出（knock in/out），可以了解这些基因在免疫应答中的作用机制，或外源化学物的免疫毒作用机制；将一个或几个人的基因转入实验动物基因组，用这样的"人源化"转基因小鼠或大鼠进行免疫毒性实验，更加有利于实验结果的外推。但值得注意的是，人工转入的基因产物与内源性基因产物蛋白或多肽分子可能存在差异，两者介导的免疫学效应也可能并不完全相同。因此，虽然转基因动物可以作为免疫毒性检测和机制研究的重要工具，但并不能完全替代常规方法进行免疫毒性试验，必要时需结合多种方法联合检测。

（夏大静）

第五节　免疫系统分子毒理的研究展望

近年来，随着免疫学、分子生物学等学科的迅猛发展，免疫系统的分子毒理学研究亦取得了长足进步，但仍远远滞后于相关学科，关于免疫毒性的关注更多的仍停留在理论探讨上，在实践操作领域进展并不明显。目前，有关免疫毒性的研究，主要是通过动物实验，检测外源化学物引起的免疫抑制；针对过敏性的损伤，在欧盟替代法研究的推动下，建立了较为全面的皮肤致敏细胞及动物实验组合的评价和预筛实验，而针对其他类型的过敏，如外源物引起的消化道过敏和呼吸道过敏，目前的检测方法依然不是很有效；对于诱导自身免疫性损伤物质的筛选，目前还没有公认的方法；利用替代毒理学方法进行免疫毒性评估时，免疫细胞体系的建立和应用标准仍不全面。因此在免疫毒理学未来的研究方向中，免疫毒性（尤其是致敏和自身免疫）评价方法的建立及完善依旧是重要内容之一。

值得注意的是，近年来针对免疫系统进行的药物研发取得了举世瞩目的成就，如免疫检查点抑制剂（PD-1、PD-L1抑制剂）在抗肿瘤中的应用中取得了突破性进展，但伴随出现的免疫药物毒性也不容忽视。学术界发现免疫检查点抑制剂除了常见的肝、胃肠及免疫系统反应之外，还可能引发心脏毒性、呼吸毒性等副作用。然而，目前对新型免疫药物及免疫治疗方案的毒性评估还远远不够，传统的方法未能有效全面地评估其潜在毒性，因此该领域是免疫毒理学值得关注的方向。此外，新型材料的广泛使用，如纳米材料在各个领域尤其是医学领域的应用，包括富勒烯、超顺磁性粒子、纳米金和量子点等大量的纳米产品进入了制药领域，其对人体的潜在影响也受到了前所未有的关注，而免疫毒性作为纳米毒理学领域的研究尚不够深入，利用工程学方法设计的纳米颗粒可以避免免疫系统的识别和抑制或增强免疫应答，给人类治愈肿瘤带来新的希望。目前，由于纳米材料在生物医学中的应用属于新兴领域，还没有确立正式的评估准则，考虑到纳米材料的广泛应用，接触的人群面广、量大，进行毒理学研究尤其是进行较为灵敏的免疫毒理学研究亟待加强。

免疫毒性机制研究除了目前关注的不同领域外，以不良结局通路（AOP）为基本框架开展研究，确定外源物引起免疫损伤的起始分子事件（MIE），阐明外源物质引起免疫系统损伤的路径，一方面可以为毒性替代法的研究提供支撑，另一方面也有助于开展外源物质引起的免疫毒性的风险评估。随着多组学技术的发展，利用基因组、蛋白质组、转录组、代谢组、免疫组等相关组学技术，寻找不同物质引起免疫毒性损伤的特异性标志物或者标志物组，有利于将细胞和动物研究的结果真正应用于人体的免疫系统损伤评估，促进免疫毒理学的发展；单细胞多组学等新组学技术的应用，也可能会使免疫毒理评估变得更加全面而精准。

随着信息技术和预防医学、临床医学的高速融合，充分利用人工智能和大数据技术挖掘有效的信息进行免疫毒理相关的实验模拟和效应预测变得可行，未来该领域的交叉研究可能会为外源物和药物免疫毒性的风险评估及预测提供新的技术和靶标。

近年来，在传统毒理学的基础上，预测毒理学得到不断发展。大量毒理学数据库开始出现，如比较毒理组学数据库（CTD），京都基因与基因组百科全书（KEGG），注释、可视化和集成发现数据库（DAVID），化学物生物活性预测系统（PASS）等，这些数据库提供的"大数据"是非常高效的分析工具，通过多种分析方法与工具的灵活应用，可以有效地从大量数据中发现潜在的生物影响信息，为毒理学研究开辟新的方向。例如，通过结合KEGG和CTD，可预测某些环境内分泌干扰物和雌激素受体结合对生物体的影响；结合GO（gene ontology，基因本体论）数据库能够对人类疾病的致病机制进行推测；结合ToxCast预测毒性机制，可分析体内药物诱发潜力；还可以应用CTD开发新的疾病和药物相关性预测系统。

毒理学最终的目的是评价外源化学物对人群的安全性或产生的危险性。最理想的资料应来自人群，但目前免疫毒理学研究的大部分资料来源于动物实验的结果，人群的资料很少，就是在少量的人群资料中，也多是横断面的调查，难以说明免疫功能的变化与暴露间的因果关系,因此应努力提高免疫毒性流行病学研究水平。建立免疫毒性流行病学研究方法以及与暴露、效应、易感有关的生物标志物,应有固定的研究人群,最好采用长期的前瞻性的队列研究,人群免疫毒性检测方法应向非损伤性发展。

（魏雪涛 夏大静）

参 考 文 献

[1] Peter ML, Alex W, Michael WF. 免疫学 [M]. 2 版. 林慰慈, 魏雪涛, 薛彬, 等译. 北京: 科学出版社, 2010.

[2] 夏世钧, 吴中亮. 分子毒理学基础 [M]. 武汉: 湖北科学技术出版社, 2001.

[3] Descotes J. Immunotoxicology of drug and chemicals: an experimental and clinical approach, Volume I: Principles and methods of immunotoxicology[M]. 3rd ed. Amsterdam: Elsevier, 2004.

[4] Veraldi A, Costantini AS, Bolejack V, et al. Immunotoxic effects of chemicals: A matrix for occupational and environmental epidemiological studies[J]. Am J Ind Med, 2006, 49(12): 1046-1055.

[5] Hartung T, Corsini E. Immunotoxicology: challenges in the 21st century and in vitro opportunities[J]. ALTEX, 2013, 30(4): 411-426.

[6] Selmi C, Leung PSC, Sherr DH, et al. Mechanisms of environmental influence on human autoimmunity: A national institute of environmental health sciences expert panel workshop[J]. J Autoimmun, 2012, 39(4): 272-284.

[7] Shultz LD, Schweitzer PA, Christianson SW, et al. Multiple defects in innate and adaptive immunologic function in NOD/LtSz-scid mice[J]. J Immunol, 1995, 154(1): 180-191.

[8] Du Z, Wang Z, Zhang W, et al. Stem cell factor is essential for preserving NOD/SCID reconstitution capacity of ex vivo expanded cord blood CD34(+)cells[J]. Cell Prolif, 2015, 48(3): 293-300.

[9] Hsu PD, Lander ES, Zhang F. Development and applications of CRISPR/Cas9 for genome engineering[J]. Cell, 2014, 157(6): 1262-1278.

[10] Hastings KL. Immunotoxicology: A Brief History[J]. Methods Mol Biol, 2018, 1803: 15-26.

第十六章　心血管系统分子毒理

心血管疾病是导致全球人群死亡的最重要危险因素。世界卫生组织 2016 年的报告中指出，全球约有 1 790 万人直接或间接因心血管疾病而死亡，占全球死亡总数的 31%，其中 85% 死于心脏病和脑卒中。人们很早就认识到外源化学物对心血管系统的毒性，但对其毒作用机制的研究直到近年才广泛开展。研究表明，炎症、氧化应激、自主神经功能异常改变、凝血 - 纤溶系统失衡、心肌细胞损伤、血管内皮功能障碍等都是心血管疾病发生和发展的重要特征。目前有关外源化学物对心血管系统影响的作用机制大致有两种观点，一种观点认为心血管系统和呼吸系统密切相关，许多经呼吸系统暴露的外源化学物如大气颗粒物、挥发性有机物和有毒有害气体等可先引起肺脏的损伤，诱导活性氧的产生和 / 或激发炎症介质释放，继而活性氧和 / 或炎症介质进入血液，对心血管系统造成损伤，从而引起心血管疾病。另一种观点认为，外源化学物对心血管系统的影响不依赖于肺部损伤，而是通过直接作用的方式，如引起细胞信号转导通路的异常、心肌细胞搏动异常、心脏组织或血管内皮损伤等。近年来，分子毒理学研究检测方法取得了长足的进展，在此基础上，深入探讨心血管系统的分子毒理学机制，不断完善心血管毒理学的研究手段，可为揭示机体心血管疾病的发生和发展机制提供有力的技术支撑。

第一节　心血管系统的生物学基础与常见的心血管毒物

一、心血管系统的生物学基础

（一）心血管系统的基本结构

心血管系统是由心脏和血管组成的一个封闭的管道系统。心脏是动力器官，血管是运输血液的管道。

1. 心脏　心脏是中空的肌性器官，是心血管系统的动力装置，具有重要的内分泌功能。房间隔和室间隔将心脏分成四个腔，即右心房、右心室、左心房和左心室。心房接受静脉的血液汇入，心室射出血液到动脉。在神经和体液的调节下，心脏有节律地收缩和舒张，像泵一样将血液从静脉吸入，并由动脉射出，使血液能周而复始地循环。

心肌细胞本身具有产生节律性收缩与舒张的功能，不受中枢神经所支配。心脏有节律地收缩或舒张活动称为心搏，每分钟心搏的次数叫心率。成人安静时的心率平均为 75 次 /min，儿童的心率较快，15～16 岁以后才接近成人，一般女性的心率较男性稍快，经常参加体育锻炼的人安静时的心率较慢。一些外源化学物可通过干扰离子通道的功能，改变动作电位或干扰心脏传导，从而导致心律失常的发生。

2. 血管　血管可分为动脉、静脉和毛细血管三部分。

（1）动脉：动脉是血液由心脏射出后流往全身各器官时所经过的管道。其管腔呈圆形，血液压力较高，流速较快，因而管壁较厚，富有弹性和收缩性，可随心脏舒缩而搏动。动脉在离心的过程中不断分支，分为大、中、小动脉，最后移行为毛细血管。

动脉的结构特点与其功能密切相关。大动脉管壁内弹性纤维多，故有较大弹性。当心室射血时，动脉管壁扩张，心室舒张时，管壁回缩，推动血液不断向前流动。中、小动脉，特别是小动脉的管壁平滑肌较厚，在神经和体液调节下，通过血管的收缩和舒张改变管腔的大小，调节局部血流量和血管阻力，维持和调节机体的血压。

（2）毛细血管：毛细血管是介于动脉和静脉末梢之间的相互交织成网状的微细血管，几乎分布于全身的各个器官。毛细血管管径细小（仅为 $6\sim9\mu m$），管壁很薄，通透性较强，血液在毛细血管内流动缓慢，因此，有利于血液和组织、细胞之间进行物质交换。

毛细血管的开放和关闭与组织器官的功能状态有关。当组织处于静息时，许多毛细血管关闭；组织功能活跃时，毛细血管大量开放，增加血液的供应和物质交换。此外，机体内还有一种腔大、形状不规则的毛细血管，称血窦，它存在于肝、脾、骨髓和某些内分泌器官中等。

（3）静脉：静脉是血液由全身各器官流回心脏时所经过的血管，起始于毛细血管的静脉端，在回心的过程中不断接受其属支，逐渐汇合成中静脉和大静脉，最后注入右心房。静脉的容量很大，通常可容纳全部循环血量的 $60\%\sim70\%$，故有容量血管之称。

与同级的动脉相比，静脉管壁较薄，弹性小，管腔较大，数目也较多，四肢和肋间静脉还含有静脉瓣，这些形态结构的特点都是与静脉压较低、血流缓慢等功能特点相适应的。

（二）心血管系统的功能特点

心血管系统最基本的功能是物质运输。血液流经机体各个器官和组织的毛细血管时，将血液携带的氧气和营养物质供给组织细胞，将组织细胞产生的 CO_2 和其他代谢产物带入血液，依靠血液循环，经肺和肾脏排出体外，维持机体内环境的相对稳定和代谢活动的正常进行。

1. 心脏的泵血功能　心脏的主要功能是泵血，它通过规律的收缩和舒张为血液流动提供动力。心脏每收缩、舒张一次构成的机械活动周期，称为心动周期。在一个心动周期中，心房和心室的机械活动都可分为收缩期和舒张期，由于心室在心脏泵血活动中起主要作用，故心动周期通常是指心室的活动周期。

心脏每分钟收缩和舒张的次数称心率，心率与心动周期呈倒数关系。正常成年人安静状态下心率为 $60\sim100$ 次/min。如果心率加快，则心动周期缩短，收缩期和舒张期都相应缩短，但舒张期缩短更明显。因此，心率过快将影响冠状动脉供血和心室充盈。

2. 影响心脏泵血功能的因素　心脏最重要的功能指数是心输出量。心输出量取决于心率和每搏输出量。正常成年人休息时的心输出量平均大约是 $5L/min$，大量活动时会增加 $30\%\sim40\%$。心输出量反映了心脏满足机体需要（如锻炼）的能力，测量心输出量可以用于了解外源化学物对心功能潜在的损害作用。很多因素可以通过改变心率或每搏输出量来影响心输出量。

（1）心率的调节：心率受神经和体液因素的调节。交感神经活动增强时心率加快，迷走神经活动增强时心率减慢。循环血液中肾上腺素、去甲肾上腺素和甲状腺激素水平增高时心率加快。此外，心率还受体温的影响，体温每升高 $1\,^{\circ}\!C$，心率可增加 $12\sim18$ 次/min。

（2）搏出量的调节：心脏的每搏输出量取决于前负荷、心肌收缩力和后负荷。

1）前负荷：指心室收缩之前的负荷，即心室舒张末期充盈的血量或压力。前负荷的增加伴有心肌初长度的增加，从而改变心肌收缩力，增加搏出量。

2）心肌收缩力：人在运动或体力劳动时，搏出量和每搏功率可成倍增加，而此时心室舒张末期容积不一定增大，说明前负荷不是调节心脏泵血功能的唯一方式。心肌收缩能力受神经、体液及药物等多重因素的影响。

3）后负荷：心肌收缩后遇到的负荷或阻力。在心率、心肌初长度和收缩能力不变的情况下，动脉压增高，则射血阻力增大，心室等容收缩期延长，射血期缩短。同时，射血期心室心肌纤维缩短的速度和幅度均减小，射血速度减慢，搏出量减小。此时，心室剩余血量增加，充盈增加，后者又通过增加心肌初长度，使心肌收缩增强，直到足以克服增大的后负荷，恢复搏出量的原有水平。即动脉血压在一定范围内升高时，通过心脏自身调节可使心输出量仍维持正常。

3. 血管的功能　血管系统由管径和复杂性不同的各种脉管网组成。它不仅是运输氧气和营养物质到全身各组织并排出细胞代谢产生的废物的通路，而且在推动血流、调节血压、调节器官血流量、进行物质交换、生成组织液、分泌生物活性物质等方面都有重要的作用。

哺乳动物的大血管和中等大小的血管壁分为

形态学上不同的 3 层，最里面一层是内膜，是由附着于薄的基板上的单层内皮细胞和内皮下层构成。血管内皮在调节止血、血管紧张性和血管生成等方面起到重要作用。内皮细胞也参与调控大分子物质跨越血管壁的运输、炎症细胞附着和聚集、结缔组织蛋白的合成，以及活性氧的产生。中膜平滑肌细胞负责调控血管紧张性，血管的收缩反应主要由位于平滑肌细胞质膜上的受体所介导。

人群流行病学研究已证实，血管壁的损害与动脉粥样硬化和高血压等血管疾病存在正相关关系。动脉粥样硬化是血管壁上的主要结构改变，这种改变能对血管本身及其他有关脏器造成损害。损害一般出现在大的和中等大小的血管中，如主动脉和冠状动脉，颈动脉和股动脉。在年轻患者体内动脉粥样硬化损害分布在主动脉瓣环区域。主动脉弓以及肺动脉和腹主动脉随着年龄增长所受损害变得更加严重。动脉粥样硬化形成导致的后果主要包括引起动脉腔进行性狭窄，动脉末梢血液供应减少，这种变化会引起肾源性高血压、脑卒中以及心肌缺血和心肌梗死。

二、典型的心血管毒性因素

外源化学物对心血管系统毒性的大小主要取决于和心肌、脉管系统接触的化学物的浓度和暴露时间。许多外源化学物（包括药物、天然产物、工业化学物和环境中引入的物质）有可能直接作用于心血管系统引起结构和功能的改变。功能性的改变可以影响心脏节律，甚至导致在心肌结构没有明显损伤的情况下出现致命性的心律失常。结构的改变，如变性、坏死和炎症反应多是由化学物直接作用于心肌所引起的。各类外源化学物的心脏和血管毒性具有显著差异，以下将分类介绍几种典型的、具有心脏或血管毒性的外源化学物。

（一）心脏毒性因素

1. 空气污染物 2014 年 WHO 的统计报告指出，空气污染与心脏疾病紧密相关；室内、外空气污染所致额外死亡中分别有 26% 和 40% 与心脏疾病相关。

（1）颗粒物：颗粒物（particulate matter，PM）是大多数城市和地区的首要空气污染物，其毒性与其化学组成有较大关联。根据动力学直径，可分为总悬浮颗粒物、可吸入颗粒物（PM_{10}）、细颗粒物（$PM_{2.5}$）及超细颗粒物（$PM_{0.1}$）。流行病学研究已证实颗粒物浓度与心脏负性事件密切相关。短期或长期的高 PM 暴露可导致心血管相关入院率升高、死亡率增加、心律不齐、血压上升及心肌梗死等。动物实验进一步证实了颗粒物的心脏毒性机制，主要表现在：①改变心电活动节律。主要表现为心动过速、过缓，以及心率变异性（heart rate variability，HRV）下降等；此外，还包括 ST 段下降、RR 间期增加、束支性传导阻滞等。②对心肌直接损伤。超细颗粒物可以直接导致心肌损伤和心肌细胞功能障碍。研究发现暴露于颗粒物的小鼠心肌梗死范围是对照组的 2 倍。

（2）臭氧：在较低大气层中，臭氧主要来源于化石燃料燃烧。人群流行病学和动物实验研究均发现，臭氧可能与心脏的心率减慢、房性期前收缩、不完全性房室传导阻滞、心脏活动节律变化和急性心肌梗死的危险度增加等有关。meta 分析显示，臭氧浓度增高与心脏疾病发病率和死亡率的升高紧密相关。

（3）氮氧化物：氮氧化物主要由含氮和氧元素的气体组成，常见的有一氧化氮和二氧化氮。氮氧化物具有强氧化性，高浓度氮氧化物可显著增加心血管疾病患病率和死亡率。时间序列分析显示，氮氧化物浓度增加可使急性心肌梗死、心律失常等发病率升高；此外，还可导致心脏自主反应异常。动物实验也表明，氮氧化物短期暴露能导致心电活动异常伴随严重的心律失常，主要表现为心率下降、心动过速、心动过缓、房室传导阻滞、期前收缩和脉搏间期的改变等。

2. 金属

（1）铝：铝是地壳中含量最高的元素，流行病学调查和动物实验均表明，铝在一定条件下会表现显著的心脏毒性；主要是铝会首先于心脏积累，从而影响心肌细胞代谢活动。在长期血液透析的铝中毒患者中，会出现扩张型心肌病，射血分数下降。动物实验也表明，暴露于铝 9～10 天后的实验兔，全部死于充血性心力衰竭，其心脏中铝的蓄积量为对照兔的 3～4 倍。

（2）砷：砷暴露在临床上可表现为心肌损害相关的心电图异常（如 QT 间期延长、ST 段异常、心律失常）和心脏性猝死；As^{3+} 的毒性大于 As^{5+}。

流行病学研究显示，长期暴露于高浓度砷与冠状动脉粥样硬化的发生有关联，心脏疾病的发生率也增加，并且有剂量-反应关系。人群长期饮用富含砷的水，其缺血性心脏病的发病率与砷剂量呈正相关。

（3）铅：流行病学研究和动物实验均为铅的心脏毒性作用提供了证据。铅高暴露工人的心脏中发现铅浓度显著增高，并且有明显的收缩压和舒张压的升高；队列研究发现暴露工人会出现HRV下降和完全性窦性心律不齐；同时，当这些工人暴露浓度增加后，在心电图中显示QT间期延长。动物短期暴露于铅也表现出了阻塞性心力衰竭和心电活动异常。

3. 有机化合物

（1）有机溶剂：有机溶剂在生活和生产中被广泛应用，包括苯、苯乙烯、全氯乙烯、三氯乙烯、四氯化碳等。有机溶剂可引起人体心律失常（常见的为心室性心律失常）并可能导致猝死，主要与其增加心脏对肾上腺素的敏感性有关。研究表明，甲醇、咖啡因和卤化溶剂对引起心律失常有协同作用，同时暴露于这些物质在更短时间、低浓度就能引起心律失常。除了心律失常，有机溶剂还能增加发生缺血性心脏病的风险，引起血压增高等心脏毒性表现。

（2）二噁英：二噁英是一类无色、无味高毒性脂溶性致癌物质，其中以TCDD毒性最强。流行病学和动物实验均提示，二噁英在低浓度可引起高血压和多种心脏疾病。猴经口暴露于低浓度TCDD可出现直接的心脏损伤，可观察到心脏多处斑点性出血，在大鼠暴露于TCDD后可出现心肌病。人群暴露于TCDD后缺血性心脏病和心脏瓣膜病等发病率显著增加。

4. 农药

常见的农药包括有机磷酸酯类、氨基甲酸酯类、有机氯杀虫剂、拟除虫菊酯类。职业性或自然环境下均有可能暴露，并具有显著心脏毒性。

（1）有机磷酸酯类和氨基甲酸酯类：有机磷酸酯类和氨基甲酸酯类农药均能引起胆碱酯酶的抑制作用而产生毒性。不同于有机磷酸酯类，氨基甲酸酯类农药引起的胆碱酯酶抑制作用是可逆的。有机磷酸酯类导致的心脏毒性可以表现为三步：①由于交感紧张引起的窦性心动过速；②由于副交感神经紧张引起的ST段改变、房室传导异常、心律失常；③QT间期延长并可能引起心脏性猝死。长期暴露也可导致心肌直接损伤。

（2）有机氯杀虫剂：有机氯杀虫剂（如常见的氯丹、硫丹、甲氧滴滴涕等）能引起高血压和心律失常相关的心动过速已被广泛认识。在人群研究中（主要是自杀和误食的农药中毒），主要表现为心功能不全引起的心力衰竭。实验兔短期暴露后表现出血压增高和心电图异常，长期暴露还表现出心肌损伤。

（3）拟除虫菊酯类：拟除虫菊酯类农药因使用浓度低，故对人畜较安全而被广泛使用；其心脏毒性也较弱，但被发现能增加动作电位持续时间并能引起过早的后去极化，这两点被认为是发生心律失常的前兆。而在中毒人群中亦会出现心电图的异常改变。

5. 药物

有药理学活性的心血管靶向药物的心脏毒性常常与其过度的药理学作用或副作用相关。此外，其他药物，如抗菌药物、蒽环类药物等也可以引起与其治疗效用无关的心肌损伤或其他心脏毒性作用。

（1）抗菌药物：常规抗菌用药一般不会导致显著心血管问题，而出现的心血管毒性主要由于患者同时会存在一些危险因素。常见的危险因素有两类，第一类是患者本身的特点，如有猝死的家族史、女性、有心脏基础疾病、内分泌紊乱疾病等；第二类是药物相关因素，如药物浓度较大、同期砷暴露或有机磷农药暴露等。抗菌药物最突出的就是能引起尖端扭转型室性心动过速（TdP）和QT间期延长。除了这两种心脏毒性，有报道显示抗菌类药物还能引起心肌炎、心包炎和心肌病等。

（2）蒽环类药物：蒽环类药物包括多柔比星、表柔比星、柔红霉素和阿克拉霉素等，广泛地用于治疗血液系统恶性肿瘤和实体肿瘤，而心脏毒性是蒽环类药物最严重的毒副作用。临床研究和实践观察均显示蒽环类药物导致的心脏毒性呈进展性和不可逆性，初次使用蒽环类药物就可能造成心脏损伤。主要的心脏毒性表现为心电图改变和剂量依赖性的心肌病，包括急性作用和慢性作用。急性作用类似过敏反应，如心动过速和各种心律失常，慢性作用主要是长期暴露导致的心肌病的产生，在严重阶段可以导致充血性心力衰竭。这类药物导致心脏毒性的发生率和严重程度与以下几个因素有关：①药物类型；②用药剂量；③用药疗程；④患者年龄；⑤本身是否患心脏疾病；⑥是否有放疗史。

（3）儿茶酚胺类和拟交感神经药：儿茶酚胺类神经递质可以激活心血管系统中 α 和 β 肾上腺素能受体，从而产生各种心血管作用。比如，口服高剂量的沙丁胺醇或吸入可导致非选择性激活心脏的 $β_1$ 肾上腺素能受体而引起心动过速。而许多儿茶酚胺类药物也被应用于心血管系统异常等疾病。拟交感神经药物更多地选择 α 肾上腺素能受体，和哮喘用药类似，高剂量的缓解鼻黏膜充血药也可导致心动过速。服用大量麻黄碱可以使心肌易于发生室性心动过速。一些儿茶酚胺类衍生物可以导致肺动脉高压和心脏瓣膜病。

（4）抗心律失常药物和影响心肌收缩力类药物：抗心律失常药是一类用于治疗心脏节律紊乱的药物，如治疗心房颤动、心房扑动、阵发性室上性心动过速、室性期前收缩等。其主要作为钠离子阻滞剂、β 肾上腺素受体拮抗剂、钾离子通道阻滞剂、钙通道阻滞剂等行使功能，但由于大多数药物有多重作用，致使药理作用过度扩大，常导致心脏毒性。

常见的钠离子通道阻滞剂有奎尼丁、普鲁卡因胺、利多卡因等。阻滞钠通道可以减慢传导速度，延长 QRS 间期，降低自动性，传导的过度减慢可以促进心律失常的复发，其毒性主要表现在有心肌梗死史或急性心肌缺血的患者中，促心律失常作用发生率较高，例如奎尼丁的心脏毒性大部分发生在心室，如室性期前收缩加重、室性心动过速和心室颤动。β 肾上腺素受体阻滞剂能拮抗 β 肾上腺素受体，降低交感神经效应，减轻 β 受体介导的心律失常，常见药物如艾司洛尔能引发低血压或使心力衰竭加重，然而这类药物在心动过缓时可以加剧房室传导阻滞及促进心律失常。钾离子通道阻滞剂能延长心肌细胞动作电位时程，延长复极时间，延长有效不应期，终止各种微折返，因此能有效地防颤、抗颤。动作电位时间延长可以引起早期后除极，促进心动过速，尤其是多形性室性心动过速，如索他洛尔最严重的不良反应为心律失常包括尖端扭转型室性心动过速，但胺碘酮最常见的心脏毒性是心动过缓，包括窦性心

动过缓、窦性停搏、各种房室传导阻滞或原有传导阻滞加重。钙离子通道阻滞剂主要阻滞心肌细胞的钙通道，减慢窦房结和房室结的传导，主要有维拉帕米、苄普地尔等。这些药物可以产生负性肌力和变时作用，此时呈现心脏毒性作用，表现为心动过缓、房室传导阻滞，严重时窦性停搏、低血压、心力衰竭加重。强心苷是影响心肌收缩力的药物，主要用于充血性心力衰竭。强心苷的心脏毒作用表现为房室传导速度减慢，也可发生阻滞，产生异常搏动和心动过缓，在用药过量时也可导致室性心动过速，进而发展成心室颤动。

（二）血管毒性因素

具有血管毒性的因素主要有大气颗粒物、金属、有机溶剂、持久性有机污染物和高分子化合物等。

1. 大气颗粒物 毒理学家认为，大气颗粒物的纳米颗粒成分是对心血管健康效应影响最主要的因素。从大气颗粒物中可检测出数以千计的化学成分，包括多环芳烃化合物、碳氢化合物、内毒素、细胞碎片等有机物和硝酸盐、硫酸盐、多种金属（如铁、铜、镍、锌、钒）等无机物，相同浓度水平的 $PM_{2.5}$，其组成成分的种类和含量可能不同，由此所引起的毒理效应等也会有所不同。有研究表明，燃煤 $PM_{2.5}$ 全颗粒物、无机组分及有机组分均可抑制血管内皮细胞增殖；在相同染毒剂量组内，有机组分对血管内皮细胞增殖活性的抑制显著高于全颗粒物和无机组分，差异有统计学意义。

根据水溶性不同，可将大气颗粒物分为有机提取物、水溶成分和非水溶成分。有研究发现，$PM_{2.5}$ 中的水溶性成分的毒性较强，其含有的过渡金属成分可对人类心血管造成较大伤害。有研究发现，长时间染毒后水溶性成分对血管内皮细胞造成的氧化损伤最大，有机提取物次之，非水溶性成分较小；同时也发现短时间染毒后有机提取物的毒性最大，水溶性成分的作用次之，这可能是 $PM_{2.5}$ 短期和长期暴露的差异所致。

除了大气颗粒物本身的性质外，机体原有的生理、病理状态亦会对其毒性作用造成影响。研究表明，糖尿病患者接触 $PM_{2.5}$ 后，血管内皮可通过内皮依赖性/非依赖性途径异常调节血管紧张度，增加心血管疾病的发病风险。与正常人相比，其他心血管系统疾病患者，如高血压、凝血/纤溶

系统异常等患者，可能会对 $PM_{2.5}$ 的毒性更为敏感。

流行病学研究表明，短期或长期暴露在一定浓度大气污染颗粒物环境下，可引起几种重要的心血管系统的效应，包括降低心率变异性而干扰自主神经系统活动，干扰动脉血管收缩，导致除颤器植入患者的心律失常或心肌梗死。

大气颗粒物可通过引发凝血异常、促进氧化应激或炎症反应、干扰血管功能和促进动脉粥样硬化等多种方式对心血管系统产生影响。有研究显示，暴露于大气颗粒物后，高血压患者脑出血的 OR 值较高，且 $PM_{2.5}$ 所含的钠、钾、镍、锌和铅元素的浓度和脑出血 OR 值相关。在美国洛杉矶进行的 798 人的横断面研究中发现，年平均 $PM_{2.5}$ 的浓度每增高 $10\mu g/m^3$，颈动脉内膜厚度增加 5.9%。

大气颗粒物可以通过激活血小板，干扰凝血/纤溶功能，促进血栓形成。如人们接触一定量的汽车尾气后，24 小时内发生血栓事件的概率增加。而长期接触大气颗粒物还和炎症因子升高、TLR 受体介导的细胞反应和由内皮细胞与血管内平滑肌细胞分泌的组织因子增多相关，导致血栓风险增高。纤维蛋白原是心肌梗死和脑卒中的重要危险因子。出生 6 天的雄性大鼠经气管灌注油烟颗粒后，血浆纤维蛋白原上升。高纤维蛋白原是血栓性疾病的重要危险因素。

2. 金属　对心血管系统有不良影响的重金属主要有铅、镉、砷、锰、汞等，其中铅、汞和砷在日常生活和生产工作中较为多见。

（1）铅：大鼠染毒实验发现，染毒组大鼠血管管腔扩张，管壁皱褶减少，胞核皱缩，弹性膜皱褶较对照组平直、动脉弹性下降；与对照组相比，增殖细胞核抗原 PCNA 和抗凋亡蛋白 Bcl-2 表达均明显减少，提示铅对大鼠动脉血管细胞增生和凋亡有重要影响。铅毒性的研究历史悠久，人们以前一直认为心血管系统不是铅的靶器官，但近年来越来越多的研究表明，铅可以影响心血管系统。大鼠醋酸铅染毒实验表明，铅暴露可以引起主动脉血管 NO、iNOS、MDA 和 LDH 水平显著升高，并使 SOD 水平显著下降，说明铅暴露可以引起主动脉血管氧化损伤。同时铅染毒所致心血管功能紊乱与内皮素-1（endothelin-1，ET-1）水平升高有一定关系。目前认为铅导致心血管毒性的

机制主要有：①升高血压；②破坏抗氧化酶；③对心血管的直接作用。

（2）汞：水生环境中，无机汞可转化为甲基汞，甲基汞是一种亲脂物质，容易通过食物链发生级联放大效应。动物实验研究发现，随着甲基汞染毒浓度的增高，实验组内皮细胞释放入培养液中的 LDH 释放量逐渐增加，提示血管内环境平衡改变，对心血管内皮细胞的毒性也随之加大。流行病学研究发现，汞中毒人群的血浆儿茶酚胺浓度升高，动脉收缩增强，血压升高。另外，交感神经兴奋使肾素分泌增多，激活肾素-血管紧张素-醛固酮系统。该系统主要对体液平衡、摄盐和血压进行调节，血管紧张素可以作用于血管平滑肌，使全身微动脉收缩，动脉血压升高。

（3）砷：流行病调查发现，慢性砷中毒可增加心血管疾病发生率和死亡率。砷是高血压的一个危险因素，而且砷暴露的浓度与脑梗死呈现明显的剂量-效应关系。砷对外周血管的影响表现为局部循环障碍，如左下肢足背动脉管径、每搏流量和每分钟血流量显著小于右侧对照组。分子水平上，砷可以通过减少 NO 水平，产生大量活性氧，使血管内皮功能紊乱，从而对血管造成损伤。

（4）镉：重金属镉所造成的心血管损伤主要表现为动脉粥样硬化、高血压和心肌病。镉在 $0.05\sim20\mu mol/L$ 的浓度范围内均对血管内皮细胞具有不同程度的毒性作用，并呈时间及剂量依赖性。内皮细胞骨架是某些损伤因子的靶点，并在调节内皮损伤修复中起重要作用。实验结果表明，未引起细胞活性改变的低浓度氯化镉（$0.05\mu mol/L$）即可引起细胞骨架的变化，氯化镉浓度越高，肌动蛋白微丝束重排和破坏越明显。此外，较高浓度（$10\sim20\mu mol/L$）的氯化镉可引起内皮细胞凋亡。微丝的重排和降解会使内皮细胞在受到刺激时张力纤维来不及表达或骨架成分来不及重建，使之经不起血液剪切力的作用而脱落，进而引起心血管相关疾病。

（5）铁：一氧化氮（NO）是由血管内皮细胞产生的主要内源性血管舒张因子，其生成减少或生物利用度的降低将导致血管阻力增加。血管内皮细胞是活性氧主要的靶细胞之一，易受损伤而导致功能失调。铁是一种过渡型金属，在活性氧所致的细胞损伤中起着重要作用。研究发现，铁可

能通过参与 Fenton 反应增强活性氧的损伤作用，导致血管内皮细胞功能失调、坏死和凋亡。临床研究证实，某些疾病血清铁明显升高，并伴有内皮依赖性的血管舒张功能损伤。动物实验表明，高铁作用后，大鼠胸主动脉环的乙酰胆碱所致内皮依赖性血管舒张的幅度明显下降。体外研究发现，高铁作用后，人脐静脉内皮细胞（human umbilical vein endothelial cell，HUVEC）的丙二醛含量明显升高，超氧化物歧化酶活性显著降低，提示铁通过增强血管内皮细胞氧化损伤而导致血管内皮细胞功能失调。高铁可以使 HUVEC 的存活率显著降低，提示铁可以通过损伤血管内皮细胞，减弱血管内皮总体 NOS 的活性，减少 NO 的产生量，抑制乙酰胆碱所致的血管舒张作用。

3. 有机溶剂　很多有机溶剂具有心血管毒性。如在汽油及苯系物接触组人群中，高血压和心电图异常的检出率明显高于对照组，且随着暴露时间的延长而增加。心电图异常主要表现为 T 波改变、ST-T 改变、左心室高电压、窦性心律不齐和完全性右束支传导阻滞。苯的氨基和硝基化合物引起的急性中毒也可以导致心血管毒性，表现为心率增加、血压升高或降低，严重时能引起心肌损伤、心律不齐及心电图改变等。

4. 持久性有机污染物　持久性有机污染物（persistent organic pollutant，POP）是一类在环境中持久存在的天然或人工合成的有机污染物，具有毒性、生物蓄积性和半挥发性，难降解，可发生长距离迁移和流动等特点。常见的持久性有机污染物包括工业化学品如多氯联苯（polychlorinated biphenyl，PCB）和六氯苯（hexachlorobenzene，HCB），农药包括艾氏剂（aldrin）、氯丹（chlordane）、灭蚁灵（mirex）、双对氯苯基三氯乙烷（DDT）、狄氏剂（dihedron）等。

董武等进行斑马鱼毒性实验时发现，TCDD 对斑马鱼胚胎的循环系统有极强的损坏作用，而且这种损坏与 CYP1A 相关联。另有研究者利用哺乳类动物如猴、豚鼠等进行研究时发现，哺乳类动物会出现水肿或腹水以及血管炎症。

动物实验证实，多环芳烃是典型的具有心血管毒性的环境污染物，代表性毒物是苯并[a]芘。苯并[a]芘可以引起平滑肌细胞增殖和迁移增加。苯并[a]芘和相关化合物可以导致靶基因的突变，引发动脉粥样硬化；而苯并[a]芘对有丝分裂信号转导，包括生长相关基因表达和蛋白磷酸化作用的影响，可能促进动脉粥样硬化。

5. 高分子化合物　高分子化合物（也称高聚物）是由大量的一种或多种小单位联结而成的。氯乙烯是生产聚氯乙烯的单体。长期接触氯乙烯，对人体健康可产生多系统不同程度的影响。血管病变方面的主要表现为血管痉挛，进而发展为肢端溶骨症。同时会高发肝血管肉瘤，并且与氯乙烯作业工人工龄相关，具有剂量 - 效应关系。

6. 噪声　噪声是一种人们不希望听到的声音，分为生产性噪声或工业噪声，还有交通噪声和生活噪声等。调查发现，噪声对末梢神经血管功能的影响较为明显。如噪声作业组人员的指温比对照组低，提示噪声影响微血管功能。噪声作业组人员毛细血管动脉端直径 <10μm 且静脉端直径 >20μm 的异常率高于对照组（$p < 0.01$），提示甲皱微循环改变。可能机制是噪声使微动脉发生持久性收缩，甚至痉挛，从而影响血管的弹性，致使静脉扩张。噪声作业工人指端血流图检查有类似结果。另有报道，噪声对眼底血管亦有影响。苏纪平等研究慢性噪声对豚鼠耳蜗血管纹超微结构的影响时发现，血管纹损害在各个部位和各个时期的表现各不相同，可导致纹血管内皮细胞肿胀，血流淤滞和纹血管阻塞。

三、常见的心血管生物标志

心血管生物标志的研究发展迅速，以下仅对目前常用的几类心血管生物标志进行分类介绍。由于这些生物标志间均可能存在关联，所以不能严格划分类别。在实际学习和工作中，针对性研究特定疾病时均可查找相应的生物标志。

1. 炎症生物标志　系统炎症与心血管系统疾病的发生和发展存在关联。白细胞计数（white blood cells count）增加是系统炎症水平增加的典型指标，也是临床血液常规检查项目。除免疫细胞计数的改变，细胞因子包括多种白细胞介素（interleukin，如 IL-1β、IL-6、IL-8、IL-10）、巨噬细胞炎性蛋白（macrophage inflammatory proteins，MIP）、肿瘤坏死因子 α（tumor necrosis factor α，TNF-α）、髓过氧化物酶（myeloperoxidase，MPO）和 C 反应蛋白（C-reactive protein，CRP）等急性时相反应蛋白的变化都已应用于心血管健康研究。上述生物标志介导多种炎症过程：MIP 可激活急性粒细胞炎症，诱导 IL-6 等其他炎症因子释放；IL-6 参与炎症、免疫、造血；IL-8 由巨噬细胞或气道上皮产生，介导中性粒细胞的活化和去颗粒；髓过氧化物酶由中性粒细胞等分泌，标志中性粒细胞激活等过程；CRP 则是受 IL-6 刺激后产生的急性期蛋白，反映巨噬细胞或脂肪细胞的炎症过程。此外，IL-6、巨噬细胞等标志物还可在支气管肺泡灌洗液、痰液等体液或分泌物中测定，用于对局部炎症水平的评价。实际上，凝血相关标志、血管内皮相关标志也多与炎症反应存在关联，在后文中均有相应介绍。

2. **氧化应激标志**　氧化应激反应被认为与多种心血管病理通路（如内皮功能失调、动脉硬化和血栓形成、心血管自主神经功能失调）存在关联。在机体高氧化应激时，一氧化氮合酶（nitric oxide synthase，NOS）中的诱导型一氧化氮合酶（inducible NOS，iNOS）可大量产生，继而与超氧化物（superoxide）反应产生具有细胞毒性的过氧化亚硝酸盐（peroxynitrite）。与 iNOS 相反，超氧化物歧化酶（superoxide dismutase，SOD）和谷胱甘肽过氧化物酶（glutathione peroxidase，GSH-Px）则参与清除体内自由基，降低氧化应激损伤，通过检测 SOD 或 GSH-Px 可间接了解机体氧化应激水平。氧化应激可造成细胞膜甚至遗传物质的损伤，活性氧（reactive oxygen species，ROS）在病理条件下过多产生可氧化细胞膜或与血液中的脂质，产生 8- 异前列腺素 F2α（8-isoprostane F2α，8-isoF）、丙二醛（malondialdehyde，MDA）、4- 羟基壬烯醛（4-hydroxynonenal，4-HNE）和氧化低密度脂蛋白（oxidized low density lipoprotein，ox-LDL）等脂质过氧化产物。此外，可通过检测血液或尿液中的 8- 羟基脱氧鸟苷（8-hydroxyde-oxyguanosine，8-OHdG）或 8- 氧代 -7,8- 二氢 -2′-脱氧鸟苷（8-oxo-7,8-dihydro-2′-deoxyguanosine，8-oxodG）了解 ROS 对 DNA 的损伤。

3. **凝血、动脉硬化和血栓相关生物标志**　人体凝血功能的异常与多种心血管疾病相关，其中动脉硬化和血栓是相互关联的两条病理通路。血小板在凝血和血栓形成过程中起关键作用。临床检验中常通过血小板计数（platelet count，PLT），凝血酶原时间（prothrombin time，PT）检测或血小板聚集试验（platelet aggregation test，PAgT）了解血小板和凝血功能。通过流式细胞技术检测血小板表面 P- 选择素（P-selectin）和 CD40L 的表达可了解血小板的激活状态。血管性假血友病因子（von Willebrand factor，vWF）介导血小板间的黏附，参与凝血过程。vWF 缺乏是多种血液凝固障碍疾病的原因，而高 vWF 常出现在缺血性脑卒中发生时。组织因子（tissue factor，TF）参与受损血管部位的凝血，异常升高的 TF 常指示血栓的形成。纤维蛋白原（fibrinogen，FIB）是心血管系统疾病中常检测的一种标志物，FIB 升高常反映血液高凝状态，此时血栓易形成。纤溶酶原激活物抑制剂 -1（plasminogen activator inhibitor-1，PAI-1）则是一种血栓促进因子，并可加速动脉硬化进展。除上述与血小板和凝血过程相关的生物标志外，基质金属蛋白酶（matrix metalloproteinase，MMP）的激活可促进动脉硬化斑块纤维帽的破裂，导致急性冠状动脉综合征，因此 MMP-2、MMP-3 及 MMP-9 等也常用于动脉硬化相关研究。

4. **血管内皮相关生物标志**　血液中的内源性一氧化氮（nitric oxide，NO）是最强效的舒张血管物质，但在采集得到的静脉血中无法检测。NOS 是催化 L- 精氨酸合成内源性 NO 的一类蛋白，其中内皮一氧化氮合酶（endothelial NOS，eNOS）在降低血管内皮平滑肌张力的过程起主要作用。与 NO 的舒张血管功能相反，内皮素 -1（endothelin-1，ET-1）为已知最强的收缩血管物质。内源性 NO 产生缺乏或血管对 ET-1 反应的亢进都将导致升血压效应。血管内皮除与血压调节相关外，血管内皮的炎症状态激活后淋巴细胞、单核细胞、嗜酸性粒细胞等可向血管内皮黏附，导致动脉硬化。血管内皮黏附因子 -1（vascular cell adhesion molecule 1，VCAM-1）和细胞间黏附因子 -1（intercellular adhesion molecule 1，ICAM-1）是典型的内皮激活标志物。除上述生物标志外，还有相当多种类的生物标志与血管内皮的生理功能或病理状态有关，如研究中常用的促内皮细胞增生的血管内皮生长因子（vascular endothelial growth factor，VEGF），其参与许多血管生成依赖性疾病（如糖尿病、癌症）的发病及进展。

（邓芙蓉　何云　周辉）

第二节 外源化学物对心脏的毒作用及其机制

一、外源化学物对心脏的毒作用

外源化学物作用于心脏，最初可以引起心脏功能性的改变，短期可表现为心功能异常或心功能障碍；而长期作用可使心脏发生适应性改变，引起心肌重构、心肌肥大等，进而可以引起心肌疾病并可能最终导致心力衰竭等。以下对外源化学物主要的心脏毒作用进行简要阐述。

（一）心律失常

外源化学物诱导心功能障碍最常见的表现是心律失常。采用心电图通过检测心脏节律表征药物或者化学物的潜在心脏毒性是一种常见及有效的方式。任何超出正常心脏节律的变化（包括心率、心收缩力、传导性和兴奋性）都称为心律失常。心律失常也是其他心功能障碍的并发症，如缺血性心脏病或心肌肥大。心律失常主要分为两类：室上性和室性心律失常。起源于心房或房室交界区的室上性心律失常可以分为室上性心动过速和心房颤动。尽管外源化学物经常引起这类心律失常，但房性心律失常很少是致命的，主要是由于即使没有心房收缩，心室也会充盈。与房性心律失常相比，室性心律失常常较严重，症状较明显且能在几秒内导致意识丧失，如果没有消退或立即得到处理将导致死亡。室性心律失常常继发于心肌缺血、心肌梗死和心肌瘢痕、纤维化造成的心肌损伤或心室肥大。这类心律失常可能开始为室性心动过速，进一步发展为严重的并发症如心室颤动。心脏传导阻滞是因为心脏传导系统的损伤，是心律失常的重要成因之一；其一般表征为心房保持正常的搏动节律，但是心室偶尔不能去极化。心脏传导阻滞以传导系统的受抑制程度可分为三度，第三度表现为以心房、心室间的传导完全阻滞为特征的心脏完全传导阻滞，此时，心房规则地跳动而心室以较慢的速率起搏。

外源化学物可能导致正常的心率或者心脏节律发生变化，而这些特别容易导致心律失常的化合物可能干扰了心肌细胞离子通道的正常功能，改变其动作电位或者干扰了心脏传导等功能。许多抗心律失常药物也有促心律失常的危险，如常用的 I 型抗心律失常药物如丙吡胺、利多卡因等，而可影响心肌收缩力的药物还包括强心苷、钙离子增敏剂、儿茶酚胺类药物和其他拟交感神经药物等。有些用于治疗非心脏疾病的药物被发现可以改变心肌细胞内离子稳态和流动，例如抗生素和抗组胺药。近年来大量研究也表明，空气污染，特别是大气颗粒物对于心脏节律有影响，主要表现为心动过速、过缓，以及心率变异性下降、ST 段下降、RR 间期增加及束支性传导阻滞等。

（二）缺血性心脏疾病

在美国等一些工业化国家，缺血性心脏疾病是男女两性的主要死因之一。外源化学物可通过干扰心肌灌注平衡以及心肌氧气、营养需要等而导致缺血性心脏疾病。缺血性心脏疾病临床表现主要包括心肌梗死、心绞痛及其三种变型、慢性缺血和心力衰竭等。这些症状可能以突发心脏猝死而结束，但是症状的严重程度和疾病的进展在不同的受损个体之间差异非常明显。缺血性心脏疾病可能由动脉粥样硬化引起，也可由其他病理状态引发，如心肌肥大可通过增加心肌氧气需要来减少肥大心室壁的血液灌注，从而增加心律失常发生而导致缺血性心脏疾病。与缺血性心脏疾病有关的外源化学物主要包括可卡因、拟交感神经药和合成代谢的雄性激素类固醇等，如可卡因通过抑制儿茶酚胺的再摄取从而使其血液中含量增加，进而过量的儿茶酚胺引起冠状动脉过度收缩最终导致心肌缺血。最近研究表明，缺血和梗死后大量心肌细胞将进入程序性细胞死亡或凋亡，幸存的心肌细胞以增大、肥大来代偿工作负荷的增加；而最终的心脏重构过程包括最初的已损伤的心肌细胞和结缔组织细胞激活、瘢痕组织的产生、剩余心肌细胞的增大、心脏几何形状的改变和心脏内微循环的改变等方面。

（三）心脏肥大和心力衰竭

心肌肥大是缺血性心脏疾病后心肌重构的重要组成部分，因此常常是心脏对工作负荷增加的代偿反应。例如，长期的高血压造成负荷增加导致的左心室增大。长期暴露于一些外源化学物可以通过直接刺激或者改变与肥大性增生有关的信号通路来促进心肌细胞的肥大性增生。如一些生长因子、激素、药物制剂在体外试验中发现可以刺激心肌细胞的肥大性增生，包括 α_1 肾上腺素能激动剂、生长因子、细胞因子、前列腺素、甲状腺素和睾酮等。心脏肥大本身并不一定会导致心功能障碍，损伤后的心肌重构使得存活的心肌细胞肥大，这对于保持心脏输出量以维持生命是必要的。然而在心肌缺血性疾病进展过程中，肥大的心肌可能出现失代偿反应而导致心力衰竭。蒽环类抗生素在急性或大剂量给药时，能诱发左心室衰竭；长期服用将导致心肌病形成，严重时能导致充血性心力衰竭。发生心力衰竭时，心室的收缩和顺应性均降低，心脏输出量减少。心力衰竭可以是左心或者右心，也可以是左、右心同时衰竭。

（四）心肌病

任何可以改变心脏功能的疾病状态称为心肌病。心肌病的原因包括缺血性心脏疾病、心肌肥大、感染性疾病如病毒性心肌病、药物或化学物诱导的心肌病以及未知的原因。心肌病广义上分为两大类：扩张型心肌病和肥厚型心肌病。扩张型心肌病是由进行性心肌肥大、失代偿、心室扩大和最终的收缩功能失调或收缩力受损所致。一些药物或化学物可以导致扩张型心肌病，包括慢性酒精消耗和抗肿瘤药多柔比星。20 世纪 60 年代初首次报道了长期饮酒可以引起心肌病，经过研究发现可能是酒精的代谢产物乙醛可以引起相关的心肌损伤。肥厚型心肌病主要是由进行性心脏肥大伴随包括心室壁顺应性受损和舒张期心室的灌流减少在内的舒张功能失调导致的。相关的外源化学物包括重金属、强氧化物等，如铝中毒可能导致扩张型心肌病等。

二、外源化学物致心脏毒作用的机制

人们很早就认识了外源化学物质对心脏的毒性。近年，分子生物学技术与方法的发展推动其毒性作用机制的广泛研究。外源化学物导致心脏毒性的主要机制见图 16-1。急性中毒事件可能立刻导致心脏细胞死亡。在轻微的外源化学物刺

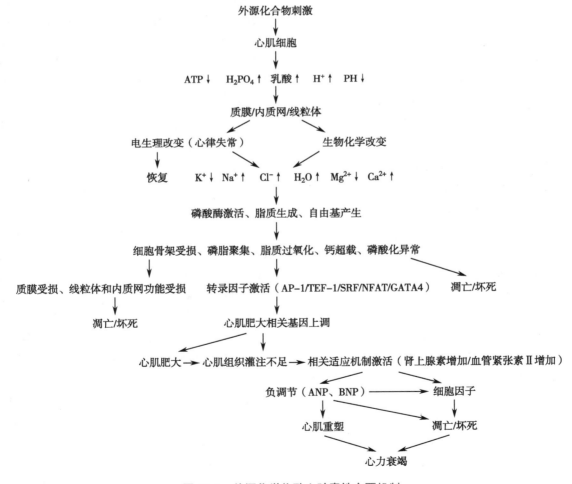

图 16-1　外源化学物致心脏毒性主要机制

激的早期阶段，可能只是发生了生物化学变化如离子稳态改变，持续的刺激增加细胞内 Ca^{2+} 浓度并激活转录因子如激活蛋白 -1（AP-1），进而激活钙依赖磷酸酶，上调的转录因子调控下游基因导致心肌肥大，这是一种对于外界有害刺激的短期适应性反应。心肌肥大进一步发展则会形成严重的、不可逆的心肌病，最终导致心力衰竭。从心肌肥大发展到心力衰竭，心肌细胞发生了巨大的生物化学反应和分子改变。

（一）电生理改变和钙超载

在心肌动作电位的形成中，Na^+ 通道、K^+ 通道、Ca^{2+} 通道都起着关键性作用。细胞处于静息状态时，肌纤维膜两侧的电位一般为 -90mV 左右（4 相或舒张期膜电位）。当动作电位产生时，电压门控 Na^+ 通道开放，Na^+ 迅速内流（INa），细胞去极化（0 相）；随后 Na^+ 通道关闭，一过性电压门控的 K^+ 通道激活（Ito），产生了短暂的快速去极化（1 相），在 Na^+ 快速内流和导致细胞去极化过程中 L- 型电压门控 Ca^{2+} 通道开放，形成 Ca^{2+} 电流（ICa）。当 Na^+ 流停止，Ca^{2+} 持续进入细胞形成特性平台期（2 相）；之后电压门控 Ca^{2+} 通道关闭，K^+ 通过两个主要通道外流：一个通道负责抵消内向电流（IKr），另一个负责抵消延迟电流（IKs），形成最终的复极化过程（3 期）。心脏去极化和复极化产生的电流传遍整个心脏、体液和体表，因此心脏电活动可以通过皮肤表面的电极进行监测，形成了特征性的心电图（electrocardiography，ECG）。

1. 获得性 QT 间期延长综合征与离子稳态 具有心脏毒性的常见外源化学物（如抗生素、抗精神疾病类药物、抗心律失常药、三氧化二砷、铯、甘草等）的毒性作用常表现为获得性 QT 间期延长综合征（aLQTS），继而导致严重的心律失常，引发猝死等。心脏的 QT 间期是指从 QRS 波群开始到 T 波结束的一段时间，包括心室去极化和复极化的过程。QT 间期延长主要是由于心室肌细胞动作电位形成中，2 相或者 3 相期外向钾电流减弱或者内向钠电流及钙电流增强导致动作电位时程延长，在早期去极化过程中形成净外向电流的减少或者内向电流的增加，常见于中层心肌细胞和浦肯野细胞。Roden 等提出"心脏复极储备下降"可能是 aLQTS 的机制之一，其假说认为：在正常情况下，由于某些因素或先天性遗传

缺陷引起 IKs 功能异常导致的外向电流减弱可被其他钾离子流（如 IKr）所代偿，此时复极缺陷不明显，称为复极储备；若同时存在 IKr 通道阻滞的因素如药物，导致代偿下降，即复极储备下降，从而使心肌复极时间明显延长，就有可能发生心律失常。复极储备下降的原因也可能是 IKs 功能减退，IKs 具有有效的复极储备功能，组成 IKs 的 α- 亚单位 KCNQ1 基因缺陷常导致心力衰竭。

药物引起 QT 间期延长或心律失常是 aLQTS 临床常见形式之一，其发生率为 1%~8%。引起 QT 间期延长的药物可作用于心肌细胞的单个或多个离子通道、离子泵或影响离子间的交换，使得心肌复极延长，在心脏复极储备功能下降时更易发生，复极不均一性就会带来透壁离散度的增加，该效应大部分为剂量依赖性，如Ⅲ类抗心律失常药，有的则在低剂量就会引起 QT 间期延长甚至心律失常。

（1）钾通道阻滞药物引起：QT 间期延长最常见的原因就是通过其本身或其代谢产物阻滞 *hERG* 基因编码的 IKr 通道，如Ⅰ类、Ⅲ类抗心律失常药物、抗生素、抗精神病药物等，亦有少部分药物可以同时或仅抑制 *KCNQ1* 基因编码的 IKs 通道（如吲达帕胺、三氧化二砷等），造成外向钾电流减弱，心肌细胞复极延长，QT 间期延长。由于心肌不同层次细胞所含 IKr 和 IKs 通道的量不同，其动作电位时程（action potential duration，APD）延长也不一致，从而导致跨室壁复极离散度（transmuralrepolarization dispersion，TDR）增加，触发早发后去极化（early after-depolarization，EAD）而引发心律失常。药物对 IKr 钾通道蛋白亲和力高而敏感的原因在于该钾通道的结构基础：一是该孔型通道的 α 亚单位缺少其他钾通道所具有的两种特异脯氨酸残基形成的内层纠结区域，内部空间大，大分子量的药物易于进入从而发挥阻滞作用；二是每个 α 亚单位内腔都有两种不保守芳香族残基，药物的芳香族基团可通过 π 堆积作用与之结合，因而该通道易被阻滞。

（2）L 型钙通道阻滞：在动作电位平台期，内向钙离子电流的增强会显著延长心外膜的 APD，增加 TDR 并触发 EAD，这可能是由于心外膜具有钙离子通道池足以再次激活，而心内膜却没有。在获得性 QT 间期延长情况下，心外膜由 Ito

介导的尖峰圆形动作电位会引起 ICa 电流增强而触发 EAD，当然这也不排除在钙离子负荷情况下，其他离子流参与 APD 的延长及 EAD 的发生，如钠 - 钙交换和钙离子从肌质网释放出来。基于以上机制，维拉帕米作为 L 型钙通道阻滞剂抑制 EAD 可作为 aLQTS 治疗方法选择之一。和其他钙通道阻滞剂不同的是，卡普地尔可能会引起 QT 间期延长和心律失常，因为其可以阻滞钠 - 钙交换电流，并有 Ia 类抗心律失常药物作用。

（3）钠通道阻滞：Ic 类抗心律失常药物阻滞 0 相动作电位的快钠通道，随着血清药物浓度的增加而增强，引起传导延缓，体表心电图表现为 QRS 波延长。抗心律失常药氟卡尼也有不同程度的致心律失常作用，普罗帕酮也可诱发心律失常。事实上，有许多药物会影响多个离子通道，从而使动作电位形态发生综合性改变，如奎尼丁（高于治疗剂量时）、西沙比利、戊巴比妥、胺碘酮、雷诺嗪、阿齐利特等，引起 APD 延长，但 TDR 却不一定增加，甚至有时候 TDR 是降低的。如麻醉剂戊巴比妥显著抑制 IKr、IKs 和 INa，这种多通道阻滞作用导致心外膜和心内膜的 APD 延长并超过 M 细胞，导致 TDR 下降；同时麻醉科常用戊巴比妥来终止索他洛尔等引起的心律失常。

2. 钠钾 ATP 酶　钠钾 ATP 酶（Na^+，K^+-ATP 酶）又被称为钠钾泵，位于所有动物细胞膜上。因为钠钾 ATP 酶负责减少细胞内的 Na^+ 以置换细胞外的 K^+，抑制心脏钠钾 ATP 酶的药物将增加静息状态下细胞内的 Na^+ 浓度；同时通过 Na^+-Ca^{2+} 的反向交换，使细胞内 Ca^{2+} 的浓度及储量提高，因而有助于药物对收缩力的增强。如临床上使用强心苷如地高辛和洋地黄毒苷来治疗心力衰竭等。然而高剂量强心苷的过度抑制作用可通过 Na^+-Ca^{2+} 的反向交换导致 Ca^{2+} 超载，因而将增加后去极化的发生率和程度，以及异位心律失常的发生率。

3. 钙离子的作用　细胞内 Ca^{2+} 浓度对于心肌细胞正常功能有着重要作用，扰乱 Ca^{2+} 平衡是心肌细胞受损的常见机制之一。细胞内 Ca^{2+} 水平的调节有几条途径：①在肌纤维膜水平，电压门控钙通道负责正常动作电位的缓慢内向电流；Na^+-Ca^{2+} 交换体与 Ca^{2+}-ATP 酶（钙泵）调节胞内钙离子水平；②在肌质网水平，Ca^{2+}，Mg^{2+}-ATP 酶和受磷蛋白（phospholamban，PLN）介导了钙离子的泵入和泵出，从而调节胞内钙离子水平；③胞内 Ca^{2+} 水平还与线粒体中 Ca^{2+} 水平有关，及与钙结合蛋白水平有关。细胞外 Ca^{2+} 浓度约为 10^{-3}mol/L，细胞内 Ca^{2+} 浓度约为 10^{-7}mol/L；若细胞质 Ca^{2+} 浓度过高，则可使磷酸盐沉淀，甚至引起细胞死亡。大量证据表明，细胞内钙的持续增高是引发各种组织和细胞的毒性机制，称为"细胞死亡的最终共同途径"。

很多有心脏毒性的外源化学物可通过多种环境影响细胞内外 Ca^{2+} 浓度，破坏正常钙稳态。某些金属毒物如铅（Pb）、镉（Cd）、汞（Hg）、镍（Ni）等均可影响细胞内钙稳态，因为这些金属与 Ca^{2+} 具有类似的原子半径，可在质膜、线粒体或肌质网膜的 Ca^{2+} 转运部位上与 Ca^{2+} 发生竞争，部分或者完全取代 Ca^{2+}，进而导致细胞内钙稳态的失调。如 Pb^{2+} 可取代钙泵中的 Ca^{2+}，影响 Ca^{2+} 从细胞内转运至细胞外，从而影响 Ca^{2+} 的正常转运。Pb^{2+} 也可影响钙库对钙的摄取，Pb^{2+} 可使心肌细胞线粒体对 Ca^{2+} 摄取被抑制 50%。再如，另一种重金属镉可直接与 Ca^{2+}-ATP 酶的巯基结合，使该酶活性丧失，从而使细胞内的 Ca^{2+} 不能及时排出或被钙库摄取，造成胞内 Ca^{2+} 浓度持续升高，直至引起心肌细胞死亡。

（二）转录因子调控

心脏对外源化学物刺激的基因调控研究还不是特别透彻，但心肌肥大作为心脏对外源化学物刺激的最常见反应，其中大量转录因子的激活的研究已广泛进行，相应的基因调控也可作为心脏对外源化学物的反应标志之一。在这一过程中，参与调控的主要转录因子有激活蛋白 -1（AP-1）、转录增强因子 -1（TEF-1）、血清应答因子（SRF）、NFAT3 和 GATA 结合蛋白 4（GATA4）等。这些转录因子互相调控介导胞外信号通路对心肌肥大基因的表达。

AP-1 主要由 c-Jun 和 c-Fos 形成异源二聚体，结合到基因的 TPA 应答元件（TRE）调控其表达，并在细胞应激过程中起重要作用。最近的研究发现，c-Jun 浓度增加与缺血再灌注引起的心肌细胞应激有关。在容量超负荷心肌肥厚中，AP-1 在调控 Fas 和 FasL 激活过程中起重要作用，心肌细胞的过度增长诱导 Fas 表达，在离体心肌细胞中依赖 Fas 信号通路的激活需要 AP-1 的激活，而这些通路可以导致心肌细胞凋亡。多项研究发现，AP-1 可以调控多个心肌肥大反应相关基因的表达。

研究表明，SRF 在心肌的收缩反应中有着不可或缺的作用，它能减少 c-Fos 的表达；SRF 的激活反应在心肌细胞水肿中也能观察到。心肌细胞在细胞膜压力增高时，通过激活 SRF 来调控 c-Fos 激活可能是一种基本调控通路。

NFAT 是 T 细胞受体介导信号转导通路中一种重要的信号转导蛋白，主要在 T 细胞和骨骼肌中表达；而 NFAT3 则还可在包括心脏的多种组织中表达。血管紧张素和肾上腺素刺激心肌细胞会导致胞内 Ca^{2+} 浓度增高，进而激活钙依赖磷酸酶，从而使细胞质中的 NFAT3 去磷酸化而激活。去磷酸化后的 NFAF3 进入细胞核中与 GATA4 相互作用调节基因表达。

GATA 家族是一类能识别 GATA 基序并与之结合的转录调节因子，其普遍具有锌指结构。GATA 家族的共同特点是对一致性序列（T/A）GATA（A/G）具有高度亲和性。研究表明，GATA1,2,3 主要调节造血组织的多项功能，而 GATA4、5、6 主要在心脏形成过程中起调节作用。GATA4 被发现在心肌细胞肥大反应中起调节作用。由血管紧张素 II 诱导的心肌肥大中，血管紧张素 II 1a 型受体（AT1aR）参与其中，而在 AT1aR 的启动子中发现 GATA 的其中一个基序。将 GATA 转录因子进行基因修饰后发现外源化学物导致的血压增高不再出现。同时还发现，AP-1 和 GATA，NFAT3 和 GATA4 之间能相互作用，这样的反应对于心肌细胞和外界刺激反应有着重要作用。

（三）细胞功能损伤

1. 渐进性膜损伤 研究发现，颗粒物、柴油机废气、儿茶酚胺类药物、乙醇等导致的心脏毒性可能是通过渐进性膜损伤导致的。渐进性膜损伤过程主要有以下重要途径：一是通过脂质代谢途径。由磷脂双分子层和蛋白质构成的膜结构稳定是由磷脂的降解和合成的动态平衡维持的。在外源化学物导致心肌缺血时，由于钙离子增加或其他代谢紊乱激活一种或多种磷脂酶，包括磷脂酶 A 和磷脂酶 C 介导的途径，可导致脂质发生进行性降解。磷脂降解可引起一系列脂质，如游离脂肪酸、溶血磷脂、长链脂酰辅酶 A、长链酰肉碱

在体内的富集，而这些物质均易于在磷脂双分子层积累，进而改变膜的脂质性和通透性。二是通过产生过多氧自由基和有毒氧化物质。颗粒物和柴油机废气可通过多种途径产生活性氧导致氧化应激，进而引起进行性膜损伤。线粒体损伤可使促氧化物 - 抗氧化物的平衡偏向于促氧化物方向，使得自由基产生增加；而脂质降解产生的花生四烯酸和神经末梢释放的儿茶酚胺在酶和非酶代谢下也会产生自由基；募集到损伤组织的中性粒细胞和巨噬细胞是自由基产生的另一来源，主要通过超氧阴离子 - 有毒氧化物质（包括羟自由基）途径和 NO 产生途径形成。细胞膜是自由基的主要攻击对象之一，自由基可作用于膜上的非饱和脂肪酸，导致脂质过氧化，损伤细胞膜。此外，乙醇能够增加大鼠心肌细胞过氧化物酶的活性，增加过氧化氢和乙醛的生成，进而导致心肌细胞脂质的过氧化。三是通过损伤细胞骨架。外源化学物可通过影响胞内钙离子浓度或者其他机制激活蛋白酶，导致连接肌纤维膜和肌原纤维的细胞骨架细丝受损，进而影响细胞骨架的功能；其中，肌萎缩蛋白和黏着斑蛋白有着重要作用。细胞骨架受损后，心肌细胞更易于发生细胞水肿，导致膜泡产生，继而发生细胞膜裂解。这三种途径导致心肌细胞产生由可逆性损伤到不可逆损伤的恶性循环，最终导致细胞膜完整性破坏、钙离子蓄积、ATP 耗竭，直至细胞死亡。

2. 线粒体功能障碍和心脏毒作用 在介导外源毒性物质和药物对于心脏的作用过程中，线粒体的作用一直是研究的热点。在过去几十年中，线粒体在心脏疾病发生、发展过程中具体的病理学作用的研究提示线粒体不仅在心脏疾病的发生，同时在增加外源化学物的心脏毒性方面有着不可忽视的重要作用，主要体现在以下三个方面。

（1）线粒体调控的细胞死亡：研究表明，在凋亡刺激信号应答过程中，心肌细胞中的线粒体会出现缓慢去极化，这一缓慢的过程会引发线粒体通透性转换孔（mitochondrial permeability transition pore, MPTP）的开放，导致细胞色素 C 释放、凋亡酶的激活而引起细胞凋亡。线粒体 Ca^{2+} 的摄入可能在此过程有着关键的作用，线粒体中 Ca^{2+} 的过度富集对线粒体功能的影响与 MPTP 的开放密切相关。研究发现，砷等可通过改变线粒

体钙离子稳态，引起细胞凋亡和心肌细胞功能受损。在对凋亡信号应答过程中，线粒体在心肌细胞凋亡过程中处于激活状态，促进了心肌细胞凋亡，加重了外源物质对于心肌细胞的毒性作用。

（2）线粒体氧化磷酸化受损：细胞所需主要能量来源于线粒体中氧化磷酸化反应形成的高能磷酸化合物（如ATP）。研究表明氧化磷酸化受损是心肌病发生的一种病理机制。氧化磷酸化受损会导致细胞内ATP的耗竭，导致细胞坏死；此外，也可能增加线粒体外膜通透性，导致细胞色素C的释放而引起细胞凋亡。多种化学物质可以直接影响线粒体氧化磷酸化，比如，鱼藤酮能阻断NADPH和辅酶Q间的电子传递，抗霉素A能阻断辅酶Q和细胞色素C之间的电子传递，氰化物和一氧化碳能阻断细胞色素氧化酶（细胞色素aa3）到氧之间的电子传递等。

（3）线粒体生物合成异常：最近研究发现，线粒体生物合成异常在心脏疾病的病理过程中有着关键作用。除了细胞核DNA，线粒体DNA也能指导合成行使线粒体功能的蛋白，并且由于缺少组蛋白的保护和更容易暴露于呼吸链产生的氧自由基，线粒体DNA更容易受氧化损伤；同时，线粒体DNA的修复功能也比较弱。因此，在某些外源化学物或药物（如多柔比星）的暴露下，线粒体DNA的损失更容易积累，导致了心肌细胞中线粒体功能的不可逆损伤。这一积累性的、不可逆的线粒体损伤在蒽环霉素导致的慢性、迟发性心肌病有着不可忽视的作用。这些药物被发现有可能在治疗完成的几个月到几年后才出现心肌病，在这一迟发性心脏毒性过程中，初始极小的病理变化并不易发现，但逐渐积累最终导致心脏毒性暴发。这一积累的、不可逆的线粒体功能紊乱在迟发性心肌病形成过程中有着重要的病理作用。

3. 内质网功能障碍和心脏毒性作用　钙离子作为第二信使的作用被认为具有多个系统的整体功能，而非仅限于兴奋-收缩偶联，所以细胞都有精细的调节胞内钙离子的机制。心肌细胞中主要调节钙离子浓度的细胞器是内质网，其提供收缩所需的大部分钙离子。心肌细胞内的钙离子稳态调节非常复杂，主要因为心肌细胞必须允许胞内游离的钙离子暂时性升高使得心肌收缩得以实现，而毒物对心肌钙离子稳态的改变可能扰乱细

胞正常功能调节。若细胞内钙离子超载，可能导致氧化磷酸化失调，浆膜出泡、钙离子依赖型磷脂酶激活、钙离子依赖型中性蛋白酶激活、钙离子激活性的DNA片段化和钙离子激活性的细胞凋亡和胀亡。比如，多柔比星通过脂质过氧化来改变心肌纤维膜完整性、改变内质网上钙释放通道（ryanodine receptor，RyR）的表达等机制来改变胞内钙离子稳态；高浓度咖啡因会激活RyR释放内质网中钙离子存储，导致胞内钙离子瞬间升高及随后的收缩不应期；另如，雷帕霉素可结合RyR调节蛋白FKBP（FK506结合蛋白），结合后FKBP与RyR解离，导致RyR对激活敏感性增加，从而促进钙离子从内质网漏出相关的心脏毒性。

（四）细胞凋亡

细胞凋亡已被认为是出现心肌病和心力衰竭的指针。实际上，所有心脏毒性药物和化学物质都能导致细胞凋亡。心脏系统调节细胞凋亡的过程中主要的途径有两条：一是线粒体介导的途径，即内源途径；二是由死亡受体介导的途径，即外源通路。这两条通路最后汇集于下游的效应凋亡酶——胱天蛋白酶（caspase）的激活，活化的caspase在细胞中能切割400多种底物，这些重要蛋白的降解和核酸酶的激活最终导致细胞凋亡。与凋亡有关的心肌细胞死亡在缺血损伤、缺血再灌注损伤或毒物诱导的损伤之后发生；在心肌梗死后早期，心肌细胞死亡更有可能通过凋亡途径发生，目前已经发现心肌细胞凋亡是人类心力衰竭终末期的一个普遍特征，并且其发生率与扩张型心肌病临床上恶化的严重程度也有关。图16-2简要描述了心肌细胞凋亡的两条途径。

1. 线粒体调控的细胞凋亡　线粒体调控的细胞凋亡在外源化学物的心脏毒性中有着重要作用。常见的与心肌细胞凋亡诱导有关的外源化学物包括可卡因、罗红霉素、多柔比星、抗癌药星形孢菌素（staurosporine）、异丙肾上腺素、去甲肾上腺素和重金属镉、铜等。以可卡因为例，过量可卡因可导致心肌缺血、心肌梗死、心脏节律变化和猝死等，而长期暴露可以导致左室肥大、扩张型心肌肥大和心肌收缩紊乱等。研究发现，可卡因可导致定位于线粒体外膜上的Bax/Bcl-2表达比率增加，进而促进线粒体内、外膜之间的线粒体通透性转变（mitochondrial permeability

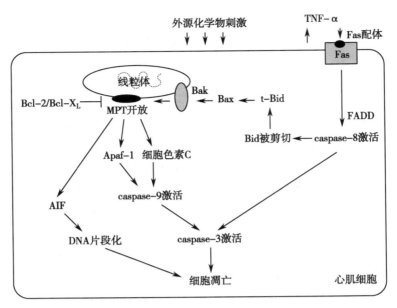

图 16-2 外源化学物导致的细胞凋亡途径

transition，MPT），导致线粒体细胞色素 C 释放到胞质，并与线粒体外膜脱落的凋亡蛋白酶激活因子 1（apoptosis protease-activating factor-1，Apaf-1）在 ATP/dATP 存在下发生构象变化形成凋亡体。凋亡体可吸引 caspase-9 前体并导致其反式催化形成激活的 caspase-9，进而激活下游的 caspase-3 导致细胞凋亡。

2. 死亡受体介导的细胞凋亡信号通路 死亡受体是细胞表面受体，属于肿瘤坏死因子（TNF）受体超家族，结合同源配体后启动凋亡。目前结构和功能比较清楚的死亡受体包括 Fas、肿瘤坏死因子受体（tumor necrosis factor receptor，TNFR）、死亡受体（death receptor，DR）和 TNF 相关诱导配体受体（TNF-related apoptosis-inducing ligand receptor，TRAIL-R）等。Fas 相关的细胞凋亡途径被认为是直接导致心肌细胞凋亡的主要途径之一。此途径主要由 Fas 配体或 TNF-α 激活外源通路后诱导 Fas 分子聚集形成三聚体，通过胞质内与适配蛋白 Fas 相关的死亡结构域蛋白（fas-associated death domain protien，FADD）结合，FADD 效应结构域与 caspase-8 结合形成诱导死亡信号复合物（death-inducing signaling complex，DISC）。过量的 DISC 可绕开线粒体直接激活 caspase 家族的其他成员，如 caspase-3、caspase-6、caspase-7 等引发细胞凋亡；而 DISC 生成不足时，则需先激活线粒体凋亡通路。研究显示，一些典型的引起线

粒体凋亡通路的外源化学物（如可卡因）也可激活死亡受体通路。慢性暴露于可卡因后，Fas 受体介导的凋亡通路的上游物质，如 TNF-α、Fas 配体、FADD 表达均上升，下游物质如 caspase-3、caspase-8 均被激活，相应的心肌细胞 TUNEL-阳性凋亡细胞增加，显示死亡受体凋亡通路在可卡因致心肌细胞凋亡中也具有重要作用。

3. 细胞凋亡信号通路间的交互作用 线粒体调控的细胞凋亡途径和死亡受体介导的细胞凋亡通路是程序性细胞死亡的两种常见通路。它们最终均导致 caspase-3 的激活和细胞凋亡，但两条通路通常彼此相互作用。caspase-8 能剪切 Bcl-2 家族中蛋白 Bid 成为 t-Bid，进而激活线粒体凋亡通路导致细胞色素 C 的释放。因此，Bid 是 Fas 死亡受体通路与线粒体凋亡通路互相连接的关键分子之一。这两条通路的交互促进在外源化学物的心肌毒性中非常重要。

（周　辉）

第三节　外源化学物对血管的毒作用及其机制

一、外源化学物对血管的毒作用

外源化学物产生全身毒作用的前提条件是被机体吸收。吸收是外源化学物从接触部位经生物

膜进入血液的过程。无论是经口、呼吸道、静脉、腹膜内、皮下、皮内还是皮肤表面，外源化学物首先进入血液，再分布到全身各处。因此，心血管系统是外源化学物发挥毒作用的重要通道和靶器官。

血管毒物按照来源可分为环境和工业毒物、血管毒性药物、天然血管毒性物质和内源性血管毒性物质等，见表16-1。

外源化学物通过与血管细胞和血液细胞的相互作用产生血管毒性反应。血管毒性反应相关的细胞类型见表16-2。

以下简要介绍外源化学物主要的血管毒作用。

（一）损伤血管内皮细胞

血管内皮细胞是血源毒素的第一道屏障。它可以合成与释放内皮源性舒张因子 NO，合成促进或者拮抗聚集因子。外源化学物可以通过炎症反应和脂质过氧化反应损伤血管内皮细胞；有的外源化学物如铅可以在血管壁和心脏瓣膜上异常沉积；砷和铁等还可以产生大量活性氧，导致内皮细胞功能紊乱，诱发凋亡。有研究者从四个城市（肇庆为对照组，广州、东莞和深圳为雾霾暴露组）采集 $PM_{2.5}$ 样本对血管内皮细胞的毒性进行研究，检测了细胞存活率、细胞 NO 释放量、SOD 活力以及 LDH 漏出量等。结果显示，各城市 $PM_{2.5}$ 致细胞 NO 释放量和 LDH 漏出量随剂量增加而升高，SOD 活力和细胞存活率随剂量升高而降低。

（二）诱导平滑肌细胞收缩、增殖和迁移

平滑肌细胞在维持血管收缩张力方面发挥着重要作用。血管内皮细胞通过分泌 NO 调节平滑肌的张力。NO 可刺激平滑肌细胞的可溶性鸟苷酸环化酶使细胞内 cGMP 水平升高，抑制蛋白激酶 C 磷酸化，减少 Ca^{2+} 内流，增加细胞内 Ca^{2+} 外流，减少贮存 Ca^{2+} 释放，使细胞内 Ca^{2+} 下降。同时 NO 使收缩蛋白对 Ca^{2+} 的亲和力下降，从而导致血管舒张。外源化学物通过损伤内皮细胞而调节 NO 水平，诱导平滑肌收缩。另外，苯并[a]芘可以诱导平滑肌细胞增殖和迁移增加。

（三）引发血管功能障碍和动脉粥样硬化

动物实验发现，外源化学物染毒数天后，NO 依赖的血管扩张减弱，血管收缩加剧。长期接触高浓度的外源化学物可以增加血管壁的巨噬细胞

表 16-1　血管毒物分类及举例

血管毒物分类	举例
环境和工业毒物	大气颗粒物、二硝基甲苯、纳米二氧化硅、纳米碳、重金属、多环芳烃类、一氧化碳、二氧化硫、氮氧化物、臭氧、丁二烯
血管毒性药物	拟交感神经药物、口服避孕药、放射性药物、精神类药物、抗肿瘤药物、非甾体抗炎药、磷酸二酯酶抑制剂
天然血管毒性物质	真菌 T-2 毒素、细菌内毒素、眼镜蛇毒
内源性血管毒性物质	同型半胱氨酸、维生素 D、儿茶酚胺

表 16-2　影响外源化学物所致血管毒性的细胞类型

细胞类型	功能
内皮细胞	阻挡外源化学物通过血液入侵的第一道屏障；合成与释放内皮源性舒张因子 NO；合成促进或者拮抗聚集因子和结缔组织蛋白；黏附与招募炎症细胞，如 T 细胞；产生氧自由基和其他自由基
平滑肌细胞	维持血管收缩张力；合成细胞外基质蛋白（包括胶原蛋白和弹性蛋白）、前列腺素和其他生物活性脂质；调节单核细胞功能；产生自由基
成纤维细胞	合成细胞外基质蛋白（包括胶原蛋白），支持血管结构，可以转分化为周细胞，参与血管修复
单核细胞、巨噬细胞	吞噬和清除血液中的外源化学物；合成巨噬细胞源性生长因子，参与血管炎症反应；产生活性氧；激活淋巴细胞；形成泡沫细胞
血小板	合成促聚集物质和平滑肌有丝分裂原如 PDGF，参与血管炎症反应
淋巴细胞	释放活性氧；参与细胞免疫；产生免疫球蛋白；与内皮细胞相互作用

浸润、基质金属蛋白酶表达和氧化应激反应，加重动脉粥样硬化，并使动脉粥样斑块处于不稳定状态。外源化学物甚至可以直接损害血管内皮细胞而导致动脉粥样硬化。食用高脂饮食的载脂蛋白 E 基因敲除小鼠的随机对照实验发现，外源化学物暴露可使胸主动脉和腹主动脉平均斑块面积增大，其主动脉弓平均脂含量为对照组的 1.5 倍。大气颗粒物和铅等都可以破坏抗氧化物酶，引起 SOD、CAT 等的活性降低，诱导脂质过氧化作用

增强，引起高脂血症和动脉粥样硬化。大气颗粒物、铅、镉和持久性有机污染物等都可引发或加重动脉粥样硬化。

（四）升高或降低体循环和肺循环血压

最新流行病学研究显示，外源化学物可升高或降低体循环和肺循环血压。外源化学物可以与机体相互作用，加剧氧化应激反应和炎症反应，激活肾素 - 血管紧张素 - 醛固酮系统，增加血管紧张素 II 释放，诱导内皮源性的血管舒张和收缩功能障碍，上调 NADPH 氧化酶，激活 Rho 激酶信号通路并增加交感神经系统的兴奋性。体内试验研究结果显示，外源化学物可引起动脉收缩，血压升高。但也有离体动物实验表明，外源化学物可致大鼠肠系膜动脉和主动脉血管舒张增加，且呈剂量 - 反应关系。由此提示，体内试验中外源化学物对血管的作用可能受到中枢神经、内分泌、免疫等诸多因素的影响，而离体试验结果仅反映外源化学物对血管的作用。另外，外源化学物导致血压升高还是降低与其毒作用强弱有关，轻度炎症反应刺激血管内皮细胞释放 NO，导致血管舒张；严重血管内皮细胞损伤可导致 NO 水平下降，诱导血管平滑肌收缩，促使血压升高。大气颗粒物，铅、汞、镉、砷等重金属和汽油等有机溶剂都可以诱导血压升高。

二、外源化学物致血管毒作用的分子机制

国内外调查研究显示，暴露于重金属、大气颗粒物以及持久性有机污染物等外源化学物能够诱发多种心血管疾病，人群发生心血管事件及死亡的风险增高。这些外源化学物毒作用的可能机制包括氧化应激、信号转导异常、长期暴露造成血管细胞中活性毒物的蓄积、细胞功能损伤、细胞凋亡、DNA 损伤、炎症反应、改变凝血状况以及促进动脉粥样硬化等。血管毒性可能机制及其相关毒物见表 16-3。

血管毒物对内皮细胞和平滑肌细胞作用的细胞及分子靶标见图 16-3。

血管反应性的改变通常由血管内皮细胞和 / 或平滑肌细胞膜上分布的离子通道的改变来介导。毒物可以干扰受体或第二信使的信号转导，影响收缩蛋白结构或功能，从而干扰血管功能。

表 16-3 血管毒性机制及所涉及的相关毒物

机制	相关毒物
改变血管反应性	铅、镉等金属，儿茶酚胺，一氧化碳，尼古丁
血管特异性生物活化	丙烯胺，多环芳烃，同型半胱氨酸，二硫化碳
解毒功能异常	丙烯胺，二硝基甲苯，对肼基苯甲酸，金属
优先累积	多环芳烃，TCDD
改变信号转导	丙烯胺，维生素 D，氧化脂质蛋白

研究也发现，两种细胞中都存在着将无活性的化学物转化为有活性化学物的酶系。血管细胞中抗氧化能力的缺乏也可能是增强毒性的原因之一。毒物在血管细胞的累积也会导致血管毒性。

以下将从分子水平、细胞水平和组织器官水平等几方面来阐述外源化学物对血管的毒作用机制。

（一）分子水平

1. 外源化学物的代谢活化与亲电物的形成
代表化学物有丙烯胺、多环芳烃、儿茶酚胺、同型半胱氨酸、二硫化碳。比如多环芳烃中的苯并[a]芘可以经肝脏、肺脏微粒体中的混合功能氧化酶氧化成环氧化物，并经过一系列的代谢活化后与平滑肌细胞中的生物大分子结合，导致靶基因突变，引发动脉粥样硬化。

2. 氧化应激 氧化代谢和抗氧化机制对维持血管的正常生理功能具有重要意义，所以外源化学物致血管毒作用机制中氧化应激的作用至关重要。脂质过氧化、功能蛋白的氧化以及 DNA 链的断裂都是氧化应激对机体细胞组织等产生损害作用的表现形式。外源化学物可以通过以下两种机制产生氧化应激。

（1）产生自由基：有研究表明，二氧化硫进入机体后会产生各种自由基，攻击生物膜上的多不饱和脂肪酸，导致生物膜结构发生改变和脂质过氧化。由于心血管系统的组织器官中，这些膜性结构较为丰富，脂质含量较高，所以易于发生脂质过氧化。大气细颗粒物（$PM_{2.5}$）能够诱导内皮细胞释放活性氧（ROS）、NO 和核转录因子。释放的 ROS 介导氧化应激和炎症反应可能是血管内皮细胞损害的重要机制。

（2）降低机体抗氧化能力：大量、长期吸入二

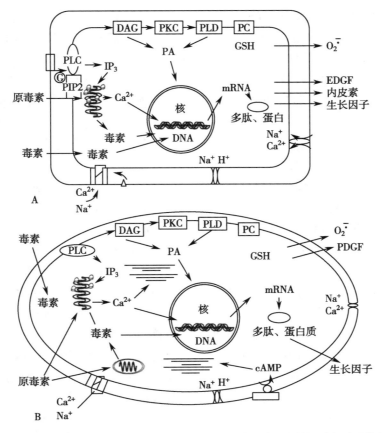

图 16-3 血管毒物对内皮细胞（A）和平滑肌细胞（B）作用的细胞及分子靶标

氧化硫能够导致体内的谷胱甘肽和超氧化物歧化酶等抗氧化物的含量降低，扰乱机体内的氧化 - 抗氧化平衡。镉进入机体后，改变了锌在细胞内的分布，并且与 SOD 蛋白活性中心的巯基结合，降低 SOD 的活性，减弱机体抗氧化能力，导致血管氧化应激和脂质过氧化。

3. 炎症反应 炎症反应和氧化应激之间存在着十分密切的关系。氧化应激对血管内皮细胞的损伤作用能够诱导和促进炎症反应，受损的血管内皮细胞也可以在炎症细胞的浸润下释放出更多的氧自由基，加剧氧化应激，进而形成了氧化应激损伤 - 炎症细胞浸润的链式反应。ROS 可以诱导细胞因子和促炎症因子（如 IL-6、TNF-α）的产生。大量细胞因子进入机体循环系统，可以刺激机体产生 C 反应蛋白、前凝血因子、P- 选择素等物质，并可对血管内皮细胞造成炎性损伤。

4. DNA 损伤与致突变作用 砷可以使血管内皮细胞 COX-2 表达上调，使平滑肌细胞的 DNA 断裂，导致动脉粥样硬化斑块中突变率升高。这一机制可能在砷所致的动脉粥样硬化发生中发挥

了重要作用。

5. 细胞钙稳态失调 铅可以通过底物磷酸化，改变 PKC 活性，经 Ca²⁺/ cAMP 作用于血管平滑肌，使之收缩，并使血压上升。三氧化二砷可以导致细胞线粒体通透性转换孔开放，升高细胞内 Ca²⁺ 浓度，活化 Ca²⁺ 和 Mg²⁺ 参与的蛋白激酶和核酸酶，激活核酸内切酶，加速膜电位超极化，促使细胞凋亡。

（二）细胞水平

血管内皮细胞是覆盖于血管内腔面的单层扁平细胞，它除了起屏障作用外，还可分泌多种血管活性物质，具有舒缩血管、凝血、抗凝及免疫等功能。

1. 优先累积 铅可以在动脉壁和心脏瓣膜上异常沉积，导致心血管结构和功能发生变化。$PM_{2.5}$ 的粒径较小，可以透过肺泡上皮进入循环系统，直接作用于血管内皮细胞，产生炎症反应，致使血管内皮细胞功能受损，引发血管收缩，降低抗凝作用，促使炎症细胞黏附于内皮细胞，提高了血管发生动脉粥样硬化的危险性。

2. 对线粒体功能及能量代谢的影响 研究表明，汞对巯基化合物具有高度的亲和力，能抑制许多酶促反应，能和多种氨基酸、含硫抗氧化剂结合，减弱氧化剂的保护作用，提高氧化应激水平。它能替代锌、铜、和其他微量金属与金属硫蛋白连接，降低金属酶的活性。损伤生物膜系统是汞毒作用的重要机制。细胞膜上的巯基与汞结合，导致膜结构和功能的改变，降低膜的流动性，增强膜的通透性，使得乳酸脱氢酶（lactate dehydrogenase，LDH）从细胞内漏出，降低琥珀酸脱氢酶（succinate dehydrogenase，SDH）和细胞色素氧化酶（cytochrome oxidase，CCD）等呼吸酶活性，损害线粒体功能。

3. 抑制生物酶活性 铅离子可通过微生物的甲基化作用而生成相应的甲基化合物。此类化合物多属毒性很强的挥发性物质，极易通过呼吸道进入体内。另外，铅还可通过口腔、皮肤进入体内。由于与人体某些酶的活性中心巯基（—SH）有着特别强的亲和力，铅离子极易取代巯基上的氢，使生物酶失去活性。铅还可以通过与酶的非活性部位相结合，改变活性部位的构象，或置换作为辅酶的金属离子，使生物酶的活性减弱甚至丧失。

4. 外源化学物对细胞信号转导的影响 在铅对大鼠平滑肌细胞毒作用及机制研究中发现，铅离子对血管平滑肌增殖的影响呈现双相效应。在低剂量时，铅离子可诱导血管平滑肌细胞增生；而在高剂量时，细胞增殖受到抑制。在不同条件下，铅离子可能通过对不同细胞周期蛋白的选择性作用而影响血管平滑肌细胞增殖。PKC 信号转导通路可能参与铅离子引发的促细胞增殖效应。当培养基含血清时，铅离子可能经 NF-κB 途径上调 VCAM-1 的表达；而无血清条件下则可能还有其他方式诱导 VCAM-1 的表达。在铅对人血管内皮细胞毒作用及其机制的研究中发现，铅可通过激活细胞膜上的 ERK1/2 信号转导通路特异性地调节铁调节蛋白 1（iron regulatory protein 1，IRP1），提示铅对血管内皮细胞的毒性与 IRP1 及 ERK/MAPK 通路密切相关。

5. 外源化学物与细胞钙稳态紊乱 铅可以干扰肾素 - 血管紧张素 - 醛固酮系统和激肽系统，抑制 Na^+，K^+-ATP 酶活性相关蛋白，作用于血管平滑肌 Ca^{2+} 信号系统，改变 Ca^{2+} 激活的血管平滑肌细胞的收缩和增殖，引起血管收缩。

6. 对细胞周期、增生与组织修复的影响 $PM_{2.5}$ 进入循环系统可导致 TGF-β_1 的上调，参与血管纤维化反应，促使血管平滑肌和成纤维细胞增殖，导致血管重塑，严重可致血管腔狭窄，成为高血压的危险性因素。由于血管内皮细胞可直接接触血液各成分，因此易受多种毒性物质的攻击。铅导致高血压的细胞改变是由于血管平滑肌细胞及成纤维细胞增生，致使血管变窄、变厚，最后导致外周血阻力增加。

7. 细胞死亡 动物实验发现，铅染毒组大鼠血管管腔增大、弹性减弱，血管细胞异常凋亡可能是其中原因之一。铅暴露可以使 PCNA 和 Bcl-2 蛋白表达减少，Bax 蛋白表达增高，Bcl-2/Bax 比值降低，促进血管细胞凋亡。由于血管内皮细胞直接与血液接触，因此比血管平滑肌细胞更容易受到血液中活性物质及血液剪切力的影响，所以血管内皮细胞在心脑血管疾病的发生过程中处于关键位置。

（三）组织器官水平

1. 血管反应异常和收缩 - 舒张功能障碍 循环系统中调节血管紧张度的主要有调节血管舒张的 NO 和调节血管收缩的内皮素（endothelin，ET）。$PM_{2.5}$ 主要是通过炎症反应和氧化应激参与了这两种物质的调节，进而引起血管紧张度的异常。ROS 可降低 NO 含量，同时上调内皮素，导致血管内皮功能紊乱。$PM_{2.5}$ 可能通过内皮依赖性 / 非依赖性途径影响血管紧张度的调节。

2. 凝血异常 有研究发现，某些有机污染物能够破坏人体正常的凝血功能，导致凝血时间延长，并提高毛细血管通透性和脆性而致出血，提示这些有机污染物能够对血管造成损伤。动物实验发现，健康小鼠暴露于 $PM_{2.5}$ 后，血液的黏稠度和纤维蛋白原水平增加。临床研究证实，$PM_{2.5}$ 能使血液中血红蛋白和红细胞增加，从而导致血液黏稠度的增加，说明 $PM_{2.5}$ 可能促进血栓的形成。

3. 动脉粥样硬化 内皮细胞为血管的第一层细胞屏障，具有一定的保护作用。当暴露于各种外源化学物时，其受损伤的风险更大，时间更长。当内皮细胞受损后，血管内的毒物更易黏附于血管壁上，产生相关的毒作用。动脉粥样硬化的发展以内皮功能的损伤为基础，并与脂质的浸润和慢性炎症有关。流行病学研究证实，生活在距离交通主干道小于 100m 的区域内的人群颈动脉内中膜厚度每年增加 5.4μm，显著高于对照组，差异具有统计学意义。同时，该人群发生心血管事件的风险也显著高于对照组。大量证据显示，燃烧烟草可以产生气体、焦油毒素颗粒、尼古丁以及类尼古丁物质等，能够造成血管内皮细胞功能紊乱、炎症反应、脂质代谢紊乱，从而进一步导致动脉粥样硬化的发生。内皮细胞的损伤能够增加脂质和细胞的渗透性，NO 作为调节炎症、白细胞黏附、血栓形成的因子，其合成的减少以及活性的降低是动脉粥样硬化的重要机制之一。另外，之前所提及的氧化应激损伤致使血管细胞释放氧自由基，能够氧化低密度脂蛋白（low density lipoprotein，LDL）。此外，许多学者也认为动脉粥样硬化是一种慢性炎症疾病。体外研究证实，$PM_{2.5}$ 能够刺激机体产生 IL-6 等炎症因子，促进单核细胞的聚集、巨噬细胞的增殖，之后巨噬细胞在清道夫受体的介导下吞噬脂质成为泡沫细胞，从而引发动脉粥样硬化。有研究显示在使用醋酸铅对小鼠进行灌胃染毒一段时间后，通过组织病理切片在显微镜下观察，在小鼠肝脏肝小叶中央静脉周围可见炎症细胞的聚集。说明醋酸铅能刺激机体的血管组织产生炎症反应，进一步促进了动脉粥样硬化的发生。

第四节　心血管毒理学研究方法

随着现代医学和生物学的发展，许多新概念、新方法和新技术被引入毒理学研究中。心血管毒理学研究除了应用毒理学本身的技术和方法，还大量采用了细胞生物学技术、分子生物学技术、心血管原代细胞培养术和现代组学技术等，为从细胞和分子水平研究心血管毒作用及其机制提供了有力的技术手段。

一、心血管毒理学一般研究方法

（一）分析化学法

毒理学研究涉及受试化学物及它们的代谢产物的定性、定量问题，需要应用分析化学的方法。毒理学常用的方法有：分光光度和比色法、电泳法、质谱学、电化学分析法、显微技术等。仪器分析中，毒理学常用的方法有：原子吸收光谱法、原子荧光光谱法、毛细管电泳、气相色谱法、气相色谱 - 质谱法、高效液相色谱法和电感耦合等离子体质谱法。

（二）分子生物学方法

1. 传统 DNA、RNA 和蛋白检测技术　DNA 印迹法、RNA 印迹法、斑点杂交、分支链 DNA（bDNA）技术、原位杂交等；蛋白质印迹法；聚合酶链反应（PCR）、荧光定量 PCR；遗传多态性分析技术。

2. 基因工程技术　基因工程是指将一种生物体（供体）的基因与载体在体外进行拼接重组，然后转入另一种生物体（受体）内，使之按照人们的意愿稳定遗传，表达出新产物或新性状。利用基因工程技术可以在细胞以及动物中高表达、敲低或敲除某种基因，通过观察表型改变研究基因功能。利用同源重组技术可以制作全身性基因敲除小鼠；利用条件性基因敲除法可以获得血管内皮细胞、血管平滑肌细胞和心肌细胞等组织特异性基因敲除小鼠；利用诱导性基因敲除法可以制作诱导性基因敲除小鼠，通过对诱导剂给予时间的预先设计，人为控制动物基因突变的时空特异性，研究不同生长发育阶段的基因功能。

3. 组学分析技术　近年来，随着分子生物学技术和理化检验技术的发展，诞生了基因组学（genomics）、RNA 组学（RNomics）、转录组学（transcriptomics）、蛋白组学（proteinomics）、代谢组学（metabolomics）、脂类组学（lipidomics）、糖组学（glycomics）、免疫组学（immunomics）等。这些组学技术与毒理学交叉融合，产生了毒理基因组学、毒理转录组学、毒理蛋白组学、毒理代谢组学等分支学科。另外，暴露组学和表观遗传组学等技术也已成为毒理学研究方法的前沿。生物信息学技术与组学技术相互促进，带动了系统生物学技术的发展。

（三）示踪与成像技术

分子杂交以及原位杂交方法可从形态学角度证实样品组织和细胞中特异性 DNA 或 RNA 序列的存在。报告基因活体示踪技术，报告基因的分子成像技术，激光扫描共聚焦显微镜技术和图像分析技术也可以从时空上动态标记组织和细胞中基因表达水平，从而对心血管损伤出现的敏感、特异的生物标志物进行检测，比如观察基因结构功能改变、信号转导过程、分子调控过程、DNA 损伤与修复；酶活性变化、线粒体等细胞器的功能；细胞膜结构功能的改变、细胞氧化损伤、细胞凋亡和坏死等。

二、心血管细胞学研究方法

细胞（系）模型排除了神经、体液等因素的干扰，具有操作简便、经济、可重复性等优点，并可从分子和细胞水平阐明毒作用机制。在心血管毒理学研究中，根据不同的实验目的可以选用不同的细胞（系）模型。细胞（系）模型可分为永生化细胞（系）模型和原代培养细胞模型。按照细胞类型，细胞（系）模型可分为心肌细胞培养、血管内皮细胞培养、血管平滑肌细胞和周细胞培养等。

1. **心肌细胞培养** 心肌细胞具有自律性、传导性和收缩性的特点，属于终末分化细胞，但仍具有一定的增殖能力，可进行原代培养。但是心肌细胞的增殖分化能力有限，其细胞结构有别于体内心肌细胞，限制了实验模型的建立和在心血管毒理学中的应用。常用的心肌细胞培养有：小鼠心肌细胞原代培养、大鼠心肌细胞原代培养。

2. **血管内皮细胞培养** 血管内皮细胞位于整个循环系统的内表面，具有抗凝、调节血管通透性、维持血管壁完整性、改变脂质代谢和免疫调节等多项生理功能。血管内皮细胞具有较强的增殖能力，原代培养及传代培养的血管内皮细胞可作为细胞模型用于心血管毒物的毒性检测。对实验动物或人的主动脉进行酶法消化和刮擦可获得主动脉血管内皮细胞；对实验动物大脑进行酶法消化、密度分离和特殊培养可获得脑毛细血管内皮细胞；对人脐静脉进行酶法消化可获得人脐静脉血管内皮细胞。

3. **血管平滑肌细胞和周细胞培养** 血管平滑肌细胞（vascular smooth muscle cell, VSMC）是血管壁中层的主要细胞成分。在动脉粥样硬化和血管成形术后再狭窄等病理过程的形成与发展中，血管平滑肌细胞的迁移与增殖起着重要的作用。体外平滑肌细胞的培养和细胞株的建立为研究毒物对血管平滑肌的作用和机制，为研究疾病防治手段提供了重要的工具。血管平滑肌细胞原代培养主要有组织贴块法和胰蛋白酶消化法。

4. **心血管细胞形态与功能检测方法** 心血管细胞的形态与功能是相互联系的。细胞形态学的改变是细胞功能变化的反映。

（1）细胞形态学检测：细胞形态包括细胞大小，细胞及其亚细胞组成部分的显微结构和超微结构。细胞形态的改变是心血管毒作用的重要体现。普通光镜法、细胞免疫荧光法、激光扫描共聚焦显微镜技术等可对心脏和血管细胞显微结构的改变进行观察。透射电子显微镜可以观察组织、细胞、细胞器、生物大分子（蛋白质、核酸）、细菌、病毒等超微结构的变化。扫描电子显微镜可以观察心脏和血管细胞的大小及表面的结构。

（2）细胞增殖抑制实验：检测毒物对心血管细胞增殖活性的影响常常是通过观察活细胞数量的变化，目前常用的方法有四甲基偶氮唑盐（MTT）法、细胞计数试剂盒 -8（CCK-8）法、总 SOD 活性检测试剂盒（WST）法和淋巴细胞增殖检测（MTS）法。这几种方法直接检测的是活细胞数量的变化，间接反映的是毒物对细胞增殖的影响。另外，5- 溴脱氧尿嘧啶核苷（BrdU）法和 5- 乙炔基 -2′- 脱氧尿嘧啶核苷（EdU）法是通过 DNA 合成时这两种分子掺入 DNA 中量的多少来反映细胞的增殖活性的。流式细胞术也可用于细胞增殖检测。

（3）细胞凋亡检测：对细胞凋亡的检测包括形态学、生物化学、免疫化学及分子生物学等多方面，目前已经发展了许多技术和方法。例如形态学观察方法、普通光镜观察法、荧光显微镜观察法、透射电镜观察法、DNA 断裂片段分析、流式细胞仪检测凋亡、蛋白质印迹法（Western blotting）测定等。

（4）单细胞测序和单细胞转录组学技术：心血管细胞并非如我们以前所认为的那样是均匀一致的。比如同是内皮细胞，动脉、静脉和毛细血管来源的内皮细胞的特性是不同的；即使同是动脉来源的内皮细胞，细胞与细胞之间也存在着差异。单细胞测序和单细胞转录组学技术为我们研究心血管细胞的异质性提供了有力的工具。

（5）心肌细胞功能检测：心肌细胞的主要成分是心肌蛋白和心肌酶。心肌酶的检测主要包括：天冬氨酸转移酶（aspartate transaminase，AST）、乳酸脱氢酶（lactate dehydrogenase，LDH）、α- 羟丁酸脱氢酶（α-hydroxybutyric dehydrogenase，α-HBDH）、肌酸激酶（creatine kinase，CK）、肌酸激酶同工酶（isoenzyme of creatine kinase-MB，CK-MB）；心肌蛋白的检测主要包括：肌凝蛋白、肌动蛋白、肌红蛋白、肌钙蛋白、脂肪酸结合蛋白。当心肌细胞损伤时，这些心肌蛋白和酶可以较快释放入血，成为心肌缺血和坏死的标志物。心肌细胞的收缩功能可以用可视化动缘探测系统（video-based motion edge-detection system）进行检测。

（6）血管内皮细胞分泌功能测定：血管内皮细胞可分泌多种活性物质，包括组织型纤溶酶原激活剂（t-PA）和组织型纤溶酶原抑制剂（PAI）。t-PA 和 PAI 的分泌与动脉硬化、血栓症等心血管疾病密切相关。t-PA 的测定方法主要有活性测定和含量测定两种，前者多采用发色底物法，后者多采用放射免疫测定和酶联免疫吸附测定。

（7）血管细胞小管形成实验：小管形成能力是影响血管新生的重要因素。血管内皮细胞和血管平滑肌细胞都具有小管形成的能力，可以用小管形成实验（tube formation assay）测试毒物对血管新生的作用。

（8）血管细胞迁移实验：血管细胞迁移是血管新生必不可少的过程。血管内皮细胞和血管平滑肌细胞都具有迁移的能力。通常用划痕试验或 Transwell 法来检测血管细胞迁移。

三、心血管组织器官研究方法

1. **离体灌注心脏模型**　离体灌注心脏模型常用于研究毒物对心脏的作用，包括毒物对心脏收缩强度、速率及冠状动脉血液流速等的影响。

2. **全胚胎培养模型**　全胚胎培养模型主要用于研究毒物对心血管发育的影响。一般是取 9.5 天的大鼠胚胎或 8.5 天的小鼠胚胎，用含不同浓度毒物的培养基进行旋转培养，观察胚胎组织心血管发育的变化。

3. **血管收缩与舒张功能试验**　毒物对血管毒作用的一个重要方面就是影响血管的收缩和舒张功能。血管的收缩和舒张功能可以通过血管张力测定系统来进行测定。通过氯化钾、去甲肾上腺素、乙酰胆碱、NO 合酶抑制剂（L-NAME）和硝普钠等的刺激，观察血管内皮细胞和血管平滑肌细胞的反应，评价血管的收缩与舒张功能。

四、心血管毒理学实验动物模型

（一）动物模型种类

1. **一般实验动物模型**　一般实验动物模型可以选用大鼠、小鼠、犬、灵长类和家兔等，但大鼠和小鼠最常用。根据人类接触毒物的途径、实验动物对毒物的敏感程度和毒物在动物体内的代谢转归与人体内代谢具有相似性等方面的资料，选择合适的动物以及染毒途径。

2. **心血管疾病动物模型**　心血管疾病动物模型是根据研究需要，采用外科、药物或其他化学物等方法，引发受试动物的心血管系统产生特定的心血管疾病的病理改变，比如心肌缺血与心肌梗死模型、心力衰竭模型、心肌肥大模型、心律失常模型、肺动脉高压模型、高血压模型和动脉粥样硬化模型等。

3. **转基因动物模型**　近年来人们运用遗传工程技术建立了许多转基因和基因敲除动物模型，用于探讨敲除基因或转入基因在心血管系统的功能。常用的有小鼠转基因和基因敲除模型，如 *ApoE* 基因敲除小鼠广泛应用于动脉粥样硬化研究。现在我国开始大力发展大鼠转基因模型，大鼠的解剖、生理和社会行为较小鼠与人类更接近。近年来，人们开始用模式生物斑马鱼来进行心脏毒性的评价。斑马鱼早期胚胎透明，发育 24 小时已出现心跳，发育 48 小时已形成功能化的心脏。利用转染特定功能基因或荧光报告基因的遗传工程斑马鱼，借助显微镜，可以很方便地观察毒物对心脏的毒作用以及毒物与基因的交互作用。

（二）组织病理学检查

可以用光镜首先对实验动物进行组织病理学检查，以观察心血管系统组织损伤，进行实质脏器形态与功能检查；可以用电镜观察心血管细胞及其亚细胞结构改变；也可以用免疫组织化学法、免疫荧光法、荧光原位杂交法和原位 PCR 法等结合图像分析来定位目的蛋白并相对定量研究其表达水平的改变。

（三）血液和尿液检查

除常规生化指标外，血液和尿液检测包括血浆心钠素和内皮素水平、网织红细胞的计数（反映骨髓红细胞的增生）、白细胞、血小板和凝血功能检测等,还包括激素、神经递质及其代谢产物。通常血液和尿液生化指标可用多功能生化检测仪和高效液相色谱仪进行检测。另外,自发高血压大鼠等所有的遗传性高血压大鼠均存在激肽释放酶 - 激肽系统的异常,所以血液和尿液的酶谱分析也较常用。

(四)血压测定

传统测定动物血压的方法很多,按测定方式主要可分为直接测定和间接测定两种。其中,间接测定是通过外部压迫装置使血流阻塞来进行的,主要应用于灵长类的四肢端以及犬和大鼠的尾部;而直接测定则是通过对动物进行手术后再进行测定。常用的动物有犬、猫、家兔和大白鼠。美国近年来推出的清醒动物无线遥测技术可对清醒状态下的动物进行心血管系统功能监测(心电、呼吸、血压、体温等多项生理参数)。

(五)心电图检查

在心脏毒理学研究中,心电图是心脏毒作用的重要指标,可以检测心律失常、传导阻滞、心肌局部缺血、心肌肥大及其他心肌损伤的程度及部位,可以判断某些急性中毒的疗效和预后;也可作为筛选解毒剂的指标。心电图检查的常用动物包括大鼠、豚鼠、家兔、犬及猴等。

(六)多普勒超声技术

利用该项技术可以观察心脏、大血管的结构和血流的动态变化,定量测定心输出量的血液流速。这项技术为无创检查动物心脏、血管的结构和功能开辟了新的时代。

(七)核医学检查

核医学是采用核技术来诊断、治疗和研究疾病的一门新兴学科,现在已成为心血管疾病诊断与研究的重要方法之一,具有准确、灵敏、无创伤等特点。其检查范围包括:门控心血池显像(心功能检查)、心肌灌注显像和心肌断层显像等。

(八)激光捕获显微切割技术

激光捕获显微切割技术就是直接从冷冻或石蜡包埋组织切片中,在显微镜直视下快速、准确获取所需的单一细胞亚群,甚至单个细胞(如血管内皮细胞、血管平滑肌细胞等),以对心血管疾病发生过程中的靶细胞进行分子水平分析。该法成功地解决了组织中细胞异质性问题。

(九)组织芯片技术

组织芯片也称组织微阵列,是生物芯片技术的一种。许多不同个体组织标本(比如心脏或血管)按照规则阵列方式排布于同一载玻片上,并对之进行同一指标的原位组织学研究,如免疫组织化学、免疫荧光和原位杂交等。

第五节 心血管系统分子毒理的研究展望

心血管疾病在我国乃至全世界的患病率持续上升,是导致全球人群死亡的最重要因素之一。近年来,随着纳米材料在工业、医药等领域的广泛应用,心血管毒性研究除了聚焦于药物、有机物和金属之外,纳米颗粒的心血管毒性也备受关注。目前纳米颗粒进入心血管细胞的方式以及后续的转运和定位尚不清楚,所以纳米颗粒如何改变血液成分和浓度,如何影响血管和心脏功能,从而诱导心血管毒性等有待深入研究。对这一领域的探索将为科学客观评价纳米颗粒的安全性,为合理开发与利用纳米材料提供理论依据。

心血管毒性的作用机制复杂,是多种机制共同作用的结果,不同化学物引起的心血管毒性机制也各不相同。研究表明,氧化应激、炎症反应、细胞功能损伤、细胞凋亡、信号转导异常和表观遗传改变等都是促进心血管疾病发生发展的重要机制。大量研究表明,氧化应激在心血管疾病中起重要作用。由于外源有害因素的作用,机体大量产生 ROS,氧化还原过程失衡,继而引起 DNA 损伤和细胞内蛋白氧化,最终导致内皮细胞损伤和心血管疾病。近年来,人们更加关注表观遗传改变对心血管疾病影响这一作用机制。研究表明,miRNA、lncRNA、circRNA 等可以通过炎症反应和 ROS 的产生引发内皮细胞衰老死亡。目前心血管毒性的相关机制研究复杂多样,但是缺乏特异性,难以应用于临床实践和卫生管理中,尚有待深入研究。

应用于心血管毒性研究的常用模式生物有大鼠、小鼠、斑马鱼、鸡、猪、兔等。由于具有发育迅速、胚胎及幼体透明、易于进行胚胎和遗传学操作等优点,斑马鱼在心血管毒性研究领域得到广泛应用,已成为重要的动物模型。然而斑马鱼模型也存在一定局限性，斑马鱼胚胎及成体生长迅速，因此不利于研究心血管慢性疾病；心血管系统与人类心血管结构差异较大，需要与啮齿类动物模型互补；同时，与其他传统动物模型相比，斑马鱼的研究方法、试剂（抗体）和检测指标较少。

为了响应"3R 原则"，诱导多能干细胞分化形成心脏或血管类器官是目前研究心血管疾病中复杂而强大的体外模型。该模型可实现高通量预测心血管毒性，可用于实施无法在动物或者人群中实现的生理实验。然而类器官模型中多能干细胞分化需要外部成熟因素诱导，且目前也尚未找到平衡类器官模型中不同重要组成的合适培养基。

为了早期发现、预防、诊断、治疗心血管疾病，人们致力于寻找特异性高且灵敏度好的生物标志物。新的生物标志物需临床研究验证，以往研究的生物标志物也需要大样本验证。传统的心血管毒性的生物标志物是一般生化指标和心血管系统的影像学及功能学检测指标。近年来，循环 miRNA 作为心血管疾病诊断和预后的生物标志物备受关注，然而分离和定量循环 miRNA 的标准方法尚未建立，且有望成为生物标志物的 miRNA 往往缺乏特异性。现有的 miRNA 筛选技术尚不能做到快速诊断，相关技术难题仍有待解决。另外，由于缺乏人群流行病学的大型队列研究，循环 RNA 作为心血管毒性的生物标志物尚未纳入临床实践。随着组学技术的成熟，人们将基于组学策略，广泛探索心血管毒性相关的生物标志物。

（何 云）

参 考 文 献

[1] Karkhanis A，Leow JW，Hagen T，et al. Dronedarone-Induced Cardiac Mitochondrial Dysfunction and Its Mitigation by Epoxyeicosatrienoic Acids[J]. Toxicol Sci，2019，163（1）：79-91.

[2] Oliveira TF，Batista PR，Leal MA，et al. Chronic Cadmium Exposure Accelerates the Development of Atherosclerosis and Induces Vascular Dysfunction in the Aorta of ApoE$^{-/-}$ Mice[J]. Biol Trace Elem Res，2019，187（1）：163-171.

[3] Neves KB，Rios FJ，van der Mey L，et al. VEGFR（Vascular Endothelial Growth Factor Receptor）Inhibition Induces Cardiovascular Damage via Redox-Sensitive Processes[J]. Hypertension，2018，71（4）：638-647.

[4] Sun Y，Zhang H，Xing X，et al. Lead promotes abnormal angiogenesis induced by CCM3 gene defects via mitochondrial pathway[J]. J Dev Orig Hlth Dis，2018，9（2）：182-190.

[5] Fuster V. Hurst's the heart[M]. 10th ed. New York：McGraw-Hill Medical Publishing Division，2001.

[6] Daniel Acosta. Cardiovascular Toxicology[M]. 4th ed. New York：Informa Healthcare，2008.

[7] Franchini M，Mannucci PM. Air pollution and cardiovascular disease[J]. Thromb Res，2012，129（3）：230-234.

[8] Suriyo T，Watcharasit P，Thiantanawat A，et al. Arsenite promotes apoptosis and dysfunction in microvascular endothelial cells via an alteration of intracellular calcium homeostasis[J]. Toxicol in Vitro，2012，26（3）：386-395.

[9] Mostafalou S，Abdollahi M. Pesticides and human chronic diseases：Evidences，mechanisms and perspectives[J]. Toxicol Appl Pharmacol，2013，268（2）：157-177.

[10] Lind L，Lind PM. Can persistent organic pollutants and plastic-associated chemicals cause cardiovascular disease[J]. J Intern Med，2012，271（6）：537-553.

第十七章 生殖系统分子毒理

生殖（reproduction）是生物体发育到一定阶段后，产生与自己相似的子代个体的过程，包括生殖细胞的发生、配子的释放、性周期和性行为、卵子受精、受精卵的卵裂、胚泡的形成、植入和着床等一系列过程，该过程的正常运行取决于三个主要器官系统的协同作用，即：中枢神经系统（如下丘脑）、内分泌系统（如垂体、性腺）和生殖器官的生殖管道。生殖的任何过程都可能受到外源化学物的作用而对生殖产生影响，由此形成了毒理学的一个新的分支——生殖毒理学。生殖毒理学（reproductive toxicology）是研究化学因素、物理因素和生物因素对雄性和雌性生殖系统有害生物效应的一门毒理学分支学科，主要涉及雄性或雌性生殖器官、相关中枢神经系统、内分泌系统以及性周期、性行为、生育力的改变。生殖与发育往往是密不可分的，但本章重点讨论生殖毒理学部分，而和发育相关的毒理学分支——发育毒理学则在专门章节讨论。

第一节 生殖的生物学基础

如前所述，生殖是生物体产生与它们自己相同或相似的新的生物个体的现象，分有性生殖和无性生殖，本章则重点讨论有性生殖。就脊椎动物来讲，雌、雄生殖系统是不同的，但均包括内生殖器和外生殖器。对于雄性，其内生殖器包括睾丸、输精管道（附睾、输精管、射精管和尿道）和附属腺（精囊腺、前列腺和尿道球腺），外生殖器包括阴茎和阴囊。对于雌性，其内生殖器包括卵巢、生殖管道（输卵管、子宫和阴道），外生殖器包括阴阜、大阴唇、小阴唇、阴蒂、阴道前庭、前庭大腺和处女膜。雌、雄生殖系统的内外生殖器官是生殖的解剖学基础，但还需要中枢神经系统、内分泌系统的共同作用才能发挥其功能，完成生

殖过程。下面就雄性、雌性生殖系统结构及功能分别予以阐述。

一、睾丸与精子发生

睾丸（testis）外形略呈扁卵圆形，左右各一。因种属不同，其在体内的位置各异，如人的睾丸是位于阴囊内，而刺猬的是在腹壁内侧，大象的靠近肾脏。睾丸是雄性的性腺，其两个主要功能是产生精子和合成类固醇类雄激素以及肽类激素以调节下丘脑 - 垂体 - 性腺轴及维持雄激素依赖的雄性附属器官。除此之外，睾丸还含有大量的外源化学物的代谢酶类，包括细胞色素 P450 酶、环氧化物水解酶、酯酶及醇脱氢酶、醛脱氢酶等，因此在考虑睾丸生殖毒性时，应该考虑其内源性或外源性代谢物的作用。睾丸起源于胚胎时期尿囊的原始性腺，雄性性染色体的 Y 染色体携带有睾丸决定因子（testis-determining factor，TDF）或 SRY 基因，它决定原始性腺最终分化为睾丸。睾丸作为实质性器官，其实质由生精小管（seminiferous tubule）组成的睾丸小叶构成。生精小管为高度盘曲的上皮性管道，是雄性生殖细胞分裂、增生、分化和发育的部位。组成生精小管的上皮细胞有两类，即生精细胞（spermatogenic cell）和睾丸支持细胞（Sertoli cell）；睾丸的间质为丰富的疏松结缔组织，其中最主要的是睾丸间质细胞（Leydig cell）。睾丸生精细胞是构成生精小管管壁的主要细胞，包括精原细胞（spermatogonium）、初级精母细胞（primary spermatocyte）、次级精母细胞（secondary spermatocyte）、精子细胞（spermatid）和精子（spermatozoon）。生精细胞多呈圆形，镶嵌在相邻支持细胞所形成的壁龛内，从基膜到腔面，依次有序地排列，且每一细胞均随分化发育的进程，递次向腔侧转移。从精原细胞到精子形成的连续增殖、分化和发育过程，称为精子发

生（spermatogenesis）。精子发生主要包括精原细胞增殖、精母细胞减数分裂和精子形成三个阶段。精细胞向精子的分化依赖形态学的改变，表现在细胞核的变化、顶体形成、线粒体鞘的形成、中心粒的迁移、精子尾部的形成和细胞质的改变六个方面。外源性的拟/抗雄激素、拟/抗雌激素和促性腺激素释放激素（gonadotropin-releasing hormone，GnRH）激动剂/拮抗剂均能抑制雄性的精子发生。某些药物（如抗肿瘤药物环磷酰胺、苯丁酸氮芥和长春新碱、氨基糖苷类药、磺胺类药以及重金属如镉、铬、铅等）也对精子发生产生有害影响。

睾丸支持细胞在生精上皮中占有较高的比例，是维持生精小管内生精环境稳定的重要细胞。成年人每个生精小管横切面上有 8~11 个支持细胞，每个支持细胞同时哺育维护着 20~30 个处于不同成熟时期的生殖细胞，同时介导成熟的生殖细胞向管腔的迁移。支持细胞在光镜下呈不规则状，染色浅，核仁明显；在电镜下呈不规则高柱状，基底部较宽，紧贴基膜，顶端稍窄，直达管腔。其侧面为由细胞质翼状突起围成的圆形壁龛，龛中嵌有发育中的各级生精细胞。支持细胞的功能主要包括：①分泌雄激素结合蛋白（androgen binding protein，ABP）、转铁蛋白及白细胞介素-1（IL-1）、IL-6 和胰岛素样生长因子-1（IGF-1）等细胞因子；②合成多种激素，如抑制素和激活素；③底部间的紧密连接构成血睾屏障（blood-testis barrier，BTB）；④哺育生精细胞；⑤吞噬退化、变性的生精细胞和残余体；⑥将成熟精子释放到生精小管管腔内；⑦分泌宫腔液体。支持细胞主要受卵泡刺激素（follicle-stimulating hormone，FSH）、黄体生成素（luteinizing hormone，LH）、甲状腺素、细胞因子和细胞黏附分子等的调控。多种外源化学物如烯菌酮（vinclozolin）、二氧化乙烯环己烯（vinylcyclohexene dioxide，VCD）、邻苯二甲酸二（2-乙基己基）酯［di-(2-ethylhcxyl)phthalate，DEHP］及柴油机尾气颗粒物（diesel exhaust particles，DEP）等对支持细胞有明显的毒作用，导致短期或终身的生育力下降。

睾丸间质细胞是睾丸中主要的类固醇（雄激素）生成细胞，它组成性地表达 LH 受体，需要 LH 来诱导类固醇生物合成酶的表达。睾丸间质细胞体积较大，呈圆形或多边形，核圆居中，核仁明显，细胞质呈嗜酸性。间质细胞呈单独或成群分布，主要沿小血管周围排列。间质细胞具有分泌类固醇激素的细胞相似的结构特点：高尔基体发达，滑面内质网较多，且有丰富的胆固醇合成酶类。间质细胞是雄性生殖系统中特有的雄激素分泌细胞，男性体内 95% 的雄激素由间质细胞分泌。具有雄激素生物活性的物质有睾酮（testosterone，T）、双氢睾酮（dihydrotestosterone，DHT）、脱氢表雄酮（dehydroepiandrosterone，DHEA）、雄烯二酮（androstenedione，A2 或 AD）等，其中以睾酮的生物活性最强。睾丸间质细胞合成睾酮涉及其线粒体膜和滑面内质网膜，同时还涉及 CYP11A1 和类固醇急性调节蛋白（steroid acute regulatory protein，StAR）以及由其启动的一系列酶的级联反应，将类固醇的前体物质胆固醇转化类固醇。间质细胞的功能受多种因素的影响，主要受 FSH、LH、IL-1、IGF-1、肿瘤坏死因子 β（tumor necrosis factors beta，TNF-β）等的调控。四氯二苯并-对-二噁英（tetrachlorodibenzo-p-dioxin，TCDD）、镉、铅、汞和甲氧滴滴涕（methoxychlor，MXC）（又称甲氧氯）等外源化学物可通过干扰促性腺激素释放激素（gonadetrophin-releasing hormone，GnRH）或 LH 的产生而损伤间质细胞的正常功能。有些外源化学物通过抑制类固醇激素合成的特定的酶抑制类固醇激素的合成，导致该生物合成途径上前体物质的聚集，如抗真菌剂酮康唑通过抑制 CYP17A1 活性抑制雄烯二酮合成。

精子发生（spermatogenesis）受神经-内分泌系统和精子发生相关基因的调节。神经-内分泌系统对精子发生的调节通过下丘脑-垂体-睾丸轴（hypothalamin-pituitary-gonadal axis，HPG）来实现。在下丘脑水平，主要通过释放 GnRH 和垂体腺苷酸环化酶激活肽（pituitary adenylate cyclase-activating polypeptide，PACAP）来调节腺垂体性腺激素的分泌；在垂体水平，主要通过 FSH、LH 和催乳素（prolactin，PRL）对精子发生进行调控，其机制主要与相应的特异受体有关；在性腺（睾丸）水平，睾丸合成雄激素，间接通过支持细胞和间质细胞调节精子发生。上述神经内分泌调节机制受双向反馈调节机制控制。精子发生的基因调控，主要是受生殖系统特异表达的基因调节，如睾丸-脑RNA结合蛋白基因（testis-brain RNA-binding protein，*TB-RBP*）、减数分裂相关的卵巢睾丸转录基因（ovary-testis transcribed，*Ott*）和调节核蛋白转换的精子线粒体膜硒蛋白基因（sperm mitochondrial capsule selenoprotein，*MCSP*）以及转录因子基因（锌指基因家族和热休克基因家族）、原癌基因（*c-raf*、*c-fos*、*c-kit*、*c-myc*、*c-myb*家族等）、细胞凋亡相关基因（*Bcl-2*、*Fas/FasL*、*p53*等）、细胞周期相关基因（*cyclin A1*、*cyclin B/CDK1*、*cyclin H/CDK7*）等，上述基因参与了精子发生的调控，在探讨外源化学物对精子形成影响时，可以考虑上述基因的作用。

二、附睾和雄性附性腺

附睾（epididymis）位于睾丸后缘外侧，它在雄性生殖系统中的重要作用在于精子只有通过在附睾内的运行和贮存才能达到成熟，获得运动和受精能力。在形态学上，附睾为一对长而粗细不等的圆柱体，包括附睾头、附睾体和附睾尾三部分；在组织学上，附睾头实质由输出小管和附睾管组成，附睾体和附睾尾则由附睾管组成。附睾头接受输出小管的部分通常又称为起始段。附睾具有多种功能，如附睾管上皮具有吸收、分泌和浓缩的功能；来自血液、睾丸网液中的雄激素可在附睾集中，为精子成熟提供保障；为精子提供运行和贮存的场所。附睾液中甘油磷酰胆碱、卡尼汀、唾液酸和二氢睾酮等浓度较高，pH、ABP和含氧量较低，呈现高渗状态，精子在这一环境中活力降低、代谢缓慢，有利于在静息状态下成熟。睾丸产生的精子从形态结构和染色质角度来看已经成熟，但并不具备运动和受精能力，在附睾中，精子会沿着起始段、附睾头、附睾体运行，至附睾尾贮存。在这一过程中，精子会发生形态、代谢和细胞膜等一系列变化，并获得运动能力、固着于透明带的能力、精卵识别的能力和与卵子结合的能力，附睾的这一功能依赖于雄性激素尤其是DHT，因此激素受体拮抗剂（如醋酸环丙孕酮）或5α-还原酶抑制剂（如非那雄胺）可以破坏附睾的精子转运和成熟功能，致使精子数量减少。雌激素和某些杀菌剂（如苯并咪唑和奥硝唑）亦有此作用。

雄性附性腺主要包括前列腺、精囊腺和尿道球腺，这些腺体具有雄激素高度依赖性，其主要功能是分泌液体并构成精液中精浆的主要部分，与精子共同组成精液，并对精子有营养作用。①前列腺（prostate gland）：前列腺是雄性最大的附性腺，形似栗子，可分为底、体、尖三部分，前后两面中间有一较浅的纵沟，称为前列腺沟，直肠指检时可触及。前列腺实质由腺组织和基质构成，其中腺组织由30～50个形态、大小不一的复管泡状腺组成，最后汇合成16～32条导管，开口于尿道前列腺部、精阜两侧。基质富含血管、神经以及成纤维细胞、巨噬细胞、肥大细胞和平滑肌细胞等，构成腺泡的物质运转、营养保护和生物支架等重要的环境。前列腺既具有内分泌功能又具有外分泌功能，前者指能分泌多种激素（如促甲状腺激素释放激素、促肾上腺皮质激素、松弛素、内啡肽、催乳素与抑制素等），后者指前列腺持续分泌的稀薄乳状液，含有多种化学成分，如锌、枸橼酸、酸性磷酸酶、脂族多胺和蛋白质。②精囊腺（seminal vesicle gland）：又称精囊（seminal vesicle），为长椭圆囊状，腺体上端为精囊底，游离且较膨大，下端细而直，为其排泄管，与输精管末端汇合成射精管，中间为精囊体。精囊腺的分泌物呈白色或淡黄色，稍黏稠，主要成分为果糖、前列腺素、凝固因子、去能因子和蛋白质等。③尿道球腺（bulbourethral gland）：又名Cowper腺，呈圆形，质坚实，黄褐色，是三个附性腺中最小的一个腺体。腺体有一对细长的排泄管，称为尿道球腺管。尿道球腺的分泌物清亮而黏稠，是精液的最初部分，分泌物内含半乳糖、半乳糖胺、半乳糖醛酸、唾液酸、甲基戊糖、ATP酶和5′-核苷酸酶等。这些腺体组织依赖于循环系统中睾酮在5α-还原酶作用下向DHT的转化，因此对影响这一生化过程的一些外源化学物比较敏感。虽然对某些外源化学物是否直接作用于这些腺体引起损害知之不多，但在研究外源化学物对下丘脑-垂体-性腺轴的影响以及性激素合成的影响的实验时，这些器官重量的变化，可以作为对其损害作用的生物标志，如某些具有抗雄激素活性的药物（如氟他胺）和环境抗雄激素物质（如烯菌酮、菌核净等）可以引起尿道球腺、背后侧前列腺、精液囊（包括凝集腺及液体）重量的显著降低。

三、卵巢与卵子发生

雌性生殖器官由一对卵巢、输卵管、子宫、阴道及一对乳腺组成，其功能在于提供生殖细胞、合成类固醇类激素、为受精及怀孕与生产提供场所、哺乳等功能，这里重点介绍卵巢的结构与功能。

卵巢（ovary）是一对实质性器官，左右各一，分别位于输卵管的上方，其主要功能有二：一是为受精提供健康的单倍体细胞（即卵母细胞），二是合成激素、调节性行为与泌乳。具有这两个基本功能的单位是成熟卵泡（maturing follicles）和黄体（corpora lutea）。

卵子发生（oogenesis）起源于发育中的雌性胚胎。起始于卵黄囊的胚性生殖细胞称为卵原细胞（oogonia），卵原细胞经有丝分裂定植于发育的卵巢组织并停止分化，然后减数分裂成为原始卵母细胞（primordial oocytes）并进入休眠状态，对于人类，直到若干年后在排卵期前再进行分裂。未能减数分裂的卵原细胞和大量的原始卵母细胞于卵巢胚胎期大量死亡，此过程称之为闭锁（atresia）。在出生到青春期这段时间还可发生闭锁使卵母细胞再次减少，最后仅剩 40 万左右。闭锁可发生在几乎所有的哺乳动物，目前认为闭锁的发生机制与细胞内凋亡途径的激活有关。由于雌性生殖细胞的有限性和不能再生性，外源化学物可能通过干扰减数分裂或增加胚胎期卵原细胞的闭锁导致成年后不可逆转的生殖功能障碍如卵巢功能早衰（premature ovarian failure）。现已知多环芳烃（PAH）类是公认哺乳动物和人类的卵巢毒物，其靶器官就是卵巢的原始卵母细胞；流行病学研究已经证实吸烟（PHA 暴露）与过早绝经（premature menopause）强相关；对哺乳动物的实验室研究显示，多环芳烃通过激活芳烃受体复合物诱导促凋亡因子 *BAX* 的表达，使原始卵母细胞和初级卵母细胞发生凋亡。另一个已知的卵巢毒物是橡胶、塑料或农药生产的副产物 4- 乙烯基环己烷（4-vinylcyclohexane，VCH）及其环氧化物衍生物，可使原始卵母细胞和初级卵母细胞凋亡，研究显示 VCH 暴露可致哺乳动物卵巢功能早衰。其他卵巢毒物还包括电离辐射和化学治疗药物（如环磷酰胺），其特殊的靶也是卵巢中的原始卵母细胞。

卵泡由卵母细胞（oocyte）、颗粒细胞（granular cell）和膜细胞（theca cell）组成。原始卵泡（primordial follicle）的形成经历多个过程，首先由来源于生殖腺皮质索内的原始生殖细胞（primordial germ cell, PGC）分化为卵原细胞（oogonium），继而分化为初级卵母细胞（primary oocyte），随后皮质索分离为细胞团，中间为初级卵母细胞，周围为扁平的卵泡细胞，形成原始卵泡（primordial follicle）。后期由原始卵泡发育为初级卵泡（primary follicle）、次级卵泡（secondary follicle）和成熟卵泡，次级卵泡和成熟卵泡都有卵泡腔，属有腔卵泡（antral follicle），此过程称为卵泡发育（follicular development）。青春期前原始卵泡的生长受到抑制，进入青春期后原始卵泡开始周期性的发育。在每个月经周期中一般只有一个初级卵泡发育为成熟卵泡，并向卵巢表面突出，其他卵泡均称为闭锁卵泡。卵泡破裂后卵子即被释放出来，卵泡残留萎缩成黄体。从募集一个或多个原始卵泡开始，到排卵或卵泡闭锁终止这一过程称为卵泡发生（folliculogenesis）。卵泡发生就是通过细胞增殖和分化不断获得复杂组织结构的过程。一般分为腔前或促性腺激素不依赖阶段和有腔或促性腺激素依赖阶段，前者是初级卵母细胞的生长与分化，后者则为卵泡体积的迅速增大。卵泡发生可以简单归纳为：①原始卵泡的募集；②腔前卵泡的发育；③有腔卵泡的选择与生长；④卵泡的闭锁。

卵泡发生与类固醇激素生成（steroidogenesis）是相伴发生、相互依赖的过程。排卵期前卵泡是主要的激素分泌结构，可以分泌大量的雌二醇，从而引起垂体产生促排卵的促性腺激素激增，进而激活性行为并使子宫内膜发生适合胚胎着床的变化。促性腺激素是下丘脑 - 垂体 - 卵巢轴分泌的重要激素，在卵泡发生中起重要作用，其调控作用主要表现在如下方面：① FSH 促进颗粒细胞的增殖；② FSH 和 LH 协同促进卵泡细胞的分泌，调节卵泡细胞的旁分泌调控；③ FSH 和 LH 诱导初级卵母细胞恢复减数分裂，直至成熟、排卵；④ LH 诱导颗粒细胞黄体化，促进黄体形成。促性腺激素调控效能受促性腺激素的浓度水平和促性腺激素受体含量的影响较大。FSH 受体主要存在于颗粒细胞的细胞膜上，LH 受体主要存在于较大卵泡细胞的细胞膜上,两受体的含量同样受促性腺激素和卵泡内自 - 旁分泌的影响。GnRH、表皮生长因子(epidermal growth factor,EGF)、成纤维细胞生长因子(fibroblast growth factor,FGF)等可拮抗 FSH 上调其受体;但胰岛素样生长因子 -1(insulin-like growth factor-1,IGF-1)、生长激素(growth hormon,GH)可促进 FSH 受体的生成;FSH 和雌激素可促进膜细胞细胞膜上 LH 受体的合成,但抑制颗粒细胞细胞膜上 LH 受体过早形成。孕酮可以促进颗粒细胞细胞膜上 LH 受体的产生。卵泡内自 - 旁分泌的调节主要来源于多种细胞分泌的甾体激素和肽类物质,甾体激素如卵泡分泌的雌酮和雌二醇(estradiol,E2),黄体分泌的孕酮和 17α- 羟孕酮,卵泡细胞也分泌少量的孕激素;肽类物质主要是卵巢颗粒细胞和膜细胞分泌,包括抑制素、激活素、卵泡抑素、EGF、IGF、血管内皮生长因子(VEGF)、卵泡调节蛋白(follicle regulatory protein,FRP)、TNF-α、松弛素和 IL-1。

外源化学物可干扰卵子或卵泡的形成过程,有的可以影响有丝分裂,有的可影响减数分裂。如拟除虫菊酯类农药氯氰菊酯、溴氰菊酯和氰戊菊酯可明显影响卵母细胞的有丝分裂过程;香烟凝集物、纳米二氧化钛可显著抑制卵母细胞的成熟;顺铂可抑制体外受精 - 胚胎移植(in vitro fertilization-embryo transform,IVF-ET)来源的人黄素化颗粒细胞及大鼠卵巢颗粒细胞的生长;重金属镉则可诱导雌性小鼠卵巢颗粒细胞的凋亡;乌头碱可抑制雌性大鼠卵巢颗粒细胞的增殖。其他具有抑制卵巢颗粒细胞生长或促进凋亡的外源化学物还有氯丙嗪、TCDD、亚硝酸钠、F-2 毒素、纳米二氧化钛等;环磷酰胺、B[a]P、TCDD、二甲基苯并蒽(DMBA)、二氧化乙烯环己烯(VCD)、双酚 A 等,其多数具有内分泌干扰作用且对原始卵泡有显著毒效应,可导致原始卵泡丢失或原始卵泡池内卵泡数量的减少;有的可以破坏初级卵泡或损耗次级卵泡的数量,加速卵泡闭锁;某些物理因素如电离辐射也可以损伤原始卵泡;高频电磁场则可明显减少成熟卵泡的数量。

四、受精卵形成

受精(fertilization)是指有性生殖中,精子与卵子互相结合形成受精卵(合子)(zygote)的过程,受精过程包括精子获能、精子顶体反应、卵子的运行与激活、精卵相互作用、精卵融合及受精卵形成等一系列过程。

精子获能(capacitation)的主要部位在子宫。许多哺乳动物(包括人类)精子经过雌性生殖道或穿越卵丘时,包裹精子的外源蛋白质被清除,精子质膜的理化和生物学特性发生变化,使精子获能而参与受精过程。精子在穿越宫颈黏液的过程中,其表面黏附的精浆物质被去除,并激活一系列生理、生化反应,从而发生部分获能。当到达输卵管峡部时,整个获能过程基本完成。获能后的精子细胞膜发生了一系列显著改变,表现为代谢活性和运动能力明显增强。其运动方式也发生改变,表现为尾部出现明显的“鞭打样”(whiplash)摆动、头部侧摆显著加大和运动轨迹偏离线性特点的运动方式,称为超激活运动(hyperactivation movement,HAM)或超活化运动。精子获能的确切机制尚不十分明确,一般认为与钾、钙离子通道的改变或 cAMP 信号通路有关。精子获能后最重要的变化就是能识别卵子的透明带并与之结合,同时在孕酮和透明带溶解液的诱导下产生顶体反应。

精子顶体反应(acrosome reaction)实际上是一种特殊的细胞胞吐(exocytosis)现象。精子穿越卵膜时,出现先黏着后结合的过程。黏着期间,顶体内膜上的原顶体蛋白转化为顶体蛋白,该顶体蛋白具有加速精子穿越卵膜的作用;有研究报道,在海胆精子质膜上已分离到一种能与卵膜糖蛋白专一结合的被称作结合蛋白的蛋白质,其分子量大约为 30 000。发生顶体反应时,精子的顶体外膜与细胞膜发生多点融合并破孔,从而将顶体内容物释放至细胞外。顶体释放出的内容物含大量水解酶,可以使精子突破次级卵母细胞外部的透明带和卵丘细胞层,方便精子与次级卵母细胞接触。某些生理性诱导因子如卵透明带糖蛋白 3、孕酮、溶血卵磷脂和转脂蛋白等以及某些外源性诱导因子如己酮、可可碱、咖啡因和肝素等均可通过腺苷酸环化酶途径和甘油二酯 - 蛋白激酶 C 途径来调节顶体反应。精子与透明带结合和发生顶体反应以及超激活运动是精子完成获能过程的标志。

卵子的运行与激活过程。处于第二次成熟分裂中期的次级卵母细胞在排卵时连同周围的透明带和放射冠，在输卵管上皮细胞纤毛的摆动和肌层的收缩作用下，迅速通过腹腔进入输卵管壶腹部。如果卵细胞未能与精子相遇，一般在 12～24 小时内开始变性死亡。如卵子与精子一旦接触，卵子被激活。在哺乳动物卵上，则表现为皮层反应、卵质膜反应和透明带反应，这些反应可以阻断多精受精并激发卵进一步发育。皮层反应发生在精卵细胞融合之际，自融合点开始，皮质颗粒破裂，其内含物外排，由此波及整个卵子的皮层；卵质膜反应是卵质与皮质颗粒包膜的重组过程；透明带反应为皮质颗粒外排物与透明带一起形成受精膜的过程，卵膜与质膜分离，透明带中精子受体消失，透明带硬化。

精卵细胞的相互作用是指完成获能的精子在输卵管壶腹与卵冠丘复合体相遇并作用的过程，主要包括精子与卵丘细胞的相互作用、精子与透明带的相互作用和精子与次级卵母细胞的相互作用三个过程。精子与卵丘细胞的相互作用主要是顶体反应所释放的透明质酸酶消化掉颗粒细胞的细胞外基质，使局部卵丘细胞脱落，暴露透明带；精子与透明带的相互作用包括初次识别和二次识别。卵透明带蛋白 3（zone pellucida 3，ZP3）和卵透明带蛋白 2（ZP2）是在透明带上负责与精子初次识别与二次识别的主要分子，局部透明带被水解成一条隧道，精子可借此穿越透明带到达卵周腔与次级卵母细胞接触；精子与次级卵母细胞的相互作用主要涉及精-卵膜融合，包括膜表面分子的接触和膜脂质的物理合并。在精子和卵母细胞的细胞膜上存在与膜融合相关的多种分子，前者如附睾蛋白（epididymal protein，HE）、精子细胞膜表面蛋白、精子细胞膜结合型透明质酸酶（sperm membrane-bound hyaluronidase，PH20）和受精素（fertilin），后者如分化抗原簇 9（cluster of differentiation 9，CD9）、分化抗原簇 81（cluster of differentiation 81，CD81）、整合素 α6β1 和糖基化磷脂酰肌醇锚定蛋白（glycosylphosphatidylinositol-anchored protein，GRIAP）。

精卵细胞融合时首先是卵子表面的微绒毛包围精子，可能起定向作用；随即卵质膜与精子顶体后区的质膜融合。许多动物的精子头部进入卵子细胞质后即旋转 180°，精子的中段与头部一起转动，逐渐形成雄性原核并迁向雌性原核；卵子细胞核在完成两次成熟分裂之后，形成雌性原核。雌、雄两原核相遇，两核膜融合成一个，即融合；或两核并列，核膜消失，仅染色体组合在一起，以建立合子染色体组，称之为联合。无论哪种情况，最后的结果是染色体混合形成二倍体的受精卵（fertilized ovum），即合子，受精至此完成。

（李百祥）

第二节　外源化学物生殖毒作用及其分子机制

一、外源化学物与生殖毒作用

生殖毒性（reproductive toxicity）是指外源化学物对雄（男）性和雌（女）性生殖功能和/或能力的损害以及对后代的有害影响。

2015 年全球化学信息权威机构在美国化学文摘社（Chemical Abstracts Service of American Chemical Society，CAS）成立第 50 周年之际宣布收录了第一亿个化学物，目前该信息平台上已经有超过 1.5 亿个化学物质信息。这些化学物中大约有 1 亿个物质是最近 10 年新增的，预计未来的 50 年收录的新化学物将超过 6.5 亿个。其中许多种在职业性或环境性接触过程中会影响到人类的生殖功能，有害的生殖毒作用可能包括：①男性的精子质量和/或数量发生显著改变；②女性排卵周期错乱；③不良的妊娠结局；④生殖系统发育异常等。近年来，从细胞、分子和基因水平研究外源化学物生殖毒性的报道剧增。这些被广泛使用的化学物质对人类和/或实验动物造成生殖毒性，按其化学性质分为以下几类：

金属和类金属：铅、镉、汞、砷、铬、锰、镍、铝、硒、铈、镧、铁、硅等。

有机化学物：双酚 A、壬基酚、辛基酚、二硫化碳、苯、甲苯、二甲苯、苯并[a]芘、多氯联苯、丙烯醛、雌二醇、环磷酰胺、丙烯酰胺、联苯胺类染料、邻苯二甲酸二辛酯、邻苯二甲酸二（2-乙基己）酯、邻苯二甲酸单乙基己酯、乙烯乙二醇单甲醚、甲氧基乙酸、硝基甲苯、甲磺酸甲酯、甲磺酸异丙酯、乙烷亚硝基脲、林丹、2-溴丙烷、四氯二苯并-对-二噁英、氯乙烯、全氟辛酸等。

农药：有机磷农药、联苯菊酯、氯氰菊酯、快杀灵、苯磺隆、2-甲-4氯苯氧乙酸等。

药物：己烯雌酚、神经安定药、美他多辛、化疗药物（如泼尼松、长春新碱、长春碱、巯嘌呤、甲氨蝶呤、多柔比星、环磷酰胺）、维生素A、雷公藤等。

环境内分泌干扰物（environmental endocrine disruptor，EED）又称内分泌干扰化学物（endocrine disrupting chemical，EDC），是20世纪90年代以来备受毒理工作者关注的一类环境化学物。EED通过干扰生物或人体内保持自身平衡和调节发育过程的天然激素的合成、分泌、运输、结合、反应和代谢等过程从而对生物或人体的生殖、神经和免疫系统等的功能产生影响。目前报道对生殖发育有明显影响的EED包括了上述多数外源化学物，如：①壬基酚、辛基酚等洗涤剂；②DDT、甲氧DDT、六氯环己烷等有机氯农药；③乐果、马拉硫磷、乙酰甲胺磷等有机磷农药；④氯氰菊酯、氰戊菊酯等拟除虫菊酯；⑤利谷隆、除草醚、莠去净等除草剂；⑥邻苯二甲酸酯类塑料增塑剂；⑦四氯联苯、二噁英等塑料制品焚烧产物；⑧双酚A、双酚F等合成树脂原料；⑨多氯联苯、多溴联苯等绝缘材料。

下面以铅、双酚A和有机磷农药为例简要介绍常见外源化学物的生殖毒性。

（一）铅

铅（lead，Pb）是带蓝色的银白色重金属，熔点327.5℃，沸点1 740℃。环境铅污染主要来自矿山开采、冶炼、橡胶生产、染料、印刷、陶瓷、铅玻璃、焊锡、电缆及铅管等生产性废水和废弃物。许多化学品在环境中滞留一段时间后可能降解为无害的最终化合物，但是铅无法再降解，一旦排入环境，它在很长时间内仍然保持其毒性。铅可以通过食物链的传递和富集最终危害人体健康，职业人群主要是以吸入作业环境中铅烟或铅尘为主。

截至目前，根据相关文章的数量和所引起的关注度来看，金属铅的毒作用应该说是最重要的，其生殖毒效应也日益受到重视。

1. 人群流行病学资料 据报道，铅暴露对妇女生殖系统的影响包括：不孕、流产、胎膜早破、子痫前期、妊娠高血压以及早产等。职业性铅暴露对生殖功能影响的meta分析结果显示，与对照组相比，铅暴露组女性的痛经为3.4倍、月经周期异常为2.4倍、先兆流产为4.2倍、妊娠高血压为3.4倍、自然流产为3.1倍、新生儿低体重为4.5倍、畸形为3.6倍。可见铅对女性生殖功能的影响是多方面的。从纳入文献提供的作业环境中铅浓度的数据看，部分暴露对象作业环境中铅浓度并未超标但对其生殖功能产生影响。血液铅含量超过$40\mu g/dl$的男性工人，其射精量减少、精液液化时间延长、精子总数和活精子减少、精子活动迟缓、精液密度降低等男性生殖功能损害。接触铅作业的男性阳痿、早泄的合并相对危险度（relative risk，RR）分别为2.55、2.23，而精子总数较对照组减少$13.39 \times 10^9/L$、精子畸形率增加8.49%、精子活动率降低8.29%。铅暴露也显著影响男性激素分泌水平，meta分析结果显示，与对照组相比，血清LH增加3.04U/L，血清睾酮则减少4.89nmol/L，差异均具有统计学意义。有研究报道，采用荧光原位杂交方法对蓄电池厂接触铅4年以上工人的精子进行检测，接触铅组X双体精子率、XY双体精子率和总双体精子率均显著高于非接触铅组，接触铅者平均1次射精精液足量、精子密度、精子总数和精子存活率降低，而畸形精子率显著增高。

此外，铅暴露还能引起男性和女性体内激素水平变化，如卵泡刺激素（FSH）、黄体生成素（LH）、睾酮等。

2. 动物实验资料 动物实验显示，铅暴露大鼠精子浓度和睾丸重量均显著低于对照组。小鼠自由饮用醋酸铅溶液6周，出现精子活率下降、精子畸形率和DNA破碎指数（DNA fragmentation index，DFI）升高。光镜下小鼠睾丸组织生精上皮完整性严重破坏，精原细胞排列疏松，精母细胞及精子细胞锐减；支持细胞和间质细胞数目大量减少，可见大部分细胞核固缩。电镜下，铅暴露小鼠睾丸细胞内细胞器密度降低，支持细胞线粒体出现肿胀、嵴失真或消失，且这一变化呈现量效和时效关系。进一步研究观察到睾丸细胞凋亡指数、DNA的损伤增加；线粒体膜电位下降、心磷脂的氧化水平增加以及细胞色素C（cytochrome C，Cyt C）释放增加，Cyt C释放到胞质后可引发含半胱氨酸的天冬氨酸蛋白水解酶（cysteinyl aspartate specific proteinase caspase）活化级联，导致细胞凋亡。靶细胞线粒体不仅仅出现超微结构的变化，更重要的是靶细胞线粒体功能也随着铅负荷的增加而降低，如电子传递链上能量代谢关键的 NADH 脱氢酶（复合物 Ⅰ）、琥珀酸脱氢酶（复合物 Ⅱ）、细胞色素氧化酶（复合物 Ⅳ）活性降低；ATP 产生效率下降；钠钾 ATP 酶（Na^+，K^+-ATP 酶）活性抑制；而细胞和线粒体活性氧（ROS）均明显增加。大鼠实验结果观察到随着铅染毒剂量的增加，血铅和睾丸组织中铅含量均呈上升趋势，而大鼠睾丸组织中抑制素 B（inhibin B，INHB）α 和 β 的 mRNA 及蛋白的表达水平、谷胱甘肽巯基转移酶活力和谷胱甘肽含量均呈显著下降趋势，核因子 E2 相关因子 2（NF-E2-related factor 2，Nrf2）蛋白表达量呈现上升趋势。免疫荧光结果显示，染铅剂量越高，Nrf2 核移位发生越明显。

醋酸铅暴露昆明小鼠后分离卵巢，HE 染色及末端脱氧核苷酸转移酶介导的缺口末端标记（TUNEL）观察结果表明，铅致小鼠卵巢组织结构完整性破坏，皮质区变薄，并有大量颗粒细胞和成纤维细胞巢状增生。中高剂量组部分卵泡破裂、出血、变形，卵泡内颗粒细胞排列紊乱，缺少卵母细胞。卵巢中原始卵泡、闭锁卵泡增多，而初级卵泡、次级卵泡和成熟卵泡数目明显减少，卵巢颗粒细胞凋亡增加，且呈现剂量 - 效应关系。

（二）双酚 A

双酚 A（bisphenol A，BPA）化学名为 2,2- 二（4- 羟基苯基）丙烷，简称二酚基丙烷。在工业上双酚 A 被用来合成聚碳酸酯（polycarbonate，PC）和环氧树脂等材料。20 世纪 60 年代以来就被广泛用于制造塑料（奶）瓶、幼儿用的吸口杯、食品和饮料（奶粉）罐内侧涂层等。从矿泉水瓶、医疗器械到及食品包装的内里，都有 BPA 的存在。

1. 人群流行病学资料 普通人群多是通过生活用品而暴露于 BPA，从事双酚 A 生产和使用的职业高暴露人群主要通过皮肤吸收和呼吸道吸入双酚 A。美国国家健康营养调查数据显示，超过 95% 的美国成人尿液中可检测到 BPA。此外，羊水和母乳中也能检测到 BPA。人群流行病学调查表明，女性 BPA 摄入量高于男性，儿童高于青少年，青少年则高于成人。

BPA 化学结构与雌激素类似，具有微弱的雌激素样作用及较强的抗雄激素样作用。其主要毒性包括可以模拟或抑制内源性雌激素的作用，拮抗内源性雌激素的效果，干扰内源性激素与雌激素受体的代谢和合成，继而改变内分泌与生殖系统的正常功能。

BPA 对人类生殖功能影响的研究较少。2013 年国内学者对职业工人的流行病学调查结果表明，在调整混杂因素后，尿液中 BPA 浓度与精子密度、总数、活动力、存活率之间存在负相关关系；BPA 浓度升高，男性性欲冲动程度、受刺激勃起能力、完成性交能力、射精强度、性生活满意度降低，以及与勃起困难程度和射精困难程度升高之间均存在剂量 - 效应关系；尿液 BPA 浓度与 FSH 水平之间存在负相关关系，与性激素结合球蛋白（sex hormone-binding globulin，SHBG）、PRL、E2 水平之间存在正相关关系。2010 年有国外学者报道成年人 BPA 暴露的横断面调查结果：将年龄、文化程度、吸烟、体重指数（BMI）、体重、腰围、尿肌酸等指标标化后，发现男性尿 BPA 的含量和血清睾酮水平明显相关。但国内报道的一项小样本病例对照研究则未发现 BPA 引起职业暴露工人性激素水平的变化。也有调查结果发现，肥胖的正常妇女和多囊卵巢综合征妇女血浆中 BPA 浓度均显著高于体重正常妇女，且与血浆总睾酮、游离睾酮和雌二醇的浓度均呈正相关。

2. 动物实验资料 动物实验证实 BPA 对雄性小鼠、大鼠的生殖系统均有损伤作用。在成年小鼠身上观察到约 25ng/kg 的低剂量可导致精子数量减少，并阻碍精子发生。给 CD-1 大鼠皮下注射 BPA，发现精子细胞顶体颗粒和细胞核发生了异常改变，精子穿越透明带的能力受损，畸形率升高；支持细胞和精子细胞间的基质特化结构也部分或全部消失。当给孕期母鼠喂食 BPA 后，其雄性仔鼠成熟后生精小管上皮组织形态异常，生精小管网腔变窄，生精细胞在生精小管上皮中异常分布，小管中心出现非结晶体及致密细胞的沉积，同时成熟精子细胞数减少。随着 BPA 染毒剂量增加，SD 大鼠睾丸支持细胞存活率降低；G_0/G_1 期细胞构成比增加，S 期和 M 期细胞构成比降低。以灌胃方式每天给予 Wistar 大鼠环境相关剂量的 BPA，60 天后大鼠生精上皮周期第 7 期的比例发生改变，第 8 期的比例减少，结果导致了精子释放受到抑制，精子发生过程受到干扰。进一步研究发现，BPA 暴露在减数分裂早期阻碍了减数分裂启动，并且在减数分裂晚期引起了染色质异常和减数分裂 DNA 链的持续断裂。给青春期 SD 大鼠喂食 BPA，发现大鼠血清中睾酮水平下降，并持续到成年。

以雌性大鼠为实验对象，观察到 BPA 可引起大鼠子宫湿重增加，子宫/体重比增高，平滑肌厚度增加，宫腔上皮高度也增加。BPA 也可引起雌性生殖功能下降，导致雌鼠黄体数减少、着床数减少、妊娠率下降、生育指数下降，着床前死亡率升高、早期胚胎吸收率升高、胚胎死亡率上升、活胎率下降，均呈明显的剂量-效应关系。

（三）有机磷农药

有机磷农药（organophosphorus pesticide，OPP）种类很多，多为磷酸酯类或硫代磷酸酯类。根据其毒性强弱分为高毒、中毒、低毒三类。高毒类如对硫磷（1605）、内吸磷（1059）、甲拌磷（3911）、乙拌磷、硫特普、磷胺等；中毒类如敌敌畏、甲基对硫磷（甲基 1065）、甲基内吸磷（甲基 1059，4044）等；低毒类有美曲膦酯、乐果、马拉硫磷（4049，马拉松）、二溴磷、杀螟松（杀螟硫磷）等。OPP 广泛应用于我国农业生产中，随着使用量不断增加，其在环境和食物中的残留现象已较为普遍。人群流行病学调查和动物实验研究均反映有机磷农药对生殖系统具有毒作用。

1. 人群流行病学资料 农药接触对女性生殖系统的影响主要包括对月经周期和生殖结局的影响。meta 分析结果发现，农药厂女工月经异常与有机磷农药接触有强关联，合并比值比（odds ratio，OR）值为 4.36；自然流产和早产与农药接触也有相关性，OR 值均大于 1。有学者调查了3 000 余名农村接触过杀虫剂的妇女，发现其中接触有机磷农药的妇女月经周期延长（> 36 天）和月经周期不规则（> 6 周未来月经）的危险性显著增加。对在农药厂从事氧化乐果农药作业半年以上，生育年龄 18～45 岁的女工进行了生殖功能（月经异常、不良妊娠结局等）调查，结果表明接触组女工月经先兆症状如乳房胀痛、嗜睡、失眠、乏力、烦躁不安的发生率和月经异常率显著升高，其中月经量减少最为显著，并且接触组的不

良妊娠结局显著高于对照组。流行病学研究也提示，妇女孕前或孕后接触有机磷农药可诱发胚胎和胎儿致畸或发育缺陷。

对长期接触有机磷农药农民的精液和血液样本分析发现，有机磷农药可作用于精子发生过程的所有细胞，且有机磷农药的毒效应与对氧磷酶 1（paraoxonase 1，PON 1）Q192R 基因多态性有关，有 192R 基因型特征的农民长期接触农药后更易引起生殖毒性损害。接触混合有机磷农药（主要是甲基对硫磷、甲胺磷、乐果和二嗪农）的农场工人，精子染色质结构分析发现，大部分工人的精液染色质结构发生了改变，约有 75% 的精液样品是低受精能力的，DNA 破碎指数（DFI）> 30%，而对照人群的平均 DFI 为 9.9%。82% 的 OPP 接触工人的不成熟精子的指标高于参考值。有机磷农药慢性职业暴露可损害男性工人生殖功能，破坏精子染色质，增加 DNA 破碎指数，降低精子质量和性激素分泌水平，导致不良生殖健康结局产生。还有研究显示，精子质量具有季节依赖性，在农药喷洒较多的季节精子质量明显下降，反之精子质量提高。有机磷农药作为内分泌干扰物之一，还会增加男性患隐睾、尿道下裂和睾丸癌的概率，造成男性生殖发育障碍。

2. 动物实验资料 甲基对硫磷连续染毒成熟雌性大鼠 4 周，观察到子宫内膜上皮细胞排列明显不规则，部分上皮细胞固缩成团，有细胞空泡和核固缩现象出现，尤其在腺上皮中组织学变化更为明显。免疫组织化学结果显示，染毒组大鼠 caspase-3 在子宫内膜上皮细胞中呈现中度弥散性反应，在基底细胞和基质毛细血管内皮细胞则有中度至强度的免疫着色；caspase-9 在子宫内膜呈中度细胞质反应。乙酰甲胺磷可引起雌性大鼠卵巢始基卵泡和初级卵泡明显增多，次级卵泡和成熟卵泡较少见，闭锁卵泡增多。卵巢组织匀浆中超氧化物歧化酶（SOD）活力显著降低，丙二醛（MDA）含量则显著升高，表明乙酰甲胺磷可诱导卵巢组织脂质过氧化反应，抑制卵巢的抗氧化酶活性。美曲膦酯处理小鼠卵母细胞后，可引起卵子发生过程中减数分裂 I 染色体不分离，也可以观察到减数分裂 II 染色单体分离错误，从而导致卵母细胞异倍体。

有机磷农药对雄性实验动物生殖毒性表现的

研究主要集中于以下几方面：①改变睾丸及附属器官重量，如以毒死蜱对雄性大鼠连续染毒 90 天后发现，染毒组大鼠睾丸及附睾重量减轻，研究者认为是由于毒死蜱降低了雄激素分泌水平，减少了睾丸和睾丸糖原的唾液酸含量，诱发睾丸损伤。以氧化乐果连续染毒雄性大鼠 6 周后发现，与对照组相比，大鼠体重明显下降，而睾丸重量随染毒剂量增加而逐渐增加，肉眼观察某些睾丸和附睾有充血现象。睾丸组织病理学结果显示，随着染毒剂量的增加，生精小管逐渐萎缩、变性，排列逐渐稀疏，间质缝隙逐渐增宽，各级生精细胞显著减少，高剂量组的部分生精小管中的生精细胞脱落为一层，支持细胞数量减少，并发生明显的病变。②生精细胞异常增殖分裂，精子质量下降，敌敌畏可致实验大鼠精子活力降低、精子畸形率上升，生精小管出现病理变化，造成生精小管和间质组织明显坏死和水肿。亚急性敌敌畏暴露可导致细胞线粒体空泡和肿大，增加溶酶体结构，诱发氧化应激，进而损害生精细胞和间质细胞，降低精子数量，而血清睾酮水平的降低和生精小管的破坏亦同时造成精子活力降低。二嗪磷可导致生精上皮空泡形成，造成上皮细胞坏死、脱落至管腔等。③激素水平变化，有机磷农药可降低血清睾酮水平，同时导致 FSH、LH 含量降低。④抑制碱性磷酸酶（ACP）、乳酸脱氢酶（LDH）等酶的活力。

二、外源化学物生殖毒作用分子机制

（一）激素受体介导机制

1. 激素受体在睾丸、卵巢中分布及其特性

激素受体是位于细胞表面或细胞内，结合特异激素并引发细胞响应的蛋白质。按性质激素受体常分为类固醇激素受体和肽激素受体两类。前者有胞质受体和核受体，因即使是胞质受体也在核中发挥作用，均可视为核受体；后者存在于肽激素的靶细胞膜，在膜外与激素结合，又称为膜受体。

（1）核受体：主要包括雌激素核受体和雄激素受体。雌激素核受体即经典的雌激素受体（estrogen receptor，ER），包括 ERα、ERβ 两种亚型，两者广泛地存在于人和各种动物。ERα 和 ERβ 在卵巢中均有表达，但存在差异。利用 RNA 印迹法检测表明，在未成熟和性成熟啮齿动物和人的卵巢中，ERα mRNA 和蛋白的表达远少于 ERβ mRNA 和蛋白。发情周期各个阶段的卵巢中，ERα 均有微量表达，且无明显变化，其表达没有细胞特异性，但主要是膜细胞，在间隙细胞和生殖上皮细胞中有少量表达。ERβ mRNA 和蛋白在人和啮齿动物发情周期过程中的卵巢中有表达，主要在发育卵泡的颗粒细胞中高度表达，初级卵泡和发育卵泡中 ERβ mRNA 的表达量相似，但至排卵前 LH 波峰出现过后，其表达减少。ERα 和 ERβ 在卵巢中的表达差异，将导致 ERα KO 和 ERβ KO 小鼠卵巢表型特征的不同。ERα 的缺失对卵巢分化发育无明显影响，卵泡可由原始卵泡、初级卵泡发育到有腔卵泡，但停止于排卵前阶段，不进行排卵，而是发生闭锁或出现血性囊肿，雌鼠不育；成年 ERβ KO 小鼠卵巢发育正常，含各阶段卵泡和黄体，但生育力下降或不育，排卵次数和排卵数减少。

ERα 在人胎儿的睾丸从第 12 周开始就在间质细胞表达，在第 16 周时表达强度升至最高，后来强度逐渐减弱，在第 19 周表达强度就很低，到第 22 周时几乎没有 ERα 在间质细胞表达。ERβ 从第 7 周起在妊娠胎儿未分化的生殖细胞表达，在第 12、16、19 周，ERβ 在生殖细胞、管周肌样细胞和部分间质细胞表达，而且表达水平较高，在第 22 周时，在生殖细胞表达水平却明显减少。

雄激素受体（androgen receptor，AR）为分子量 120kD 的蛋白质，属于核受体超家族中的类固醇受体。已有研究证实，雄激素受体在大鼠睾丸内支持细胞、管周细胞、间质细胞、血管平滑肌细胞及内皮细胞等均有表达。研究表明，管周细胞是雄激素依赖细胞，含有丰富的雄激素受体。在睾酮的作用下，管周肌样细胞合成并分泌一种叫做 P-Mod-S 的糖蛋白，该糖蛋白对支持细胞合成和分泌雄激素结合蛋白、运铁蛋白等具有强烈的刺激作用，其生物学效应远高于促卵泡激素对支持细胞的作用。在成年大鼠睾丸的支持细胞内，AR 的免疫染色强度从生精周期的第 Ⅱ 期到第 Ⅶ 期逐渐增强，第 Ⅶ 期达到最强，第 Ⅷ 期开始下降，到第 Ⅸ～Ⅷ 期 AR 阳性表达很弱，几乎找不到阳性表达的支持细胞；未成年大鼠支持细胞免疫染色阳性表达从 5 天龄大鼠开始，以后随着年龄的增加而增强，第 21～35 天 AR 阳性表达随着生精

周期的变化而变化，呈现出生精周期依赖性。

有学者通过成年隐睾患者的睾丸组织分析了人的睾丸支持细胞中 AR 的表达强弱与生精周期的关系，观察到精子的发育和生精过程的维持与局部支持细胞 AR 的阳性表达程度密切相关，生精小管发育不全及正常精子细胞分化的缺失和支持细胞 AR 免疫表达的缺失有关。但 Van 等对 37 名生育能力低下的男性睾丸取活检，发现 AR 免疫阳性表达广泛存在于支持细胞、间质细胞、管周肌样细胞等，但并没有发现支持细胞中 AR 对生精周期存在依赖性表达。精子的发生依赖于雄激素的调控，但关于生精细胞内是否有 AR 的表达一直是学术界争论的话题。大部分学者通过研究证实成年期大鼠睾丸生精细胞内无 AR 的阳性表达。但 Solakidi 等用免疫荧光标记法和激光扫描共聚焦显微镜观察发现，在人精子的线粒体中段、线粒体的基部富含雄激素受体。

（2）膜受体：肽激素受体即常说的膜受体，又可以分为 G 蛋白偶联受体、离子通道受体（电位门控的离子通道，第二信使门控的离子通道，配体门控的离子通道）、具有内在酶活性的受体和酪氨酸蛋白激酶相关受体等；也包括雌激素受体家族中的膜性受体。

膜性雌激素受体（membrane estrogen receptor，mER）包括核受体型膜受体、核受体类似型、膜性受体 G 蛋白偶联雌激素受体 1（G protein-coupled estrogen receptor 1，GPER1）（常称作 GPR30）和其他新近发现的膜性受体（如 ER-X 和 Gαq-ER 等）。备受关注的 GPR30 在卵巢、子宫、乳腺等器官中均可表达，尤其是卵巢颗粒细胞及卵泡膜细胞中该受体表达具有卵巢周期依赖性，受下丘脑 - 垂体 - 卵巢轴的调控。

G 蛋白偶联受体是一大类膜蛋白受体的统称。这类受体的共同点是其立体结构中都有 7 个跨膜 α 螺旋，且其肽链的 C 端和连接第 5 个和第 6 个跨膜螺旋的胞内环上都有 G 蛋白（鸟苷酸结合蛋白）的结合位点。研究显示 G 蛋白偶联受体只见于真核生物之中。G 蛋白偶联受体能结合细胞周围环境中的化学物质并激活细胞内的一系列信号通路，最终引起细胞状态的改变。

离子通道型受体是一类自身为离子通道的受体，即配体门控通道（ligand-gated channel）。瞬时受体电位（transient receptor potential，TRP）是一种非电压依赖性阳离子通道；TRP 广泛存在于多种哺乳动物组织中并参与调节多种重要的生理功能，包括肌肉收缩、递质释放、细胞增殖和分化、基因转录、细胞凋亡及细胞死亡等。目前已证实，人类生殖细胞中存在瞬时受体电位 M 型 8（transient receptor potential melastatin 8，TRPM8）及多种 TRPC 离子通道的表达，其功能与精子获能及精卵结合密切相关。人精液生精细胞及精子中存在多种 TRPV 家族离子通道的表达，其中 TRPV1 及 TRPV2 的 mRNA 在人精液生精细胞及精子中呈相对较高表达，主要定位于中晚期生精细胞胞质及精子头部。

Ca^{2+} 通道与精子活动密切关联。精子获能第一反应就是细胞内 Ca^{2+} 的增加，超活化运动是由 Ca^{2+} 信号转导途径所介导的，顶体反应的发生也与 Ca^{2+} 内流有着密切关系。故 Ca^{2+} 通道与精子运动功能密切相关。Ca^{2+} 通道包括：①精子膜电压依赖性钙通道（voltage-dependent calcium channel，VDCC）。②精子阳离子通道（cation channel of sperm，CatSper）：CatSper 家族蛋白质是近年来研究发现的精子膜上特异表达的阳离子通道蛋白质，对于精子超活化有重要的调节作用。CatSper1 和 CatSper2 在睾丸组织中具有相同的特异性表达特征，都定位于精子尾部鞭毛主段的质膜上，但单独在细胞中表达或同时表达时均未检测到离子流和胞内 Ca^{2+} 浓度变化，说明它们通过与其他蛋白质相互作用来发挥 Ca^{2+} 通道作用；CatSper3 和 CatSper4 定位于后期的生精细胞和精子顶体区，推测可能参与顶体反应，而顶体反应是一个依赖 Ca^{2+} 的分泌事件，而且也是成功受精的关键事件。③ Ca^{2+} 释放通道（calcium release channel）：Ca^{2+} 释放通道是 1993 年由 Meizel 等在人和小鼠精子顶体反应的试验中观察并证实的。该通道是一个四聚体复合物，分为 2 类：RyR 和 IP3R。RyR 分为 3 类：RyR1、RyR2、RyR3。采用免疫细胞化学法发现 RyR1、RyR3 表达于生精细胞中，RyR3 也可表达于成熟精子中。IP3R 存在于精子顶体膜上，表达于生精细胞中。

受体酪氨酸蛋白激酶（receptor protein tyrosine kinase，RPTK）是一大类具有酶活性的细胞膜受体，又称为催化性受体。广泛存在于细胞的各种生理过程中，介导与细胞生长、增殖和分化有关的信号途径。主要有 EGF 受体、血小板衍生生长因子（platelet-derived growth factor, PDGF）受体、FGF 受体、IGF-1 受体等。配体在胞外与受体结合并引起构象变化，导致受体二聚化形成同源或异源二聚体，在二聚体内彼此相互磷酸化胞内段酪氨酸残基，激活受体本身的酪氨酸蛋白激酶活性。后者再激活细胞内一系列的生化反应或者将不同的信息综合起来引起细胞综合性的应答，这些反应包括：①经 Ras 蛋白激活丝裂原激活蛋白激酶；②经磷脂酶 Cγ 激活蛋白激酶；③激活磷脂酰肌醇 3 激酶；④通过细胞信号间的交流激活细胞内非受体依赖型酪氨酸蛋白激酶等。

2. 受体介导的生殖毒作用机制

（1）与激素受体结合发挥激动或拮抗作用：内源性激素是相应受体的激动剂。外源化学物可通过与激素受体结合，诱导受体构象改变，激活或阻断产生拟激素或抗激素作用。

在所有类固醇激素受体中，雌激素受体是最易受外源化学物激活者之一。与一些药物具有高效雌激素作用不同，环境中具有雌激素样活性的外源化学物如双酚 A、4- 壬基苯酚、2,5- 二氯 -4- 联二苯等仅具有较弱的雌激素作用，较 17β- 雌二醇的作用低几个数量级。这种相对较弱的作用对在体内存在大量 17β- 雌二醇的成年雌性个体影响较少，但对于雄性、未成年个体或胚胎，暴露于这些外源雌激素受体激动剂会引起严重的毒性损伤作用，包括生殖系统畸形、雄性雌性化特征等。研究报道化学结构与外源化学物的雌激素样活性密切相关，如苯甲酸酯类是广泛应用于皮肤和头发产品的防腐剂，具有 ER 介导的雌激素活性，随着化学结构中增加烷基或延长或增加烷基链，其雌激素活性显著增高。

许多化学物可与雌 / 雄激素受体结合抑制其功能。如农药氰戊菊酯、三氟氯氰菊酯、溴氰菊酯、多氯联苯等与雌激素受体结合后产生抗雌激素效应，扰乱雌性动物发情周期，损害繁殖能力。二价金属离子（Zn^{2+}、Hg^{2+}、Cu^{2+}、Gd^{2+} 等）、DDT、p, p'-DDE、杀螟硫磷、甲氧滴滴涕、某些羟基多氯联苯等与 AR 结合后产生抗雄激素效应，表现为雄性前列腺缩小、精囊重量减轻和阴茎畸形。

（2）改变激素受体表达水平：具有环境雌激素样作用的化学物也可通过改变激素受体的表达水平而介导产生不良的生物学效应。如 As_2O_3 通过抑制转录下调 ER mRNA 的表达，减少细胞的生存和抑制 *ER* 基因蛋白的表达，以改变内源性激素的分泌而损害机体。

在相同发育阶段不同剂量己烯雌酚影响下，睾丸、睾丸引带及脊髓前角运动神经细胞 AR 的表达呈现出相似的变化趋势，AR 灰度值均随着己烯雌酚（diethylstilbestrol, DES）剂量的增加其表达水平逐渐降低。甲氧滴滴涕也能使靶细胞内 *AR* 基因表达下调，降低 AR 数量。

全氟烷基酸（perfluorinated alkyl acid, PFAA）能降低已断奶的发育前雌性大鼠卵巢、子宫中 ERα、ERβ 及 LH 受体的表达水平，进而下调与雌激素的产生和合成相关的一些关键基因的表达。在 ER 介导的报告基因试验中，全氟辛酸铵（perfluorooctanoic acid, PFOA）或全氟辛烷磺酰基化合物（perfluorooctane sulphonate, PFOS）与 E2 共同作用可协同增强含有相应激素应答元件的报告基因荧光素酶（Luc）的表达；但在 AR 介导的报告基因试验中，未发现 PFOA、PFOS 对 Luc 有明显的诱导和抑制作用。

（3）与膜受体结合介导跨膜信号转导：一些外源化学物与相应膜受体结合后，活化第二信使系统，介导受体 - 配体介导的跨膜信号转导过程，间接调节一系列基因转录，包括：①影响 ERK/MAPK 信号通路；②通过鸟苷酸解离刺激因子（guanosine nucleotide dissociation stimulator, Gd）改变腺苷酸环化酶活性，调节 G- 蛋白偶联的蛋白激酶 A（protein kinase A, PKA）通路（G-P-cAMP-PKA）；③通过 Gq 蛋白亚单位（Gq protein subunit, Gq）活化磷脂酶 C（phospholipase, PLC），激活蛋白激酶 C（PKC）并增加内源性 Ca^{2+} 等；进而引发多种细胞效应。如壬基苯酚和拟雌内酯等环境内分泌干扰物与 ERα 膜型受体结合能快速激活 ERK-1 和 ERK-2；γ-HCH 等通过减少膜内 PIP_2 转换降低 PKC 活性，而佛波醇酯则可通过模拟二酯酰甘油增强 PKC 活性。

离子通道在精子运动获能及受精过程中具有重要的作用，部分外源化学物对雄性生殖系统的毒作用极可能是通过干扰精子膜离子通道的功能所致。如铅可阻断 90% 以上的钙电流；农药

DDT 的主要代谢物 p, p'-DDE 也能通过影响睾丸支持细胞内钙离子稳态，造成钙离子浓度增加形成超负荷而产生生殖细胞毒性。有研究显示用全细胞膜片钳技术观察到 BPA 浓度依赖性地抑制小鼠生精细胞 T 型 Ca^{2+} 电流，且该抑制作用呈电压依赖性，随着电压升高抑制率增加。而复配型农药代森锰锌则是浓度依赖性、非电压依赖性地抑制小鼠生精细胞 T 型 Ca^{2+} 通道。

（二）内源性激素干扰机制

生殖内分泌系统主要由下丘脑 - 垂体 - 性腺轴（hypothalamic-pituitary-gonadal axis，HPG）组成。外源化学物对这一系统的任何一个部位产生损伤或损害作用都可导致雄性或雌性激素分泌改变，对生殖系统功能产生不良影响。

1. 干扰促性腺激素释放素合成或分泌 下丘脑促性腺激素释放素的脉冲式释放调控垂体前叶合成、释放 FSH、LH 或 ICSH。

多氯联苯（PCB）可直接作用于下丘脑 GnRH 神经元或间接通过高位中枢的神经递质，抑制 *GnRH* 基因表达，使视前区 GnRH 合成减少，并使腺垂体的 GnRH 受体下调，导致腺垂体 LH 的合成减少。二硫化碳（carbon disulfide，CS_2）可以通过改变下丘脑神经递质（neurotransmitter，NT）而影响 GnRH 的分泌，进一步影响垂体功能。镉可在下丘脑和垂体中蓄积并产生一定影响，导致血浆 FSH 和 LH 水平显著下降。铅可以破坏实验动物 GnRH 的释放，使血清中 FSH、LH 和 T 的含量均降低。人群研究中发现铅作业工人血清中 FSH、LH 和 T 均值低于对照组，三种激素与血铅浓度均呈现显著的负相关关系。这些金属阳离子可能是通过干扰细胞内 Ca^{2+} 浓度而影响垂体激素的释放。治疗用激素类用药 GnRH 类似物，使用初期可促使 LH、FSH 和雄激素分泌增加；长期使用产生相反的作用，引起 FSH 和 LH 分泌减少。

无论是雌激素还是睾酮，都能直接或间接通过改变 FSH 和 LH 的糖基化而反馈影响垂体激素的合成。

2. 干扰雌、雄激素合成、分泌或代谢 睾丸和卵巢中类固醇激素的合成都是在垂体促性腺激素作用下，通过受体信号通路的调节完成的，其中涉及多种关键性激素合成酶或蛋白。某些外源化学物通过影响激素的合成、分泌、代谢或清除，从而影响类固醇激素水平。

（1）影响合成过程相关的酶活性和 / 或基因表达水平：邻苯二甲酸酯类（phthalate acid ester，PAE）化合物暴露引起睾酮水平降低。研究报道 PAE 生殖毒性相关的基因大多与睾酮的生成相关，其敏感性从高到低依次为 *Cyp11b1* > *StAR* = *Scarb1* > *Cyp17a1*。由于 *Cyp11b1* 在成人睾丸中不表达，在胎鼠睾丸间质细胞中其活性长期受抑制，故认为 *Cyp11b1* 与 PAE 生殖毒性无直接关系，而 *StAR*、*Scarb1*、*Cyp17a1* 与 PAE 的生殖毒性有密切联系。Scarb1 将胆固醇摄入合成类固醇的细胞中，StAR 是一种将胆固醇转运入线粒体的蛋白，其中 StARD7 蛋白可能是影响睾丸间质细胞合成睾酮过程中的关键蛋白，Cyp17a1 将孕酮转化为雄烯二酮，进而在其他酶的作用下转变为睾酮。这也支持 PAE 暴露引起降低睾酮水平与胆固醇调节机制有关。邻苯二甲酸二丁酯（dibutyl phthalate，DBP）能下调 *StAR*、*Cyp11a1*、*insl3*、*Scarb1*、*Hsd3b*、*Cyp17a1* 等基因。芳香化酶是合成雌激素的关键酶，低剂量 DEHP 能抑制芳香化酶活性，减少雄激素转为雌激素，提高雄激素水平；而高剂量 DEHP 则能刺激芳香化酶活化，促使雄激素转为雌激素，降低雄激素水平。

As_2O_3 还可通过降低合成睾丸激素所需细胞色素 P450 侧链裂解酶（P450 side-chain cleavage enzyme，P450SCC）、3- 羟类固醇脱氢酶（3β-hydroxysteroid dehydrogenase，3β-HSD）等关键酶基因的表达，导致精子运动和活力损伤，从而干扰精子生成。

全氟化合物（PFC）是一类新型持久性有机污染物（persistent organic pollutant，POP），PFOA、PFOS 能显著增加细胞内 E2 的水平，抑制雄激素的水平。PFOA、PFOS 可以不同程度地改变类固醇合成过程中关键酶基因的表达。在 10 种与类固醇激素合成相关的基因中，PFOA 作用后显著上调 *17βHSD1*、*3βHSD2*、*CYP11B2*、*CYP19* 的表达，下调 *CYP17*、*17βHSD4*、*CYP11A* 的表达。PFOS 暴露后显著上调 *HMGR*、*StAR*、*CYP11A*、*CYP19*、*3βHSD2*、*CYP11B2* 的表达，下调 *CYP17*、*17βHSD1*、*CYP21* 的表达。PFOA 暴露还可导致类固醇合成关键调控因子 SF-1 的基因和蛋白表达水平降低。新生儿期、青春前期短期暴露于环境剂量下的 PFOA、PFOS 还能够影响下丘脑 - 垂体 - 性腺轴的调控，导致雌性青春期启动的提前，亲吻肽（kisspeptin）/GPR54 神经肽 - 受体系统在其中起了关键作用。

（2）损伤睾丸或卵巢细胞：睾酮主要在睾丸间质细胞合成和分泌，卵巢颗粒细胞和膜细胞是合成雌激素和孕酮的主要细胞。外源化学物可通过氧化应激或能量代谢障碍广泛损伤这些靶细胞，使得细胞合成功能降低。

重金属、有机磷农药等产生的过多脂质过氧化物，直接影响间质细胞类固醇激素的合成进而降低血清睾酮水平；通过下丘脑 - 垂体 - 睾丸轴调控机制促进下丘脑分泌垂体促性腺激素释放激素，从而反馈性地引起 FSH 和 LH 浓度升高。雄激素水平下降也将导致抑制素 B 分泌减少，进而降低 FSH 和 LH 水平。DEHP 暴露于雌性动物会延迟排卵、减少颗粒细胞数量，降低循环雌激素、孕激素和 LH 水平，而 FSH 水平上升，进而扰乱内分泌平衡。

（3）诱导激素代谢清除：人类和其他大多数物种类似，类固醇激素是通过生物转化而失活和从体内清除的。进入体内的外源化学物通过诱导肝脏生物转化酶活性，增加类固醇激素的清除，进而降低体内睾酮或雌二醇的水平。尽管反馈调节机制会促使机体合成更多激素以维持体内平衡，但如果化学物的毒性已影响到激素的合成，则诱导清除增加会导致体内激素水平进一步下降。

同一种外源化学物可以通过上述多个途径同时作用。除此之外，如双酚 A、辛基酚等还可阻断 LH 和 FSH 与靶细胞对应的 LH 和 FSH 受体结合，从而抑制雌、雄激素合成。

（三）生殖细胞损伤机制

生殖细胞又称作配子，包括精子和卵子。配子发生包括精子发生和卵子发生，是两性生殖细胞分化、发育和成熟的过程。这一过程涉及一系列有丝分裂和减数分裂，以及一系列基因的激活和失活，并有许多细胞因子和生物大分子参与。化学物可以通过影响其中不同环节，进而影响配子发生过程和遗传物质的传递而产生生殖毒性。

1. 诱导细胞凋亡 细胞凋亡是指在特定的内源性和 / 或外源性信号的诱导下，生物体内细胞死亡相关途径被激活，并在相关基因调控下自动结束生命的过程。参与细胞凋亡信号转导的通路有死亡受体通路、线粒体通路和内质网通路等。各通路之间相互联系，共同调节细胞凋亡的发生。外源化学物对生殖细胞损伤的机制与凋亡效应密切相关。

Fas 和 FasL 分别是 TNF 超家族的配体和受体，当支持细胞分泌的 FasL 与位于生精细胞膜上的 Fas 结合，就会启动生精细胞内的死亡域蛋白 FADD 的表达，激活下游 caspase 引起 DNA 降解。邻苯二甲酸单酯染毒后大鼠的生精细胞凋亡明显增加，以精母细胞为主。免疫组织化学分析显示，在生精小管中，Fas 及 FasL 表达是显著增加的。Fas 和 FasL mRNA 表达水平与生精细胞的凋亡率呈正相关。Fas 信号通路对于 MEHP 诱导的生精细胞凋亡的启动意义重大，可引起大量的生精细胞死亡。BPA 可通过阻断 Ca^{2+}/CaM/Camk II 信号和 Ca^{2+} 稳态，还可降低支持细胞连接和黏附蛋白的水平，上调 Fas、FasL 和激活 caspase-3，引起支持细胞凋亡。丙烯酰胺也可诱导小鼠睾丸组织细胞凋亡相关因子 Fas、FasL 与 caspase-3 表达增加，从而激活 Fas/FasL 凋亡通路。

线粒体是细胞生命活动的控制中心，也是细胞凋亡的调控中心。研究表明 Cyt C 从线粒体释放是细胞凋亡的关键步骤。外源化学物可通过氧化应激作用于线粒体膜，改变 Bcl-2 家族促凋亡因子（Bax）和抗凋亡因子（Bcl-2、Bcl-XL、Bcl-w）的功能，造成细胞色素 C 的释放并最终激活 caspase 的表达引起细胞凋亡。如二硫化碳（CS_2）染毒后大鼠睾丸生殖细胞胞质中 Cyt C 含量显著上升；caspase-3 和 AIF mRNA 相对表达水平上升，而 Bcl-2 mRNA 表达水平则有明显下降，可见 CS_2 染毒可影响雄性大鼠睾丸生殖细胞线粒体途径的细胞凋亡过程。育龄期雌鼠接触多环芳烃（PAH）会导致卵泡数量的减少，其可能的机制是通过诱导卵巢颗粒细胞凋亡。PAH 暴露实验雌鼠卵巢相关凋亡蛋白 caspase-3、caspase-9、Bax 表达增加，抑制凋亡的 Bcl-2 表达下降。DEHP 和 B [a]P 联合染毒雌鼠诱发颗粒细胞凋亡发生增加，细胞凋亡与卵泡闭锁增加高度关联，caspase-3 的激活在外源化学物诱导生殖细胞凋亡发生过程中发挥重要作用。

2. 破坏细胞连接 睾丸组织中的细胞连接主要存在于支持 - 支持细胞以及支持 - 生精细胞之间，前者确保精子发生的有序进行，包括从精原细胞开始的各级生精细胞的分裂、分化和向生精小管腔推进；后者则通过锚定作用影响精子的释放。因此，化学物对细胞连接的破坏可直接影响精子发生，造成精液质量下降。

BTB 是支持细胞之间的连接结构，也是精子发生的结构基础。完整的 BTB 由 4 种结构组成，包括紧密连接（tight junction，TJ）、缝隙连接（gap junction，GJ）、细胞桥粒和睾丸特异性黏着连接（adherens junction，AJ）。

BPA 是一种已知的雄性生殖毒物，除内分泌干扰外，可引起幼鼠 TJ（如闭合蛋白）、GJ[如间隙连接蛋白 -43（connexin-43），cx-43]和基底 ES（如 N- 钙黏着蛋白）相关蛋白水平降低，可逆性地破坏其 BTB 结构的完整性；而成年大鼠 BTB 则对 BPA 有较强的抵抗力，这可能由于 BPA 在循环系统中的生物利用度较低所致。推测 BPA 造成新生大鼠生精功能受损的潜在机制，可能是 BPA 干扰了 BTB 蛋白表达所致。

闭合蛋白（occludin）和 N- 钙黏着蛋白（N-cadherin）分别是 TJ 和 AJ 的结构蛋白，它们通过与细胞质内相应配体（ZO-1 和 β- 联蛋白）结合固定在细胞膜上，维持 BTB 的完整性。黏着斑激酶（focal adhesion kinase，FAK）可被其上游活化的 PI3K/c-Src 所激活，引起闭合蛋白（occludin）和 N- 钙黏着蛋白发生酪氨酸磷酸化并与配体分离，继而由细胞间隙向细胞质转移，最终在胞内体的作用下降解。研究显示，FAK 与 occludin-ZO-1 蛋白复合体的高亲和性只存在于 BTB，这种 FAK 的特异性分布是造成 BTB 对镉的敏感性显著高于微血管 TJ 的主要原因；而通过 RNAi 敲除 FAK 基因表达可降低支持细胞对镉引起的 TJ 渗透性屏障破坏的敏感性。因此，FAK 作为主要的毒作用靶，其过度磷酸化引起的 p-FAK-Tyr 与 FAK 失衡是造成 BTB 破坏的主要原因。

与 BTB 不同，位于支持 - 生精细胞之间的顶部外质特化区（ectoplasmic specialization，ES）是一种基于肌动蛋白的细胞间黏着连接，它通过 AJ 结构的有序拆解和重建来促进不同发育期生精细胞的移动和释放。化学物可通过诱导 β1- 整合蛋白（β1-integrin）、黏着斑蛋白（vinculin）、p-FAK 等黏着斑复合体组分蛋白经由 integrin/pFAK/PI3K/p130Cas 信号通路参与 AJ 的破坏。值得注意的是，JAM-C 作为一种 TJ 蛋白，可通过与支持细胞内的 Par6/Pals1 结合形成黏着蛋白复合体出现在顶部 ES，而不形成 TJ 的超微结构；而磷酸化的 c-Src 可竞争性地与 Par6/Pals1 结合，使之与 JAM-C 分离，减弱支持细胞与生精细胞的黏附，造成生精上皮未成熟精细胞的过早释放。

氧化应激也可激活 PI3K/c-Src/FAK、MAPK 信号通路或细胞自噬来破坏细胞连接；或者上调炎症细胞因子（TGF-β、TNF-α 和 IL-1α 等）的表达引起细胞连接蛋白的下调或重分布。

3. 干扰细胞能量代谢 生殖细胞含有丰富的能量代谢相关酶，在维持配子发生和配子功能成熟中发挥着重要作用。

除了介导细胞凋亡，线粒体在体内更重要的功能是为细胞的各项新陈代谢活动提供能量。在生精细胞分裂形成精子的过程中，细胞的很多结构退化消失，但保留了大量的线粒体。这些线粒体从细胞周边汇聚于轴丝近段周围并盘绕线粒体鞘。经典理论认为，精子中段的线粒体鞘，通过氧化磷酸化合成腺苷三磷酸（ATP），在精子运动过程中供给所需能量。在生理条件下，精子线粒体膜产生较高的 $\Delta\Psi m$，ATP 合成正常，精子活力和运动能力良好；当精子 $\Delta\Psi m$ 降低时，线粒体的结构、功能发生改变，ATP 生成受到影响，进而影响精子存活，导致生育障碍。

研究报道，暴露于 CS_2 的实验大鼠睾丸生殖细胞中线粒体通透性转换孔（MPTP）水平显著下降，线粒体内呼吸酶复合物Ⅳ表达水平显著上升。实验小鼠暴露于 PFOA 后观察到随着染毒剂量的增加，睾丸组织 SOD 的含量降低，MDA 的含量升高，GSH 的含量降低，琥珀酸脱氢酶（SDH）、ATP 酶和 LDH 的活性则随着染毒剂量的增加而明显降低。推测全氟辛酸也是通过氧化损伤睾丸细胞的线粒体，破坏其能量代谢，从而对睾丸细胞产生损伤。乳酸是睾丸支持细胞产生的一种重要能量底物，其在支持细胞形成后被单羧酸运载体（monocarboxylate transporter，MCT）转运至精细胞，通过无氧酵解途径产生 ATP 为生精细胞提供所需能量。双酚 A、氟他胺等则可通过影响睾丸支持细胞糖代谢，减少向生殖细胞乳酸和丙酮酸的供给，进而影响精子发生过程。

（汪春红）

第三节 生殖毒性研究方法

生殖毒性研究方法一般应包括人群流行病学研究、哺乳动物体内试验研究和替代法/体外试验研究三个方面，本节着重阐述哺乳动物体内试验研究和替代法/体外试验研究方法。

一、生殖毒性评价指南

关于对外来化学物的生殖毒性评价，在世界范围内不同的机构根据所评价的化学物的分类归属不同，均制定了相应的评价试验指南。早在 1966 年，美国食品药品管理局（Food and Drug Administration，FDA）率先提出了人用药物安全性评价的生殖发育毒性试验指南，随后世界多国政府部门或组织以该指南为基础分别制定了有关药物、农药、化学品和食品等的生殖发育毒性试验方法。目前国际上制定不同外源化学物生殖毒性试验指南得到广泛认可或参考的组织或机构如下：①人用药品注册技术要求国际协调会议（International Conference on Harmonization of Requirements for Registration Pharmaceuticals for Human Use，ICH）；②经济合作与发展组织（Organization for Economic Cooperation and Development，OECD）；③美国国家环境保护局（Environmental Protection Agency，EPA）；④美国 FDA。不同组织或机构制定的指南在具体要求和方法上虽然尽了最大的努力，但各部门或组织之间仍然存在一定程度的差异，这与各部门或组织的自身职能与定位是密切相关的。一般来说，ICH 方案主要适用于人类药物的评价，美国 FDA 指南（FDA 红皮书）适用于动物相关药品、食品和食品添加剂的评价，OECD 和美国 EPA 指南主要适用于环境化学物的相关毒性评价。目前国内外主要使用的生殖毒性试验方法（部分含发育毒性检测）的相关指南名称见表 17-1。针对环境内分泌干扰物筛选与测试方法的相关指南名录见表 17-2。表 17-3 列出了 OECD 有关生殖毒性试验的相关设计参数。但在实际应用中，一些具体指南并不是主要针对生殖毒性评价，但其中含有部分生殖毒性评价指标，如 OECD TG 407（啮齿类动物重复剂量 28 天经口毒性试验）的指标就包括睾丸、卵巢、子宫、附睾、前列腺和精囊腺 + 凝集腺的称重、病理观察，但并未列入表 17-1 和表 17-3。

我国的药物生殖毒性试验属于非临床安全性评价研究，根据《中华人民共和国药品管理法》和《药物非临床研究质量管理规范》的规定，我

表 17-1　国内外主要使用的生殖毒性相关试验指南

国家/部门/组织	适用范围	简称	指南名称
ICH	药品	—	Detection of toxicity to reproduction for medicinal products（1995）
		ICH M3（R2）	Nonclinical safety studies for the conduct of human clinical trials and marketing authorization for pharmaceuticals（2008）
		ICH S6（R1）	Preclinical safety evaluation of biotechnology-derived pharmaceuticals（2009）
美国 FDA	药品	—	Guideline on detection of toxicity to reproduction for medicinal products（1994）
		—	Guideline on detection of toxicity to reproduction for medicinal products（1996）
		—	Maintenance of the ICH guideline on toxicity to male fertility（2000）
	食品添加剂	Red Book	Toxicological principles and procedures for priority based assessment of food additives. Guidelines for reproduction testing with a teratology phase（1982）
		Red Book Ⅱ	Toxicological principles for the safety assessment of direct food additives and color additives used in food. Guidelines for reproduction and developmental toxicity studies（1993）
		Red Book 2000	Toxicological principles for the safety assessment of food ingredients（2000. Updated 2007）

续表

国家/部门/组织	适用范围	简称	指南名称
美国EPA	化学品	OPPTS 870.3700.	Health effects test guidelines: prenatal developmental toxicity study（1998）
		OPPTS 870.3800	Health effects test guidelines: reproduction and fertility effects（1998）
		OPPTS 870.6300.	Health effects test guidelines: developmental neurotoxicity study（1998）
OECD	化学品	OECD TG 414	Teratogenicity（2001）
		OECD TG 415	One-generation reproduction toxicity（1983）
		OECD TG 416	Two-generation reproduction toxicity study（2001）
		OECD TG 421	Reproduction/ developmental toxicity screening test（2015）
		OECD TG 422	Combined repeated dose toxicity study with the reproduction/developmental toxicity screening test（2015）
		OECD TG 426	Developmental neurotoxicity study（2007）
		OECD TG 443	Extended one-generation reproductive toxicity study（2011）
印度	药品	—	Central drugs standard control organization. Ministry of health and family welfare，Government of India（2005）
中国	药品	—	Technical guideline for reproduction toxicity study of drugs. China SFDA（2006）
韩国	化学品	—	Reproductive Toxicology. Korea institute of toxicology（2010）

表 17-2　国内外主要使用的环境内分泌干扰物相关试验指南

国家/部门/组织	适用范围	简称	指南名称
OECD	化学品	OECD TG 440	Uterotrophic bioassay in rodents: a short-term screening test for estrogenic properties（2007）
		OECD TG 441	Hershberger bioassay in rats: a short-term screening assay for（anti）androgenic properties（2009）
		OECD TG 456	H295R steroidogenesis Assay（2011）
		OECD TG 457	BG1Luc estrogen receptor transactivation test method for identifying estrogen receptor agonists and antagonists（2011）
		OECD TG 493	Performance-based test guideline for human recombinant estrogen receptor（hrER）in vitro assays to detect chemicals with ER binding affinity（2015）
美国EPA	化学品	OPPTS 890.1100	Amphibian metamorphosis（frog）（2009）
		OPPTS 890.1150	Androgen receptor binding（rat prostate cytosol）（2009）
		OPPTS 890.1200	Aromatase（human recombinant）（2009）
		OPPTS 890.1250	Estrogen receptor binding assay using rat uterine cytosol（ER-RUC）（2009）
		OPPTS 890.1300	Estrogen receptor transcriptional activation（human cell line HeLa-9903）（2009）
		OPPTS 890.1350	Fish short-term reproduction assay（2009）
		OPPTS 890.1400	Hershberger bioassay（2009）
		OPPTS 890.1450.	Pubertal development and thyroid function in intact juvenile/peripubertal female rats（2009）
		OPPTS 890.1500.	Pubertal development and thyroid function in intact juvenile/peripubertal male rats（2009）
		OPPTS 890.1550.	Steroidogenesis（human cell line -H295R）（2009）
		OPPTS 890.1600	Uterotrophic assay（2009）
		OPPTS 890.2100	Avian two-generation toxicity test in the Japanese quail（2015）
		OPPTS 890.2200	Medaka extended one generation reproduction test（2015）
		OPPTS 890.2300	Larval amphibian growth and development assay（LAGD）（2015）

表 17-3 OECD 生殖毒性试验方案（所有染毒途径均为经口）

OECD	动物种属	动物数及性别	剂量及染毒时间	指标（终点）
414	大鼠/家兔	20 只雌性动物/组	3 个剂量 + 对照	• 窝数及着床数 • 窝数及活胎数
415	大鼠/小鼠	20 只雌性动物/组	3 个剂量 + 对照	• 生育能力 • 妊娠 • 生存能力指数 • 体重 • 尸检
416	大鼠	20 只孕鼠/组	3 个剂量 + 对照 • 雄性精子发生期 • 雌性几个性周期	F1 • 生长 • 发育 • 生殖系统 F2 • 生长 • 发育
421	大鼠	8 只孕鼠/组	3 个剂量 + 对照 • 雄性交配前 2 周 • 雌性产后 3 天	• 肉眼观察损害发现靶器官 • 不育症 • 畸形 • 对生殖系统影响 • 体重变化 • 对运动影响
422	大鼠	8 只孕鼠/组	3 个剂量 + 对照 • 约 54 天	• 活胎数、流产胎数 • 畸形鼠数、发育迟缓鼠数 • 研究期内动物死亡及时间、试验结束时动物存活数 • 着床数、黄体数、窝重及每窝胎鼠数
426	大鼠	20 窝/组	3 个剂量 + 对照 • 孕第 6 天至产后 21 天	• 体重及临床观察 • 脑重 • 神经病理 • 性成熟 • 其他发育指标（如睁眼、门齿萌发） • 行为发育指标 • 运动能力（包括适应性） • 运动及感觉功能 • 学习与记忆
443	大鼠	20 只孕鼠/组	3 个剂量 + 对照 • 交配前 2 周 • 交配期 2 周 • 孕鼠孕期及哺乳期	日常观察 • 亲代及子代体重及临床观察 • 行为学改变 • 性周期 • 交配与怀孕 • 生殖毒性 • 发育神经毒性 • 发育免疫毒性 终末观察 • 血液学、生化学检查 • 精子相关参数 • 大体解剖、脏器重、组织病理 • 神经组织病理

国《药品注册管理办法》规定注册分类的Ⅰ类化学药、中药和生物制品新药应进行一般生殖毒性试验、致畸敏感期毒性试验和围产期毒性试验。2006年依据美国FDA相关试验方法拟定并发布的《药物生殖毒性研究技术指导原则》重点阐述了以上试验在动物、给药剂量、给药方法、试验方案选择的基本原则，并介绍了一些常用的试验方案，并提出对所获得数据进行分析及评价要求。2008年中国疾病预防控制中心职业卫生与中毒控制所起草了《化学品　生殖/发育毒性筛选试验方法》（GB/T 21766—2008），该标准主要内容与OECD TG 421（1995）基本一致。2014年12月原国家卫生和计划生育委员会发布《食品安全国家标准　食品安全性毒理学评价程序》（GB 15193.1—2014），标准纳入致畸试验、生殖毒性试验和生殖发育毒性试验，适用于评价食品生产、加工、保藏、运输和销售过程中所涉及的可能对

健康造成危害的化学、生物和物理因素的生殖发育方面安全性的评价。此外，还有一些领域也有涉及生殖和/或发育毒性评价方法，如《医疗器械生物学评价　第3部分：遗传毒性、致癌性和生殖毒性试验》（GB/T 16886.3—2008），此处不赘述。

二、生殖毒性体内试验方法

（一）生殖毒性体内试验常见观察指标

生殖毒性体内试验一般分雄性生殖毒性试验及雌性生殖毒性试验，其观察指标（终点）因性别不同而异，具体见表17-4。

（二）一代生殖毒性试验

一代生殖毒性试验用来检测受试化学物对雄性和雌性生殖系统的有害效应，如对性腺功能、性周期、交配行为、怀孕、生产、泌乳及断乳等的影响，该试验还可提供诸如出生率、死亡率、行为以及致畸等发育毒理学的有关信息。

表 17-4　生殖毒性试验常用观察指标（终点）

性别	观察终点	观察指标
雄性	睾丸	外观、大小、重量、大体观察与组织学检查；精子细胞储量、非功能性生精小管（%）、具有精子的生精小管（%）、生精小管直径、细线期精母细胞计数
	附睾	重量及组织学；附睾体精子计数、附睾尾精子活力（%）、精子形态学（%）、生化分析
	附属性腺	组织学、重量分析
	精液	总体积、无凝胶体积、精子浓度、精子总数/射精、精子总数/禁欲日、肉眼观察精子活力（%）、影响分析精子活力（%及速率）、精子形态学观察
	内分泌	黄体生成素、卵泡刺激素、睾酮、促性腺激素释放激素
	生育力	暴露率：妊娠（动物或人）、胚胎数或产仔数/孕妇或受孕物；胚胎成活率：黄体数、2细胞胚胎至8细胞胚胎、每卵精子数
	精子活力	定时曝光摄影、多次曝光摄影、显微电影摄影、显微录像、精子膜特征、精子代谢评价、精子荧光Y小体、流式细胞术检测精子、人精子原核核型、宫颈黏液穿透试验
	其他试验	睾丸密度张力测量、睾丸定性组织学、排精所处的生精周期阶段、睾丸定量组织学
雌性	体重	
	卵巢	脏器重量、组织学、卵母细胞数、卵泡闭锁率、卵泡类固醇激素合成、卵泡成熟、卵母细胞成熟、排卵、黄体功能
	输卵管	组织学、配子转运、受精、早期胚胎转移
	子宫	细胞学和组织学、宫腔液分析（外源化学物，蛋白质）、蜕膜反应、功能障碍性出血
	子宫颈/外阴/阴道	细胞学、组织学、黏液生成量、黏液质量（精子穿透试验）
	生育力	暴露率：妊娠（动物或人）、胚胎数或产仔数/孕妇或受孕物；胚胎成活率：黄体数、着床率：黄体数、2细胞胚胎至8细胞胚胎
	下丘脑	组织学、神经递质、神经调节剂和神经激素合成与释放的改变
	垂体	组织学、营养激素合成与释放的改变
	内分泌	促性腺激素、绒毛膜促性腺激素、雌激素和孕酮、卵泡刺激素、黄体生成素、促性腺激素释放激素

该试验 OECD 在设计上动物选择为大鼠或小鼠，而有的机构也选用非啮齿类动物家兔。雄性亲代（F0）在成长期给予受试物至少一个精子发生周期（在大鼠约为 70 天，小鼠约为 56 天）以便可以观察到受试物可能对雄性生精过程产生的有害作用；亲代雌性染毒至少 2 个性周期（每个性周期为 4～5 天）以便能够观察到受试物可能对雌性性周期产生的有害效应。然后雌雄动物进行交配，交配期间对雌雄动物均染毒，其后只对怀孕的雌性动物染毒。

一般试验设三个剂量组和一个对照组（见表 17-3），每组至少应有 20 只怀孕的动物。理想的剂量设计应该是高剂量组 F0 代动物有毒性反应，但无死亡；中剂量组应有轻微的毒性反应；低剂量组则不能观察到任何对亲代或子代的有害效应。上述设计可使亲代雄性动物在精子形成期，雌性动物在卵泡发育期、交配期、妊娠期和授乳期直接暴露于受试物，而子一代（F1）在母体子宫内和经哺乳暴露于受试物。5～8 周龄的亲代雄鼠的给予受试物至交配期结束止，共 8～10 周，亲代雌性动物交配前 2 周开始给予受试物至授乳期结束止。交配结束后的雄鼠或处死或保留喂饲试验饲料以备可能需要生产第二窝的 F1 代。处死的雄性动物，取性腺组织和相关器官进行组织病理学检查；部分雌性怀孕动物可在分娩前一天处死，检查子代有无形态与结构的异常，其余染毒至子代断乳处死。对于正常出生的 F1 代，可以正常养育到断乳而不做数量的标准化处理，如果要对 F1 代做数量的标准化处理，建议于生后 4 天，每窝调整为雌、雄各 4 只。

观察指标含：①出生前亲代观察指标，包括：一般状态的观察：试验期每天观察受试亲代动物活动、步态、行为及对外界的反应情况等，每周称体重一次，并记录摄食量以及交配行为、受孕率以及一切可能观察到的毒性反应如死亡等；②出生亲代观察指标，观察产程是否延时；③出生后观察，包括：a. 亲代体重、窝重、每窝子代数量、体重、性别、活胎数、死胎数、子代外观是否有异常；b. 死亡的幼崽或于第 4 天处死的幼崽应保存以备做进一步检查；存活的幼崽应计数并于次日早晨称量幼崽体重，以后于第 4 天、第 7 天和第 2 周起每周称一次体重直至试验结束；④处死或试验期间死亡的亲代动物，要做病理组织学检查，尤其是要重点观察生殖系统的结构变化。观察的指标应包括：a. 雄性观察指标：垂体、睾丸、附睾、附性腺、前列腺重量及病理，性激素水平，精子数量及质量（包括形态、运动能力等）；b. 雌性观察指标：包括子宫、卵巢、阴道重量等。⑤上述所有器官高剂量和对照都需做显微病理检查，发现有异常改变，还应检查其他器官有无变化。最后需要说明的是，文中列出的指标繁杂，读者在实践中根据具体情况选用，有些指标如分娩后 21 天存活率、4 天存活指数（生存力指数）等指标，请参考相关的指南或专业书籍。

（三）二代生殖毒性试验

二代生殖毒性试验的目的是观察受试物对亲代生殖全过程和 F1 代整个生长、发育及生殖过程的影响。动物选择常以大鼠为首选。同一代繁殖试验一样，5～8 周龄雄性亲代（F0）大鼠交配前至少染毒 10 周，交配结束后停止染毒，处死。F0 亲代雌性大鼠交配前 2 周开始给予受试物至 F1 断乳后结束。F1 动物断乳后给予受试物，雄鼠至交配完成后停止；雌鼠则从断乳后开始染毒，历经成熟期、交配期、妊娠期、哺乳期。F2 在 F1 母体子宫内和哺乳期暴露于受试物，两代以上（多代）生殖毒性试验方法依此类推。

观察指标基本同一代生殖毒性试验，具体分为三个方面，即：精子相关参数、子代生理及功能指标和生殖系统或器官的病理学改变。对亲代、F1 和 F2 的各项指标分别进行观察与计算。精子相关参数可选择对精子生成的影响、对睾丸、附睾的病理组织学检查、精子分析；子代生理及功能指标可选择体重增长、性成熟指标（如年龄体重与阴道开口及包皮分离），功能指标还可选运动活力、感觉功能和个体反射；二代生殖毒性试验 F1 代从母体子宫直至出生后生长、发育和生殖期连续染毒，符合人类生活中长期低剂量接触有害物质的特点，弥补了一代生殖毒性试验未能观察受试物对子代生殖与发育影响的不足，可用于检测对生殖系统具有间接或直接毒作用的物质。

（四）扩展的一代生殖毒性试验

以往一代或二代（多代）生殖毒性试验的研究发现，受试物产生的生殖毒性反应几乎都在一代就已经出现，只是很少部分出现在第二代。据此可以假定用很少的动物（与二代繁殖试验相比）就可以得到较多的试验结果，这无疑符合动物实验关于经济及伦理的要求，符合"3R"原则。扩展的一代生殖毒性试验是在一代生殖毒性试验的基础上，对 F1 代进行较为细致、深入的检测，包括功能的、组织病理的和详尽的生殖器官的检测。此方法将 F1 代分成三个队列，具体如下：

队列 1：用于评估生殖和发育指标，必要时此队列还可以延伸到 F2 代。

队列 2：用于评估化学物暴露可能对发育神经系统的潜在影响。

队列 3：用于评估化学物暴露可能对发育免疫系统的影响。

染毒方式与一代生殖毒性试验相同，对两个性别的亲代动物均需在交配前 2 周染毒，以检测生殖功能的变化，这些功能改变可影响到交配行为及生殖能力。因此在交配的 2 周内对亲代继续染毒，对于怀孕的雌性亲代则继续在孕期、哺乳期一直染毒到 F1 代断乳为止。

在染毒及观察期内，对亲代及子代均进行临床表现、体重及行为的观察。同时记录生殖毒效应，如对生殖周期、交配以及怀孕的影响。队列 2 通过一些神经行为学试验的检测（如听觉惊吓试验、功能观察组合试验、运动活力试验）来评估受试物潜在的发育神经毒性；队列 3 用于 T 细胞依赖的抗体反应试验以评估潜在的发育免疫毒性。未被选入上述队列的 F1 代子鼠，在生后第 22 天进行大体解剖，评估包括对生殖器官的影响。每组每个性别选取 10 只仔鼠进行脑、脾脏和胸腺的称重。试验结束后，进行血生化学、血液学检测，进行生殖毒性相关指标的检测如精子有关参数；所有动物都要进行大体解剖、脏器称重及组织病理学检查。

（五）三段生殖毒性试验

见第十八章第四节"一、"中的"（一）三段生殖毒性试验"部分。

三、环境内分泌干扰物筛选与评价方法

（一）美国 EPA 推荐的分阶段筛选和测试方法

美国 EPA 所属的内分泌干扰物筛选与测定咨询委员会（Endocrine Disruptor Screening and Testing Advisory Committee，EDSTAC）于 1998 年启动了内分泌干扰物筛选计划（Endocrine Disruptor Screening Program，EDSP）并发布报告，该计划提出采用体外和体内试验组合的分阶段筛选和测试方案，包括分类、优先权设定、第一阶段筛选和第二阶段筛选。

1. **分类** 测试物分为四类：

（1）第一类：已有确切的资料证明不存在内分泌干扰效应的化学物，包括一些无机酸或碱、氨基酸、糖类及一些聚合物等，无须进行筛选。对此类物质持保留态度。

（2）第二类：已有资料显示具有内分泌干扰潜力但证据不充分的化学物，此类物质将经过优先顺位设定后进行第一阶段筛选。

（3）第三类：对于某些已有较充分资料显示其具有内分泌干扰活性的化学物，或经第一阶段筛选被判断为疑似有内分泌干扰作用的物质，可进入第二阶段测试。

（4）第四类：有充足的资料显示某种化学物对内分泌有干扰作用，可直接进行风险评估。

2. **优先权设定** 主要是针对约 62 000 种第二类化学物质。为此美国 EPA 最初建立了内分泌干扰物优先权设定资料库（endocrine disruptor priority setting data base），并采用高通量预筛选法（high throughput pre-screen，HTP）来进行"优先权设定"，或者将危害资料与暴露资料整合的方法进行化学物质筛选。但在 2005 年美国 EPA 对化学物质优先选择的方法进行了调整，"优先权设定"的具体方法做了以下变更：初步选择应集中于一部分化合物（如农药类）；以暴露资料作为优先选择的基础排除了一些物质，如：内分泌干扰作用小的物质、不包括混合物、在美国已经不生产或者不使用的化学物质、用于验证筛选试验阳性对照组所使用的阳性物。因此，美国 EPA 决定初步对农药的活性成分、农药的惰性成分和高产量、高使用量的化学物质进行筛选。

3. **第一阶段筛选**（tier 1 screening，T1S）T1S 为初筛试验，是定性试验，其目的是判定某化学物质是或不是或疑似内分泌干扰物，对疑似者或感兴趣者可进入第二阶段的试验验证阶段。美国 EPA 于 2009 年 10 月确定的 T1S 测试组合试验包括 5 项体外试验方法和 6 项体内试验方法，具体见表 17-5。

表 17-5 美国 EPA 内分泌干扰物第一阶段筛选试验组合

体内试验	体外试验
大鼠子宫增重试验	雌激素受体结合试验
大鼠 Hershberger 试验	雌激素受体转录激活试验
青春期雌性大鼠甲状腺试验	雄激素受体结合试验
青春期雄性大鼠甲状腺试验	类固醇合成试验
青蛙形态改变试验	芳香酶合成试验
鱼短期繁殖试验	

4. 第二阶段筛选(tier 2 screening，T2S) 经过第一阶段筛选后，若无干扰作用产生，则归类至保留类；否则进入第二阶段筛选。第二阶段测试属定量测试，主要用于确认第一阶段筛选出的物质是否真正存在激素效应以及是否为假阳性。对具有内分泌干扰效应的物质可提供剂量-效应关系及机制研究。这类筛选试验包括两栖动物发育繁殖试验、鸟类两代繁殖试验、鱼类全生命周期试验、无脊椎动物全生命周期试验和哺乳动物两代繁殖试验等五种方法，为我们提供了多种属、多终点的检测方法与手段。

美国 EPA 的二段筛选试验方案已得到广泛认可与应用。从 T1S 筛选组合的 11 个试验我们可以看到，每个试验的设计都是基于各自检测的毒作用方式(mode of action，MAO)，包括改变雌激素受体或雄激素受体、干扰类固醇的合成、干扰下丘脑-垂体-性腺轴、干扰下丘脑-垂体-甲状腺轴等。如雌激素受体结合试验、雌激素受体转录激活试验涉及分子信号传导通路；有的还涉及蛋白质的合成，如大鼠子宫增重试验。

(二)常用内分泌干扰物检测评价试验

1. 大鼠子宫增重试验 子宫是雌激素重要的效应器官，具有拟雌激素活性的外源化学物可导致未成熟雌性大鼠和去除卵巢的成年雌性大鼠的子宫湿重明显增加。因此可选用未成熟雌性大鼠或去除卵巢的成年大鼠，受试物染毒 1～3 天后，以子宫湿重的脏器系数为指标，根据受试物是否具有促进子宫生长的作用来评价其雌激素的活性。

动物可选择健康成年雌性大鼠，麻醉后切除卵巢，一般术后饲养 2～3 周后进行试验。最后一次染毒后 24 小时，大鼠精确称重并记录后麻醉，断头取血并剪开腹部，分离子宫，称重并记录。子宫转移到滤纸上，切开，释放出子宫内液，轻轻将子宫吸干，精确称重并记录。采集的血样

按照一定程序离心后取上清，放射免疫法测定血清中的 LH 和 FSH。计算子宫内液流出前后子宫湿重的脏器系数，应用方差分析对各组总体均数的差异进行假设检验，如果受试物组脏器系数与空白对照组比较显著升高，可认为受试物具有拟雌激素活性。成年雌性大鼠在卵巢切除的情况下，体内雌激素为零，通过负反馈机制，刺激下丘脑合成和释放 GnRH，作用于垂体前叶导致 FSH 和 LH 的释放，血清 FSH 和 LH 含量增加。如果受试物具有雌激素活性，由于负反馈机制，血清 FSH 和 LH 含量降低。应用方差分析对各组血清 FSH 和 LH 浓度总体均数的差异进行假设检验，如果受试物组血清激素浓度与空白对照组比较显著降低，可认为受试物具有雌激素活性。

2. 雌激素受体结合试验 外源化学物与 ER 竞争性结合是大多数环境拟/抗雌激素发挥效应的前提。研究表明，受体亲和力与激素活性间存在明显相关性，因此可根据环境拟/抗雌激素与 ER 的特异性亲和力来检测其活性大小。雌激素受体结合试验分为无细胞受体结合试验和完整细胞受体结合试验两种，此处选择前者予以说明。选取 ER 阳性的组织或细胞制备含 ER 的细胞提取液，加入 ^{3}H-E2 和受试物共孵育，受试物与 ^{3}H-E2 竞争结合 ER 位点。数小时后应用 DCC 去除游离的 ^{3}H-E2，采用液闪计数法检测结合的 ^{3}H-E2。外源性激素与 ER 的亲和力与检测到的 ^{3}H-E2 量呈反向关系。

判断受试物与 ER 的亲和力可以用半数抑制浓度(half maximal inhibitory concentration，IC_{50})来表示。IC_{50} 是指抑制 50% 特异结合时受试物浓度。IC_{50} 越小，表示受试物与 ER 的亲和力越大。受试物的特异结合率(I%)一般采用以下公式：I% =(竞争结合管 dpm - 非特异性结合管 dpm)/(总结合管 dpm - 非特异性结合管 dpm)×100%。以受试物浓度的对数 log[I] 为横轴，特异结合率为纵轴作图，求得 IC_{50}。另外一种评价方法是作图法，以受试物浓度为横轴，特异结合率为纵轴作图，直观地反映受试物与 ER 的亲和力。如果特异结合率随受试物浓度的增加而减小，表明受试物可使 ER 结合的 ^{3}H-E2 减少。提示受试物与 ^{3}H-E2 竞争结合 ER 位点，具有与 ER 结合的能力。

受体结合试验主要判断受试物与 ER 的结合

能力，不能阐明结合后引起的生物学效应，因此确定受试物是否具有拟/抗雌激素效应需结合其他试验。雄激素受体结合试验与该法类似，采用雄激素依赖组织前列腺或输尿管等进行提取，放射性配体使用 ^{3}H-R1881（一种放射性标记的合成雄激素）。

3. **雌激素受体转录激活试验** 天然雌激素或者大多数环境拟雌激素物质是通过和 ER 结合而发挥作用的，结合后，两个 ER 形成同型二聚体，并且转运到细胞核内和 DNA 上的雌激素应答元件（estrogen response element，ERE）相结合，从而启动下游基因转录，翻译表达雌激素效应基因产物。目前常用荧光素酶报告基因试验方法，该法是以荧光素为底物检测荧光素酶活性的一种报告系统，需构建表达质粒和荧光素酶报告质粒，经共转染建立瞬时或稳定转染的细胞株，如果受试物能够激活含 ERE 的靶启动子，则荧光素酶基因就会表达，荧光素酶的表达量与受试物的作用强度成正比。

报告基因表达经过内参基因校正转染效率后需首先进行方差齐性检验，然后将不同处理组的结果和对照组分别进行单因素方差分析（one way ANOVA）检验。经过校正的报告基因表达有显著性升高者，判断为具有拟雌激素活性。计算 E2 和受试物的 EC_{50} 值，同时参照受试物相对于溶剂对照最高诱导倍数，作为比较受试物拟雌激素活性大小的依据。

雄激素受体转录激活试验除使用 AR 表达质粒构建和细胞需考虑 HepG2 或 PC23 等以外，其他具体方法基本与该法相同。

4. **大鼠 Hershberger 试验** 雄激素依赖组织重量改变属于雄激素反应之一，具有抗雄激素活性的外源化学物可导致未成熟雄性大鼠和去除睾丸的成年雄性大鼠的包皮腺、阴茎头、尿道球腺、背后侧前列腺、精液囊（包括凝集腺及液体）、肛提肌和球海绵体肌（levator ani/bulbocavernosus muscles，LABC）的湿重明显增加。因此，此方法可判断受试物是否具有抗雄激素活性。动物一般选择 3 周龄 SD 雄性大鼠。待动物适应环境 1 周后，按常规方法行双侧睾丸切除术，术后恢复 2 周后进行各剂量组（如溶剂对照组、受试物组和氟他胺阳性对照组）染毒。最后一次给药后 24 小时称重，麻醉后通过股动脉放血处死。取上述雄激素依赖组织，称重、记录。注意由于背后侧前列腺、精液囊不易分离，先放入波氏液中固定过夜，摘除附着的脂肪，再进行分离并称重。

与溶剂对照组相比，受试物组雄激素依赖组织湿重显著降低，如上述变化以终体重作为协变量分析仍有显著性差异，则说明这些雄激素依赖组织重量的下降是由于受试物作用的缘故，可初步判断受试物具有抗雄激素活性。

5. **非洲爪蟾变态试验** 非洲爪蟾（xenopus laevis）的变态发育直接由甲状腺激素（thyroxine，TH）调控。随着蝌蚪的生长，甲状腺不断发育并在一定的阶段开始分泌 TH，在变态高潮期达到最高水平，之后回落。伴随着 TH 升高，蝌蚪发生一系列从形态到生理特征的变化，如后腿出现、前腿展开、变态高潮时鳃和尾迅速吸收等。根据非洲爪蟾变态过程中形态的变化可以评价外源化学物的甲状腺干扰作用。

成熟的雌、雄非洲爪蟾交配前分别注入人绒毛膜促性腺激素（human chorionic gonadotropin，HCG），于恒温培养箱中培养产下的卵。按照 Nieuwkoop 和 Faber（NF，1956）系统划分发育阶段，挑选发育良好的 NF51 阶段蝌蚪用于试验。蝌蚪按一定的密度分别暴露于不同浓度的受试化学物、溶剂对照和阳性对照（T4），暴露 21 天。其间每天观察蝌蚪的生长死亡状况，计算生存率。暴露第 7 天、第 21 天测量蝌蚪体长、后肢长、湿重，观察蝌蚪所处的发育阶段。暴露第 21 天根据蝌蚪所处的发育阶段，挑选蝌蚪，取出含有下颌的组织，固定后经 HE 染色切片，显微镜下观察甲状腺组织结构，进行形态结构分析。

参照 NF 划分方式判断非洲爪蟾蝌蚪所处的发育阶段。抗甲状腺物质会减慢蝌蚪的变态发育，导致发育阶段的延缓；甲状腺激动剂可以加速蝌蚪的变态发育，导致发育阶段的提前。蝌蚪体长、后肢长、湿重可以反映蝌蚪的生长速率。在非洲爪蟾变态试验中，甲状腺组织结构的变化是甲状腺抑制的敏感指标，包括甲状腺滤泡变形、胶质减少、空泡化、增生和肥大等。

四、生殖毒性替代试验方法

（一）细胞培养模型

目前使用较多的生殖相关细胞主要包括睾丸

Sertoli 细胞、Leydig 细胞、生精细胞、精原细胞、附睾上皮细胞、精囊上皮细胞、前列腺上皮细胞、腹侧前列腺上皮细胞、原始卵泡、卵巢颗粒细胞、黄体细胞、乳腺细胞等，一般采用原代培养的方法。共培养方法在研究中也较常见，包括 Sertoli/Germ（如精原细胞）细胞共培养、附睾上皮细胞与生精细胞共培养。具体应用时，细胞一般来源于特定时间阶段的正常动物（在体外染毒进行观察），不过也可使用受试物体内染毒一段时间后获取的细胞。

（二）离体试验模型

鉴于生殖过程的特殊性，生殖毒性研究中常使用的离体穿透试验模型，主要包括人精子 - 子宫颈黏膜穿透试验、牛子宫颈黏膜 - 人精子穿透试验、仓鼠无透明带卵母细胞穿透试验、人透明带试验等。除此之外，离体组织、器官模型也得到广泛使用，包括子宫颈黏膜体外毒性试验系统、下丘脑 - 垂体组织灌流模型、卵巢灌流培养系统和睾丸离体灌流模型等。

（三）低等动物替代哺乳动物试验模型

国内尹立红、阮秦莉等利用秀丽隐杆线虫（*Caenorhabditis elegans*）构建了生殖毒理学替代模型检测农药毒死蜱的生殖毒性，其检测指标有线虫精子发生的毒作用，包括后代数目、精细胞形态和大小、精子活化、精子运动；对线虫生育力的作用包括后代数目、子宫内受精卵数；对线虫卵子毒性作用包括后代数目、有丝分裂区细胞数、凋亡细胞数、卵母细胞数和大小等，并检测了线虫精子和卵子关键基因表达的情况。

第四节 生殖系统分子毒理的研究展望

生殖作为生物繁衍和种族延续的重要生理功能，对生物种群的数量和质量至关重要，随着工业的发展和人类活动的频繁，自然界生物包括人类在内的生存和繁衍受到了巨大的影响，无论是从数量上还是从质量上都有所下降。生殖毒理学作为研究外源因子（化学的、物理的和生物的）对生殖过程及相关因素影响的重要毒理学分支，亦经历了从起步到发展的成长过程，其研究的理论基础、研究技术与方法以及研究的范围都发生了

很大的变化，有了很大的进步。限于篇幅所限，本章内容不能概括该领域的全部内容与现况，难免挂一漏万，现结合上述内容对该领域的发展做一简要的总结与展望。

就生殖过程来说，它包括了生殖细胞的发生与形成、两性的结合、受精、受精卵的运输与着床、分娩、哺乳等过程，该过程受神经内分泌调节。所有这些过程都有可能成为外源因子作用的靶点，因此，从生殖毒理学关于外源化学物对生殖过程的研究来看，包括了对雌、雄生殖细胞发生与成熟的影响、对生殖功能与行为的影响、对泌乳的影响等。从生殖毒理学的研究对象和内容来看，主要还是集中在对传统环境化学污染物（如农药、重金属、工业毒物）以及药物等，但近年来对一些新兴毒物如纳米材料、计划生育及辅助生殖等相关物质及因素也有研究，体现研究对象的广泛性；从生殖毒理研究的测试系统来看，除传统的整体哺乳动物研究外，其他测试系统如大型水藻和果蝇，以及蠕虫也作为生殖毒性的测试系统得到应用；除整体法外，离体器官、组织、细胞培养技术也应用到生殖毒理的研究中；从研究的技术和手段来看，除观察生殖损伤的病理学、病理生理学等相关技术手段外，各种分子生物学技术和手段在生殖毒理学研究中得到了广泛的应用，尤其是近些年来，各种"组学"技术也应用到生殖毒理学的研究中；环境污染物中一些具有拟雌激素样或拟雄激素样以及那些具有抗雌激素或雄激素的特殊化学物，因具有内分泌干扰作用，称之为"环境内分泌干扰物"，其对生殖的影响也越来越多地在生殖毒理学的研究中得到重视，成为生殖毒理学研究的重要组成部分。

纵观生殖毒理学的发展与现况，未来的发展应体现在如下几个方面：

1. 人群研究如现场流行病学研究和队列研究等宏观研究方法将在生殖毒理学的研究中得到广泛的应用，其研究成果将体现生殖毒理学的研究方向，尤其是为生殖毒性机制的研究及防治指明方向。

2. 研究对象进一步拓宽。除研究传统的环境化学污染外，对生殖相关的一些新兴物质的研究将得到广泛重视与研究，这些包括纳米材料的生殖毒性及机制、计划生育药物、辅助生殖技术

手段及药物、应用于塑料或电子产品中的阻燃剂、增塑剂等、空气及室内污染物如 $PM_{2.5}$ 以及其他物理因素及生物因素。对环境内分泌干扰物尤其是具有类性激素样作用的环境内分泌干扰物的研究还会得到进一步的加强。

3. 测试系统将会得到进一步的扩展。除传统的哺乳动物整体研究外，其他生物系统如两栖类生物、水生生物、果蝇、大型水蚤、蠕虫等生物系统将会在生殖毒理的研究中得到更广泛的应用。各种替代整体动物研究的体外研究方法将会进一步发展和应用，尤其是在快速筛选和机制研究中，体外细胞培养、组织、离体器官的培养方法相比于整体法有着无可比拟的优势。

4. 生殖毒理研究的新技术及新的观察终点将有较大进展。分子生物学技术、各种组学技术在生殖毒理研究中的应用，极大地提高生殖毒理研究的精准性，尤其是有助于机制与靶点的研究，伴随而来的是一些新的生殖毒理观察终点的扩展与出现。

5. 更加注重生殖过程的早期（生命早期）对成年后某些疾病的影响的研究，如生命早期暴露环境污染物对某些神经退行性疾病发病时间及进程的影响的研究；由于生殖细胞发生、结构及功能的特殊性，其突变的后果与体细胞突变存在较大差异，因此对生殖细胞遗传毒性的研究在生殖毒理的研究中将得到重视。

6. 在对环境内分泌干扰物的生殖毒理研究中，对环境内分泌干扰物筛检与验证的试验组合将会更加合理，结构-活性模型研究与分析在该领域的研究中将会得到进一步的应用。

上述只是对生殖毒理的现况进行了简要的总结，并对未来发展进行了一些展望。实际上，在科技日新月异的今天，我们每一个研究领域（包括生殖毒理研究）的发展也是十分迅速的，每天都有新的研究发现，也会有新的挑战在等着我们去应对，这就是科学研究的魅力所在。

（李百祥）

参 考 文 献

[1] Klaassen CD. Casarett & Doull's Toxicology: The Basic Science of Poisons[M]. 9th ed. New York: McGraw-Hill Education, 2018.

[2] Smart RC, Hodgson E. Molecular and Biochemical Toxicology[M]. 4th ed. New Jersey: John Wiley & Sons, Inc., 2008.

[3] Gupta RC. Reproductive and Developmental Toxicology[M]. 2nd ed. London: Elsevier Inc., 2017.

[4] Eldridge JC, Stevens JT. Endocrine Toxicology[M]. 3rd ed. New York: Informa Healthcare USA, Inc., 2010.

[5] CHood RD. Developmental and Reproductive Toxicology- A Practical Approach[M]. 3rd ed. Boca Raton: CRC Press, 2011.

[6] Wei Y, Cao XN, Tang XL, et al. Urban fine particulate matter（$PM_{2.5}$）exposure destroys blood-testis barrier（BTB）integrity through excessive ROS-mediated autophagy[J]. Toxicol Mech Methods, 2018, 28（4）: 302-319.

[7] Li C, Zhao K, Zhang H, et al. Lead exposure reduces sperm quality and DNA integrity in mice[J]. Environ Toxicol, 2018, 33（5）: 594-602.

[8] Manfo FP, Jubendradass R, Nantia EA, et al. Adverse effects of bisphenol A on male reproductive function[J]. Rev Environ Contam Toxicol, 2014, 228: 57-82.

[9] Qian W, Wang Y, Zhu J, et al. The toxic effects of Bisphenol A on the mouse spermatocyte GC-2 cell line: the role of the Ca^{2+}-calmodulin-Ca^{2+}/calmodulin-dependent protein kinase Ⅱ axis[J]. J Appl Toxicol, 2015, 35（11）: 1271-1277.

[10] 孙志伟. 毒理学基础 [M]. 7 版. 北京：人民卫生出版社，2017.

[11] 安利国. 发育生物学 [M]. 北京：科学出版社，2010.

[12] 李芝兰，张敬旭. 生殖与发育毒理学 [M]. 北京：北京大学医学出版社，2012.

[13] 彭双清，郝卫东，伍一军. 毒理学替代法 [M]. 北京：军事医学科学出版社，2009.

第十八章 发育分子毒理

第一节 个体发育的生物学基础及其影响因素

从受精开始到孕 40 周分娩，胎儿在母体子宫内需要经过一系列复杂的发育过程。各系统发育的一系列变化可发生在胚胎的各个不同时期，并且受到多种生物、物理及营养因素的调节，如多种局部因子（如激素）、多种内分泌轴（如下丘脑 - 垂体 - 肾上腺轴）和表观遗传等。人体器官主要形成于出生前、后的重要发育时期，这些时期器官发育状况对其结构和功能建立有着决定性作用。发育毒物可以通过影响胎儿发育过程及其相关因素导致宫内发育不良，进而引发低出生体重、畸形等多种不良妊娠结局。因此，了解个体发育的生物学基础及其影响因素，将有助于正确理解本章内容。

一、个体发育的生物学基础

（一）妊娠与胚胎（胎儿）发育

妊娠（pregnancy）是新个体在子宫内的孕育过程，包括受精、着床、妊娠维持、胎儿生长等，直至分娩完成而结束。受精卵形成后不断通过卵裂（cleavage）过程发育成为胚泡（blastocyst）或囊胚（blastula）。胚泡或囊胚含有大量细胞，已经初步形成胚胎，称为孕体（conceptus）。着床（imbed）又称为植入（implantation），是决定妊娠是否成功的关键，是指处于活化状态的胚泡与处于容受状态的子宫内膜相互黏着，直至胚泡完全埋入子宫内膜的过程。着床一般分为定位、黏附和侵入三个阶段。受精卵从输卵管壶腹向子宫腔内运行的过程中，随着胚泡的生长，透明带逐渐变薄，最终在子宫腔内经脱透明带因子的作用下溶解，裸露的胚泡滋养层直接与子宫内膜接触，此过程称为

胚泡孵出（blastocyst hatching）。胚泡孵出后在子宫内着床的位点一般在内膜稠密、营养丰富的子宫后壁和侧壁中部，该过程中涉及胚泡与子宫内膜的识别，子宫内膜上皮的微绒毛与滋养层表面相互嵌合，直至牢固附着为止。随后，经融合、移位植入或闯入植入等方式完成胚泡侵入子宫内膜基质。

胚胎（胎儿）发育过程是从受精卵形成开始，可分为三个时期：胚前期、胚胎期和胎儿期。胚前期是指受精卵形成后的 2 周，此期完成卵裂和胚泡形成、蜕膜和初级绒毛形成、二胚层胚盘发生、羊膜囊形成、卵黄囊形成等初步发育过程。胚胎期即器官形成期，是指孕体着床后至硬腭闭合这段发育时期，一般来说，人胚胎期是在妊娠 3～8 周。此期胚胎在原肠作用（gastrulation）过程中，囊胚细胞彼此之间的位置发生显著的改变，形成外、中、内三个胚层。三胚层的形成为组织分化和器官形成奠定了基础，外胚层最早开始分化形成神经管和表皮，中胚层形成脊索、肌肉、骨骼、真皮、心脏、血细胞、生殖腺及泌尿系统等，内胚层主要发育为肝、胰和呼吸器官等。一般认为，器官形成期是发生结构畸形的关键时期（critical period），也称为致畸敏感期。胎儿期是指妊娠第 9 周至胎儿出生，此期胚胎发育主要是组织器官的成熟及胎儿的快速生长。

（二）胎儿器官结构和功能发育

从受精开始到发育成熟需要经过一系列细胞、组织、器官的发育过程。各大系统的正常发育保证了人体的正常生长。运动系统、内分泌系统、消化系统、呼吸系统、泌尿系统、生殖系统、心血管系统和神经系统的结构与功能发育在个体生长中至关重要。

运动系统：人类四肢的发育始于胚胎第 4 周，并于第 8 周完成基本发育。在四肢外形开始建立

的同时，肢芽内的间充质开始致密化，第 6 周时预示肢体骨发生的第一批软骨雏形开始出现。肢体骨发生方式为软骨内成骨。第 12 周时，所有肢体骨的骨干开始出现初级骨化中心。人体的顶骨、额骨和锁骨等则是以膜内成骨方式发生。

内分泌系统：肾上腺皮质原基发育始于胚胎第 4～6 周，第 12 周膜上皮第二次增殖形成永久皮质，第 24 周时原始皮质发育达到高峰，细胞内出现脂滴，嗜铬细胞群迁移到腺体中间，由此形成髓质。甲状腺于胚胎第 4 周开始发生，第 13～14 周时基本形成滤泡上皮，具备摄碘能力。垂体是由两个截然不同的原基共同发育而成，腺垂体来自拉特克囊而神经垂体来自神经垂体芽。

消化系统：胚胎第 3 周末开始出现原始消化管，并分为前肠、中肠和后肠三部分。在胚胎发育第 4～12 周，前肠分化为原始咽、食管、胃、十二指肠、肝、胆囊和胰腺，中肠分化为小肠、盲肠、阑尾、升结肠和右侧 2/3 横结肠，后肠分化为左侧 1/3 横结肠、降结肠、乙状结肠、直肠和肛管上端。

呼吸系统：胚胎第 4 周开始时，原始咽的尾端底壁正中出现一纵行浅沟，称喉气管沟，是喉、气管、支气管和肺的原基。第 5 周时，呼吸憩室末端膨大形成肺芽，随后肺芽形成左右支气管，至第 2 个月末，肺叶支气管分支形成肺段支气管。第 6 个月时，出现终末细支气管和有气体交换功能的呼吸细支气管、肺泡管和肺泡囊。

泌尿系统：人胚肾的发生可分为三个阶段，即从胚体颈部向盆部相继出现的前肾、中肾和后肾。前肾发生最早，人胚第 4 周初肾无功能意义，于第 4 周末即退化。中肾发生于第 4 周末，形成肾小管和肾小球。人胚第 5 周初，当中肾仍在发育中，后肾即开始形成。第 11～12 周，后肾开始产生尿液，其功能持续整个胎儿期。

生殖系统：胚胎发育第 4 周，中胚层形成生肾索，生肾索体积不断增大，从胚体后壁突向体腔，在背主动脉两侧形成左右对称的一对纵行隆起，称尿生殖嵴，它是肾、生殖腺及生殖管道发生的原基。人胚第 6 周时，男女两性胚胎都具有两套生殖管，即中肾管和中肾旁管。女性中肾管分化为卵巢、中肾旁管分化为输卵管和子宫，而男性中肾管分化为睾丸，中肾管头端增长弯曲成附睾管，中段变直形成输精管，尾端成为射精管和精囊。

心血管系统：人胚胎第 2 周左右开始出现造血干细胞和内皮管网。第 3 周末，胚外和胚内的内皮管网经过体蒂彼此沟通。起初形成的是一个弥散的内皮管网，分布于胚体内外的间充质中。此后，其中有的内皮管因相互融合及血液汇流而增粗，有的则因血流减少而萎缩或消失。这样便逐渐形成原始心血管系统并开始血液循环。

神经系统：人胚胎发育至第 3 周后，细胞开始迁移，神经管膨胀。第 4～5 周神经管头端形成 3 个明显的膨出，即为原始脑泡结构。从前往后依次为前脑泡、中脑泡和后脑泡。前脑泡将形成大脑半球和间脑，中脑泡将形成中脑，后脑泡形成脑桥、延髓和小脑。第 6 周时脑室已经出现，第 14 周小脑两半球形成，大脑皮质已覆盖中脑和间脑。第 8 个月时胎儿的脑回已接近成人。

二、个体发育的影响因素

个体的正常发育过程受到多种因素影响，包括母源和父源因素、胎盘因素及胎儿因素。

（一）母源和父源因素

母源因素在胎儿生长中起着重要的调控作用。母亲的遗传、环境、营养和子宫动脉血供等都可以影响胎儿生长发育。胎儿生长发育的全过程受到基因控制，胎儿出生体重的差异约 40% 来自遗传因素，其中母方的基因对胎儿体重的影响比父方基因更大。正常胚胎初期及胎儿发育时，首先细胞数目增加，其次细胞体积增大。母亲的身高与其子宫容积、胎儿潜在生长相关，是决定胎儿身材的主要因素。母亲通过胎盘供应胎儿的氧和营养物质，母亲的热卡摄入及代谢功能对胎儿的营养供应均很重要。在受孕 4～9 个月需增加母亲热卡摄入以适应胎盘和胎儿生长，其中蛋白质摄入尤其重要。除母体环境及营养外，母体血流对胎儿发育也十分关键，增加子宫血供对生长中的子宫、胎盘及胎儿的代谢都起到促进作用。在妊娠期母体血容量及心输出量约增加 40%，子宫动脉血流量增加 3 倍，以保障胎儿的正常发育。

父亲影响胎儿发育的主要因素可以分为两类：①遗传因素，如年龄、疾病、体型、生活方式、暴露环境等；②社会环境因素，如心理状态、职业及经济收入等。前者直接影响父源基因的完整性和表达情况，而后者主要影响母体的生活环境和生活质量，这两类因素均可能影响胎儿在宫内的生长发育。随着男性年龄的增长，雄激素水平改变可影响精子遗传物质的完整性，从而对后代发育产生影响。男性生殖激素水平的改变可使其精子发生 DNA 甲基化和组蛋白修饰等系列表观遗传修饰改变，使受精卵中父源基因变化，随之影响胎盘、胚胎的正常发育以及胎儿的出生结局。

（二）胎盘因素

胎盘是胎儿重要的附属器官，是由母体和胚胎组织构成的复合体。胎盘是母体与胎儿之间物质交换的重要通道，也是妊娠期重要的内分泌器官。因此，胎盘的结构、功能与胎儿发育密切相关。胎盘组织学结构自胎儿面到母体面依次为羊膜、绒毛膜板、胎盘实质及蜕膜板四个部分。各部分结构的功能正常运转及互相协同保证了胎盘的正常功能。

胎盘有着多种重要的生理功能，主要包括：①营养转运，胎儿通过胎盘从母体血中摄取其生长所需要的营养，包括水、葡萄糖、氨基酸、脂肪酸、无机盐和维生素等。②气体交换，胎儿不能与空气直接接触，所需的氧气和排出的二氧化碳，都是通过胎盘与母血进行交换的，相当于肺的功能。③排泄废物，胎儿的代谢废物（如尿素、尿酸、肌酐、肌酸等）都是经胎盘渗入母血而排出体外，胎盘又相当于肾脏功能。④防御功能，胎盘的防御功能是部分性的，正常的胎盘可以防止一些细菌和某些病原体直接进入胎儿体内。但微小的病毒则不受胎盘的阻止，可以进入胎儿体内，导致胎儿感染。某些药物也可以通过胎盘进入胎儿体内，故孕妇病毒感染或使用药物时，应考虑对胎儿的影响。母血中的免疫抗体只有 IgG 可以通过胎盘，使胎儿在短期内对某些疾病有被动免疫能力。⑤内分泌功能，胎盘作为一个暂时的内分泌腺，可以通过分泌多种激素来维持妊娠的正常进行。如绒毛膜促性腺激素、雌激素、孕激素和催乳素等。所以，胎盘功能正常是胎儿正常发育的重要保障。

（三）胎儿因素

胎儿自身的发育受到局部因子、表观遗传修饰和内分泌轴等多种调控方式的影响。

局部激素和细胞因子是构成机体内环境的重要因素之一。越来越多的研究表明，多种激素和细胞因子可以通过对多个组织和器官的直接或间接调节参与早期的胚胎发育，包括促性腺激素释放激素、生长激素、糖皮质激素、胰岛素样生长因子、成纤维细胞生长因子等，但其调节机制尚不完全清楚。

表观遗传学是指 DNA 序列不发生变化但基因表达模式和生物表型却发生可遗传性的改变。表观遗传修饰主要包括 DNA 甲基化、组蛋白修饰、非编码 RNA 及染色质重塑等。大量研究显示，哺乳动物胚胎发育过程中伴随着各种表观遗传修饰的改变。随着基因工程和胚胎发育学的快速发展，发现表观遗传修饰相关酶及其引起的修饰改变在胚胎发育中基因组的重编程和早期胚胎发育模式的建立上起着重要作用。

内分泌轴由多个重要的内分泌器官组成，通过激素分泌起到轴向调节作用，参与调节机体的生理功能。内分泌轴主要包括：下丘脑 - 垂体 - 肾上腺轴、下丘脑 - 垂体 - 甲状腺轴、下丘脑 - 垂体 - 性腺轴、生长激素 - 胰岛素样生长因子轴及肾素 - 血管紧张素系统等。内分泌轴在胎儿发育过程中虽尚未建立完全，但仍具有十分关键的调节作用。如甲状腺激素包括三碘甲状腺原氨酸（triiodothyronine，T_3）、四碘甲状腺原氨酸（thyroxine，T_4）和无生物活性的反 T_3，是生长发育特别是脑组织分化发育所必需的激素；肾素 - 血管紧张素系统的平衡对心脏和肾脏等重要器官的发育发挥至关重要的作用。

第二节 外源化学物发育毒性及其分子机制

能造成发育毒性的化学物称为发育毒物（developmental toxicant）。发育毒物的发育毒效应的产生可以通过不同机制在分子、细胞、组织等不同水平上干扰个体正常发育，导致胚胎死亡、结构异常、生长迟缓及功能缺陷。

一、具有发育毒性的外源化学物

发育毒物与人们常说的致畸物具有类似的

含义。值得注意的是，发育毒性不一定继发于母体的毒性，即未产生母体毒性时也可引起发育毒性。研究发现，至少有 1 000 种化学物经动物试验证实具有致畸作用，但由于目前较受公认、确认的人类致畸物的标准是以流行病学研究和有对照的临床研究结果作为主要依据，因此只有 40 余种是目前较为公认能够引起人类发育异常的发育毒物或致畸物，见表 18-1。其中，药物、化学物被认为是引起发育异常、先天畸形的主要非遗传因素。如妊娠期暴露于地塞米松的子代胎鼠宫内生长迟缓的发生率增加，表明地塞米松具有发育毒

性；在妊娠期间使用黄曲霉素 B_1 会引起胎儿肝脏发育毒性；母亲服用沙利度胺可致子代四肢出现海豹样畸形；香烟烟雾可致子代肺脏发育不良等。

2007 年 11 月以 Wilson RD 为主席的加拿大妇产科医生协会（The Society of Obstetricians and Gynecologists of Canada，SOGC）遗传学委员会和以 Money DM 为主席的 SOGC 感染疾病委员会，共同根据 2006 年 6 月以前发表的文献资料，提出了一份对人类有致畸风险的药物、化学物清单，见表 18-2，旨在为临床医师判断妊娠期处方药、非处方药的致畸风险提供实践指南。

表 18-1 已知的人类发育毒物或致畸物

药物 / 化学物	辐射
氨基糖苷类	原子辐射微尘
雄激素类化学物	放射碘
血管紧张素转换酶抑制剂：卡托普利、依托普利	**感染**
血管紧张素受体拮抗剂：沙坦类	风疹病毒
抗惊厥药：苯妥英、三甲双酮、丙戊酸、卡马西平	巨细胞病毒
白消安	单纯疱疹病毒 I 和 II
一氧化氮	弓形虫
苯丁酸氮芥	委内瑞拉马脑炎病毒
可卡因	梅毒
香豆素	水痘病毒
环磷酰胺	细小病毒 B-19（传染性红斑）
阿糖胞苷	**母体创伤和代谢失调**
己烯雌酚	酒精中毒
达那唑	羊膜穿刺术、早期绒毛膜取样
麦角胺	克汀病、地方病
乙醇	糖尿病
环氧乙烷	叶酸缺乏
氟康唑	高温
叶酸拮抗剂：氨基蝶呤、甲氨蝶呤	苯丙酮尿症
碘化物	风湿性和先天性心脏传导阻滞
金属：汞（有机）、铅、锂	干燥综合征
抗甲状腺药物：甲巯咪唑	男性化肿瘤
亚甲蓝	
米索前列醇	
螯合剂：青霉胺	
多氯联苯	
奎宁（大剂量）	
类维生素 A：异维 A 酸、阿维 A 酯、阿维 A	
四环素	
沙利度胺	
香烟烟雾	
甲苯	

表 18-2　SOGC 提出的对人类有致畸风险的药物 / 化学物清单

药物 / 化学物	风险等级	对胎儿的影响	胎儿风险	孕妇风险
酒精	D/X	胎儿酒精综合征（FAS）、宫内生长迟缓（IUGR）、智力障碍、小头畸形、特殊面容、先天性心脏病（CHD）、关节 / 骨骼 / 皮肤缺陷	每天 60g 酒精型饮料有 40%FAS 风险发生	—
可卡因	C/X	IUGR、脑梗死、肠闭锁、心脏 / 四肢 / 面部 / 生殖 / 泌尿系统 / 血管损害	胎儿死亡	胎盘早剥
甲苯	X	甲苯所引起的胚胎病与 FAS 相似	孕妇摄入量为常规接触量的 10～100 倍时发生风险	—
四环素类	D	牙釉质发育不全、乳牙着色风险	风险发生于妊娠中晚期	—
氨基糖苷类	—	听力丧失	风险发生于妊娠中晚期	—
链霉素	Dm	—	—	—
卡那霉素	D	—	—	—
庆大霉素	C	—	—	—
万古霉素	Bm	—	—	—
氟康唑	Cm	短头畸形、腭裂、关节僵硬、CHD	风险发生于妊娠早期	大剂量治疗球孢子菌病
依法韦仑	Cm/D	无脑畸形、脊柱裂	风险发生于妊娠早期	—
甲硝唑	—	没有证据证实使用后存在异常情况	—	—
氟喹诺酮类		在动物研究中出现了软骨形成的损伤	风险发生于整个妊娠期	—
复方磺胺异噁唑（SMZ）	—	破坏胆红素结合	风险发生于妊娠晚期	—
叶酸拮抗剂	Xm	—	—	—
甲氨蝶呤	X	增加自然流产、颅面部异常、骨骼异常、四肢畸形、缺指畸形、IUGR、死胎、新生儿死亡	妊娠早期接触（甲氨蝶呤）导致 30% 风险发生	—
氨基蝶呤	Dm	IUGR、小眼畸形、腭裂、生殖 / 泌尿系统异常、四肢畸形	妊娠早期的接触有可能增加风险	—
烷化剂	Dm	—	—	—
白消安	Dm	—	—	—
苯丁酸氮芥	—	—	—	—
环磷酰胺	—	—	—	—
苯妥英钠	D	IUGR、智力障碍、小头畸形、脸部 / 心脏 / 指甲 / 末段指（趾）发育不全、神经母细胞瘤（附加风险）	30% 接触量导致 10% 患者发生症状	其药物新陈代谢与基因的易感性有关
卡马西平	Dm	腰骶部神经管缺陷（1%）、面部 / 指甲发育不全、小头畸形、IUGR、智力发育迟缓	妊娠早期接触导致风险发生	—
丙戊酸	Dm	腰骶部神经管缺陷（1%）、可能发生胎儿丙戊酸盐综合征	妊娠早期接触导致风险发生	发生风险与孕妇对药物的代谢能力有关
三甲戊唑烷二酮	D	IUGR、唇腭裂、小头畸形、面部缺陷、智力障碍、眼部缺陷、四肢 / 泌尿 / 生殖系统缺陷	妊娠早期接触导致 60%～80% 风险发生	—
甲乙双酮	Dm			

续表

药物/化学物	风险等级	对胎儿的影响	胎儿风险	孕妇风险
ACE抑制剂（依那普利、卡托普利、赖诺普利）	Dm	IUGR、肾小管发育不良、羊水过少、胎儿病态、30%发生关节挛缩、肺发育不全	妊娠中晚期接触会增加风险发生	—
达那唑	Xm	女性男性化	剂量及妊娠年龄相关性	—
己烯雌酚	Xm	女性阴道、宫颈、子宫透明细胞腺癌	—	—
来曲唑	Xm	骨骼、心脏和胃肠道的畸形	—	—
抗甲状腺药物（丙硫氧嘧啶、甲巯咪唑、卡比马唑）	D	甲状腺功能减退、皮肤发育不全、甲巯咪唑引起的胚胎病（后鼻孔闭锁、食管闭锁、乳头发育不全、头皮缺损、发育延迟）	—	—
口服避孕药	Xm	女性男性化、新生儿高胆红素血症	风险0.3%	—
锂	D	先天性心脏病（埃布斯坦综合征）、新生儿中枢神经系统（CNS）缺陷、神经肌肉病变风险增加	—	—
选择性5-羟色胺再摄取抑制药（SSRI）	Cm	少数报道指出与出生异常有关联	严格按照药物说明使用是有益的，否则存在风险	—
帕罗西汀	D	2%发生心脏畸形、部分研究认为无致畸性	严格按照药物说明使用是有益的，否则存在风险	—
三环类	D	—	—	—
安非他酮	Bm	—		
铅	—	减缓胎儿生长	—	增加自然流产和死胎
有机汞	—	脑萎缩、小脑畸形、智力障碍、癫痫发作、失明、痉挛	整个妊娠期的接触都存在风险	鱼类和谷物的污染导致孕妇神经毒性
多氯联苯	—	IUGR、皮肤色素沉着、发育延迟		
甲基蓝	Cm/D	羊膜腔内接触可能与肠闭锁有关联	剂量相关性	—
米索前列醇	Xm	莫比乌斯综合征、终末肢体缺损、关节僵硬、CNS缺陷	—	—
青霉胺	D	皮肤松弛症/结缔组织异常		
沙利度胺	X	双侧肢体缺失、无耳畸形、小耳畸形、胃肠畸形	妊娠35～50天的接触存在20%风险	—
维生素A（视黄醇、维生素A₁）	Cm	小耳畸形、颜面部畸形、小眼畸形、唇腭裂	使用维生素A发生风险需要每天摄入量大于3 000IU	—
维A酸（异维A酸）	Xm	小耳畸形、小眼畸形、颜面部畸形、心脏畸形、唇腭裂	局部使用未证实存在风险	—
华法林	D/X	鼻部发育不全、斑点状骨骺、IUGR、眼部缺陷、CNS缺陷、发育延迟	妊娠前3个月的接触存在5%～25%风险	—
可嘧啶（香豆素）	—			

注：美国食品药品管理局（FDA）将妊娠期用药的危险性分为5类（A、B、C、D、X），部分药品说明书有关胎儿危险性的警示，在表中用m后缀标注。A类：经临床对照研究，无法证实药物在早期妊娠对胎儿的危害作用，所以对胎儿的伤害性最小。B类：经动物实验研究未见对胎儿的危害，无临床对照试验，没有得到对孕早期有害的证据。C类：动物实验表明对胎儿有不良影响，由于没有临床对照试验或研究，只能在充分权衡药物对孕妇的益处、胎儿潜在的风险情况下谨慎使用。D类：足够证据表明对胎儿有危害性，只有在孕妇生命威胁或者其他药物均无效的严重情况下使用。X类：各类实验均证实会导致胎儿异常，除了对胎儿造成的危害外，几乎无任何益处。

外源化学物的发育毒性作用在不同时期的临床表现不同，如在胚胎着床前接触发育毒物易导致胚胎致死，在器官形成期对致畸较为敏感，在胚胎发育后期及新生儿期，发育毒性常表现为生长迟缓及器官功能不全等，同时还具有物种及个体差异性。另外，大量实验研究发现，外源化学物的发育毒性作用往往存在多器官、多途径、多靶点效应，并且部分发育毒性作用可能延续至成年，造成子代对多种成年慢性疾病易感。

下面简要介绍几种常见的发育毒物或致畸物，包括酒精、香烟烟雾、药物滥用和部分临床用药。

（一）酒精

酒精（乙醇）是全世界最普遍滥用的物质之一，也是最常见的致畸源。《柳叶刀》在 2018 年 8 月 23 日发布的最新研究确证了酒精对健康的危害，即饮酒的安全剂量为零，过量饮酒会引起酒精中毒及相关疾病的发生。国内外许多研究证明，乙醇及其代谢产物乙醛均可对机体产生毒作用。宫内酒精暴露可产生不同的胎儿不良结局，并对个体内分泌和代谢功能产生长期影响，其中以胎儿酒精综合征（fetal alcohol syndrome，FAS）最为典型，主要表现为面部畸形、运动不协调、生长迟缓及学习能力障碍等，其中生长迟缓是母亲妊娠期饮酒最敏感和最常见的发育毒性表现。一般来说，愈是在妊娠早期，饮酒量愈多，这种发育毒性作用就愈大，可进一步导致胎儿多脏器发育不良及功能障碍等，其主要毒性靶器官是神经和肝脏等。研究发现，乙醇对胚胎的广泛作用强于其他常用的精神活性物质，可直接影响糖、脂肪和蛋白质代谢，阻止细胞分裂和生长，并抑制胎盘转运，从而延缓胎儿生长。乙醇可抑制 N- 甲基 -D- 天冬氨酸（N-methyl-D-aspartate，NMDA）受体的功能或损伤子代前额皮质和海马区域神经元 DNA 并降低其修复能力，进而产生神经发育毒性。此外，由于乙醇主要在肝脏代谢，其对肝脏的发育毒性也不容忽视，肝微粒体酶氧化系统（microsomal enzyme oxidizing system，MEOS）在乙醇代谢过程中可能活化潜在的致癌性底物，如二甲基亚硝胺或四氯化碳，同时 MEOS 作用过程中细胞内自由基大量增加，造成肝细胞 DNA 损伤及肝脏发育不良。

（二）香烟烟雾

香烟烟雾（tobacco smoke）与胎儿生长发育迟缓显著相关。母亲吸烟引起的胚胎或胎儿毒性表现包括流产、死胎、低出生体重及成年多疾病易感等。基础和临床研究证明，妊娠期主动或被动吸烟可以导致胎儿低出生体重，约 21%～33% 的低出生体重胎儿是由于妊娠期吸烟所致。由孕妇吸烟导致的胎儿异常称为胎儿烟草综合征（fetal tobacco syndrome，FTS）。父亲吸烟也会引起子代发育毒性，如父亲吸烟与尿道下裂发生率呈显著正相关。另外，父亲重度吸烟的婴幼儿生存能力下降，儿童期肿瘤发病率增加 35%。目前在香烟烟雾中发现的比较明确的有毒化学物约有 60 种，其中机制研究较为明确的化学物主要包括尼古丁（nicotine）、一氧化碳和多环芳烃（PAH）。已证实尼古丁是一种神经致畸原，可导致认知、情感和行为改变。尼古丁可通过结合烟碱胆碱能受体，激活重要的信号转导通路而影响多个器官组织（包括大脑、肺等）的发育。香烟烟雾中的一氧化碳可被迅速吸收并与血红蛋白结合，在母体和胎儿血液中形成碳氧血红蛋白，继而导致胎儿宫内缺氧甚至畸形。苯并[a]芘是一种 PAH 类化合物，具有很强的诱变性。苯并[a]芘在体内可经细胞色素 P450 酶（主要是 CYP1A1 和 CYP1B1）代谢活化，其活性中间产物可促进 DNA 加合物的形成，这一过程与芳烃受体（aromatic hydrocarbon receptor，AhR）有关。此外，母体代谢酶的基因多态性可影响母体吸烟对胎儿的作用。*CYP1A1 Msp1* 基因型变异和 / 或谷胱甘肽硫转移酶 T1 基因型缺失的孕妇易受吸烟的影响。出生体重和围产期身高明显降低的婴儿，其母亲往往有吸烟史或上述基因型改变。

（三）药物滥用

妊娠期间滥用药物或吸食毒品对胎儿有非常严重的影响，其原因在于发育中的胚胎对各种药物的敏感性比成人高，某些药物在极低剂量下就可以导致胎儿畸形或功能障碍。可卡因（cocaine）是最常见的成瘾药物之一。有明确的证据表明，胎儿 - 胎盘单位对可卡因非常敏感，胎儿的神经发育可受到可卡因的干扰，导致以后行为能力缺陷。其作用机制可能与胎儿脑内单胺类转运体受抑制、子宫 - 胎盘血管收缩而发生胎儿缺氧、脑发育关键基因表观遗传修饰改变等有关。除可卡因外，甲基苯丙胺（其盐酸盐或硫酸盐又称冰毒）、亚甲二氧甲基苯丙胺（又称摇头丸或迷魂药）、阿片类物质、大麻类、安定类和巴比妥酸盐、氯胺酮和苯环己哌啶都可对胎儿的脑部、认知和行为能力造成严重的伤害，相关机制见表18-3。

表18-3 常见滥用药物的吸食途径和主要作用机制

药物	吸食途径	主要作用机制
可卡因	静脉注射、吸烟、烫吸	多巴胺、去甲肾上腺素和选择性5-羟色胺再摄取抑制药
甲基苯丙胺	吸烟、烫吸、口服	多巴胺、去甲肾上腺素和5-羟色胺释放剂
亚甲二氧甲基苯丙胺	口服	5-羟色胺、多巴胺和去甲肾上腺素释放剂
阿片类物质	静脉注射、吸烟	阿片受体激动剂
大麻类	吸烟	大麻素受体激动剂
安定类和巴比妥酸盐	口服	γ-氨基丁酸A型受体异构调节
氯胺酮和苯环己哌啶	口服、吸烟、烫吸	N-甲基-D-天冬氨酸受体拮抗剂

（四）部分临床用药

地塞米松（dexamethasone）是一种合成类糖皮质激素。由于地塞米松容易透过胎盘，妊娠期给予地塞米松治疗可促进胎肺成熟、减少新生儿呼吸窘迫综合征发生并有效降低围产儿死亡率，因此临床上被广泛应用于治疗多种早产相关疾病，如（先兆）早产、前置胎盘、多胎妊娠等。世界卫生组织（WHO）统计，全球早产率约为9.6%，每年约1 300万早产儿出生并呈现逐年递增趋势。WHO对29个国家359个机构的母婴健康调查资料显示，各国对孕22~36周早产儿出生前给予合成类糖皮质激素（主要是地塞米松）预防性治疗使用率约为54%，在某些国家使用率最高达91%。然而，孕期应用地塞米松具有"双刃剑"效应。越来越多的研究表明，地塞米松是导致胎儿发育毒性的确切诱因。出生前曾接受地塞米松治疗的新生儿出生体重降低，尤以多疗程治疗更为明显；而新生儿低出生体重与成年后多种慢性疾病（如冠心病、高血压、脑卒中、2型糖尿病、骨质疏松症）的发生关系密切。动物实验也证实，产前应用地塞米松还可引起子代多种器官发育毒性以及成年后相关疾病。孕期地塞米松暴露所致子代多器官发育毒性及成年后多疾病易感的发生，与地塞米松所致子代下丘脑-垂体-肾上腺轴等多个神经-内分泌轴宫内编程改变有关，而且关键基因表观遗传修饰异常参与了上述神经-内分泌轴宫内编程改变，并介导了地塞米松发育毒性的多代遗传效应。

己烯雌酚（diethylstilbestrol，DES）是一种人工合成非甾体雌激素，具有内分泌干扰效应，能够致畸和致癌。1948—1977年作为预防流产的处方药物而得到广泛使用，据估计约有200万~800万孕妇使用了DES。DES可以透过胎盘进入胎儿体内，导致DES综合征，即后代生殖器官畸形和癌症，如男性后代可出现尿道下裂、附睾和睾丸异常、精子畸形和精液异常、前列腺癌和睾丸癌患病风险增加，女性后代可发生输卵管畸形、子宫纤维和阴道癌。调查发现，母亲妊娠期间服用DES保胎与女性后代阴道癌之间存在因果关系，服药妇女所生的女儿患阴道癌的危险度比不服药高出132倍。研究表明，DES可导致实验动物出现与DES暴露人群类似的症状和改变。DES致畸和致癌的可能机制主要包括：①结合雌激素受体，模拟雌二醇在靶器官中的作用；②改变生殖道分化基因 Hox 和 Wnt 的表达；③降低抗氧化酶活性，诱导 DES-DNA 加合物形成以及影响 DNA 甲基化等。

沙利度胺（thalidomide）又称反应停，1957年首先在联邦德国上市，20世纪50年代后期因其镇静、催眠及镇吐作用被用于改善睡眠和妊娠早期的恶心、呕吐反应。据不完全统计，1960—1962年间有20多个国家的孕妇服用沙利度胺，全世界大约有12 000名胎儿出现短肢畸形（即海豹肢畸形）。仅在联邦德国就出现6 000~8 000例海豹畸形儿，表现为四肢短小、无眼、腭裂、骨骼发育不全、十二指肠和肛门闭锁等。沙利度胺的毒性可能来源于其代谢产物4-羟沙利度胺与5-羟沙利度胺，可能的致畸机制主要包括：①影响 DNA 复制和转录，影响生长因子合成与表达；②抑制血管生成，影响软骨生成；③诱导活性氧过量产生，引起胚胎细胞上黏附因子（如整合素）

的下调，阻碍发育过程中细胞与细胞、细胞与基质间的相互作用；④与靶蛋白 CRBN 结合，抑制 E3 泛素连接酶复合体活性，从而影响四肢发育相关基因 Shh 家族和 Fgf8 的表达等。近年来，沙利度胺在肿瘤（如多发性骨髓瘤）、强直性脊柱炎、白塞综合征和麻风结节性红斑等疾病的临床应用领域取得较大进展，已有多个国家批准将沙利度胺作为治疗以上疾病的临床药物。

二、发育毒性的影响因素

外源化学物的发育毒性作用不仅由化学物种类、特性、暴露量及时间等决定，还受到母系和父系因素、胎盘因素和子代自身因素的影响。

（一）母系和父系因素

某些外源化学物的发育毒性作用只有出现母体毒性时才会显现，说明它们的发育毒性作用是通过干扰母体稳态而实现的，如引起胚胎缺氧、减少胚胎营养物质的吸收或干扰母体生殖内分泌功能等。例如，苯妥英能影响母体叶酸代谢而产生致畸作用；羟基脲可提高孕兔心脏收缩压、改变心率、减少每搏输出量，从而大幅度减少子宫血流量而影响胚胎发育。许多金属硫蛋白（metallothionein）的诱导剂，如金属、乙醇、氨基甲酸乙酯、内毒素、烷化剂等，可致孕母体内肝金属硫蛋白水平大大升高，降低血浆锌浓度，引起母体锌缺乏，造成胎儿发育毒性。此外，一些环境内分泌干扰物也可通过影响母体的激素水平，改变其内环境稳态，从而引起发育毒性。例如，咖啡因在健康人体内 $t_{1/2}$ 为 2～6 小时，而在孕晚期则延长至 18 小时，这可能与孕期母体肝脏细胞色素 P4501A2 活性降低而造成咖啡因在孕妇体内累积有关。而孕期咖啡因摄入可明显升高母体血糖皮质激素水平。近年来，越来越多的人群流行病学研究发现，某些出生缺陷与父系因素也有关。例如，父亲的职业暴露可以通过精子产生直接影响，或通过对母亲的污染间接起作用。关于父源性发育毒性的机制尚有待进一步深入研究。

（二）胎盘因素

胎盘是母体与胎儿物质交换的场所，营养物质通过胎盘供给胎儿生长。胎盘功能损伤是引起 IUGR 最常见的机制。由于胎盘的特殊性，外源化学物对胎盘的毒作用较为复杂。已知对胎盘有毒性的毒物至少有 46 种，包括镉、砷、香烟烟雾、咖啡因、乙醇、可卡因、内毒素和水杨酸钠等。由于胎盘上多种重要功能基因主要表达于胎盘滋养层细胞，因此滋养层细胞的损伤可直接影响胎盘功能。研究发现，孕期咖啡因暴露可上调 p53、Bax 并下调 Bcl-2，推测咖啡因是通过上调 p53 而诱导胎盘滋养层细胞凋亡；孕晚期大鼠体内注入镉可造成胎儿死亡，但在胎儿体内并未发现镉，而在 10 小时内伴随子宫-胎盘血流减少发生胎儿死亡。研究发现，镉可诱导金属硫蛋白，干扰锌在胎盘中的转运，进一步引起发育毒性作用。

（三）子代自身因素

部分外源化学物因其高脂溶性，可透过胎盘屏障直接与胎儿接触。胎儿体内含有活性的代谢酶，可将外源化学物转化为活性代谢产物，同时又缺乏抗氧化酶，导致自身解毒能力较弱，且胎儿组织器官未分化成熟，对毒物更加敏感。因此，胚胎及胎儿比成人更容易受到外源化学物毒性作用的影响。研究发现，尼古丁因高亲脂性而易经胎盘进入胎儿体内，但由于胎儿肝脏尚未发育成熟，尼古丁代谢相关酶活性较低，因此尼古丁在胎儿体内的代谢能力较弱。这种易进入、难排出的特性极易引起尼古丁在胎儿体内蓄积，诱发胎儿多器官发育毒性，如肝脏、海马、肾脏毒性等。子代在出生后的发育期，器官系统功能仍然不够成熟、完善，子代自身状况及行为习惯等都会影响各器官发育毒性的产生。该期颇受关注的是免疫、神经行为发育毒性及儿童期肿瘤。如幼儿出生后经母乳、食物、玩具、空气等途径接触过量铅，会导致认知功能和学习障碍。

三、外源化学物发育毒性作用的分子机制

发育毒物引起发育毒性作用的机制尚不明确。Wilson 曾提出畸形发生的 9 种机制，包括基因突变、染色体断裂、有丝分裂改变、核酸完整性或功能改变、前体或底物的补给减少、能量支持减少、膜功能改变、渗透压不平衡和酶抑制作用等，但这些损伤并不是特异性针对发育过程，却可能更容易引起胚胎特异的病理变化。随着研究的不断深入，陆续有多种机制及分类被提出，在此重点介绍以下 6 种机制。

（一）突变与染色体改变

外源化学物对核苷酸序列的作用可能导致突变的发生，部分突变可被遗传，如生殖细胞突变；而部分突变无法遗传，如体细胞突变。已知的环境诱变剂往往存在潜在致畸性。涉及突变的具体机制主要包括：某些发育相关重要基因突变、DNA 单链或双链断裂、DNA-DNA 交联、DNA-蛋白质交联、DNA 修复过程改变、染色体结构异常和非整倍体形成等。

研究表明，多种外源因素如重金属、烷化剂、电离辐射、香烟烟雾等在产前暴露后可经诱发突变或增加突变频率，从而对机体产生发育毒性或致畸效应。胚胎及幼年期蝾螈（salamander）砷暴露可以引起成年后明显畸形，如前后腿变短和背侧弯曲，进一步发现 p53 基因 cDNA 序列中多个密码子区域出现了单个碱基损伤，导致碱基置换，这些密码子的改变使一种氨基酸变成了另一种氨基酸或无功能的肽链片段。宫内感染、妊娠早期出血、母体糖尿病、严重酒精中毒和可卡因中毒均可能导致胎儿出现前脑无裂畸形（holoprosencephaly，HPE），临床表现为面部畸形、发育迟缓及癫痫发作。流行病学研究发现，HPE 相关基因 Shh、Zic2 和 Six3 均出现了 3 个以上突变，突变位点总数达到 21 个，突变类型包括碱基置换、缺失、插入和移码突变。

DNA 单链或双链断裂、DNA-DNA 交联、DNA-蛋白质交联均属于 DNA 损伤范畴。环磷酰胺（cyclophosphamide）是一种烷化剂，也是一种典型的发育毒物。妊娠第 13 天的大鼠胚胎羊膜内注入环磷酰胺及代谢产物磷酰胺氮芥和丙烯醛后，可观察到腭裂、小颌畸形及肢体缺陷等，进一步发现其与环磷酰胺及磷酰胺氮芥引起的 DNA 链断裂、DNA-DNA 交联和 DNA-蛋白质交联有关。DNA 修复过程也可能受到外源化学物的影响而产生发育毒性作用。甲基汞是一种潜在的神经毒素和致畸物。研究表明，碱基切除修复（base excision repair）主要基因 Ogg1 敲除后，DNA 损伤修复能力降低，致使细胞对甲基汞毒性的敏感性显著增加。甲氨蝶呤（methotrexate）也可显著降低碱基切除修复活性而增加神经管畸形的发生率。

染色体畸变约占人类发育缺陷原因的 3%，主要表现为染色体结构和数目的异常。出生前后苯妥英（phenytoin）暴露是腭裂的危险因素之一，腭裂相关基因 Satb2 显著下调或缺失的同时，染色体 2q32-q33 位置会出现片段的缺失和易位，且相关基因 Pax9、Alx4 和 Msx1 的表达也会受到影响。有研究显示，妊娠期乙醇暴露会产生非整倍体胚胎，引发早期流产或出生后婴儿出现 FAS。

（二）表观遗传修饰异常

表观遗传修饰改变与发育异常密切相关。人群病例对照研究发现，先天性心脏病（CHD）患病组逆转录转座子 LINE-1 的 DNA 甲基化显著低于正常对照组，处于最低十分位数 DNA 甲基化水平的母亲其后代患 CHD 的风险约是其他分组的 2 倍，显示母体 LINE-1 DNA 低甲基化与其后代 CHD 患病风险密切相关。研究发现外源化学物暴露也会通过表观遗传修饰影响个体发育。例如，孕鼠饲料中添加染料木黄酮等诱发 DNA 甲基化的化学物，可以改变子代的毛色。宫内暴露于地塞米松的大鼠骨骼明显发育不良、骨量降低并存在代际效应，其作用机制可能是血管紧张素转化酶的 H3K27 组蛋白乙酰化水平持续激活。C57BL/6 小鼠出生第 1～5 天接触低剂量（3μg/kg）己烯雌酚，15～30 天后发现其附睾中 DNA 甲基转移酶（DNA methyltransferase，DNMT）表达增加和甲基化水平改变。环磷酰胺的发育毒性也涉及表观遗传修饰。雄性小鼠交配前接触环磷酰胺，可以影响着床前胚胎的 DNA 甲基化和组蛋白乙酰化，这些改变可能与胚胎丢失、畸形及行为缺陷有关。宫内暴露抗惊厥药丙戊酸与神经管缺陷增加有关。研究表明，CD-1 孕鼠于妊娠第 9 天经尾静脉给予致畸剂量的丙戊酸，3 小时后胚胎组蛋白乙酰化水平达到高峰，并且伴随组蛋白 H3K4 甲基化的增加和 H3K9 甲基化的减少。免疫组织化学染色发现，组蛋白乙酰化主要出现在神经上皮、心脏和体节，H3K4 甲基化出现在神经上皮，H3K9 甲基化降低出现在神经上皮和体节。这一研究说明，早期暴露引起的表观遗传修饰改变可能是丙戊酸导致先天畸形的机制之一。激素受体的表观遗传改变也与发育毒性有关。如尿道下裂是一种雄性尿道发育不完全而导致的阴茎畸形。一项临床研究表明，患尿道下裂儿童的阴茎包皮雄激素受体（androgen receptor，AR）基因的甲基化水平和 DNMT3A 蛋白水平均显著高于正常儿童，而同时患病组 AR 表达却明显低于正常组。之后的体外研究从相反的角度验证了这些发现，双氢睾酮和睾酮处理的皮肤层纤维细胞 AR 基因甲基化和 DNMT3A 出现明显下调，AR 表达显著增加。

表观遗传学改变可以在后代中持续存在，妊娠期短暂暴露于乙烯菌核利或甲氧滴滴涕可导致雄性仔鼠后代生精细胞凋亡、精子数减少及 DNA 甲基化水平显著增加，还观察到在 F1 到 F4 代中，有 90% 同样存在 DNA 甲基化水平显著增加，其传代作用可能与外源化学物对胚胎细胞表观遗传重编程有关。

（三）氧化应激

氧化应激是机体受到各种有害刺激后，体内高活性分子如活性氧（reactive oxygen species，ROS）生成过多，机体无法及时清除，体内的氧化和抗氧化状态失衡，导致构成细胞或组织的各种物质（如糖类、脂类、蛋白质、核酸等大分子物质）发生氧化损伤，进一步影响组织或细胞的结构或功能。已有较多证据表明，ROS 产生和氧化应激是外源化学物发育毒性或致畸的重要机制之一。

5- 溴脱氧尿嘧啶核苷（BrdU）是一种致畸物，可导致后代骨骼畸形。由于其是一种胸腺嘧啶类似物，因此能够在细胞周期的 DNA 合成期（S 期）取代正常的胸腺嘧啶（T）而掺入到正在复制的 DNA 链中。有研究显示，BrdU 致畸的主要机制并不是通过取代胸腺嘧啶，而是通过产生过量 ROS 而引起机体氧化 - 还原失衡，其主要证据是在给予实验动物 ROS 清除剂 N- 乙酰半胱氨酸（N-acetylcysteine，NAC）后 ROS 水平和致畸表现均明显降低或减轻的情况下，BrdU 掺入 DNA 链的量并没有显著改变。妊娠期可卡因暴露能导致一系列发育缺陷，如心血管系统、尿道、头面部、四肢和神经行为异常。可卡因具有血管收缩作用，该过程可能伴随过量 ROS 的产生，从而导致低氧诱导的氧化应激。可卡因能够使子代大鼠大脑内谷胱甘肽和维生素 E 氧化，分别产生还原型谷胱甘肽和 α- 生育醌，给予抗氧化剂或自由基清除剂可防止可卡因所致畸形的出现。羟基脲也是一种致畸物，可引起大脑、颌面或四肢的缺陷，给予自由基清除剂 D- 甘露醇后可以显著抑制羟基脲的致畸性，且体外试验也发现添加超氧化物歧化酶对羟基脲致畸作用有保护效果，说明 ROS 的过量产生是羟基脲致畸主要机制之一。沙利度胺的致畸作用与氧化应激有关，其诱导产生的过量 ROS 可引起 NF-κB 信号通路异常，进一步影响肢体发育相关基因表达，如 FGF-8、FGF-10、Twist 等。

（四）细胞信号转导改变

细胞信号转导过程即细胞 - 细胞间的相互作用，包括细胞彼此直接及间接联系的细胞通信，前者包括细胞间隙和细胞表面分子介导的以及突触连接介导的细胞通信，如缝隙连接通信（gap junction intercellular communication，GJIC）和膜表面分子接触通信；后者主要指化学通信，包括内分泌信号、旁分泌信号和自分泌信号等细胞外分子的转导，如激素、细胞因子和神经递质，一般需通过受体转导起作用。细胞通信在胚胎发育尤其是组织器官发生过程中有十分重要的作用。外来环境因素可通过损害细胞间的相互作用，发挥其发育毒性作用。

研究发现，小鼠早期胚胎在囊胚早期分化出滋养层和内细胞团，这一分化与八细胞晚期细胞间形成的间隙连接有关。将大鼠肝细胞缝隙连接的纯化蛋白抗体注入八细胞阶段的蟾蜍胚和单个细胞中，这些抗体在没有出现细胞毒性或抑制细胞分裂的水平下，就可以使细胞产生异常的形态，并在成熟蝌蚪中出现可重复的特征性畸形。在细胞信号转导过程中，离子通道也起到重要的作用，如钙、钾、钠、氯等的离子通道。苯妥英和抗癫痫药三甲双酮可通过抑制特异性钾通道（IKr）而导致胚胎缺血和再灌注过程中的 ROS 大量产生。IKr 在心肌复极过程中非常关键，多种通道抑制药物（如索他洛尔、依布替利和多非替利等）可引起胚胎氧剥夺（即低氧）而导致发育阶段特异性的畸形，如口面部畸形。值得注意的是，这些药物只能在妊娠第 10～14 天导致胚胎畸形，推测可能是因为在正常生理上 IKr 主要在妊娠第 10～14 天起作用，之后 IKr 通道蛋白表达明显减少。

蛋白激酶、GTP 结合蛋白（G 蛋白）、第二信使等细胞内信息分子对于发育毒性相关信号的转导非常关键。如镉对人或动物都具有致畸性，研究证实镉可显著激活 MAPK 信号通路的关键分子，如 ERK1/2、JNK1/2 和 p38MAPK，并且呈现剂量或时间依赖效应。体外试验中，镉暴露1小时后，即可发现 ERK1/2 和 JNK1/2 磷酸化明显增加。其他因素如热应激，也可激活 ERK1/2、JNK1/2 和 p38MAPK。G 蛋白信号转导通路是乙醇导致出生缺陷的重要分子靶点之一，出生后 5～7 天连续每天给予大鼠幼鼠 3.3g/kg 乙醇，发现海马齿状回颗粒细胞下层区域锥体细胞和粒细胞 G 蛋白 αS 水平明显下降，可能导致突触发生、神经递质信号和相关生长因子信号通路的异常。

（五）细胞凋亡

在胚胎发育过程中，细胞增殖和死亡处于一个平衡状态，任何一种外来物打破了这种平衡，都会影响正常的发育。细胞死亡在发育过程中是一个正常现象，具体形式包括凋亡（apoptosis）、自噬（autophagy）、副凋亡（paraptosis）、胀亡（oncosis）、裂亡（mitotic cell death）、焦亡（pyroptosis）、铁死亡（ferroptosis）或有丝分裂灾变（mitotic catastrophe）等，其中研究最多的是细胞凋亡。

高温、电离辐射、化学致畸物、病毒感染等可以通过不同机制影响细胞凋亡，干扰正常发育，引起胚胎畸形。典型的致畸物沙利度胺就是一种强烈的致凋亡原，可以诱导胚胎细胞凋亡，并能通过抑制 *IGF-1* 及 *FGF* 的基因复制而阻止其表达，从而抑制血管生成，导致胎儿畸形。全反式视黄酸（all-trans retinoic acid, ATRA）的致畸作用也与凋亡有关，ATRA 可以通过 *box* 等Ⅰ类凋亡基因编码的信号通路诱导胚胎细胞凋亡。小鼠胚胎暴露于致畸剂量的视黄酸（retinoic acid, RA），发现在畸形部位的细胞凋亡增加，RA 受体 β2 转录上调。妊娠第 12 天的小鼠胚胎体外接触环磷酰胺，能增加肢顶尖外层嵴区域的细胞凋亡，可能与其诱导的短趾、少趾、无趾有关。此外，一些致畸物可以通过氧化损伤和 DNA 断裂，引起细胞周期阻断。如环磷酰胺诱导 DNA 损伤，可导致细胞周期混乱和特定细胞群体中的细胞死亡。用环磷酰胺处理妊娠第 10 天大鼠，引起胚胎 S 期阻断，在细胞迅速增殖的区域观察到细胞死亡，同时在 DNA 损伤修复过程中诱导 P53 等蛋白合成，而 P53 蛋白又能促进细胞凋亡和细胞周期阻滞。

（六）影响细胞环境及能量代谢

外源化学物还可以通过影响细胞内外环境及能量代谢而影响细胞生存，如影响胞内 pH 等。降低 pH 可干扰增殖、细胞间信息传送、酶活性以及细胞骨架蛋白聚合，从而导致细胞异常发育，介导发育毒性。在动物实验中，给予 15% CO_2 可诱导小鼠肢体畸形。

线粒体在动物细胞的所有细胞器中是比较独特的，因为线粒体基质中含有自己的基因组、转录和翻译系统。线粒体的基因表达受环境和发育信号调节，以满足细胞对能量的不同需求。影响细胞中线粒体能量代谢，可使机体缺乏 ATP、辅酶Ⅰ（NAD）、辅酶Ⅱ（NADP），进一步影响糖酵解、细胞呼吸、电子传送等。甲基汞、苯妥英和可卡因均可抑制糖酵解和三羧酸循环而改变线粒体功能；6-氨基烟酰胺可抑制葡萄糖-6-磷酸脱氢酶而影响磷酸戊糖途径，从而干扰许多处于发育过程中的细胞能量途径，介导发育毒性。

第三节 发育毒性的多代遗传效应及其发生机制

发育毒性所产生的效应往往不止停留于当代，还可延续至后代造成多代遗传效应，发育毒性多代遗传效应的发生、发展是多种机制的共同结果，而表观遗传修饰在其中起着重要作用。

一、发育毒性的多代遗传效应

发育毒性即生物体从受精卵、妊娠期以及出生后直到性成熟期间，由于暴露于外源性理化因素而产生的各种发育异常。发育毒性的表型往往不仅仅停留于当代，其子代还可能表现出与亲代相同的发育异常，即发育毒性的多代遗传效应。发育毒性的多代遗传效应可主要概括为代际遗传效应与跨代遗传效应两类（图 18-1）。

（一）发育毒性的代际遗传效应

发育毒性的代际遗传（intergenerational inheritance）是由于亲代外源因素的持续作用所引起，如父本亲代（F0 代）暴露于外源因素后，其生殖细胞受到影响导致 F1 代表现出发育毒性，而 F1 代生殖细胞由于未受到外源因素的直接影响，导致其精子中相关基因组或表观遗传修饰并未发生改变，那么 F2 代可能不表现出发育毒性，这种代际遗传效应的发生是由于父本亲代外源因素的直接暴露，此效应截止于 F1 代。

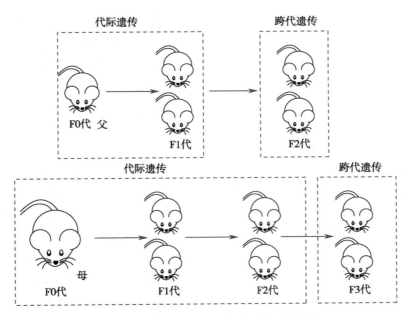

图 18-1 发育毒性代际遗传与跨代遗传效应

（二）发育毒性的跨代遗传效应

同代际遗传效应不同，发育毒性跨代遗传（transgenerational inheritance）的发生不需要外源因素的持续作用，即改变了生殖细胞中的某些表观遗传标志而使得该遗传效应一直延续。如父本亲代外源因素暴露时，F1 代生殖细胞未暴露于外源因素，而 F2 代出现与 F1 代同样的发育毒性表型；亲代母体孕期暴露于外源因素时，尽管 F2 代生殖细胞不受外源因素的影响，且 F3 代完全脱离了外源因素的干扰，但 F3 代同样表现出发育毒性表型。如孕鼠暴露于双酚 A 会影响子代精巢类固醇激素受体及其共调节因子的表达，该效应可延续至 F3 代，使得 F3 代精子数量减少及其活性降低，母本外源因素暴露诱发的跨代遗传效应往往是母体自身因素（如糖皮质激素等）引发子代生殖细胞中相关表观遗传修饰改变所引起的。跨代遗传效应由于不需要外源因素的持续作用，故其影响往往较代际遗传更加深远、持续时间更久。发育毒性的代际遗传效应与跨代遗传效应均阐明了亲代外源因素暴露所产生的毒性反应会对多代子代造成影响，故发育毒性的多代遗传效应受到人们更多的重视。

二、发育毒性多代遗传效应的分子机制

（一）表观遗传所致多代遗传效应

在过去几年中，支持生殖细胞介导环境诱导型性状多代遗传的证据越来越多。亲代配子的表观遗传因子会导致后代表型改变，其中涉及基因表达和表观遗传调控的复杂过程被认为是引发多代遗传效应的主要原因。虽然基于遗传基因组的研究已经证实多数遗传效应涉及基因组的改变，但由于基因组具有冗余性和稳定性，且存在 DNA 修复等基因组保护机制，大多数环境因素并不能导致可遗传的 DNA 序列改变，而表观遗传修饰作为一种与 DNA 序列无关的、且可遗传的基因调控方式可能介导多代遗传效应。表观遗传标记的生成和消除在发育过程中时有发生，在发育过程中会出现两次大规模的表观遗传标记消除，包括 DNA 甲基化和组蛋白修饰等。以 DNA 甲基化为例，第一次去甲基化发生在胚胎期形成原始生殖细胞的过程中，这些细胞中源自亲本的 DNA 甲基化特征被消除，并在生殖细胞的成熟过程中重新建立；第二次广泛的去甲基化过程发生在受精过程中，即形成受精卵后和胚裂早期，精子和卵子分别出现广泛的去甲基化，并产生新的甲基化特征。然而，某些表观遗传印记在这两次大规模消除过程中得以保留，从而介导了多代遗传效应的发生。表观遗传修饰存在于高等真核细胞的正常发育之中，可用来解释同窝出生纯色小鼠的毛色不同、同卵双胞胎对疾病易感性的差异、克隆动物效率低下等遗传现象。

1. 多代遗传效应与 DNA 甲基化 DNA 甲

基化（DNA methylation）是最早被发现，也是目前研究最深入的表观遗传调控机制之一。DNA甲基化是指DNA序列上特定的碱基在DNA甲基转移酶的催化作用下，以S-腺苷甲硫氨酸为甲基供体，通过共价键结合的方式获得一个甲基基团的化学修饰过程。这种DNA甲基化修饰可以发生在胞嘧啶C-5位、腺嘌呤N-6位及鸟嘌呤N-7位等位点。DNA甲基化能引起染色质结构、DNA构象、DNA稳定性及DNA与蛋白质相互作用方式的改变，从而控制基因表达，越来越多的证据显示，基因组的DNA甲基化标记在经历几代后仍能够被追踪。如近期研究证实，小鼠遭受早期环境刺激，其基因组获得性DNA甲基化表型在F2代和F3代雄鼠精子中依旧存在。此外，在电刺激诱导的模型中，连续3代小鼠的精子苯乙酮受体基因甲基化模式都被改变。F0代农利灵暴露的大鼠模型中，连续三代仔鼠的精子DNA甲基化模式都被改变，其中H19/IGF-1分别作为母系和父系印记基因在子代中通过DNA甲基化修饰实现差异表达，并可能导致亲本的获得性表型在此后数代重现。发育基因的表观遗传记忆逃脱DNA甲基化重编程在多代遗传效应的发生中扮演着重要角色。

2. 多代遗传效应与组蛋白修饰　组蛋白是真核生物染色体的基本结构蛋白，是一类小分子碱性蛋白质。组蛋白有6种类型：H1、H2A、H2B、H3、H4及古细菌组蛋白，组蛋白修饰（histone modification）包括组蛋白甲基化、组蛋白乙酰化等。组蛋白甲基化是由组蛋白甲基化转移酶完成的。甲基化可发生在组蛋白的赖氨酸和精氨酸残基上，而且赖氨酸残基能够发生单、双、三甲基化。一般情况下，组蛋白乙酰化有利于DNA与组蛋白八聚体的解离，使得核小体结构松弛，从而使各种转录因子和协同转录因子能与DNA结合位点特异性结合，激活基因的转录。环境因素诱导的异常组蛋白修饰如果在多代效应过程中得以保留，很可能对连续几代胎儿的正常发育产生影响。组蛋白H3上第27位赖氨酸甲基化是一种广泛存在的表观遗传标记，可以抑制或下调基因的表达，父本的精原细胞中组蛋白异常乙酰化修饰可传递至下一代，影响子代发育。如可卡因暴露可致父本睾丸的精子和生精小管中的组蛋白乙酰化改变，并且该修饰可以通过生殖细胞传递给后代，从而干扰子代正常的发育过程。诸如其他类似的组蛋白修饰标记也逐步被证明与发育毒性的多代遗传效应有关。Gaydos等实验室利用线虫构建了一种突变模型，并运用荧光技术实现了对从生殖细胞（卵子、精子）到受精卵再到分裂的胚胎细胞中染色体的追踪，通过观察突变体与正常线虫交配后的染色体命运，揭示了组蛋白乙酰化是如何通过生殖细胞传递下去的现象与机制。

3. 多代遗传效应与非编码RNA　非编码RNA（noncoding RNA）是一类不编码蛋白质的RNA，其中包括rRNA、tRNA、snRNA、snoRNA和miRNA等。这些RNA的共同特点是都能从基因组上转录，但不翻译成蛋白，在RNA水平上就能行使各自的生物学功能。已证实有一种tRNA编码的小RNA即tsRNA具有高度的保守性和稳定性，2012年，tsRNA在哺乳动物的精子中首次被发现。如在高脂饮食的父系小鼠成熟精子中发现有大量富集的tsRNA可能介导了后代肥胖及代谢紊乱性状。非编码RNA中人们最为熟悉的即miRNA，它一方面可通过结合于目的基因mRNA导致mRNA无法翻译成蛋白质，另一方面可与靶基因mRNA高度配对导致其降解失活。在应激父本的精子中，9种miRNA的表达增加，这一现象可被证明与子代下丘脑-垂体-肾上腺（HPA）轴应激反应水平降低相关。此外，多种证据显示，外源物可改变生殖细胞中miRNA表达谱，而且这种表现可以进一步影响子代的代谢功能。生殖细胞中的miRNA可通过调控多种表观遗传酶（如甲基化酶、去乙酰化酶等）调节DNA甲基化及组蛋白乙酰化，从而介导多代遗传效应的发生。非编码RNA作为表观遗传领域新的研究重点，其调控编码基因的机制受到科学家们的认可和重视。越来越多的证据也提示非编码RNA在环境获得性表型跨代遗传传递中的作用。

（二）线粒体遗传所致多代遗传效应

线粒体DNA（mitochondrial DNA，mtDNA）存在于线粒体内。同细胞核内DNA不同的是，线粒体鸟嘌呤和胞嘧啶碱基对的含量较高，并且没有同组蛋白结合而表现为裸露的环状DNA。此外，线粒体内有核糖体，能合成蛋白质，并且有自身复制的能力，使得线粒体的功能具有一定的自主性。所有细胞里面都有线粒体，线粒体 DNA 是承载线粒体遗传密码的物质。但只有女性的线粒体基因能随其卵子遗传给后代，男性线粒体只伴随此男性生活一生，然后终结，不能遗传给后代，其可能是因为男性精子个头较卵子小得多，其中线粒体数量非常有限，易受到影响而损伤，为了不把差的基因遗传给后代，精子的线粒体 DNA 就自行毁灭了。常见的线粒体遗传病包括视网膜病变、母系遗传性糖尿病、线粒体肌病等。如 Leber 线粒体遗传性视神经病变是一种主要累及视盘黄斑束纤维，导致视神经退行性病变的母系遗传病，其发生与线粒体 DNA 突变有关。目前已经发现有 40 多个与其发病相关的 mtDNA 突变位点。线粒体遗传病的发生有一定的阈值，只有异常的 mtDNA 超过阈值时才会发病，女性携带者细胞内突变的 mtDNA 未达到阈值或在某种程度上受核影响而未发病，但仍然可以通过 mtDNA 突变体向下一代传递，因此母体中的线粒体 DNA 可经母系遗传至下一代而产生多代遗传效应。

第四节　发育毒性的研究方法

一、发育毒性的一般研究方法

发育毒性的一般研究方法包括人群流行病学研究和哺乳动物体内研究。本节着重阐述哺乳动物体内研究，主要指三段生殖毒性试验和发育毒性体内筛选试验。

（一）三段生殖毒性试验

三段生殖毒性试验分别为：Ⅰ段：生育力和早期胚胎发育毒性试验（一般生殖毒性试验）；Ⅱ段：胚体 - 胎体毒性试验（致畸试验）；Ⅲ段：出生前后发育毒性试验（围产期毒性试验）。三个试验阶段直接或间接地反映了生殖发育过程的不同阶段，有各自的试验目的，亦可单独进行。为了充分反映受试物对个体产生的速发和迟发效应，试验观察应持续一个完整的生殖发育过程（又称生命周期），即从某一代受孕到其下一代受孕间的时间周期。为方便试验，可将一个完整生殖发育过程分成以下几个阶段，见表 18-4。

1. **Ⅰ段：生育力和早期胚胎发育毒性试验**　即

表 18-4　完整生殖发育过程及主要观察指标

序号	给药起止阶段	主要观察指标
A	从交配前到受孕	成年雄性和雌性生殖功能、配子的发育和成熟、交配行为、受精
B	从受孕到着床	成年雌性生殖功能、着床前发育、着床
C	从着床到硬腭闭合	成年雌性生殖功能、胚胎发育、主要器官形成
D	从硬腭闭合到妊娠终止	成年雌性生殖功能、胎仔发育和生长、器官发育和生长
E	从出生到断乳	成年雌性生殖功能、幼仔对宫外生活的适应性、断乳前发育和生长
F	从断乳到性成熟	断乳后发育和生长、独立生活的适应能力、达到性成熟的情况

一般生殖毒性试验。该试验包括生殖发育过程的 A 阶段和 B 阶段，对雌、雄性动物由交配前到交配期直至胚胎着床给药，以评价受试物对动物生殖的毒性或干扰作用。至少采用一种动物（推荐用大鼠）。结果评价内容主要包括配子成熟度、交配行为、生育力、胚胎着床前阶段和着床等。明确母体毒性及未观察到有害效应的水平（no observed adverse effect level，NOAEL），胚胎毒性及 NOAEL。

2. **Ⅱ段：胚胎 - 胎体毒性试验**　即致畸试验。该试验包括生殖发育过程的 C 阶段至 D 阶段，妊娠动物自胚胎着床至硬腭闭合给药，评价药物对妊娠动物、胚胎及胎仔发育的影响。通常采用两种动物，一种为啮齿类动物（推荐用大鼠），另一种为非啮齿类动物（推荐用家兔）。结果评价内容包括妊娠动物较非妊娠雌性动物增强的毒性、胚胎胎仔死亡、生长改变和结构变化等。明确母体毒性及 NOAEL，胚胎毒性、致畸性及 NOAEL。

3. **Ⅲ段：出生前后发育毒性试验**　即围产期毒性试验。该试验包括生殖发育过程的 C 阶段至 F 阶段，检测从胚胎着床到幼仔离乳给药对妊娠 / 哺乳的雌性动物以及胚胎和子代发育的不良影响。由于对此段所造成的影响可能延迟，试验应持续观察至子代性成熟阶段。至少采用一种动物（推荐用大鼠）。结果评价内容包括妊娠动物较非妊娠雌性动物增强的毒性、出生前和出生后子代死亡情况、生长发育的改变以及子代的功能缺陷，包括 F1 代的行为、性成熟和生殖功能。明确母体毒性及 NOAEL，胚胎毒性、致畸性、子代神经行为影响及 NOAEL。

（二）发育毒性体内筛选试验

发育毒性体内筛选试验一般又称为 Chernoff/Kavlock 发育毒性试验（C.K. 试验）。1995 年正式编入经济合作与发展组织（Organization for Economic Co-operation and Development，OECD）毒性测试指南（OECD TG 421）。该方法可用来评价化学品对雄/雌性生殖功能、胎仔发育可能影响的初步信息，包括性腺功能、交配行为、受孕、胎儿发育、分娩和一些内分泌干扰相关指标。该试验所获信息有限。如在发育毒性方面仅能提供有限的方法来观察出生前暴露引起的出生后表现，侧重于存活力下降和/或生长障碍（观察出生后仔鼠的外观畸形、死亡情况和生长迟缓），不进行常规试验中的内脏和骨骼检查。筛选结果如为阴性，尽管当实际暴露剂量明显低于 NOAEL 时能提供可能安全的信息，但也不能表示对生殖发育绝对安全；而当结果为阳性，同时化学物又缺乏其他的生殖发育毒性资料时，则非常有助于决定是否有必要进行下一步试验。该方法的优势在于动物使用量少，检测终点少，试验周期短。目前较多用于发育毒性的体内预筛。

斑马鱼（zebrafish）是国家卫生机构认可的模式生物之一。在世界范围内斑马鱼已成为一种流行的毒理学模型。斑马鱼全身透明，易于观察，能较直观地反映药物吸收、分布、代谢过程，还有各项生化指标，早期各个阶段的发育形态等，便于确定药物暴露在胚胎中的毒性。用斑马鱼胚胎检验受试物的发育毒性，具有体积小、成本低、易于饲养、重复性好、便于观察、繁殖周期短、繁殖频率高等诸多优点。同时，斑马鱼与人类基因组相似度高达 87%，与人类各种器官系统极为相似，如心血管系统、神经系统等。斑马鱼发育毒性模型虽然仍处于起步阶段，但存在着巨大的潜力，OECD 已将斑马鱼胚胎发育试验列为药物发育毒性评价标准方法之一。

二、发育毒性的替代研究方法

传统的发育毒性试验方法将整体动物试验结果作为评价外源化学物或药物发育毒性的衡量指标，因此存在着动物用量大、试验周期长、无法从细胞或分子水平阐明发育毒性的发生机制等缺点。发育毒性体外研究方法作为过去 30 年发展最为迅速的替代试验方法，目前已成为最普遍也是最主要的动物替代法。它采用独立于机体的低水平组织，结合各种新技术包括共培养、细胞微团培养、细胞工程和胚胎干细胞在体外构建能够模拟和重现体内复杂生理过程的模型。此处从细胞培养模型、器官培养模型和胚胎培养模型三个方面进行简要介绍。

1. **细胞培养模型** 主要包括细胞系、原代细胞和胚胎干细胞。细胞系常见的有小鼠卵巢细胞系、成神经细胞瘤细胞系等；原代细胞常见的有肢芽细胞、肺芽细胞、中脑细胞、脑皮质细胞、神经嵴细胞、神经胶质细胞、视网膜细胞、软骨细胞、心肌细胞、肝细胞、腭间质细胞等，原代培养可形成微团（micromass，MM）；胚胎干细胞（embryonic stem cell，ESC）来源于人或动物的早期胚胎，在体外可维持分化而无限增殖，分化为多种不同类型的细胞。对于模型的效用来说，比较公认的选择顺序应是胚胎干细胞→原代细胞→细胞系。原代细胞和细胞系培养模型可用于快速筛检和鉴定致畸物。胚胎干细胞试验（embryonic stem cell test，EST）可检测受试物的细胞毒性和胚胎毒性。

2. **器官培养模型** 器官培养是一种接种组织碎片或整个胚胎器官的培养方法。由于器官培养保持了器官或部分组织原来的三维结构，可以较好地观察组织间相互反应和组织分化。与细胞培养相比，器官培养更接近机体真实的生长情况。目前应用较广泛的器官培养是啮齿类小鼠和大鼠的肢芽培养。通过选用不同阶段胚胎的肢芽，可研究受试物对不同发育阶段胚胎的损害作用。除利用定量（计算机图像分析）和定性（半定量 Neubert 300 分评价法）的方法分析肢芽的形态发育情况之外，还可对Ⅱ型胶原和蛋白多糖等与软骨形态分化密切相关的物质含量的测定来评价受试物的发育毒性。由于肢芽发育时期处于胚胎很多器官发育的关键期，故从受试物对肢芽的影响可了解受试物对其他器官的作用。

3. **胚胎培养模型** 利用啮齿类动物着床后体外全胚胎培养（whole embryo culture，WEC）模型,可在体外水平有效地观察胚胎的正常生长发育和探索外源化学物的胚胎毒性作用。目前认为最适合体外培养的胚胎是 9.5 日龄大鼠胚胎和 8.5 日龄小鼠胚胎。在收获胚胎后,利用体视显微镜对其进行观察和评价。研究方法包括:①活胚胎应具有心跳和血液循环,如两者消失则提示胚胎死亡;②以目镜测微尺测量胚胎的直径、颅臀长和头长,计数胚胎体节数,还可测定胚胎总蛋白和 DNA 含量;③按照标准评分方法(如大鼠 Brown 评分法和小鼠 Van Macle-Fabry 评分法)对胚胎主要器官的发育状态进行评分;④病理学观察;⑤胚胎组织发育特定基因的 PCR 检测;⑥胚胎组织原位杂交检测等。

欧洲替代方法研究中心(European Centre for the Validation of Alternative Methods,ECVAM)分别在 4 个独立的实验室,利用 20 种化学物(涉及非胚胎毒性、弱胚胎毒性和强胚胎毒性)对大鼠 WEC、小鼠 EST 和大鼠 MM 三种体外方法进行了双盲法验证,发现试验结果与人或动物的体内数据有高度相关性,预测符合率分别达到 72%、81% 和 79%,强胚胎毒性受试物的符合率甚至达到 100%。20 世纪 90 年代末,ECVAM 正式推荐这三种方法作为生殖发育毒性试验的体外替代方法。

三、发育毒性研究中的组学技术

受试物引起人或动物的毒性反应,最终是在细胞水平上发挥作用,造成细胞死亡或分化发育异常。近年来国内外毒理学工作者正致力于采用一系列的组学技术开展发育毒性研究。目前把对细胞内 DNA、RNA、蛋白质、代谢中间产物的整体分析手段称为组学技术,主要包括基因组学、蛋白质组学和代谢组学等。另外,暴露组学作为基因组学的补充,亦被广泛应用于孕期和生命早期的环境暴露 - 效应及其机制的研究。

(一)基因组学

基因组学技术的发展,尤其是 DNA 微阵列芯片分析技术为观察受试物对细胞整个基因组表达变化提供了可能。在研究体内与体外发育毒性试验模型的过程中,毒性基因组学作为一种有效评价手段,目前已广泛应用于毒性作用机制探寻、毒性靶基因鉴别以及早期毒性生物标记物识别等研究中。例如,维 A 酸作为具有明确致畸作用的受试物,采用 DNA 微阵列芯片分析技术可确定其致畸作用过程中可能的致畸敏感基因,并可将其作为潜在的外源物或药物致畸体外评价模型中的报告基因。

(二)蛋白质组学

毒性蛋白质组学作为毒性基因组学的延伸,也已经应用到毒理学研究领域当中,是一种利用全蛋白质表达分析技术,以确认生物物种受有害外源化学物影响的关键蛋白质和信号通路的组学技术。该技术通过比较特定细胞、组织或器官在毒物作用前后蛋白质谱发生的变化,在短时间内筛选出与毒物相关的差异蛋白,再通过抗体分析技术快速寻找新的毒性蛋白标志物,因此比传统毒理学研究方法更具灵敏性和特异性。例如,利用定量蛋白质组学技术鉴定发现,中药生半夏粉引起神经系统发育相关蛋白(如 TWSG1、BASP1)的表达异常可能是其导致小鼠胚胎发育毒性的潜在机制。

(三)代谢组学

代谢组学是应用现代分析方法对某一生物或细胞在某一特定生理时期内所有低相对分子质量代谢产物同时进行定性和定量分析的一门学科,被认为是"组学"研究的终点,具有全面、高通量、无偏差地研究生物体内代谢途径的特点。单纯的应用代谢组学技术并不能显示其方法的先进性,West 等对人胚胎干细胞(hESCs)进行代谢组学方面的研究,得到了发育毒性的生物标志物,并建立了相应的体外发育毒性预测模型和分析方法,为推断药物的毒性发生机制和评价外源化学物的毒性提供科学依据。

(四)暴露组学

孕期和生命早期被认为是由于环境破坏而产生终身后果的高敏感期,所以生命早期是开展暴露组学的重要起点。生命早期暴露组学的特征是探索可以重塑生物进程和影响身体发育及正常功能的关键胚胎发育时期,并适时给予干预措施。欧洲一项由 13 家合作机构共同承担的人类早期生命暴露组(Human Early-life Exposome,HELIX)研究测量 32 000 对母婴的环境暴露,以及对儿童成长、发育、健康的后续影响。所用数据来源于 6 个生活在西班牙、法国、英国、挪威、希腊和立陶宛的欧洲母婴出生队列。通过对食品、水、空气污染、杀虫剂、噪声和辐射的外暴露测量将和来源于代谢组学、蛋白质组学、转录组学及其他组学研究的分子标志物进行整合，进而估算由于多种环境暴露而产生的儿童疾病负担的情况。

第五节 发育分子毒理的研究展望

发育毒性已成为当今国际社会关注前沿和热点问题。发育缺陷谱逐渐由大体形态的先天畸形扩展到细胞、结构缺陷以及分子改变。发育毒理学的研究也由研究结构改变的以出生缺陷为主的畸胎学向出生前"编程"的功能发育异常扩展。作为一种典型的发育毒性效应，宫内生长迟缓是指宫内发育时期正常的生长态势受到阻滞，应有的生长潜能被削弱，导致多种器官结构和功能发育异常，从而诱发多种成年慢性疾病。大量流行病学调查表明，宫内生长迟缓不仅可造成胎儿窘迫、新生儿窒息和围产儿死亡，其危害还将延续至出生后，影响胎儿出生后体格和智力发育，导致成年后多种慢性疾病的易感性增加，包括代谢性疾病、神经精神性疾病、生殖系统相关疾病、免疫性疾病及肿瘤，并存在明显性别差异和多代遗传效应。20 世纪 90 年代初，英国学者 Barker 基于大规模流行病学调查结果，提出低出生体重患儿成年后代谢综合征的发病率增加及"成人疾病发育起源"假说。自此，多国学者开展了大量有关孕期不良环境、胎儿出生体重与成年慢性疾病之间的相关性研究，并基于循证研究的结果，提出"健康与疾病的发育起源"这一全新概念。宫内生长迟缓及胎源性疾病的病因学除了遗传因素外，还包括母体健康因素（如营养状况、情绪和疾病状态）和外源环境因素（如多种理化因素和生物感染因素），是遗传因素和环境因素相互作用的结果。

目前国际上关于宫内生长迟缓患儿及其成年慢性疾病易感性增加的发生机制尚无一个完整、系统的理论体系，存在"宫内发育内分泌发育编程""表观遗传修饰异常"和"线粒体功能异常和氧化应激"等多种学说，最为公认的是 Fowden 提出的"宫内内分泌发育编程"学说。宫内编程是指由于胎儿在宫内受到损伤刺激后所发生形态和功能的改变，这种改变可持续至出生后。宫内编程目前存在 3 种机制假说：节俭表型、发育可塑性、预知适应性反应。表观遗传修饰存在于高等真核细胞的正常发育，在个体发育和表型传递过程中发挥重要作用。外源环境因素（如营养障碍、外源物暴露）可引起发育过程中表观遗传发育异常，在胎源性疾病的宫内编程及跨代遗传中发挥着重要作用。"表观遗传修饰异常"相关机制已成为胎源性疾病的研究热点。研究表明，孕期不良环境可导致胎盘糖皮质激素屏障开放，使胎儿过暴露于母源性糖皮质激素。越来越多的研究证据表明，宫内糖皮质激素过暴露可通过表观遗传修饰酶参与子代多器官靶基因的转录调控，引起多个神经内分泌轴的发育编程改变，从而导致子代成年后多疾病易感。"线粒体功能异常和氧化应激"学说认为，过量的氧自由基不仅引起生物大分子物质的氧化损伤，还能通过增强一系列胞内"应激敏感通路"，诱导线粒体功能异常，导致组织损伤。

随着发育毒性和胎源性疾病研究的不断深入，转化医学研究也在不断推动相关领域的基础研究成果向临床应用转化，积极探寻发育毒性靶标及生物标志物，建立早期预警及综合防治。虽然孕期不良环境与胎儿发育毒性的外在联系已被揭示，且危害可持续至成年、多代，造成多种疾病易感，但由于胎儿出生前后不同时期器官功能变化的特点、编程机制、性别差异和跨代遗传的关键点均尚未完全阐明，因此器官发育毒性及其远期危害的胎儿起源机制有待深入发掘，是未来研究的主要方向。在现有的表观遗传学研究手段的基础上，进一步拓宽其应用领域，积极寻找新的预防、诊断相关疾病的生物标记物，并建立发育毒性的早期评价系统，应用于指导优生优育、提高新生儿素质是我们前进的方向。产前检测发现胎盘表观遗传异常改变并介入治疗，胎血或组织标志基因的表观遗传学检测可能成为胎源性疾病早期诊断的新研究方向。新的现代生物技术如基因芯片、表观遗传组学分析等，也将有助于了解胎源性疾病调控通路中各分子异常表达所产生的各种效应在疾病进展中的作用，促进转化医学的不断发展。

（汪 晖 寇 皓）

参 考 文 献

[1] 金泰廙，吴庆. 毒理学原理与方法 [M]. 上海：复旦大学出版社，2012.

[2] 庄志雄，曹佳，张文昌. 现代毒理学 [M]. 北京：人民卫生出版社，2018.

[3] 黄吉武，童健. 毒理学基础 [M]. 2 版. 北京：人民卫生出版社，2016.

[4] 孙志伟. 毒理学基础 [M]. 7 版. 北京：人民卫生出版社，2017.

[5] 汪晖，焦哲潇. 孕期不良环境所致的子代多种疾病易感及其宫内编程机制 [J]. 中国药理学与毒理学杂志，2017，31（1）：12-27.

[6] Zhang C，Xu D，Luo H，et al. Prenatal xenobiotic exposure and intrauterine hypothalamus-pituitary-adrenal axis programming alteration[J]. Toxicology，2014，325：74-84.

[7] Reik W，Dean W，Walter J. Epigenetic reprogramming in mammalian development[J]. Science，2001，293（5532）：1089-1093.

[8] Dolinoy DC，Jirtle RL Environmental epigenomics in human health and disease[J]. Environ Mol Mutagen，2008，49（1）：4-8.

[9] 彭双清，郝卫东，伍一军. 毒理学替代法 [M]. 北京：军事医学科学出版社，2009.

[10] 彭双清，Carmichael PL. 21 世纪毒性测试策略理论与实践 [M]. 北京：军事医学出版社，2016.

第十九章 神经系统分子毒理

神经系统（nervous system）是机体反射活动的中心。来自体内外的各种信息通过周围神经传入中枢神经系统进行整合，并在神经系统的调控下实现各种躯体与内脏感觉、躯体运动与内脏活动的协调及大脑的各种高级功能。外源化学物可影响神经系统结构的完整性及其正常功能。已知对实验动物有神经毒性作用的外源化学物超过1 000种，对人类有神经毒性作用的也多达200余种，且其数量呈上升趋势。不同外源化学物产生的神经毒性作用因其自身性质、暴露剂量和时间的影响而存在差异，既可能导致神经系统的结构损伤，也可能通过影响神经细胞的分子表达与信号传递，仅造成神经系统功能的改变。另外，神经组织中神经元、神经胶质细胞等不同类型细胞对于同一种外源化学物的反应也存在较大的差异。由于各类型细胞彼此以神经网络形式相互影响和相互作用，所以某一类细胞中所产生的毒性作用也可能对其他类型细胞的功能、结构甚至存活产生影响。

第一节 神经系统的结构与细胞学基础

神经系统包括中枢神经系统（central nervous system，CNS）和周围神经系统（peripheral nervous system）两部分。CNS包括脑和脊髓，周围神经系统包括脊神经、脑神经和内脏神经。整个神经系统由神经元、神经胶质细胞及其他细胞构成。

一、中枢神经系统的结构与细胞学基础

（一）中枢神经系统的结构

CNS外面包被着三层连续的被膜。由外向内依次为硬膜、蛛网膜和软膜。

1. **脑（brain）** 位于颅腔内，由脑干、小脑、间脑和端脑四个部分构成。

（1）脑干（brainstem）：脑干尾端在枕骨大孔处连接脊髓，向吻侧与间脑相连，是端脑与小脑和脊髓之间联系的干道，自上而下依次包括延髓（medulla oblongata）、脑桥（pons）和中脑（midbrain）3部分。心血管运动中枢和呼吸中枢等重要的生命中枢位于脑干内。

（2）小脑（cerebellum）：位于颅后窝内，上面被硬脑膜的小脑幕覆盖。小脑的前面与脑干共同围成第四脑室（fourth ventricle），两侧通过3对小脑脚与脑干相连。小脑表面的灰质称皮质，白质位于深部称髓质，埋藏在髓质内的灰质团块称小脑核（中央核）。小脑与运动调节有密切关系，其功能包括协调随意运动、维持身体平衡与调节肌张力等。

（3）间脑（diencephalon）：居中脑和大脑之间，包括背侧丘脑（dorsal thalamus）、上丘脑（epithalamus）、下丘脑（hypothalamus）、后丘脑（metathalamus）和底丘脑（subthalamus）。下丘脑的主要功能包括对各种内分泌的调控，以及对体温、水平衡、摄食及生物钟的调节。

（4）端脑（telencephalon）：由两侧大脑半球（cerebral hemisphere）借胼胝体连接而成，主要包括：①大脑皮质（cerebral cortex）：又称大脑皮层，位于端脑表面，由大脑纵裂（cerebral longitudinal fissure）分隔为左右大脑半球，每侧大脑半球又分为额叶（frontal lobe）、颞叶（temporal lobe）、枕叶（occipital lobe）、顶叶（parietal lobe）和岛叶（insula）；②大脑白质（white matter）：又称大脑髓质，由大量有髓神经纤维纵横交错而成，联系于皮质各部之间及皮质下结构之间，肉眼上呈白色；③基底核（basal nuclei）：又称基底神经节，位于大脑半球白质的中央靠近脑底处，是重要的运动调节中枢，包括尾状核（caudate nucleus）、豆状

核（lentiform nucleus）、屏状核（claustrum）和杏仁复合体（amygdaloid body）；④侧脑室（lateral ventricle）：是大脑半球内的空腔，左右各一，延伸至半球各叶。

2. 脊髓（spinal cord） 位于椎管内，上端在枕骨大孔处连接于脑的延髓。脊髓的横断面上可见白质（white substance）、灰质（gray substance）和中央管（central canal）。中央管周围为蝴蝶形或"H"形的灰质柱（gray column），此柱向腹侧突出的部分为前角，主要包括躯体运动神经元；向背侧突出的部分为后角，其神经元与躯体感觉相关。白质位于周围部，主要由上、下行的神经纤维束构成。

3. 脑屏障（brain barriers） 包括血脑屏障、血-脑脊液屏障和脑脊液-脑屏障等，总称为脑屏障。

（1）血脑屏障（blood-brain barrier，BBB）：BBB是血液和大脑组织之间的一种屏障结构，主要由大脑毛细血管内皮细胞、管周细胞、基底膜、星形胶质细胞的终足，以及部分神经元构成。大脑毛细血管与普通毛细血管不同，其内皮细胞排列紧密，基底膜完整，细胞间顶端形成紧密连接（tight junction，TJ），细胞吞饮作用微弱，几乎所有非特异性交换通道都是闭塞的，分子交换只能通过细胞膜转运完成，而且高分子物质和低分子非电解化合物不能经内皮细胞主动转运。另外，大脑毛细血管内皮细胞含有单胺类降解灭活酶系及其他一些酶，发挥了酶屏障的作用。所以，BBB具有选择通透性，在生理条件下，营养物质（包括氧、葡萄糖等）可以自由通过，而血液中的细胞、较大的蛋白质分子、大部分药物分子等则无法通过，从而维持大脑内环境的稳定。

（2）血-脑脊液屏障（blood-cerebrospinal fluid barrier，BCB）：BCB位于大脑脑室内的脉络丛（choroid plexus，CP），是血液和脑脊液（cerebrospinal fluid，CSF）之间的屏障结构。脉络丛的功能单元由被一层分化的室管膜细胞包裹的毛细血管构成。与BBB的毛细血管不同，脉络丛毛细血管存在微孔，内皮细胞间没有紧密连接，不能形成屏障结构。BCB由脉络丛上皮细胞以及它们之间的TJ构成，这些上皮细胞之间为间断性连接，细胞游离端的周缘由TJ完全封闭。BCB可以选择性地调控血液和脑脊液之间的物质转运，对于维持脑脊液及脑组织内物质的稳态具有重要意义。

（3）脑脊液-脑屏障（cerebrospinal fluid-brain barrier，CFB）：是指在脑脊液与脑和脊髓组织之间存在选择性阻止某些物质由脑脊液入脑的屏障。此屏障结构在脑室处由室管膜上皮细胞、深层的基膜和室管膜下的胶质膜组成；而在蛛网膜下腔处由软脑膜与胶质膜构成。室管膜上皮细胞之间一般无紧密连接，故CFB并不完整，从而使脑脊液与脑的细胞外液之间可进行物质交换。

（二）中枢神经组织的细胞学基础

1. 神经元（neuron） 是神经系统的基本结构和功能单元。它可以发生冲动和传导冲动，也可合成化学物质，包括神经激素和神经递质（neurotransmitter）等，并经其轴突输送到特定部位而释放。神经元之间形成广泛的突触联系，借此进行神经冲动的传递和信息的整合。神经元的基本结构包括细胞体、树突、轴突和突触。

（1）细胞体：是整个神经元代谢和信息整合的中心，由细胞膜、细胞核和细胞质组成。细胞质中除了各种细胞器外，还有大量细胞骨架成分，包括微管、神经丝和肌动蛋白微丝。

（2）树突（dendrite）：是细胞体的伸延部分产生的分支，通常一个神经元可以有多个树突。树突表面的细小突起称为树突棘（dendritic spine），是树突接收信号传入的重要部位，可与其他的神经元的末梢形成突触连接，而树突棘的表面即为突触后成分，有多种受体和离子通道，在树突棘内也有蛋白质的合成。

（3）轴突（axon）：可由神经元的胞体或者主干树突的根部发出，有的长度可达1m以上。轴突的功能主要是将由胞体发出的冲动传递给其他神经元，或传递给肌细胞和腺细胞等效应器，还参与细胞内物质的运输。

（4）突触（synapse）：是神经元特化的结构，为神经元和神经元之间或神经元和效应细胞之间的接触部，包括突触前成分、突触后成分及突触间隙。突触可分为化学性突触和电突触两种类型。①化学性突触：是神经系统中最常见和最重要的突触，可分为轴-体突触、轴-树突触和轴-轴突触三类。动作电位到达化学性突触时，突触前膜钙通道开放,细胞外的钙离子内流导致突触囊泡(synaptic vesicle)与前膜融合,释放递质于突触间隙内,作用于突触后膜的受体(离子通道)并与其结合,从而引发突触后电位。②电突触:为缝隙连接,直径在 0.1~10μm,突触前膜和后膜中间的缝隙为 2~4nm,离子和小分子可以通过,而大分子不能进入。电突触的信号传递速度比大多数化学性突触要快,主要见于鱼类和两栖类,在哺乳动物的神经系统中也有一定的功能。

2. 神经胶质细胞 是神经系统内除神经元之外的另一大类细胞,分布在神经元和神经纤维束之间。胶质细胞不含尼氏体,细胞器少,核内异染色质增多。胶质细胞的突起没有轴突和树突之分,且不能传导神经冲动。CNS 中的胶质细胞可以分为星形胶质细胞、少突胶质细胞和小胶质细胞。

(1)星形胶质细胞(astrocyte):是胶质细胞中体积最大、数量最多、分布最广的一种。根据形态不同可分为辐射状星形胶质细胞、纤维性星形胶质细胞和原浆性星形胶质细胞。而某些分布在特定脑区的星形胶质细胞有其特殊的名称,如垂体细胞、室管膜细胞、位于嗅球的嗅鞘细胞、小脑的 Bergmann 细胞和视网膜的 Müller 细胞等。星形胶质细胞的功能包括:①对神经元起到分离和支架的作用;②由胞体向外伸出的放射状突起,经末端膨大形成终足,附着于毛细血管的基膜上参与构成 BBB,从血液中摄取营养物质供给神经元,而且能阻止外源异物进入神经系统;③具有有丝分裂能力,在脑损伤的情况下增生形成瘢痕,填补空缺。

最新观点认为,星形胶质细胞与神经元之间存在双向的信息交流。神经元可以通过释放神经递质激活星形胶质细胞;星形胶质细胞也可以释放一些物质反馈作用于神经元,从而提出"三重组分突触结构(tripartite synapse)"的概念,即突触由突触前膜、突触后膜和突触旁星形胶质细胞的突起共同构成,因此星形胶质细胞和神经元共同构成 CNS 的信息网络。

(2)少突胶质细胞(oligodendrocyte):比星形胶质细胞小,多分布于白质的神经纤维之间。少突胶质细胞的功能是参与形成及维持髓鞘,以其突起与轴突接触,并以一种"蛋卷"的形式包裹轴突而形成紧密的多层结构,即髓鞘。一个少突胶质细胞的胞体可以发出许多板状突起包卷数条以至数十条轴突,形成有髓神经纤维。

(3)小胶质细胞(microglia):是细胞体最小的一种胶质细胞,呈细长或椭圆形。突起细长有分支,表面有许多小棘突。根据其不同形态可分为 3 种类型:①静止或者分支的小胶质细胞,存在于正常的 CNS 中;②激活的或者反应性小胶质细胞,常见于病理情况下,但无吞噬作用;③吞噬性小胶质细胞,具有吞噬细胞的功能,参与炎症反应,发挥免疫功能。

二、周围神经系统的结构与细胞学基础

(一)周围神经系统的结构

周围神经系统是指除脑和脊髓以外的其他神经系统,通常可分为脊神经、脑神经和内脏神经三部分。

1. **脊神经(spinal nerves)** 脊神经与脊髓相连,主要分布于躯干和四肢,共 31 对。每对脊神经由与脊髓相连的前根和后根在近椎间孔处合成。前根属运动性,由运动纤维组成。后根属感觉性,其上有一椭圆形的膨大,称脊神经节。每对脊神经均含有躯体感觉纤维、躯体运动纤维、内脏感觉纤维、内脏运动纤维等 4 种神经纤维成分。

2. **脑神经(cerebral nerves)** 脑神经是和脑直接连接的周围神经,主要分布于头颈部,共 12 对。除了含有与脊神经相同的 4 种纤维外,还含有特殊躯体感觉纤维、特殊内脏感觉纤维和特殊内脏运动纤维。

3. **内脏神经(visceral nerves)** 内脏神经是指主要分布于内脏、心血管、平滑肌和腺体的神经,通过脑神经及脊神经连接于脑和脊髓。内脏神经包含内脏感觉神经和内脏运动神经,其中内脏运动神经支配心肌、平滑肌的运动和腺体的分泌,通常不受人的意志控制,又称自主神经或植物性神经。

(二)周围神经组织的细胞学基础

1. 周围神经系统神经元的分类

(1)根据突起的多少,可将神经元分为假单极神经元(pseudounipolar neuron)、双极神经元(bipolar neuron)和多极神经元(multipolar neuron)。多极神经元又可依轴突的长短和分支特征分为高

尔基Ⅰ型神经元和高尔基Ⅱ型神经元。

（2）根据周围神经系统神经元的功能，可将神经元分为感觉神经元（又称传入神经元）、运动神经元（又称传出神经元）和中间神经元。

2. 周围神经系统的胶质细胞

（1）神经膜细胞：又称施万细胞（Schwann cell），排列成串，包裹在周围神经元突起周围，是周围神经系统的髓鞘形成细胞。除有保护和绝缘功能外，还在神经纤维的再生过程中起诱导作用。

（2）卫星细胞：又称被囊细胞，是神经节内包裹神经元胞体的一层扁平或立方形细胞，对神经节细胞有保护作用。

3. 周围神经纤维　由轴突和包在其外面的施万细胞所构成，可分为有髓神经纤维和无髓神经纤维两种。髓鞘的形成便于神经冲动沿着神经纤维以更快的速度传递。

（1）有髓神经纤维（myelinated nerve fiber）：有髓神经纤维的轴突，除起始段、终末及郎飞结（即各节段间的无髓鞘缩窄部）外，均包有髓鞘。髓鞘表面是施万细胞薄层细胞质和胞核部分。有髓神经纤维的神经冲动传导，是相邻郎飞结之间的跳跃式传导。长的神经纤维轴突粗，髓鞘厚，传导速度快。反之，传导速度慢。

（2）无髓神经纤维（non-medullated fibers）：周围神经系统的无髓神经纤维由较细的轴突及其外面的施万细胞构成。施万细胞沿其轴突连续排列，但不形成髓鞘，也无郎飞结。一个施万细胞可包裹许多条轴突。相比于有髓神经纤维，其神经冲动传导的速度较慢。

4. 神经节（ganglion）　神经节是神经节细胞胞体聚集的部位，可分为两种：①脑 - 脊神经节：是假单极神经元胞体集中的地方（前庭神经节除外）。从胞体只发出一个突起，先盘曲在胞体附近，随即呈 T 字形分支，其中中枢突经后根入脊髓，周围突经脑 - 脊神经分布到皮肤、肌肉、内脏等处，其末梢形成感受器。②内脏性神经节：包括交感神经节和副交感神经节，由多极神经元胞体组成。节内的节前纤维与节细胞的树突和胞体建立突触，节后纤维离开神经节，其末梢分布到内脏及心血管的平滑肌、心肌和腺上皮细胞，形成内脏的运动神经末梢。

5. 神经末梢（nerve ending）　神经末梢是周围神经纤维的终末部分，包括感觉神经末梢和运动神经末梢。

（骆文静）

第二节　神经毒性外源化学物的类别及其作用特点

具有神经毒性的外源化学物主要指能引起机体神经系统结构和功能损害的外源化学物。外源化学物对神经系统毒性作用的特点主要有：

1. 直接损伤神经系统　神经系统是对内、外环境相对敏感的系统，对内环境的稳定性要求较高。部分外源化学物可直接进入神经系统，从而改变神经系统的代谢，如改变离子浓度或比例、打破原有氨基酸的平衡、影响酶的功能等，进而改变神经系统功能并导致一系列症状的出现。

2. 影响局部血液和氧供应造成的神经系统损伤　神经元主要以有氧代谢的方式获得能量，因此对氧的供应不足特别敏感。如氰化物可阻止血红蛋白与氧结合，从而导致脑细胞缺氧和脑功能的损伤；二氧化碳中毒可造成机体的氧运输障碍，引起神经细胞内窒息，导致大脑缺氧而受损。

3. 影响神经传导功能造成的神经系统损伤　外源化学物除了对神经系统的结构组分（细胞、组织）产生毒性作用外，还可通过影响神经递质的合成、释放、与神经递质受体结合等，导致神经传导功能障碍。如有机磷农药可抑制胆碱酯酶，使乙酰胆碱不能被降解，突触间隙中的乙酰胆碱升高，导致胆碱能神经系统持续处于兴奋。

4. 神经系统的作用靶点和作用机制的非唯一性　如铅可导致脑肿胀、脑出血等中毒性脑病，也可诱发脱髓鞘神经病。

5. 神经系统的自身结构特点　CNS 的 BBB、周围神经系统的血 - 神经屏障在神经组织物质转运方面具有重要作用。如发育中的神经系统由于血脑屏障发育尚未完全，使得婴幼儿比成年人更容易发生中毒性铅性脑病。

6. 致神经系统损伤的长期性或终生性　部分外源化学物作用机体后引起其分子结构改变从而产生长期的神经毒性，如有机磷农药中毒 7～14 天后可能出现迟发性神经病。神经系统再生性差，外源化学物对 CNS 的损伤往往是终生性的，由此导致外源化学物损伤的后遗症。

根据神经元功能的不同作用点，可将神经毒性损害分为四种类型：神经元病、轴索病、髓鞘神经病和神经递质功能障碍（递质相关疾病），神经毒性损伤的类型见图 19-1。在神经系统中，神经元、轴索、成髓鞘细胞以及神经递质因其特殊的解剖结构和生理特点而成为最常见的作用靶点，故神经毒性外源化学物据此分为神经元胞体毒物、轴索毒物、髓鞘毒物和神经传导物质毒物四类，其毒性作用及分子机制简介如下。

一、致神经元胞体损害的外源化学物

神经元病是指原发病变部位是神经元细胞体的一类广泛性损伤。虽然神经元在许多方面与其他类型细胞有相似的性质，但由于神经元具有独特的性质和功能特征，即它们具有相对较高的代谢率、快速去极化和复极化功能的可兴奋生物膜，以及需要支持胞体的长轴突和树突，因而神经元对外源化学物及由外源化学物引起的缺氧、缺血特别敏感，也使其成为神经毒物最常见的靶细胞。

已知大部分化合物可引起中毒性神经元病，这些毒物均具有某些共同的性质。各种中毒的条件使这种细胞毒物容易对神经元产生损害，很可能是由于某部位神经元对其特别敏感之故。虽然在大剂量毒物引起严重中毒时可引起广泛的神经元损害和功能丧失，这些毒物的作用具有广泛性，但有些毒物对不同的神经元亚群表现出某些

选择性，有时对某种神经元亚群呈现特殊的选择性，即这些毒物在较低剂量时可能会选择性损害特殊脑区或具有相对特异功能的神经元。如甲基汞选择性损害视皮质第四层和小脑颗粒层的颗粒细胞，以及背根神经节的感觉神经元，导致神经变性、坏死，进而出现轴索萎缩和脱髓鞘。1- 甲基 -4- 苯基 -1,2,3,6- 四氢吡啶（1-methyl-4-phenyl-1,2,3,6-tetrahydropyridine，MPTP）的代谢产物 1-甲基 -4 苯基吡啶离子可选择性损害黑质的多巴胺能神经元，引起帕金森病（Parkinson disease，PD）。此外，某些外源化学物可以对神经元产生选择性损害，如多柔比星可以选择性损害背根神经节神经元、顺铂可影响感觉神经元。

一般来说，早期神经元发生损害，随后出现凋亡或坏死，导致神经元的永久性丧失。从对神经元的损害程度上来看，一些毒物在低剂量时，可以选择性地损害特殊的神经元亚群，但在高剂量时，这些毒物的作用非常广泛，中毒的表现往往是弥漫性脑病，并伴有全身功能障碍。

引起神经元病变的外源化学物主要有药物、工业化学物、环境化学物、有机溶剂等。工业化学物和环境化学物主要有铝、铅、锰、铋、无机汞、甲基汞和三甲基锡等重金属及其化合物。有机溶剂包括甲醇、乙醇。引起神经元病变的药物则有多柔比星、链霉素、奎宁、苯妥英等。同时，一氧化碳、氰化物和四氯化碳也可引起原发性和继发性神经病。下面主要介绍几种常见的神经元胞体毒物。

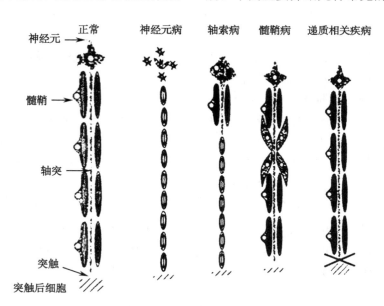

图 19-1　神经损伤的类型

（一）甲基汞

在日本和伊拉克曾发生过大量的有机汞化合物（甲基汞，methyl mercury）中毒病例，表现为神经元毒性。甲基汞所致神经损害具有剂量和年龄依赖性，不同的暴露剂量和摄入者的年龄，具有不同的表现特点。对成年人损害最大的部位是视皮质神经元和小脑皮质的小颗粒细胞内层神经元，可引起失明及明显的共济失调。因为在未成年人大脑中甲基汞的分布更为广泛，对儿童，特别是在子宫内接触甲基汞可引起广泛的神经元损害，大剂量接触甚至可引起严重的智力发育迟缓及瘫痪。这种年龄依赖性差异可能是血脑屏障的成熟度不同所致。动物研究表明，对甲基汞毒性作用敏感的神经元是位于后根神经节的神经元，这也再次提示无血 - 组织屏障保护的神经元对甲基汞的易感性更强。

接触甲基汞可引起许多不同的细胞功能异常，如糖酵解作用、核糖生物合成、需氧呼吸、蛋白质合成的损害以及神经递质释放的异常。此外，有证据表明甲基汞还可导致氧化性损害增强和钙稳态的改变。甲基汞毒性似乎可能由许多反应介导产生的，尚未能确定单一靶点。随着这些毒性的出现，受损神经元最终死亡。接触甲基汞可引起广泛的神经元损害，随后出现弥漫性脑病。但也有研究提示，甲基汞对某些神经元群的损害相对高于其他神经元群，不同脑区或神经细胞类型对甲基汞的敏感性也可能与细胞内还原型谷胱甘肽浓度高低以及糖酵解能力有关，这些生化的改变与形态学定位观察结果相一致，即在蓄积了较高浓度甲基汞的星形胶质细胞并没有表现出毒性，而那些与之邻近并未检出甲基汞的神经元却出现细胞死亡。

（二）锰

锰是人类和动物体内的一种必需元素，过量接触锰会引起神经毒性。在日常生活中，最常见的锰接触机会是燃料添加剂三羰基甲基环五二烯合锰（methylcyclopentadienyl manganese tricarbonyl，MMT）及杀虫剂（如代森锰）的使用，另外，钢铁厂、焊接和采矿场的锰排放也增加了人群的接触机会。锰作业工人接触过量锰，如达到中毒浓度时就会导致心理障碍和神经病变，主要表现为错觉、幻觉、沮丧、失控，也可发生强迫性或暴力性

的行为，并出现虚弱，随后出现锥体外系的运动异常、肌肉僵化、共济失调、运动缓慢和肌张力异常等症状及体征。

流行病学证据表明，锰的神经毒性与多巴胺神经病变具有一定的相关性，同时二者的症状也很相似。因而这种流行病学相关性和症状的相似性提示锰暴露和蓄积可能是特发性帕金森病的一种环境因素。过量锰引起黑质中多巴胺能神经元丢失，如同帕金森病一样，氧化应激作用在这种疾病中起到重要作用。在脑中对锰毒性最敏感的脑区也对氧化应激作用具有很高的敏感性。许多代谢活跃的细胞，特别是在黑质中的运动神经元，其发挥功能是依赖ATP才能实现的。锰在黑质、苍白球和纹状体中积累，干扰ATP合成，这种作用与线粒体功能抑制剂以及局部缺血的效果相类似，从而也引起神经元损害。对锰神经毒性和多巴胺能神经病进行比较后发现，除了在脑中具有相似的靶部位外，与帕金森病相关的多巴胺能神经退变和锰暴露效应还具有许多共同机制，即线粒体功能障碍、信号转导异常、氧化应激、蛋白质聚集和细胞死亡通路激活。锰在纹状体中蓄积最终损害纹状体，降低酪氨酸羟化酶活性以及损害多巴胺能神经元。细胞内的锰通过钙离子单向转运体而被隔离于线粒体外。锰直接注射到纹状体内引起兴奋性脑损伤，这与由线粒体毒物如氨基氧乙酸和1- 甲基 -4- 苯基 -1,2,3,6- 四氢吡啶（MPTP）的毒作用相似。在苍白球和纹状体中锰蓄积的特异性似乎与锰转运体分布及锰在基底核中的代谢活动相关。最近的研究发现，一定剂量的锰可激活神经细胞中的 Nrf2/ARE 信号转导通路，诱导细胞抵御锰所致氧化应激的作用；且锰可通过影响神经细胞的组蛋白乙酰化修饰状态来参与其致神经细胞的损害过程。

（三）MPTP

MPTP 是合成海洛因代用品盐酸哌替啶中的化学杂质。20 世纪 80 年代，有人服用海洛因代用品 1 周后出现与自发的帕金森病相同的症状，有一些患者甚至出现僵硬性不活动症。死后的尸检发现黑质多巴胺能神经元明显变性，因而确认 MPTP 的多巴胺能神经毒性，这一发现推动了帕金森病的环境病因学理论的发展。在发现 MPTP 神经毒性的同时，也发现 MPTP 为单胺氧化酶 -B （monoamine oxidase B，MAO-B）的底物。在生理 pH 的条件下，MPTP 不带电荷，因而可以迅速透过血脑屏障，弥散进入包括星形胶质细胞在内的各种神经细胞中。MPTP 经星形胶质细胞中的 MAO-B 氧化为中间产物 1- 甲基 -4- 苯基 -2,3- 二氢吡啶（1-methyl-4-phenyl-2,3-dihydropyridinium，MPDP），而 MPDP 则通过自氧化转化为 1- 甲基 -4 苯基吡啶离子（1-methyl-4-phenylpyridinium，MPP^+），MPP^+ 可被多巴胺转运载体运送进入黑质的多巴胺能神经元，引起神经元的损伤或死亡。MPP^+ 一旦进入神经元内，抑制 NADH 泛醌氧化还原酶，产生线粒体毒作用，阻断呼吸复合体 I。MPP^+ 也可产生活性氧，也使囊泡释放多巴胺，从而使胞质中 pH 升高，在此胞质中的神经递质进行自身氧化。缺乏 Cu/Zn 超氧化物歧化酶或谷胱甘肽过氧化物酶或反式转录因子 Nrf2 的小鼠对 MPTP 神经毒性的易感性增加，而过量表达 Cu/Zn 超氧化物歧化酶或诱导 Nrf2 蛋白表达则降低这种毒性。应用 MPTP 制造 PD 模型的小鼠中脑黑质组织中的非编码 RNA（miRNA 和 lncRNA）表达谱出现特异性变化，提示表观遗传学修饰的改变可能是其神经毒性机制之一。动物给予颅内注射 MPP^+ 染毒时会产生很大毒性，但全身接触 MPP^+ 不产生神经毒性，这是因为 MPP^+ 不能通过血脑屏障。

MPTP 的神经毒性和帕金森病有相似之处，两者均出现反映黑质纹状体通路受损的症状，包括面具脸，启动和终止移动困难，静止时的搓丸样震颤、僵硬、运动迟缓。从病理上看，这两种疾病在黑质中都有罕见的选择性变性以及纹状体的多巴胺耗损。但二者并非完全一致，应用 ^{18}F- 氟化多巴和正电子发射体层成像（positron emission tomography，PET）研究发现特发性帕金森病者的豆状核壳的多巴胺能功能丧失多于尾状核，而摄入 MPTP 的患者中这两个核的功能损失却差异不大，因而 MPTP 的神经毒性及其与帕金森病的关系仍有待阐明。

对早期发生帕金森病的若干家庭的研究表明存在常染色体显性遗传问题，并鉴定了候选基因；对孪生子的研究提示，在大部分帕金森病，特别是晚年发病者中环境接触因素比遗传因素产生更为明显的作用。流行病学研究显示，接触除草剂、农药和金属也是帕金森病发病的危险因素。对 MPTP 中毒与帕金森病两者之间关系的研究进一步表明，环境和职业接触在帕金森病的发病机制中具有一定作用。

二、致神经轴索损害的外源化学物

神经元的轴突和感觉神经元的长树突称为神经轴索。轴索实际是指参与形成神经纤维的轴突和（长）树突。很多短小的树突不参与神经纤维，故不属轴索之列。轴索本身作为毒作用原发部位而产生的中毒性功能障碍可称为中毒性轴索病。这类疾病的神经元胞体本身能够保持完好无损，仅表现为轴索与包裹轴索的髓鞘的结构和功能障碍。由于长轴索拥有较多的受损靶部位（点），因而和短轴索相比，长轴索更易受到毒物的损害，发生中毒性轴索病。CNS 中长轴突包括后束部位上行的感觉轴索和下行的运动轴索，以及周围神经系统的长感觉和运动轴索，这些远端轴索最易受损，病理学上将此运动神经周围远端轴索及感觉神经中枢的远端轴索同时受累的病变现象，称为中枢 - 周围远端型轴索病（central-peripheral-distal axonopathy），这一名词可以明晰地反映这类疾病的发生过程和部位。

有一系列神经毒性物质可对轴突造成损害。轴突疾病主要涉及感觉及运动神经中的长轴突，因而观察到的中毒症状主要是感觉障碍和运动障碍（表 19-1）。

（一）γ- 二酮类

早在 20 世纪 60—70 年代就已知长期接触高浓度正己烷等烷烃化合物可致进行性感觉运动型远端轴索病。用己烷或其氧化代谢产物染毒大鼠或其他较大动物数周至数月后即可复制出这种轴索病。进一步研究发现，甲基正丁酮（2- 己酮）所致轴索病与正己烷引起的轴索病具有相同的表现，这一发现促使阐明了这两种六碳化学物的代谢途径。碳链的 ω-1 位上的氧化最终产生 γ- 二酮，即 2,5- 己二酮，这是正己烷和甲基丁二酮的最终代谢产物。其他 γ- 二酮或 γ- 二酮前体也导致相同的轴索病，但 α- 二酮和 β- 二酮无神经系统毒性。γ- 二酮致周围神经病的发病机制表现为：γ- 二酮能与神经组织中各种氨基酸形成吡咯加合物。吡咯形成与否及形成的速度快慢决定

表 19-1　引起人类轴突疾病的主要物质

毒物	存在形式	机制	临床症状
n-己烷	黏合剂	外周轴突和树突的神经丝交联	感觉丧失
甲基-丁基甲酮	耐压辅助剂	代谢产物形成 2,5-二酮造成的损害	运动障碍
二硫化碳	溶剂	蛋白质交联引起的轴突疾病	同上，但还有心理及识别障碍
有机溶剂	染料稀释剂，溶剂	外周及中枢轴突疾病	急性：麻醉 慢性：主要为心理及识别障碍
磷酸三甲苯酯	增塑剂，润滑剂	过烷化作用引起外周轴突损伤；在运动系统中较明显，感觉系统较少	感觉性的感觉误解，然后出现运动性缺失直至完全麻痹（瘫痪）
氯化环烃类（DDT、林丹）	杀虫剂	轴突 Na^+ 及 K^+ 通道阻断剂	感觉障碍，不安，兴奋，震颤，疼挛

了 γ-二酮的神经毒性，因此吡咯加合物形成是 γ-二酮轴索病的化学基础。例如，3,4-二甲基-2,5-己二酮的右旋-1-非对映（异构）体比内消旋 2,5-己二酮形成吡咯速度快，故前者的轴索神经毒性比后者大。当 γ-二酮衍生各种蛋白质加合物时，轴索骨架，特别是神经丝上那些非常稳定的蛋白质，便成为 γ-二酮中毒的靶体。中毒后人体和大鼠的细胞变化是一致的，即在远端和非末梢轴索部位发生神经丝聚集，当它们迅速增大时常在郎飞结附近处引起轴索肿胀，致使髓鞘质退缩。γ-二酮中毒可见神经丝运输的损害，随着中毒发展，可见更近端的轴索肿胀，沿髓鞘远端轴索发生变性。目前正己烷的神经毒性机制仍然存在如下争议：吡咯的生成是否可单独引起神经损害，吡咯的进一步氧化是否是形成共价交联蛋白质的必需步骤。此外，吡咯蓄积与其快速轴索运输损害和轴索变性是否直接相关。神经丝蓄积的病理过程和轴索的变性可产生临床周围神经病，早期袜套样-手套样分布的感觉缺失发展为累及较近端的感觉和运动轴索阶段的损害。

（二）丙烯酰胺

丙烯酰胺是一种广泛应用于造纸、水处理以及防水的乙烯基单体，也用于实验室制造聚丙烯酰胺凝胶。近年，在高温烘烤食品中也能检出较高含量的丙烯酰胺。因而除了职业接触外，日常生活也有所接触，长期反复低浓度接触的健康效应引起了人们的关注。丙烯酰胺的毒作用机制目前主要有能量学说和氧化代谢学说，最终导致轴索变性肿胀，中间丝聚集形成巨大的轴索。丙烯酰胺中毒动物的电镜观察显示周围神经远端轴索中神经微丝及微管是其原发受损部位。

丙烯酰胺可致中毒性远端轴索病，起始于神经末梢变性，如持续接触也会引起较近端轴索变性，表现为"返死"（"逆行性死亡"）过程。最早的变化发生于环层小体，然后是脊椎、肌肉和运动神经末梢。神经末梢早期出现突触囊泡和线粒体密度减少、神经丝蓄积和微管泡形状的改变及神经末梢长出新芽的表现。远端轴索出现膜体、线粒体和神经丝多灶性蓄积，提示轴索运输受阻。实际上，出现逆行快速轴索运输障碍是丙烯酰胺所致损害的特征性表现。接触丙烯酰胺后也出现神经轴突增长端的球形膨大（生长锥）的结构和丝状伪足成分丧失的特殊变化。这些变化显然有别于传统的 ATP 耗竭和巯基烷基化效应，因为体外培养神经的生长锥与体内轴索末梢的结构存在许多类似之处，这提示生长锥变化是丙烯酰胺对轴索末梢靶体促发起始毒效应的良好模型。

慢性丙烯酰胺中毒以周围神经病为主，表现为四肢末端感觉和运动对称性障碍的多发性周围神经病，急性或亚急性丙烯酰胺中毒的临床表现以精神症状为主，但在停止接触数周后，出现感觉运动型多发神经病。

（三）有机磷酸酯

急性有机磷酸酯中毒的分子机制主要是乙酰胆碱酯酶受到抑制，导致突触间隙的乙酰胆碱不能被及时分解，胆碱能神经过度兴奋。但有些有机磷酸酯，如磷酸三邻甲苯酯（tri-o-tolyl phosphate，TOCP）并不产生明显的胆碱能神经毒性，但是可引起严重的中枢-周围远端型轴索病。

疏水性有机磷化合物易进入神经系统，可使大分子烷基化和磷酸化，从而引起迟发性神经毒性。但并不是抑制胆碱酯酶的所有的磷酸酯都可产生迟发性神经毒性。有机磷酸酯可攻击多个靶点，但与轴索变性有关的重要靶点仍未被了解。当所谓的"无毒性"有机磷酸酯抑制神经系统大部分酯酶活性的同时，也可抑制神经病靶酯酶（neuropathy target esterase，NTE）的活性。研究证实，某些有机磷酸酯诱发轴索病的能力与其对 NTE 抑制能力之间具有良好的相关性。某些神经毒性酯酶抑制剂（包括不产生明显神经毒性的磷酸酯、氨基甲酸酯、硫代氨基甲酸酯及硫酰氟等）预处理可防止神经毒物有机磷酸酯所致的迟发性神经毒性，具有保护作用，说明有机磷酸酯的迟发神经毒性与抑制神经病靶酯酶有关。令人不解的是，在接触神经毒物有机磷酸酯之后，再给予这些具有"保护"作用的神经毒性酯酶抑制剂，却又增强了迟发性神经毒性。因此神经毒性酯酶在有机磷酸酯所致迟发性神经毒性中的作用有待于进一步阐明。

急性接触有机磷酸酯后并不立即引起轴索变性，轴索变性发生在急性大剂量接触 7～10 天后。周围神经系统轴索具有一定的修复功能，其轴索在反复接触有机磷酸酯后对变性可产生耐受。与此相反，有机磷酸酯引起脊髓长轴索干的变性却是进行性的，其临床表现与多发性硬化相似。

三、致髓鞘损害的外源化学物

髓鞘是包裹神经元突起的电绝缘物质，缺乏髓鞘（质）就可延缓神经传导，使邻近突起间的冲动传递异常。髓鞘神经病（myelinopathy）是神经元隔离层，特别是轴突及轴索突起隔离层损伤的结果。能够对髓鞘质（myelin）造成损害的物质具有可以引起髓鞘剥离或完全脱髓鞘的作用。髓鞘神经病可在周围神经系统，亦可在 CNS 发生。在人类，仅观察到少数物质可以引起该疾病的发生。大剂量消毒剂六氯苯可对幼儿造成一定的髓鞘损伤作用。慢性铅中毒等同样可以引起髓鞘神经病。在儿童主要表现为脑病，在成人则为外周神经脱髓鞘作用，特别是运动神经的轴突。

毒物可使髓鞘层分离，称为髓鞘水肿（intramyelinic edema），也可选择性脱髓鞘称为脱髓鞘作用（demyelination）。髓鞘水肿的早期变化是可逆的。然而，早期变化可发展为脱髓鞘作用，使轴索失去髓鞘的保护。毒物直接作用于成髓鞘细胞

也可以引起脱髓鞘作用。周围神经系统中的施万细胞在脱髓鞘性损害后可进行髓鞘再生，但 CNS 只在脱髓鞘的局限部位有髓鞘再生。然而，周围神经系统内发生节段性脱髓鞘后，施万细胞进行髓鞘再生，致使节间长度（相邻郎飞结间的距离）远短于正常距离，这是脱髓鞘损伤后的永久性标志。通常脱髓鞘所引起的功能变化取决于脱髓鞘的范围，如果髓鞘破坏弥漫可产生全身性神经功能障碍；如果仅局限于周围神经系统，则仅引发周围神经病症状和体征。

（一）六氯苯

六氯苯可用于消除皮肤葡萄球菌感染，如给新生儿，特别是早产儿和儿童沐浴时使用可能会引起神经毒性。疏水性的六氯苯经皮肤吸收后进入神经系统，在 CNS 和周围神经系统中都可引起髓鞘水肿，分离节间线。髓鞘水肿导致空泡形成，形成脑海绵样水肿。以红细胞为体外模型发现六氯苯可与细胞膜牢固结合，导致跨膜离子梯度消失，因而推测六氯苯可能损害了髓鞘层间排出离子的能力，导致大量离子和体液不断流入，引起"水肿"和髓鞘层分离。此外，六氯苯对线粒体氧化磷酸化的解偶联作用还可引起其他效应。六氯苯引起的早期髓鞘水肿是可逆的，但是随着接触时间的延长，六氯苯则可产生节段性脱髓鞘作用。脑肿胀引起颅内压的增高，这种颅内高压是致死的直接原因。高剂量接触时也可出现轴索变性。六氯苯中毒表现出广泛性的轴索功能变化，提示弥漫性髓鞘损害。接触六氯苯引起人体急性中毒时，主要出现全身无力、精神错乱及癫痫发作，最终出现昏迷或死亡。

（二）铅

慢性铅中毒可引起周围神经病，其机制尚不完全清楚，电生理学研究已表明神经传导减慢。铅在实验动物可发生节段性脱髓鞘改变，但铅中毒在人体病例研究却表现为轴索病。铅中毒另一临床表现是明显的运动受损症状。虽然已见到铅对髓鞘膜结构和髓鞘质膜流动性的影响，但是对铅性脑病的生物学机制尚不清楚。

四、致神经传导功能障碍的外源化学物

已有解剖学证据支持，许多毒物能够破坏神经系统的细胞结构。然而，在某些情况下，并不

能获得神经系统的细胞形态结构发生改变的证据，但其功能确实发生了障碍，表现为行为改变或神经学测试的变化。实际上，许多神经毒物最初是通过神经学功能障碍检查发现的，随后才采集其细胞结构受损的解剖学证据。神经细胞具有通过化学递质将信息继续传递给其他神经细胞和效应器官细胞的能力，因此神经毒物常通过对多种突触传递机制的损害发挥其神经毒性作用。这些化合物可以阻断冲动的传导，阻断或放大神经突触传递的通信，阻止神经递质的再吸收或干扰第二信使。

通过化学途径对神经传导过程产生不利影响的神经毒性物质往往并不引起神经元或其轴突突起退化或变性。事实上，所有神经毒性物质到达一定程度（高剂量）皆可干扰化学传递过程而引起神经毒性作用。结构相似的化合物常具有相同的作用，由此便于识别特殊类别的药物或毒物。例如，某些模拟交感神经系统神经传递过程的化合物被称为拟交感神经物质。对人类化学神经传递过程具有不利影响的毒物见表19-2。

一般情况下，植物性和动物性神经毒素来自低等植物和低等动物，它们以高度选择性作用对某些神经递质传递过程具有有效的影响。这一性质使其在某些神经元机制试验研究中成为有价值的辅助剂，见表19-3。

神经毒物对神经传递的分子机制的影响仍未明了。许多不同的天然存在的毒素和合成药物有着干扰细胞间通信的特殊机制。临床上，阻断神经传递过程有时对机体是有益的，即有治疗和预防作用的神经药理学作用。但是，过量或不合适地接触改变神经传递过程的化合物则可损害机体功能，出现神经毒性作用，即起到神经毒理学作用。以下就可卡因以及兴奋性氨基酸作一介绍。

（一）可卡因

可卡因能够阻断 CNS 神经末梢的多巴胺、去甲肾上腺素以及 5- 羟色胺的重吸收，促进贮存在囊泡中多巴胺的释放。可卡因的欣快感和成瘾性是源于对儿茶酚胺能神经传递的改变，特别是通过阻断多巴胺再吸收转运蛋白（dopamine reuptake transport，DAT）对多巴胺能神经传递的增强作用。大量吸用或过量吸用可引起急性毒性，甚至可以导致意外死亡。慢性滥用可卡因则会导致纹状体损害，这些损害可能是慢性可卡因滥用引起的某些神经损害和精神依赖的基础。一项对孕期服用可卡因妇女进行的研究发现，除了对胎儿生长和发育的有害效应之外，可卡因滥用

表 19-2　对人类化学神经传递过程具有不利影响的毒物

毒物	存在	机制	症状
烷基磷酸酯	杀虫剂	抑制乙酰胆碱酯酶	出汗、多涎（唾液分泌增多），呼吸困难，瞳孔缩小，心搏徐缓（心律缓慢），肌肉抽搐以及痉挛
阿托品	颠茄、天仙子、曼陀罗	M- 乙酰胆碱受体拮抗剂	皮肤干燥，瞳孔散大，心搏过速
尼古丁	烟草	最初是激活剂，较高剂量下为神经乙酰胆碱受体拮抗剂	呕吐，腹泻，痉挛，虚脱，呼吸麻痹
野靛碱	金雀花属植物	同尼古丁	同尼古丁
士的宁	灭鼠药	甘氨酸受体拮抗剂	痉挛

表 19-3　用于研究的神经毒素

毒物	存在	性质	机制
河鲀毒素	河鲀	胍基生物碱	阻断钠离子通道
某些蜘蛛毒素（如 α- 蜘蛛毒素）	蜘蛛	蛋白质（分子量约为 130 000Da）	阻断突触前递质释放
α- 环蛇毒素	蛇	肽（分子量约为 7 000Da）	阻断烟碱型乙酰胆碱受体
组织硫毒素（histrionicoyoxin）	哥伦比亚树蛙皮肤	螺哌啶生物碱	阻断烟碱型乙酰胆碱受体通道
蜂毒肽	蜂毒	多肽（26 个氨基酸）	在神经元膜内沉积，具有选择性破坏作用

可伴发成年人的脑血管病、大脑灌注缺陷和大脑萎缩。虽然这些作用机制还不清楚，但影像方面的研究表明可卡因滥用者脑血管阻力增高。

（二）兴奋性氨基酸

谷氨酸以及其他酸性氨基酸是一类兴奋性神经递质，因而在一些病理生理学条件下，这些兴奋性氨基酸在脑内可能达到产生神经毒性的浓度，因而也就被称为"兴奋毒素"。研究已经证实谷氨酸拮抗剂可以阻断氨基酸的神经毒性，并且发现兴奋性氨基酸与缺氧、癫痫和神经退行性疾病有关。

谷氨酸是脑的主要兴奋性神经递质，它的最终神经生物学效应是通过兴奋性氨基酸受体介导产生的。直接输入兴奋性氨基酸（excitatory amino acid，EAA）以及兴奋性氨基酸 - 神经递质，当然也能引起细胞损伤。在实验室研究中为了破坏某一脑区，除脑内给予 L- 谷氨酸盐类似激动剂、红藻氨酸盐（kainate）外，还有所谓"谷氨酸钠综合征"，即食用加有较多谷氨酸钠（味精）菜肴后出现颜面、颈部和胸部烧灼感等异常征象。

红藻氨酸盐是在日本的海藻中分离出来的一种环谷氨酸盐类药物，可以用作治疗蛔虫病。红藻氨酸盐是一种强烈的兴奋毒素（excitotoxin），其毒性比谷氨酸大百倍，且选择性作用于红藻氨酸受体；红藻氨酸盐 D 与谷氨酸盐一样，选择性地损害树突和神经元，而对神经胶质细胞或轴索不产生实质性影响。因此，它常被用作神经生物学研究工具药，因为直接注入脑区的红藻氨酸盐能够选择性损毁该区的神经元，而对该区的神经纤维没有作用。

意外接触高剂量兴奋性氨基酸受体激动剂（显效药）的个体发生永久性神经缺陷，这强调了兴奋性氨基酸在这些疾病中的重要性。接触红藻氨酸（谷氨酸盐类似物）引起急性中毒的患者，大部分出现胃肠系统障碍、严重头痛和短时间记忆丧失。部分更严重的患者随后出现慢性记忆丧失及运动神经萎缩，对中毒 4 个月死亡者的病理学研究发现神经变性，而在海马、脑扁桃体中表现最为明显，同时丘脑和大脑皮层也受累。接触这些兴奋性毒性氨基酸（谷氨酸盐和红藻氨酸盐）会导致神经元损害。当这些物质量足够大时，便会杀死神经元。

（李煌元）

第三节　外源化学物致中枢神经系统损伤的分子机制

中枢神经系统是由调节和产生某一特定生理功能和心理活动的神经元群组成，这些完成指定任务的神经元的基本特征是信息传递。神经细胞信息传递机制主要有四个环节：信息物质释放、靶细胞受体识别、细胞内信号传递（级联反应）、产生生物效应（应答反应）。故本节将从神经细胞信息传递的四个环节出发，介绍外源化学物在信息物质释放过程引起的神经递质异常、外源化学物在靶细胞受体识别和细胞内信号传递过程中发生的受体 - 配体作用及引起的细胞内信号转导异常，以及外源化学物通过以上过程产生的一系列生物效应机制。

一、外源化学物致神经递质异常

在 CNS 内神经元之间的信息传导多数是突触传递，突触传递是通过突触前膜释放化学物质（神经递质）来完成。通常神经递质在细胞内合成后，被突触小泡摄取并储存在小泡内，当信号传递到神经末梢，突触小泡移向突触前膜并与之相融合，在融合处突触间隙方向出现破裂口，将神经递质释放到突触间隙中，神经递质越过突触间隙作用于突触后膜上受体，引起突触后膜的生物学效应。完成信号传递后，神经递质通过突触后膜上的酶或其他环节使之失活。神经递质的合成、贮存、释放、与受体作用和失活等过程是一个复杂和精细的过程，外源化学物对其中任何一个环节都可能引起神经递质异常，从而导致 CNS 功能异常。其中，用于传递神经递质，参与神经元之间信息传递的中枢神经递质转运体包括膜转运体和囊泡转运体在中枢神经毒性作用中受到关注。因所影响的神经递质不同而表现出不同的毒性作用。根据化学性质不同，神经递质可分为氨基酸类、单胺类、肽类、乙酰胆碱和其他一些可能的神经递质，如一氧化氮（NO）、腺苷等。

（一）乙酰胆碱神经递质异常

乙酰胆碱（acetyl choline，ACh）是第一个被确认为神经递质的化学物质，广泛存在于 CNS 的脑干网状结构神经元和边缘系统核团以及脊髓前角运动神经元中，参与学习和记忆、睡眠和觉醒、温度和皮肤感觉等的生理过程，以及多种神经系统疾病如帕金森病、阿尔茨海默病（Alzheimer disease，AD）等的病理过程。ACh 在神经末梢由胆碱和乙酰辅酶 A 在胆碱乙酰转移酶的作用下合成，被包裹在突触囊泡内或贮存在胞质中，释放到突触间隙的 ACh 与突触后膜受体结合发挥生理作用后，被胆碱酯酶水解为乙酸和胆碱，大多数胆碱被囊泡 ACh 转运体摄取重新利用。

乙酰胆碱酯酶上存在有机磷和氨基甲酸酯类农药的作用位点，当这两类化合物与乙酰胆碱酯酶结合后，会造成酶催化位点的磷酰化和氨基甲酰化，失去对 ACh 的乙酰化作用，从而使突触间隙 ACh 过多，胆碱能神经元长期处于神经兴奋状态，最终导致死亡。AD 患者大脑内 ACh 缺失是导致阿尔茨海默病的关键原因。乙酰胆碱酯酶的外周阴离子位点能够促进 β- 淀粉样蛋白（Aβ）形成和加剧其蓄积，同时，随着年龄增加 ACh 含量下降，因此，具有多作用点抑制胆碱酯酶活性的物质，如他克林、多奈哌齐、哌嗪类似物、双吡啶盐类等药物以及含有生物碱、萜类和香豆类等多种天然植物，均被用于 AD 的临床治疗研究。胆碱能神经元是许多全身麻醉剂如氟烷、异氟烷等的重要靶区。研究表明，全身麻醉剂能显著抑制 CNS ACh 释放、抑制突触前膜胆碱摄取、阻断胆碱受体等发挥其麻醉作用，而其引发认知、记忆、定向、神经运动行为以及睡眠等方面的紊乱等不良反应也与此作用有关。

（二）氨基酸类神经递质异常

CNS 内存在兴奋性和抑制性氨基酸类神经递质，兴奋性氨基酸类神经递质主要有谷氨酸（glutamic acid，Glu）或天冬氨酸（aspatric acid，Asp）等，而抑制性氨基酸类神经递质主要是 γ- 氨基丁酸（γ-aminobutyric acid，GABA）和甘氨酸（glycine，Gly）等，两者在体内维持动态平衡，共同调节维持神经的正常功能。CNS 内的 Glu 是谷氨酰胺、鸟氨酸、α- 酮戊二酸分别经酶作用而生成，而 GABA 是由 Glu 在谷氨酸脱羧酶作用下生成，释放到突触间隙的 Glu，由于不存在使谷氨酸降解的酶，则依靠迅速的扩散和谷氨酸转运体高亲和力的摄取而被清除。

神经元中毒所引起的细胞损伤或死亡通常是由于 Glu 或 Asp 等兴奋性神经递质的合成增加或 / 和失活减少。或是作用于 N- 甲基 -D- 天冬氨酸（N-methyl-D-aspartate，NMDA）受体，激活 Ca^{2+} 通道，引起细胞内 Ca^{2+} 过载，导致神经元信息传递、神经营养、突触可塑等一系列功能障碍，严重时，造成神经元变性坏死；或是作用于非 NMDA 受体，如 α- 氨基 -3- 羟基 -5- 甲基 -4- 异噁唑丙酸（α-mino-3-hydroxy-5-methy-4-isoxazole propionic acid，AMPA）受体，红藻氨酸（kainic acid，KA）受体和代谢型受体等，引起 Na^+、Cl^- 和 H_2O 内流，造成神经元渗透性水肿损伤。而抑制性神经递质 GABA、Gly 等对神经元具有较强的抑制作用，可降低神经元活性，防止兴奋性神经元过度兴奋。

许多毒物可直接引起氨基酸类神经递质代谢紊乱产生中枢神经毒性。如，三甲基锡（TMT）一方面通过促进神经元过量释放 Glu，并抑制其重吸收，造成细胞外兴奋性神经递质堆积，导致神经元损伤，表现为典型的兴奋性神经毒性；另一方面，降低神经元抑制性神经递质 GABA 水平，引起神经元兴奋 / 抑制失衡。挥发性有机物（甲醛、甲苯、二甲苯等）染毒小鼠观察发现，暴露组小鼠兴奋性神经递质 Glu、Asp 含量随染毒浓度增加而下降，小鼠学习记忆能力下降，出现脑组织皮质和神经元变性坏死。低剂量铝可使 Glu 内源性前体 Gln 合成受阻，Glu 含量下降，Glu 与 NMDA 受体的亲和力减弱，长时程增强（long-term potentiation，LTP）作用形成受阻；高剂量铝则引起大鼠海马 Gln 和 Asp 水平显著升高，增加 Glu 与 NMDA 受体结合力，上调 NOS 活性，合成过量的 NO 介导兴奋性神经毒性。

（三）单胺类神经递质异常

CNS 的单胺类神经递质是指母核含有芳乙胺结构的神经递质，包括儿茶酚胺类和 5- 羟色胺。儿茶酚胺类是含一个氨基和一个儿茶酚核的有机分子，包括多巴胺、去甲肾上腺素、肾上腺素等。在 CNS 中多巴胺神经元和去甲肾上腺素能神经元分布不同，多巴胺能神经元主要分布在基底节和黑质中，在控制生物体运动、行为、情绪及感知方面是必要的；去甲肾上腺素能神经元主要分布在脑桥和延髓，对保持全脑的兴奋性和惊觉状态起重要作用。5- 羟色胺能神经元主要分布在脑干的中缝核内，可能参与痛觉、体温、睡眠和情绪、行为活动等的调节，CNS 5- 羟色胺含量及功能异常可能与精神疾病、失眠、偏头痛等多种疾病的发病有关。

在 CNS 中，儿茶酚胺类递质多巴胺、去甲肾上腺素、肾上腺素具有共同的合成途径。在神经末端酪氨酸先后经酪氨酸羟化酶、芳香族氨基酸脱羧酶作用，转化为多巴胺；多巴胺再经多巴胺 β 羟化酶转化为去甲肾上腺素，最后进一步经苯乙胺 -N- 甲基转移酶的作用，使去甲肾上腺素甲基化形成肾上腺素。5- 羟色胺则是色氨酸在色氨酸羟化酶作用下转化为 5- 羟色氨酸，再经 5- 羟色氨酸脱酸酶作用转化为 5- 羟色胺。生成的单胺类神经递质贮存在囊泡内，释放到突触间隙后，大部分被突触前膜神经末梢重摄取入囊泡内，部分在神经元内由单胺氧化酶氧化降解；在神经元细胞外的由儿茶酚胺氧位甲基转移酶通过甲基化而降解。在单胺类神经递质代谢过程中所涉及的酶常常是外源化学物作用的靶点。

一些金属如铅、铝、锰等可直接干扰单胺类神经递质的代谢，对合成、存储、释放及分解等代谢过程的一个或几个环节产生影响，从而引起神经行为功能改变，甚至导致 CNS 损害。慢性锰中毒时，过量锰蓄积在苍白球、尾状核、壳核、黑质网状带等部位，抑制多巴脱羧酶，使左旋多巴胺含量下降，同时，多巴胺氧化和消耗增加。此外，过量锰导致基底节和黑质多巴胺能神经元变性，多巴胺递质也减少，从而破坏了左旋多巴胺 -ACh 的平衡，出现运动不能和肌肉僵直等帕金森病的临床表现。

（四）肽类及其他神经递质异常

肽类神经递质是神经元分泌的具有生物活性的多肽类物质（称为神经肽），参与 CNS 内的突触传递，被认为是中枢神经递质，包括垂体肽、脑肠肽、内阿片肽、速激肽、下丘脑释放激素类等几大类。通过信息传递调节机体各种生理活动，如速激肽类中的 P 物质是初级感觉神经元末梢释放的兴奋递质，与痛觉传入活动有关；内阿片肽类作用极为广泛，除了镇痛作用外，对心血管、呼吸、消化、内分泌等功能具有调节作用。肽类神经递质属于大分子神经递质，其代谢与经典小分子神经递质不同，其合成属于多肽合成，类似蛋白质合成；在发挥作用后被氨肽酶、羧肽酶、内肽酶等

酶解失活，一般不再重新摄取。此外，这些肽类物质还具有神经调质和激素作用，不仅存在于神经组织，还存在于其他组织，关于毒物对肽类神经递质针对性研究较少。其他神经递质如 NO 作为中枢神经递质广泛存在 CNS 的大脑皮层、纹状体、海马、中脑、下丘脑、小脑及延髓等，参与突触可塑性和长时程增强过程，与学习记忆、神经发育、睡眠、神经元死亡等有关。但是，NO 也是自由基，不同于一般神经递质，合成后不贮存在囊泡中，通过弥散而不依赖于胞吐方式的释放，释放后作用于鸟苷酸环化酶而不是作用于受体蛋白。因而，外源化学物对 NO 的影响，通常可影响 NO 合成酶活性干扰 NO 的神经信号传递功能；也可以通过减少机体抗氧化物质、破坏氧化与抗氧化系统的动态平衡影响 NO 的合成与代谢。

以上主要介绍的是外源化学物单独对每一类型神经递质的影响，但是，一个神经元中可以存在两种或两种以上的神经递质，它们不仅可以单独释放也可以同时释放，共同传递信息，彼此可起相互协同或拮抗作用，有效调节机体生理功能。许多外源化学物可以干扰一类神经元的不同神经递质，也可以干扰不同类型神经元的同一类神经递质。

二、外源化学物与受体作用致细胞内信号转导异常

众所周知，CNS 的主要功能是获取、处理和贮存信息，并产生行为反应。但在众多可能的化学信号中，能够识别信号分子的受体在神经元接受、传导、交换和输出信息实现信息交换的过程中起至关重要的作用。受体（receptor）是神经细胞膜上或神经细胞胞内介导细胞信息传递的重要生物活性大分子，通过识别和结合细胞内外信号分子，并对其进行信号转导，以产生生物效应。受体与配体的相互作用呈现了分子之间的相互作用，受体的理论也是中枢神经毒理学的基本理论之一，是从分子水平上解释外源化学物的毒理过程、毒物作用机制以及毒物分子的结构 - 效应关系的一个重要依据。

（一）毒物受体

在神经分子毒理学中，毒物受体通常是指对外源化学物具有高亲和力结合位点，并由外源化

学物诱导特定生物学改变的生物大分子，包括两类，一类是同时具有内源性和外源性配体，另一类是尚未发现具有内源性配体。

吗啡受体是最先被发现的毒物受体，随后发现阿片受体 μ、κ、δ 等亚型，多种神经细胞可释放具有吗啡样作用的肽类物质（如吗啡样肽、脑啡肽），这些内源性具有吗啡作用的肽类就是吗啡受体的内源性配体。因而，吗啡受体结合位点具有外源性配体（吗啡类物质）和内源性配体（内阿片肽），这类毒物受体本身可能具有作为各种内源性配体如神经递质、激素和内泌体受体的生理功能，引起神经细胞信息转导异常。另外，某些毒物受体具有内源性配体。但是，内源性配体和外源性配体在受体的结合位点不相同，如 γ- 氨基丁酸受体具有内源性抑制性神经递质氨基丁酸和致焦虑肽（diazepam binding inhibitor）的识别与结合位点，同时这些位点也可结合外源化学物如蘑菇生物碱、毒蝇蕈和镇静作用的地西泮。此外，至少还有 3 种互相变构的外源化学物结合位点，包括抑制作用的巴比妥类、痉挛作用的印防己毒素以及神经活性类固醇类。目前尚不知体内是否有这些位点的内源性配体，这些结合位点也可能只是外源化学物的偶然性结合位点。

有些毒物受体具有与外源化学物高亲和性的结合位点，如拟除虫菊酯类化合物、河鲀毒素、二噁英等受体，但它们是否存在内源性配体以及其生理功能都不明确。这类毒物受体与相应的外源化学物结合并相互作用所产生的毒性反应过程可能与正常生理过程无关。

（二）作为受体 - 配体的外源化学物

中枢神经细胞的受体根据其信号转导机制分为四类：含门控离子通道的膜受体、G 蛋白偶联膜受体、酪氨酸激酶活性的膜受体、调节基因表达的核受体。某些外源化学物可作为这些受体的配体，通过氢键、离子键或范德华力的作用与受体结合，使受体的分子构象变化，从而引起细胞反应。

烟碱、阿托品及其化合物是门控离子通道膜受体的配体，可分别与内源性神经递质 ACh 的受体亚型结合。吗啡、海洛因等生物碱以及哌替啶、埃托啡等是 G 蛋白偶联膜受体的配体，体内存在这类外源化学物的特异性受体（阿片受体），

哺乳动物也有与阿片受体进行特异性结合的内源性肽类，如吗啡样肽、脑啡肽。甾类化合物如四氢黄体酮、四氢脱氧皮质酮、硫化孕烯醇酮以及孕酮等分别作为配体门控离子通道膜受体和 G 蛋白偶联膜受体的配体，激动或抑制受体介导的信号通路，产生其生物学作用。外源性神经生长因子（如鼠神经生长因子）可与内源性神经生长因子一样通过与高亲和力酪氨酸激酶活性的膜受体结合，促进神经元的分化、存活、突触形成及改善学习记忆等。

（三）外源化学物与受体的作用方式

受体与配体的相互作用具有高选择性、高亲和力、可饱和性、可逆性和竞争性等基本特征（参见第三章"受体毒理"相关内容）。受体与外源性配体（如药物、毒物、毒素等）相互作用方式在概念上类似于酶与底物之间的相互作用，然而，实际上，受体与外源性配体之间的相互作用方式又有别于酶与底物，具有其特点：一是受体与外源化学物配体的亲和力通常高于酶与底物之间亲和力两个或两个以上数量级；二是外源性配体结合受体后通过一系列信号转导而发挥其作用，而不像酶通过生物化学方式改变底物分子发挥作用。

外源化学物可模拟内源性配体，引起激动剂样作用或阻断内源性配体的作用，引起拮抗剂样作用，从而干扰 CNS 的正常功能。如哺乳动物的 GABA$_A$ 受体结合位点和无脊椎动物 Glu 受体结合位点相似，具有相应的三维结构，于是，杀虫剂阿维菌素和伊维菌素等可与人类 GABA$_A$ 受体结合位点相互作用，在较低剂量时可增强受体激动作用，而在较高剂量时可直接激活受体，使大量氯离子流入中枢神经细胞，影响中枢神经递质传递，导致 CNS 的麻痹。

有些外源化学物作用于受体，但是结合的不是内源性配体的同一位点，可能是结合于受体生物大分子的相邻部位，可引起受体的构象改变，从而影响受体与内源性配体如神经递质的结合，进而影响 CNS 功能。如配体门控离子通道在 CNS 信息传递、处理过程中起着极其重要的作用，它们一般都是由多亚基组成的受体。通常，各种神经递质及其他内源性分子通过与受体上的正位作用位点相结合来发挥生物学作用，而一些外源化学物则与配体门控离子通道上的别构位点

结合，改变通道蛋白受体分子的构象，影响内源性配体对受体蛋白的调节作用。二价金属阳离子如 Ca^{2+}、Zn^{2+} 等在低浓度下（$<100\mu mol/L$）可以别构激动杂聚烟碱性乙酰胆碱（nicotinic acetyl choline，nACh）受体，而当 Zn^{2+} 浓度升高则会产生别构抑制效应。此外，有些毒物受体可能没有内源性配体，通过结合特定的毒物导致正常的生理改变（参见第三章"受体毒理"相关内容）。

外源化学物除了与受体的直接作用以外，在一些情况下，外源化学物还可通过受体的数量间接影响受体的功能。例如，外源化学物损伤神经元引起突触传递功能降低，神经系统通过对外界作用的代偿机制，可能增加靶神经元受体数目。相反，外源化学物长时程活化受体引起突触传递功能的增强，神经系统也可代偿性降低靶神经元的受体数目。

外源化学物与受体之间的相互作用是 CNS 毒性作用机制研究的重点之一，现代生物分子技术，尤其是环境基因组学提供了毒物受体结构和功能的生物信息，有助于更好地诠释外源化学物受体分子机制。

（四）外源化学物致细胞内信号转导异常

细胞内信息物质，称为第二信使。靶细胞外信息物质（又称为第一信使）作用于靶细胞后，在细胞胞质内产生或向细胞胞质内释放的信息分子，通过作用于靶酶或胞内受体，将信号传递到级联反应，引起生物学效应；或者第二信使激活的一类特定核蛋白，这类核蛋白在胞质内合成后进入细胞核内，识别靶基因上特定调节序列并与之结合，引起基因转录的变化，是传递生命信息的终端，在维护人体的正常活动和生长发育等方面起到决定性的作用。细胞内信息物质（第二信使）都是小分子或离子，在细胞信号转导中起重要作用，能够激活级联反应系统中的酶活性以及非酶蛋白活性以传递信号，引起细胞的应答反应。

常见的外源化学物致细胞内信号转导异常包括：① Ca^{2+} 信号转导途径异常。外源化学物可通过此途径调控神经可塑性、神经 - 胶质细胞交互作用、神经发育、线粒体功能抑制、氧化应激、细胞自噬和死亡等过程。②环核苷酸信号转导途径异常。外源化学物可通过此途径干扰 cAMP 和 cGMP 的水平，从而调控神经元生长，神经突

触传递、脑细胞活化以及记忆形成等过程。③磷脂酰肌醇信号转导途径异常。外源化学物可通过此途径调控胞内游离钙浓度、脑细胞毒性以及大脑神经退行性改变等过程。④酪氨酸激酶信号转导途径异常。外源化学物通过此途径调控神经细胞的增殖、分化成熟、凋亡以及免疫调节等过程。⑤核受体信号转导途径异常（参见第三章"受体毒理"相关内容）。

CNS 中细胞内具有丰富多样的信号传递途径，信息转导途径之间存在交互联系，一条信息转导途径的成员可参与激活或抑制另一条信息转导途径，而两条不同的信息途径可作用于同一效应蛋白或同一基因调控区，一种信号分子可作用于几条信息转导途径。外源化学物对中枢神经细胞内信号转导通路的影响是重要的神经毒理学分子机制，有助于对 CNS 损伤或重要疾病发生发展过程的认识。

三、外源化学物对神经胶质细胞的影响

神经胶质细胞是广泛存在于 CNS 内，除神经元以外的数量最大的一类细胞，主要有星形胶质细胞、少突胶质细胞和小胶质细胞等。神经胶质细胞分布于神经元之间，形成网状支架对神经元起支持和绝缘、营养和物质代谢、保护和修复的作用，以及对离子、递质的调节和免疫功能。神经胶质细胞的结构和功能复杂多样，与神经元之间形成密切的网络联系，共同维持神经系统的稳定。在 CNS 损伤和疾病过程中，常有神经胶质细胞的激活或功能抑制以及结构形态的改变，外源化学物可能作用于神经胶质细胞，或胶质细胞与神经元之间的相互联系而引起 CNS 损伤。

（一）神经胶质细胞过度活化

小胶质细胞是 CNS 的主要免疫细胞，构成第一道免疫防线，当受到外源化学物、炎症、损伤等刺激时，神经元周围常有一个或多个小胶质细胞，对 CNS 中微小的变化快速作出反应，表现为小胶质细胞的多种免疫大分子表达上调，同时释放炎症因子介导炎症反应，促进受损组织细胞的愈合。但是，过度活化的小胶质细胞产生和释放大量具有细胞毒性因子和致炎作用的物质，可能加速某些 CNS 损伤，参与多种 CNS 疾病的发生。星形胶质细胞是 CNS 数量最多的胶质细胞，与神

经元、小胶质细胞等密切接触，在神经免疫系统中同样处于重要位置。星形胶质细胞也可分泌大量的促炎因子和抑炎因子，同时，表达有多种模式识别受体参与炎症相关的信号通路的激活。同样，外源化学物可以激活星形胶质细胞上多个与炎症相关的信号通路，既介导星形胶质细胞参与CNS 的防御，又导致炎症因子及细胞毒性因子的产生和神经炎症的发生，进而参与中枢神经炎症反应的调节，从而在 CNS 损伤和疾病的发生发展中发挥重要作用。

外源化学物可通过 3 种方式引发小胶质细胞和星形胶质细胞的激活：①直接引发；②损伤神经元从而引发；③损伤其他组织细胞产生的细胞毒性因子或炎症因子而引发。研究显示小胶质细胞的激活是帕金森病的多巴胺能神经元进行性变性过程中的重要机制。锰中毒时，锰激活的小胶质细胞释放大量多巴胺能神经毒素，在体外，激活的小胶质细胞能被锰诱导产生更多的 NO 参与锰毒性机制。脂多糖（LPS）是内毒素的重要成分，通过与小胶质细胞上 LPS 蛋白结合，从而激活小胶质细胞，促使其高表达和释放多种细胞因子和细胞毒性物质，触发多巴胺能神经元细胞凋亡蛋白级联反应，使 caspase-3、caspase-9 蛋白表达量增加，最终导致多巴胺能神经元变性死亡。Aβ 沉积处有激活的小胶质细胞和星形胶质细胞聚集并与老年斑相互交错，老年斑作为慢性炎症因素刺激小胶质细胞和星形胶质细胞活化增殖，并分泌大量的 IL-1、IL-6、ROS 及 NO 等，从而引起局部或广泛神经炎症和氧化应激等 CNS 损伤，最终导致神经毒性引起神经退行性改变。高饱和脂肪酸饮食诱发 CNS 慢性炎症的发病机制研究发现，饱和脂肪酸可激活小胶质细胞 TLR4/NF-κB 信号途径，引起下游的 TNF-α、IL-1β、IL-6 及 NO 等的释放，通过调节 caspase-3、Bax 及 Bcl-2 的表达，共同参与了饱和脂肪酸对神经元的促凋亡作用，最终诱导神经元死亡。慢性铝中毒可导致大鼠海马 CA3 区星形胶质细胞和小胶质细胞反应性增多，加重 CNS 的病理性损伤。此外，外源化学物通过多种细胞外信号可激活神经胶质细胞，促进小胶质细胞衍生的小分子合成和释放，如脑源性神经营养因子（BDNF）等，后者可以参与神经元回路功能的塑造。

（二）神经胶质细胞功能抑制

胶质细胞和神经元在功能上是一个整体，胶质细胞的功能受到影响，可间接干扰神经元正常功能的发挥，以加重神经元的损伤或诱导继发性神经毒性。某些外源化学物可抑制胶质细胞膜上钠钾 ATP 酶（Na^+，K^+-ATPase）活性，引起细胞质内 Na^+ 的蓄积和 K^+ 的丢失，其能量代谢、大分子物质合成，尤其是细胞外 K^+ 浓度的稳定性等受到影响。一些金属的神经毒性与星形胶质细胞的钠钾 ATP 酶活性抑制有关。三甲基锡中毒，神经元的形态未见异常之时，星形胶质细胞膜上钠钾 ATP 酶活性明显被抑制；甲基汞首先蓄积在星形胶质细胞中，低浓度的甲基汞就可以抑制星形胶质细胞膜上钠钾 ATP 酶活性，改变 K^+ 的跨膜流动，使星形胶质细胞不能调节细胞间隙 K^+ 的浓度，其后果是严重损伤神经元功能。

星形胶质细胞膜上具有电压门控通道和几乎所有已知的神经递质受体，因此能够接受神经元的信号，并通过自身功能、代谢和形态改变，参与突触形成并调节突触传递，并与神经元之间进行信息传递等，影响神经元的功能和活动。外源化学物可作用于胶质细胞膜上的有关受体，从而干扰神经元的正常功能。芳烃类有机溶剂（如苯系物）对胶质细胞本身的致死毒作用较小，在不影响胶质细胞存活的情况下，影响胶质细胞膜上谷氨酸转运体的转运功能，进而减弱了胶质细胞的谷氨酸重摄取能力，导致突触间隙谷氨酸蓄积，持久地刺激兴奋性氨基酸受体 NMDA 和非 NMDA，引起 CNS 神经元的损伤或死亡或导致神经功能紊乱。

此外，一些外源化学物可通过抑制或减弱胶质细胞免疫调节功能，改变胶质细胞激活和 CNS 多种生理病理过程之间的关系，如神经肽酪氨酸可抑制胶质细胞的吞噬作用和迁移能力，下调 CNS 内小胶质细胞的免疫活性，抑制小胶质细胞激活后释放的前炎症因子如 IL-1β 的产生，维持机体免疫耐受，减轻炎症反应。

（三）神经胶质细胞损伤

血脑屏障是一个复杂的细胞系统，构成血脑屏障的除了内皮细胞外，还有星形胶质细胞。星形胶质细胞不仅仅参与构成血脑屏障，而且能分泌一些特殊物质，对内皮细胞维持血脑屏障特性具有重要意义。星形胶质细胞的存在是脑微血管内皮细胞紧密连接形成与成熟的条件之一。一些外源化学物可损伤胶质细胞，导致胶质细胞的形态、结构和数量异常，进而破坏血脑屏障的正常屏障功能，引起 CNS 损伤和疾病。如在体外建立的血脑屏障细胞模型上，随着 1,2- 二氯乙烷染毒浓度的增加或时间的延长，胶质细胞树突数量减少，细胞与突触间、胞体与胞体间连接减少甚至消失，同时胶质细胞胞质内线粒体、粗面内质网的结构破坏、肿胀、脊断裂、脱颗粒等，血脑屏障结构破坏，其通透性增加，星形胶质细胞的损伤在脑水肿形成的初期起着重要作用。

CNS 轴突上的髓鞘是由少突胶质细胞包绕神经纤维而形成，在轴突胞质和细胞外液间起着绝缘作用，对轴突正常快速电传递具有重要作用。同时，少突胶质细胞也具有为 CNS 提供神经营养因子和生长因子、表达轴突生长抑制分子等作用。外源化学物与中毒、多发性硬化、脑和脊髓损伤、炎性脱髓鞘等 CNS 疾病关系密切。研究发现，对于铅、镉和汞的毒性，少突胶质细胞比神经元和星形胶质细胞更为敏感，慢性铅、镉和汞中毒时少突胶质细胞前体细胞发育可出现及时定型障碍，并以剂量依赖性方式影响和抑制少突胶质细胞的增殖，影响其正常发育过程，从而导致髓鞘形成不良或脱髓鞘。

胶质细胞上存在多种离子通道和受体结合位点，通过胶质细胞 - 神经元、胶质细胞 - 胶质细胞、胶质细胞 - 轴突等相互联系保持细胞间通信。乙醇、乙醛等有机溶剂进入胶质细胞脂膜，可诱导有序结构紊乱或膜蛋白和膜脂的相互作用，改变膜结合蛋白空间结构和脂质双分子层脂肪酸烃链排列，破坏细胞间通信，影响胶质细胞和神经元之间的联系。

此外，胶质细胞尤其是星形胶质细胞在外源化学物的转运、代谢和贮存过程中有特殊意义。星形胶质细胞与毛细血管共同构成血脑屏障，与神经元和其他胶质细胞有广泛的缝隙连接，以离子偶联和代谢偶联方式允许单糖、氨基酸、核苷酸、维生素以及激素和其他一些低分子化学物自由通过缝隙连接，维持正常的物质代谢和信息交流。首先，外源化学物通过血脑屏障进入脑内才可能产生神经毒性，星形胶质细胞通常成为外源

化学物进入脑内的初始损伤靶细胞。如无机砷及其代谢产物等能通过血脑屏障，与星形胶质细胞内谷胱甘肽结合形成复合物，贮存蓄积在星形胶质细胞内并破坏线粒体功能，引起能量代谢障碍，并最终对星形胶质细胞造成毒性损伤；而铅离子通过血脑屏障时，星形胶质细胞可通过内质网应激蓄积大量铅，降低细胞内游离铅离子，从而保护神经元。此外，胶质细胞含有 I 相、Ⅱ 相等许多种代谢酶类，参与一些外源化学物在 CNS 的代谢活化。如 1- 甲基 -4- 苯基 -1,2,3,6 四氢吡啶（MPTP）进入脑组织，被星形胶质细胞吸收，代谢转化为具有神经毒性作用的 MPP^+，MPP^+ 从胶质细胞释放出来，通过多巴胺重摄取机制在黑质纹状体神经元中浓集，通过抑制线粒体 NADH 氧化和氧化磷酸化，导致神经细胞死亡。

四、外源化学物对神经突触可塑性的影响

突触是神经系统传递信息最基本的结构和功能单位，但其传递效率并不固定，可以随着神经元活性的变化而改变，称为突触可塑性（synaptic plasticity）。突触可塑性包括突触功能可塑性与突触结构可塑性，其中突触功能可塑性主要包括长时程增强（long-term potentiation，LTP）和长时程抑制（long-term depression，LTD）。LTP 是突触后细胞的钙浓度升高介导的，这种升高可以引发一系列第二信使系统的活动，从而募集更多的受体进入突触后膜，并增加突触敏感性。LTD 由突触后钙浓度的较少增加而引起，并伴随突触后受体的数量减少和敏感性降低。LTP 和 LTD 的机制在大脑功能，尤其是学习记忆功能的研究中受到广泛的关注。

（一）突触功能可塑性损伤

已发现许多具有神经毒性的外源化学物可以诱导突触功能可塑性损伤。突触后细胞内钙浓度的增加是 LTP 诱导的重要机制，某些外源化学物可以通过抑制神经元钙信号传递，引起 LTP 和 LTD。例如铅可以在胞膜上与 Ca^{2+} 竞争进入神经元，并影响突触后膜 NMDA 受体及 AMPA 受体的表达水平和功能，降低或阻断 Ca^{2+} 内流，从而抑制 LTP 的诱导或造成其幅度降低；同时，铅可以阻断突触前膜的电压门控钙通道（voltage-gated calcium channel，VSCC），干扰突触前膜谷氨酸（Glu）的释放，并影响 Ca^{2+} 对 PKC 的激活，皮摩尔水平的 Pb^{2+} 与微摩尔水平的 Ca^{2+} 对 PKC 的激活作用相当，使 PKC 的反应敏感性降低，从而影响其下游的蛋白磷酸化过程及 LTP；铅还影响某些即早期基因，如 *c-fos*、*c-jun* 等的表达水平，进而干扰 LTP 的诱导和维持。铝离子也可以竞争神经元细胞膜上的钙离子通道，阻断 VSCC 的功能，而且在极低浓度下即可抑制 Ca^{2+} 对 PKC 的激活，干扰 Ras/ERK/CREB 信号通路；铝还可以抑制突触前膜 Glu 的释放，引起 NMDA 受体和 AMPA 受体介导的电流减小，抑制 LTP 的生成。锰不仅可以影响 Ca^{2+} 的摄入、转运和释放，引起胞内钙稳态失调；而且可以通过抑制线粒体氧化呼吸链和氧化磷酸化、诱导氧化应激、促进神经胶质细胞介导的炎性反应、诱导关键蛋白的异常表达修饰等而引起神经元损伤甚至死亡，从而导致神经突触可塑性的损害。此外，甲基汞、乙醇等也被发现可以通过影响 NMDA 受体的表达水平和功能而影响 LTP。

（二）突触结构可塑性损伤

树突棘密度和形态的改变是突触后形态可塑性最为重要的一环，是学习记忆形成的形态学基础。树突棘根据其形状（图 19-2）可以将其分类为蘑菇型树突棘（mushroom）、细长型树突棘（thin）、短粗型树突棘（stubby）和丝状伪足（filopodium），一般认为丝状伪足是树突棘的前体形式。树突棘形态和密度的变化与神经元的功能密切相关，主要表现在两个方面：①树突棘形态的改

变。发育早期树突棘较长，形状为丝状伪足样。随着发育成熟，其密度增加、长度变短、丝状伪足密度减少，伴随树突棘能动性减弱。②树突棘密度的改变。在树突发育中，丝状伪足不断寻求建立突触联系，当丝状伪足与轴突建立了联系，丝状伪足就回缩变短并牵拉轴突向其靠近，建立突触联系并转化成为树突棘。其中，细长型树突棘对突触活动最为敏感，其增减最为显著，表明细长型树突棘是学习型树突棘；而稳定的蘑菇型树突棘是记忆型树突棘。近年来，外源化学物对树突棘的影响逐渐受到关注。研究表明铅暴露可以引起海马神经元树突棘密度降低，且细长型和蘑菇型树突棘数量显著减少，导致学习记忆能力的损伤，其分子机制可能与铅影响 PKC 磷酸化、*Wnt7a* 表达水平等相关。另外，也有研究发现铝、双酚 A、四氯化碳等的暴露可以引起神经元树突棘的减少，其分子机制尚需要进一步深入研究。

五、外源化学物对大脑神经干细胞的影响

神经干细胞（neural stem cells，NSC）是产生于神经组织或源于神经系统、具有自我更新能力、可通过不对称分裂生成除自身之外其他类型细胞或组织的一类细胞。从 NSC 增殖并经历对称和不对称分裂成为定向祖细胞，并逐渐向功能区域迁移，不断发生可塑性变化，并与其他神经元建立突触，从而产生神经功能的完整性的过程，称为神经发生（neurogenesis）。以往神经科学界曾认为哺乳动物的神经发生主要局限于胚胎发育阶段，而在成年后不具有再生能力。但 20 世纪 90 年代以后，多个实验室从成年哺乳动物脑内发现并分离出能够自我更新的多潜能细胞群落，表明神经发生在哺乳动物 CNS 中是终生存在的，也是由此才提出了神经干细胞的概念。NSC 的基本特征包括：①具有自我维持、自我更新能力，在分裂增殖过程中能够维持干细胞的属性；②具有不断增殖分裂的能力；③具有多向分化的潜能，可生成 CNS 内各种类型、分化成熟的后代细胞的能力，包括神经元、星形胶质细胞和少突胶质细胞；④对疾病和损伤具有一定的反应能力。

神经干细胞可以分为胚胎源性神经干细胞（embryo derived neural stem cells，EDNSC）和成体

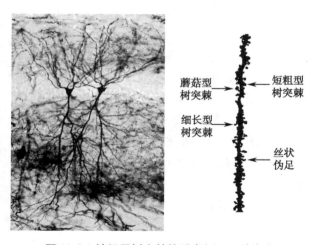

图 19-2　神经元树突棘的形态（Golgi 染色）

蘑菇型树突棘　　短粗型树突棘

细长型树突棘

丝状伪足

源性神经干细胞（adult derived neural stem cells, ADNSC）。其中 EDNSC 指来源于早期胚胎或胚胎神经组织的 NSC，包括神经管上皮细胞、放射状胶质神经元、神经母细胞和神经前体细胞，在哺乳动物胚胎脑中主要位于嗅球、侧脑室脑室带、海马、小脑和大脑皮质。ADNSC 是指成体神经组织或成体非神经组织中的 NSC。目前已证实，成年哺乳动物 CNS 的 NSC 主要存在于两个脑区：一个是侧脑室壁的脑室下带（subventricular zone, SVZ）- 吻侧突起（rostral extension, RE）- 嗅球系统（olfactory bulb, OB）。一般认为在该系统中，侧脑室 SVZ 中的 NSC 产生神经母细胞，后者沿吻侧迁移通路（rostral migratory stream, RMS）不断向嗅球方向迁移、成熟，使感受嗅觉信息的嗅球神经元不断得到更新。另一个是海马齿状回的颗粒下层（subgranular zone, SGZ）- 颗粒细胞层（granule cell layer, GCL）系统。在该系统中，颗粒下层为原始生发区，该部位的 NSC 逐渐成熟，进入颗粒细胞层，形成新的神经细胞。另外，也有报道在成年动物脊髓的中央管周围有 NSC 存在。成年神经发生不仅与学习记忆功能关系密切，而且在许多神经系统疾病中参与神经功能的恢复过程。目前 NSC 移植已被应用于脑损伤性疾病、神经退行性疾病、遗传代谢性疾病等的临床治疗。

与神经元和神经胶质细胞相比，NSC 对于环境刺激因素的敏感性常常更高。许多具有神经毒性的外源化学物，如重金属（铅、锰、铜等）、乙醇、百草枯等，均可引起 NSC 增殖、迁移及分化的异常，损伤大脑神经发生。研究发现铅暴露除了可以损伤神经元和神经胶质细胞外，对 NSC 也有显著的毒性作用。一方面，铅可以影响胚胎发育过程中神经组织中神经细胞黏附分子（N-cell adhesion molecular, NCAM）的表达及其唾液酸化水平，从而干扰 NSC 的诱导和迁移过程；另一方面，铅暴露还可以引起成年 NSC 增殖抑制和分化方向的异常，其作用机制可能包括抑制细胞钙转运、扰乱神经发生的信号调控（如 Wnt 通路、Notch 通路、细胞因子）、诱导氧化应激和炎性反应等。另外，脑内神经发生微环境对于神经发生也具有重要的影响，当外源化学物引起脑内微环境改变时，也可能影响神经发生。近年来有研

究发现 SVZ 组织中铜元素水平与神经发生呈负相关，而铅、锰等重金属暴露可通过影响铜转运体 1（copper transporter 1, CTR1）、铜转运 ATP 酶 ATP7A 和 ATP7B 的表达水平，造成脑内微环境铜元素水平的异常，从而干扰神经发生过程。此外，在 AD 等神经退行性疾病中，异常表达、修饰或聚集的蛋白质，如 β- 淀粉样蛋白（β-amyloid, Aβ）、tau 蛋白、α- 共核蛋白（α-synuclein）等，可以损伤成年神经发生，其机制可能与诱导线粒体损伤、氧化应激和炎症反应等相关。目前认为某些外源化学物（如锰、铅、百草枯等）的暴露与 AD 等神经退行性疾病存在病因学上的相关性，且有研究发现暴露后脑内存在上述蛋白质的异常，可能参与了损伤神经发生的过程，但其机制尚需要进一步研究。

六、外源化学物对大脑屏障结构和功能的影响

大脑屏障主要包括血脑屏障（BBB）和血 - 脑脊液屏障（BCB）和脑脊液 - 脑屏障（CFB）等，是限制血液中的成分向大脑组织间隙或脑脊液中自由扩散的独特结构。当机体暴露于外源化学物时，大脑屏障一方面可以对已被吸收进入血液的化学物起到阻隔作用，限制其进入大脑内环境；另一方面，大脑屏障又可能作为某些外源化学物的毒性靶点，从而产生结构或功能上的损伤。

（一）BBB 的损伤

大脑毛细血管内皮细胞间的 TJ 是构成 BBB 的重要结构基础之一。TJ 是一种动态复合结构，在多种紧密连接蛋白（tight junction protein, TJP）相互作用下形成，主要由复杂的跨膜蛋白 [包括连接黏附分子、闭合蛋白（occludin）、密封蛋白（claudin）] 和胞质附着蛋白（包括 ZO-1、ZO-2、AF-6）、连接细胞骨架蛋白共同组成。相邻细胞间跨膜蛋白的胞外域相互作用，形成"绑鞋带"样结构，组成对合的封闭链；跨膜蛋白的胞内域与胞质蛋白相连，胞质蛋白又与细胞骨架蛋白相连，使 TJ 稳定地封闭细胞间隙，保持了 CNS 内环境的稳态。

BBB 结构的稳定性可受到多种因素的影响，主要包括以下两个方面：

1. TJP 的表达水平及排列 TJP 的表达水

平受到细胞内信号分子网络的调控。研究发现某些蛋白激酶，如丝裂原激活蛋白激酶（mitogen-activated protein kinase，MAPK）、蛋白激酶C（protein kinase C，PKC）、Src等蛋白的磷酸化程度可以影响TJP的蛋白水平。当某些外源化学物的暴露造成上述蛋白激酶的磷酸化发生改变时，则可能通过调控TJP的水平而影响BBB的通透性。例如重金属铅暴露可以引起大脑毛细血管内皮细胞Src磷酸化水平的增高，从而特异性下调闭合蛋白（occludin）水平，导致BBB的通透性增大。某些细胞因子，如肿瘤坏死因子α（tumor necrosis factor-α，TNF-α）、白细胞介素（interleukin，IL）、巨噬细胞趋化蛋白（macrophage chemotactic protein，MCP）等可以下调ZO-1的表达水平，并引起ZO-2、JAM等TJP的重排，导致BBB结构破坏。另外，血管内皮生长因子（vascular endothelial growth factor，VEGF）可以诱导BBB血管内皮细胞间紧密连接蛋白磷酸化水平的下降，排列紊乱，从而导致BBB损伤。

2. 大脑毛细血管基底膜损伤 大脑毛细血管基底膜是维持BBB完整性的重要结构，主要包括纤维连接蛋白、层粘连蛋白、Ⅳ型胶原蛋白等。基质金属蛋白酶（matrix metalloproteinase，MMP）几乎可以降解所有的细胞外基质，其中MMP-2和MMP-9与BBB的破坏关系最为密切。在CNS内，血管内皮细胞、星形胶质细胞、小胶质细胞和神经元均可产生MMP。正常情况下，MMP-2和MMP-9以无活性的前体形式存在。在病理条件下，如大脑缺血再灌注、某些外源化学物（如铅、有机汞等）暴露、感染性脑损伤、体温升高等，MMP-2和MMP-9活性增强，造成BBB的结构损伤。另外，细胞氧化应激反应增强的情况下，O_2^-、NO_2^-、H_2O_2等可以氧化细胞膜和基底膜上的不饱和脂肪酸，造成基底膜和血管内皮细胞损伤，破坏BBB的完整性。

（二）BCB的损伤

脉络丛上皮细胞及细胞间的TJ是维持BCB基本结构和功能完整性的基础。与BBB类似，BCB的TJ也是由各种TJP参与构成。生理状态下，相对分子质量大于180的物质不能自由通过BCB，从而保持CSF和CNS内环境的稳态。某些重金属类化学物对脉络丛具有显著的毒性。一方面，脉络丛是很多重金属的蓄积场所。脉络丛上皮细胞表达有丰富的金属离子转运体蛋白，所以重金属离子也可以经转运进入脉络丛上皮细胞，而铅、镉等重金属毒物对脉络丛细胞具有较强的亲和力，进入细胞后不易排出。研究发现实验动物摄入铅、镉、砷等重金属元素后，脉络丛组织中的铅、镉浓度远高于它们在大脑组织、CSF及其他脏器组织中的浓度，且下降缓慢。脉络丛蓄积重金属的机制尚不清楚，有研究认为可能与脉络丛组织中的GSH和含巯基的蛋白有关。重金属在脉络丛的蓄积可以对BCB的结构产生直接的破坏作用，如铅、镉、锰等可引起脉络丛上皮细胞核变性、胞质空泡、溶酶体增加、线粒体肿胀、细胞连接间隙变宽等病理改变。铅暴露还可以引起闭合蛋白、闭小环蛋白（ZO-1）、密封蛋白-1（claudin-1）等TJP表达水平下降，造成BCB通透性的增高。

除了作为屏障限制血液和CSF之间的物质交换外，BCB还具有重要的物质转运功能。例如Ca^{2+}在CSF的流入速率常数比其在BBB转运的数值大10倍，表明BCB对于维持CSF和大脑的Ca^{2+}平衡都很重要。脉络丛还表达多种金属离子的转运体蛋白，如二价金属转运体1（divalent metal-ion transporter 1，DMT1）、铁调节蛋白（iron regulatory protein，IRP）、铜转运体蛋白等，对于血液和脑脊液之间铁、铜、锰等元素的转运起到重要的作用。另外，脉络丛还参与某些激素的转运，甚至可能是这些激素的来源。例如脉络丛可能向CSF中分泌胰岛素样生长因子-2，还可以产生并向CSF中分泌甲状腺素运载蛋白。研究发现，当暴露于重金属毒物时，可影响脉络丛上皮细胞某些转运体蛋白的表达，导致其转运功能的改变。如锰暴露可以干扰脉络丛的铁代谢过程，导致CSF中Fe稳态的失衡，其分子机制可能与锰影响BCB的转铁蛋白受体（transferrin receptor，TfR）、DMT1和铁蛋白的表达水平有关。另外，铅暴露还可以通过影响脉络丛上皮细胞CTR1、ATP7A、ATP7B等铜转运相关蛋白的表达水平，导致BCB铜转运功能异常，造成CSF和大脑内铜代谢紊乱和氧化应激损伤，从而可能参与了某些神经退行性疾病的病因学机制。

（范广勤 郑 刚）

第四节 外源化学物致周围神经系统损伤的分子机制

由于具有较长的神经突起和高代谢率，周围神经系统是外源化学物毒性作用的重要靶器官。各种外源化学物导致周围神经系统结构与功能发生改变所产生的疾病统称为中毒性周围神经病（toxic peripheral neuropathy）。多种化学药物是最常见的导致毒性神经病的外源化学物，而职业以及生活环境中也存在各种能够导致周围神经系统损伤的物质。各种外源化学物可导致周围神经系统出现一系列可逆或不可逆的损伤，严重时可导致神经元以及髓鞘细胞的死亡，在临床上可出现感觉和运动功能的异常，进一步发展可以导致严重甚至是永久性的残疾。

影响周围神经毒性结果的因素包括化学物质的理化性质、接触的模式和持续时间，以及各种宿主因素如种族、年龄、性别、基因型、健康和营养状况等，尤其是年龄。处于不同年龄阶段的机体，毒物的代谢、激活以及失活能力存在出差异，因此不同阶段的周围神经系统对毒物的反应也存在不同。相对于成熟的周围神经系统，发育中的周围神经系统通常对神经毒性损伤更敏感。因此，在成熟的神经系统中，神经毒性往往在停止接触后可迅速逆转，在没有慢性接触的情况下很少进展（尽管暴露与神经毒性作用的表现之间可能存在一定的延迟）。相反，在发育中的神经系统，神经毒性作用可能会持续很久，毒性作用在暴露结束后可能会持续很长一段时间。

作为周围神经系统主要的两种细胞类型，周围神经元和施万细胞在形态、生化以及功能方面都存在巨大的差异（见本章第一节），而不同的外源性毒物在损害周围神经系统时，对这两种细胞可以产生不同的影响。根据目前已经认知的化学物引起的周围神经损害，按照病理特点可分为三种：①轴索病：主要表现为轴索损伤，大多数慢性中毒性周围神经损害属于中枢 - 周围远端型轴索病，其轴索变性主要为轴突，分布于传出纤维的远端和背根神经节中枢支的远端；②髓鞘神经病：主要是因施万细胞受损，同一节段的髓鞘发生变性，常见郎飞结旁髓鞘样收缩，而后整个节段脱失，甚至继发轴索变性；③神经元病，主要损伤部位为神经元的细胞体，尤其是后根节内的细胞。实际上，单一类型的神经病非常少见，多数以一种类型为主，并伴有其他类型的轻度损害；在疾病发展的某一阶段，可能以某种病理改变为主，但同时存在多种不同的病理类型。

一、外源化学物致轴索损伤

目前关于轴索变性的概念最初是由 Augustus Waller 在一百多年前关于神经横断的报道中衍生出来的。因此，发生在横断性损伤后轴索远侧残端的一系列事件被称为 Wallerian 变性或沃勒变性（Wallerian degeneration）。由于外源化学物和某些疾病状态相关的轴索变性被认为是通过类似于 Wallerian 变性的一系列事件而发生，因此常被称为 Wallerian 样轴索变性。在此基础上，Seddon 于 1943 年提出周围神经轴索损伤的三度划分法，即神经失用（neuropraxia）、轴突中断（axonotmesis）及神经断裂（neurotmesis）。目前，临床常用的则是 Sunderland 提出的五度分类法，该法将 Seddon 分类中的第三度神经断裂又细分为三度：

Ⅰ度损伤：为神经失用性损伤。主要表现为神经损伤部出现暂时性功能障碍，但轴索与神经元及终末效应器之间仍保持其连续性，其远端不出现 Wallerian 变性（当神经轴索被切断后，由于伤处远侧段轴突脱离了神经元胞体的代谢中心，因而远侧段神经纤维的全长直至其终末都发生溃变现象），对电刺激的反应正常或略减弱。也有学者提出该种损伤后的大振幅动作电位学说，即神经受损后最初对电刺激反应过度增强。如果原发损伤因素消失，此类损伤的神经功能多于 3～4 周内完全恢复。

Ⅱ度损伤：即轴突中断。主要表现为轴突在损伤部位发生区域性溃变，其远端可发生程度不同的 Wallerian 变性，但神经内膜管保持完整。虽可出现神经暂时性传导功能障碍，但其功能可自行恢复，预后尚好，脱离原发损伤因素后多于 1～2 个月完全恢复。

Ⅲ度损伤：不仅有轴突中断、损伤远端的 Wallerian 变性，而且神经内膜管的连续性亦受到破坏，故又被称为神经中断。但神经束膜常不受损，仍保持其连续性。其损伤范围可为局限性，也可沿神经束波及较长一段神经,尤其在近中往往伴有神经轴突缺失。由于神经内膜管的连续性受到破坏,神经束支的轴突以出芽的方式再生,之后可能与终末效应器发生错位支配,故此类损伤可有连带运动。受损神经虽可自发恢复,但常不完全。

Ⅳ度损伤:神经束遭受破坏从而广泛断裂,神经外膜亦遭受破坏,但尚未完全断裂,神经干仍借此保持其连续性。由于神经束膜及神经内膜管的破坏,易发生创伤性神经及再生轴突的错位愈合,受损的神经功能极少能完全恢复。

Ⅴ度损伤:为最严重的损伤形式,整个神经束完全断裂,两断端分离或产生间隙,增生的纤维结缔组织可以出现瘢痕条索相连,神经功能完全丧失,如不进行神经修复,其功能将完全丧失。

在研究外源化学物导致的周围神经系统损伤过程中,轴索本身作为毒性作用原发部位而导致的中毒性周围神经系统损伤可被称为中毒性轴索病,其特征为神经轴突的毒性损伤,在这个过程中轴突以及围绕轴突的髓鞘降解,但是神经元胞体仍然维持正常形态。相对于施万细胞而言,绝大部分影响周围神经系统的神经毒性物质更容易引起神经轴突的损伤。在神经元类型方面,具有较长轴突的神经元比具有较短轴突的神经元具有更多的毒性损伤位点,其轴索更容易受到毒性物质的影响,因此具有长轴突的神经元更易成为毒性损害的对象。目前明确具有轴索毒性的外源化学物近 30 种,其中大部分为有机溶剂和抗肿瘤药物。

(一)轴索损伤的病理改变

中毒性轴索病的早期病理改变有两种。一种为轴索肿胀,轴索内出现大量直径为 10nm 的神经微丝聚集,有时呈游涡状排列,可见于二硫化碳、六碳类化合物、氯丙烯及丙烯酰胺等引起的中毒性轴索病。另一种表现为轴索内滑面内质网肿胀增多,如管囊状物聚集;同时,神经微丝及神经微管减少,这类病变可见于有机磷中毒导致的迟发性周围神经病。早期研究认为,轴索变性是由于神经元受损,引起轴索自最远端开始并向近端发展的变性,形成所谓逆行性死亡(dying back)现象。后来研究表明,轴索严重受损时,神经元胞体往往并无明显的病理改变,变性亦非由最远端开始,而是呈灶性分布。神经毒物引起的轴索损伤类似于物理切断,亦有学者称之为"化学切断",使轴索远端支配的神经功能丧失,导致周围神经病变。研究表明,轴突横断损伤后残余轴突残肢的降解是一个活跃、同步的过程,在试验条件下可被多种因素所延迟,包括降低温度,抑制细胞外 Ca^{2+} 的进入,以及抑制钙蛋白酶Ⅱ的蛋白降解活性。

(二)轴索损伤的临床表现

与 CNS 相比,周围神经系统轴索变性的临床表现有较大不同。首先支配四肢的周围神经具有较长的轴索,往往成为毒性物质的可能靶标,使手、足等最长的轴索末端所在部位的感觉和运动功能往往首先被累积。作为远端轴索病,临床上皆表现为感觉运动型多发性神经病,四肢出现对称性手套、袜套样深浅感觉障碍,伴四肢远端肌力减退,跟腱反射减退或消失,严重者可出现肌萎缩。肌电图可见神经源性损害,神经传导速度正常或轻度减慢。急性铊中毒时因感觉神经中的粗纤维较易受累,故常出现手足烧灼样疼痛及痛觉过敏。丙烯酰胺导致中毒性周围神经病时,深浅感觉障碍明显,Romberg 征可出现阳性。工作环境中长期暴露于正己烷可导致渐进性感觉运动功能的异常。二甲胺基丙酯引起的中毒性神经病,其首发症状为排尿困难和阳痿,提示自主神经纤维选择性受损,但停止接触毒物或药物后一般缓慢恢复。有机磷及砷中毒引起的中毒性周围神经病,多发生于急性中毒后 2 周左右,称为迟发性神经病。少数有机磷中毒迟发性神经病患者可出现肌肉萎缩的后遗症,但也同时存在膝反射及跟腱反射亢进,下肢肌张力增高等脊髓侧索受损的表现。

一种毒物的毒性表现也可以是剂量依赖的,即在不同剂量染毒时,毒性作用存在差异。一般认为轴索病是由于外源化学物化学"切断"轴索所致。毒物对整条轴索某点产生"化学性切断"后,断点远端的轴索在生物学上即与神经元胞体分开,不能接收来自胞体的信息和能量传递,进而发生变性、坏死。在病理学上这种"化学性切断"和物理性切断很相似,二者均可以导致轴索运输障碍,进而影响远端轴索功能,但神经元胞体未见改变。此外,当化学性切断发生后,常常伴随周围神经病的临床表现,首先出现轴突远端支配的感觉和运动能力的异常（如脚和手）。当这种损伤持续发生时，症状逐渐向脊髓神经轴突支配的近端肢体蔓延。当损伤只局限于周围神经时，则神经具有一定的再生潜能。因此，当起始因素能够及时被确定并被移除时，则病变仅限于轴索病。

（三）轴索损伤的机制

多种机制参与了中毒性轴索病的发生。需要注意的是，这些机制之间并非截然分开的，同一种毒物可能同时通过不止一种机制导致轴索毒性；不同的毒物可通过共同的机制导致轴索毒性的发生。目前的研究结果认为外源化学物轴索毒性作用的可能机制主要包括三方面：

1. 抑制能量的产生 绝大多数已经发表的关于毒物导致周围神经轴突病变的报道都与其诱导的神经元代谢异常有关。由于周围神经往往具有较长的轴突，因此使得代谢障碍在神经元易损性中的作用尤为引人关注。为了维持神经传导所需要的离子梯度，周围神经元有着旺盛的能量需求。同时周围神经元合成和转运大分子物质以维持其轴突和神经末梢的功能过程中也需要大量的能量。如快速轴突运输依赖于 ATP 的产生。因此，神经元轴突对能量的需求是一个相对持续的过程。现在的观点认为，阻断轴突的转运过程与周围神经病变有关。使用烟酰胺的类似物可通过抑制 NAD-NADH 利用相关酶的活性从而干扰能量代谢过程。此外，还有研究发现，物理损伤培养神经元的轴突之后，轴突的退变程度与神经元 NAD 的水平有关，这一研究也证实了前述的发现。已经证实一些能够干扰轴索能量代谢酶的外源化学物可使轴浆运输发生障碍，导致远端轴索变性。如甲基正丁基甲酮、2,5- 己二酮、二硫化碳、丙烯酰胺等均可影响磷酸果糖激酶及甘油磷酸脱氢酶的活性导致轴索损伤。

2. 抑制蛋白合成 在某些情况下，有的周围神经毒物可以抑制蛋白的合成。常见的此类毒物包括抗有丝分裂毒物多柔比星（又名阿霉素）和植物凝集素蓖麻毒素。多柔比星通过与 DNA 的结合抑制 RNA 转录，而蓖麻毒素则通过与核糖体亚单位结合从而抑制 RNA 的翻译。无论是前一种抑制 RNA 转录的方式还是后一种抑制 RNA 翻译的方式，最终都会导致蛋白合成的阻滞以及随后的神经元退变。此外，多柔比星不能通过血 - 神经屏障，因此多柔比星所诱导的神经病只发生于周围神经系统没有屏障保护的部位。与多柔比星不同，蓖麻毒素可以被轴突摄取，然后通过轴突的逆向转运过程进入到细胞体。因此，蓖麻毒素所诱导的神经病主要发生于那些轴突摄取蓖麻毒素的神经元。甲基汞同样可以通过抑制蛋白合成发挥其周围神经毒性作用。

3. 影响轴突的骨架系统 轴突内充满了由神经元胞质中延续而来的纵向走行的细胞骨架。而这些细胞骨架主要由 α- 微管蛋白、β- 微管蛋白构成的直径约 25nm 的微管和由高、中、低分子量神经丝蛋白形成的直径约 10nm 的神经丝组成，它们和其他一些成分构成了轴浆运输的通道。这些细胞骨架的结构成分也是一些神经毒物的作用靶点：

（1）微管：一些外源化学物可通过影响神经轴突中微管的组装和解聚从而引起周围神经毒性，其中最为重要的是一些生物碱类药物。秋水仙碱常被用于治疗痛风、家族性地中海热和肾功能异常等疾病。在用于治疗肾功能异常患者时，最常见的副作用是外周神经轴索性病变。虽然这种神经病在程度上通常较轻，但它常常伴有可导致无法行走的致残性肌病。抗肿瘤药物长春新碱以微管蛋白为作用靶点，通过与微管蛋白的结合抑制微管聚合，在细胞内使微管解聚，使分裂的细胞不能形成纺锤体而使分裂终止，起到抑制肿瘤细胞增殖的作用。长春新碱与微管结合并抑制纺锤丝的功能已被用于治疗白血病或淋巴瘤，但由于其可与神经轴突的微管结合抑制轴突转运，故可引起感觉运动性神经病。许多化疗后的患者出现一定程度的神经毒性，初发症状为手指感觉异常，继而常常出现全身无力和动作笨拙。当停止化疗后，症状可以快速改善，但感觉异常可持续，某些远端感觉缺失可为永久性。紫杉醇是另外一种广泛使用的植物碱类肿瘤化疗药物。如同长春新碱，紫杉醇也与微管蛋白结合。不同的是，紫杉醇并不导致神经微管的解聚，而是促进微管的形成。一旦形成，这些在紫杉醇的作用下形成的微管保持稳定。动物实验发现，当把紫杉醇直接注射到大鼠的坐骨神经时，微管沿着轴突聚集，导致轴突变性和脱髓鞘，并妨碍再生。由于紫杉醇可与聚合状态的微管结合并使之稳定，肿瘤患者在接受大剂量紫杉醇治疗时，可引起感觉运动型轴索病和自主神经病。

（2）神经丝：神经丝被认为是多种环境神经毒物的作用靶点，暴露于特定的神经毒物可以导致神经元及其突起内神经丝的集聚。这种神经丝的聚集可以发生在神经元胞体，或者近端、中段、远端神经轴突。在形成髓鞘的轴突，神经丝的蓄积多发生于节旁区并导致轴突的肿胀。在机制上，这些毒物可以导致神经丝蛋白特定的共价修饰。而这些共价修饰可以进一步破坏神经元细胞骨架结构的稳定性。随着神经丝这种修饰的持续进行，其转运功能将丧失并蓄积。而神经转运停滞发生于何处取决于毒物的反应性、浓度以及摄入的时程。同时，由于不同的神经毒物在导致神经丝的共价修饰方面存在着一些独特的特点，这也使得在具体的病理改变方面存在差异。例如二硫化碳（carbon disulfide，CS_2）是一种重要的职业性神经毒物，尤其是硫化橡胶和黏胶人造丝生产行业职工可暴露于高水平的二硫化碳。除了诱导心血管系统毒性（如冠心病）和中枢神经系统功能异常（如情绪异常和弥漫性脑病）外，周围神经系统也是二硫化碳的重要毒性靶点，已经明确证实二硫化碳具有引起远端轴突病变的能力。越来越多的证据表明神经丝的共价交联是二硫化碳神经病变的基础。二硫化碳与蛋白质氨基发生反应，形成二硫代氨基甲酸酯加合物。在各种氨基酸残基中，赖氨酸氨基的二硫代氨基加合物分解成异硫氰酸盐加合物，然后与亲核蛋白质反应生成共价交联。异硫氰酸酯加合物与半胱酸酰巯基反应形成 N，S- 二烷基二硫代氨基甲酸酯交联是可逆的，而与蛋白质氨基官能团的反应则不可逆地形成硫脲交联。随着时间的推移，硫脲交联占主导地位，从而发挥其毒性生物学效应。其他一些化学毒物如，β- 亚氨基二丙腈（β-iminodipropionitrile，IDPN）、丙烯酰胺以及有机磷农药等也可以通过干扰神经丝发挥其周围神经毒性作用。

特别需要指出的是，部分情况下，周围神经毒物可同时作用于微管和神经丝。例如有机磷农药除了通过抑制乙酰胆碱酯酶诱导急性神经毒性外，还可导致一类被称为迟发性神经毒性（organ-ophosphate-induced delayed neuropathy，OPIDN）的周围神经系统毒性，表现为急性中毒后 8～14 天出现的更为严重持久的神经毒性作用。迟发性神经毒性的轴突变性与经典的 Wallerian 变性相似，是一类发生在创伤性轴突损伤部位远端神经元的萎缩变性。迟发性神经毒性的临床表现包括共济失调、肌肉无力和随后的严重后肢麻痹。从腿的远端开始，扩展到大腿、上肢、脊髓。损伤多由长神经纤维的远端和直径较大的外周神经开始，如坐骨神经、腓骨神经、胫骨神经以及脊髓，但极少涉及脑组织。尽管迟发性神经毒性的机制研究仍然不明确，有学者发现，发生迟发性神经毒性时，钙 / 钙调蛋白激酶Ⅱ（calcium/calmodulin kinase Ⅱ，CaM kinase Ⅱ）的磷酸化异常增加，同时促进微管蛋白、神经丝蛋白和髓鞘碱性蛋白等细胞骨架蛋白磷酸化水平均增加。蛋白激酶介导的微管、微丝蛋白磷酸化等细胞骨架蛋白在调节轴突的生长和维持中起关键作用。在迟发性神经毒性中，微管、微丝蛋白等细胞骨架蛋白的过度磷酸化抑制其自身在轴突的转运速度，尤其是对其离开轴突的速度抑制尤为明显，从而导致它们的积累，并可能与迟发性神经毒性中轴突的肿胀有关。

（四）轴索损伤后的再生

在外源化学物导致外周神经轴索损伤过程中，胶质细胞（施万细胞）和巨噬细胞可发生一系列的改变，形成促进轴索再生的微环境。而在这个过程中，蛋白的表达发生相应的改变，蛋白表达谱呈现低分化细胞的状态：①施万细胞：在外源化学物导致外周神经轴索损伤过程中，施万细胞可以发生继发性变化。在分子水平，轴突缺失后，施万细胞内髓磷脂的合成减少，编码髓鞘相关蛋白的基因表达下调，同时表型上施万细胞可去分化成为处于有丝分裂期的髓鞘化施万细胞前体细胞并增殖。增殖的施万细胞沿着原来的基板排列，并形成一个管状结构，称为宾格尔带（Büngner band）。除了通过物理的方式引导轴突再生外，宾格尔带还提供有助于轴突生长的神经生长因子（nerve growth factor，NGF）、脑源性神经营养因子（brain-derived neurotrophic factor，BDNF）、胰岛素样生长因子（insulin-like growth factor，IGF）以及这些生长因子相应的受体从而为轴突的再生提供营养支持。②巨噬细胞：驻留型巨噬细胞沿着神经内膜的内皮细胞以及去神经的施万细胞分布，其作用是帮助清除髓鞘残片，而募集的血源性巨噬细胞的则负责清除大部分的髓鞘。不同于轴突的降解由远及近，髓鞘降解产物的处理过程是一个由近到远的过程。此外，浸润的巨噬细胞表达补体受体 3（complement receptor 3，CR3），与待降解的髓鞘表面的补体 3（complement 3，C3）一起共同发挥促进调理作用。此外，募集的循环巨噬细胞分泌白细胞介素 -1（IL-1），后者可刺激施万细胞产生神经生长因子（NGF）。研究表明外周神经横断后远端轴突残端的退化是一个活跃的、同步化的过程，可以通过降温，阻止细胞外 Ca^{2+} 进入或抑制钙蛋白酶 Ⅱ（calpain Ⅱ）的蛋白水解作用等方式来延迟横断后远端轴突残端；与此同时，神经胶质细胞和巨噬细胞引导存活的近端轴突以出芽的方式再生，同时蛋白表达谱也向分化程度较低的状态改变。

从再生能力来看，相对于 CNS 轴索变性难于再生，周围神经系统的轴索变性一般具有再生潜能。当损伤限于外周神经轴索且能够尽早去除导致轴突病变的诱发因素时，轴突再生、恢复的可能性很大，甚至可能完全复原。因此，如果毒物导致的轴突降解可以在轴索变性延伸到近端轴突和神经元胞体之前即终止，则完整的近端轴突可以再生及向远端延伸（即所谓的"发芽"式再生），可最终重建神经元突起与外周组织的连接并恢复正常的神经功能。这可能与周围神经系统中的神经胶质细胞和巨噬细胞可以提供轴索再生的支持环境有关。在轴突被"截断"后，远端神经的残余部分将会发生退变，同时将产生一个有利于神经再生的微环境。在轴突远端、髓鞘细胞以及血 - 神经屏障的共同作用下，促进神经的再生。因此，及时阻断毒物的作用有利于促进损伤神经的再生。反之，如果损伤持续发展至神经元胞体发生损伤甚至导致神经元死亡时，则损伤后不可再生。同时，如果最终周围神经元的轴突接触未恢复，施万细胞数量将减少，宾格尔带的条带将消失，而成纤维细胞胶原蛋白产生将增多并使再生变得越来越不可能。进一步探讨周围神经系统和CNS 轴突再生能力差异的过程中发现，一方面，在 CNS 中，神经胶质细胞和巨噬细胞产生支持轴突再生的环境，并且移植到 CNS 的施万细胞仍可保持这种能力；而另一方面，在 CNS 中，受损的髓鞘和星形胶质细胞瘢痕中释放的抑制因子实际上会干扰再生，而少突胶质细胞也通过分泌抑制因子从而阻碍神经突的再生。有趣的是，当把CNS 的神经元移植到周围神经系统以去除这种神经胶质细胞干扰时，移植后的 CNS 神经元能够像外周神经元一样恢复神经突再生能力。而将胚胎神经元移植到成年动物 CNS 中时可以克服神经胶质的干扰，保持再生能力。因此，不仅仅是神经胶质干扰导致 CNS 缺乏再生能力，CNS 不能再生是由于不利的环境胶质因素和成熟神经元的性质共同作用的结果。

二、外源化学物致髓鞘损伤

髓鞘是包裹神经元突起的绝缘物质，髓鞘的缺乏或者损伤可使神经传导速度减慢，使邻近突起的冲动传递异常。作为周围神经系统的成髓鞘细胞，施万细胞通过形成髓鞘结构维持神经元的功能，影响神经丝的数量及其磷酸化过程，以及介导 Na^+ 通道在郎飞结上的定位。施万细胞在外源化学物的毒性作用下可以发生一系列的改变，从而使轴突的完整性和功能发生改变，包括轴突直径、神经丝空间结构和磷酸化的改变，以及轴突转运的异常。

施万细胞多个方面的代谢特点都可以使其成为毒性物质的潜在作用靶点。施万细胞胞体的核周体（胞体）支持庞大的周围结构。如果将施万细胞完全展开，则会使其胞体看起来小得可怜。因此，就像神经元的轴突转运那样，施万细胞中同样存在着支持远端髓鞘结构的特化突起成分。此外，与机体其他膜性结构一样，髓鞘还有特化的脂类和蛋白成分以及相对稳定、有序的结构。各种可能导致形成膜状结构的脂类、蛋白成分发生改变的代谢异常均可导致髓鞘膜稳定性的丧失以及髓鞘膜的崩解。在这个意义上来说，在面对外源化学物时，髓鞘可能比其他细胞的质膜结构都要更为易感。

外源化学物可引起周围神经系统内的髓鞘出现变化（如脱髓鞘、肿胀等），从而可导致周围神经病。毒物可引起髓鞘水肿，使髓鞘层分离；也可选择性脱髓鞘，即脱髓鞘作用。不同于那些导致轴突退变的毒性物质，只有小部分的毒性物质可以选择性地导致施万细胞损伤。施万细胞的毒性损伤主要表现为脱髓鞘（只有极少的情况下出现例外），也就是在神经元形态完整的情况下即发生脱髓鞘效应。脱髓鞘的范围可在一定程度上决定相应的功能变化：髓鞘破坏广泛可产生全身性神经功能障碍；髓鞘破坏如果仅局限于周围神经系统，则仅产生周围神经病症状和体征。更罕见的一种情况下，毒性损伤可以导致髓鞘中液体的蓄积（髓鞘水肿）。尽管脱髓鞘后的神经元仍然维系着其与外周组织的联系，由于髓鞘连续性的缺失导致了神经冲动传导能力的下降。施万细胞在轴索脱髓鞘性损害后可进行髓鞘再生。脱髓鞘损伤发生后较短时间，施万细胞就开始增生并覆盖脱髓鞘的神经轴突。在数天内，这些施万细胞就产生新的髓鞘并覆盖脱髓鞘的区域。如果对毒物的暴露终止，则脱髓鞘过程将会停止，同时髓鞘再生的修复机制将修复已经发生脱髓鞘的神经纤维的功能。周围神经节段性脱髓鞘后的再髓鞘化涉及多个施万细胞，因此，重新髓鞘化后的节间长度（即相邻的郎飞结的距离）要比正常的髓鞘短，从而形成一个永久的脱髓鞘发生的痕迹。

能够选择性破坏髓鞘的毒性物质可以被分为：①能够引起髓鞘改变但不导致施万细胞发生明显损伤的物质；②能够导致施万细胞和髓鞘发生损伤的物质。三乙基锡和六氯酚属于典型的前一类物质。这类神经毒性物质的特点是可以通过损伤髓鞘片层导致髓鞘产生可逆性的空泡形成（水肿）的病理改变。研究发现，三乙基锡可以通过直接作用于髓鞘膜从而导致水肿的发生。然而，这些致脱髓鞘毒物导致髓鞘水肿发生的机制尚不明确。白喉毒素、无机铅以及碲都是已知的可导致脱髓鞘的神经毒物，它们发挥作用的机制是通过损伤施万细胞（即属于后一类物质）。其中无机铅导致施万细胞损伤以及脱髓鞘的作用可能与其干扰线粒体膜的离子转运，从而进一步导致氧化磷酸化解偶联或者抑制氧化磷酸化有关。通过对 20 日龄大鼠的研究发现，摄入含有元素碲的食物可导致周围神经快速的脱髓鞘改变，同时，最显著的脱髓鞘改变是在开始食用有毒食物 5 天之后（CNS 不出现脱髓鞘改变）。现有的证据显示，该过程中活性的毒性物质为亚碲酸盐（Te^{4+}），

其主要的代谢作用是抑制鲨烯环氧酶活性从而抑制鲨烯向环氧化鲨烯的转化，导致鲨烯显著蓄积，并几乎彻底抑制胆固醇的合成。碲对鲨烯环氧酶活性的抑制发生在所有组织，包括脑。这又提出了另外一个疑问，即为什么脱髓鞘只发生在周围神经系统？一种解释认为正常情况下，在幼龄动物中，胆固醇在周围神经系统的合成速度及其在质膜的沉积速度要远快于在大脑和其他组织。因此，当胆固醇的合成出现抑制时，膜异常的发生速度在周围神经的髓鞘要快于脑部的髓鞘。此外，其他细胞的细胞膜系统对胆固醇缺乏的易损性也弱一些，原因是其他细胞没有髓鞘那样高水平的胆固醇含量。

三、外源化学物致神经元胞体损伤

不同于轴索和髓鞘，神经元胞体的丧失是不可逆转的。尽管神经元在许多方面与其他细胞类型相似，但神经元具有某些独特之处，使其处于细胞毒物作用的风险中。由于神经元具有高代谢率、较长的突起以及能够快速去极化和复极化的可兴奋膜，许多神经毒性化合物可作用于神经元特别是其胞体部位。作为 CNS 以外的神经元聚集部位，周围神经系统的神经节缺少血-组织屏障（如 BBB）的保护，因此无论是感觉神经元还是自主神经元的胞体都对外源化学物的毒性作用异常敏感。此外，由于神经元属于终末分化细胞，具有不可再生性，因而一旦发生神经元胞体损害，往往是不可逆的。同时，神经元胞体损害可继发性损害轴索和包裹轴索的髓鞘，最终导致神经系统的广泛损害。所以，当发现在 CNS 和周围神经系统中有大量轴索和髓鞘损害时，需要首先确定神经元胞体本身是否受到损害，从而明确轴索和髓鞘损害是否为严重神经元细胞体损害的继发性损伤，这有利于发现毒物的毒作用靶部位。

有些毒性物质，如汞可以首先导致背根神经节中的神经元胞体的退变，而非先导致远端轴突的改变。这种毒性导致的周围神经病变又被称为神经元病。神经元病的重要特点是神经元的胞体为毒性导致神经退变的起始部位。由于神经元胞体在维持神经元功能和生存过程中具有重要作用，因此其发生病变将随即导致神经轴突退变的

发生。在机制方面,多种参与 CNS 神经元损伤的机制也与周围神经系统神经元胞体的损伤有关。例如汞对神经元胞体的影响与其诱导糖酵解、核酸生物合成、有氧呼吸、蛋白质合成和神经递质释放,氧化损伤以及钙稳态改变等功能受损等因素有关。

临床实践中根据不同功能神经元的损害后果,一般将神经元病分为运动神经元病和感觉神经元病。前者主要是损害了脊髓前角、锥体束及脑干运动神经核而引起的神经系统损害性疾病,病理上以肌肉萎缩和瘫痪为主要特征,常见的肌萎缩侧索硬化、进行性脊肌萎缩症、原发性侧索硬化和进行性延髓麻痹等疾病不属于运动神经元病;而后者则是由于感觉神经传导速度减慢,动作电位幅度降低,潜伏期延长引起的深感觉障碍和浅感觉障碍。在临床表现上,前者主要症状为步态僵硬、笨拙、行走不能;而后者主要表现为感觉异常、过敏或麻木。

(蔡同建)

第五节 神经系统毒性研究方法

神经科学领域的技术方法已广泛用于神经系统的毒理学研究中,如神经行为学方法、神经生理学方法、神经形态学方法等。现代生物医学技术(如分子生物学、基因组学、蛋白组学、代谢组学等)的发展,以及学科间的交叉与融合将推进神经毒理学的研究,使得人们能深入探究毒物致神经系统损伤的分子基础,为揭示神经毒性作用的机制,明确损伤靶点,寻找灵敏可靠的生物标志提供了有效的手段,对于毒物暴露所致神经功能损伤的早期评价、预防和治疗具有重要的意义。需要指出的是,由于神经系统结构和功能的复杂性,神经毒理学的研究应是建立在神经解剖、神经生理、神经发育等学科基础知识之上的多层次的、系统的研究。任何一种研究方法都不是完美的,在具体应用过程中需要结合研究的目的和内容加以选择并综合使用。

一、神经行为学和神经电生理学方法

(一)神经行为学方法

神经行为学(behavioral neuroscience)是研究正常或异常行为神经机制的科学。其主要的研究内容包括自发活动、学习记忆、恐惧反射、摄食行为等。神经行为学研究常用实验动物进行,主要包括啮齿类动物(大鼠、小鼠)、灵长类动物等。

1. 自发活动的检测方法 在未受外界环境影响的条件下,动物的自主运动称为自发活动。自发活动是动物的基本表现之一,不涉及条件反射或学习记忆过程,可用于评价毒物对动物一般性活动的影响。旷场实验(open field test)是测定动物自发活动的常用方法之一,在实验中通过记录动物在旷场中央和周围区域的活动轨迹、水平运动距离、直立次数、梳理次数等指标,以评价动物的活动性、对新环境的探索性及焦虑样状态。

2. 学习记忆的行为学检测方法 学习和记忆属于高级脑功能,是两个相互联系的神经过程。研究表明:大脑海马、皮质、杏仁核等脑区与学习记忆功能的调节关系密切。大脑神经细胞中基因、信号分子等的改变均可能影响学习记忆行为。在人类学习记忆功能的测试中,常用的方法有韦克斯勒记忆量表、韦克斯勒成人智力量表和临床记忆量表等;而在实验动物研究中,则主要采用以下几种有代表性的研究方法。

(1)Morris 水迷宫:Morris 水迷宫(Morris water maze)由英国心理学家 Morris 于 20 世纪 80 年代初首次设计并用于大鼠的空间学习记忆能力检测,之后该迷宫系统成为评估啮齿类动物空间学习和记忆能力的经典方法。目前常用的 Morris 水迷宫系统主要包括一个盛有水的圆形迷宫,一个隐藏于水下的平台,以及配套的图像自动采集分析系统等。在神经毒理学研究中,可分别观察记录对照组和暴露组动物入水后搜索水下平台所需的时间、游泳轨迹等指标,从而分析和推断神经毒物是否对动物的空间学习记忆能力产生损害。

(2)八臂迷宫:也称放射状迷宫(radial arm maze),是由 Olton 和 Samuelson 在 1976 年首次设计使用。利用放置于臂内的食物作为激励措施,可评估动物的工作记忆和空间参照记忆,而且重复测量的稳定性较好,目前已成为评价实验动物空间学习记忆能力的常用方法之一。但需注意某些药物(如苯丙胺)可影响动物的下丘脑功能或造成食欲缺乏,从而无法顺利完成迷宫实验。

(3)穿梭箱实验:穿梭箱实验(shuttle box test)

属于非空间学习记忆任务，是经典的联合型学习条件反射测试。其原理为通过穿梭箱底部电击区的不锈钢栅给予动物足部电击（非条件刺激），实验箱顶部的光源和蜂鸣音控制器可产生条件刺激，观察动物逃向穿梭箱安全区的时机来评测其学习记忆能力。穿梭箱实验可同时观察动物的被动和主动回避性反应，同时动物的反应次数也可以反映动物处于兴奋或抑制状态。

（4）跳台实验：跳台实验（step-down test）属一次性刺激回避反应实验（one trail avoidance test）。其原理是利用动物在开阔空间中倾向于在边缘或角落活动的特性，在实验箱中央置一平台，将动物放于平台上，而在箱底的不锈钢栅上通以交流电。在实验中记录动物跳下平台的时间（潜伏期）、受电击后未能跳回平台的错误次数等指标，用于评价动物的学习记忆能力。

3. 焦虑的行为学研究方法　焦虑属于情绪性疾病。研究表明体内高水平的有毒金属（如汞、镉、镍、铅、锰等）或组织钙、镁、铜等元素的含量失衡，可促进焦虑的发生。高架十字迷宫（elevated plus maze）是检测动物焦虑水平的常用方法之一。由于动物对于新环境的恐惧和探索特性，可根据其在十字迷宫开放臂停留时间与封闭臂停留时间的比值以及进入两者的次数来计算焦虑值。高架十字迷宫可用于研究动物焦虑行为中海马、杏仁核等不同脑区的功能，以及不同神经递质（如5-羟色胺、γ-氨基丁酸等）的作用。

（二）神经电生理学方法

神经电生理学（electroneurophysiology）方法目前已广泛应用于人群的临床研究和实验室研究中，是观察神经系统活动最重要的手段之一。在实验室研究中，实验对象既可使用实验动物，如大鼠、小鼠、猴等，也可使用体外模型，包括脑片、体外培养的神经细胞等。

1. CNS的电生理学研究方法　临床上常使用脑电图（electroencephalogram，EEG）、诱发电位（evoked potential，EP）等测试CNS的电活动状态。其中EEG是将引导电极置于头皮或直接放在大脑皮层的表面上，通过脑电图仪器放大并记录大脑皮层的自发电位，从而获得的图形，是大脑中大量神经元自发性、节律性活动的综合反映。EEG对于癫痫的诊断具有较重要的意义，对

于脑外伤、感染等其他颅脑疾病的诊断也有一定参考价值，但缺乏特异性。诱发电位是指对外周感觉器官、感觉神经、感觉通路或与感觉系统任何有关结构进行特定的刺激，而在脑中任何部位产生可测出的电位变化。主要包括视觉诱发电位、听觉诱发电位及躯体感觉诱发电位等。在实验室研究中，常采用膜片钳等技术评价离体单个神经细胞的单个离子通道及其受体的电活动。膜片钳（patch clamp recording）由电压钳（voltage clamp）发展而来，可以敏感地检测出单个离子通道的微小电流，从而分析体内内源性活性物质和外源性药物、毒物对离子通道电流的影响。膜片钳技术将传统的神经电生理学方法提高到了可对单个蛋白质进行记录和研究的分子水平，目前已在神经毒理学、药理学、神经生物学、生理学以及临床研究中得到了广泛应用。

2. 周围神经系统的电生理学研究方法　目前常用的电生理检测方法有肌电图、神经传导速度等。其中肌电图可作为判断神经损伤、修复的依据。神经传导速度包括运动神经传导速度（motor nerve conduction velocity，MCV）和感觉神经传导速度（sensory nerve conduction velocity，SCV），是检查神经传导性和兴奋性的定量方法，可作为早期观察神经损伤与功能恢复的指标，但受温度、年龄、解剖变异、距离测量准确性等诸多因素的影响，不能从整体上反映损伤、再生情况。

二、神经功能评价方法

有机磷类和有机氯类农药、神经性毒剂（如氢氰酸、氯化氢）等许多毒物可造成神经系统功能的损伤，表现出意识状态、感觉、运动、反射等功能的异常。

（一）中枢神经系统功能评价方法

临床上对CNS功能的评价包括意识水平、瞳孔状态、12对脑神经功能等。其中对意识水平的评估常使用格拉斯哥昏迷量表（Glasgow coma scale）判断患者的意识状态。通过呼唤患者的名字、简单的对话、用手拍打患者的面颊、压迫眶上神经、刺激角膜等反射，判断患者的意识水平。瞳孔的检查主要包括瞳孔大小、形状、对光反射等。而对嗅神经、视神经、听神经等脑神经的功能损害则主要依据其相应的临床表现来评价。另

外,在神经毒理学研究中,还可对实验动物的中枢神经功能进行评价,作为人类神经功能评价的辅助研究手段。例如功能观察组合实验(functional observation battery,FOB)、Irwin 法等,被用于评价药物或毒物对神经系统的影响。其中 FOB 方法可综合观察实验动物的自主活动、体征、意识、情绪、反射、肌张力等指标,现已被美国食品药品管理局(Food and Drug Administration,FDA)和世界卫生组织(World Health Organization,WHO)纳入新药神经系统安全性评价程序中。

(二)周围神经系统功能评价方法

1. 感觉功能评价　周围神经损伤后感觉功能障碍主要表现为感觉减退或消失、感觉过敏、主观麻木感、自发疼痛等。临床中常用感觉功能评定量表有:英国医学研究会(British Medical Research Council,BMRC)感觉功能评定标准、Mackinnon-Dellon 标准、Battiston 改良 Mackinnon-Dellon 法、美国手外科指南感觉分级法等,其中 BMRC 感觉功能评定标准最常用。感觉功能检查包括浅感觉、深感觉、复合感觉多重方向,常用检查有触觉、压觉、痛觉、温度觉、皮肤定位觉、振动觉、运动觉、位置觉以及神经干叩击试验(Tinel 征)等。而在动物实验中,感觉功能的评价常通过一些反射实验来进行,或者与其运动功能联合检测。常用的方法有耳郭反射、平衡木实验等。

2. 运动功能评价　周围神经损伤后运动功能障碍主要表现为弛缓性瘫痪、肌张力降低、肌肉萎缩、腱反射减弱或消失等。周围神经损伤运动功能评价主要依据皮肤完整情况、肌肉有无肿胀或萎缩、肢体有无畸形、姿势或步态有无异常、肢体周径测量、肌力和关节活动范围评定等,大多为定性指标。肌力是目前评价运动功能的主要指标,BMRC 制定的肌力评价标准较为常用,其对同时支配近、远侧肌肉的单根神经运动功能评价较准确,并且具体规定了近、远侧肌肉的名称。对于单块肌肉运动功能评价可选用 Lovett 法,如前臂下段以及腕部的正中神经、尺神经、桡神经损伤。上肢神经损伤曾有研究者应用捏力计和握力计等计量器材对相应的肌肉力量进行定量测定。中华医学会手外科学分会上肢部分功能评定试用标准中还包括总主动活动度、关节活动度等,并对关节活动度进行了具体的量化评分。在

实验室研究中,可采用姿势反射实验、双杠实验、滑棒实验、翻正反射等检测动物的前后肢肌力及运动功能。

3. 自主神经功能评价　周围神经损伤后自主神经功能障碍表现为皮肤发红或发绀、皮温低,无汗或多汗,指(趾)甲粗糙变脆等。皮肤色泽、指甲和指纹等不适合作作为定量评价指标。茚三酮、溴酚蓝试验通过发汗试验对周围神经损伤患者的自主神经功能进行评价,感觉消失区与无汗区相符合。在指腹可采用 O'Rain 皮肤皱缩试验。

三、神经影像学研究方法

近年来,神经影像技术(neuroimaging)的快速发展为神经毒理学提供了新的活体研究手段,主要被用于外源化学物暴露后大脑的解剖学结构、代谢、生化改变、化学物定量等方面的研究。神经影像技术分为有创和无创两类。其中有创方法包括单细胞记录(single unit recording)、多细胞记录(multi-unit recording)、皮层脑电图(electro-corticogram,ECoG)、PET 等;无创方法主要包括 CT、脑电图(electroencephalography,EEG)、MRI、功能磁共振成像(functional magnetic resonance imaging,fMRI)、MRS、近红外光谱技术(near-infrared spectroscopy,NIRS)等。不同的神经影像学方法具有不同的空间分辨率和时间分辨率,目前在神经系统毒理学研究中,使用较多的神经影像学方法有 MRI、MRS、PET/CT 等。

(一)MRI

MRI 是利用生物体内的原子核在外加强磁场内共振所产生的信号,经过计算机数据处理转换、将机体组织重建成像的一种无创性影像学技术。其基本原理是生物体内丰富的氢质子自旋所产生的杂乱磁场在外加静磁场作用下变成顺着磁场长轴的有序排列,称为纵向磁化。而在静磁场作用基础上叠加一个与静磁场方向呈一定角度的短暂射频脉冲磁场,且其频率与原子核的进动频率一致时,发生共振,即磁共振。射频脉冲的激发停止后,纵向磁化逐渐恢复增多,横向磁化逐渐消失减少,恢复增多和消失减少统称为弛豫(relaxation)。纵向磁化的弛豫时间(RT)称为 T_1,横向磁化的 RT 称为 T_2。人体不同组织的 RT 不

同，不同组织之间、正常组织和病理组织之间的 T_1、T_2 值固定而各不相同。MRI 信号强度受组织质子密度、T_1-RT 和 T_2-RT 这 3 个参数的影响，利用 T_1 的差别形成的图像叫 T_1 加权像（T_1WI），利用 T_2 的差别形成的图像叫 T_2 加权像（T_2WI），两者结合即可进行组织定性。一般来说 T_1WI 有利于观察大脑的解剖结构，而 T_2WI 显示病变组织较好。

MRI 具有任意方向断层成像、图像对比度高、无骨质伪影、无放射性损伤等优点。近年来，MRI 在某些外源性重金属（如锰、铅等）神经毒性研究中得到越来越多的应用。例如，在锰暴露诱导的神经毒性研究中，由于锰可以选择性地蓄积于大脑苍白球、壳核、中脑黑质及腺垂体等脑区，而大脑不同脑区组织由于水、脂肪、顺磁性离子（如锰、铁、铜等）含量不同，其 T_1 值差异明显，所以 MRI 可以评价脑内锰的蓄积情况，观察锰所致大脑器质性病理改变，并可采用苍白球指数（pallidal index，PI）来半定量分析评价脑锰蓄积水平。大脑 MRI 信号强度对于锰暴露非常敏感，大量人群研究证实长期接触锰暴露的工人出现基底神经节、中脑、苍白球、豆状核等脑区 MRI T_1WI 信号异常增强，而脱离锰暴露环境或经驱锰治疗后，这种高强度信号消失。职业锰暴露人群（如电焊工、冶炼工等）苍白球 MRI T_1WI 信号增强，PI 增高，伴随神经病学检查得分的降低、精细行为能力下降、苍白球和小脑容积的减少等，提示 MRI T_1WI 信号和 PI 是评价锰所致 CNS 损伤较为敏感和有效的指标。但需要注意 PI 仅为半定量指标，尚无 PI 与脑组织锰含量定量关系的资料。另外，在实验动物研究中，MRI 也被用于检查动物大脑锰蓄积水平及诊断锰中毒性脑病，研究报道锰暴露后动物苍白球、尾核、壳核、纹状体、海马、嗅球等脑区出现 MRI T_1WI 信号增强，与人脑锰蓄积的 MRI 表现较为类似。MRI 还常被用于铅神经毒性的研究。研究发现铅暴露可引起大脑容积的减少，脑室周围白质、基底节、岛叶、下丘脑、脑桥等部位可观察到 MRI T_2WI 信号异常。实验动物研究也证实铅暴露可引起大鼠海马功能和形态受损，MRI 信号强度明显增加。近年来，高场强 MRI 已被用于海马区的专门扫描。除此之外，MRI 也可用于周围神经系统的研究。

如损伤后周围神经 MRI 序列上可见神经纤维束增粗、走行扭曲、外周可见高信号水肿带包绕。

（二）MRS

MRS 是一种利用磁共振现象和化学位移作用对一系列特定原子核及其化合物进行分析的方法，与 MRI 原理相似。MRS 可以识别体内不同代谢产物及其浓度，从而无创性地获得体内生化、能量代谢信息，并可定量分析化合物的浓度。例如磁共振氢谱（^{1}H-MRS）可用于测定人脑内 N- 乙酰天冬氨酸（NAA）、胆碱、肌酸、乳酸、肌醇、谷氨酰胺及谷氨酸复合物、脂质等。在锰神经毒性研究中，^{1}H-MRS 分析可获得特定脑区组织中 NAA、γ- 氨基丁酸、胆碱、肌酸等的含量，用以反映锰暴露对大脑毒性作用的累积效应。而在铅神经毒性研究中，测定特定脑区 NAA（提示神经元密度与线粒体）、肌酸（提示磷酸盐代谢）、胆碱（提示细胞膜更新）等代谢物水平，也为铅暴露所致大脑功能和结构损伤提供了一定的早期参考依据。但是，MRS 检测结果并不是锰、铅等毒物神经毒性的特异性指标，而且价格较为昂贵，迄今为止主要用于小样本人群研究、个案报告或动物实验。

（三）PET/CT

PET/CT 是正电子发射体层成像（PET）和 CT 有机组合而成的功能分子影像成像系统。它以 PET 特有的通过正电子核素（^{11}C、^{13}N、^{15}O 等）或其标记的示踪剂，示踪人体内特定生物物质的生物活动，采用多层、环形排列于发射体周围的探头，由体外探测示踪剂所产生的光子，将获取的信息由计算机处理，以解剖成像的形式及其相应的生理参数显示靶器官或病变组织的状况，是目前唯一可以在活体分子水平完成生物学显示的影像技术；同时结合 CT 进行精确定位，从而精确地提供靶器官的解剖和功能双重信息。PET/CT 敏感性可达 MRI 的 100 倍，在疾病早期，CT 和 MRI 等其他影像学方法未见异常时，PET/CT 就可能发现病变。所以，PET/CT 常用于测定脑血流量、耗氧量、葡萄糖消耗量、氨基酸代谢、受体密度等生理生化改变，还可研究特定神经递质的分布及其与相关脑功能的关系。例如，在锰中毒和原发性帕金森病（idiopathic Parkinson disease，IPD）患者区别诊断时，可使用 PET/CT 检测黑

质 - 纹状体多巴胺系统的完整性，锰中毒患者吸收 ^{18}F-dopa 和 DAT 基本正常，而 IPD 患者吸收减少。但是 PET/CT 对于锰中毒不是特异性的，如在肝硬化所致锰中毒时可显示为正常，所以不可用于诊断锰中毒。

四、神经形态学方法

在神经科学的研究中，神经形态学方法长期占据着重要的地位。近年来，随着方法学的不断发展和创新，也使得神经形态学研究的内容范围和深度不断扩大。同时与其他学科的交叉联系也越来越密切。在神经毒理学中，形态学方法的应用和发展也为研究神经毒物对神经细胞的结构和功能的损伤、特定分子表达和分布的影响等提供了有力的工具。神经形态学研究的实验对象既包括体外培养的细胞模型，也包括各种动物模型。其中最常用的是啮齿类动物，多采用大脑切片的方式研究其神经系统的形态、结构和功能；另外，一些模式动物在神经形态学实验研究中的作用也越来越受到重视。如斑马鱼由于其鱼体和胚胎透明度高，可以采用免疫组织化学、原位杂交等技术，直接从整体水平观察其神经形态和神经系统特定分子的表达和分布，已被用于毒物影响神经发育的效应和机制研究。

（一）普通染色方法

研究神经系统传统的形态学方法是对神经组织结构直接染色成像。常用的如苏木精 - 伊红染色（hematoxylin-eosin staining）常用于观察细胞形态、凋亡等；尼氏染色（nissl staining）可通过对神经细胞内尼氏体的染色而观察神经元的细胞结构；高尔基染色（Golgi staining）主要用于观察神经元树突和树突棘的形态；氯化金浸染（gold impregnation）为观察骨骼肌运动终板的经典方法。普通染色方法操作简便，成本较低，是研究神经形态的良好手段。其缺点是无法在分子水平观察特定蛋白或受体的表达分布。

（二）免疫细胞化学法

免疫细胞化学法是利用抗体与抗原结合的原理，对组织、细胞特定抗原或抗体（多肽、蛋白质等大分子物质）进行定性、定位检测的技术，具有灵敏度高、特异性强等特点。免疫细胞化学法常用的标记物有荧光素、酶、生物素、铁蛋白、金、放射性同位素等。

（1）免疫荧光技术：1941 年，Coons 等首次采用异硫氰酸荧光素（fluorescein isothiocyanate，FITC）标记抗体获得成功。之后经过不断的改进，荧光素标记物的性能大幅度提高，种类也不断增多，在神经生物学领域得到日益广泛的应用。免疫荧光技术（immunofluorescence technique）可分为直接法和间接法。直接法是将荧光素标记在第一抗体（以下简称一抗）上，一抗与组织细胞中相应的抗原结合。间接法则是将荧光素标记在第二抗体（以下简称二抗）上，在一抗和抗原结合之后，再使二抗与一抗结合。与直接法相比，间接法具有灵敏度高、抗体使用量较小等优点；另外，荧光素标记的二抗可用于多种抗原的检测，而且使用两种或以上不同荧光素标记的二抗还可实现双标或多重标记的效果，所以使用更加广泛。

（2）酶标记抗体技术：酶标记抗体技术属于间接法。它采用酶标记抗体，并使抗体与组织细胞中的抗原结合，然后利用酶的活性催化相应的底物，从而生成可在显微镜下观察的有色产物。目前最常用的是过氧化物酶 - 抗过氧化物酶（peroxidase and anti-peroxidase，PAP）法，该方法使用辣根过氧化物酶（horseradish peroxidase，HRP）标记抗体。HRP 最常用的特异性底物是过氧化氢（H_2O_2），并需要二氨基联苯胺（3,3′-diaminobenzidine，DAB）作为供氢体。DAB 在过氧化氢的存在下失去电子而呈现出颜色变化和积累，形成可在镜下观察的棕褐色不溶性产物。此方法操作便捷，敏感度高于荧光法，显色清晰，且结果可长期保存。

（3）原位杂交组织化学技术：原位杂交组织化学技术（in situ hybridization histochemistry，ISHH）简称原位杂交，是通过将带有标记物的已知序列的核酸探针与细胞或组织中的特定核酸序列进行特异性的结合（杂交），然后根据标记物种类使用检测系统进行观察，从而在原位对核酸顺序进行精确定位和定量的方法。原位杂交常用的标记物有放射性同位素、荧光素、生物素、地高辛及某些酶类。其中采用荧光素标记探针的原位杂交技术称为荧光原位杂交（fluorescence in situ hybridization，FISH）技术，由于是非放射性标记物，具有操作安全、便捷，稳定等优点，且可通过采用不同荧光素标记物实现多色显示，但缺点是在应用较短 cDNA 探针时存在杂交效率明显下降的问题。原位杂交技术可保持组织和细胞结构的完整，准确反映核酸分子的定位，且对表达水平较低的靶序列也有很高的灵敏度。如果配合可定位特定蛋白分子的免疫细胞化学技术，可以实现对生理或病理条件下 DNA-mRNA- 蛋白质这样一个基因表达过程进行定性、定位和半定量的分析，在单个细胞内同时找到基因的位点、转录和翻译的产物，有助于对核苷酸结构与功能以及基因表达产物之间关系的研究，如观察神经细胞中特定 mRNA 的分布及表达调控机制、神经系统疾病中相关基因的变化规律等，是研究基因表达的强有力手段。

（4）免疫电镜技术：免疫电镜（immunoelectron microscopy, IEM）技术是免疫化学技术与电镜技术结合的产物，是使抗原和抗体在超微结构水平上结合和定位的一种方法。它一方面具有抗原和抗体之间相互作用的特异性，另一方面又具有电镜可进行超微结构观察和高分辨率的优点，为在超微结构和分子水平上研究神经细胞的超微结构以及毒物对特定蛋白在细胞内分布的影响提供了有力的工具。根据标记方法的不同，可分为免疫铁蛋白技术、免疫酶标技术和免疫胶体金技术等，其中胶体金和纳米金颗粒标记的二抗直径较小，更易进入胞质，在抗原定位上也比铁蛋白、HRP 等标记方法更加准确。近年来，有学者利用不同标记物在电镜下呈现不同的形态和电子密度的特点，建立了双标记或多标记免疫电镜技术，可在同一应用系统中，同时观察不同抗原及受体在细胞表面和细胞结构中的定位。如包埋后染色时，不同颗粒大小的胶体金可以分别标记二抗或葡萄球菌 A 蛋白，由于 A 蛋白可与多种 IgG 抗体结合，经胶体金标记后可与切片上的一抗结合并显示一抗的结合部位，从而可以实现在同一切片上双重染色的效果。

（三）神经束路示（追）踪法

神经束路示（追）踪法是利用神经细胞轴浆运输的原理，追踪神经纤维投射途径或神经元的传出和传入联系的主要方法，但其缺点是不能识别神经元及轴突束路的化学性质。常用的示踪剂有 HRP、荧光素、植物凝集素、放射性同位素、细菌毒素、病毒等。

1. **HRP 示踪技术** 1971 年，Kristenson 和 Olsson 首先报道 HRP 可被神经末梢摄取，经轴浆逆行运输至神经元胞体，用组织化学方法即可显示神经元的轮廓，从而创建了 HRP 神经元示踪技术。HRP 法建立的早期，仅用于逆行示踪，即将 HRP 注入神经的末梢部位，经逆行轴浆运输至胞体；而现在 HRP 示踪技术已可运用于逆行示踪、顺行示踪及跨节标记。HRP 法的呈色反应较常用的是四甲基联苯胺（tetramethylbenzidine, TMB）显色法，也可用 DAB 显色。TMB 显色时，反应物呈蓝色，DAB 显色时反应物呈棕色，两种显色结果在显微镜下均清晰可见。

2. **荧光染料示踪技术** 荧光染料示踪技术由荷兰著名神经解剖学家 Kuypers 于 1977 年首先创建。该方法利用某些荧光素可被神经末梢摄取，并通过轴突逆行运输到胞体的特性，可通过荧光显微镜观察神经元的末梢、神经纤维和胞体。不同荧光素标记神经元的部位不同，如快蓝（fast blue, FB）、荧光金（fluoro gold, FG）、碘化丙啶（propidium iodide, PI）等标记胞核；核黄（nuclear yellow, NY）、双脒基黄（diamidino yellow, DY）等标记胞核，而羰化青（1,1'-dioctadecyl 3,3,3',3'-tetramethylindocarbocyanine perchlorate, DiI）具有较高的亲脂性，可与神经元胞膜上的脂质结合，并沿神经纤维进行顺行和逆行的扩散，从而很好地显示神经元的胞体和突起。其中荧光金目前应用较多，它在波长 323nm 的紫外线激发下，可发出波长 408nm 的黄色荧光，且具有灵敏度高、运输和标记的距离长、标记细胞质的同时不标记细胞核、可耐受多种组织染色处理等优点；同时对轴突也有很好的标记效果，且分布均匀，呈线性荧光，有利于对轴突形态直接观察，因此被越来越多地应用于逆行示踪的研究。采用不同荧光素分别标记神经元的胞质和胞核，可实现双重或多重标记，是荧光染料示踪技术的最大优点之一；但应注意不同荧光染料在神经元中运输的速度差别较大，必要时需在不同时间分别注入荧光染料。荧光染料示踪技术的主要缺点是易褪色，切片无法长期保存。在常用的以 50% 甘油和 50% PBS 混合液配制的封片剂中加入 2.5% 三乙烯二胺（triethylene diamine）可有效地延长观察和保存时间。另外，由于分子量较小，荧光染料示踪技术的另一缺点是易扩散，与 HRP 法相比更加难以确定有效注射范围。

3. **放射自显影神经示踪技术** 1972 年，Cowan 等首先用放射自显影神经示踪（autoradiographic nerve tracing，ARNT）技术研究 CNS 的纤维联系，现在该法已成为神经科学研究中追踪神经纤维联系的主要技术之一。ARNT 技术基于轴浆运输的机制，用放射性同位素标记氨基酸，再通过显影观察其被胞体摄取合成蛋白质后沿着轴浆的运输路径。常用的同位素标记物有 ^3H、^{14}C、^{35}S 等，而被标记的氨基酸常用亮氨酸和脯氨酸，其中亮氨酸可被以大、中型神经元为主的各类神经元所摄取；而脯氨酸则主要被小型神经元摄取，标记轴突终末，还可作为跨突触标记物，即被轴突终末排出后被突触后神经元摄取，进一步送至二级神经元的终末。ARNT 技术灵敏度较高，而其最大优点就是不标记过路纤维，克服了 HRP 法和荧光染料示踪法中过路纤维也被标记的缺点。

五、神经化学方法

神经化学（neurochemistry）是研究神经化学物质（包括神经递质、精神药物、神经肽等）对神经元的影响的科学。近 30 年来，神经化学的研究逐渐集中于对神经疾病中神经递质、调质、激素、生长因子及其受体、生物标志物等的作用及其机制，神经化学方法的主要目的就是分离和分析这些与神经功能活动及疾病相关的化学组分。经典的神经化学方法包括离心、电泳、色谱、质谱等，另外还有放射免疫测定（radioimmunoassay，RIA）、放射受体等与其他学科实验技术交叉产生的方法。

（一）离心法

在神经科学研究中，离心（centrifugation）主要用于生物样品的分离和制备。离心时悬浮颗粒的沉降速度取决于颗粒的质量、大小、密度等。常用的离心机有低速离心机（最大转速 < 6 000r/min）、高速冷冻离心机（最大转速 < 25 000r/min）、超速离心机（最大转速达 50 000～80 000r/min）等。离心技术在神经毒理学研究中应用广泛，可用于体外培养细胞的收集、细胞器的分离提取、组织细胞蛋白和核酸的提取、神经突触体的分离制备等。

（二）电泳法

生物大分子（蛋白质、核酸、多糖等）自身带有电荷，在一定条件电场的作用下，可以向着与其电性相反的电极方向移动，称为电泳（electrophoresis）。由于生物样品中各种组分所带的电荷性质、电荷数量、分子质量存在差异，在同一电场的作用下，各种带电组分在电场中移动的方向和速度各不相同，在相同时间内所移动的距离也不同，从而实现对不同组分的分离。

1. **聚丙烯酰胺凝胶电泳技术** 聚丙烯酰胺凝胶电泳（polyacrylamide gel electrophoresis，PAGE）技术包括非变性聚丙烯酰胺凝胶电泳（native polyacrylamide gel electrophoresis，Native-PAGE）和 SDS-PAGE。Native-PAGE 可以在天然状态分离生物大分子，电泳过程中蛋白质能够保持其完整状态和生物活性，并根据其分子量大小和形状的不同，在凝胶中呈现不同的迁移速度，从而逐渐呈梯度分离。SDS-PAGE 时，蛋白质样品中加入十二烷基硫酸钠（sodium dodecyl sulfate，SDS）和二硫苏糖醇（或巯基乙醇），可将样品中的蛋白质解聚成多肽链，被解聚后的多肽链和 SDS 结合成蛋白 -SDS 复合物。由于 SDS 所带的电荷数远超过蛋白质原有的电荷量，这样就消除了不同分子间的电荷差异和结构差异，使电泳过程中蛋白质的迁移速度不受其原有电荷量和形状结构的影响，而仅取决于它的分子量。采用 SDS-PAGE 分离蛋白质具有操作简便快捷、精确度高等优点。

2. **琼脂糖凝胶电泳** 琼脂糖凝胶电泳是用琼脂糖（agarose）作支持介质的一种电泳方法，常用于分离、鉴定和纯化核酸，如 PCR 产物的鉴定、重组质粒的鉴定、DNA 酶谱制作等。DNA 分子在琼脂糖凝胶中迁移时同时具有电荷效应和分子筛效应，但以分子筛效应为主。当电泳液的 pH 高于 DNA 分子的等电点时，DNA 分子带负电荷，在电场中向正极方向移动。在琼脂糖溶液中加入约 0.5μg/ml 的溴化乙锭（ethidium bromide，EB），在紫外线下可以检出 ≥10ng 的 DNA 条带。但由于 EB 是诱变剂并有中等毒性，配制和使用时都应戴手套，并避免污染实验台或地面。另外，近年来也开发出一些安全的染料，如 Syber Green 等。

（三）色谱法

色谱法（chromatography）又称层析法（chromatographic technique）或色层分析法，是利用混合物中不同物质组分在流动相和固定相之间的分配系数的不同而将混合组分分离的技术。当流动相（液体或气体）流经固定相（固体物质或涂在固体上的液体）时，各种组分以不同的速度移动，从而达到分离的目的。

色谱法的分类多样。根据两相所处的状态，可分为液相色谱法（liquid chromatography，LC）、气相色谱法（gas chromatography，GC）和超临界流体色谱法（supercritical fluid chromatography，SFC）等；根据样品分离的原理，可分为吸附色谱法、分配色谱法、离子交换色谱法、凝胶色谱法和亲和色谱法等；根据操作形式的不同，可分为柱色谱法、纸色谱法、薄膜色谱法等。

1. 气相色谱法　气相色谱法是以气体作为流动相的色谱法。其特点是对样品进行分离和分析的灵敏度较高，方便快捷，但不能检测易挥发物质和不稳定物质，限制了它的应用。目前气相色谱法主要用于小分子量复杂组分物质的定量分析。

2. 高效液相色谱法　高效液相色谱法（high performance liquid chromatography，HPLC），又称高压液相色谱法，是在经典液相色谱法的基础上发展而来的。HPLC 具有"高压、高速、高效、高灵敏度"等特点，被广泛应用于药物和生物样品的分离和分析。HPLC 可分析 70% 以上的有机化合物，尤其是对高沸点、强极性、热稳定性差的大分子量化合物及离子型化合物的分离分析具有优势，如对氨基酸、多肽、蛋白质、核酸、甾体、维生素、类脂等均可进行分离和定量分析。另外，HPLC 可与其他仪器，包括原子光谱、质谱、磁共振、傅里叶变换红外光谱仪（Fourier transform infrared spectrometer，FTIR spectrometer）联用，进一步扩大了 HPLC 的应用范围。

3. 毛细管电泳技术　毛细管电泳（capillary electrophoresis，CE）技术是一类以毛细管为分离通道、以高压直流电场为驱动力的新型液相分离技术。CE 具有高效、快速、高分离性能、样品及试剂消耗少等特点，在蛋白质、多肽、DNA 等生物大分子的分离分析中表现出了显著的优越性。毛细管电泳通常用到的检测方法有吸收光谱、荧光光谱、电化学方法和质谱法等。

（四）质谱法

质谱法（mass spectrometry，MS）的原理是使样品中的各种组分在离子源中发生电离，生成不同荷质比的带电离子，并在加速电场的作用下形成离子束，进入质量分析器，然后利用电场和磁场将运动的离子按质荷比（原子质量单位 / 离子所带电荷数）分离，并按质荷比大小依次到达检测器，经记录和检测得到样品的质谱。MS 可以通过测定离子准确的分子量而分析其化学组成及分子结构，并具有灵敏度高、检测对象广、分析速度快等优点，成为样品定性分析和分子结构研究的重要手段。尤其是近年来计算机在质谱法中的应用，以及质谱与色谱等其他技术的联用，如气相色谱 - 质谱法（GC-MS）、液相色谱 - 质谱法（LC-MS）、质谱 - 质谱法等，进一步扩大了质谱技术的应用范围。另外，MS 电离技术和分析技术的发展和完善，如电喷雾电离（electrospray ionization，ESI）和基质辅助激光解吸电离（matrix-assisted laser desorption ionization，MALDI）出现后，质谱仪的分辨率、灵敏度和检测分子质量范围大幅度提高，从而使得质谱技术在生命科学领域获得更广泛的应用。生物质谱（biomass spectrometry）的出现开拓了质谱应用的新领域，可用于生物体内的组分序列分析、结构分析、分子量测定和各组分含量测定等研究，如核酸相对分子质量和序列的测定、蛋白质序列分析、蛋白质肽指纹图谱测定、蛋白质翻译后修饰研究、生物标志物的检测、微生物鉴定（如幽门螺杆菌的临床检测）等。

六、分子神经生物学方法

随着分子生物学理论和研究技术的不断发展，在生物大分子水平上研究神经的结构与功能逐渐成为神经科学研究的热点和前沿，并产生了分子神经生物学这一新的研究领域分支。目前，分子生物学技术已被广泛应用于研究神经系统发育、分化、功能调控、病理改变等过程，如神经可塑性、树突及轴突转运、神经递质、激素与受体的相互作用、神经代谢障碍机制等方面，大幅度提高了人们对神经系统分子水平的结构和功能的认识。在神经毒理学中，也越来越广泛地使用这些技术方法来研究毒物暴露后神经系统在分子水平上的变化,从而对阐明相关毒性作用的机制提供更多和更深入的证据。

分子神经生物学的大多数方法都可用于神经毒理学的研究。如聚合酶链反应(polymerase chain reaction,PCR)、核酸分子杂交(nucleic acid molecular hybridization)技术、蛋白质印迹法(Western blotting)等可用于检测毒物暴露后神经系统特定基因的 mRNA 或蛋白表达水平变化。基因芯片(gene chip)和蛋白芯片(protein chip)等高通量技术可以检测和分析暴露毒物后神经系统发生改变的大量基因序列或蛋白,此与传统检测技术相比凸显出显著的优势。在针对特定基因功能的神经毒理学研究中,可用 DNA 重组技术将分离纯化或人工合成的目的基因 DNA 序列导入神经细胞中,使之表达和扩增;或采用 RNA 干涉(RNA interference,RNAi)技术使细胞表现为特定基因表达关闭,导致基因转录后水平沉默,从而对神经系统特定基因的表达和功能进行深入探讨,在分子水平上阐明神经系统相关病变发生的机制,为寻找基因诊断和药物治疗靶点提供了重要的手段。

分子神经生物学研究常用的实验对象包括实验动物、体外培养的细胞和原核生物等。其中动物模型最常用的有大鼠、小鼠、斑马鱼、线虫等。斑马鱼具有繁殖能力强、胚胎发育速度快且同步、基因与人类基因相似度高达 87% 等特点,在胚胎发育机制和基因组研究等方面具有优势,其应用也逐渐拓展到分子神经毒理学领域,已被用于在分子水平上研究毒物影响神经发育和功能、诱导神经退行性疾病机制等方面。线虫在神经发育的遗传学机制、神经退行性疾病的发病机制等研究中也具有显著的优点。另外,转基因动物在神经毒理学中的应用也越来越受到重视。如在探讨神经毒物诱导 PD、AD 等神经系统疾病机制的研究中,*α-synuclein* 转基因小鼠、*Parkin* 基因敲除小鼠、APP/PS1 转基因小鼠等转基因动物模型已被广泛使用。转基因动物还可用于研究毒物对神经受体、神经递质、神经因子、炎症因子等的影响,对于明确相关蛋白分子在毒效应中的作用具有重要的意义。

(郑 刚)

第六节 神经系统分子毒理的研究展望

具有神经毒性的外源化学物对健康的威胁贯穿人类生命的全过程,不同生命阶段的暴露均可造成神经系统功能或结构的损伤,导致神经系统发育异常、神经功能损伤、神经退行性病变等。尽管以往神经系统毒理学领域已围绕各种外源化学物所引起神经系统疾病的临床特征、病理特点、毒性作用特点规律及其分子机制开展了大量研究,但是,神经系统结构和功能高度复杂,许多已知和未知的脑区结构、分子机制都参与其中,而且传统方法的检测指标常常缺乏高度的灵敏性和特异性,对于毒性机制的研究和认识存在很大的局限性。所以,众多外源化学物神经毒性作用的特点规律、靶点分子及相关调控分子网络机制尚未完全揭示。

近年来,神经生物化学、分子生物学、生物信息学等领域各种新的研究技术手段不断出现和发展,已经渗透到了生命科学研究的各个领域,也为神经系统毒理学研究的发展提供了重要的条件。在新的理论和技术支撑下,神经系统毒理学的研究思路也不断拓宽,逐渐向基因、蛋白、代谢物等层面延伸。例如,转基因动物技术、RNA 干涉等基因表达等技术已经成为研究神经系统特定基因功能及其在外源化学物神经毒性机制中的关键技术;光遗传学技术已逐渐发展为在分子、细胞、神经环路和行为学水平研究神经元功能特性的标准方法;而环境基因组学、环境蛋白组学、转录组学、代谢组学等理念和相关技术的发展及成熟更是为深入研究外源化学物暴露与神经系统中环境应答分子之间的交互作用,以及它们对相关疾病的影响提供了高效而精准的工具。同时,生物信息学、计算生物学技术通过对相应组学和分子机制研究所获取信息的有效获取、深入分析以及充分挖掘,从而与基因、蛋白、代谢物等层面的研究相交融,为认识特定外源化学物引发毒效应的动态性、阶段性反应特征、分子机制,甚至进一步控制或利用其毒性提供了确凿的理论依据。

总而言之,未来神经系统分子毒理将主要围绕外源化学物对高级脑功能、神经发育、神经退行性病变、神经发生等的影响，从分子、细胞、神经网络和全脑水平开展整合性研究，从而揭示外源化学物神经毒性作用的规律和特点，并将其本质深化还原到细胞和分子事件。对于明确相关神经系统损伤和疾病的病因、阐明其细胞分子机制、寻找精准干预的靶点乃至进一步提出有效的

防治策略，将起到重要的推动作用。而包括分子生物学在内的各相关领域新技术方法的发展和进步，可望为神经系统分子毒理研究带来巨大的促进作用和突破性进展。

（骆文静）

参 考 文 献

[1] 李云庆. 神经解剖学 [M]. 西安：第四军医大学出版社，2009.

[2] 韩济生. 神经科学 [M]. 北京：北京大学医学出版社，2009.

[3] 赵超英，姜允申. 神经系统毒理学 [M]. 北京：北京大学医学出版社，2009.

[4] 夏世钧，吴中亮. 分子毒理学基础 [M]. 武汉：湖北科学技术出版社，2001.

[5] 周宗灿. 毒理学基础 [M]. 2版. 北京：北京医科大学出版社，2000.

[6] 吕国蔚，李云庆. 神经生物学实验原理与技术 [M]. 北京：科学出版社，2011.

[7] 高红伟，安荣泽，王兆杰. 周围神经损伤修复功能评价方法的研究进展 [J]. 中国医学创新，2014，11（6）：146-148.

[8] Klaassen CD. Casarett & Doull's Toxicology: The Basic Science of Poisons[M]. 7th ed. New York: McGraw-Hill Education，2007.

[9] Smart RC，Hodgson E. Molecular and Biochemical Toxicology[M]. 4th ed. New Jersey: John Wiley & Sons, Inc.，2008.

[10] Klaassen CD. 卡萨瑞特·道尔毒理学（英文版）[M]. 北京：人民卫生出版社，2002.

[11] Vallés AS，Borroni MV，Barrantes FJ. Targeting brain α7 nicotinic acetylcholine receptors in Alzheimer's disease: rationale and current status[J]. CNS Drugs，2014，28（11）：975-987.

[12] Jones DC，Miller GW. The effects of environmental neurotoxicants on the dopaminergic system: A possible role in drug addiction[J]. Biochem Pharmacol，2008，76（5）：569-581.

[13] Philbert MA，Billingsley ML，Reuhl KR. Mechanisms of injury in the central nervous system[J]. Toxicol Pathol，2000，28（1）：43-53.

[14] Kraft AD，Harry GJ. Features of microglia and neuroinflammation relevant to environmental exposure and neurotoxicity[J]. Int J Environ Res Public Health，2011，8（7）：2980-3018.

[15] Zhou C，Liu J，Chen XD. General anesthesia mediated by effects on ion channels[J]. World J Crit Care Med，2012，1（3）：80-93.

[16] Celanire S，Sebhat I，Wichmann J，et al. Novel metabotropic glutamate receptor 2/3 antagonists and their therapeutic applications: a patent review（2005 - present）[J]. Expert Opin Ther Pat，2015，25（1）：69-90.

[17] Pellacani C，Costa LG. Role of autophagy in environmental neurotoxicity[J]. Environ Pollut，2018，235：791-805.

[18] Maurer LL，Philbert MA. The mechanisms of neurotoxicity and the selective vulnerability of nervous system sites[J]. Handb Clin Neurol，2015，131：61-70.

[19] Heusinkveld HJ，van den Berg M，Westerink RH. In vitro dopaminergic neurotoxicity of pesticides: a link with neurodegeneration[J]. Vet Q，2014，34（3）：120-131.

[20] Kanthasamy A，Jin H，Charli A，et al. Environmental neurotoxicant-induced dopaminergic neurodegeneration: a potential link to impaired neuroinflammatory mechanisms[J]. Pharmacol Ther，2019，197：61-82.

[21] Chastain LG，Sarkar DK. Role of microglia in regulation of ethanol neurotoxic action[J]. Int Rev Neurobiol，2014，118（118C）：81-103.

第二十章　毒作用生物信息学

随着生物技术的迅猛发展，各种组和高通量分析技术不断取得突破，21世纪互联网发展和生物实验海量数据的产生伴随人类已进入生命科学时代，而其显著的特征就是对信息科学技术的依赖。生物信息学是基于分子生物学与多种学科交叉，以计算机为工具对生物相关信息进行储存、检索和分析的科学，是当今生命科学的重大前沿领域之一。其发展依赖于生物学、计算机科学等相关学科不断突破的同时，又为这些学科提供信息、材料及研究方法，并通过对生物信息的查询、搜索、比较及分析，从中获取基因编码、基因调控、核酸和蛋白质结构功能及其相互关系等信息。如今，生命科学进入了以揭示基因组的功能及调控机制为目标的后基因组时代，着重研究基因组的多样性，基因组的表达调控与蛋白质产物的功能，以及模式生物基因组研究等核心科学问题。伴随暴露组学、转录组学、蛋白质组学、代谢组学、宏基因组学和表观遗传学等的飞速发展，生物信息学已广泛用于毒性通路的识别、建模和毒物特性预测分析等毒理学研究领域。本章将简要介绍生物信息技术在毒理学研究领域的应用、部分毒理学网络信息资源、毒理相关生物信息学软件及其应用等。

第一节　系统毒理学及其应用

一、系统毒理学的概念

（一）系统毒理学的定义

20世纪，分子生物学主要集中于研究单独的个体成分，如基因、蛋白质及其彼此有限的相互作用。随着高通量技术的迅猛发展，一门在系统水平上研究生命的结构、功能和调节网络的科学——系统生物学应运而生。美国系统生物学研究所创始人胡德（Leroy Hood）提出，系统生物学（systems biology）是研究一个生物系统内所有组成成分（DNA、mRNA、蛋白质等）的构成，以及在特定条件下这些组分间的相互关系的学科。系统生物学不同于以往的实验科学仅仅关心个别的基因的蛋白质，而是研究所有的基因、所有的蛋白质、组分间的所有相互关系。

2003年，美国国家毒理基因组学研究中心（National Center for Toxicogenomics，NCT）在开发第一个毒理基因组学智能库时提出了系统毒理学的概念，该智能库将来自转录组学、蛋白质组学、代谢组学的分子表达数据集和传统毒理学参数、人类疾病有关的毒物代谢途径以及基因调节网络信息结合在一起。系统毒理学是系统生物学在毒理学中的延伸，该概念涵盖了毒物和应激原对生物系统的干扰作用、分子表达监测和某些传统毒理学参数的测量，并整合应答数据以建立相应的毒理学系统模型。通俗而言，系统毒理学（systems toxicology）是将毒理基因组学、传统毒理学和生物信息学融合而成的一个体系。在最理想的情况下，系统毒理学方法将生理药代动力学（physiologically based pharmacokinetic models，PBPK）模型或药动学-药效学（pharmacokinetic based pharmacodynamics，PBPD）模型和以生物学为基础的剂量-反应（biologically based dose-response，BBDR）模型，从毒理组学角度来诠释机体所有分子表达的改变。

（二）毒性通路的定义

系统生物学的核心是阐述生物分子网络所取得的进展。生物分子网络（molecular biology network）是指由生物体内的DNA、mRNA、蛋白和小分子间复杂的生化反应所构成的一组相互联系的通路。生物网络的功能包括使正常的细胞功能得以维持、细胞间的信号传导运转自如、细胞对自身环境的变化适应良好等。生物科技的发展促使科学家研究环境因素是如何通过干扰通路而产生的毒性反应。当通路被严重干扰并导致不良健康效应时，称作毒性通路（pathway of toxicity，PoT）。毒性通路强调的是在细胞水平从化学品暴露到基因表达改变的一系列精确的分子事件。

随着系统生物学的发展，细胞内信号转导网络逐步建立，生物系统分子表达的监测成为可能。在 2000 年，美国国家研究委员会（National Research Council US，NRC）就列举了细胞内和细胞间的 17 条与发育相关的信号通路用于评价生殖和发育毒性。此外，还有很多重要的信号通路涉及炎症、氧化应激和癌症等。例如，Nrf2 抗氧化反应通路是一种常见的毒性通路。在无毒环境中，抗氧化酶基因的表达由于转录调控因子 Nrf2 的失活而受到限制。此时胞质蛋白 Keap1 与 Nrf2 结合，将其局限在胞质内，使其无法激活抗氧化酶基因的转录。与 Keap1 结合的 Nrf2 随后可被基于 Cul3 的 E3 连接酶迅速降解。在毒性环境中，一些氧化剂与 Keap1 反应，引起 Nrf2 解离并进入细胞核。一旦 Nrf2 进入细胞核，可与 Maf 蛋白形成二聚体并与抗氧化应答元件相结合，进而引起抗氧化应激蛋白和二相解毒酶的高表达。下面我们列举其他一些常见的毒性通路实例：

1. **热休克蛋白（HSP）应答通路** 由热休克转录因子（heat shock transcription factor 1，HSF1）激活合成的蛋白可以维持细胞蛋白的活性折叠构型，以应对应激反应所导致的蛋白展开和变性。

2. **低渗性应答通路** 细胞应激原损坏细胞膜的完整性，激活 p38 MAPK 介导的通路以应对刺激。p38 MAPK 的应激功能在真核细胞中是不变的。

3. **DNA 应答通路** DNA 结构损坏可以通过 GADD45 和其他蛋白来诱导修复酶的表达，然而修复 DNA 损坏会增加细胞分裂时的突变风险和致癌风险。

4. **内分泌激素应答通路** 激活和抑制具有转录活性激素受体，包括雌激素、雄激素和孕酮受体会导致稳态失衡和受体控制的相关生物学功能的改变。

（三）系统毒理学的基本框架

毒性通路的识别和构建过程涉及发现毒性通路蛋白组分和环境因素如何引起通路变化。系统生物学方法包括分子表达谱芯片、通路挖掘和其他高分辨技术，以揭示关键分子间的相互作用。这些关键的交互作用将在体外进行测试并用计算机模拟，为检测毒性通路干扰提供一套合适的策略，并为描述剂量 - 反应关系提供必需的工具。图 20-1 中描述系统毒理学的基本框架。此框架中应用了活细胞对于各种化学毒物的应激反应，并融合了全基因序列和不完全的生物学知识，所有这些都用来解释潜在的相互作用关系。

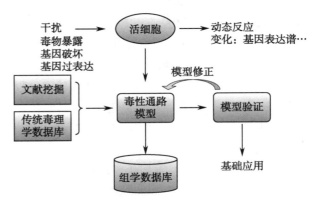

图 20-1 系统毒理学的基本框架

系统毒理学最终目的是理解毒性通路中所观察到整体变化及其相互作用。为此，需用数学模型整合各种水平整体性质的测量和毒性通路。系统毒理学的基本框架如下所述：

1. **毒性通路结构的识别** 毒性通路结构鉴定首先应对选定生物系统的所有组分进行了解和确定，描绘出该系统的结构，包括基因相互作用网络和代谢途径，以及细胞内和细胞间的作用机制，以此构造一个初步的系统模型。

2. **毒性通路的行为分析** 毒性通路的识别需在人为控制的状况下，揭示出特定的生命系统在不同条件和时间下具有怎样的动力学特征。一般是通过系统的改变研究对象的内部组分（基因突变、基因敲除等）或外部环境（化学毒物暴露），然后用大规模发现工具观测在这些情况下毒性通路组分或结构发生的相应变化（包括基因表达、蛋白质表达和相互作用、代谢途径等），并将得到的有关信息与模型整合。

3. **系统控制** 将实验得到的数据与根据模型预测的数据进行比较，并对模型进行修正，使预测结果与实验观测结果更加一致。

4. **系统设计** 根据修正后的模型的预测或假设,设计和实施新的改变系统状态的实验,重复步骤 2 和步骤 3 不断地通过实验数据对模型进行修订和精炼。系统毒理学的目标就是创建一种毒性通路的数学模型,该模型能够预测细胞对定性和定量的化学毒物暴露的应答反应。

二、系统毒理学的主要技术和方法

(一)测量技术

1. **系统毒理学测量** 系统毒理学的研究需要全面的数据,以供仿真、建模以及系统鉴定使用。数据的全面性主要分为:①组分的全面性。诸如基因组、蛋白组等成分必须得到全面的测量。②时空的完备性。传统的生物学实验往往仅测量特定时间发生前后系统的变化,而精细的时间序列和特定空间分布下的系统行为对系统建模至关重要。③内容的全面性。对诸如转录水平、蛋白质相互作用强度、磷酸化、甲基化、乙酰化、定位等特征的全面测量非常重要。以基因调控网络的构建为例,首先需要全面测量基因表达谱。野生型表达数据难以满足需求,需要每个基因缺失突变和过表达所产生的完整数据集。许多情况下,表达水平随时间和空间的变化对建模非常重要。除了对特定时空测量数据外,还需进行固定时间、空间间隔的采样测量,这种测量对建模、系统行为分析是十分有益的。得到基因调控网络后,还需要确定网络中特定的参数,如结合常数、转录速率、翻译速率、化学反应速率、降解常数、扩散系数及主动运输速率。

2. **定量的高通量测量技术** 人类基因组计划不仅改进了我们系统地干扰细胞的能力,也给我们提供了系统地表征细胞的技术,如 DNA 测序仪、微阵列技术及高通量蛋白质组学。由于这些技术可实现整体分析,成为生物系统性质、动力学分析的首选方法。自 1986 年 DNA 测序仪诞生以来,DNA 的测序能力已增加了几千倍。目前新一代测序技术能在 mRNA 水平进行全面测量,从而得到完整的基因表达谱。微阵列技术是第二类强大的发现工具,包括基因芯片、蛋白质芯片和组织芯片。蛋白质组学主要表征细胞中的大量蛋白质,涉及多种诸如质谱、二维凝胶电泳等分析工具。此外,很多干扰基因转录的方法业已发明,如使特定基因功能失效的基因敲除及 RNA 干扰技术。为了适应不断增长的全面、精确的测量需求,一系列自动化程度高、精确度高的测量技术也不断涌现。四维显微成像技术可以搜集恒定时间间隔的多层共焦图像,已成为细胞系分化过程中数据采集与建模仿真的有用技术。整体原位杂交技术和单细胞测量技术的发展使得进行实现生物调控网络的完全鉴定成为可能。

(二)研究方法

大量高通量实验产生大量的数据,急需开发新的方法构建定量预测模型。计算系统毒理学的关键是应用计算系统生物学的方法解决 21 世纪毒理学的相关问题。这些技术包括毒性化合物相关的静态网络的构建和分析、动态生物网络的模拟和分析。

1. **静态网络的构建和分析** 生物分子网络可以用 $G=(V, E)$ 表示。V 是网络中节点的集合,每个节点代表一个生物分子或一个环境刺激。E 是边的集合,每条边代表节点间的相互关系。在数学上,生物分子网络可以用邻接矩阵表示,其中矩阵的元素表示边的权重。网络的拓扑性质是描述网络本身及其内部节点或边结构特征的度量,对分析网络的结构和探索关键节点具有重要的意义。基本的网络拓扑性质包括连通度、聚类系数、紧密度、直径和平均距离等。Cytoscape 和 Pajek 等软件可以实现网络的可视化及拓扑性质的计算。

静态生物分子网络的构建方法大致分为知识驱动和数据驱动两大类。知识驱动法主要是将文献和数据库的资料的知识进行汇总和整理,从而编织出完整的毒物相关的生物分子网络。一系列的工具和平台可以用于构建基于知识的网络,如 Cell Designer(http://celldesigner.org/)可以编辑生物网络或通路,iPathways(http://www.ipathways.org/)是一个生物网络发布平台。数据驱动法主要是使用基因表达数据推断与毒物相关生物分子网络,最基本的方法包括基因富集分析法、共表达网络、贝叶斯网络等。基因富集分析法是指首先识别差异表达基因,然后采用富集分析法(如 KEGG 分析、GSEA 分析等)识别毒物相关的生物通路。基因共表达网络也称为相关网络,主要用于识别具有相似表达模式的基因。为了从基因表达数据推断基因共表达网络，需要计算任意两个基因间的表达相关指标，其中表达相关指标可以选用 Pearson 相关系数、条件相关系数、互信息等。使用基因共表达网络可以识别毒物相关的关键基因、构建基因调控网络、差异共表达分析等。常用的共表达网络分析的工具包括 WGCNA、ARACNE 和 GENIE3 等。近年来，共表达网络已经广泛应用于毒理学领域，如唐赟等人开发的网络推理算法首次发现了化合物相关网络的中的"弱相互作用"，并且成功地运用于化合物 - 蛋白质、药物 - 副作用相互作用网络的预测。Audouze 等人根据蛋白质网络拓扑相似性，预测毒性物质导致疾病的潜在机制蛋白。

2. 动态网络的模拟和分析　生命过程是一个动态过程，如细胞对外界化学物质的压力反应、细胞间的信号转导和组织间的物质交换都是动态的，因此生物网络不可避免地具有动态性特征。通过结合基因表达的动态信息，利用微分方程模型、随机过程模型、布尔模型、Petri 模型等算法，不仅可以构建出随时间变化的动态网络，还可以更准确地描述和预测生物过程。

动态网络模拟中最常用的方法是常微分方程模型。常微分方程（ordinary differential equation，ODE）是基于质量作用定理用微分方程描述生物分子浓度随时间的变化。使用常微分方程模拟生化网络需要确定许多参数，不能由实验获得的参数可以通过数学推断得到。相对复杂的生物网络将会涉及多个常微分方程方程，这些方程组的求解可通过 LOODA 和 CVODE 等程序进行。SOSlib 是一个基于常微分方程算法的开源计算机程序库，可用于分析和计算生化系统中涉及的常微分方程组。但常微分方程只能反映系统要素与时间的关系，并未考虑到物质转运和扩散等空间限制效应对反应的影响，对于同时存在时间和空间效应的系统则需建立偏微分方程（partial differential equations，PDE）。同常微分方程相比，尽管偏微分方程更接近真实的生物系统，但偏微分方程需要确定更多的参数，因而限制了其广泛的应用。

虽然常微分方程和微分方程是最基本且使用最为普遍的生物系统建模方法，但它们只是真实生物系统的一个确定性近似。在实际情况下，随机性贯穿于系统发生和演化的始终，是生物系统最重要的特征之一。为了描述系统内必然出现的本质的随机性，则需要使用随机微分方程对生物系统建模。常见的随机微分方程模型包括化学主方程、福克 - 普朗克方程和郎之万方程（Langevin equation）。随机微分方程在系统生物学的实际应用中，最大的困难在于其求解十分困难，但有一些比较有效的近似解法，如 Gillespie 提出的基于蒙特卡罗随机模拟算法和 Stochsims 算法。

布尔（Boolean）网络和 Petri 网络是两种典型的离散动力学模型。在布尔网络中，每个节点代表一个生物分子，生物分子状态用一个 0-1 二元变量表示，其中 0 表示非激活状态，1 表示激活状态。如果该生物分子是一个基因，则 0 表示不表达，而 1 表示表达。布尔网络的每条边表示生物分子间的相互作用，可以由布尔函数来表达。如 $A \cap (7B)\text{-}7C$ 表示"如果 A 基因表达，且 B 基因不表达，则 C 基因表达"。在布尔网络中，当前基因的表达水平通过布尔函数决定基因在下一个时刻的表达。为了从基因表达谱中重构布尔调控网络，Liang 提出了 REVEAL 算法判断两个基因之间是否存在相互作用。为了使布尔网络模拟生物网络的随机性，Shmulevich 构建了概率布尔模型。常用的布尔网络建模工具有 CellNOpt 等。

Petri 网络是一种用于信息处理系统建模的数学工具，它可以将直观的图形化表述和完善成熟的数学分析方法很好地结合在一起，因而在系统生物学领域有广泛的应用。经典的 Petri 网络包含两种节点，即分别用圆形和矩形表示位置及变迁，节点通过有向弧连接起来。在描述生物系统时，位置表示涉及的生物分子，位置中的标记代表分子的数量或浓度；变迁表示生化反应，弧权表示化学计量系数。标准的 Petri 网常用来定性分析生物网络的结构性质，研究者将 Petri 网进行不同的扩展，以解决更加复杂的系统生物学实际问题。时间 Petri 网可以判断变迁的可实施性；随机 Petri 网结合随机模拟算法，通过反应时间延迟控制变迁的实施，能很好地模拟同时具有随机性和连续性的复杂生物系统。常用的 Petri 网络建模工具有 Snoopy、CPN Tools、Cell Illustrator 和 GON 等。

（三）应用实例

DNA 损伤反应的数学模型：DNA 损伤反应的信号通路已经得到充分研究。致突变物或致癌物进入细胞后会以不同的方式对细胞遗传物质造成损伤，如造成 DNA 双链断裂。作为一种防御机制，细胞会启动 *p53* 基因调控通路，阻止细胞生长以修复 DNA 损伤。*p53* 基因调控网络的核心网络如图 20-2A（见文末彩图）。在该网络中，P53 蛋白作为 *Mdm2* 基因的转录因子，促进 *Mdm2* 基因的表达。Mdm2 蛋白通过结合 P53 蛋白并将其带到核外降解，P53 蛋白与 Mdm2 蛋白之间构成负反馈网络。DNA 损伤信号将激活 ATM 蛋白，进而激活 P53-Mdm2 负反馈网络。Nutlin-3 是一种常用的可以通透细胞膜的、抑制 P53-Mdm2 结合的 Mdm2 拮抗剂。Nutlin-3 通过和 Mdm2 结合，抑制蛋白 Mdm2 和 P53 的相互作用，从而上调 P53 蛋白的活性，诱导细胞凋亡，并发挥抗肿瘤作用。通过建立 Nutlin-3-P53-Mdm2 网络模型研究 Nutlin-3 对 *p53* 基因网络动力学行为的调控机制，成为研究抑癌药物 Nutlin-3 功能的重要方法。该模型可以用下列微分方程来描述：

$$\frac{dP}{dt} = \beta_P - \alpha_{MP}MP(1 - \gamma_P IR(t)) - \alpha_P P$$

（式 20-1）

$$\frac{dM}{dt} = \beta_M + \beta_{MP}\frac{P(t-\tau)^N}{K^N + P(t-\tau)^N} - \alpha_{MN}NM - \alpha_M M$$

（式 20-2）

$$\frac{dN}{dt} = \beta_N - \alpha_{NM}MN - \alpha_N N \quad （式 20-3）$$

方程中 P、M 和 N 分别表示的是 P53、Mdm2 和 Nutlin-3 的浓度。式 20-1 表示 P53 蛋白浓度随时间变化的动力学方程，第一项 β_P 代表正常细胞内 P53 的生成速率；第二项代表 DNA 损伤信号激活 Mdm2 导致的 P53 降解，其中 α_{MP} 表示 Mdm2 对 P53 降解的作用强度，γ_P 代表损伤信号对 P53 降解的抑制作用的能力，$IR(t)$ 代表由电离辐射引起的 DNA 损伤信号；第三项代表不依赖于 Mdm2 的 P53 降解，其中 α_P 表示降解速率。式 20-2 表示 Mdm2 蛋白浓度随时间变化的动力学方程，右边第一项 β_M 表示细胞内与 P53 无关的 Mdm2 的转录和翻译速率；第二项代表 P53 浓度变化增加引起的 Mdm2 合成，其中 β_{MP} 是 P53 引

起的 Mdm2 蛋白合成的最大合成速率，τ 表示 P53 诱导 Mdm2 合成的时间延迟，K 表示由 P53 诱导 Mdm2 浓度增加的阈值，N 为 Hill 系数；第三项表示依赖于 Nutlin-3 的降解作用，其中 α_{MN} 表示降解速率；第四项表示 Mdm2 的基本降解作用，α_M 表示降解速率。式 20-3 表示抑癌药物 Nutlin-3 浓度随时间变化满足的动力学方程。方程右边第一项 β_N 表示药物 Nutlin-3 在人体内的吸收速率；第二项代表 Mdm2 导致的 Nutlin-3 的降解，其中 α_{NM} 表示作用强度；第三项表示不依赖于 Mdm2 的 Nutlin-3 的降解，其中 α_N 表示降解速率。

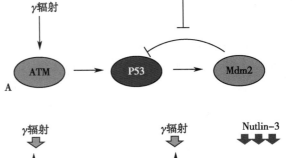
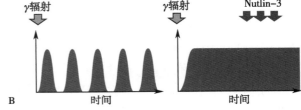

图 20-2　DNA 损伤反应的数学模型

A. Nutlin-3 调控 P53 网络的关系模式图；B. 有或无 Nutlin-3 作用时 P53 网络的动力学行为（Purvis JE 等, 2012）。

在模型中，根据文献的实验结果及相关模型选取合适的参数。首先模拟在没有 Nutlin-3 作用的 P53-Mdm2 的动力学行为。在 γ 辐射诱导 DNA 双链的断裂时，P53 的浓度变化表现为一系列重复的脉冲式变化（图 20-2B 左，见文末彩图）。随着 Nutlin-3 剂量的增加，P53-Mdm2 负反馈由振荡行为演变为持续稳定（图 20-2B 右，见文末彩图），这与实验中的结论完全一致。

三、系统毒理学的应用

（一）研究毒物作用机制

毒理学的首要任务之一是研究毒物作用的方式和机制。传统毒理学将毒物暴露与各种病理学终点直接联系起来进行研究，对毒物作用机制的研究较少。毒物暴露可直接或间接地引起基因表

达的改变，而毒性就是毒物对细胞正常功能或结构的干扰。大多数病理过程受到基因的调控，因此特定基因表达的差异与病理学终点密切相关。此外，毒物暴露导致的病理学终点往往不是单一基因改变的结果，而是多个基因共同作用的结果。系统毒理学利用数学模型整合多组学实验数据和传统病理学终点，加深毒物作用分子机制的理解。

系统毒理学研究毒物作用机制的一个经典例子是谷胱甘肽（glutathione）抗氧化系统的研究。Reed 等首次构建了谷胱甘肽抗氧化系统的微分方程模型，包括一碳代谢（one-carbon metabolism）、转硫酸基作用（trans-sulfuration）以及谷胱甘肽的合成、转运及新陈代谢等生物过程。Reed 等人使用该模型研究了谷胱甘肽对氧化压力的敏感性。此外，他们使用该模型研究了唐氏综合征对氧化应激的影响。谷胱甘肽网络的多个基因位于 21 染色体上，因此唐氏综合征会导致相应蛋白质的过表达。数学模型成功预测唐氏综合征的导致功能性叶酸缺陷。Geenen 等人对该模型进行扩展，进一步考虑了 γ-谷酰基（glutamyl）循环、视晶酸合成以及对乙酰氨基酚（paracetamol）的解毒作用。Geenen 的模型成功地再现了 THLE 功 2E1 暴露于对乙酰氨基酚的实验结果，并且预测出氧化应激导致 γ-谷酰基半胱氨酸（cysteine）合成酶上调。

Benshachar 和 Greenen 等人进一步建立了对乙酰氨基酚暴露下谷胱甘肽抗氧化系统的多尺度模型（multi-scale model）。多尺度模型将谷胱甘肽分子网络模型与 PBPK 模型相结合，其中 PBPK 模型能够预测对乙酰氨基酚在干细胞中的浓度分布，而谷胱甘肽模型能够预测毒物暴露的影响。多尺度模型不仅能成功地再现实验结果，而且预测出酶多态性和谷胱甘肽新陈代谢能力对对乙酰氨基酚反应的影响。因此多尺度模型不仅可用于研究毒物作用机制，还可用于新型化学物的安全性评价。

（二）发现新的生物标志物

生物标志物是指机体受到严重损伤之前，体内一些标志性分子（包括基因、蛋白质、代谢物等）表达水平、修饰上的变化。生物标志物对毒性化合物相关损伤的预报和相关疾病的预防具有重要意义，然而找到准确和易测的生物标志物并不容易。系统毒理学通过整合多组学实验数据，对化合物暴露、毒性和疾病进行全面的分析及模拟，可以在短时内筛选出大量的潜在生物标志物。Li 等人使用网络推断算法预测了 187 个化合物相关的 microRNA 标志物，如 mir-155、mir-211、let-7a 及 mir-126 可能作为吸烟引起肺癌、胃癌的标志物。Hoeng 等人采用网络打分模型评估化合物对生物分子的影响，发现了吸烟相关的生物标志物。此外，使用动态网络模拟细胞毒性反应，为生物标志物识别提供了新的思路。

（三）评价剂量-反应关系

毒性通路的剂量-反应模型不仅可以描述结构-活性关系毒物与毒性通路中生物分子的相互作用，而且可以描述细胞活化后基因表达的改变。此外，毒性通路的剂量-反应模型通过整合毒物毒性机制和剂量信息，可以实现剂量和物种间外推。目前，毒性通路的剂量-反应模型已被开发应用毒物风险评估，尤其是在化学致癌研究方面有着重要应用。

毒性通路的结构往往非常复杂，包括成百上千个蛋白质和基因，以及它们之间的反应。毒性通路往往由一些简单的网络模块组成，这些网络模块在真实的生物网络中反复出现，能够实现某一特定功能的简单网络。经典的网络模块包括正反馈回路、负反馈回路、前馈回路等。Zhang 等人研究了反馈回路对应激通路的剂量-反应关系的影响，发现反馈回路的系数决定应激通路剂量-反应曲线的形状，如线性、超线性和亚线性，并且预测出随着应激源水平的升高，应激通路的剂量-反应曲线依次经历 4 个不同的阶段。

化学物遗传毒性的安全性评估中一个常用的毒性通路是抑癌因子 p53 参与的 DNA 损伤反应。当 DNA 受到损伤时，如 DNA 双链断裂，多种调控因子通过翻译后修饰的形式激活 p53，进而调控下游成百上千个基因的表达从而控制细胞命运。当 DNA 损伤非常严重时，激活的 p53 导致细胞凋亡或细胞衰老；而当 DNA 损伤不严重时，激活的 p53 能够延迟细胞周期从而进行 DNA 修复。依托泊苷（etoposide, ETP）是一种化学治疗剂，通过抑制 DNA 异构酶导致 DNA 双链断裂。Zhang 等首次提出依托泊苷暴露下 p53 剂量-反应的数学模型，包括 DNA 异构酶的抑制、DNA

双链断裂和 p53 的激活过程。数学模型不仅成功地再现了实验中的剂量 - 反应关系，而且揭示了 p53 剂量 - 反应关系的形成机制，即 ATM 与 γγ2AX 形成正反馈结构导致 p53 的双稳切换。

（施昌宏）

第二节　毒物特性预测分析

根据美国国家研究委员会（NRC）发布的报告，21 世纪新毒性测试策略主要包括：化学物特征描述、毒性测试、剂量 - 反应和外推模型、人群暴露数据以及风险信息资料等内容。其中，化学物特征描述拟解决的关键性问题包括化学物在环境中的稳定性、人类暴露的可能性、可能的暴露途径、潜在的生物蓄积性、可能的代谢途径、化学物可能引起的毒性以及可能的代谢产物等内容。因此，在此阶段应收集化学物的物理、化学性质，环境中的可能浓度，可能的代谢产物和分解产物，可能的毒性特征等资料。对于某些资料缺乏的化学物，可以应用相应的计算机方法预测上述特性。2011 年，欧盟委员会和欧洲化妆品工业协会联合启动了名为 Safety Evaluation Ultimately Replacing Animal Testing（SEURAT）的研究计划的第一步，即 SEURAT-1，旨在通过若干个研究项目的实施，最终替代体内重复剂量系统毒性试验。其基本策略是采用毒理学作用模式（MOA）框架来描述一种物质如何对人体健康产生不良影响，并利用这些知识来开发一系列预测安全性评估所需的阈值或"拐点"（points of departure）的相互补充的模型，包括理论模型、计算机模型和体外试验模型。

基于计算机的化学物特性表征方法包括计算化学物的理化性质的计算机工具、预测化学物代谢和代谢产物的计算机模型、构效关系和基于分子结构预测其生物学活性的定量构效关系模型，预测化学物分子间相互作用的模型等。随着毒性测试方法的不断改进，以及用于建模的数据集的不断增多与共享，计算机工具将成为化学物特性表征、活性预测及早期决策制订的强有力武器。本节将重点介绍基于定量构效关系、基于生理药代动力学以及剂量 - 反应关系的毒物特性预测分析方法。

一、基于定量构效关系的毒性预测方法

化合物的结构与活性定量构效关系（quantitative structure-activity relationship，QSAR）研究在化学物的生物和毒理学活性预测中发挥着重要作用。定量构效关系分析是基于化学物的物理化学特性与实验数据，拟合数学模型，提取有关化学物结构 - 活性关系的信息，发现其规律，从而应用于未知化学物生物与毒理学活性的预测。这一分析方法最初作为定量药物设计的一个研究分支，是为了适应合理设计生物活性分子的需要而发展起来的。它对于设计和筛选具有生物活性的药物，阐明药物的作用机制具有指导作用。随后，由于计算机技术的发展和应用，QSAR 的研究提高到了一个新的水平，其应用范围随之扩大，不仅成为定量药物设计的一种重要方法，在环境化学、毒理学等领域也得到广泛应用。

（一）定量构效关系的研究方法

定量构效关系分析主要包括以下 5 个步骤：

1. 数据的收集　收集数据是定量构效关系研究的第一步，而数据的可靠性是模型能否成功应用的关键。只有确保数据来源可靠，得到的模型才可成功应用于未知化学物的活性预测。可靠数据的获得途径大致有三种，即权威数据库、经典文献以及研究者本人规范、可信的实验数据。

2. 活性参数及分子结构参数的选取

（1）活性参数：QSAR 研究的关键环节是应用数理统计方法构建化学物生物活性关于分子结构的数学模型，其中活性参数的确定是构建 QSAR 模型的要素之一。生物活性是一个广义的概念，根据研究体系的不同可以选择不同的活性参数，如描述毒物毒性大小的参数、化合物光解活性或水解活性的参数以及有机污染物在环境中迁移、转化、分布等性质的参数。在有机化合物的毒性研究中，常用的活性参数有：半数致死浓度（lethal concentration 50，LC_{50}）、半数有效浓度（median effective concentration，EC_{50}）、最大无影响浓度（no observed effect concentration，NOEC）、半数致死量（lethal dose 50，LD_{50}）、半数抑菌浓度（inhibitory concentration 50，IC_{50}）、最小抑菌浓度（minimal inhibitory concentration，MIC）等。这些活性参数都具有一个动态的变化范围，这些变化

也将反应体现在 QSAR 的最终输出结果中。

（2）结构参数：结构参数的确定是成功构建 QSAR 模型的另一重要因素。分子的结构通常用结构描述符来定量表征。在毒理学研究中，用于 QSAR 建模的常见结构参数有理化性质参数（如辛醇 - 水分配系数，K_{ow}）、电性参数（如氢键指数、Hammett 取代基常数 σ 以及分子折射系数等）、立体参数（如分子量、摩尔体积、表面积及取代基空间参数等）、拓扑参数（如 Randic 分子连接性指数、Hosoya 指数和 Wiener 指数等）、量子化学参数（如前线轨道密度、分子轨道能级和原子电荷等）。

3. 选择合适方法建立结构参数与活性参数间的定量构效关系模型　在确定了建模所需要的参数后，就可以根据收集得到的数据拟合数学模型。QSAR 的建模方法主要分以下几大类：

（1）理化性质参数法：经典的 QSAR 研究主要采用理化参数来表达分子的结构信息，根据实验测得的经验参数（如辛醇 - 水分配系数、分子折射率、水中溶解度等）与相应活性参数建立定量模型。常见的辛醇 - 水分配系数法、Hansch 线性自由能关系模型（linear free energy relationships，LFER）、Kamlet 线性溶剂化能相关模型（linear solvation energy relationship，LSER）、Free-Wilson 取代基贡献模型等均属于理化性质参数建模法。

（2）拓扑学方法：拓扑指数是以化学物分子结构为基础，以图论的方法通过分子长度、表面积、体积、价键角度、立体空间结构、原子间的连接关系等参数来表征分子结构，对分子结构进行定量描述，使分子间的结构差异实现定量化，并且能有效地预测化学物的理化性质和生物活性，因此在众多领域得到广泛应用。拓扑指数引入 QSAR 研究后，为其注入新的活力，成为 QSAR 研究的重要方向。在众多的拓扑指数当中，以 Wiener 指数、Randic 分子连接性指数、Hozoya 指数、Bonchev 指数和 Balaban 指数最为著名。拓扑学参数在预测有机污染物的物理、药理和毒性性质等方面得到了广泛的应用。例如，Basak 应用分子连接性指数预测了 10 种脂肪醇对鱼的急性毒性，获得了很好的相关方程。

（3）量子化学法：量子化学参数引入 QSAR 研究成为目前 QSAR 发展的一个新方向，并且是当前相当活跃的研究领域之一。相对于传统的经验参数，量子化学参数对化合物的描述更加全面且理论性更强，因此有助于深入探讨有机污染物结构 - 活性关系的机制。目前常用的量子化学计算法有 MNDO 法、MOPAC-AM1 分子轨道法等。常用的量子化学计算软件主要有 HyperChem、MOPAC、Gaussian、ADF 等系列软件。常用的量子化学参数有电性参数、轨道参数、能量参数等。

（4）基团贡献法：基团贡献法（group contribution method，GCM），又称为 Free-Wilson 法，是由 Free-Wilson 在对有机物亚结构信息和生物毒性的相关研究基础上建立的。基团贡献法是基于有机物与受体间的毒效应是该有机物特定位置上不同取代基团毒性贡献的加和。该法仅适用于具有相同母体结构的有机物。尽管该法不能直接给出活性机制，但因其方法简单，因此常被用来对有机物的毒性进行预测。Hall 等人用 Free-Wilson 模型对 65 个取代苯的黑呆头鱼毒性数据进行了回归分析，得到了较好的结果。

随着计算机的飞速发展以及计算机图形工作站的出现，QSAR 研究开始从二维向多维发展，三维定量构效关系（3D-QSAR）引入了分子三维结构信息，具体的方法有分子形状分析法、距离几何学方法、比较分子场分析法、比较结合能分析法、分子相似性矩阵与遗传神经网络结合生成预测模型等。在 3D-QSAR 中，分子的活性构象被认为是影响化合物活性的关键。3D-QSAR 仅采用最低能量的构象进行定向叠加，因此导致结果受到构象选择和叠加方式的影响。Hopfinger 等又提出了 4D-QSAR 的概念，利用每个化合物的构象总体形象来计算网格占位参数，同时根据结果来判断应采用的叠加方式，因此它的构象是最优构象。2002 年 Vendani 和 Dobler 提出 5D-QSAR 的概念，主要是考虑到配体分子与受体的结合过程中，受体结合区域与配体间存在着一个诱导适应过程，即诱导契合过程，因此第五维则是各种诱导契合的集合。

4. 模型的验证　采用适当参数和合适的方法建立 QSAR 模型后，必须对模型进行验证。OECD（2007 年）提出 QSAR 预测模型的验证原则：①定义明确的研究终点；②无歧义的算法；③定义明确的模型应用域；④对模型拟合度、稳健性和预测能力的合适的评价；⑤如果可能，给出模型的机制解释。模型的验证必须同时使用内部和外部验证法来评价模型的预测能力。内部验证评价其拟合优度和稳健性，外部验证评价预测能力，还包括确定 QSAR 模型的应用域。在回归模型中，模型的拟合优度用相关系数平方 R^2 表示，模型的不确定性用平均绝对误差（mean absolute error，MAE）、均方根误差（root mean square error，RMSE）表示。

5. **模型的应用**　经验证后的模型可以用来预测新化合物的生物活性或毒性。

（二）常见研究定量构效关系的数学建模方法

1. **传统数值模型建模方法**　在先前的 QSAR 研究中，经典方法是利用回归的方法来建立结构与活性的关系模型，常见的回归建模方法有三种：

（1）多元线性回归分析法：多元线性回归分析法能够给出明确的数学表达式，其表达式如下（式20-4）：

$$\hat{y} = b_1 x_1 + b_2 x_2 + \cdots + b_m x_m + b_0 \quad （式20-4）$$

其中，$\hat{y}$ 为回归模型的因变量，即需要预测的化学物活性或毒性等特性。x_1，x_2，$\cdots$，x_m 为自变量，即化学物活性相关的分子结构参数。b_1，b_2，$\cdots$，b_m 为回归系数，b_0 为截距。

多元线性回归分析法便于从毒理学角度解释化学物分子结构与毒性间的相关关系，因此在定量构效关系中应用非常广泛。王连生等人采用多元逐步回归方法研究了芳烃类有机物结构与活性的关系，从多个信息参数中筛选出 7 种典型分子表征参数，并从理论上阐明了有机物生物活性效应取决于有机物与生物靶分子的结合量以及反应过程中靶分子的含量。靳立军等人采用多元线性回归方法建立了 QSAR 模型研究了取代苯甲醛衍生物对大型溞的 48 小时急性毒性，发现取代苯甲醛衍生物对大型溞的毒性大小主要与苯环上取代基的 Hammett 电效应常数大小相关。

（2）主成分回归分析：虽然多元线性回归法在定量构效关系建模中贡献很大，但其缺点也很明显，即受到分子结构变量集的维数限制。随着分子结构研究的不断深入，一系列新的结构参数被引入模型。选择不同的结构变量集可以建立多个不同的构效关系模型。应用这些不同模型对新的化学物毒性进行预测的结果可能不一致，从而使得最终结果变得难以解释。针对多元线性回归

法存在的问题，研究者将主成分回归引入构效关系的建模中。通过从大量的结构参数中提取主成分，并利用主成分进行回归分析，可以克服维数的限制，使最终的模型更具有普遍性。

（3）偏最小二乘回归：偏最小二乘回归（partial least squares regression，PLSR）也是为了克服维数限制而发展的定量构效关系建模法。该法同样通过提取最优成分进行建模，所提取的成分尽可能多地代表原数据集中变量的信息，运算较主成分回归分析快，在实际应用中更受欢迎。李佐静等人利用偏最小二乘回归法研究了乌头碱类化学物毒性的定量构效关系，对 14 种乌头碱类化合物的各种量化参数进行了计算，以分子量、分子疏水系数、分子近似表面积、分子体积、摩尔折射率、极化能、分子键合能、生成热和偶极矩等 10 种 3D 量化参数作为自变量，以 14 种乌头碱类化合物的小鼠腹腔注射给药的毒效应（LD_{50}）的对数值作为因变量，建立因变量与自变量之间的毒性预测模型。最终的模型表明基于偏最小二乘法的预测模型具有较好的毒性预测能力。

2. **人工神经网络模型研究**　化合物的结构效应关系一般是非线性的，因此传统预测模型总体上预测能力有限。人工神经网络能够近似多维空间的任何实型连续函数，具有较强模拟多元非线性系统的能力。人工神经网络通过数据学习，不断修正连接权值，产生判别函数，利用判别函数对训练集进行分类和预测，因此其算法更适宜构造结构与活性之间的非线性关系，在定量构效关系的研究中得到广泛应用。Tabak 等人应用误差反向传播算法研究有机物的结构与降解性能关系，预测正确率均达到 90% 以上；Aoyama 等人研究了 16 个裂解酶素抗癌药物的构效关系，得到人工神经网络算法的分类与预测结果均优于自适应最小二乘法。人工神经网络作为一种非线性模型，具有较强的映射和逼近能力，但同时也存在着一定的不足，主要表现为：是一种"黑箱"操作，无法明确各量化及结构参数与毒性之间的关系和作用机制，故同时采用多元线性回归方法和人工神经网络方法可弥补各自的不足，得到更好的预测结果和更明确的作用机制。

（三）常见的 QSAR 软件

目前，常见的 QSAR 免费软件主要有 OECD

开发的 QSAR Toolbox 软件，美国国家环境保护局开发的 EPI Suite 软件、Oncologic 软件、Toxtree 软件和 TEST 软件，欧盟的 Toxmatch 软件、Lazer 软件等。其中，QSAR Toolbox 集成了大量的数据库、机制分类和预测模型。软件由物质结构信息、物质机制性质、物质活性数据、分类、预测、报告六大模块构成，可用于数据查询、相似物查找、化合物分类、交叉参照（read-across）预测、QSAR 预测、QSAR 模型构建。Toxtree 常用于遗传毒性、皮肤致敏性和水生生态毒性的预测分析。EPI Suite、Ecosar 软件重点针对生态毒理进行测算，QSAR Toolbox 最全面，涵盖了 QSAR 方法的全部测算范围。

常见的 QSAR 商业软件有 TOPKAT 数据库，该数据库共收集了 16 种动物毒性模型的数据，包括啮齿动物致癌性、Ames 致突变性、大鼠的口服 LD_{50} 和大鼠的最大耐受剂量、皮肤敏感性、眼部刺激性等模型，该数据库除了可预测整个分子的毒性外，还可以分别给出分子中的某一部件对毒性的贡献大小；Derek 软件是一款能够预测化合物毒性的专家知识系统软件，是世界上使用广泛的毒性预测软件工具，以化合物结构是否包含毒效团（toxicophore）为核心，综合考虑物种分类、皮肤渗透性（LogP，LogKp）、分子量以及代谢性质，对化合物对某个物种可能具有的毒性进行预测；Sarah 是一款基于统计学模型的化合物致突变性预测工具。原始数据由美国 FDA 提供，其目标是确认潜在遗传毒性杂质，以满足 ICH M7 建议指导原则。ICH M7 指导原则的目的在于指导如何对 DNA 反应活性杂质进行评价和控制，内容涉及药学及药理毒理等多学科领域。该原则明确指出当无法获得杂质的致突变性、致癌性数据时，则应进行结构 - 活性关系（SAR）预测和评估，其中应着重关注细菌致突变性的预测结果。ICH M7 推荐采用 2 种原理不同的软件系统（以专家推理规则为基础的系统和以统计学为基础的系统）来预测杂质的毒性。

（四）定量构效关系模型在毒物毒性预测中的应用实例

根据毒物的反应性和致毒机制，一般可将有机物分成 4 种类型：相对惰性、较强反应性、反应性及其他类型有机物。

1. 相对惰性有机物的 QSAR 模型　相对惰性有机物包括醇、酮、酯、非反应性卤代烃等。这类化合物对生物的毒性较低，通常表现为不同程度的致麻醉性能。这类化合物的典型 QSAR 模型具有通式（式 20-5）：

$$\lg \frac{1}{C} = a \lg K_{OW} + b \qquad （式 20-5）$$

研究表明，对这类化合物来说，疏水性是决定其生物效应的唯一重要的结构性质，系数 a 大约在 $0.8 \sim 1.0$，系数 b 则反映了不同物种的敏感性。事实上，几乎所有的有机物均具有致麻醉性的生物效应，因此这类有机物的 QSAR 模型反映了有机物生物效应的基线水平。

2. 较强反应性有机物的 QSAR 模型　较强反应性有机物包括酚、芳胺和硝基芳香化合物等。它们的反应性较强，对生物的影响较大，在其毒性作用中，由于分子中含有强的吸电子基团，因此电性作用不可忽视。在这类有机物的 QSAR 模型中，除参数 K_{OW}、π 外，一般还包括电性参数（表 20-1）。

3. 反应性有机物的 QSAR 模型　反应性有机物包括反应性烷基卤、环氧化合物和醛等，它们能与蛋白质、DNA 等的亲核基团—NH_2、—OH、—SH 等发生反应，因而其毒性更大。在它们的 QSAR 模型中，除疏水性参数外，它们与生物分子的反应速率常数的贡献也很大。

表 20-1　较强反应性有机物生物毒性的 QSAR 模型

生物毒性参数	有机物	QSAR 模型	n	r^2
对孔雀鱼 14d LC_{50}	氯酚	$\lg \dfrac{1}{C} = 1.11 \lg K_{OW} + 0.35 PK_a - 1.4$	11	0.96
对四膜虫 48/60h EC_{50}	卤代酚	$\lg \dfrac{1}{C} = 0.80 \lg K_{OW} + 1.2\sigma + 1.4$	27	0.90
对孔雀鱼的 LC_{50}	芳胺和硝基芳胺	$\lg \dfrac{1}{C} = 1.21\bar{\sigma} + 3.6$	33	0.90

4. 其他类型有机物的 QSAR 模型 关于有机磷、吡啶、氮杂环化合物等其他类型有机物的 QSAR 研究已有很多报道，见表 20-2。

表 20-2 其他类型有机物生物毒性的 QSAR 模型

生物毒性参数	有机物	QSAR 模型参数
对孔雀鱼的 LC_{50}	有机磷化合物	K_{OW}, K_{nbp}, σ
对四膜虫生长的 EC_{50}	吡啶	K_{OW}, X, MR, 氢键指数
对四膜虫生长的 EC_{50}	氮杂环类	K_{OW}, X

5. 芳香烃类有机物毒理学效应的定量构效关系 芳香烃是最早被发现的环境致癌物，其中的多环芳烃在环境中的分布最广，是与人类日常生活最密切的环境致癌物，但对其致癌机制的认识还比较有限。为了将其结构与活性进行关联，需要准确掌握生物分子的结构和位置。对于单环芳香烃类化合物，可以利用传统的 Hammett 取代基常数描述单取代芳烃的电子特性，$\lg K_{OW}$ 适用于描述非专一性的毒效应，而分子轨道理论，尤其最低空轨道与最高占据轨道能量的差值 $E_{LUMO} - E_{HOMO}$ 适用于描述化合物的毒性。研究表明，$E_{LUMO} - E_{HOMO}$ 越小，苯酚毒性越大，即电子越容易跃迁进入空轨道，化合物毒性越大。苯酚对小鼠的毒性以半数致死浓度表示，即（式 20-6）：

$$\lg \frac{1}{C} = 0.25 \lg K_{OW} + 2.5 (E_{LUMO} - E_{HOMO}) + 26.58$$

（式 20-6）

其中，K_{OW} 为辛醇 - 水分配系数。E_{LUMO} 为最低空轨道能量，E_{HOMO} 为最高占据轨道能量。

二、基于生理药代动力学模型的毒性预测方法

在代谢动力学相关的研究中，生理药代动力学（physiologically based pharmacokinetic，PBPK）模型在优化实验设计以及毒物筛选过程中被认为有极大的潜力。PBPK 模型是根据生理学、生物化学和解剖学等知识，模拟药物在机体经循环系统向器官、组织转运，以及在组织中分布、代谢的过程，并遵循质量平衡原理来分析化合物代谢动力学数据的方法。目前，生理药代动力学模型已经广泛应用于有毒化合物的安全性评价、药物代谢过程研究、代谢酶和转运蛋白对药物代谢的影响、药物 - 药物相互作用以及新药研发等研究中。过去十年中，PBPK 模型相关的文章数量急剧增多，其建立的数学模型可以整合不同剂量 - 效应和实验数据，从而更准确地将动物实验数据外推到人类，并且实现高剂量到低剂量的外推以及通过特定人群的暴露模式来预测化合物在体内的分布浓度。近年来，模型在药代动力学研究和新药研发中的应用逐渐增多，此外，在群体药代动力学研究、药物相互作用研究、药代动力学 - 药效动力学等研究中也凸显其优势和特色。

（一）PBPK 模型的构建及特征

1. PBPK 模型的构建 PBPK 模型的结构应该包括：①来源于组织的解剖结构，并在机体的组织或系统中有明确定义的隔室；②选择的隔室与建模目的应具有关联性。基于以上两点选择的组织、器官或隔室，通过静脉池与动脉池形成的血液循环将其连接成一个整体器官。构建 PBPK 模型首先要明确研究的目标器官。除 2 个血室外，还应包括代谢器官（如肝脏、肠道等）、消除器官（如肾、大肠等）、给药器官（如肠、皮肤或肺等）、作用器官（心、脑、脂肪等）。模型中的各个组织器官均应遵守质量平衡的原理，其表达方式为（式 20-7）：

$$Q_{组织} = Q_{流入} - Q_{流出} - Q_{CL} + Q_{合成}$$ （式 20-7）

式中，$Q_{合成}$ 指一般可以在体内自身合成的物质，Q_{CL} 指代谢清除的量。

化合物在组织、器官中的分布有两种情况：一种为灌流限速型，即组织中的浓度与静脉间的浓度瞬间达到平衡，没有浓度梯度，可视为组织、器官与血室为一个隔室，限制浓度的唯一因素即血流速度，因此又称其为血流限速器官；另一种为渗透限速型，化合物通过膜渗透进入组织、器官，组织中的浓度与血室之间存在浓度梯度，限制化合物进入组织、器官的主要因素为膜的渗透速率，因此又称为膜限速器官。基于化合物不同的分布情况建立一系列质量守恒的微分方程，以此反映药物在组织、器官中的变化情况。

2. PBPK 模型的特征 传统房室模型将所有代谢器官和排泄器官分成中心或周边隔室，而 PBPK 模型将每个器官或组织都看作单独的实体组织。因此，PBPK 模型能够计算总的代谢产物，

以及那些由于被迅速排泄或代谢而没有进入系统循环的代谢物质。模型不仅可以区分组织中的不同转运蛋白，而且还可以描述其转运过程是被动扩散还是主动转运。PBPK 模型的结构比较灵活，一套研究数据可以根据研究目的不同而构建不同的 PBPK 模型，从而可以获得化合物代谢信息、靶器官信息、蛋白结合信息等。

PBPK 模型研发所需的投入依据化学物而定。对于那些研究较为充分的化学物，可能仅需要收集该类化学物的特异性特征或不确定性因素。对那些研究较少的化学物，模型的研发可能需要收集不同时间点的组织浓度数据。现有模型的验证是需要考虑的重要问题。环境或职业暴露人群的低浓度药物代谢动力学研究可用于检验 PBPK 模型的有效性。分析化学的发展使极低剂量化学物的动力学研究成为可能。

（二）PBPK 模型的应用

PBPK 模型的应用非常广泛。模型开发早期主要应用于环境化学物暴露人群的风险评估。由于缺乏人体内暴露的定量数据，对人群的风险评估只能借助于动物和体外研究的数据来预估人体内的情况。为减少外推时的内在不确定因素，构建毒物定量风险评估的 PBPK 模型日益受到重视。PBPK 模型不仅用于对人体健康风险评估的外推，在新药研发和药物研究中，模型也可以进行给药途径之间的外推、不同给药剂量之间的外推、不同物种之间的外推等。根据生物体生长不同阶段的生理特性不同，可以推测药物、毒物对胎儿或婴儿的影响程度等。

1. 毒物代谢特征的应用　毒物在体内的吸收、分布、代谢和排泄是一个复杂的过程，受众多体内、体外因素的影响。PBPK 的肠模型基于肠道的吸收和排泄功能，为描述毒物、代谢产物理化性质、转运蛋白、代谢酶等对毒物的吸收和代谢动力学过程的调控提供了一种研究方法。肝脏代谢是毒物消除的主要途径之一，PBPK 模型发展过程中更多地关注肝脏消除以及代谢酶对肝利用率的影响。PBPK 模型结合肠吸收模型、肝代谢模型和组织 - 血浆分配系数，可以模拟毒物在体内的一系列代谢过程。

2. PBPK/PD 联合评价应用　研究毒代动力学 - 毒效学联合模型揭示毒物在体内的浓度与效应之间的相关性。传统 PK/PD 模型评价的是中央室与效应室之间的浓度以及效应和时间上的相关性。PBPK/PD 模型更能反映毒物在时间以及浓度曲线下，不同组织 / 器官中的分布与毒物靶点或受体之间的相互关系。Lohitnavy 建立了评价五氯联苯的 PBPK/PD 模型，模型中包含了两个肝药酶和与五氯联苯结合的相关转运蛋白。模型不仅可以验证不同剂量水平下，五氯联苯在血液和组织中的动力学情况，还发现亲脂性的五氯联苯在肝脏中的浓度高于脂肪中浓度是由于肝脏具有五氯联苯的转运蛋白。

ADMET Predictor 软件是一个比较常用的 PBPK 软件，主要是基于化合物的结构预测其吸收、分布、代谢、毒性性质，并综合判断化合物的成药性。

三、基于毒物剂量 - 反应关系的毒性预测方法

毒性研究的目的是识别环境化学物质产生的有害作用，而剂量 - 反应关系模型可用于描述毒性不良反应、终点发生率与动物染毒剂量及靶组织中环境化学物或其代谢产物浓度间的关系。在风险评估中，基于体外测试结果的剂量 - 反应模型可以为风险管理决策提供充分的数据。例如，在缺乏详细的人群监测数据和宿主易感性信息的情况下，人群对某毒物反应的预测有赖于体外剂量 - 反应模型提供的数据。

（一）常见剂量 - 反应关系模型

1. 指数模型　在进行剂量 - 反应关系分析中，指数模型一般用于剂量越大，结局反应变化越快的资料。模型的一般形式为：$Y = k + ae^{bx}$。对模型进行对数变换后，该式可变换为 $\ln(Y-k) = \ln a + bX$，令 $Y' = \ln(Y-k)$，$A = \ln a$，则 $Y' = A + bX$，指数曲线模型转化为直线模型。指数模型的适用条件为因变量与自变量的变化趋势始终上升或始终下降，变化速度始终递增或者始终递减。

2. 多项式模型　多项式曲线拟合属于多元回归分析法，其自变量展开式仅限于指数函数，即将实测数据中自变量分解成不同幂次的指数函数，然后取多个参数的函数值作为模型的自变量，建立多元回归模型。

多项式模型的一般形式为（式 20-8）：

$$Y = a + b_1X + b_2X^2 + b_3X^3 + b_iX^i \quad (式20-8)$$

张煜东等人在日龄与蛋内 17β- 雌二醇含量的剂量 - 反应关系曲线拟合中所获得的曲线就属于多项式模型，其方程为（式20-9）：

$$Y_{(17\beta-雌二醇)} = -6.26 \times 10^{-9} - 2.18 \times 10^{-5} \times 日龄^2 + 9.58 \times 10^{-5} \times 日龄^3 - 0.528 \times 日龄^4$$

$$（式20-9）$$

3. Probit 模型 Probit 模型可以度量暴露强度与反应率之间的关系，通常用于环境化学物质与健康效应之间的关系、治疗剂量与治愈率之间的关系、半数致死量的估算及剂量 - 时间 - 效应关系建模。

Probit 模型的一般形式为（式20-10）：

$$Y = a + b\ln(c^nt) \quad (式20-10)$$

已发表的几种化学物的 Probit 剂量 - 反应模型见表20-3。

（二）基于生物学机制的剂量 - 反应关系模型

以生物学机制为基础的危险性评估模型，其基本设想和主要特点是不再对致癌物和非致癌物作严格的区分，而是根据受试化学物的体内动力学过程和生物学效应机制，按照对靶组织的急性、慢性和致突变等毒作用以及对细胞分裂和增殖的影响来评价其健康危险度。目前基于生物学机制的剂量 - 反应模型分为两大类：一种是以生物学为基础的剂量 - 反应（biologically based dose-response，BBDR）模型，另一种是 PBPK 模型。PBPK 模型用来描述健康危险评价中接触剂量与靶组织剂量之间的关系，BBDR 模型用来阐明靶组织剂量与不良健康效应之间的联系。

（三）基于剂量-反应模型的基准剂量法

当实验动物数据用于食品中无遗传毒性或无致癌性风险评估时，该物质的临界效应未观察到有害效应的水平（no observed adverse effect level，NOAEL）或观察到有害效应的最低水平（lowest observed adverse effect level，LOAEL）形成了推导健康指导值的参考点。然而，这种方法并未考虑剂量 - 反应曲线的形状，因此并未利用一切可用的信息。基准剂量（benchmark dose，BMD）方法估计了引起一种较低但可测量的靶器官效应时的剂量，拓展了动物实验或观察流行病学研究获得的剂量 - 反应数据的适用范围，可更好地描述潜在风险的特征并将其量化。BMD 方法适用于以下情况：① NOAEL 不能确定的情况；②在物质既有遗传毒性又有致癌性的情况下，为暴露限值提供参考点；③观察流行病学资料中的剂量 - 反应关系评估。BMD 是一个剂量水平，从估计的剂量 - 反应曲线上获得，与反应的特定改变有关，该反应被称为基准反应（benchmark response，BMR）。基准剂量下限值（benchmark dose lower confidence，BMDL）是 BMD 的可信区间下限，该值通常被用作参考点。在某一特定实验中，确定 BMDL 的关键步骤包括：

1. 确定一个较低但可检测出的反应水平，如比基线反应增加或降低了 5% 或 10%。该反应被称为基线反应。

2. 根据不同的不良反应终点，拟合一系列剂量 - 反应模型，根据统计学标准计算每个模型的 BMD 和 BMDL，得出每一个不良反应、终点的 BMDL。

3. 对于每个潜在的临界终点，选择一个 BMDL。

4. 从不同临界终点的 BMDL 值中得出本实验的最终临界 BMDL。

目前，最为人所熟知的 BMD 软件有两种，一种是由美国 EPA 开发的基准剂量软件（BMDS）

表20-3 几种化学物的 Probit 剂量 - 反应模型示例

化学物	来源	Probit 常数			估计的 30min LC$_{50}$/ppm
		a	b	c	
氨水（ammonia）	US Coast Guard（1980）	−35.9	1.85	2.75	11 500
	World Bank（1988）	−9.28	0.71	2.00	6 200
氯（chlorine）	World Bank（1988）	−5.30	0.50	2.75	520
	Withers and Lees（1985）	−8.29	0.92	2.00	250
氢（hydrogen）	US Coast Guard（1980）	−16.85	2.00	1.00	1 850
氯化物（chloride）	World Bank（1988）	−21.76	2.65	1.00	810

（www.epa.gov/ncea），另一种是由荷兰国立环境卫生研究院开发的 PROAST 软件（www.rivm.nl/proast）。

毒物特性预测分析已经成为毒理学领域一个相当活跃的研究领域。对参与者的跨学科知识提出了较高的要求，可以让我们从分子水平上了解到化合物的结构对其性质的影响，应用领域也不断扩大。但是因为其预测过程中存在一定的不确定性因素，而实际的毒物之间存在加和、协同与拮抗效应，因此要加强混合物联合毒性的研究。毒物特性预测分析技术的发展，尤其是实际应用仍然处于初始阶段，还有很多难题等着研究人员和管理部门解决。

（靳洪涛）

第三节　高通量数据分析技术

当前各种组学技术已用于分子毒理学研究中，其重要作用日益受到研究者的高度重视。然而，高通量技术平台的充分应用是基于原始数据的生物信息学分析，包含了对海量数据结果的再次分析处理与深入的数据挖掘。

一、暴露组学数据分析

（一）暴露组学数据来源

暴露组（exposome）是近年来相对基因组提出的一个新概念，目前其研究尚处于起步阶段，但在环境与健康研究领域日益受到重视。广义上，它代表了从受精卵开始贯穿机体生命全周期接触到的所有内、外环境暴露因素，如外部环境的空气、水、食物、辐射、药物、生活方式和行为习惯等，以及机体内环境的炎症、氧化应激、肠道菌群和激素等。狭义上，一般定义为机体生物样本（例如血液）中具有生物活性的化学物质总和，包括内源性代谢过程中产生的代谢产物及机体从外环境吸收进入体内的外源化学物。由于暴露组对于全面系统认识机体环境暴露情况提供了"实时图景"，因此，其为发掘敏感、特异的暴露性生物标志物提供了更广阔的研究视野，并为毒理学效应的暴露因素分析提供了整合评价工具。

血液样本中的暴露组学研究是当前的重点与热点，涵盖了血液中药物、食物、污染物、内源性化学物等四大类物质的检测分析。理论上，获取暴露组学数据需要对四大类化学物进行全部检测、描述与解读，但因化学物在血液中浓度差异很大，其变异范围在飞摩尔数量级至毫摩尔数量级之间，甚至在同一大类化学物中往往不同物质的浓度也常跨越至少 5 个数量级（图 20-3，见文末彩图）。因此，实际操作中往往需要不同的检测平台互相搭配，然后整合不同的暴露物数据进行综合分析；或者在初步了解毒理学机制的前提下

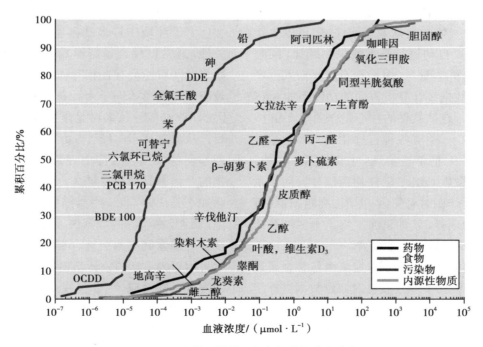

图20-3　外周血暴露组各类化学物浓度分布

对某一大类化学物进行重点检测与分析描述。

（二）金属组学数据分析

目前，血液中外源化学物如多种金属或微量元素的检测与分析技术已经成熟，特别是金属组学（metallomics）这一概念的提出与实践为在毒理学领域研究暴露组学提供了一个典范。金属组学是综合研究生命体内，特别是一种细胞内，自由或络合的全部金属原子的分布、含量、化学种态及其功能的综合学科。金属组学包括定性金属组学（qualitative metallomics）、定量金属组学（quantitative metallomics）、比较金属组学（comparative metallomics）等。定量金属组学着重于定量分析不同样本金属组差异的大小及其相互关系，获得对某些关键金属的定量分析。在职业有害因素暴露人群的流行病研究中，机体血浆多金属元素含量的检测分析较为必要。通常在采集机体外周血液样本经过分离血浆或血清后，采用电感耦合等离子质谱法（inductively coupled plasma mass spectrometry，ICP-MS）技术同时测定、检出几十余种痕量元素含量，这也是高通量金属组快速定量分析的常用方法之一。

金属组学中常用的高通量数据分析软件主要有 SAS 统计软件、Graphpad Prism、Cytoscape 等，下面就以 ICP-MS 测得人体血浆多元素含量的数据分析为例做简单说明。

1. Graphpad Prism　这是一款集数据分析和科技作图于一体的数据处理软件，它可以直接输入原始数据，自动进行基本的生物统计，同时产生高质量的科学图表，由于其不需要输入程序语言，所以在数据统计分析方面的功能不如 SAS 和 SPSS 强大。这款软件的核心是作图，Prism 作图不需要像 R 一样写各种程序语言，而是通过直接选择软件中菜单栏实现，方便直观；此外，Prism 可以和微软 Office 软件相衔接并自动更新统计图；Prism 作图时对配色、图形、标题、轴线等都有个性化的选择，软件里面汇集了十多种统计模型，其曲线拟合能力非常强大。

用 ICP-MS 实验方法测得血浆中各种金属元素含量之后，可先用 SAS 软件对原始数据进行统计描述与分析，包括各金属元素浓度的分布特征及两两相关性，有助于了解人体血浆中各元素含量的基本情况。若需要让结果更清晰、直观地呈现，则需要借助各种作图软件，而 Graphpad Prism 是常规作图的最佳选择。

2. Cytoscape　这是一种专注于开源网络可视化和分析的生物资讯软件。其源于生物学，用于将生物分子交互网络与高通量基因表达数据和其他的分子状态信息整合在一起。Cytoscape 最强大的功能是用于大规模蛋白质 - 蛋白质相互作用、蛋白质 -DNA 和遗传交互作用的分析，还适用于其他分子构件和相互作用。用户可在可视化的环境下将这些生物网络与基因表达、基因型等各种分子状态信息整合在一起，并能将这些网络与功能注释数据库进行链接。此外，该软件可以通过插件架构进行扩展，能快速地开发出新的功能。

Cytoscape 的核心是网络图，其中的节点（node）是基因、蛋白质或分子，其中的连接则是这些生物结构之间的相互作用，并提供了网络显示、布局、查询等方面的基本功能。例如，用人体外周血浆中的 10 余种金属元素含量作相关性网络图，则节点是各金属元素，各元素之间的连接就是这些元素间的相互作用。一般红色代表正相关，蓝色代表负相关，线条粗细直观体现了关联的强弱。

以上只是金属组学中数据分析时的常用软件，此外，还有其他可用来分析和作图的软件，如 SigmaPlot、Origin 和 PeakFit 2D 等，分析数据时借助各种软件能将结果更清晰、更直观地呈现。

（三）多维、共线性数据分析

由于环境中许多暴露物的自然属性存在相关性，通常以混合暴露形式存在，特别是各种暴露物之间可能会存在相互作用，会导致健康损害效应不能简单等同于多种单一暴露效应的相加。因此，评价多种暴露物混合暴露的毒效应十分重要。从流行病学与统计学角度来看，多暴露物混合暴露健康损害效应的评价挑战很大。当暴露物的个体暴露效应足够大，并且暴露物之间的关联性不强，可以将一组暴露物同时纳入多变量模型；然而，在实际的数据统计分析过程中，往往发现多种暴露间高相关性、共线性问题的存在。需要采用更为科学的统计学模型来评价多种暴露物的混合暴露效应，而非仅在一个统计模型中同时纳入多种暴露或逐一评价单一暴露与效应的关联。在暴露物混合暴露的数据分析中，统计策略的选择应基于变量降维、变量选择或观测值分组的过程,合适的统计模型对于混合暴露研究非常重要。表 20-4 罗列了常用的几种多暴露物对机体效应评估统计模型及其主要优势。

二、基因组学数据分析

基因组学的相关研究主要通过生物信息学获取、加工、存储、分析以及解释遗传学和基因组信息。当前基因组生物信息学分析技术取得了极大成功,而大量在网络上免费的高通量分析软件及数据平台,有助于各实验室开展基因组学研究。本节重点描述全基因组关联分析中涉及的数据分析技术,可广泛应用于机体遗传背景差异对毒物易感或耐受性以及药物敏感性的影响。

(一)基因组学数据来源

基因组学研究的数据来源主要包括两个方面:公共数据库下载以及通过基因组实验研究获取数据。目前常用的公共数据库有 HapMap、千人基因组计划(1000 Genomes Project)数据库、GEO、ArrayExpress、OMIM、肿瘤基因组图谱(TCGA)数据库等,这些数据库都可以下载目标位点的基因组数据用于分析研究。

HapMap(http://hapmap.ncbi.nlm.nih.gov/)是由多国参与合作建立的人类全基因组遗传多态图谱数据库,可以检索基因分型、基因频率、选择标签单核苷酸多态性(single nucleotide polymorphism, SNP)等。随着 1000 Genomes Project 数据库的出现,目前 HapMap 网站已经关闭,但是数据仍可通过 FTP 站点获得(ftp://ftp.ncbi.nlm.nih.gov/hapmap/)。

1000 Genomes Project(http://www.1000genomes.org/)是由中国深圳华大基因研究院、英国桑格研究所和美国国立人类基因组研究所等共同发起。该数据库最终将包含来自全球 27 个族群的 2 500 个人的全部基因组信息。目前产生的数据量已达 50TB,包含 8 万亿个 DNA 碱基对,为各种疾病的关联分析提供详细的基础数据。

GEO(http://www.ncbi.nlm.nih.gov/geo/)是由美国国家生物技术信息中心(NCBI)开发的一个存储基因表达和基因芯片等高通量功能基因组数据的数据库,包含平台、数据集、系列和样本的信息。

ArrayExpress(http://www.ebi.ac.uk/arrayexpress/)是由欧洲分子生物信息学组织建立的高通量基因芯片数据库,包含多个基因表达数据集和

表 20-4 多种暴露物与健康相关效应统计方法及主要优势

方法	主要优势	R 统计包
降维		
主成分分析(PCA)	将共线性最小化,且可以测定混合效应	stats
正定矩阵因子分析(PMF)	将共线性极小化	ad-hoc software
有监督的主成分分析(SPCA)	可排除对结局没有直接相关信息的暴露物	superpc
偏最小二乘法(PLS)	可运用于高维度变量,根据结局对暴露物进行不同程度的加权	stats, pls
稀疏偏最小二乘法(SPLS)	通过稀疏线性组合,可同时实现变量选择和降维	spls
变量选择		
类原型聚类算法	可处理高相关性数据	protoclust and prototest
删除/置换/加法算法(D/S/A)	与逐步算法相比,对异常值的敏感性较低,允许在非嵌套模型中进行搜索	modelUtils, DSA
贝叶斯模型平均法(BMA)	能处理建模过程中存在的模型不确定性问题	bms
最小绝对收缩和选择算子(LASSO),弹性网络(ENET)	能有效处理高维度、共线性、高相关数据,选择变量并估计参数	glmnet
观测值分组		
K-means 聚类算法	适用于大样本数据	stats
分类回归树(CART)	检测阈值和复杂交互作用	party

实验相关的原始图像集。

OMIM（http://www.ncbi.nlm.nih.gov/omim/）是由美国国家生物技术信息中心发布的包含人类基因和遗传疾病的数据库。

TCGA（https://cancergenome.nih.gov/）由美国国家癌症研究所和美国国立人类基因组研究所建立，为目前最大的癌症基因信息数据库。主要收录各种人类癌症基因表达数据、miRNA表达数据、拷贝数变异、DNA甲基化、SNP及临床数据等。

基因组数据还可以通过分子生物学技术获取，例如DNA序列的体外扩增与检测、DNA序列分析、DNA基因芯片分析、基因异体表达、转基因技术、基因敲除、基因沉默技术、cDNA药物基因组学克隆等。

（二）数据分析前质量控制

在获取基因组数据后，由于基因组数据庞大，需对数据进行严格的质量控制，再进行下一步分析。质量控制主要包括对样本的质量控制和对基因型的质量控制，常用的指标主要有：

1. 缺失率　缺失率（missing rate）可以反映DNA样本的质量，缺失率越高则说明该个体的DNA样品本质量越差。常以0.01、0.02、0.05等作为分界值，剔除缺失率高的个体样本。

2. 同源等位基因的血缘一致性　同源等位基因的血缘一致性（identical-by-descent，IBD）可以反映研究样本的个体之间是否互相独立，即是否具有亲缘性。如果进行非家系基因组研究，而样本间存在亲缘性的，应剔除该样本。

3. 膨胀系数　膨胀系数（genomic control infl-ation factor，λ_{oc}）可以反映样本是否存在人群分层。若$\lambda_{oc} = 1$表示没有人群分层，$\lambda_{oc} > 1$表示有人群分层，常用Q-Q图来判断，若样本存在人群分层，应正确判断是否需要校正及如何校正。

4. 基因分型检出率　基因分型检出率（genotyping call rate）是反映基因分型质量的指标，基因分型检出率越低，表示该样本的质量越差。常以99%、98%、95%等作为分界值，应剔除分型率低的SNP。

5. 最小等位基因频率　最小等位基因频率（minor allele frequency，MAF）可以反映群体中不常见的等位基因发生的频率，MAF越低则说明变异越小，可提供的与疾病关联信息就越少，关联性检验的统计学效能也就越低。常以0.05、0.01等作为分界值，剔除MAF低的SNP。

6. 哈迪-温伯格平衡　哈迪-温伯格平衡（Hardy-Weinberg equilibrium，HWE）简称哈温平衡，可以估算基因频率和基因型频率。不满足哈温平衡的群体，说明可能存在严重突变、遗传漂移、人群分层和近期近亲结婚等，样本代表性差。在病例对照研究中，哈温平衡检验只针对对照组进行检验。哈温平衡检验一般采用Matlab、SPSS等软件的卡方检验和Fisher精确检验等进行。常以10^{-2}、10^{-4}、10^{-6}等作为哈温平衡的检验水准。

7. 传递/不平衡检验　传递/不平衡检验（transmission/disequilibrium test，TDT）分析某个等位基因从杂合子的父母传递给后代的概率是否高于预期值，用于家系关联分析，反映目标位点与疾病位点的连锁与关联。

（三）基因组学的数据分析

基因组数据在质量控制之后，可根据研究目的进行关联分析、基因注释、生物通路富集、基因-基因交互作用或基因-环境交互作用等进一步分析。

1. 基因组数据关联分析　可以通过卡方检验、聚类分析、主成分分析、线性回归模型和Logistic回归模型等进行关联性分析。聚类分析（cluster analysis）是指将研究对象依据其属性的相似性分成多个类的分析过程，是常用的一种多元统计分析方法。聚类分析的目标是将研究对象分为几个组，使组内研究对象相似性较高，而组间样本有差异。聚类分析的实质就是根据研究对象之间的亲疏程度将研究对象分类，相似的分为一类，差异较大的分为另一类。聚类分析是一种简化数据及建模的方法，它可以作为一个独立的工具获得数据分布和特征，并对其进行聚簇集合。聚类分析主要应用于探索性研究，进行数据挖掘。聚类分析在SPSS和SAS等统计软件中都有计算方法，也可以作为其他分析的预处理步骤。

全基因组关联分析（genome-wide association study，GWAS）是指在全基因组范围内找出存在的序列变异，从中筛选出与表型效应相关的遗传变异位点。通常根据表型的不同主要分为数量性状及分类变量的全基因组分析。数量性状的关联分析，一般以基因型为自变量，表型为应变量，采用线性回归模型进行分析，复杂数量性状关联分析采用混合线性模型。分类变量的关联分析，则以基因型为自变量，表型为应变量，采用 Logistic 回归模型进行分析。基因组数据通过线性回归模型或 Logistic 回归模型分析后，可获得位点及基因的 p 值，并可根据位点或基因的 p 值绘制曼哈顿图（图 20-4，见文末彩图），寻找差异性基因。基因组数据关联分析常用的软件有：R 语言、SAS、PLINK 等软件。

PLINK（http://zzz.bwh.harvard.edu/plink/index.shtml）是一个开放的、免费的全基因组关联分析工具，常应用于常规的以及大规模的遗传分析。PLINK 分析的基础是基因型和表型数据，主要功能是数据处理和统计描述、关联分析、群体分层检测、IBD 估计及上位效用检测，并通过整合 PLINK 和 Haploview 软件使结果可视化。PLINK 软件适用于群体数据，但不适用于家系数据。PLINK 可以进行数据的质量控制、基本的关联分析、基于人群分层的关联分析、重复性分析、哈温平衡等运算。

R 语言是一个用于统计分析和统计制图的工具，是自由、免费、开放式的软件，它的功能很强大，扩展性也很强，编程简单且交互性强，与其他编程语言及软件配合也很方便。R 语言包括主程序及扩展包，可以提供集成的统计工具进行数据处理、计算和制图，其最主要的功能是数据分析和统计绘图。R 语言可以对基因芯片数据进行差异表达分析、聚类分析和分类分析，同时可以对分析的数据进行制图，包括直方图、饼图、条形图等多种基本图形以及更高级的图形。Bioconductor 则是一个基于 R 语言的、面向基因组数据分析的应用软件集合，它包括各种基因组数据分析和注释工具，可以对基因芯片或 DNA 微阵列等生物信息数据进行处理、分析、注释及可视化等，是免费、开源的，目前最主要应用于基因芯片及下一代测序分析。

2. 基因注释及生物通路富集 通过关联分析后得到的差异性位点或基因，主要利用 GO 数据库、KEGG（Kyoto Encyclopedia of Genes and Genomes，京都基因与基因组百科全书）数据库、DAVID 数据库等进行基因注释及生物通路的富集。GO 数据库（gene ontology, http://www.gene-ontology.org/）是一个基因本体论联合会所建立，适用于各种物种，对基因和蛋白质功能进行限定和描述并能随着深入研究而更新的数据库。GO 提供了细胞组分、分子功能和生物学过程三个层面的基因或蛋白质的功能注释，也就是基因定位或关联的细胞组分、发挥的分子功能以及参与的生物过程。GO 数据库主要功能是对基因或蛋白质及其产物的在线注释，并提出这种注释的参考和证据，同时列出与之相关的 GO 结点。GO 除了可以对单个基因或蛋白质注释外，还可以进行

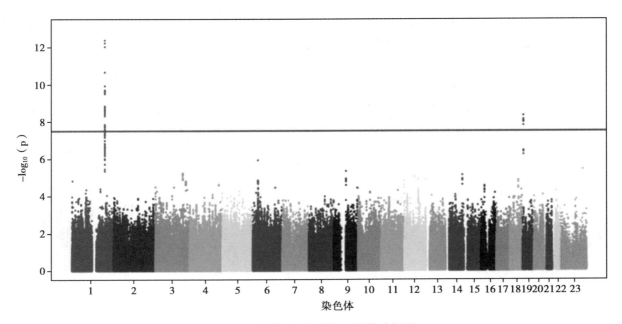

图 20-4　全基因组关联分析的曼哈顿图

批量注释,可以提供多种工具进行注释结点树状结构的可视化,通过树状分支图了解基因之间的关系。

KEGG 数据库是用一个细胞内分子相互作用的网络来连接一系列基因的数据库,由日本京都大学生物信息中心 Kanehisa 实验室建立。KEGG 将基因组学、生物化学及系统功能组学的信息结合起来,是进行生物体内代谢分析、代谢网络、酶或编码酶的基因、产物等研究的有力工具,且具有强大的图形功能,能够更加直观地了解代谢途径。KEGG 主要由基因组信息、生物化学信息及系统信息三部分组成,可以对基因和蛋白质进行注释,也可以绘制通路图。KEGG 主要有基因数据库(GENES database)、通路数据库(PATHWAY database)、配体化学反应数据库(LIGAND database)和蛋白质相互关系数据库(BRITE database)4 个数据库。GENES 数据库存储了完整的和部分的基因组信息。PATHWAY 数据库是一个分子互动网络,提供途径对应的网络功能信息。KO(KEGG ortholog)是 KEGG 中一个直系同源基因的分类系统,它将分子网络的相关信息连接到基因组中。KEGG 通过 KO 对基因进行注释,每个 KO 代表通路图中一个网络结点。

DAVID 数据库(Database for Annotation, Visu-alization and Integration Discovery,注释、可视化和集成发现数据库)是对基因进行通路和功能注释的在线网络工具,通过利用改进的 Fisher 精确检验对基因进行功能和通路的富集,同时还提供通路的可视化图。DAVID 数据库聚集了来自不同生物信息学资源的各种基因或蛋白质的标识符和注释术语,提供大量的基因功能信息、基因与蛋白质标识符转换和基因 ID 转换,可以对基因进行综合性的功能注释以及通路富集。DAVID 数据库提供了 4 个分析内容,分别为功能注释(func-tional annotation)、基因功能分类(gene functional classification)、基因 ID 转换(gene ID conversion)和基因名查看器(gene name batch viewer)。

3. 基因 - 基因交互作用及基因 - 环境交互作用分析　基因组数据还可以进行基因 - 基因交互作用或基因 - 环境交互作用分析,常基于 R 语言、PLINK 等软件采用 Logistic 回归模型、线性回归模型、Wilcoxon 符号秩检验等进行分析,可用 Cytoscape 软件绘制交互作用网络图。图中每个结点就是基因、蛋白质或分子,结点之间的连接则代表生物分子之间的相互作用(图 20-5)。

三、蛋白质组学数据分析

在分子毒理学特别是环境毒理学研究中,应

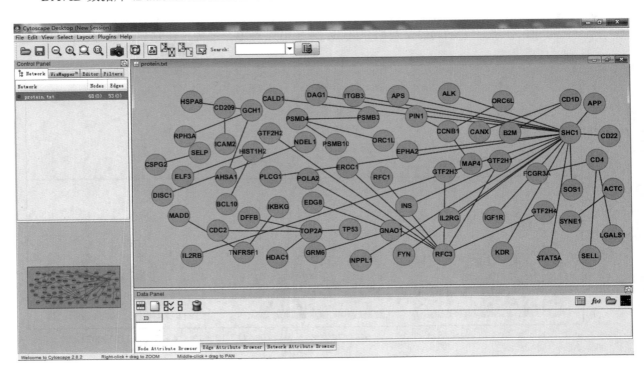

图 20-5　基于 Cytoscape 软件绘制的基因交互作用的网络图

用蛋白质组学理论与方法，结合传统的生物学方法，可以高通量筛选和评价各种毒物的暴露、毒理学效应并提供新的生物标志物研究靶标。

由于蛋白质组学研究日新月异，各种高通量的筛选技术越来越多地被用于科学研究，涵盖蛋白质组学研究的全过程，包括蛋白质样本的分离、定量及鉴定等步骤，涉及双向凝胶电泳、质谱技术、酵母双杂交系统、蛋白质微阵列技术、大规模数据处理的计算机系统和软件、软电离技术获得的数据结果分析，以及对结果结合各种网络数据库再次进行生物信息学分析。以下重点介绍当前广泛使用的几类蛋白质组学数据分析软件，涉及蛋白质序列识别分析、三维结构分析与功能预测分析、图形操作与模拟等。

（一）序列识别分析

位于瑞士日内瓦生物信息研究所开发出来的瑞士蛋白质专家分析系统是蛋白质分析中常使用的系统之一，其中 ProtParam 子程序适用于蛋白质序列的物理 - 化学参数（氨基酸、原子组成，等电点，消光系数等）。MultiIdent 子程序适用于通过等电点、分子量、氨基酸组成、序列标签、肽指纹数据等识别蛋白。AACompSim 子程序可将登录在 Swiss-Prot 数据库的蛋白质氨基酸组成与其他登录蛋白质进行对比分析，并且用于通过氨基酸组成识别蛋白质。FASTA 软件是基于网络数据库，可与蛋白质或核酸序列进行简单的对比分析。

（二）三维结构分析

除了对蛋白质的序列研究之外，对其三维构象的研究也是蛋白质功能分析中的重要工作之一。蛋白质三维构象展示软件（3D Protein Display and Sequence Analysis for the PC，3D-PSSM）借助序列、三维结构的序列轮廓，基于网络的蛋白质折叠识别方法并结合二级结构、溶剂信息构建蛋白质的三维空间模型。SWISS-MODEL 采用同源建模法进行蛋白质结构的预测，对于序列相似度 > 30% 的序列模拟比较有效，可以对目标序列进行自动比对、自动选择模板并自动建模。此外，Analyze 软件则可利用 EDMC 方法通过球形构象分析蛋白质三维结构，主要包括：①探讨蛋白质构象特性，分子内、分子间氢键，相对于参考构象的均方根位移，官能团间、质子间的距离；②分析蛋白质整体构象的电学性质 - 平均化玻尔兹曼分布；③利用提供的直角坐标计算二面角；④构型调整及构象优化；⑤建立适当的构象统计权重，获得理论预测与实验核磁 NOE 谱、耦合常数匹配的分析信息。

Quanta 也是一款蛋白质结构分析软件。它利用 Charmm 力场算法并结合核磁共振（nuclear magnetic resonance，NMR）、X 射线晶体衍射数据对蛋白质结构进行进一步修正，从而对蛋白质空间构象进行构建，可以为蛋白质组学的功能研究提供线索。

（三）功能预测分析

ASC 软件可对蛋白质分子表观性质进行分析，通过计算蛋白质分子表面性质探讨分子作用机制模式，包括：①利用范德华表面或溶剂可及性表面方法探讨蛋白质截断球面性质；②利用双立方格子方法数值化蛋白质表面、表面体积；③计算分子组装及各组分表面能量、亲疏水性表面。

Catalyst 软件是一款简单的药物分子结构模型设计程序，提供先进的信息检索、信息分析、功能模拟访问相关的数据库，结合蛋白质组学数据，设计假设蛋白质分子及相关模型，并解释构效关系；进行蛋白质分子的结构、功能对比，设计特定药效基团，还可用于简单筛选特定结构蛋白质分子。

Cerius 软件是一款结合了蛋白质组学数据的药物及材料设计软件。依托于 UNIX 图形工作站，用于构建分子模型、结构优化，进而结合蛋白质学数据进行药物靶位点分析，借助该操作平台提供的大量的回归、分析技术，利用现有的活性数据、获得的回归方程预测、设计全新活性蛋白质分子。

（四）图形操作与模拟

Insight II 软件是比较常用的蛋白质组学图形操作平台，它依托于 UNIX 图形工作站，对蛋白质分子的空间构象给予图形界面化。Insight II 操作平台涉及的子模块主要包含 Builder、Homology、Discover、Delphi、Docking、Analysis 等 6 类。Builder 模块是构建模型并赋予初始结构的工具，可以对蛋白质分子中基本的物理参数如键长、键级、原子力场进行修改。Homology 模块是蛋白质同源模建的核心模块，在蛋白质结构数据库中搜索与目标序列同源的蛋白序列，依据搜到的同源蛋白为模板预测目标蛋白的空间构象。Discover模块是蛋白质大分子结构优化、动力学模拟的必备模块。Delphi 模块通过求解泊松 - 玻尔兹曼方程进而分析蛋白分子的静电分布,有效地模拟蛋白质分子间的相互作用。Docking 模块可以进行受体 - 配体间的分子对接,分析分子间相互作用能量、分子间氢键分布、反应自由能等,还可以结合分子生物学实验确定的受体结合靶点进行动态模拟。Analysis 模块是分子动力学动态模拟结果的图示分析程序,对动态模拟结果给出图形、表格分析,通过选取某一特定构型、某一特定时间的分子构象,重现分子动力学动态模拟过程中的动态变化,并对动力学分析过程中产生的分子构象进行聚类分析。

(五)其他分析软件

Gene Explorer 软件是面向分子生物学的综合分析操作平台。它包含蛋白质同源检索、蛋白质空间构象预测、蛋白质突变体设计、线性酶切位点分析等多个功能模块。蛋白质同源检索是借助不同的检索技术建立有效的检索方式,对蛋白质序列进行同源检索,同时可以分析蛋白质分子空间结构信息,进一步将检索方法进行扩展。

四、代谢组学数据分析

始于 2005 年的人类代谢组计划采用了多种高通量检测技术,截至 2013 年已实现 20 900 种代谢物的检测。用于代谢组学数据获取的检测技术平台也在不断取得进步,不断产生的海量数据也形成了许多代谢组学数据库,包括各个实验室特定数据库、物种数据库、通用代谢谱、已知代谢物库和标准生物化学数据库等,其中最常见的数据库为人类代谢组学数据库(Human Metabolome Database,HMDB),包含了最全面的人体内小分子代谢物数据。

处理分析多维、海量的代谢组学数据同样需要专门的生物信息学基础和工具,但是数据分析过程是有相似性的,即包括原始数据预处理、分级聚类分析、主成分分析、代谢标志物筛选、和生物学功能注释等。

(一)原始数据预处理

基于不同分析检测技术所产生的原始数据例如谱图信号,分别出现了一系列的相关软件和算法。预处理步骤包括对这些原始数据去除噪声信号、干扰、基线漂移等因素,通过数据提取和比对,获得一个原始数据矩阵;然后对数据进行标准化、中心化、缩放和转换,其目的是缩小不同代谢物变量之间的数量级差异、增强可比性。

NMR 研究数据处理相对简单,包含数据转换、标准化、匹配。国外开发的一些软件例如ProMetab 可以处理 NMR 谱图和投影图,并可以降低 pH 对化学位移的影响。GC-MS 数据处理也有一些专门的软件,包括 ChromaTOF(http://www.leco.com)和 AnalyzerPro(http://www.spectralworks.com)。对于各种样本的峰匹配和大量代谢物定量,MetaQuant 软件(http://bioinformatics.org/metaquant)可以同时定量数百个代谢物。

(二)模式识别方法

模式识别方法多用于构建预测模型和寻找代谢标志物,是代谢组学中常用的数据分析方法。依据数据分析时有无先验知识的干预,模式识别方法又可以分为监督方法和非监督方法两类。

1. **监督模式识别方法** 监督模式识别(supervised pattern recognition)方法是指以了解样品分类信息为前提,寻找已知分类组别之间的变量差异、变量和变量之间的相互关系。利用计算机对已知分类的样本进行学习,获取分类的基本模型,进而利用这种模型对未知分类的样本进行类型判断。代谢组学研究中的监督模式识别方法主要有偏最小二乘法、人工神经网络、支持向量机和 K-means 算法等。

2. **非监督模式识别方法** 一般包括数据点的降维处理和聚类分析。数据点降维处理(dimension reduction)是利用多维空间中的主要成分去代表整体数据,聚类分析则是寻找有聚类趋势样本的共同特征。针对这两种不同的处理方法,非监督模式识别方法主要有主成分分析、分级聚类分析、非线性映射和自组织投影等方法。

主成分分析及分级聚类分析比较常见,如用 SIMCA 软件完成数据的主成分分析和分级聚类分析。非线性映射在将多维空间样本矢量映射到二维空间上时保持了样本点之间的距离不变,维持了原有的数据结果结构。采用非线性映射很好地解决了非线性问题,它的不足之处是其投影图的横、纵坐标没有明确的意义和函数表达方式。

（三）模式识别模型的构建和验证

1. 模型的构建 利用模式识别方法构建可以预测和区分未知样本的模型，这一过程称之为模式识别模型构建。其目的包括寻找代谢标志物以及构建有实用价值的预测模型。

2. 模型的验证 在代谢组学研究中，进行后期数据分析的重要前提是建立模型的可靠性验证。建立模型、寻找特定的生物标志物或发现与特定的生物学系统相关的代谢通路是代谢组学研究的焦点。但模型的有效性，以及能否在该模型基础上进行下一步的分析和演绎还有待考证。因此，在数据处理和分析的各阶段，模型的交互验证对于非监督和监督的模式识别分析都是必需的。

在多变量分析中，目前常用的模型验证方法有三种：第一种是通过内部验证方法，通过模型拟合的 Q2 值来表征模型预测能力。一般认为Q2 > 0.9 表示模型的预测能力很强；Q2 > 0.5 则模型的预测能力一般；当 Q2 更小时，说明模型的预测能力很差。另两种常用的外部验证方法包括交叉验证和置换检验。交叉验证在构建模型时由软件自动完成，用于选定构建模型的主成分，得到稳定可靠的模型。置换检验检测（往往是两组之间）差异的显著性。在置换检验中，首先随机分配反应变量 Y 的标签，然后用相同个数的主成分（由待检验模型确定）构建其与预测变量 X 的模型，然后计算相应模型的组间总方差和组内总方差的比值，即 B/W 值，如此循环 n 次后（通常$n = 1\,000$）绘制这 1 000 个随机模型 B/W 值得频数分布图。有研究表明，待检模型的 B/W 值离随机模型 B/W 值直方图的右侧越远表示其统计学意义越大，其对样本的区分结果越可靠，若待检模型的 B/W 值处于直方图之中则表示结果不可信。

（四）代谢标志物的筛选

目前对于代谢标志物的筛选主要有两大策略：一种是利用传统的单变量统计学方法；另一种是构建模式识别模型，利用该模型进行初筛，再利用其他一系列手段进行统计学确证。传统的单变量统计学方法研究的数据相对简单，能够应用的地方比较局限，筛选出的代谢标志物也相对单一，后一种方法是目前代谢组数据研究常使用的方法。大致的流程为首先对原始数据进行相应的处理和变量分析；然后构建数据模型，利用模型筛选出代谢标志物；再进行统计学确证，通过构建无信息模型和标志物模型，利用模式识别方法进行确证；最后则是对代谢物的鉴定。

（五）生物学功能注释

上述步骤可筛选出一系列具有统计学意义的代谢标志物，然后通过查阅文献，重点分析出差异显著的代谢标志物所涉及代谢途径，做出生物学功能注释。目前对筛选出的代谢标志物的解释主要包括构建代谢物相关网络图和代谢网络映射。

检测一组代谢标志物的变化远远优于检测单个标志物，同时，在生物体中代谢物的变化往往是互相关联的，某些与其他代谢物关联度好的物质也有可能成为生物标志物。因此，可以通过代谢网络图，利用前面筛选出代谢标志物进一步筛选出新的生物学功能显著的潜在代谢标志物，这也使得构建代谢物相关网络图更为重要。目前有许多软件可以用来构建代谢物相关网络图，如SPS、ParCorA、Gephi 和 Cytoscape 等。代谢网络映射是研究代谢物生物学意义最直观和可靠的方法，可以通过利用生物信息学技术将代谢物映射进代谢网络图对代谢组进行分析。目前代谢网络映射主要靠一些在线工具和数据库实现，例如人类代谢组数据库、蛋白专家分析系统等。

五、多组学数据联合分析

随着高通量测序技术的不断发展与完善，单组学研究也日趋成熟与完善，而整合多组学数据研究毒作用的工作则方兴未艾。多组学整合分析是指对来自不同组学，如暴露组学、基因组学、蛋白组学和代谢组学的数据源进行归一化处理、比较分析应用到同一研究中。毒物对机体的不良健康效应往往是由环境因素与遗传因素共同作用所致，很难用单一的理论模式进行解释。从多组学层次出发，系统研究暴露、基因、蛋白质和代谢物之间的相互作用和系统机制是毒作用研究发展的新趋势。用传统实验得到的小数据去解释生物学问题，就如同盲人摸象般，尽管可以比较精确地描述某一问题，但是由于找不到全局的联系而无法全面地做出解释。深入全面分析多个组学层面的信息对系统毒理学的认识至关重要，可获得机体在某种或某些暴露因素干预的应激扰动、病理生理状态的变化信息，富集和追踪到变化最大、最集中的通路，通过对基因到 RNA、蛋白质，再到体内代谢产物的综合分析，以及原始通路的分析及新通路的构建，能够反映出组织器官功能和代谢状态，从而对生物系统进行全面的解读（图 20-6）。

近年来，高通量的组学技术为系统毒理学提供了海量的实验数据和先进的技术方法，随着癌症基因 TCGA、UKBiobank 等大型数据库的开放，多组学数据整合分析统计方法成为研究热点。单一组学数据具有高维度、高相关性、非负性、冗余等特点，而多组学数据还具有互补性、因果性、异质性、多层次等特点，给传统生物信息学提出了新的挑战，需要新颖的分析和统计方法将不同类型的数据集整合和进行质量控制指标的标准化。如何将来自多个源的多组学数据合并到一个系统中是数据分析的关键，机器学习（machine learning）算法能较好地对组学数据进行整合，包括预测、聚类、降维和关联等分析。例如贝叶斯模型（Bayesian models）能够利用先验信息和模型度量；基于树的方法（tree-based methods）可以构建具有所有特征的树，也可以根据从每个组学数据或视图中学习到的树共同做出最终决策；核方法（kernel methods）将单个组学数据或视图中学习到的相似矩阵融合在一起，形成最终的相似矩阵或学习模型；基于网络（network-based）的融合方法能够推断出异构网络中的直接关联和间接关联；矩阵因子模型（matrix factorization models）具有从不同视角学习特征间相互作用的潜力；另外，一系列的深度神经网络（deep neural networks）算法可以整合到多模态学习中，以获得生物系统的复杂机制。机器学习模型能更好地利用大量可用的异质信息，深入理解复杂的生物系统。表 20-5 列出了 7 类整合模型的开源包和工具，主要由 Python、R 和 MATLAB 实现。

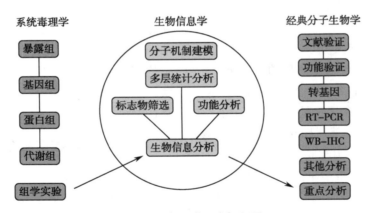

图 20-6　多组学研究框架图

表 20-5　实现多组学数据分析的机器学习方法

方法及工具	功能	网址
特征级联算法		
glmnet	LASSO，弹性网络	cran.r-project.org/web/packages/glmnet
scikit-learn	LASSO，弹性网络，支持向量机	scikit-learn.org/stable
grplasso	组 LASSO	cran.r-project.org/web/packages/grplasso
SGL	稀疏组 LASSO	cran.r-project.org/web/packages/SGL
SPAMS	（稀疏）组 LASSO 近端算法	spams-devel.gforge.inria.fr
ParsimonY	重叠组 LASSO	github.com/neurospin/pylearn-parsimony
glasso	图形 LASSO	cran.r-project.org/web/packages/glasso
贝叶斯模型或网络算法		
bnlearn	贝叶斯网络学习与推理；不支持混合类型；朴素贝叶斯和树扩展朴素贝叶斯分类器	cran.r-project.org/web/packages/bnlearn

续表

方法及工具	功能	网址
集成学习算法		
Random forest	随机森林树	cran.r-project.org/web/packages/randomForest
scikit-learn	随机森林树	scikit-learn.org/stable
多核学习算法		
Mklaren	同时进行多核学习和低秩近似	github.com/mstrazar/mklaren
SimpleMKL	多核学习支持向量机	asi.insa-rouen.fr/enseignants/~arakoto/code/mklindex.html
GMKL	基于梯度下降和支持向量机的广义多核学习	research.microsoft.com/en-us/um/people/manik/code/GMKL/download.html
基于网络的算法		
SNF	相似性网络融合	compbio.cs.toronto.edu/SNF
KeyPathwayMiner	提取最大连通子网络	tomcat.compbio.sdu.dk/keypathwayminer
FuseNet	从多组学数据推断网络	github.com/marinkaz/fusenet
scikit-fusion	基于惩罚矩阵三分解的数据融合	github.com/marinkaz/scikit-fusion
Medusa	基于集合矩阵因子分解的间接关联发现	github.com/marinkaz/medusa
多视图矩阵或张量分解算法		
pls	偏最小二乘与主成分回归	cran.r-project.org/web/packages/pls
spls	稀疏偏最小二乘回归与分类；同时进行降维和变量选择	cran.r-project.org/web/packages/spls
O2PLS	双向正交偏最小二乘法	github.com/selbouhaddani/O2PLS
K-OPLS	基于核的偏最小二乘法	kopls.sourceforge.net
CCAGFA	因子分析和典型关联分析	cran.r-project.org/web/packages/CCAGFA
GFAsparse	双聚类稀疏因子分析	research.cs.aalto.fi/pml/software/GFAsparse
iCluster	多基因组数据类型的综合聚类分析	cran.r-project.org/web/packages/iCluster
iNMF	综合非负矩阵分解	github.com/yangzi4/iNMF
MVMF	从多类数据中发现特征模式的多视图非负矩阵分解	github.com/yifeng-li/mvmf
Tensor Toolbox	多路数组的操作	www.sandia.gov/~tgkolda/TensorToolbox
N-way Toolbox	多路数组平行因子分析，偏最小二乘法，Tucker 模型	www.models.life.ku.dk/nwaytoolbox
Sparse PARAFAC	稀疏平行因子分析	www.models.life.ku.dk/sparafac
CMTF	耦合矩阵和张量分解	www.models.life.ku.dk/joda/CMTF_Toolbox
多模态学习算法		
multimodal	多模态深度玻尔兹曼机	www.cs.toronto.edu/~nitish/multimodal，github.com/nitishsrivastava/deepnet

（杨晓波）

第四节 毒理相关生物信息学软件与应用

在分子毒理学研究中常应用各种生物信息学软件管理、分析和处理数据，通过这些软件可以进行分析生物信息、基因组序列、功能基因组及生物分子设计、药物设计等研究。根据生物信息学软件的功能，可将其分为数据分析软件、可视化软件和专门软件等。

一、数据分析软件

分子毒理学常用数据分析软件包括统计学软件、数据处理软件和编程语言式软件等。其中，SPSS 和 SAS 是生物信息学领域应用最广泛的专业统计学软件；Excel 可进行数据处理、统计分析和辅助决策操作，但它不适用于处理大规模生物数据；Origin 和 Graphpad Prism 均是集生物数据分析和绘图于一体的科研绘图软件。此外，编程语言式软件如 R 和 Python 也被广泛应用于分子毒理学研究。有关 Graphpad Prism 和 R 语言的应用介绍详见本章第三节。

（一）Origin

Origin（https://www.originlab.com）是一款数据分析和函数绘图的专业软件。它的数据分析功能为用户提供了数据导入、数据分析、频谱变换、曲线拟合和混合编程等功能选项。Origin 绘图是基于模板的，它提供了几十种二维和三维绘图模板，不但可以进行简单图形的绘制，对于更加专业的极坐标、雷达图等也可以很好地完成。对于一些较为简单的绘图需求，只需根据界面提示就可以绘制，使绘图过程更加方便快捷。值得一提的是，Origin 软件内置教程十分详细，便于学习掌握。

（二）Python

Python（https://www.python.org/）是一种面向对象、解释型计算机程序设计语言，是分子毒理学领域最受欢迎的入门语言之一。与其他程序设计语言不一样，Python 的语法非常简捷、清晰，对初学者友好。为简化编程，Python 官方提供了完善的基础代码库供开发者直接调用，其内容涵括了网络、文件、图形用户界面、数据库和文本等；

同时，Python 有丰富的第三方库供开发者进行资源的共享与交流，开发者可直接进行下载并在基础代码之上进行编程，开发效率极高。Python 还有极强的移植性（程序可移植到多种系统中使用）、扩展性、可嵌入性及易于维护等特点。需要注意的是，Python 的运行速度稍慢于 C 程序，开发者在发布程序时需要完全公开源代码，使用时应根据自己的需要进行甄别。

二、可视化软件

在大数据时代，人们需要在短时间内对海量数据进行加工处理，实现此目的的最佳途径是将数据可视化。可视化软件是指通过软件处理的方式将相对晦涩、复杂的数据通过图形化的形式展示，从而形象、直观地呈现数据蕴含的信息和规律。目前在分子毒理学领域常用的可视化软件有 Cytoscape 和 Pajek 等。

（一）Cytoscape

Cytoscape（http://cytoscape.org/）是强大的图形化、可视化、编辑和分析生物学网络的软件。它的核心是构建可视化网络，并提供基础的网络显示、布局、查询和分析等多方面功能。Cytoscape 具有上千种插件，可以联合多种大数据库进行蛋白质与蛋白质、蛋白质与 DNA 或遗传分子交互作用等复杂生物网络的分析，同时它作为开放性软件可供研究者根据自己需求修改程序，开发新的功能。有关 Cytoscape 软件的应用介绍详见本章第三节。

（二）Pajek

Pajek（http://mrvar.fdv.uni-lj.si/pajek/）是基于 Windows 操作系统的大型复杂网络分析软件。它的主要功能是提供网络分析和可视化操作，其优势在于强大的图像和数据处理能力。在生成网络图方面，支持自动网络布局和手动网络布局两种操作。不同于普通的网络分析软件，Pajek 可以处理高达几百万节点的大型网络，突破了很多网络分析软件只能处理较小规模数据的瓶颈。同时它可以从大规模网络中提取出若干小网络，并通过强大的可视化功能将网络及分析结果分别展示。Pajek 的数据输入方式灵活，使用者可以直接定义一个小网络，也可以导入数据生成网络。导入的数据除了支持 Pajek 软件本身的数据格式之外，还支持许多其他软件数据格式，为使用者提供极大的便利。

三、专门软件

（一）引物设计及常用软件

分子生物学的发展促进了毒理学研究进入细胞水平和分子水平。基因重组、克隆技术、聚合酶链反应（polymerase chain reaction，PCR）、DNA测序等细胞生物学和分子生物学技术用于毒理学研究中将有助于阐明毒物的作用机制，识别和确定暴露标志、效应标志和易感标志，而引物的设计是分子生物学的基础技术。

1. 引物设计的概念 引物（primer）是一小段单链 DNA 或 RNA。在核酸合成反应时，引物作为每个多核苷酸链进行延伸的出发点。引物设计是将目的基因的 DNA 或 RNA 作为复制的起始点，进而合成引物。

2. 引物设计的原则 进行引物设计时，需遵守三条基本原则：①引物与模板的序列要紧密互补；②避免形成稳定的引物二聚体或发夹结构；③避免引物与模板的非目标区序列互补结合，即避免非特异性扩增。因此，在进行引物设计时，应注意以下问题：

（1）引物的长度：引物的长度一般为 15～30bp，常用 18～27bp，但最长不超过 38bp。引物过短，易与模板发生错配，降低 PCR 的特异性；引物过长，致其延伸温度大于 74℃，不适于 Taq DNA 聚合酶反应，会使 PCR 效率降低，影响产率。

（2）引物的碱基分布：引物中 4 种碱基的分布最好是随机的，不要有聚嘌呤或聚嘧啶。引物的 3′ 端超过 3 个连续的 G 或 C，会使引物在 GC 富集序列区引发错误，且 3′ 端的末位碱基为 A 的错配率明显高于其他 3 个碱基，因此均应避免。

（3）引物的特异性：引物与非特异扩增序列的同源性不要超过 70% 或有连续 8 个互补碱基同源。

（4）引物 GC 含量：引物的 GC 含量一般为 40%～60%，以 45%～55% 为宜。GC 含量过低会导致引物解链温度（melting temperature，T_m）也较低，降低 PCR 的特异性；GC 含量太高也会引发非特异性扩增；上、下游引物的 GC 含量亦不能相差太大。如果 GC 含量太高，可在引物的 5′ 端

增加 A 或 T；如果 GC 含量太低，可在 5′ 端增加 G 或 C。

（5）引物序列的 T_m 值：T_m 值是寡核苷酸双链解链的温度，即在一定盐浓度条件下，50% 寡核苷酸双链解链的温度。有效引物的 T_m 值为 55～80℃，在 72℃ 左右可使复性条件最佳。为了获得最佳结果，两个引物应该具有相似的 T_m 值，如果 T_m 值差异超过 5℃，会导致在循环中使用较低的退火温度而表现出明显的错误起始。

（6）引物与模板之间形成双链的稳定性：引物与模板之间形成双链的稳定性用 ΔG 值反映，即 DNA 双链形成所需的自由能，反映了引物与模板之间结合的强弱程度。一般情况下，最好是引物的 5′ 端和中间的 ΔG 的值较高，而 3′ 端的 ΔG 的值较低且绝对值不要超过 9kcal/mol，呈正弦曲线形状。因为引物 3′ 端的 ΔG 的值过高，容易在错配位点形成双链结构并引发 DNA 聚合反应。进行引物设计时，应用 Primer Premier 或其他软件计算 ΔG 的绝对值。

（7）引物序列的互补：如果引物自身存在互补序列，会折叠成发夹状结构，形成空间位阻而影响引物与模板的复性结合。两引物之间的互补性会导致引物二聚体的形成。引物二聚体及发夹结构的能量若超过 4.5kcal/mol，易产生引物二聚体带和发夹环，从而降低引物浓度，导致 PCR 不能正常进行。因此，引物自身和引物间不应存在互补序列。

（8）引物的修饰：引物的修饰多数是增加酶切位点，应该参考载体的限制酶识别序列确定。引物的修饰可以在 5′ 端进行，但不能在 3′ 端进行，否则会导致 PCR 扩增失败。

（9）错配位点的引发效率：错配位点的引发效率取决于引物序列组成与模板的相似性，相似性高则错配位点引发效率高。错配位点的引发效率一般不要高于 100，以避免非目的产物假带的出现。

3. 常用引物设计软件 目前，引物设计软件主要包括网络在线引物设计软件和本地计算机运行的引物设计软件，常用引物设计软件见表 20-6。

（二）序列比对及常用软件

1. 序列比对的相关概念

（1）序列比对的概念：序列比对（sequence alignment）是运用某种特定的数学模型或算法，

表 20-6　常用引物设计软件

工具/软件名称	作用	网址
Primer Premier	一个综合性的引物设计工具,常用于引物设计、限制性内切酶位点分析等	http://www.premierbiosoft.com/primerdesign/index.html
Oligo	用于引物的搜索、设计、评价及杂交探针的设计	http://www.oligo.net/
Primer 3	是一种综合工具,用于 PCR 引物和杂交探针设计	http://primer3.ut.ee
Primer-BLAST	整合了 Primer 3 及 NCBI 的 BLAST,用于引物设计和引物特异性的验证	https://www.ncbi.nlm.nih.gov/tools/primer-blast/
DNASIS Max	用于编辑查找 DNA 序列、互补序列、双链序列,预测限制酶位点、拼接位点,分析重复序列等	https://dnasis-max.software.informer.com
Beacon Designer	用于实时荧光定量 PCR 分子信标及 Taqman 探针设计	http://www.premierbiosoft.com/molecular_beacons/index.html
Vector NTI	是一款分子序列分析和生物数据管理的综合性软件,PCR 引物设计是其常规分析功能之一	https://www.thermofisher.com/cn/zh/home/life-science/cloning/vector-nti-software.html
DNASTAR Lasergene	提供分子生物学、基因组学和结构生物学研究需要的所有工具,其中的 Molecular Biology Suite 可用于引物设计	https://www.dnastar.com/languages/chinese/

比较两个或多个序列之间相似性的方法,是进行核酸序列或蛋白序列相似性分析常用的方法。序列比对是序列分析和数据库搜索的基础,其目的是通过比较不同序列之间是否具有足够的相似性,从而判定它们之间是否具有同源性。

(2)相似性和同源性:相似性和同源性在某些程度上具有一致性,但却是完全不同的两个概念。相似性(similarity)是指序列比对过程中,用来描述检测序列和目标序列之间相同的 DNA 碱基或氨基酸残基序列所占比例的高低。同源性(homology)是指从某个共同祖先经趋异进化而形成的不同序列。相似性可以是定量的数值,也可以是定性的描述,而同源性是质的判断。如果两个或多个序列经过序列比对具有较高的相似性,则可能是同源序列。相似性一般用相似度和距离表示,两个序列的相似度越高或是距离越小,则相似性越高。

2. 序列比对常用软件　序列比对工具是用于序列比对和数据库搜索的工具。常用的双序列比对工具有 FASTA 工具和 BLAST 工具。多序列比对常用的工具有 Clustal 软件、T-Cooffe 工具、MAFFT 工具和 MUSCLE 工具等。

(1)FASTA(https://www.ebi.ac.uk/Tools/sss/fasta/):是一种用于核酸和蛋白质的序列比对和数据库搜索的工具,这个程序集合包括 FASTA、SSEARCH、GGSEARCH/GLSEARCH、FASTX/Y 和 TFASTX/Y 等十个程序。FASTA 工具现在已逐步被 BLAST 工具所替代。

(2)BLAST(https://blast.ncbi.nlm.nih.gov/Blast.cgi):是目前最为常用的双序列比对工具,它计算匹配的统计意义,推断序列之间的功能和进化关系,帮助识别基因家族成员。在 NCBI 上,BLAST 针对不同目的分为多种比对方式,常用的有 Nucleotide BLAST 和 Protein BLAST。

(3)Clustal(http://www.clustal.org/):是目前使用最广泛的多序列比对软件,包括 ClustalX、ClustalW 和 Clustal Omega。其中,Clustal Omega 是最新推出的 Clustal 软件,能更快速进行大量序列比对。Clustal 采用的是渐进式多序列比对算法,将多个序列进行两两比对,计算距离矩阵后构建指导树。Clustal 程序可以自由使用,且序列输入和输出格式可以是包括 FASTA 在内的多种格式。

(三)非编码 RNA 靶标识别与功能预测软件

近年来,生命科学界对 RNA 的认识迅速从一种简单信息分子转变到一类具有重要基因表达调控作用的多重功能分子,其中许多具有功能意义的非编码 RNA(noncoding RNA,ncRNA)被发现,挑战和完善了传统的遗传中心法则。目前对非编码 RNA 的研究正在从大规模预测非编码 RNA 向深入研究非编码 RNA 靶标及非编码 RNA 功能进一步开展。由于非编码 RNA 基因在序列、结构和表达调控上的特殊性和多样性，单纯依靠传统生物学手段研究非编码RNA功能存在很多困难。随着生物信息学技术和高通量测序技术的迅猛发展，涌现了大量的非编码RNA靶标识别与功能预测算法和软件，用以寻找与非编码RNA相互作用的靶标，进而对其功能及调控网络进行预测，为非编码RNA的研究提供了有效的技术手段。本节主要介绍常用的非编码RNA靶标识别与功能预测软件。

1. miRNA靶标识别与功能预测软件

（1）miRanda（http://www.microrna.org/microrna/home.do）：是第一个非编码微小RNA（miRNA）识别与预测软件，适用范围广泛，支持在线和本地两种形式，但在线仅支持少数几个物种，而本地则不受物种限制。该软件主要通过miRNA和mRNA的序列互补匹配程度以及形成复合结构的自由能程度判断miRNA结合位点。

（2）TargetScan（http://www.targetscan.org/）：用于识别miRNA靶基因，假阳性率非常低。主要通过搜索和每条miRNA种子区域匹配的保守的8mer和7mer位点预测与识别靶基因。该数据库既能查询miRNA的靶基因，又可查询基因可能互作的miRNA及详细的互作情况。

（3）RNAhybrid（http://bibiserv.techfak.uni-bielefeld.de/rnahybrid/）：是基于miRNA和靶基因二聚体二级结构开发的miRNA靶标识别预测软件。预测的主要算法是禁止miRNA分子间及靶基因间形成二聚体，根据miRNA和靶基因间结合能预测最佳靶位点。

（4）PicTar（http://pictar.mdc-berlin.de）：是一款更高级的miRNA靶标识别预测软件，它不但能够预测含单个miRNA结合位点的靶基因，还可预测多个miRNA协同作用的靶基因。

（5）PITA（http://genie.weizmann.ac.il/pubs/mir07/mir07_prediction.html）：该软件主要包含人类、鼠类和蝇类的miRNA信息。使用者可通过miRNA预测靶基因，也可通过mRNA预测miRNA信息，无论是miRNA还是mRNA均可通过提供名称或ID号进行分析。PITA需在Linux环境下执行操作。

2. lncRNA靶标识别与功能预测软件

（1）lncPro（http://bioinfo.bjmu.edu.cn/lncpro/）：是专门用于预测长链非编码RNA（lncRNA）和蛋白质相互作用的软件。通过对lncRNA二级结构、氢键倾向和范德华力进行计算来预测lncRNA-蛋白配对关系。该软件操作界面比较简单，只需提交RNA序列即可获得lncRNA的结合蛋白。

（2）LncTar（http://www.cuilab.cn/lnctar）：是一款通过自由能最小化预测lncRNA-RNA相互作用的软件。除了lncRNA，LncTar还可用于预测各种类型RNA分子例如mRNA和其他非编码RNA之间的相互作用。

（3）catRAPID（http://service.tartaglialab.com/page/catrapid_group）：用于预测与lncRNA结合的蛋白，或与蛋白结合的lncRNA。使用者既可从RNA出发，也可从蛋白出发，只需知道lncRNA的核酸序列或蛋白质的氨基酸序列。

第五节　毒理学网络信息资源与常用数据库

一、毒理学网址

在互联网上有着丰富的分子毒理学相关的信息资源，随着分子毒理学的发展，许多学术机构与个人创建了分子毒理学的专门网页，用于提供和交流本学科领域的信息。下面介绍几个较为成熟的分子毒理学专业网站、网页。

（一）EXTOXNET毒理学网站

EXTOXNET（Extension Toxicology Network）毒理学网站（http://extoxnet.orst.edu/）是由美国加利福尼亚大学戴维斯分校、俄勒冈州立大学、密歇根州立大学、康奈尔大学和爱达荷大学共同建立。提供各种杀虫剂毒理和各种环境化合物的信息，包括毒理学方面的资讯、毒理学信息、杀虫剂毒性库和毒理学信息摘要，并讨论当前毒理学热点问题等。

（二）宾州州立大学分子毒理学中心和致癌中心网页

宾州州立大学（Penn State University）分子毒理学和致癌中心（https://www.cmtc.psu.edu）由美国宾州州立大学于1997年创建。这是一个分子毒理学的教育网页，旨在通过网上教育使学生掌握分子毒理学的知识和技术，了解分子毒理学学科发展的动态和研究进展。网上详细地介绍了研究生分子毒理学教育的具体方案，以及非常规范和详细的分子毒理学教案内容。同时，该网页还对该中心目前进行的研究项目、研究方向和研究进展进行了介绍并及时更新。

（三）细胞色素 P450 网页

随着对细胞色素 P450 研究的不断深入开展，有关信息资料也日益丰富。目前常用的细胞色素 P450 网页（http://drnelson.uthsc.edu/CytochromeP450.html）由美国田纳西大学的 David Nelson 维护和支持，是一个关于动物、植物、真菌、细菌和一部分菌虫类细胞色素 P450 的知识库，包含细胞色素 P450 的序列、BLAST 比对、亚家族及相关文章等资源。网站上还提供了负责人 Nelson 的部分演讲及课程资源，供研究人员参考学习。

（四）中国毒理学会网站

中国毒理学会（http://www.chntox.org/）由中国毒理学科技工作者自愿组成，现已成为国内该领域最具影响力的学术团体。网站提供了科技奖励、学术活动、毒理学资格认证和继续教育等信息。网站作为 *Toxicology Research* 的主办单位之一，在中国毒理学会的网站上定期更新 *Toxicology Research* 的中文版目录。网站"科普园地"栏目发布科普文章、毒理学新书介绍及毒理学科技信息。

（五）美国毒理学会网站

美国毒理学会（Society of Toxicology，SOT，https://www.toxicology.org）是一个由来自美国和其他国家学术机构、政府部门及企业从事毒理学研究的科学家组成的专业学术组织。网站提供了会员、会议、出版刊物、学会新闻、奖项与基金及职业等信息。网站的教育（Education）版块，由继续教育在线课程（CEd-Tox：CE Online）、报告及网络研讨会（Presentations & Webinars）、本科毒理学教育工作者（Undergraduate Educators）及 K-12 毒理学教育推广（K-12 Outreach）四个部分组成。继续教育在线课程提供 SOT 继续教育年会的原始 PPT 及英文版音频。报告及网络研讨会免费提供 SOT 组织的毒理学年会及研讨会视频，并提供美国国家医学图书馆（National Library of Medicine）与 SOT 联合开发的 ToxLearn 在线学习工具链接。本科毒理学教育工作者和 K-12 毒理学教育推广两个部分主要通过在线教学资源为从幼儿园到本科的毒理学教育工作者提供支持与帮助。

二、因特网毒理学信息资源目录

（一）常用毒理学信息网站

1. 美国国家环境保护局　https://www.epa.gov/。

2. 国际化学品安全规划署　https://www.who.int/health-topics/chemical-safety#tab＝tab_1。

3. 美国毒物和疾病登记署　https://www.atsdr.cdc.gov/。

4. 美国国立卫生研究院（NIH）毒理学相关　https://envirotoxinfo.nlm.nih.gov/。

（二）部分知名毒理科学临床及研究机构

1. 中国疾病预防控制中心职业卫生与中毒控制所　http://www.niohp.net.cn/。

2. 美国国家职业安全卫生研究所（The National Institute for Occupational Safety and Health）https://www.cdc.gov/niosh/。

3. 美国国立环境卫生研究所（National Institute of Environmental Health Sciences）https://www.niehs.nih.gov/。

4. 美国国家毒理学计划（National Toxicology Program）https://ntp.niehs.nih.gov/。

5. 美国毒物控制中心协会（American Association of Poisoning Control Center）https://aapcc.org/。

6. 美国国家毒物中心（National Capital Poison Center）https://www.poison.org/。

7. 美国国家毒理研究中心（National Center for Toxicological Research）https://www.fda.gov/about-fda/office-chief-scientist/national-center-toxicological-research。

三、毒理学研究常用数据库

（一）NCBI 数据库

美国国家生物技术信息中心（National Center of Biotechnology Information，NCBI，https://www.ncbi.nlm.nih.gov/），建立于 1988 年 11 月 4 日，是世界级的基于互联网的生物医学研究中心，进行分子生物学、生物医学及生命科学研究。NCBI 是通过各个实验室递交的序列和同国际核酸序列数据库（EMBL 和 DDBL）交换数据库建立起来的数据库。它提供了全核苷酸数据库、蛋白质数据库、基因数据库、SNP 数据库、结构数据库、PubMed Central 数据库、期刊数据库、OMIM 数据库、探针数据库等多种类的数据库。通过 NCBI 可以检索研究需要的数据，例如最常用的 PubMed 文献搜索、GenBank、BLAST 检索序列相似性、查询并下载核酸序列、查询基因编码的蛋白质、查询蛋白质结构、孟德尔遗传学数据库（OMIM）查询人类基因与基因疾病等。NCBI 持续对子数据库、服务及实用工具进行维护和更新，例如 GenBank 于 2019 年 2 月新增了诺病毒序列提交服务。

（二）TOXNET 毒理学数据库

TOXNET（Toxicology Data Network）毒理学数据库（https://toxnet.nlm.nih.gov/）是由美国国家医学图书馆专业化信息服务部建成的一系列关于毒理学、有害化学品、环境卫生及相关领域的数据库。其中 TOXLINE 和 DART 为文献型数据库，HSDB、IRIS、ITER、GENE-TOX、CCRIS、TRI、Household Products Database、LactMed 和 CTD 等数据库均为事实与数值型数据库，所有内容均可免费获得。近年来 TOXNET 内容不断更新及扩充，如新增的 LactMed 是哺乳母亲可能接触的药物和其他化学物的数据库，ChemIDplu 的高级检索中新增加特色检索功能等，给毒理学科研人员带来便利。

（三）生物通路数据库

Pathguide（http://www.pathguide.org/）是一个包含 702 个生物通路和分子相互作用数据库的在线资源中心（截至 2019 年 6 月）。它提供了大部分生物学通路数据库的索引，如蛋白质相互作用、代谢途径、信号转导通路、信号通路图、转录因子 / 基因调控网络、蛋白质 - 复合体相互作用、基因相互作用网络及蛋白序列等类型的数据库。用户可以根据需要点击链接进入资源主页面或查看数据库详细信息。以下对分子毒理学常用的几个生物通路数据库进行介绍。

1. DIP（Database of Interacting Proteins）数据库（http://dip.doe-mbi.ucla.edu/） 是一个收集经实验确定的蛋白质相互作用的数据库。该数据库主要包括四个部分：蛋白质信息、蛋白质相互作用信息、确定相互作用所使用的实验技术和实验数据的参考文献出处。DIP 数据库包含 3 个"卫星"数据库：① DLRP（The Database of Ligand-Receptor Partners），即蛋白质配体与受体数据库；② ProLinks，是用基因融合法、系统发生谱法等计算和预测得到的蛋白质相互作用数据库；③ LiveDIP，是一个实时的蛋白质相互作用数据库。用户可基于蛋白质名称、生物物种、序列 BLAST 比对、模体（motif）、实验技术或引用文献等方式在 DIP 数据库中进行查询。

2. STRING 数据库（http://string-db.org/） 是一款在线查询蛋白质互作网络的工具，旨在收集、整合已知的和预测的生物体蛋白质相互作用数据，包括直接（物理）和间接（功能）相互作用，且可通过互动网络图展示。该数据库中的每种蛋白质相互作用数据通过被加权、整合计算出一个可靠性评分，用来表示置信度分数。使用者可通过蛋白质名称、氨基酸序列或蛋白质家族名称在数据库中搜索。

3. KEGG（https://www.genome.jp/kegg/） 是一个具有丰富生物信息资源的综合数据库，旨在从分子水平信息特别是基因组测序和其他高通量实验技术产生的大规模数据中解析细胞、生物体、生物系统的高级功能。该数据库由系统信息、基因组信息、化学信息和健康信息四个类别的十八个数据库组成，被广泛用于分析基因组学、转录组学、蛋白质组学以及代谢组学等的数据。其中 KEGG PATHWAY 是一个常用的代谢通路数据库，包含七个方面的分子间相互作用、反应和关系网络，分别为：代谢、遗传信息处理、环境信息处理、细胞过程、组织系统、人类疾病和药物开发。

4. Reactome 数据库（Reactome Knowledge Base；http://www.reactome.org） 是一个免费开源的人类生物学通路数据库，由生物学专家与 Reactome 工作人员合作撰写并经过同行评审。该数据库提供了信号转导、转运、DNA 复制、代谢和其他细胞过程等分子信息。Reactome 数据库网站包括一个路径浏览器和一套数据分析工具，以支持基于路径的实验数据分析。

5. JASPAR 数据库（http://jaspar.genereg.net） 是一个最全面的转录因子结合位点的公开数据库，共收集了脊椎动物、植物、昆虫、线虫、真菌和尾索动物六大类生物的数据，所收录数据经生物实验确定。

（四）非编码 RNA 数据库

非编码 RNA 数据库的构建为非编码 RNA 研究提供了数据基础。目前常用的非编码 RNA 数据库可以分为三大类型：①非编码 RNA 通用数据库，属于综合性数据库，收集了较为全面的非编码 RNA 信息；②非编码 RNA 专门数据库，收集了专门针对某一物种（如人类）或者某一类型（如 lncRNA）的非编码 RNA 数据；③非编码 RNA 疾病相关数据库，主要收集与疾病相关的非编码 RNA 数据。常用的非编码 RNA 数据库见表 20-7。

1. NONCODE（http://www.noncode.org/）是比较全面的非编码 RNA 注释的综合性数据库。该数据库收录了来自 17 个物种的 548 640 条非

编码 RNA 转录本，并注释表达谱信息、功能信息及保守性信息等内容。该数据库除了提供常见的浏览、查询、数据下载、BLAST 搜索、UCSC 基因组浏览器和 lncRNA 鉴定等服务外，还引入了人 lncRNA 与疾病的关系、人非编码 RNA 在外泌体中的表达、预测人非编码转录本的二级结构等注释信息。

2. miRBase 数据库（http://www.mirbase.org/）是针对 miRNA 建立的非编码 RNA 专门数据库，是目前存储 miRNA 信息最权威的公共数据库之一。该数据库所收集的信息包括 miRNA 前体和成熟体序列、基因组定位、参考文献、深度测序数据、对应靶基因注释的链接等信息。

表 20-7　常用非编码 RNA 数据库

类型	数据库	作用	网址
通用数据库	NONCODE	比较全面的 ncRNA 注释的综合性数据库	http://www.noncode.org
	ncRNAdb	提供 ncRNA 的序列和功能信息	http://biobases.ibch.poznan.pl/ncRNA/
专门数据库	miRBase	提供已发表 miRNA 的序列、注释等信息以及预测靶基因	http://www.mirbase.org/
	LNCipedia	提供 lncRNA 二级结构信息、蛋白编码潜能和 miRNA 结合位点等信息	https://lncipedia.org/
	circBase	比较全面地收集和整合了已发布的 circRNA 数据	http://www.circbase.org/
	lncRNAdb	提供 lncRNA 序列、结构、功能、亚细胞定位、与其互相作用的 RNA 分子等信息	http://www.lncrnadb.org/
	circBank	提供 circRNA 的靶 miRNA、编码能力、保守性和 RNA 修饰分析	http://www.circbank.cn/
	miRWalk	既可通过靶基因预测 miRNA，也可利用 miRNA 预测靶基因	http://mirwalk.umm.uni-heidelberg.de/
	StarBase	基于 lncRNA-miRNA- 靶基因互作网络的泛癌症分析平台	http://starbase.sysu.edu.cn/
	CircNet	能够对新 circRNA 进行预测及基因组注释，并构建 circRNA-miRNA- 靶基因调控网络	http://circnet.mbc.nctu.edu.tw/
	CircInteractome	用于 circRNA 的靶 miRNA 预测、circRNA 结合蛋白预测、引物设计以及沉默 circRNA 的 siRNA 干扰序列设计	https://circinteractome.nia.nih.gov/
疾病相关数据库	LncRNAdisease	提供文献报道的疾病相关 lncRNA 的注释	http://www.cuilab.cn/lncrnadisease
	circRNADisease	提供文献报道的与疾病相关 circRNA 的注释	http://cgga.org.cn：9091/circRNADisease/
	CSCD	全新的肿瘤特异性 circRNA 数据库	http://gb.whu.edu.cn/CSCD

（周　雪）

第六节　毒作用生物信息学研究展望

环境化学物对机体的影响是复杂的系统毒理学过程。从机体接触内、外环境暴露组开始，陆续受到或影响基因组、甲基化组、转录组、蛋白质组、代谢组等多组学的系列改变，最终才产生生物学效应或表型改变。当前，随着各种高通量检测技术的飞速发展，各种组学数据的采集和分析技术受到广泛重视，特别是对于海量大数据的生物信息学分析已广泛用于毒性通路的识别、建模和毒物特性预测分析等毒理学研究领域。

21世纪毒理学研究的一个目标是采用体外高通量筛选和计算相结合的方法替代动物体内试验。计算系统毒理学通过对毒性通路进行识别和动态模拟，为化合物安全性评价及动物模型替代提供了强大的工具。虽然计算系统生物学具有广阔的应用场景，但是目前仍处于初级阶段，存在很多挑战：①用于替代动物体内试验的体外高通量检测技术有待进一步提高，如蛋白质及其通路的检测技术还有很多不足；②由于实验条件和方法的不同，体外高通量实验数据质量参差不齐，因此模型预测结论的可重复性较差；③数学建模方法有待进一步完善。展望未来，计算系统生物学将建立数字细胞、数字器官甚至数字生物体，整合来自不同平台的生物实验数据、毒理实验数据和组学数据，从而实现化合物安全性的定量综合评价。

毒物特性预测分析是毒理学一个相当活跃的研究领域，对参与者的跨学科知识提出了较高的要求，可以让我们从分子水平上了解到化合物的结构对其性质的影响，应用领域也不断扩大。随着计算机水平尤其是人工智能技术的发展，毒物特性预测分析的水平和准确度也会不断地提升，但是这需要可靠数据库数据的不断丰富和扩展，以及验证系统的配合和支持。在毒理学应用的现实中毒物特性预测分析需求也不断增加，这样就会促进该研究从理论到应用的加速转化，在药物领域比如基因毒性杂质的风险分析已经明确推荐使用相关的软件进行评价，在环境、化工、食品、农业领域中已知毒物的同系物的毒性预测与分析中应用也较多，且需求巨大。毒理学研究的目的在于应用，指导风险管理，尤其是在新的毒性物质出现时，在较短的时间内很难进行系统的传统毒理学的评价研究，这时毒物特性预测分析的作用就会凸显，但是毒物特性预测分析还需要注意与风险评估的密切结合，同时需要注意现实毒物实际环境中影响因素的评估，比如剂量 - 反应关系，毒物与毒物的联合作用效应、所处环境的动态变化等。相信今后能够成熟应用毒物特性预测分析的领域会越来越多。

（靳洪涛　杨晓波　周　雪　施昌宏）

参 考 文 献

[1] 北野宏明. 系统生物学基础 [M]. 刘笔锋，周艳红，译. 北京：化学工业出版社，2007.

[2] 李霞. 生物信息学理论与医学实践 [M]. 北京：人民卫生出版社，2013.

[3] 陈铭. 生物信息学 [M]. 北京：科学出版社，2012.

[4] 赵亚玲，黄方. QSAR 方法的研究进展及其应用 [J]. 毒理学杂志，2017，31（3）：233-238.

[5] Zhang Q, Andersen ME. Dose response relationship in anti-stress gene regulatory networks[J]. PLoS Comput Biol, 2007, 3（3）: e24.

[6] Moore DR, Breton RL, MacDonald DB. A comparison of model performance for six quantitative structure-activity relationship packages that predict acute toxicity to fish[J]. Environ Toxicol Chem, 2003, 22（8）: 1799-1809.

[7] Campbell JL Jr, Clewell RA, Gentry PR, et al. Physiologically based pharmacokinetic/toxicokinetic modeling[J]. Methods Mol Biol, 2012, 929: 439-499.

[8] Rappaport SM, Barupal DK, Wishart D, et al. The blood exposome and its role in discovering causes of disease[J]. Environ Health Persp, 2014, 122（8）: 769-774.

[9] Ashburner M, Ball CA, Blake JA, et al. Gene ontology: tool for the unification of biology[J]. Nat Genet, 2000, 25（1）: 25-29.

中英文名词对照索引

B

C

N

O

P

Q

R

S

T

W

X

Y

Z